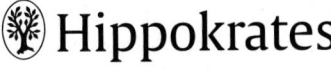
Hippokrates

Der Herausgeber:

Verband für Ernährung und Diätetik (VFED) e. V.

Am 19. Februar 1992 gründeten Ernährungsmediziner, Diätassistenten und Ernährungswissenschaftler den VFED e. V. Der Verband
für Ernährung und Diätetik ist die größte
nicht staatlich geförderte Ernährungs- und
Diätetikfachgesellschaft in Deutschland.
Er vertritt mehr als 2500 Diätassistenten,
Diplom Oecotrophologen, Ernährungswissenschaftler, Ernährungsmediziner und Fachapo-
theker für Ernährungsberatung, die jährlich
4,5 Millionen Diät- und Ernährungsberatungen durchführen. Der Verband veranstaltet
jährlich den Tag der gesunden Ernährung,
führt die Aachener Diätetik Fortbildungen
durch und ist im Internet unter *www.vfed.de*
vertreten.

Redaktion und Koordination:

Sven-David Müller,

geb. 1969. Von 1992 bis 2002 1. VFED-Vorsitzender. Nach der Ausbildung zum Diätassistenten (1989) und der Zusatzqualifizie-
rung Diabetesberater DDG (1995) arbeitete
er an Kurkliniken und schließlich am Universitätsklinikum Aachen. Parallel ist er Buch-
autor, Referent und Schriftleiter der Ernährung und Medizin. Heute ist er bei der
Gesellschaft für Ernährungsmedizin und
Diätetik e.V.

Herausgeber:
Verband für Ernährung und Diätetik (VFED) e.V.

Praxis der Diätetik und Ernährungsberatung

Mit Beiträgen von Eva Lückerath

und

Herbert J. Buckenhüskes, Kristina Cordes, Wilfried Diebschlag,
Iwer Diedrichsen, Ines Drewe, Jürgen Erhardt, Walter Feldheim,
Claudia Gölz, Karl O. Honikel, Birgit Junghans, Georg O. Keller,
Jürgen D. Kruse-Jarres, Frank Lammert, Ulrich Loos, Helmut Mann,
Siegfried Matern, Sven-David Müller, Christiane Pfeuffer, Klaudia Pütz,
Udo Rabast, Michael Radke, Katrin Raschke, Margarete Rükgauer,
Dietmar Sailer, Claudia Soar, Jochen Schmidt, Eugen J. Verspohl,
Mechthild Wellmeier, Elisabeth Wisker, Hubertus Wietholtz,
Bärbel Ziegert und Armin Zittermann

Redaktion und Koordination:
Sven-David Müller

2., neu bearbeitete und
erweiterte Auflage

Hippokrates Verlag · Stuttgart

Bibliografische Information Der Deutschen Bibliothek

Die Deutsche Bibliothek verzeichnet diese Publikation in der
Deutschen Nationalbiographie; detaillierte bibliografische Daten
sind im Internet über http://dnb.ddb.de abrufbar.

Herausgegeben für den
Verband für Ernährung und Diätetik (VFED) e.V.
St. Franziskus-Krankenhaus
Morillenhang 27, 52074 Aachen

Redaktion/Koordination: Sven-David Müller
Gesellschaft für Ernährungsmedizin und Diätetik e.V.
Mariahilfstr. 9, 52062 Aachen

Wichtiger Hinweis: Wie jede Wissenschaft ist die Medizin ständigen Entwicklungen unterworfen. Forschung und
klinische Erfahrung erweitern unsere Erkenntnisse, insbesondere was Behandlung und medikamentöse Therapie anbelangt. Soweit in diesem Werk eine Dosierung oder eine Applikation erwähnt wird, darf der Leser zwar
darauf vertrauen, daß Autoren, Herausgeber und Verlag große Sorgfalt darauf verwandt haben, daß diese Angabe
dem Wissensstand bei Fertigstellung des Werkes entspricht.
Für Angaben über Dosierungsanweisungen und Applikationsformen kann vom Verlag jedoch keine Gewähr übernommen werden. Jeder Benutzer ist angehalten, durch sorgfältige Prüfung und gegebenenfalls nach Konsultation
eines Spezialisten festzustellen, ob die dort gegebene Empfehlung für Dosierungen oder die Beachtung von Kontraindikationen gegenüber der Angabe in diesem Buch abweicht. Eine solche Prüfung ist besonders wichtig bei
selten verwendeten Präparaten oder solchen, die neu auf den Markt gebracht worden sind. Jede Dosierung oder
Applikation erfolgt auf eigene Gefahr des Benutzers. Autoren und Verlag appellieren an jeden Benutzer, ihm etwa
auffallende Ungenauigkeiten dem Verlag mitzuteilen.
Geschützte Warennamen (Warenzeichen) werden nicht besonders kenntlich gemacht. Aus dem Fehlen eines solchen Hinweises kann also nicht geschlossen werden, daß es sich um einen freien Warennamen handele.

ISBN 3-8304-5235-7

1. Auflage 2001
2. Auflage 2002
1. unveränderter Nachdruck 2005
© 2002 Hippokrates Verlag in
MVS Medizinverlage Stuttgart GmbH & Co. KG

Unsere Homepage: www.hippokrates.de

Printed in Germany
Titelfoto: PhotoDisc
Redaktion und Satz: S. Seifert, Stuttgart
Druck: Druckerei Sommer, Feuchtwangen

Inhalt

1 Ernährungslehre und Diätetik *(E. Lückerath)*

2 Diätkatalog

Ernährungsbedingte und -abhängige Erkrankungen *(B. Ziegert)*

Pädiatrische Diätetik *(E. Lückerath)*

Die Ernährung des Säuglings, Kindes und Jugendlichen

Tagesbeispiele *(M. Gorny, Chr. Pfeuffer)*

3   Nahrungsmittelallergien (E. Lückerath)

4 Enterale Ernährung (K. Cordes)

5   Diät-/Ernährungsberatung

6 Ernährungsforum

Zinkmangel: Ursachen – Symptome – Therapie

Wechselwirkungen von Arzneimitteln mit Nahrungsmitteln *(E. J. Verspohl)*

Anhang

Autorenverzeichnis

Professor Dr. Herbert J. Buckenhüskes, VFED-Beirat
Gewürzmüller GmbH, Klagenfurter Str. 1–3, 70469 Stuttgart

Tel. 0711/8999-227
Fax 0711/8999-226
E-mail: buckenhueskes
@gewuerzmueller.de

Dipl. oec. troph. Kristina Cordes
Rotdornpfad 21a, 28355 Bremen

Tel. 0421/32 25 576
E-mail: Kristina_Cordes@hotmail.com

Professor Dr. med. Wilfried Diebschlag
Staudenrauchstr. 4, 80939 München

Tel./Fax 089/311 77 10
E-mail: pro.diebschlag@arcormail.de

Professor Dr. Iwer Diedrichsen, VFED-Beirat
Universität Hohenheim, Institut 430 D, 70593 Stuttgart

Tel. 0711/459-3471
Fax 0711/459-3813
E-Mail: diedrich@uni-hohenheim.de

Dipl. oec. troph. Ines Drewe
Gesellschaft für Ernährungsmedizin und Diätetik e.V., Mariahilfstr. 9, 52062 Aachen

Tel. 0241/96 10 320
Fax 0241/96 10 322
E-Mail: info@ernaehrungsmed.de

Dr. rer. nat Jürgen Erhardt
Universität Hohenheim, Institut für Biologische Chemie und Ernährungswissenschaft, Fruwirthstraße 12, 70593 Stuttgart

Tel. 0711/459-3468
Fax 0711/459-3822
E-Mail: erhardtj@uni-hohenheim.de
http://www.uni-hohenheim.de/~in140/

Professor Dr. rer. nat. Walter Feldheim, VFED-Beirat
Institut für Humanernährung und Lebensmittelkunde, Düsternbrooker Weg 17, 24105 Kiel

Tel. 0431/545 98 84

Dr. oec. troph. Claudia Gölz
Baseler Str. 89, 12205 Berlin

Tel. 030/8 33 95 20
Fax 030/84 30 96 01
E-mail: claudia@jpram.com

Martin Gorny, VFED-Vorstand
Diätassistent und Diabetesberater DDG, Am Sandacker 21, 64295 Darmstadt

Tel./Fax 06151/31 91 14

Prof. Dr. med. K.-O. Honikel, VFED-Beirat
Bundesanstalt für Fleischforschung, Institut für Chemie und Physik, E.-C.-Baumann-Str. 20, 95326 Kulmbach

Tel. 09221/803 200
Fax 09221/803 303
E-Mail: kohonikel.baff@t-online.de

Prof. Dr. med. B. Husemann
Chefarzt der chirurgischen Klinik
Dominikus Krankenhaus
Am Heerdter Krankenhaus 2
40459 Düsseldorf

Dipl. oec. troph. Birgit Junghans
Gesellschaft für Ernährungs-
medizin und Diätetik e.V.,
Mariahilfstr. 9, 52062 Aachen

Tel. 0241/96 10 320
Fax 0241/96 10 322
E-Mail: info@ernaehrungsmed.de

Dr. rer. nat. Georg O. Keller
Apothekerkammer Nordrhein,
Geschäftsbereich Weiterbildung
und Qualitätsmanagement,
Poststr. 4, 40213 Düsseldorf

Tel. 0211/8388-141
Fax 0211/8388-222
E-mail: g.keller@apotheker-
kammer-nr.de

**Prof. Dr. med. Jürgen D. Kruse-
Jarres**
Klinikum Stuttgart, Katharinen-
hospital, Institut für Klinische
Chemie und Laboratoriums-
medizin, Kriegsbergstr. 60,
70174 Stuttgart

Tel. (0711) 278-4800
E-mail: jkruse-jarres@kathari-
nenhospital.de

Dr. med. Frank Lammert
Medizinische Klinik III des Universitätsklinikums der RWTH
Aachen, Pauwelstr. 30,
52074 Aachen

Tel. 0241/80 88-590
Fax 0241/80 82-455

**Prof. Dr. med. Ulrich Loos,
VFED-Beirat**
Knappschaftskrankenhaus Recklinghausen, Dorstener Str. 15,
45657 Recklinghausen

Tel. 02361/56 34 01
Fax 02361/56 34 98
E-Mail: InnereMedizin@kk-reck-
linghausen.de

**Dipl. oec. troph. Eva Lückerath,
VFED-Mitglied**
Siegfried-Leopold-Str. 23,
53225 Bonn

Tel./Fax   0228/479 80 98
E-mail: eva.lueckerath@luecke-
rath.de

**Professor Dr. med. Helmut
Mann, VFED-Beirat**
Kuratorium für Dialyse, Schuzel-
ter Str. 564, 52074 Aachen

Tel. 0241/87 28 20
Fax 0241/87 25 78
E-mail:
helmut.mann@post.rwth-
aachen.de

**Prof. Dr. med. Dipl.-Biochem.
Siegfried Matern, VFED-Beirat**
Direktor der Medizinischen Klinik III des Universitätsklinikums
der RWTH Aachen, Pauwelstr. 30,
52074 Aachen

Tel. 0241/80 88-590
Fax 0241/80 82-455

Sven David Müller,
Gesellschaft für Ernährungs-
medizin und Diätetik e.V.,
Mariahilfstr. 9, 52062 Aachen

Tel. 0241/96 10 320
Fax 0241/96 10 322
E-Mail: sdmueller@ernaehrungs-
med.de

**Christiane Pfeuffer, VFED-
Mitglied**
Diätassistentin, Crohnthalstr. 2,
97074 Würzburg

Tel. 0931/88 04 480
E-mail: jane200474@t-online.de

**Diplom-Diätassistentin
Klaudia Pütz**
Gesellschaft für Ernährungs-
medizin und Diätetik e.V.,
Mariahilfstr. 9, 52062 Aachen

Tel. 0241/96 10 320
Fax 0241/96 10 322
E-Mail: info@ernaehrungsmed.de

**Professor Dr. med. Udo Rabast,
VFED-Beirat**
St. Elisabeth-Krankenhaus Hat-
tingen-Niederwenigern,
Essener Str. 31, 45529 Hattingen

Tel. 02324/46 0
Fax 02324/4 62 48

**Professor Dr. med. Michael
Radke, VFED-Beirat**
Kinderklinik des Klinikums Ernst
von Bergmann, Charlottenstr. 72,
14467 Potsdam

Tel. 0331/241-5901
Fax 0331/241-5900
E-mail: mradke@klinikumevb.de

Dipl. oec. troph. Katrin Raschke
Gesellschaft für Ernährungs-
medizin und Diätetik e.V.,
Mariahilfstr. 9, 52062 Aachen

Tel. 0241/96 10 320
Fax 0241/96 10 322
E-Mail: info@ernaehrungsmed.de

Dr. Margarete Rükgauer
Klinikum Stuttgart, Katharinen-
hospital, Institut für Klinische
Chemie und Laboratoriums-
medizin, Kriegsbergstr. 60,
70174 Stuttgart

Tel. 0711/278-4812
Fax 0711/278-40-4812
E-mail: m.ruekgauer@katha-
rinenhospital.de

**Professor Dr. med. Dietmar
Sailer, VFED-Beirat**
Diabeteszentrum Bad Neustadt,
Salzburger Leite 1, 97616 Bad
Neustadt

Tel. 09771/67 36 02
Fax 09771/67 33 00
E-Mail: dietmar.sailer@dgn.de

Claudia Soar
Rua Cyapock, 49 ap. 1301, Bairro
Cristo Rei, CEP 80.050-450 Curi-
tiba/PR, Brazil

Dr. Jochen Schmidt
Knappschafts-Krankenhaus
Recklinghausen, Klinik für Innere
Medizin, Dorstener Str. 151,
45657 Recklinghausen

Tel. 02361/56 34 01
Fax 02361/56 34 98
E-Mail: InnereMedizin@kk-
recklinghausen.de

Professor Dr. Eugen J. Verspohl
Institut für Pharmazeutische
Chemie/Abt. Pharmakologie,
Hittorfstr. 58–62, 48149 Münster/
Westf.

Tel. 0251/5 10 53 62 (privat)
Tel. 0251/83 33 33 9 (Inst.)
Fax 0251/83 32 14 4 (Inst.)
E-Mail: verspoh@uni-
muenster.de

Mechtild Wellmeier
Diätassistentin und Diabetes-
beraterin DDG, Medizinische
Klinik III im Universitätsklinikum
Aachen, Pauwelstr. 30,
52074 Aachen

Tel. 0241/80 88-590
Fax 0241/80 82-455

Professor Dr. Elisabeth Wisker
Universität Kiel, Düsternbrooker
Weg 17, 24105 Kiel

Tel. 0431/880-5676
Fax 0431/880-5679
E-mail: ewisker@nutrfoodsc.uni-
kiel.de

**Professor Dr. med. Hubertus
Wietholtz, VFED-Beirat**
Direktor der Medizinischen
Klinik II, Klinikum Darmstadt,
Grafenstr. 9, 64283 Darmstadt

Tel. 06151/107-6501
Fax 06151/107-6540

Dr. med. Bärbel Ziegert
Lousbergstr. 5, 52072 Aachen

Tel. 0241/152328
E-mail:
bziegert@post.klinikum.rwth-
aachen.de

**Priv.-Doz. Dr. oec. troph. Armin
Zittermann, VFED-Beirat**
Institut für Ernährungswissenschaft, Endenicher Allee 11–13,
53115 Bonn

Tel. 0228/73 36 80
Fax 0228/73 32 17
E-Mail: a.zittermann@uni-
bonn.de

Geleitwort zur 2. Auflage

Selten, eigentlich noch nie ist mir ein Buch in die Hände gekommen, das so umfassend Diätetik, Ernährungslehre und Beratung abdeckt. Die sechs Themengebiete beschreiben in einfacher Fachsprache für den ausgebildeten Fachmann von der Diätassistentin bis zum Arzt den z. Zt. bekannten Erkenntnisstand. Da dies nicht eine Person kann, haben sich 31 Autoren der Thematik angenommen. Der unterschiedliche Duktus der einzelnen Artikel macht die Sache reizvoll und stellt die Dinge anders dar als in einer Monographie. Theoretiker wie Praktiker kommen zu Wort und letztere führen den Leser auf den Boden der Fakten zurück.

Ernährungslehren werden oft mit Ideologien angeboten. Auch wenn sich nicht jeder Autor dieses Buches ganz davon frei machen kann, so bringen die Co-Autoren dies wieder ins Lot. Die gelungene Symbiose aus vielen Richtungen der Betrachtung aus naturwissenschaftlicher, medizinischer und gar psychologischer Sicht ist das Verdienst des Herausgebers und des VFED. Möge das Buch viel gelesen werden und neue Auflagen mit neuen Kapiteln und Erkenntnissen erleben.

Dr. *K. O. Honikel*
Direktor und Professor
Leiter der Bundesanstalt für Fleischforschung

Liebe Leser,

nach nur wenigen Monaten war die erste Auflage des Fachbuches Praxis der Diätetik und Ernährungsberatung vergriffen. Mit der zweiten Auflage konnten wir das Werk noch weiter Ihren Bedürfnissen anpassen, vollständig überarbeiten und durch aktuelle Beiträge ergänzen. Der Diätkatalog in dieser Auflage basiert auf dem aktuellen Rationalisierungsschema der Deutschen Gesellschaft für Ernährungsmedizin (DGEM). Alle anderen Empfehlungen sind an die Empfehlungen der Deutschen Gesellschaft für Ernährung (DGE – D-A-CH 2000) angepasst. Erstmals wurden in ein ernährungsmedizinisches Werk auch die Themen Dysphagie und Dekubitalleiden aufgenommen. Aus ernährungsmedizinischer Sicht kommt der Therapie der Mangelernährung eine große Bedeutung zu. Völlig überarbeitet wurden die Kapitel Ernährungslehre und der Diätkatalog, auch die Nahrungsmittelallergien und das Forum Ernährungsmedizin sind neu bearbeitet. Zu besonders beratungsrelevanten Themen schrieb Dr. med. Bärbel Ziegert, Aachen, eine medizinische Einführung.

Bei der ersten Auflage zählte der herausgebende VFED knapp 2000 Mitglieder. Inzwischen hat der Verband für Ernährung und Diätetik (VFED) 2600 Mitglieder und ist damit die größte, nichtstaatlich geförderte Ernährungs- und Diätetikfachgesellschaft in Deutschland. Das 2500. Mitglied konnte der Verband aus Anlass der neunten Aachener Diätetik-Fortbildung im September 2001 begrüßen. Die Aachener Diätassistentin Kathrin Scholl vom Universitätsklinikum Aachen erhielt Glückwünsche dazu auch von Bundesgesundheitsministerin Ulla Schmidt, Mitglied des VFED-Kuratoriums, die die Schirmfrauschaft der internationalen VFED-Fachtagung übernommen hat. Die zehnte Aachener Diätetik-Fortbildung findet vom 20. bis 22. September 2002 am Universitätsklinikum Aachen statt. Vor der Tagung findet am 19. Septmber 2002 ein Symposium „Kochsalz in der Ernährungsmedizin und Diätetik" am Universitätsklinikum Aachen statt.

Der Aktivität des VFED ist es zu verdanken, dass Diätetik und damit auch die Diätberatung zukünftig als Heilmittel anerkannt werden kann. Hierzu ist es notwendig, Musterindikationen zu schaffen. Die Sprecherin des wissenschaftlichen Beirates des VFED, Privatdozentin Dr. med. Christine Metzner, Köln/Bonn, ist vom Vorstand beauftragt, die notwendigen Schritte zu ergreifen und die Anträge wissenschaftlich abzusichern.

Ich wünsche mir, dass auch diese Auflage eine weite Verbreitung findet. Über Ihre Anregungen und Kritik freuen wir uns. Ich danke an dieser Stelle allen Autoren und Mitwirkenden sowie der Industrie für die Förderung des Buches.

Sven-David Müller
Diätassistent und Diabetesberater DDG
1. VFED-Vorsitzender (1992–2002)

Liebe Leser,

die Diätetik, die Ernährungsmedizin und die Ernährungswissenschaft haben sich in den vergangenen Jahren sprunghaft weiter entwickelt. Eine Vielzahl der früher gültigen Empfehlungen in der diätetischen Therapie sowie der Diät- und Ernährungsberatung sind heute obsolet, werden aber trotzdem täglich ausgesprochen und angewandt. Noch immer wird Hypertonikern eine natriumarme- oder gar streng natriumarme Kost empfohlen, obwohl internationale Multicenterstudien der Natriumrestriktion kaum eine Wirkung zuschreiben, noch immer werden präterminal Niereninsuffiziente mit Kartoffel-Ei-Diät oder anderen obsoleten, extrem proteinbeschränkten Kostformen in die Katabolie getrieben, noch immer wird, obwohl therapeutisch sinnlos, bei Marcumartherapie eine Vitamin-K-arme Kost verordnet, noch immer erhalten dekompensierte Leberzirrhotiker keine verzweigtkettigen Aminosäuren und eine inadäquate Energiezufuhr, noch immer wird Adipösen eine Kost empfohlen, die bei 1200 bis 1400 Kilokalorien täglich fünf bis sechs Mahlzeiten vorschreibt, obwohl der daraus folgende Hyperinsulinismus und das geringe Volumen der Einzelmahlzeiten kontraproduktiv sind und noch immer wird übersehen, dass bei Hypercholesterinämie insbesondere eine Kost arm an gesättigten Fettsäuren, reich an einfach ungesättigten Fettsäuen empfehlenswert ist und nicht eine Kost, die cholesterinarm, sehr reich an mehrfach ungesättigten Fettsäuren ist und Hühnereier durch Eiersatz ersetzt. Patienten mit chronisch-entzündlichen Darmerkrankungen erhalten auch im akuten Entzündungsschub niedermolekulare Sondennahrungen, obwohl hochmolekulare Trinknahrungen einen besseren therapeutischen Effekt erzielen. Noch immer wird in der Diät- und Ernährungsberatung zu häufig vergessen, den Mikronährstoffen ein Augenmerk zu schenken und beispielsweise auf die ausschließliche Verwendung von fluoridiertem Jodsalz hinzuweisen, um jodmangelbedingten Schilddrüsenerkrankungen und Zahnkaries vorzubeugen. Die vorgenannte Aufzählung ließe sich leider vielfältig fortsetzen und zeigt, dass in der Diät- und Ernährungsberatung sowie der diätetischen Therapie vieles reformbedürftig ist. Die Diätetik und die Ernährungsmedizin müssen ständig der wissenschaftlichen Überprüfung unterzogen werden, und neue Erkenntnisse müssen in der Beratung durch Diätassistenten und Diplom Oecotrophologen Anwendung finden. Für die diätetische Therapie gilt dies ebenso.

Bisher ist die Diätberatung nicht als Heilmittel anerkannt, Ernährungsberatung nicht gesetzlich geschützt und weder Diätassistenten noch

Diplom Oecotrophologen als Heilmittelerbringer anerkannt. Vor dem Hintergrund der sich vergrößernden Kostenlawine, die durch ernährungsbedingte und ernährungsabhängige Erkrankungen hervorgerufen wird, ist diese Situation paradox. Schon im Jahre 1997 verursachten ernährungsbedingte und ernährungsabhängige Krankheiten mindestens 150 Milliarden Mark Kosten. Damit ist ein Drittel aller Kosten im Gesundheitswesen fehlernährungsbedingt und in Deutschland gehen 64% aller Todesfälle auf das Konto ernährungsabhängiger und ernährungsbedingter Krankheiten. Bei über 200 Krankheiten wird ein Zusammenhang mit der Ernährungsweise vermutet. Dabei lässt sich vereinfacht beschreiben, dass man Gesundheit essen kann. Das VFED-Prophylaxe-Motto für eine gesunde Ernährungsweise „Mehr Pflanzliches und weniger Tierisches essen ist gesund" ist einfach und gleichzeitig wirksam. Ein Lehrsatz des Hippokrates besagt: „Lass deine Nahrung die Medizin und deine Medizin die Nahrung sein." Der Verein zur Förderung der gesunden Ernährung und Diätetik (VFED) e.V. setzt sich dafür ein, dass Diätassistenten und Diplom Oecotrophologen als Heilmittelerbringer anerkannt werden und dass die Diätberatung, der schon Hippokrates eine Heilwirkung zuschrieb, als solches anerkannt wird.

In der Diät- und Ernährungsberatung fehlt noch weitgehend die dringend benötigte Qualitätssicherung, und die Kundenorientierung in der Beratung ist noch weitgehend unbekannt. Jede Beratung muss dokumentiert werden. Nur so ist eine Evaluation und Qualitätssicherung überhaupt möglich. Die Beratungskräfte müssen akzeptieren, dass ihre Patienten Kunden sind und sie ein kundengerechtes Verhalten in der Diät- und Ernährungsberatung erwarten dürfen. Das fängt bei optimalen räumlichen Voraussetzungen an und hört bei der an den Ess- und Trinkbedürfnissen des Kunden orientierten Beratung auf. Unsere Aufgabe als Diätassistenten und Diplom Oecotrophologen ist es stets, den Kunden dort abzuholen, wo er gerade steht, ihn nicht in eine Schuldposition zu drängen und in der patientenzentrierten, non-direktiven Gesprächsführung als Partner anzunehmen. Vor jeder Beratung steht die Frage, ob der Kunde überhaupt eine Beratung wünscht und außerdem sollte es zur Normalität werden, dass in der Diät- und Ernährungsberatung, die eine Dienstleistung darstellt, ein Glas Wasser, eine Tasse Kaffee oder eine Tasse Tee angeboten wird. Das Essverhalten gehört mit zu den stabilsten menschlichen Verhaltensweisen. Es ist ein absoluter Einbruch in die Intimsphäre des Kunden, wenn die Beratungskraft direkt am Bett sitzend Diät-Tageskost-Pläne erläutert, die ohnehin niemand einhalten kann oder möchte. Nur wenn der Kunde in der Diät- und Ernährungsberatung einen für ihn durch eine Modifikation des Ess- oder Trinkverhaltens erreichbaren Nutzen sieht, ist der Berater erfolgreich. Schon Wilhelm Busch sagte: „Nichts ist schwerer zu ertragen als eine Reihe von guten Tagen."

Dieses komprimierte Handbuch richtet sich mit konzentrierten Informationen an Ernährungsfachkräfte (Diätassistenten und Diplom Oecotrophologen), Krankenschwestern, diätetisch geschulte Köche, Ärzte und Apotheker. Dem Arzt erleichtert das praxisnahe Werk die Diätverordnung. Es versteht sich als umfassendes interdisziplinäres Lehrbuch, das praxisbetont und gestrafft die Themen Ernährungslehre, Diätetik, Diätberatung und angrenzende Gebiete abdeckt. Menschen, die unter ernährungsbedingten oder ernährungsabhängigen Krankheiten leiden, bedürfen einer interdisziplinären Therapie. Die Diät- und Ernährungsberatung sind Bestandteil eines interdisziplinär angelegten Therapieschemas. Eine interdisziplinäre Therapie ist jedoch nur möglich, wenn alle Mitglieder dieses Teams die gleiche Sprache sprechen und über einen vergleichbaren Wissensstand verfügen. Dazu trägt dieses Buch bei. Großer Dank gilt den Autoren, Beratern und Mitarbeitern, die dieses Werk zu einem interdisziplinär wirksamen Handbuch machten, das die Voraussetzung erfüllt, von Ärzten, Apothekern, Diätassistenten, Diplom Oecotrophologen, Ernährungswissenschaftlern, Krankenschwestern und diätetisch geschulten Köchen eingesetzt zu werden. Der Austausch und die Information der verschiedenen Berufsgruppen, die mit der Behandlung und Beratung von Patienten, aber auch in der Prophylaxe von Krankheiten arbeiten, ist Grundvoraussetzung für eine adäquate Handlungsweise. Die Grundlage des Kostformkataloges sind die Empfehlungen der Deutschen Gesellschaft für Ernährung e.V., das Rationalisierungsschema der Deutschen Gesellschaft für Ernährungsmedizin e.V. Die Autoren des Werkes wünschen sich einen konstruktiven Dialog mit den Lesern und Anwendern. Wir wünschen uns, dass dieses benutzerfreundliche Handbuch für Sie zur raschen Orientierungshilfe vor dem Beratungsgespräch oder vor dem interdisziplinären Kontakt im therapeutischen Team wird. Dieses Buch ist Herrn Professor Dr. Walter Feldheim, Sprecher des Wissenschaftlichen Beirates des VFED e.V. und Ehrentagungspäsident der Aachener Diätetik Fortbildungen in Anerkennung seiner großen Leistungen um die Ernährungsmedizin und die Diätetik in den vergangenen Jahrzehnten, gewidmet.

Sven-David Müller

Grußworte zur 2. Auflage

Aus den stetigen Fortschritten der Biochemie und Ernährungsphysiologie ergeben sich ständig wichtige neue Erkenntnisse für die Ernährungsmedizin, die Ernährungslehre und die Diätetik. Die Diätetik befasst sich mit der Ernährung des gesunden und des kranken Menschen, wenn man den griechischen Ursprung des Wortes Diätetik ‚Diata‘, also Lebensführung, zugrunde legt. Morbidität und Mortalität stehen bei vielen Erkrankungen in direktem oder indirektem Zusammenhang mit unserer Ernährungsweise.

Dass das Buch „Praxis der Diätetik und Ernährungsberatung" schon ein Jahr nach der Erstauflage in einer zweiten Auflage erscheint, spiegelt wider, dass die prophylaktische und therapeutische Diätetik der ernährungsbedingten und der ernährungsbeeinflussten Erkrankungen an Bedeutung gewinnt. Da auch in der Diätetik gilt, dass der aktuelle Wissensstand kontinuierlich erweitert wird, alte Anschauungen zum Teil revidiert werden oder eine wissenschaftliche Begründung und Vertiefung durch die Grundlagenforschung erfahren, ist die gründliche Überarbeitung des Buches durch den Herausgeber und die Mitautoren besonders hervorzuheben.

Dieses Buch richtet sich nicht nur an Diätassistenten und Mediziner, sondern auch an Ernährungswissenschaftler, Apotheker und diätetisch geschulte Köche und leistet damit einen entscheidenden Beitrag zur notwendigen Verbesserung der Versorgung diätbedürftiger Patienten. Es räumt insbesondere den kommunikativen Aspekten der Beratung, der Mangelernährung und der Ernährungstherapie bei gastroenterologischen und hepatologischen Erkrankungen einen hohen Stellenwert ein. Da das präventive und therapeutische Potenzial ernährungsmedizinischer Maßnahmen im Vergleich zu sonstigen therapeutischen Optionen wie der Pharmakotherapie oder der Chirurgie noch immer unzureichend genutzt wird, wünsche ich der zweiten Auflage dieses Buches eine weite Verbreitung.

Univ.-Prof. Dr. med. Dipl. Biochem.
Siegfried Matern

Ernährungsbedingte Gesundheitsstörungen spielen in der westlichen Welt eine immer größere Rolle. Besonders deutlich wird dies, da täglich plastisch im Straßenbild zu sehen, bei der Adipositas. Offensichtlich gelingt es vielen angesichts der heute üblichen Lebens- und Ernährungsweise nicht, ein gesundes Körpergewicht dauerhaft zu halten. Die Spitze des Eisberges stellen die extrem übergewichtigen Patienten dar, die das Doppelte des normalen Körpergewichtes und mehr auf die Waage bringen. Immerhin handelt es sich in der Bundesrepublik Deutschland um ca. 600 000 Betroffene. Ihnen kann leider oft nur durch einen chirurgischen Eingriff geholfen werden, ihr Übergewicht auf ein Niveau zu reduzieren, das ihr Risiko vermindert. Ziel muss es aber sein, derartig katastrophale Folgen zu vermeiden. Die Prophylaxe steht daher ganz im Mittelpunkt. Es ist ein großer Verdienst des Verbandes für Ernährung und Diätetik, sich auf diesem Gebiet seit vielen Jahren erfolgreich einzusetzen. Ich wünsche daher der 2. Auflage den gleichen Erfolg, wie ihn bereits die 1. Auflage hatte.

Prof. Dr. *B. Husemann*
Chefarzt der chirurgischen Klinik
Dominikus Krankenhaus, Düsseldorf

Ist-/Soll-Vergleich in der Ernährung

Walter Feldheim, Elisabeth Wisker

Für eine Beurteilung des Ist- bzw. Soll-Zustandes der Ernährung ist es notwendig zu klären, was sich hinter den Begriffen versteckt und wie die Daten für diese Kenngrößen der Ernährung gewonnen werden. Unter dem Soll-Zustand kann die Ernährung bzw. Nährstoffzufuhr verstanden werden, die eine optimale Versorgung des Körpers gewährleistet und damit zu seiner Gesunderhaltung beiträgt. Auf der Grundlage experimenteller und epidemiologischer Untersuchungen wurden Empfehlungen für die Nährstoffzufuhr für verschiedene Gruppen der Bevölkerung erarbeitet, die als Bezugsbasis für den Soll-Zustand gewählt werden. Sie sollen dem Stand der neuesten wissenschaftlichen Erkenntnis entsprechen und sind deshalb keine Konstanten. Für die Energiezufuhr entspricht die Empfehlung dem Bedarf, bei den Nährstoffen erhält die Bedarfsmenge einen Sicherheitszuschlag. Damit soll erreicht werden, dass die Höhe der Zufuhr ausreichend ist, um bei einem Normalverbraucher allen physiologischen und individuellen Schwankungen gerecht zu werden und eine ausreichende Gewebesättigung oder Speicherung zu ermöglichen. Bei den Vitaminen sind Änderungen der Empfehlungen besonders häufig. Man weiß manchmal nicht, ob etwas mehr einen Vorteil für die Gesundheit oder schon weniger einen Nachteil mit sich bringt. Es muss auch im Auge behalten werden, dass diese Empfehlungen für Gruppen gelten, während die Werte für Einzelpersonen durchaus von diesen Gruppenwerten abweichen können. Eine Aufnahmemenge, die zwar unter den Empfehlungen, jedoch deutlich über dem Bedarf liegt, führt nicht zu einer Mangelsituation. Um aber gegen alle Belastungen gewappnet zu sein, sollte die Zufuhr im Mittel im Bereich der Empfehlungen liegen. Eine durch abwechslungsreiche Kost verursachte tägliche Verschiebung in der Nährstoffaufnahme kann der Organismus ausgleichen.

Die Erfassung des Ist-Zustandes ist erheblich problematischer, denn hierfür muss die tatsächliche Ernährung der Menschen erfasst werden. Dies ist sicher eine der schwierigsten Aufgaben in der Ernährungsforschung. Für diese Aufgabe stehen verschiedene Methoden zur Verfügung, die alle mit Fehlermöglichkeiten behaftet sind. Zur Beurteilung der tatsächlichen Ernährung, die über einen Vergleich zwischen Ist und Soll erfolgt, ist die Kenntnis dieser Fehler unabdingbar.

Die von der Deutschen Gesellschaft für Ernährung herausgegebenen Ernährungsberichte stellen den Versuch dar, aus Daten über den Lebensmittelverzehr und dem hieraus berechneten Nährstoffverzehr Aussagen zur Ernährungssituation der Bevölkerung abzuleiten. Eine Gegenüberstellung der Ist-Daten mit den, dem Stand der Wissenschaft entsprechenden, Soll-Daten kann Lücken aufdecken oder ein Zuviel anzeigen. Verbraucheraufklärung und ernährungspolitische Maßnahmen müßten dann Abhilfe schaffen und das Ungleichgewicht beseitigen. Bereits der erste Ernährungsbericht der Bundesrepublik Deutschland zeigt eine derartige Gegenüberstellung von Ist und Soll (⊞ 1a, b).

⊞ **1a** Ist und Soll der Nährstoffzufuhr in der Bundesrepublik Deutschland (Angaben pro Kopf und Tag, nach Ernährungsbericht 1969).

	Ist	Soll	Ist in % vom Soll
Energie (kcal)	3065	2660	115
Protein (g)	94	77	122
davon tierisch	61	40	152
Fett (g)	130	80	162
Kohlenhydrate (g)	321	395	81
Kalzium (mg)	870	880	99
Thiamin (mg)	2	1,6	125

⊞ **1b** Ist und Soll der Nährstoffzufuhr in der Bundesrepublik Deutschland (Angaben pro Kopf [m/w] und Tag, nach Ernährungsbericht 1996).

	Ist	Soll	Ist in % vom Soll
Energie (kcal)	2338/1821	2250/1960	104/93
Protein (g)	83/65	50/44	164/146
Fett (g)	102/80	77/66	132/121
Kohlenhydrate (g)	236/191	270/240	87/79
Kalzium (mg)	760/670	850/880	89/76
Thiamin (mg)	1,4/1,1	1,25/1,1	112/99

Aus der ersten Tabelle lassen sich bereits heute noch gültige Schlussfolgerungen ableiten: zuviel Energie durch Fett und tierisches Protein und zu wenig (komplexe) Kohlenhydrate. Man könnte daraus folgern, dass sich seit 25 Jahren nur wenig an der Ernährungssituation geändert hat. Ein Vergleich der Ist- und Soll-Angaben dieses Berichtes mit denen späterer Jahre zeigt allerdings z.T. erhebliche Veränderungen für beide Angabenbereiche. In den letzten 25 Jahren haben sich die Verzehrsgewohnheiten der Bevölkerung immer wieder geändert. Neue Lebensmittel eroberten den Markt, der Verzehr an weniger beliebten nahm ab. Dies kann zu einer Änderung der Aufnahme an einigen Nährstoffen führen, während andere nicht betroffen sind. Bei einem Rückgang im Verzehr von z.B. Milchprodukten sinkt die Kalziumzufuhr, da Milchprodukte eine Schlüsselrolle in der Kalziumversorgung einnehmen. Dagegen wird durch einen verminderten Verzehr von Milchprodukten die Phosphatzufuhr nur wenig beeinflusst, da Phosphat in vielen Lebensmitteln enthalten ist.

Seit dem ersten Ernährungsbericht haben sich sowohl Ist- als auch Soll-Werte verändert. Empfehlungen wurden dem aktuellen Stand der Wissenschaft angepasst. Änderungen der Ist-Werte sind aber nicht nur auf die o.g. Verschiebungen in den Verzehrsgewohnheiten zurückzuführen, sondern auch auf Änderungen in den Methoden der Verzehrserhebung. Da sich die in den Ernährungsberichten verwendeten Erfassungsmethoden z.T. erheblich unterscheiden, ist eine Beurteilung der tatsächlichen Ernährungssituation nicht unproblematisch.

Um die Veränderungen der Daten und ihrer Bewertung über die Jahre in den Ernährungsberichten zu verstehen, ist eine Diskussion des methodischen Vorgehens bei der Erstellung der Ist-Werte erforderlich. In allen Ernährungsberichten wurden für Angaben zum Nährstoffverbrauch Daten zu den national verfügbaren Lebensmittelmengen zugrunde gelegt, die aus der **Agrarstatistik** stammen. Diese Daten werden auf der Stufe der Produktion bzw. des Handels erfasst. Von hier zum Verbraucher und zum tatsächlichen Verzehr ist aber noch ein weiter Weg. Viele der auf diesem Weg auftretenden Verluste durch Verarbeitung, Verderb, Nichtverzehr von Resten u.a. lassen sich nur grob schätzen. Zum Beispiel wird die Rohware Fleisch in Schlachthälften angegeben, diese enthalten nicht verzehrbare Teile wie z.B. Knochen. Die sich hieraus ergebenden Fehler können beträchtlich sein, da die erforderlichen Korrekturfaktoren, die den tatsächlichen Verzehr durch den Verbraucher ergeben, auf Schätzungen beruhen, die häufig stark voneinander abweichen. Trotzdem können derartige Angaben in der Fortschreibung wertvoll sein, denn es lassen sich Trends in der Entwicklung des Verzehrs bei Lebensmittelgruppen ableiten, wenn die Angaben in den Ernährungsberichten nachfolgender Jahre verglichen werden (◘ 2).

⊟ **2** Vergleich der Energiezufuhr pro Kopf und Tag aus Angaben über verfügbare Lebensmittel (ermittelt aus der Agrarstatistik).

Ernährungsbericht	1969	1976	1988	1992	1996
MJ	12,8	12,6	15,05	13,9	13,6
kcal	3065	3015	3600	3342	3250
Datenerhebung	1965/66	1973/74	1985/86	1989	1994

Aus der Höhe der in ⊟ 2 dargestellten Energieaufnahme lässt sich ableiten, dass die Daten der Agrarstatistik den tatsächlichen Energieverbrauch überschätzen und damit wahrscheinlich auch die Aufnahme anderer Nährstoffe.

Fast alle Ernährungsberichte enthalten zum Energie- und Nährstoffverbrauch auch Angaben, die über die **Einkommens-Verbrauchs-Stichprobe** ermittelt wurden. Diese Daten sind verbrauchernäher. Aus Größe und Zusammensetzung der erfassten Haushalte wurden nach Alter und Geschlecht getrennte Verbrauchsdaten berechnet. Bei diesen Angaben kann aber weder auf die von einzelnen Haushaltsmitgliedern tatsächlich verzehrte Menge noch auf Verluste, z.B. durch Nichtverzehr oder Verderb, geschlossen werden.

Für Einzelperson können die verzehrten Lebensmittel bzw. Nährstoffe nur durch **Verzehrsprotokolle** erfasst werden. In den Ernährungsberichten 1992 und 1996 wurden erstmalig solche Daten verwendet. In beiden Ernährungsberichten stammen die Daten aus der Nationalen Verzehrsstudie (NVZ). In dieser Studie füllten ca. 23 000 repräsentativ ausgewählte Personen in der Zeit zwischen 1985 und 1989 u.a. 7-Tage-Verzehrsprotokolle aus. Einige aus dieser Studie gewonnene Daten zur Energie- bzw. Nährstoffaufnahme sind im Vergleich zu den 1988 veröffentlichten Werten in ⊟ 3 dargestellt.

Die Differenzen zwischen den aus der Einkommens-Verbrauchs-Stichprobe ermittelten Werten gegenüber den Verzehrsdaten sind z.T. erheblich und lassen sich nicht durch Veränderungen der Verzehrsgewohnheiten allein erklären, sondern sind methodisch bedingt. So ist z.B. eine Abnahme der Energieaufnahme um ca. 800 kcal/Tag innerhalb von vier Jahren unwahrscheinlich, vor allem wenn man die Entwicklung des Körpergewichtes in der Bevölkerung in Rechnung stellt. Die relativ geringen Veränderungen zwischen den Berichten bei der täglichen Aufnahme von Kalzium würde – unkritisch betrachtet – auf eine verstärkte Auswahl von Lebensmitteln mit einer hohen Nährstoffdichte für Kalzium schließen lassen. Gemessen daran, dass die Deutschen beim relativ gut erfassbaren Pro-Kopf-Verbrauch an Alkohol eine Spitzenposition einnehmen, erscheinen für Alkohol die Angaben von 1988 am wahrscheinlichsten.

⊡ 3 Durchschnittliche tägliche Energie- und Nährstoffaufnahme von 25- bis 50-jährigen Frauen.

| | Ernährungsbericht | | |
	1988[1]	1992[2]	1996[3]
Energie (MJ)	11,8	8,8	
(kcal)	2822	2092	1821
Protein (g)	76	72	67
Fett (g)	133	93	81
Kohlenhydrate (g)	259	201	185
Disaccharide (g)	81	47	53
Ballaststoffe (g)	18	23	17
Alkohol (g)	25	10	10
Kalzium (mg)	664	683	670
Jod (µg)	145	131	75
Folsäure (µg-Äqu.)	127	122	116

[1] Basis: Einkommens- und Verbrauchsstichprobe 1983 (19–35 J.)
[2] Basis: NVZ 23 000 Personen, 1985–1989, 7-Tage-Ernährungsprotokoll, BLS I
[3] Basis: NVZ 23 000 Personen, 1985–1989, 7-Tage-Ernährungsprotokoll, neu ausgewertet

Die in den Ernährungsberichten von 1992 und 1996 angegebenen Werte für die Nährstoffzufuhr zeigen Unterschiede, die auf den ersten Blick schwer zu verstehen sind, da die Angaben beider Ernährungsberichte auf den Daten der Nationalen Verzehrsstudie basieren. Mit ein Grund könnte sein, dass für die 1996er Werte die nach der Reaktorkatastrophe von Tschernobyl erhobenen Daten für ein Jahr nicht mehr in die Berechnung eingingen. Ein wesentlich wichtigerer Grund ist aber, dass die 1996er Werte mit einer neuen Version des Bundeslebensmittelschlüssels errechnet wurden. Hierauf sind z.B. die großen Unterschiede in den Ballaststoffwerten zwischen 1992 und 1996 zurückzuführen, da falsche Eingaben im Bundeslebensmittelschlüssel inzwischen berichtigt wurden.

Diese Unterschiede machen deutlich, dass sich die Energie- bzw. Nährstoffaufnahme auch nicht immer vergleichen lässt, wenn aus einem gegebenen Lebensmittelverzehr mit Hilfe verschiedener Datenbanken (bzw. früherer Lebensmitteltabellen) die Aufnahme an Nährstoffen berechnet wird. Wie groß der Einfluss der für die Berechnung der Nährstoffaufnahme benutzten Datenbank auf die Ergebnisse ist, zeigen die in ⊡ 4 dargestellten Werte. In dieser Arbeit (Linseisen & Wolfram 1997) wurden 7-Tage-Ernährungsprotokolle mit verschiedenen Datenbanken ausgewertet.

▯ 4 Vergleich der durchschnittlichen täglichen Nährstoffaufnahme bei Berechnung von 25 7-Tage-Ernährungsprotokollen mit unterschiedlichen Datenbanken (nach Linseisen & Wolfram 1997).

	SFK 86/87[1]	BLS 2,1[2]	BLS 2,2[3]
Energie (MJ)	12,3	12,0	11,6
(kcal)	2932	2876	2775
Eiweiß (g)	95	100	105
Fett (g)	127	115	114
Kohlenhydrate (g)	243	257	259
Ballaststoffe (g)	13	23	16
Alkohol (g)	40	39	39
Kalzium (mg)	717	710	729
Zink (mg)	6	13	13
Jod (µg)	18	145	90
Folsäure (µg Äqu.)	185	132	123
Vitamin C (mg)	107	217	110

[1] prodi 3 plus
[2] prodi 4,2
[3] prodi 4,3 expert

Besonders gravierend sind Unterschiede bei Ballaststoffen, Zink, Jod, Folsäure und Vit. C, also z.T. bei Nährstoffen, bei denen die Versorgung als kritisch angesehen wird. Unterschiede zwischen der älteren und neueren Version des Bundeslebensmittelschlüssels ergeben sich z.B aus Verschiebungen im Lebensmittelsortiment. Ein bekanntes Beispiel ist die Änderung im Fettgehalt bei Schweinefleisch. Die Züchtung von Tieren mit geringerem Fettgehalt und die Neigung des Verbrauchers, solche fettärmeren Produkte zu bevorzugen, wurde erst spät berücksichtigt. Lebensmitteldatenbanken müssen diesen Veränderungen angepasst werden, um Fehleinschätzungen der Nährstoffaufnahme zu vermeiden. Auch Änderungen in der Analysemethode können zu anderen Zahlen führen, ohne dass sich die Versorgungslage geändert hat. Beispiele hierfür sind Verbesserungen in der Bestimmung der Folsäure in einigen Lebensmitteln oder in der Ballaststoffanalytik, die zu einer Änderung in den Angaben führten.

Welchen Probleme bei der Beurteilung der Energie- und Nährstoffaufnahme bei der Erhebung des Lebensmittelverzehrs über Protokolle entstehen, zeigt sich z.B. bei den Ergebnissen der VERA-Studie, einer Unterstichprobe der NVZ. Die in der VERA-Studie erhobene Energiezufuhr für Frauen in Abhängigkeit vom Body-Mass-Index ist in ▯ 5 dargestellt.

⬚ **5** Tägliche Zufuhr energieliefernder Nährstoffe in Abhängigkeit vom Body-Mass-Index (BMI) bei Frauen (VERA).

BMI	18–34 J.	35–54 J.
	kcal/Tag	
< 19	2149 (1192–3441)	2066 (1105–3260)
19–24	2108 (1058–3416)	2062 (1092–3310)
25–30	2024 (921–3504)	1995 (981–3329)
> 30	2038 (839–3744)	1958 (922–3338)
	kJ/Tag	
< 19	9003 (5002–14 399)	8653 (4633–13 657)
19–24	8828 (4431–14 228)	8635 (4564–13 874)
25–30	8476 (3860–14 678)	8348 (4109–13 873)
> 30	8535 (3513–15 477)	8205 (3866–13 981)

Der Richtwert für die Energiezufuhr für Frauen dieser Altersgruppe liegt bei 2000 kcal/Tag. Aus den in der Tabelle dargestellten Werten könnte man ableiten, dass die durchschnittliche Energieaufnahme über alle Körpergewichte den Richtwerten entspricht. Sowohl der Body-Mass-Index dieses Probandenkollektivs als auch die Aufnahmen an der unteren Grenze, die unter dem Grundumsatz liegen, sprechen gegen diese Bewertung.

Ernährungsprotokolle, obwohl sie für einzelne Personen erhoben werden und theoretisch genau sein könnten, beinhalten Fehlermöglichkeiten. Die Aussagekraft der Ergebnisse von Ernährungsprotokollen wird durch drei Faktoren beeinflusst:

1. Zuverlässigkeit der Protokollführung bei den beteiligten Personen,
2. Betreuung durch den Interviewer und
3. Beeinflussung der Ernährungsgewohnheiten durch die Protokollführung.

Meistens werden aus den Protokollen zu niedrige Energie- und Nährstoffaufnahmen errechnet. Die Führung des Protokolls kann unvollständig sein, z.B. durch Vergessen verzehrter Lebensmittel. Unter dem Eindruck der Studie kann auch der Konsum einzelner Lebensmittel, z.B. von alkoholischen Getränken reduziert werden, man schämt sich, zuzugeben, wieviel man üblicherweise trinkt. Besonders menschlich ist das „Underreporting" bei Übergewichtigen. Entweder wird wirklich weniger gegessen während der Protokolltage oder der tatsächliche Verzehr wird nicht angegeben. Nach mehreren Studien, in denen der tatsächliche Energieverbrauch mit doppelt markiertem Wasser bestimmt wurde, scheint das Ausmaß der Unterschlagung mit der Höhe des Übergewichtes im Zusammenhang zu stehen. Je höher das Gewicht, umso mehr wird verschwiegen (Bandini et al. 1990, Black et al. 1993, Clark et al. 1994, Prentice et al. 1986). In jedem Fall entsprechen die Angaben im Protokoll nicht unbedingt dem sonst üblichen Ernährungsverhalten, sie sind meistens niedriger.

Wie sich Fehler in der Protokollierung des Verzehrs energiehaltiger Lebensmittel auf die Ergebnisse für andere Nährstoffe, vor allem von Mikronährstoffen, auswirken, ist nicht bekannt. Eine Unterschätzung der Energieaufnahme um 20% muss nicht unbedingt auch mit einem gleich großen Fehler bei anderen Nährstoffen verbunden sein, da es sehr große Variationen in der Nährstoffdichte in einzelnen Lebensmitteln gibt. Eine Beurteilung des Ist-Zustandes der Ernährung kann deshalb nur mit Vorsicht durchgeführt werden. Im folgenden sollen beispielhaft für einzelne Altersgruppen Ist und Soll im Ernährungsbericht 1996 für Energie, Ballaststoffe, Kalzium und Jod gegenübergestellt werden (🖿 6, 🖿 7). Für die Soll-Angaben wurden die Empfehlungen für die Nährstoffzufuhr der DGE zugrunde gelegt, die der 5. überarbeiteten Auflage (1991) entnommen wurden. Die Richtwerte für Energie und Ballaststoffe gelten pro Kopf und Tag für Personen mit vorwiegend sitzender Tätigkeit (Leichtarbeiter) und entsprechen dem Bundesdurchschnitt der Altersstruktur (🖿 6).

🖿 **6**   Ist- und Soll-Werte (pro Kopf und Tag) der durchschnittlichen Energiezufuhr für Bevölkerungsgruppen nach dem Ernährungsbericht 1996.

Gruppe	Ist	Soll	Ist in % vom Soll
	Energie (MJ/kcal)		
weiblich			
19–25 J.	7,8/1862	9,0/2200	86
25–51 J.	7,6/1821	8,5/2000	91
65 und älter	7,6/1820	7,0/1700	108
männlich			
25–51 J.	10,0/2405	10,0/2400	101
65 und älter	9,3/2227	8,6/1900	117

▣ 7 Ist- und Soll-Werte für die durchschnittliche Aufnahme an Ballaststoffen, Kalzium und Jod pro Kopf und Tag nach dem Ernährungsbericht 1996.

Zufuhr an	Gruppe	Ist	Soll	Ist in % vom Soll
Ballaststoffe (g)	Durchschnitt			
	w.	17,3	30	59
	m.	20,3	30	70
Kalzium (mg)	Durchschnitt			
	w.	670	880	76
	m.	759	850	89
	w., 15–19 J.	672	1200	56
	w., 19–25 J.	688	1000	69
	w., 51–65 J.	664	800	83
Jod (μg)	Durchschnitt			
	w.	72,9	180	39
	m.	85,6	180	47

Im Ernährungsbericht wird dazu festgestellt, dass bei Frauen bis zum 50. Lebensjahr die Energiezufuhr unter den Richtwerten liegt oder ihnen entspricht, und dass erst in den höheren Altersgruppen die Zufuhr höher als der Richtwert ist. Bei Männern ist die Bilanz bis zum 50. Lebensjahr mehr oder weniger ausgeglichen und steigt erst mit zunehmendem Alter an. Diese Einschätzung steht im Widerspruch zu der Häufigkeit des Vorkommens von Übergewicht (BMI 25–30) und starkem Übergewicht (BMI > 30), wie vorher schon erwähnt. Nach der VERA-Studie fallen in diese beiden Kategorien 40 (28/12)% der Frauen und 54 (43/11)% der Männer. Diese Häufigkeit des Übergewichtes der erwachsenen Bevölkerung entspricht nicht der anderer europäischer Länder, wie man bisher angenommen hatte. Die Werte lassen sich besser mit der höheren Häufigkeit von Übergewicht vergleichen, die in Studien in Nordamerika ermittelt wurden.

Als Ursache für diese Fehleinschätzung kommen das „Underreporting" bei der Energieaufnahme in Betracht, vielleicht auch zu hohe Energierichtwerte für die Altersgruppen. In den Empfehlungen sind im Laufe der Jahre immer wieder Korrekturen an diesen Werten erfolgt, um eine Anpassung an die abnehmende körperliche Aktivität zu erreichen.

Überernährung und Übergewicht sind wichtige Risikofaktoren für ernährungsabhängige Krankheiten und stellen heute wie vor 25 Jahren das Hauptproblem unserer Ernährung dar. Mit allem Nachdruck müssen Wege gesucht wurden, die eine Lösung des Problems gestatten.

Ein Zuviel an Nahrung und Energie bedeutet aber nicht, dass alle lebensnotwendigen Nährstoffe in ausreichender Menge aufgenommen werden. Es ist das Verdienst des Ernährungsberichtes, auf Risikogruppen in der Bevölkerung hinzuweisen. Hierzu gehören z.B. Personen, die nur einen Hauptschulabschluss besitzen, als Arbeiter oder Arbeiterinnen tätig sind, in einer fünfköpfigen Familie leben und ein monatliches Pro-Kopf-Einkommen von 500 Mark haben. Im Vergleich zum Durchschnitt ihrer Altersgruppe haben sie eine deutlich geringere Zufuhr z.B. an Kalzium, Vitamin C oder Folsäure. Diese Personen bedürfen der besonderen Hilfe durch Ernährungsaufklärung und Ernährungsberatung.

Obgleich der Brotverzehr zumindest gleich geblieben und der Verzehr von Obst, Gemüse und Südfrüchten zugenommen hat, ist die Aufnahme an Ballaststoffen bei vielen Verbrauchern zu gering und erreicht bei weitem nicht den Richtwert von 30 g/Tag. Die Obstipation ist, besonders bei Frauen und älteren Menschen, ein häufiges Leiden, das relativ einfach durch den Mehrverzehr einer pflanzlichen, ballaststoffreichen Kost beseitigt werden könnte. Nach dem Ernährungsbericht bestehen, alters- und geschlechtsabhängig, weitere Mängel, besonders beim Jod. Hier ist zu hoffen, dass eine zunehmende Verwendung von jodiertem Kochsalz die Situation verändert. Bei einer großen Zahl von jungen, aber auch von älteren Frauen liegt die Kalziumaufnahme weit unter den empfohlenen Mengen. Eine ausreichende Zufuhr an Kalzium zum Erreichen bzw. für die Erhaltung einer hohen Knochendichte wäre aber insbesondere für Frauen wünschenswert, denn Frauen werden weit stärker als Männer von Osteoporose betroffen. Als kritisch ist auch die Folsäureversorgung bei Frauen im gebärfähigen Alter anzusehen. Hier lässt sich vielleicht durch gezielte Aufklärung Abhilfe erreichen.

In einer Zeit allgemeiner Sparmaßnahmen fällt es schwer, den im Ernährungsbericht aufgezeigten Mängeln durch geeignete Maßnahmen entgegen zu wirken, obgleich soviel ausgebildete Fachkräfte zur Verfügung stehen wie nie zuvor, um den Verbrauchern vom Kindergarten bis zum Altersheim Ernährungsaufklärung und -beratung näher zu bringen. Eine richtige Ernährung ist die beste Maßnahme, um den Menschen bis ins hohe Alter gesund und leistungsfähig zu erhalten. Vorbeugung vor Krankheiten durch richtige Ernährung ist immer kostengünstiger als eingeschränkte Arbeitsfähigkeit, Krankenhausaufenthalt oder Frührentnertum. Die Mittel, welche jetzt für die Propagierung der richtigen Ernährung eingespart werden, sind relativ gesehen sehr viel geringer als der Betrag, welcher später einmal zur Heilung der Schäden durch falsche Ernährung ausgegeben werden muss.

Literatur

Ernährungsberichte der Deutschen Gesellschaft für Ernährung. Henrich, Frankfurt a. M. 1969, 1972, 1976, 1980, 1984, 1988, 1992, 1996.

Deutsche Gesellschaft für Ernährung. Empfehlungen für die Nährstoffzufuhr. 5. Überarbeitung. Umschau, Frankfurt a. M. 1991.

VERA-Schriftenreihe. Herausg. von W. Kübler, H. J. Anders, W. Heeschen, M. Kohlmeier. Band II, XI und XII. Dr. Fleck, Niederkleen 1992, 1995, 1994.

Linseisen, J., Wolfram, G.: Unterschiede in der Nährstoffzufuhr bei Verwendung verschiedener Nährstoff-Datenbanken – ein Fallbeispiel. Z. Ernährungswiss. 36 (1977) 127–132.

Black, A. E., Prentice, A. M., Goldberg, G. et al.: Measurements of total energy expenditure provide insights in the validity of dietary measurements of energy intake. J. Am. Diet. Assoc. 93 (1993) 572–579.

Clark, D., Tomas, F., Withers, R. et al.: Energy metabolism in freeliving „large-eating" and „small-eating" women: studies using $^2H_2^{18}O$. Br. J. Nutr. 72 (1994) 21–31.

Prentice, A. M., Black, A. E., Coward, W. A. et al.: High levels of energy expenditure in obese women. Br. Med. J. 292 (1986) 983–987.

Bandini, L. G., Schoeller, D. A., Cyr, H. N., Dietz, W. H.: Validity of reported energy intake in obese and nonobese adolescence. Am. J. Clin. Nutr. 52 (1990) 421–425.

1

Ernährungslehre und Diätetik

E. Lückerath

Vorwort

Bis ins 19. Jahrhundert wurde Diätetik rein empirisch, das heißt aus der Erfahrung heraus betrieben. Ständig suchten Ärzte nach möglichst organspezifischen Kostformen, da sie glaubten, es gäbe eine direkte Verbindung zwischen dem verspeisten Nahrungsmittel und dem betroffenen Organ. Auch heute finden sich noch Bezeichnungen wie „Magenschonkost", „Leber-Galle-Diät", „Herzdiät". Diese Bezeichnungen sind wenig aussagekräftig und teilweise irreführend, insbesondere wenn sie den Zusatz „Schonkost" oder „Schutzkost" tragen.

Mit der Entdeckung der Grundnährstoffe Eiweiß, Fett und Kohlenhydrate durch Justus von Liebig (1803–1873) wurden wissenschaftliche Grundlagen der Ernährungstherapie geschaffen. Die Entdeckung der Vitamine und weiterer essentieller Nährstoffe lieferte quantitative Grundlagen für den Bedarf des Menschen an Nährstoffen und Energie. Einen wesentlichen Beitrag dazu lieferten die ernährungsphysiologischen Arbeiten von Carl von Voit (1831–1908), seines Lehrers Max von Pettenkoffer (1818–1901) und seines Schülers Max Rubner (1854 bis 1932).

Orientierte sich früher diätetische Therapie an Kriterien wie Schonung und Schutz, ist heute das Ziel diättherapeutischer Maßnahmen, Stoffwechselstörungen mittels Kontrolle der zugeführten Nährstoffe zu kompensieren und ihre klinischen Folgen zu verhindern oder wenigstens zu mildern. Dabei steht nicht mehr das erkrankte Organ im Vordergrund, sondern die beabsichtigten Stoffwechseleffekte.

Von Anfang dieses Jahrhunderts bis nach dem Zweiten Weltkrieg galt Krankenhauskost als wesentlicher Bestandteil therapeutischer Maßnahmen. Nach dem Zweiten Weltkrieg trat die Ernährungstherapie hinter die medizinische Therapie zurück. Die Medizin zeigt oftmals ein Nichtinteresse an der Ernährung.

Die Vorbeugung ernährungsabhängiger Krankheiten ist heute eine große Aufgabe der Medizin, da die Anzahl dieser Erkrankungen in den Industriestaaten stark angestiegen ist. Die damit verbundenen Kosten von rund 42 Milliarden Mark im Jahre 1980 haben sich auf rund 83,5 Milliarden Mark im Jahre 1990 in den alten Bundesländern nahezu verdoppelt. Dies macht 30,3% aller Kosten im Gesundheitswesen aus. Neuere Studien sprechen davon, dass im Jahr 1996 mindestens 150 Mrd. Mark Kosten durch ernährungsbedingte und -abhängige Krankheiten verursacht worden sind.

Verschiedene wissenschaftliche Gesellschaften haben sich in den letzten Jahren damit beschäftigt, wissenschaftlich begründete Richtlinien für die Ernährung im Krankenhaus zu erstellen. Führend hierbei sind die Deutsche Gesellschaft für Ernährung (DGE) und die Deutsche Arbeitsgemeinschaft für klinische Ernährung und Diätetik e. V. (DAKED), aufgegangen in der Deutschen Gesellschaft für Ernährungsmedizin (DGEM).

Das Rationalisierungsschema 2000 wurde erstellt in Zusammenarbeit mit dem Berufsverband Deutscher Ernährungsmediziner (BDEM), der Deutschen Adipositas Gesellschaft, der Deutschen Akademie für Ernährungsmedizin (DAEM), der Deutschen Gesellschaft für Ernährung (DGE), der Deutschen Gesellschaft für Ernährungsmedizin (DGEM) und dem Verband der Diätassistenten – Deutscher Berufsverband (VDD).

Hierbei wurde das Rationalisierungsschema 1994 zugrunde gelegt und die neuen D-A-CH Referenzwerte für die Nährstoffzufuhr übernommen; neue Erkenntnisse über Diabetesdiäten flossen ein, die strengen Formen der Protein- und Natriumrestriktion wurden dagegen entfernt.

Ein neues Kapitel mit Diäten bei speziellen Systemerkrankungen wurde hinzugefügt. Leider wird gerade dadurch das Rationalisierungsschema verkompliziert, denn ähnlich wie bei der Diabetesdiät wurden separate Kostformen herausgearbeitet statt auf die Gemeinsamkeiten mit der Vollkost hinzuweisen. Die Vollkost als Basis, mit den ernährungstherapeutischen Besonderheiten dieser Erkrankungen, würde die Arbeit in der Diätküche und -beratung vereinfachen bzw. intensivieren.

Für die kommende Auflage dieses Buches ist gedacht, ein praxisorientiertes Konzept umzusetzen, in dem die speziellen Kostformen, die praktisch keine Bedeutung mehr haben, nur noch am Rand und der Vollständigkeit halber erwähnt werden.

In Anlehnung an diese Empfehlungen und unter Einbeziehung neuer wissenschaftlicher Erkenntnisse ist der Diätkatalog in diesem Buch entstanden. Er kann als Standardwerk für alle Krankenhausküchen angesehen werden.

Ich wünsche allen KollegInnen, die sich mit Ernährungsfragen befassen, eine erfolgreiche Arbeit.

Eva Lückerath

Einleitung

Für die Gestaltung der Ernährung und die Bewertung der Nahrung sind Empfehlungen für die Nährstoffzufuhr unumgänglich. Diese Empfehlungen dienen gleichzeitig als wissenschaftliche Grundlage zur Interpretation von Verzehrserhebungen und bieten eine Orientierungshilfe bei der Planung und Beurteilung der Nährstoffversorgung in verschiedenen Bevölkerungsgruppen und bei der Entwicklung und Beurteilung von Lebensmitteln.

In Deutschland hat die DGE 1955 erstmalig die „Empfehlungen für die Nährstoffzufuhr" für den Gesunden verabschiedet.

1959 hat die DGE als erste deutsche Fachgesellschaft „Empfehlungen für die Krankenhausernährung" herausgegeben. Die DAKED versuchte diese Empfehlungen für die Krankenhauskost mit der Erstellung eines Rationalisierungsschemas weiterzuführen.

Die Krankenhausernährung entspricht einer Gemeinschaftsverpflegung mit besonderen Qualitätsansprüchen. Aus ernährungsmedizinischer Sicht hat sie zwei wesentliche Aufgaben zu erfüllen. Als Vollkost bzw. leichte Vollkost muss sie die bedarfsgerechte Nährstoffversorgung von nichtdiätbedürftigen Patienten sicherstellen und damit einer Fehl- und Mangelernährung mit ihren gesundheitlichen Folgen vorbeugen. Bei ernährungsabhängigen Stoffwechselstörungen und -erkrankungen muss die Kost als therapeutische Diät der Wiederherstellung der Gesundheit bzw. der Linderung eines Krankheitszustandes im Rahmen einer begleitenden therapeutischen Maßnahme dienen. Ihre Zusammensetzung richtet sich nach Angaben des behandelnden Arztes (◨ 1.1).

Um Werte für eine Energie- und Nährstoffzufuhr im Krankenhaus vornehmen zu können, ist zunächst die Zielgruppe zu definieren, wobei krankenhausspezifisch vorzugehen ist. Zur Ermittlung des „Standardpatienten" wird zur Orientierung von der DGE der Durchschnittswert für den Berufstätigen (Leichtarbeiter, 45 Jahre) mit einem PAL von 1,4 als sinnvoll angesehen. Dies gilt für den körperlich aktiven Patienten bzw. für den Patienten in der Reha-Klinik. Da im Krankenhaus aber weniger gut pauschaliert werden kann, wird in den neuesten Empfehlungen für den bettlägrigen Patienten noch ein zweiter PAL-Wert von 1,2 angegeben.

PAL = **p**hysical **a**ctivity **l**evel

Aus den PAL-Werten wird der Richtwert für die Energiezufuhr abgeleitet, der als Grundlage für die Ermittlung der Menge der Hauptnähr-

■ 1.1 Richtwerte und Zufuhrempfehlungen verschiedener Fachorganisationen (Angaben beziehen sich auf die Vollkost bei Krankenhausernährung).

	DGE 1958 Leitsätze für Krankenhausernährung	DGE 1974 Leitsätze für Krankenhausernährung	DGE 1984a Leitsätze für Krankenhausernährung	Peinelt und Rottka 1989 bzw. DGE inf0792, Stand 1995 Empfehlungen zur Vollkost und leichten Vollkost	DGE 1994 Nährstoffempfehlungen für die GV: Krankenhäuser	DGE 07/2000 Umsetzung der Referenzwerte für die GV
Referenzperson Mann/Frau	keine Angaben	keine Angaben	keine Angaben	keine Angaben	keine Angaben	Pat.mobil/Pat.immob. PAL 1,4/PAL 1,2
Altersgruppe Erw. [Jahre]	keine Angaben	keine Angaben	keine Angaben	45	19–65	19–65
Energie kcal	2000–2500	2000 ± 10%	2200; Mehrbedarf bei Fieber, Rekonvaleszenz, Minderbedarf im Alter	2000	1800	2150/1850
Eiweiß	1 g/kg KG, davon 40% tier. Herkunft (min. 30 g/Tag); Mehrbedarf bei Rekonvalszenz	1 g/kg KG, jedoch in der Rekonvaleszenz 1,5–1,7 g/kg KG 15–20%	ca. 80 g/15%	75 g/15%	15% ≤ 66 g	19% ≤ 81/69 g
Fett	keine Angaben	30–35% (entsprechen 71–83 g)	30–35%, ca. 71–83 g	78 g/30–35%	30% ≤ 58 g	30% ≤ 72/62 g
Kohlenhydrate	keine Angaben	45–50%	50–55 g/268–295 g	250 g/10%	55% ≥ 248 g	55% ≥ 296/254 g
Ballaststoffe	unentbehrlich	keine Angaben	wichtig	30 g	min. 30 g	min. 30/30 g

stoffe (Eiweiß, Fett, Kohlenhydrate) und ihrer wünschenswerten Relation dient. Die Durchschnittsberechnung ist für ein Patientenkollektiv von 19–65 Jahren gedacht.

Für das Mittagessen sollen die Werte grundsätzlich durch den so genannten Drittelansatz abgeleitet werden, d.h. ein Drittel des Tageswertes soll durch das Mittagessen abgedeckt werden. Bei den meisten Nährstoffen, z.B. Vitaminen, Kalzium, Magnesium, Eisen und Jod sollte ein Drittel nicht unter-, bei unerwünschten Nährstoffen (z.B. erhöhte Fettzufuhr) nicht überschritten werden. Würde für das Mittagessen ein niedrigerer Wert empfohlen, müsste ein Ausgleich durch andere Mahlzeiten geschaffen werden. Dies ist jedoch wegen der prinzipiell besseren Nährstoffdichte des Mittagessens (größere Mengen von Gemüse, Salat, Kartoffeln) nicht möglich.

Richtwerte für die Energiezufuhr

Die von der DGE festgelegten relevanten Werte für die Energiezufuhr im Krankenhaus leiten sich von den Nährstoffempfehlungen für den Gesunden der DGE bzw. den D-A-CH-Referenzwerten für die Nährstoffzufuhr in der jeweils letzten Fassung ab, der einer leichten Arbeit nachgeht und sich auch in seiner Freizeit körperlich nur mäßig aktiv verhält. Der Wert wurde als Mittel der Empfehlungen für die Energiezufuhr für die Verpflegung in der Gemeinschaftsverpflegung gebildet und gilt sowohl für männliche als auch weibliche Personen.

Wie schon beschrieben hat die DGE in ihrer neuesten Ausgabe der Informationen für die Gemeinschaftsverpflegung im Krankenhaus zwischen mobilen und immobilen Patienten unterschieden, denn je nach körperlicher Aktivität schwankt der Richtwert für die Energiezufuhr. Mit dem PAL-Wert wird die körperliche Aktivität angegeben. Für mobile Patienten, aber auch z.B. für Büroangestellte oder Feinmechaniker gilt ein PAL-Wert von 1,4, für immobile Patienten und Menschen mit ausschließlich sitzender oder liegender Lebensweise ein PAL-Wert von 1,2. Der „mobile" Patient zwischen 19 und 65 Jahren sollte ca. 2150 kcal/8996 kJ, der bettlägrige „immobile" Patient (PAL 1,2) ca. 1850 kcal/7740 kJ aufnehmen. Bei Drittelansatz ergibt sich ein Energiegehalt der Hauptmahlzeiten im Krankenhaus von ca. 717 kcal/ 2999 kJ bzw. 617 kcal/2580 kJ.

Der tatsächliche Energiebedarf kann im Einzelfall nur durch fortlaufende Gewichtskontrollen festgelegt werden. Als Referenzmaß wurde für Erwachsene der Körpermassenindex (BMI = Body-Mass-Index) eingesetzt.

Um die empfohlenen Referenzwerte bei der energiearmen Kost einhalten zu können bedarf es eines gut geschulten Fachpersonals.

Nährwertrelation

Die so genannte Nährwertrelation besagt, dass die Hauptnährstoffe der Nahrung bestimmte Anteile der Energiezufuhr ausmachen. Idealerweise sollte diese für Eiweiß:Fett:Kohlenhydrate 10–15:25–30:55–65 Energie% lauten. Um mit hiesigen Ernährungsgewohnheiten diese Relation zu erreichen, lautet die zu realisierende Relation laut DGE-Empfehlungen 15:30:55 Energie% für die Tageskost. Diese Relationen sind nur durch eine Einschränkung tierischer Lebensmittel und eine fettarme Zubereitung zu erreichen. Da der Proteingehalt beim Mittagessen etwas höher liegt (Fleisch- und Fischkomponenten) wird hier eine andere Nährwertrelation empfohlen. Dies geht zu Lasten der Kohlenhydrate und lautet 20:30:50 Energie%. Bei den anderen Mahlzeiten muss darauf geachtet werden, dass die Kohlenhydratzufuhr erhöht und der Proteinanteil niedrig gehalten wird.

Empfehlungen für die Eiweißzufuhr

Die DGE-Empfehlungen für die Eiweißzufuhr betragen zur Zeit 0,8 g je kg Körpergewicht beim Erwachsenen. Dies entspricht einem Anteil von weniger als 10% der Energie. Da es sich bei diesem Wert um die empfohlene Untergrenze handelt, wird für die Krankenernährung ein Eiweißgehalt von 15 Energie% (≤ 81 g bei 2150 kcal bzw. 69 g bei 1850 kcal) als akzeptabel beurteilt. Damit wird der bei Kranken möglicherweise höhere Bedarf an Protein berücksichtigt (z.B. bei Infektionsabwehr, Fieber, Heilungsprozess). Eine höhere Zufuhr an Eiweiß gilt im allgemeinen als gesundheitlich wenig bedenklich. Der Verzehr größerer Mengen tierischen Eiweißes hat aber häufig den Nachteil, dass gleichzeitig größere Mengen Fett mit darin enthaltenen gesättigten Fettsäuren, Cholesterin und Purinen aufgenommen werden.
Ein Wert von 15 Energie% im Mittagessen wird durch den Fleischverzehr oft deutlich überschritten. Darum wurde unter Berücksichtigung der durchschnittlichen Ernährungsgewohnheiten der Eiweißanteil für das Mittagessen auf 20% (≤ 36 g bei 717 kcal bzw. 31 g bei 617 kcal) festgesetzt.

Richtwert für die Fettzufuhr

Für Fett gilt heute der Richtwert von 25 bis maximal 30% des Energiegehalts für die Tageskost bzw. für das Mittagessen als Obergrenze. Weniger als 10% der Fettzufuhr soll durch gesättigte Fettsäuren erfolgen. Ein Unterschreiten dieser Menge bis zu 25 Energic% Fett ist nicht bedenklich, eher günstiger.

Für die Mittagsmahlzeit sollten tierische Fette nur begrenzt eingesetzt werden. Die DGE empfiehlt einen Konsum von 7–10 Energie% mehrfach ungesättigter Fettsäuren (Linolsäure, Fischöle) und 10 Energie% einfach ungesättigter Fettsäuren.

Nur durch eine restriktive Fettaufnahme ist die wünschenswert hohe Nährstoffdichte zu erhalten.

Der Richtwert für Krankenhäuser wird sowohl für die Tageskost als auch für das Mittagessen mit 30% des Energieanteils ausgewiesen. Für die Praxis heißt das, dass bei 2150 kcal 72 g bzw. bei 1850 kcal maximal 62 g Fett am Tag zugeführt werden soll. Bezogen auf das Mittagessen sind dies höchstens 31 g Fett.

Omega-3-Fettsäuren (α-Linolen-, Eicosapentaen-, Docosahexaensäuren) bewirken eine positive Beeinflussung von vasodilatatorisch, antiinflammatorisch und adhäsionshemmend (Monozyten) wirkenden Eicosanoiden. Darum sollte bei der Fettzufuhr bei Omega-3- und Omega-6-Fettsäuren ein Verhältnis von 1:5 angestrebt werden. Dies kann erreicht werden, wenn 2-mal pro Woche Seefisch auf dem Speiseplan steht und pflanzliche Öle (Raps- und Walnussöl) verwendet werden. Auch einige Sorten von Blattgemüse tragen zur Aufnahme von α-Linolensäure bei.

Empfehlung für die Kohlenhydrat- und Richtwert für die Ballaststoffzufuhr

Die Empfehlungen für die Kohlenhydratzufuhr müssen den individuellen Energiebedarf, den Bedarf an Protein und die wünschenswerte Zufuhr von Fett berücksichtigen. Um eine Ernährung bedarfsgerecht zu gestalten, sollten eine begrenzte Fettmenge und viel Kohlenhydrate in komplexer Form, also als Stärke und Ballaststoffe, zugeführt werden.

Es wird ein Kohlenhydratanteil an der Energiemenge von 55% für die Tageskost empfohlen. Die Erhöhung des Proteinanteils durch das Mittagessen auf 20% geht hier zu Lasten der Kohlenhydrate. Darum lautet die Empfehlung, 50% der Energie beim Mittagessen durch Kohlenhydrate zu decken.

Kohlenhydrate sollten in komplexer Form durch Stärke und Ballaststoffe zugeführt werden. Mit der Tageskost im Krankenhaus sollten durch Kohlenhydrate mindestens 296 g (bei einer Energiezufuhr von 2150 kcal bzw. mind. 254 g bei 1850 kcal) und mindestens 30 g durch Ballaststoffe zugeführt werden. Für die Kost am Mittag wird eine Mindestzufuhr von 90 bzw. 77 g Kohlenhydrate und 10 g Ballaststoffe angegeben.

Die frühere Empfehlung für eine Energiezufuhr, die bereits 10% Luxuskonsum beinhaltet, gibt es heute nicht mehr, da ein größeres Gewicht auf die Versorgung mit Vitaminen, Mineralstoffen, Spurenelementen usw. gelegt wird.

Empfehlungen zu den Mikronährstoffen

Von der Vielzahl der Mikronährstoffe, die in den D-A-CH-Referenzwerten für die Nährstoffzufuhr (2000) angegeben sind, wird im Rahmen der Überlegungen für einen optimalen Speiseplan von der DGE nur eine kleine Anzahl herausgegriffen (siehe DGE-Nährstoffzufuhrempfehlungen im Vorspann zum Diätkatalog). Es sind diejenigen Nährstoffe, bei denen der Bedarf so genau bekannt ist, dass Empfehlungen ausgesprochen werden können. Des Weiteren werden Nährstoffe mit einbezogen, bei denen die Versorgung die größten Probleme bereitet. Im Rahmen einer Standardkost können mit den allgemeinen Empfehlungen für das Krankenhaus extreme Anforderungen (z.B. während einer Schwangerschaft) nicht abgedeckt werden.

Für den Bedarf an Vitaminen und Mineralstoffen orientiert sich die DGE daher an den höchsten Empfehlungen einer gesunden Einzelgruppe, um dem Nährstoffbedürfnis aller Patienten im Rahmen der Vollkost gerecht zu werden.

Da ein relativ geringer Energiewert vorliegt und hohe Sollwerte für die Mikronährstoffe bestehen, stellen die DGE-Empfehlungen hohe Anforderungen an die durchschnittliche Standardkost bezüglich der Nährstoffdichte. Die Nährstoffdichte ist das Verhältnis von essenziellen Nährstoffen zur Energie, d.h. Menge des Nährstoffes in Gramm pro MJ (Megajoule). Die Empfehlung einer hohen Nährstoffdichte sagt aus, dass im Vergleich zur Energiezufuhr eine höhere Menge an Nährstoffen zugeführt werden muss.

Vorschlag für eine Rationelle Diätetik

Außer der DGE haben sich noch andere Gesellschaften darum bemüht, die Krankenhauskost zu optimieren. Führend ist dabei die DAKED, heute DGEM, die versucht, die organbezogenen Ernährungsformen zu rationalisieren.

Die DAKED wurde 1975 in Freiburg gegründet. Die Arbeitsgemeinschaft verfolgt das Ziel einer grundlegenden Rationalisierung der Ernährung und Diätetik im Krankenhaus.

Dabei geht es der DAKED darum, nach rationellen (wirtschaftlichen) Gesichtspunkten optimale Produktionsformen zu erarbeiten. Für die DAKED ist Rationalisierung kein eng gefasster Begriff, sondern umfasst

Auswahl und Neuordnung der Kostformen auf streng wissenschaftlicher Grundlage nach qualitativen Gesichtspunkten wie analytische und sensorische Qualitätssicherung und Kontrolle der Effektivität.
Die fünf Hauptpunkte der Definition sind:
1. Rationelle Diätformen (auf wissenschaftlicher Grundlage)
2. Rationelle Diätzahl (möglichst kleine Anzahl)
3. Rationelle Produktion (mit Qualitätssicherung)
4. Rationelle Verordnung
5. Rationelle Effektivitätskontrolle.

Hier findet eine Abgrenzung von wissenschaftlich gesicherten gegenüber pseudowissenschaftlichen Kostformen (z.B. Magen-, Leber-, Gallediät etc.) statt (∎ 1.2). Sinn und Zweck war, das große unüberschaubare Spektrum der Diäten auf eine überschaubare, effiziente Zahl zu begrenzen.

Das Rationalisierungsschema 2000 wurde erstellt in Zusammenarbeit mit dem Berufsverband Deutscher Ernährungsmediziner (BDEM), der Deutschen Adipositas Gesellschaft, der Deutschen Akademie für Ernährungsmedizin (DAEM), der Deutschen Gesellschaft für Ernährung (DGE), der Deutschen Gesellschaft für Ernährungsmedizin (DGEM) und dem Verband der Diätassistenten – Deutscher Berufsverband (VDD).

In dieser zweiten Auflage wurde das Rationalisierungsschema auf 45 verschiedene Diätformen erweitert.

∎ **1.2** Wissenschaftliche und pseudowissenschaftliche Diätformen (Kluthe u. Rottka, 1978).

Wissenschaftliche Diätformen	Pseudowissenschaftliche Diätformen
natriumarme Diät	Magenschondiät
purinarme Diät	Leberschonkost
eiweißarme Diät	Nierenschonkost
kalorienreduzierte Diät	Entschlackungskost
laktosefreie Diät	spezielle Reduktionsdiäten
phenylalaninarme Diät	„Eierdiät", „Kartoffeldiät", „Brotdiät"
u.a.	u.a.

Ernährungstherapie soll auf naturwissenschaftlich gesicherten Kriterien aufbauen, um dabei zu helfen, die Verordnung von Medikamenten einzuschränken.

Anmerkung der Autorin: Eine Anzahl der aufgeführten Diäten hat in der Diätküche praktisch keine Bedeutung; eine seperate Aufführung der Kostformen würde das Schema komplizieren – man kann sie im Grunde der Vollkost mit kleineren Besonderheiten zurechnen.

Die Diättherapie, in engerer Sprachbedeutung Kranken- oder Diättherapie, soll nur noch Maßnahmen berücksichtigen, die nachweislich in der Lage sind, Stoffwechselstörungen mittels der Kontrolle der exogenen Zufuhr an Nährstoffen zu kompensieren, ihre klinischen Folgen zu beseitigen oder zumindest abzumildern.

Darüber hinaus soll die rationelle Diätetik die Entwicklung wirtschaftlich optimaler Produktionsformen forcieren.

Die rationelle Verordnung hat durch den Arzt zu erfolgen. Dieser hat dann eine objektive Kontrolle des Diäterfolges anhand verbindlicher Maßnahmen vorzunehmen.

Die entsprechende Gestaltung der Kostpläne im Krankenhaus wurde als notwendiger Schritt zur Verbesserung der Ernährungssituation der Bevölkerung angesehen.

Das Rationalisierungsschema

Die erste Fassung des Rationalisierungsschemas für Ernährung und Diätetik im Krankenhaus wurde im Heft 4 der Fachzeitschrift „Aktuelle Ernährungsmedizin" 1978 veröffentlicht, nachdem es unter Mitarbeit von Medizinern und Diätassistenten der Deutschen Arbeitsgemeinschaft für klinische Ernährung und Diätetik erarbeitet worden war. Die Änderungen der 1990 überarbeiteten Form betrafen in erster Linie die Nährstoffrelationen bei der Diabetesdiät und der Hyperlipidämie, neue Erkenntnisse zur Vollkosternährung im Krankenhaus sowie die Berechnung der Kohlenhydrate. 1994 wurde eine logische Fortsetzung der vorher verfassten Schemata erstellt, 2000 die aktuellste Form veröffentlicht, die sich nach den D-A-CH-Referenzwerten richtet, die Diabeteskost auf den neuesten wissenschaftlichen Stand bringt und protein- und natriumrestriktive Diäten in ihrer strengsten Form herausnimmt. In den Diätkatalog wurden die Kapitel „Diäten bei speziellen Systemerkrankungen" und „Diagnostische Diäten" hinzugenommen und das Kapitel der „Seltenen Diätformen" erweitert.

Mit Hilfe des Schemas konnte die große Anzahl an Diäten und Sonderkostformen im Krankenhaus drastisch reduziert werden.

Das Grundschema der Rationalisierung umfasst vier große Gruppen (◨ 1.3).

Der wichtige Bereich der künstlichen Ernährung wird – mit wenigen Ausnahmen – in den Empfehlungen des Rationalisierungsschemas nicht berücksichtigt.

Die Autoren sehen in dem Rationalisierungsschema eine Art Standardempfehlung für die Krankenhausdiätetik. Das Schema soll als Werkzeug dienen, langfristig die Diätetik sowohl in der Klinik als auch in der ambulanten Praxis zu rationalisieren.

◼ 1.3 Grundschema der Rationalisierung.

Canzler et al., 1990	Kluthe et al., 2000
1. Vollkost und „Leichte Vollkost"	1. Vollkost und „Leichte Vollkost"
2. Energiedefinierte Diätformen a. Reduktionskost b. Diabeteskost c. Lipidsenkende Kost d. Purinreduzierte Kost	2. Energiedefinierte Diätformen a. Reduktionskost b. Diabeteskost c. Lipidsenkende Kost d. Purinreduzierte Kost
3. Protein- und elektrolyt- definierte Diäten a. Proteindefinierte Diät b. Natriumdefinierte Diät c. Kaliumdefinierte Diät	3. Protein- und elektrolyt- definierte Diäten a. Proteindefinierte Diät b. Natriumdefinierte Diät c. Kaliumdefinierte Diät
4. Sonderdiäten a. Gastroenterologische Diäten b. Seltene Diätformen	4. Sonderdiäten a. Gastroenterologische Diäten b. Diäten bei speziellen System- erkrankungen b. Seltene Diätformen c. Diagnostische Diäten

> Trotz der Rationalisierung und der damit einhergehenden Verminderung der großen Anzahl von Diätformen bleibt für jedes Krankheitsbild eine entsprechende Diättherapie bestehen. DiätassistentInnen/OecotrophologInnen können wieder verstärkt auf den Stationen in der Patientenberatung zum Einsatz kommen (Kluthe, 1993).

Indem die Klinikkost im Sinne des Rationalisierungsschemas reduziert wird, kommt es zu einer erheblichen Einsparung an Kosten, Personal und Räumlichkeiten.

Während die verschiedenen Diätformen der Therapie ernährungsabhängiger Erkrankungen dienen – allein oder zusammen mit spezifischen Arzneimitteln –, soll der Heilungsprozess durch die Vollkost bzw. die leichte Vollkost mittels eines optimalen Ernährungszustands gefördert werden.

Zusammenfassung

Die Ernährung des Kranken ist heute ein anerkannter, wichtiger Teil der Gesamttherapie bei verschiedenen Krankheitssituationen. Zusätzlich kann eine solche, den DGE-Empfehlungen entsprechende Krankenhauskost einen Lerneffekt bieten und somit der gesundheitlichen Prophylaxe dienen.

Ein erheblicher Anteil an Empirie und eine Vielzahl von Diätempfehlungen, teilweise gegensätzlicher Art, machten die Krankenhausernährung unüberschaubar und ihren Einfluss auf das Krankheitsgeschehen teilweise fragwürdig. Die Verordnung einer adäquaten Diät entsprechend der diagnostizierten Erkrankung muss stärker in das Bewusstsein der verantwortlichen Ärzte gerückt werden.

Ein Diätkatalog, der unter Berücksichtigung des Rationalisierungsschemas ausschließlich wissenschaftlich gesicherte Kostformen beinhalten soll und mit der Fachabteilung, dem Personalbereich und der Verwaltung abgestimmt ist, sollte dabei die Basis für die notwendigen Diätverordnungen bilden.

Ein ernährungstherapeutisches Team, das sich aus ernährungsbeauftragtem Arzt, Ernährungsberatungs-Fachkräften, Oecotrophologen/-innen und Diätassistenten/-innen zusammensetzt, könnte eine optimale Patientenversorgung und -betreuung sicherstellen. In Zusammenarbeit mit dem in Ernährungsfragen geschulten Personal kann somit eine Therapieform genutzt werden, die hilft, Medikamente einzusparen bzw. zu ersetzen. Die Kosten, die durch ihren Einsatz bei der Ernährungsaufklärung entstehen, würden durch den informierten Patienten, der zu Hause eine gesunde Ernährung selbstständig weiterführen kann und deshalb keiner erneuten Therapie bedarf, wieder ausgeglichen. Der VFED erarbeitet momentan ein eigenes Rationalisierungsschema „Diätetik".

Literatur

Arab-Kohlmeier, L., A. Kroke, J. Pötzsch et al.: Ernährungsabhängige Krankheiten und ihre Kosten. Schriftenreihe des Bundesministers für Gesundheit (Hrsg.). Bd. 27. Nomos, Baden-Baden 1993

Brass, H., H. Canzler, F. A. Gries et al.: Rationalisierungsschema der Arbeitsgemeinschaft für klinische Diätetik geV für die Ernährung und Diätetik im Krankenhaus; Akt. Ernähr.-Med. 4 (1978) 144–148

Canzler, H.: Zur Situation und Struktur der Ernährungsmedizin in Deutschland. Akt. Ernähr.-Med. 12 (1987) 191–196

Canzler, H., H. Kasper, R. Kluthe et al.: Rationalisierungsschema 1990 der Deutschen Arbeitsgemeinschaft für Ernährung und Diätetik in Klinik und Praxis; Akt. Ernähr.-Med. 15 (1990) 97–102

D-A-CH (Deutsche Gesellschaft für Ernährung, Österreichische Gesellschaft für Ernährung, Schweizerische Gesellschaft für Ernährungsforschung, Schweizerische Vereinigung für Ernährung). Referenzwerte für die Nährstoffzufuhr, 1. Aufl. Umschau/Braus, Frankfurt/M 2000

Deutsche Gesellschaft für Ernährung (DGE) e. V.: Informationen für die GV: Nährstoffempfehlungen für die GV, Allgemeine Hinweise. inf0193

Deutsche Gesellschaft für Ernährung (DGE) e. V.: Informationen für die GV: Kurzgefasste Ernährungslehre. inf0391

Deutsche Gesellschaft für Ernährung (DGE) e. V.: Empfehlungen für die Nährstoffzufuhr, 5. Überarb. 1991

Deutsche Gesellschaft für Ernährung (DGE) e. V.: Nährstoffempfehlung für die Gemeinschaftsverpflegung: Krankenhäuser (Merkblatt), Basis DGE 1991, Stand Juli 1994

Deutsche Gesellschaft für Ernährung (DGE) e. V.: Empfehlungen für die Vollkost und Leichte Vollkost im Krankenhaus. inf0792, Stand 1995

Deutsche Gesellschaft für Ernährung (DGE) e. V.: Umsetzung der Referenzwerte für die Gemeinschaftsverpflegung im Krankenhaus/Reha-Kliniken (mobile Patienten, 19–65 Jahre, PAL 1,4) (Merkblatt), Stand 07/2000

Deutsche Gesellschaft für Ernährung (DGE) e. V.: Umsetzung der Referenzwerte für die Gemeinschaftsverpflegung im Krankenhaus/Reha-Kliniken (immobile Patienten, 19–65 Jahre, PAL 1,2) (Merkblatt), Stand 07/2000

Götz, M. L., A. Michelsen: Das Rationalisierungsschema – Basis für Diättherapie in der Gastroenterologie. In: Diätetik in der Gastroenterologie, hrsg. von U. Rabast, M.-L. Götz. Akt. Berliner Fortbildungsreihe 4 (1982) 22–37

Götz, M.-L., U. Rabast: Diättherapie. Thieme, Stuttgart 1987

Kasper, H., M. Wild, I. Husemeyer et al.: Rationalisierungsschema 1994 der Deutschen Gesellschaft für Ernährungsmedizin (DGEM). Akt. Ernähr.-Med 19 (1994) 227–232

Kluthe, R.: Ernährung im Krankenhaus – in der Verantwortung des Arztes. Akt. Ernähr.-Med. 18 (1993) 132–137

Kluthe, R.: Krankenhausernährung und -diätetik aus aktueller Sicht. Krankenhauspharmazie 15 (1994) 135–139

Kluthe, R., H. Rottka: Rationelle Diätetik. Akt. Ernähr.-Med. 1 (1978) 1–2

Küpper, C.: Die neuen Referenzwerte für die Nährstoffzufuhr. VitaMin-Spur 2 (2000) 92–96

Oberritter, H.: Empfehlungen für die Nährstoffzufuhr. Ernährungs-Umschau 34 (1987) 383–385

Paulus, K.: Der Standort der Gemeinschaftsverpflegung 1980. Ernährungs-Umschau 28 (1981) 4–7

Peinelt, V.: Empfehlungen für die Nährstoffzufuhr. Akt. Ernähr.-Med 10 (1985) 257–264

Peinelt, V.: Empfehlungen für die Nährstoffzufuhr im Krankenhaus: Ziel und Umsetzung. Ernährungs-Umschau 40 (1993) S115–S121

Peinelt, V., H. Rottka: Empfehlungen für die Nährstoffzufuhr im Krankenhaus – Vollkost und leichte Vollkost. Akt. Ernähr.-Med. 14 (1989) 65–70

Stehle, P.: Ernährungsphysiologische Grundlagen vollwertiger Ernährung. Akt. Ernähr.-Med. 18 (1993) 48–49

Stehle, P.: Richtiges Ernährungsverhalten – vollwertige Ernährung. Akt. Ernähr.-Med 18 (1993) 357–360

Grundlagen zur Energiebedarfsberechnung

Berechnung des Energiebedarfs

Der Energiebedarf wird bestimmt durch den Grundumsatz, den Leistungsumsatz (Muskelarbeit), der Thermogenese und zusätzlichem Bedarf (z.B. Stillzeit).

> Energiebedarf = Grundumsatz (GU) + Leistungsumsatz (LU)

Der Grundumsatz (GU) ist die Energiemenge, die ein unbekleideter Körper liegend bei völlig entspannter Muskulatur in nüchternem Zustand (12–14 h nach Nahrungsaufnahme) bei einer konstanten Umgebungstemperatur (26–30 °C) zur Aufrechterhaltung der Organfunktionen, für die Atmung, die Gehirntätigkeit und die Verdauungsarbeit benötigt.

Der GU liegt bei Männern (mehr Muskelmasse) ca. 10% höher als bei Frauen. Alter, Klima, Körpertemperatur, Hormone, Körpergröße, Gewicht, Nervosität usw. haben einen Einfluss auf die Höhe des Grundumsatzes. Dies bedeutet, dass es keine allgemeingültige Berechnungsformel geben kann. Im Normalfall wird der Grundumsatz für 24 Stunden berechnet. Hierbei werden auch der Sauerstoffverbrauch, die CO_2-Abgabe und die Stickstoffausscheidung ermittelt.

Schätzung des GU mittels Durchschnittswert

> GU = 4,2 kJ/1 kcal je kg KG × 24 h (KG = Körpergewicht)
>
> Dies entspricht: 1 kcal/kg KG × 24 h = 24 kcal/kgKG

Ausgangspunkt für die Berechnung des Grundumsatzes ist das Normalgewicht nach Broca! Die folgende ◘ 1.4 enthält die WHO-Formeln für die Vorhersage des Grundumsatzes (GU). Die Berechnung gibt den GU in M/Tag an. Durch Multiplikation dieses Wertes mit 240 erhält man den Grundumsatz in kcal/Tag.

◼ 1.4 WHO-Formeln für die Vorhersage des Grundumsatzes (C. Küpper, 2000).

Weibliche Personen

< 3 Jahre	GU = 0,2550 × aktuelles Körpergewicht (kg) − 0,214 MJ
3–10 Jahre	GU = 0,0941 × aktuelles Körpergewicht (kg) + 2,09 MJ
10–18 Jahre	GU = 0,0510 × aktuelles Körpergewicht (kg) + 3,12 MJ
18–30 Jahre	GU = 0,0615 × aktuelles Körpergewicht (kg) + 2,08 MJ
30–60 Jahre	GU = 0,0364 × aktuelles Körpergewicht (kg) + 3,47 MJ
> 60 Jahre	GU = 0,0439 × aktuelles Körpergewicht (kg) + 2,49 MJ

Männliche Personen

< 3 Jahre	GU = 0,2550 × aktuelles Körpergewicht (kg) − 0,226 MJ
3–10 Jahre	GU = 0,0949 × aktuelles Körpergewicht (kg) + 2,07 MJ
10–18 Jahre	GU = 0,0732 × aktuelles Körpergewicht (kg) + 2,72 MJ
18–30 Jahre	GU = 0,0640 × aktuelles Körpergewicht (kg) + 2,84 MJ
30–60 Jahre	GU = 0,0485 × aktuelles Körpergewicht (kg) + 3,67 MJ
30–60 Jahre	GU = 0,0565 × aktuelles Körpergewicht (kg) + 2,04 MJ

Leistungsumsatz

Jegliche Beanspruchung von Körperleistungen, die im GU nicht enthalten sind, bedeuten einen „Leistungszuwachs", hier als Leistungsumsatz (LU) bezeichnet.

$LU = \frac{1}{3} - \frac{3}{3}$ des GU

Grundumsatz bei unterschiedlichen Tätigkeiten

LU bei Bettruhe (z.B. im Krankenhaus)	$\frac{1}{10}$ GU
LU bei leichter Arbeit	$\frac{1}{3}$ GU
LU bei mittelschwerer Arbeit	$\frac{2}{3}$ GU
LU bei Schwerarbeit	$\frac{3}{3}$ GU

Beispiel:	Patient, männlich, 175 cm, Bettruhe
Sollgewicht:	175 cm − 100 = 75 kg
GU	= 75 kg × 4,2 (1 kcal) x 24 h + = 7560 kJ (1800 kcal)
LU	= 75 kg × 4,2 (1 kcal) x 24 h x $\frac{1}{10}$ = 756 kJ (180 kcal)
Energiebedarf:	GU + LU = 7560 kJ (1800 kcal) + 756 kJ (180 kcal)
	= 8316 kJ/1980 kcal

Faustregel zur Energiebedarfsberechnung

Istgewicht (kg)	x	24	(Basalbedarf)
	x	30	(leichte Tätigkeit)
	x	35	(mittlere Tätigkeit)
	x	40	(schwere Tätigkeit)
	x	45–50	(Polytraumata, Verbrennungen)
	x	24	(bei leichter Adipositas)
	x	22	(bei starker Adipositas)

Energiebedarfsberechnung für Kinder

Alter x 100 + 1000 (Energiebedarf in Kilokalorien)

Neue Empfehlungen für die Nährstoffzufuhr D-A-CH 2000

Gemeinsam von der Deutschen und der Österreichischen Gesellschaft für Ernährung sowie der Schweizerischen Gesellschaft für Ernährungsforschung und der Schweizerischen Vereinigung für Ernährung wurden im Jahr 2000 neue Referenzwerte erarbeitet, die in diesen Ländern gelten.

▄ **1.5** Vergleich der Tagesempfehlungen 1991 und 2000 für Männer (19 bis < 25 Jahre) (DGE, 1991, D-A-CH, 2000).

Nährstoff-empfehlung	Maßeinheit	DGE 1991	D-A-CH 2000
Protein	g	60	59
ω-6-Fettsäuren	en%	3,0	2,5
Vitamin A	mgRÄ	1,0	unverändert
Vitamin D	µg	5	unverändert
Thiamin	mg	1,4	1,3
Riboflavin	mg	1,7	1,5
Niacin	mgNÄ	18	17
Vitamin B_6	mg	1,8	1,5
Folsäure	µg	300	400
Vitamin B_{12}	µg	3,0	unverändert
Vitamin C	mg	75	100

▣ **1.5** Vergleich der Tagesempfehlungen 1991 und 2000 für Männer (19 bis < 25 Jahre) (Fortsetzung).

Nährstoff-empfehlung	Maßeinheit	DGE 1991	D-A-CH 2000
Kalzium	mg	1000	unverändert
Phosphor	mg	1500	700
Magnesium	mg	350	400
Eisen	mg	10	unverändert
Jod	µg	200	unverändert
Zink	mg	15	10

Schätzwerte	Maßeinheit	DGE 1991	D-A-CH 2000
ω-3-Fettsäuren	en%	1,5	unverändert
β-Carotin	mg	2	2–4
Vitamin E	mgTÄ	12	15
Vitamin K	µg	70	unverändert
Pantothensäure	mg	6	unverändert
Biotin	µg	30–100	30–60
Natrium	mg	550	unverändert
Chlorid	mg	830	unverändert
Kalium	mg	2000	unverändert
Selen	µg	20–100	30–70
Kupfer	mg	1,5–3,0	1,0–1,5
Mangan	mg	2,0–5,0	unverändert
Chrom	µg	50–200	30–100
Molybdän	µg	75–250	50–100

Richtwerte	Maßeinheit	DGE 1991	D-A-CH 2000
Energie	kcal	2600	2500
Fett	en%	30	unverändert
Cholesterin	mg	300	unverändert
Kohlenhydrate	en%	> 50	unverändert
Ballaststoffe	g	> 30	unverändert
Alkohol	g	–	20
Wasser (gesamt)	ml	2400	2700
Fluorid	mg	1,5–4,0	3,8

en% = Energieprozent

Richtwerte für den Energiebedarf

Der Energiebedarf richtet sich nach Geschlecht, Alter, Größe, Gewicht und individuellem Leistungsumsatz u.a. besonderen Zuständen (z.B. Fieber, Polytrauma oder Verbrennungen).

▣ **1.6** Richtwerte für die Energiezufuhr normalgewichtiger Personen (kcal/Tag; nach DGE, 1992).

Alter	kcal/Tag		kcal/kg (bei mittlerer Aktivität)	
Säuglinge	**m**	**w**	**m**	**w**
0 < 4 Monate	500	450	94	91
4 <12 Monate	700	700	90	91
Kinder				
1 < 4 Jahre	1100	1000	91	88
4 < 7 Jahre	1500	1400	82	78
7 < 10 Jahre	1900	1700	75	68
10 < 13 Jahre	2300	2000	64	55
13 < 15 Jahre	2700	2200	56	47
Jugendliche und Erwachsene				
15 < 19 Jahre	3100	2500	46	43
19 < 25 Jahre	3000	2400	41	40
25 < 51 Jahre	2900	2300	39	39
51 < 65 Jahre	2500	2000	35	35
65 Jahre und älter	2300	1800	34	33
Schwangere	+ 255			
Stillende	bis + 635			

▣ **1.7** Beispiele für den durchschnittlichen täglichen Energieumsatz bei unterschiedlichen Berufs- und Freizeitaktivitäten von Erwachsenen (DGE, 2000).

Arbeitsschwere und Freizeitverhalten	PAL	Beispiele
ausschließlich sitzende oder liegende Lebensweise	1,2	alte gebrechliche Menschen
ausschließlich sitzende Tätigkeit mit wenig oder keiner anstrengenden Freizeitaktivität	1,4–1,5	Büroangestellte, Feinmechaniker

■ 1.7 Beispiele für den durchschnittlichen täglichen Energieumsatz bei unterschiedlichen Berufs- und Freizeitaktivitäten von Erwachsenen (DGE, 2000) (Fortsetzung).

Arbeitsschwere und Freizeitverhalten	PAL	Beispiele
sitzende Tätigkeit, zeitweilig auch zusätzlicher Energieaufwand für gehende und stehende Tätigkeiten	1,6–1,7	Laboranten, Kraftfahrer, Studierende, Fließbandarbeiter
überwiegend gehende und stehende Tätigkeit	1,8–1,9	Hausfrauen, Verkäufer, Kellner, Mechaniker, Handwerker
körperlich anstrengende berufliche Arbeit	2,0–2,4	Bauarbeiter, Landwirte Waldarbeiter, Bergarbeiter, Leistungssportler

■ 1.8 Beispiel für die Berechnung des Energiebedarfs einer normalgewichtigen 40-jährigen Hausfrau (C. Küpper, 2000).

8 Stunden intensive Hausarbeit mit einem hohen, dem **2,4-fachen** (PAL) des Grundumsatzes entsprechenden Energieaufwand

8 Stunden weitere Tätigkeiten mit einem mittleren, dem **1,6-fachen** (PAL) des Energieumsatzes entsprechenden Energieaufwand

8 Stunden Schlaf mit einem niedrigen, dem **0,95-fachen** (PAL) des Grundumsatzes entsprechenden Energieaufwand

Berechnung: $(2,4 \times 8) + (1,6 \times 8) + (0,95 \times 8): 24$ (Stunden) = 1,65

Der Durchschnitts-PAL-Wert einer Hausfrau beträgt demnach 1,65

Energiebedarf = PAL-Wert Grundumsatz lt. Tabellenwert
(hier 1340 kcal)
= $1,65 \times 1340 = 2211$ kcal/Tag

DGE-Nährstoff-Zufuhrempfehlungen für Krankenhäuser

▣ **1.9 a** Umsetzung der Referenzwerte für die Gemeinschaftsverpflegung Krankenhaus/Reha-Kliniken (mobile Patienten, 19–65 Jahre), PAL 1,4 (Altersgruppe 25 bis < 51 Jahre) (DGE, 07/2000).

	Tageskost 15 : 30 : 55[1]	Mittagessen 20 : 30 : 50[1]
Energie (kcal)[2]	2150	717
Brennwert (kJ)[2]	8996	2999
Protein (g)	≤ 81	≤ 36
Fett (g)	≤ 72	≤ 24
Kohlenhydrate (g)	≥ 296	≥ 90
Ballaststoffe (g)	≥ 30	≥ 10
Vitamin E (mg)[3]	14	5
Vitamin B_1 (mg)	1,2	0,4
Vitamin B_2 (mg)	1,4	0,5
Folsäure (µg)	400	133
Vitamin C (mg)[3]	100	33
Kalzium (mg)	1000	333
Magnesium (mg)[3]	350	117
Eisen (mg)[3]	15	5
Jod (µg)	200	67

[1] Protein : Fett : Kohlenhydrate = Anteil an der Energie in %
[2] durchschnittliche Energiezufuhr von Männern und Frauen
[3] Werte sollten beim Mittagessen deutlich über $^1/_3$ des Referenzwertes für den Tag liegen
PAL = **p**hysical **a**ctivity **l**evel = Bezeichnung für die körperliche Aktivität
PAL 1,4 für mobile Patienten, Büroangestellte, Feinmechaniker

■ **1.9 b** Umsetzung der Referenzwerte für die Gemeinschaftsverpflegung Krankenhaus/Reha-Kliniken (immobile Patienten, 19–65 Jahre), PAL 1,2 (Altersgruppe 25 bis < 51 Jahre) (DGE, 07/2000).

	Tageskost 15 : 30 : 55[1]	Mittagessen 20 : 30 : 50[1]
Energie (kcal)[2]	1850	617
Brennwert (kJ)[2]	7740	2580
Protein (g)	≤ 69	≤ 31
Fett (g)	≤ 62	≤ 21
Kohlenhydrate (g)	≥ 254	≥ 77
Ballaststoffe (g)	≥ 30	≥ 10
Vitamin E (mg)[3]	14	5
Vitamin B$_1$ (mg)	1,2	0,4
Vitamin B$_2$ (mg)	1,4	0,5
Folsäure (µg)	400	133
Vitamin C (mg)[3]	100	33
Kalzium (mg)	1000	333
Magnesium (mg)[3]	350	117
Eisen (mg)[3]	15	5
Jod (µg)	200	67

[1]   Protein : Fett : Kohlenhydrate = Anteil an der Energie in %
[2]   durchschnittliche Energiezufuhr von Männern und Frauen
[3]   Werte sollten beim Mittagessen deutlich über $1/3$ des Referenzwertes für den Tag liegen
PAL = **p**hysical **a**ctivity **l**evel
PAL 1,2 für bettlägrige Patienten und Menschen mit ausschließlich sitzender bzw. liegender Lebensweise.

Anthropometrie

Die Anthopometrie ist die Wissenschaft von den Maßverhältnissen am menschlichen Körper. Über die Bestimmung der Körpermaße sollen Rückschlüsse auf die Körperzusammensetzung gezogen werden. Im folgenden werden einige Methoden dargestellt.

Die Bestimmung des Körpergewichts ist in der klinischen Praxis die wichtigste Größe, um den Ernährungszustand zu bestimmen.

Sollgewicht nach Broca

Die Berechnung des Sollgewichts nach Broca stellt eine einfache Orientierungshilfe dar, die schnell zu berechnen ist.

> Normalgewicht/Sollgewicht = Körpergröße – 100 in kg
>
> Beispiel:
> Mann   175 cm – 100 = 75 kg
> Frau   170 cm – 100 – 10 % = 63 kg

Früher wurden von diesem Wert noch 10% bei Männern bzw. 15% bei Frauen abgezogen, um das *Ideal*gewicht zu bestimmen. Neuere Untersuchungen haben jedoch ergeben, dass das Normalgewicht akzeptabel ist.

Nachteile: Die Berechnung gilt nur für Körpermasseneinschätzungen im mittleren Körperlängenbereich (155–185 cm) und ist für Berechnungen bei Kindern und Jugendlichen nicht geeignet. Körpertyp (Fettverteilung), Körperzusammensetzung (z.B. Muskelmasse) und Alter bleiben unberücksichtigt. **Heute ist der Broca-Index veraltet.**

Sollgewicht nach dem Body-Mass-Index (BMI)

Ein Index zur Errechnung des relativen Körpergewichtes, d.h. des auf Körpergröße bezogenen Gewichtes, ist der Body-Mass-Index (BMI). Der BMI korreliert besser mit der durch direkte Messung ermittelten Fettgewebsmasse des Körpers als der Broca-Index und gilt als Standard zur Beurteilung des Körpergewichts (◻ 1.1).

$$BMI = \frac{\text{Körpergewicht (kg)}}{\text{Körperlänge (m)}^2} = \frac{KG\,(kg)}{KL\,(m)^2}$$

Der wünschenswerte BMI ist altersabhängig (◻ 1.10).

Körpergewicht in Kilogramm

kg	1,36		1,40		1,44		1,48		1,52		1,56		1,60		1,64		1,68		1,72		1,76		1,80		1,84
100	54	53	51	50	48	47	46	44	43	42	41	40	39	38	37	36	35	35	34	33	32	32	31	30	30
99	54	52	51	49	48	46	45	44	43	42	41	40	39	38	37	36	35	34	33	33	32	31	31	30	29
98	53	51	50	49	47	46	45	44	42	41	40	39	38	37	36	36	35	34	33	32	32	31	30	30	29
97	52	51	49	48	47	46	44	43	42	41	40	39	38	37	36	35	34	34	33	32	31	31	30	29	29
96	52	50	49	48	46	45	44	43	42	40	39	38	38	37	36	35	34	33	32	32	31	30	30	29	28
95	51	50	48	47	46	45	43	42	41	40	39	38	37	36	35	34	34	33	32	31	31	30	29	29	28
94	51	49	48	47	45	44	43	42	41	40	39	38	37	36	35	34	33	33	32	31	30	30	29	28	28
93	50	49	47	46	45	44	42	41	40	39	38	37	36	35	35	34	33	32	31	31	30	29	29	28	27
92	50	48	47	46	44	43	42	41	40	39	38	37	36	35	34	33	33	32	31	30	30	29	28	28	27
91	49	48	46	45	44	43	42	40	39	38	37	36	36	35	34	33	32	31	31	30	29	29	28	27	27
90	49	47	46	45	43	42	41	40	39	38	37	36	35	34	33	33	32	31	30	30	29	28	28	27	27
89	48	47	45	44	43	42	41	40	39	38	37	36	35	34	33	32	32	31	30	29	29	28	27	27	26
88	48	46	45	44	42	41	40	39	38	37	36	35	34	34	33	32	31	30	30	29	28	28	27	27	26
87	47	46	44	43	42	41	40	39	38	37	36	35	34	33	32	32	31	30	29	29	28	27	27	26	26
86	46	45	44	43	41	40	39	38	37	36	35	34	34	33	32	31	30	30	29	28	28	27	27	26	25
85	46	45	43	42	41	40	39	38	37	36	35	34	33	32	32	31	30	29	29	28	27	27	26	26	25
84	45	44	43	42	41	39	38	37	36	35	35	34	33	32	31	30	30	29	28	28	27	27	26	25	25
83	45	44	42	41	40	39	38	37	36	35	34	33	32	32	31	30	29	29	28	27	27	26	26	25	25
82	44	43	42	41	40	38	37	36	35	35	34	33	32	31	30	30	29	28	28	27	26	26	25	25	24
81	44	43	41	40	39	38	37	36	35	34	33	32	32	31	30	29	29	28	27	27	26	26	25	24	24
80	43	42	41	40	39	38	37	36	35	34	33	32	31	30	30	29	28	28	27	26	26	25	25	24	24
79	43	41	40	39	38	37	36	35	34	33	32	32	31	30	29	29	28	27	27	26	26	25	24	24	23
78	42	41	40	39	38	37	36	35	34	33	32	31	30	30	29	28	28	27	26	26	25	25	24	24	23
77	42	40	39	38	37	36	35	34	33	32	32	31	30	29	29	28	27	27	26	25	25	24	24	23	23
76	41	40	39	38	37	36	35	34	33	32	31	30	30	29	28	28	27	26	26	25	25	24	23	23	22
75	41	39	38	37	36	35	34	33	32	32	31	30	29	29	28	27	27	26	25	25	24	24	23	23	22
74	40	39	38	37	36	35	34	33	32	31	30	30	29	28	28	27	26	26	25	24	24	23	23	22	22
73	39	38	37	36	35	34	33	32	32	31	30	29	29	28	27	26	26	25	25	24	24	23	23	22	22
72	39	38	37	36	35	34	33	32	31	30	30	29	28	27	27	26	26	25	24	24	23	23	22	22	21
71	38	37	36	35	34	33	32	32	31	30	29	28	28	27	26	26	25	25	24	23	23	22	22	21	21
70	38	37	36	35	34	33	32	31	30	30	29	28	27	27	26	25	25	24	24	23	23	22	22	21	21
69	37	36	35	34	33	32	32	31	30	29	28	28	27	26	26	25	24	24	23	23	22	22	21	21	20
68	37	36	35	34	33	32	31	30	29	29	28	27	27	26	25	25	24	24	23	22	22	21	21	21	20
67	36	35	34	33	32	31	31	30	29	28	28	27	26	26	25	24	24	23	23	22	22	21	21	20	20
66	36	35	34	33	32	31	30	29	29	28	27	26	26	25	25	24	23	23	22	22	21	21	20	20	19
65	35	34	33	32	31	30	30	29	28	27	27	26	25	25	24	24	23	22	22	21	21	21	20	20	19
64	35	34	33	32	31	30	29	28	28	27	26	26	25	24	24	23	23	22	22	21	21	20	20	19	19
63	34	33	32	31	30	30	29	28	27	27	26	25	25	24	23	23	22	22	21	21	20	20	19	19	19
62	34	33	32	31	30	29	28	28	27	26	25	25	24	24	23	22	22	21	21	20	20	20	19	19	18
61	33	32	31	30	29	29	28	27	26	26	25	24	24	23	23	22	22	21	21	20	20	19	19	18	18
60	32	32	31	30	29	28	27	27	26	25	25	24	23	23	22	22	21	21	20	20	19	19	19	18	18
59	32	31	30	29	28	28	27	26	26	25	24	24	23	22	22	21	21	20	20	19	19	19	18	18	17
58	31	30	30	29	28	27	26	26	25	24	24	23	23	22	22	21	21	20	20	19	19	18	18	18	17
57	31	30	29	28	27	27	26	25	25	24	23	23	22	22	21	21	20	20	19	19	18	18	18	17	17
56	30	29	29	28	27	26	26	25	24	24	23	22	22	21	21	20	20	19	19	18	18	18	17	17	17
55	30	29	28	27	27	26	25	24	24	23	23	22	21	21	20	20	19	19	19	18	18	17	17	17	16
54	29	28	28	27	26	25	25	24	23	23	22	22	21	21	20	20	19	19	18	18	17	17	17	16	16
53	29	28	27	26	26	25	24	24	23	22	22	21	21	20	20	19	19	18	18	18	17	17	16	16	16
52	28	27	27	26	25	24	24	23	23	22	21	21	20	20	19	19	18	18	18	17	17	16	16	16	15
51	28	27	26	25	25	24	23	23	22	22	21	20	20	19	19	19	18	18	17	17	16	16	16	15	15
50	27	26	26	25	24	23	23	22	22	21	21	20	20	19	19	18	18	17	17	17	16	16	15	15	15
49	26	26	25	24	24	23	22	22	21	21	20	20	19	19	18	18	17	17	17	16	16	15	15	15	14
48	26	25	24	24	23	23	22	21	21	20	20	19	19	18	18	17	17	17	16	16	15	15	15	14	14
47	25	25	24	23	23	22	21	21	20	20	19	19	18	18	17	17	17	16	16	16	15	15	15	14	14
46	25	24	23	23	22	22	21	20	20	19	19	18	18	18	17	17	16	16	16	15	15	15	14	14	14
45	24	24	23	22	22	21	21	20	19	19	18	18	18	17	17	16	16	16	15	15	15	14	14	14	13
44	24	23	22	22	21	21	20	20	19	19	18	18	17	17	16	16	16	15	15	15	14	14	14	13	13
43	23	23	22	21	21	20	20	19	19	18	18	17	17	16	16	16	15	15	15	14	14	14	13	13	13
42	23	22	21	21	20	20	19	19	18	18	17	17	16	16	16	15	15	15	14	14	14	13	13	13	12

Körperlänge in Metern

🔲 **1.1** Body-Mass-Index – liegt Ihr Gewicht im „grünen" Bereich? (VFED e.V.)
BMI ab 40: Extremes Übergewicht; BMI 30–39: Übergewicht; BMI 26–29: leichtes Übergewicht; BMI 18–25: Ihr Gewicht ist o.k.; BMI 12–18: Untergewicht.

⊞ 1.10 Altersabhängigkeit des BMI (nach National Research Council, 1989).

Alter	kg/m²
19–24	19–24
25–34	20–25
35–44	21–26
45–54	22–27
55–64	23–28
> 64	24–29

⊞ 1.11 Klassifikation des Ernährungszustands durch den BMI – siehe auch Kapitel Reduktionskost (nach Deutsche Adipositas-Gesellschaft).

BMI (kg/m²)	Gewichtsklassifizierung
< 20	Untergewicht
20–25	Normalgewicht
> 25–30	Adipositas I°
> 30–40	Adipositas II°
> 40	Adipositas III°

Nachteile: Der BMI erlaubt keine genaueren Aussagen über die Körperzusammensetzung. Das Körpergewicht resultiert aus verschiedenen Komponenten, wie unterschiedliche Anteile von Fett- und Muskelmasse, extrazelluläres Wasser und/oder Knochenmasse. So können z.B. athletische Menschen ohne große Fettspeicher einen hohen BMI haben.

Hautfaltendickemessung

Die Messung der Hautfaltendicke mittels eines Kalipers ist die einfachste Methode, den Anteil des Körperfetts zu bestimmen. Im Normalfall wird die Messung am Mittelpunkt des Trizeps und am unteren Pol des Schulterblatts vorgenommen. Hier wird dann mit einem zangenartigen Präzisionskaliper nur Haut und Unterhautfettgewebe erfasst. Die Hautfaltendicke kann dann auf der Skala abgelesen werden. Beim Menschen befindet sich ca. 50% des Fettes in der Subkutanschicht. Daher ist die Hautfaltendickemessung ein ausreichender Parameter zur Bestimmung des Gesamtkörperfettes, obwohl sie auch mit Fehlern behaftet ist, denn die Fettverteilung ist nicht immer homogen.

Taillen-Hüft-Verhältnis

Die Tatsache, dass die Fettverteilung keineswegs homogen ist, wird in dem Maß des Taillen-Hüft-Verhältnisses (waist-to-hip-ratio; WHR) berücksichtigt.

$$\text{WHR} = \frac{\text{Umfang Taille (in cm)}}{\text{Umfang Hüfte (in cm)}}$$

Das mit dem Übergewicht assoziierte Gesundheitsrisiko ist wesentlich vom Fettverteilungstyp abhängig. Die androide Form der Fettverteilung, auch „Apfeltyp" genannt, ist gekennzeichnet durch eine Fettansammlung im Bereich des Bauches. Hier besteht eine erhöhte Gefahr der Entstehung von Herz-Kreislauf-Erkrankungen. Bei einem Umfangsverhältnis > 1,0 bei Männern und bei > 0,85 bei Frauen spricht man von einer androiden Fettverteilung. Vergleichsweise gering ist das Gesundheitsrisiko bei der gynoiden Form mit einer Fetteinlagerung im Hüft- und Oberschenkelbereich („Birnentyp") (◧ 1.2). Bei nur geringem Übergewicht ist es immer sinnvoll, das Taille-Hüft-Verhältnis zu ermitteln, um die Notwendigkeit der Gewichtsreduktion besser beurteilen zu können.

Bioelektrische Impedanz-Analyse (BIA)

Von den experimentellen Methoden zur Bestimmung der Körperzusammensetzung sei noch die bioelektrische Impedanz (BIA) erwähnt. Die BIA ist eine elektrische Widerstandsmessung des Körpers, die sich die verschiedenen biophysikalischen Eigenschaften der verschiedenen Körperkompartimente (Muskeln, Fett, Knochen etc.) zunutze macht. Die BIA basiert darauf, dass Gewebe, die Wasser enthalten, eine niedrigeren Widerstand darstellen als Fettgewebe. Die Zellmembranen wirken wie Minikondensatoren. Je nach Frequenz fließt der Strom verstärkt in bestimmte Abteilungen. Die Messergebnisse lassen Rückschlüsse auf die Anteile von Fett, fettfreier Masse und Wasser zu.

Umrechnungsfaktoren

1 kcal = 4,187 kJ
1 kJ = 0,239 kcal
1 MJ = 1000 kJ = 239 kcal
1 g Kohlenhydrat = 4,1 kcal = 17,2 kJ
1 g Fett = 9,2 kcal = 38,5 kJ
1 g Eiweiß = 4,1 kcal = 17,2 kJ
1 g Ethanol = 7,1 kcal = 30 kJ

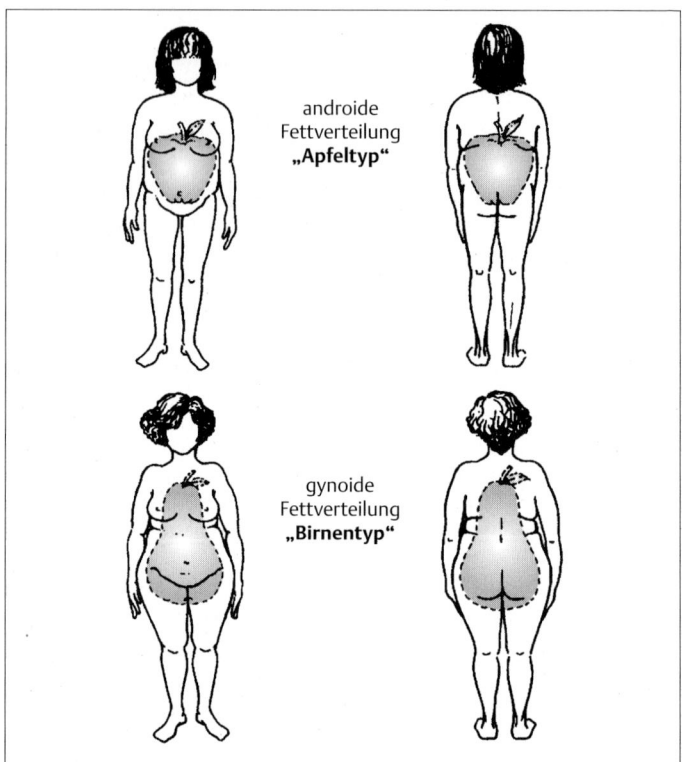

androide
Fettverteilung
„Apfeltyp"

gynoide
Fettverteilung
„Birnentyp"

�◎ **1.2** Apfel-, Birnentyp: Schematische Darstellung einer androiden (oben) und einer gynoiden (unten) Fettgewebsverteilung bei adipösen Frauen (Biesalski et al., 1999; mod. nach Lückerath u. Müller).

Literatur

Biesalski, H. K., P. Fürst, H. Kasper, R. Kluthe, W. Pöhlert, C. Puchstein, H.B. Stähelin (Hrsg.): Ernährungsmedizin; 2., überarb. und erw. Aufl. Stuttgart: Georg Thieme Verlag 1999

D-A-CH (Deutsche Gesellschaft für Ernährung, Österreichische Gesellschaft für Ernährung, Schweizerische Gesellschaft für Ernährungsforschung, Schweizerische Vereinigung für Ernährung). Referenzwerte für die Nährstoffzufuhr, 1. Auflage. Umschau/Braus, Frankfurt/M 2000

Deutsche Gesellschaft für Ernährung (DGE) e.V.: Informationen für die GV: Kurzgefasste Ernährungslehre. inf0391

Deutsche Gesellschaft für Ernährung (DGE) e.V.: Empfehlungen für die Nährstoffzufuhr, 5. Überarbeitung 1991, 1. korrigierter Nachdruck 1992. Umschau Verlag, Frankfurt a.M. 1992

Deutsche Gesellschaft für Ernährung (DGE) e.V.: Ernährungsbericht 1992. Frankfurt a.M. 1992 a

Deutsche Gesellschaft für Ernährung (DGE) e.V.: Leitsätze für Krankenhausernährung (Merkblatt). Frankfurt a.M. 1992 b

Deutsche Gesellschaft für Ernährung (DGE) e.V.: Informationen für die GV: Einführung alternativer Kostformen. inf0292

Deutsche Gesellschaft für Ernährung (DGE) e.V.: Informationen für die Gemeinschaftsverpflegung: Leitsätze für die Krankenhausernährung (Merkblatt). inf0492

Deutsche Gesellschaft für Ernährung (DGE) e.V.: Empfehlungen für die Vollkost und Leichte Vollkost im Krankenhaus. inf0792

Deutsche Gesellschaft für Ernährung (DGE) e.V.: Informationen für die GV: Nährstoffempfehlungen für die GV. Allgemeine Hinweise. inf0193

Deutsche Gesellschaft für Ernährung (DGE) e.V.: Nährstoffempfehlung für die Gemeinschaftsverpflegung: Krankenhäuser (Merkblatt), Basis DGE 1991, Stand Juli 1994

Deutsche Gesellschaft für Ernährung (DGE) e.V.: Empfehlungen für die Speisenplanung Mittagessen (5-Tage-Woche), Empfehlungen der DGE 1991 (Merkblatt), 10/94

Deutsche Gesellschaft für Ernährung (DGE) e.V.: Empfehlungen für die Vollkost und Leichte Vollkost im Krankenhaus. inf0792, Stand 1995

Deutsche Gesellschaft für Ernährung (DGE) e. V.: Umsetzung der Referenzwerte für die Gemeinschaftsverpflegung im Krankenhaus/Reha-Kliniken (mobile Patienten, 19–65 Jahre, PAL 1,4) (Merkblatt), Stand 07/2000

Deutsche Gesellschaft für Ernährung (DGE) e. V.: Umsetzung der Referenzwerte für die Gemeinschaftsverpflegung im Krankenhaus/Reha-Kliniken (immobile Patienten, 19–65 Jahre, PAL 1,2) (Merkblatt), Stand 07/2000

Deutsche Gesellschaft für Ernährung (DGE), Österreichische Gesellschaft für Ernährung (ÖGE), Schweizerische Gesellschaft für Ernährungsforschung (SGE), Schweizerische Vereinigung für Ernährung (SVE) (Hrsg.). D-A-CH-Referenzwerte für die Nährstoffzufuhr. Frankfurt/Main: Umschau/Braus 2000

Elmadfa, I., C. Leitzmann: Ernährung des Menschen. 3. überarb. Aufl. Stuttgart: Ulmer 1998

Feldheim, W., R. Steinmetz: Ernährungslehre. 4. überarb. und ergänzte Auflage. Stuttgart, Berlin, Köln: Kohlhammer 1998

Heepe, F.: Diätetische Indikationen. 3. überarb. Aufl. Berlin: Springer 1998

Kasper, Heinrich: Ernährungsmedizin und Diätetik. 9., neu bearb. Aufl. München, Wien, Baltimore: Urban und Schwarzberg 1996

Kasper, H., M. Wild, I. Husemeyer, H. Rottka, R. Kluthe, H. Quirin, G. Schlierf, J. Schrezenmeir, G. Wolfram: Rationalisierungsschema 1994 der Deutschen Gesellschaft für Ernährungsmedizin. Akt. Ernähr.-Med. 19 (1994) 227–232

Kofrányi, E., W. Wirths: Einführung in die Ernährungslehre. 11. überarb. Aufl. Umschau Buchverlag: Frankfurt/M 1994

Küpper, C. Die neuen Referenzwerte für die Nährstoffzufuhr. VitaMin-Spur. 2 (2000) 92–96

Müller, M. J.; Ernährungsmedizinische Praxis. Methoden-Prävention-Behandlung. Berlin, Heidelberg: Springer 1998

National Research Council 1989.

Schauder, P., G. Ollenschläger: Ernährungsmedizin: Prävention und Therapie. München, Jena: Urban & Fischer 1999

Schlieper, C. A.: Ernährung heute. Hamburg: Dr. Felix Büchner – Verlag Handwerk und Technik GmbH. 1997

WHO, Energy an protein requirements. Report of a Joint FAO/WHO/UNU Expert Consultation. WHO Technical Reports Series 724, Geneva 1985

Grundlagen der Ernährungslehre

Kenntnisse über eine ausgewogen zusammengesetzte Ernährung sind unentbehrlich.

Damit die Körpertemperatur, die Arbeitsleistung und die Stoffwechsel-leistung aufrechterhalten werden, benötigt der Mensch u.a. Energie. Die Nahrung als Träger von Nährstoffen liefert dem Organismus die notwendige Energie. Dafür muss die zugeführte Nahrung in nieder-molekulare Bruchstücke zerlegt (verdaut) werden. Dies geschieht mit-tels des Verdauungsprozesses. Makromolekulare Nährstoffe aus der Nahrung werden durch Enzyme hydrolysiert, verlieren ihre artspezifi-sche Struktur und können von der Darmwand aufgenommen werden. Von dort gelangen sie über Blut und Lymphe zu den einzelnen Organen. Nährstoffe sind Kohlenhydrate, Fette (Lipide) und Eiweiße (Proteine) sowie Vitamine und Mineralstoffe. Die Kohlenhydrate werden zu Monosacchariden, die Lipide zu Glyzerin und Fettsäuren und die Pro-teine werden zu Aminosäuren gespalten. Wasser, Vitamine und die meisten anorganischen Ionen (Mineralstoffe) werden unverändert resorbiert (◉ 1.3). Für eine ausgewogene Ernährung ist es wichtig, dass alle benötigten Nährstoffe in ausreichender Menge und in einem aus-gewogenen Verhältnis zugeführt werden. Empfehlungen zur Nährstoff-zufuhr beinhalten immer eine bedarfsgerechte Ernährung, mit der die Gesundheit und Leistungsfähigkeit erhalten und Krankheiten vorge-beugt wird.

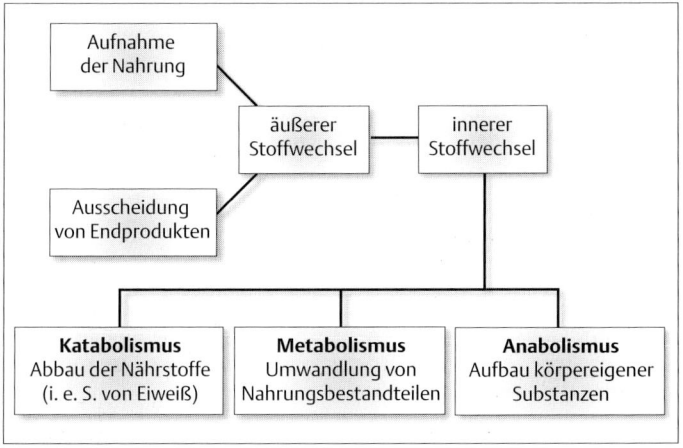

◉ **1.3** Stoffwechselvorgänge.

Zu unterscheiden sind die essenziellen (unentbehrlichen) und die nicht essenziellen (entbehrlichen) Nahrungsbestandteile. Essenziell heißt in diesem Fall, dass dieser Bestandteil unbedingt mit der Nahrung zugeführt werden muss. Der Organismus ist nicht in der Lage, diesen Stoff selbst aus anderen nicht essenziellen Nahrungsbestandteilen zu synthetisieren. Auch ein nicht essenzieller Nahrungsbestandteil ist für die Ernährung wichtig, da er die für Biosynthesen notwendigen Substanzen (z.B. Kohlenstoffatome [C-Atome], Aminogruppen) liefert (⌨ 1.12).

⌨ **1.12** Essenzielle Nahrungsbestandteile und nicht essenzielle Nahrungsbestandteile.

Essenzielle Nahrungsbestandteile	Nicht essenzielle Nahrungsbestandteile
Mineralstoffe (Mengen-, Spurenelemente)	Kohlenhydrate, Ballaststoffe
essenzielle Fettsäuren	Fettsäuren (Ausnahme:
Spurenelemente	essenzielle Fettsäuren)
essenzielle Aminosäuren	Lipoide (Phosphatide, Sterine)
Lysin und Threonin	Aminosäuren
(als eigentliche ess. AS)	(Ausnahme Lysin und Threonin)
Vitamine (wasser-, fettlösliche)	Kreatin, Kreatinin
Wasser	Pyrimidine, Purine
Hämine	

Des Weiteren müssen wir zwischen verwertbaren und nicht verwertbaren Bestandteilen der Nahrung unterscheiden.

Bei den verwertbaren Bestandteilen gibt es die Energie liefernden und nicht Energie liefernden Nährstoffe. Energie liefern in erster Linie Kohlenhydrate und Fette. Eiweiß hat als Baustoff primär andere Aufgaben zu erfüllen, hauptsächlich den Aufbau und den Erhalt des Körpers (◖ 1.4).

Die Verbrennung der Nährstoffe in unserem Organismus erfolgt in vielen Teilschritten. Kohlenstoff und Wasserstoff verbinden sich mit Sauerstoff. Dabei wird Energie freigesetzt und es entstehen die Abfallprodukte Kohlendioxyd (Kohlensäure, CO_2) und Wasser (H_2O). Die Energie wird vom Stoffwechsel für die einzelnen Organfunktionen genutzt. Kohlendioxyd und Wasser werden über die Lunge, die Haut, durch die Niere und den Darm ausgeschieden.

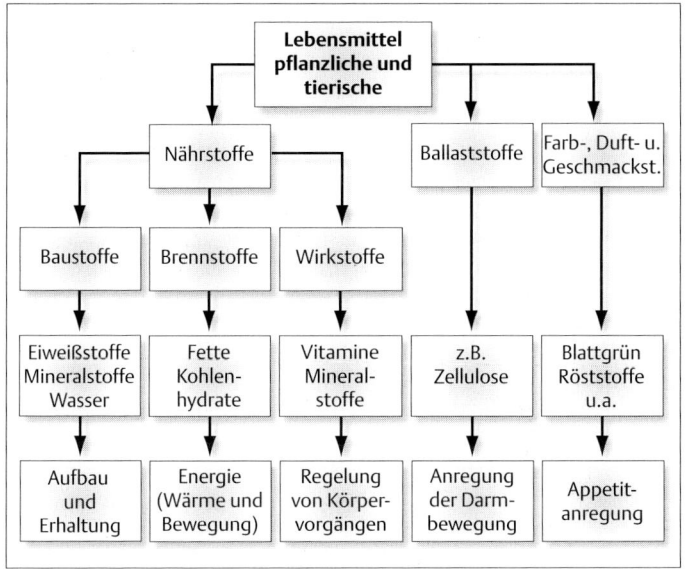

◎ 1.4 Einteilung der Lebensmittel (C. Schlieper, 1997).

1 Gramm (g) liefert:
- Kohlenhydrate 17,2 Kilojoule (kJ)/4,1 Kilokalorien (kcal)
- Fett 38,5 kJ/9,2 kcal
- LCT 39,1 kJ/9,3 kcal
- MCT 34,9 kJ/8,3 kcal
- Eiweiß/Protein 17,2 kJ/4,1 kcal
- Alkohol/Ethanol = 30 kJ/7,1 kcal

Kohlenhydrate

Der wünschenswerte Kohlenhydratanteil der Nahrung soll in etwa 50–60% der täglichen Energiezufuhr ausmachen. Stärkehaltige Kohlenhydratträger sind isolierten Mono- und Disacchariden vorzuziehen.

Aufgabe

Kohlenhydrate dienen im Wesentlichen als Energiequelle für alle Körperzellen und liefern C-Atome für Biosynthesen. So werden aus Kohlenhydraten u.a. Glykoproteine, Glykolipide, Nukleotide, nicht essenzielle Aminosäuren und spezifische Fettsäuren gebildet (☛ 1.5). Glykogen stellt eine begrenzte Reserveenergie für den Körper dar. Ballaststoffe gehören ebenfalls zu den Kohlenhydraten (s.u.).

Kohlenhydrate lassen sich in drei Untergruppen unterteilen:

- Einfachzucker (Monosaccharide, z.B. Glukose/Traubenzucker, Fruktose/Fruchtzucker, Galaktose/Schleimzucker)
- Zweifachzucker (Disaccharide, z.B. Saccharose/Haushaltszucker, Maltose/Malzzucker, Laktose/Milchzucker)
- Vielfachzucker (Polysaccharide, z.B. Stärke).

Chemie

Rein chemisch bestehen Kohlenhydrate aus Kohlenstoff, Wasserstoff und Sauerstoff. Viele Kohlenhydrate sind Verbindungen mit der Summenformel $C_n(H_2O)_n$. Die einfachsten Kohlenhydrate sind Monosaccharide. Lagern sich zwei Monosaccharide aneinander und wird dabei Wasser frei, entsteht ein Disaccharid. Werden sehr viele Monosaccharide miteinander verknüpft, entstehen lange Molekülketten, die Polysaccharide. Werden die Kohlenhydrate im Stoffwechsel des Menschen vollkommen abgebaut, wird stufenweise Energie freigesetzt. Als Endprodukte gehen Kohlendioxid und Wasser wieder in den Kreislauf der Natur ein.

Der größte Teil der Kohlenhydratverbindungen ist verdaubar. Zur Gruppe der unverdaubaren Polysaccharide gehören die Ballaststoffe (☛ 1.13).

⊟ 1.13 Kohlenhydrate – Übersicht (W. Feldheim, R. Steinmetz 1998).

Kohlenhydratarten	Strukturformeln (Beispiele)	Bezeichnungen	Vorkommen	Eigenschaften	Resorption
Monosaccharide		*niedrigmolekular*			
		Glukose (Traubenzucker)	Obst, Gemüse	süß, wasserlöslich	sofortige Resorption
		Fruktose (Fruchtzucker)	Obst, Honig	süß, wasserlöslich	sofortige Resorption
		Galaktose (Schleimzucker)	in Milch als Bestandteil der Laktose	wenig süß	sofortige Resorption
Disaccharide (Doppelzucker)		Saccharose (Rüben- und Rohrzucker)	Zuckerrübe, Zuckerrohr	süß, wasserlöslich	rasche Aufspaltung in Monosaccharide, dann Resorption
		Laktose (Milchzucker)	Milch, Milchprodukte	wenig süß, wasserlöslich	
		Maltose (Malzzucker)	Gerste, Bier, Malzextrakt	wenig süß, wasserlöslich	
Polysaccharide (Vielfachzucker)		*hochmolekular*			
		Stärke	Getreide, Kartoffeln, Hülsenfrüchte	nicht süß, wasserlöslich	stufenweiser enzymatischer Abbau zu Monosacchariden, dann Resorption
		Glykogen	Leber, Muskel	wasserlöslich	
		Zellulose	Gerüstsubstanzen der Pflanzen	wasserunlöslich	keine Resorption

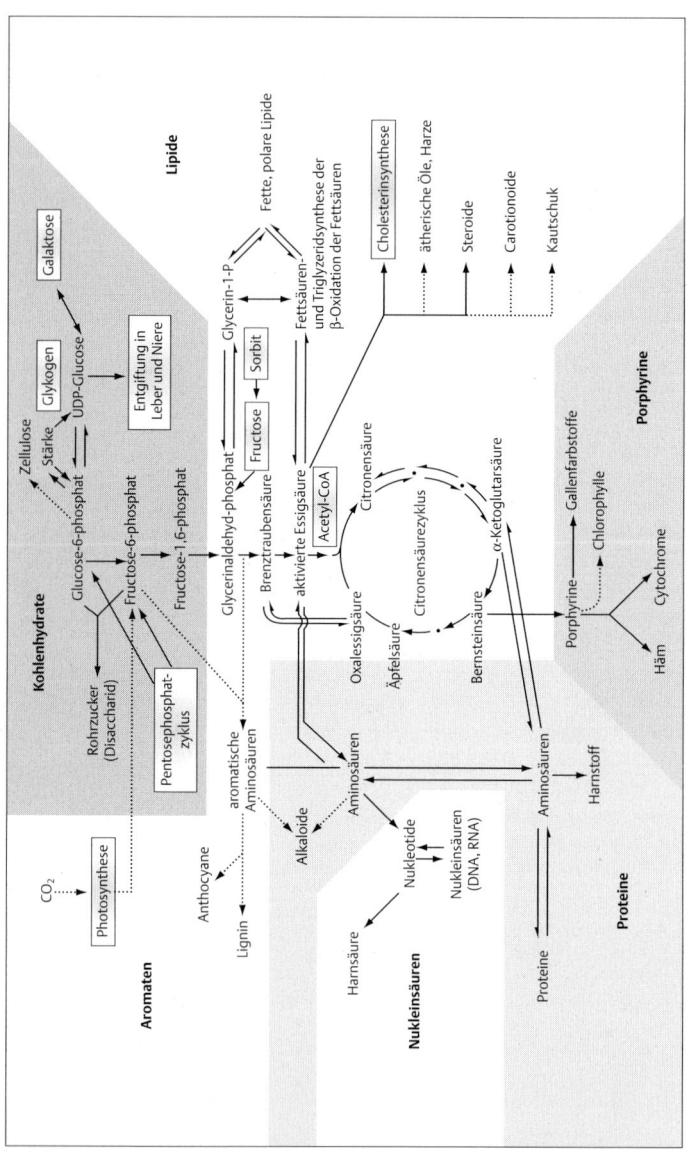

◉ 1.5 Schema der Stoffwechselwege und des Zusammenhangs der im Stoffwechsel der Zelle von Tier und Pflanze auf- und abgebauten Stoffe.
Punktierte Pfeile kennzeichnen Reaktionsketten, die nur in Pflanzen ablaufen.

Verdauung

Der menschliche Organismus kann Kohlenhydrate nur in Form der Monosaccharide resorbieren. Die Verdauung der Kohlenhydrate als Stärke beginnt mit Hilfe der im Speichel vorkommenden α-Amylase (Ptyalin, Diastase) bereits im Mund. Die entstehenden Oligo- und Disaccharide werden im Dünndarm in die einzelnen Moleküle gespalten. Die α-Amylase kann in einem Bereich des Magens, in dem der Speisebrei kurzfristig gelagert wird, weiter wirken. Im stark sauren Milieu des restlichen Magenbereichs wird die Hydrolyse (Wasseraufnahme) jedoch unterbrochen. Nachdem der Speisebrei den Pylorus passiert hat, spaltet eine aus dem Pankreas stammende α-Amylase die angedauten Kohlenhydrate im fast alkalischen Duodenum weiter auf, denn nur Monosaccharide können resorbiert werden. In der obersten Schicht der Dünndarmwand sitzen spezifische Karbohydrasen/Glukosidasen (Maltasen, Saccharasen, Laktasen), die die Disaccharide zu Monosacchariden spalten. Im wesentlichen liegen die Monosaccharide Glukose, Fruktose und Galaktose vor. Diese Monosaccharide können von der Dünndarmschleimhautzelle über zwei Wege resorbiert werden:
1. durch den aktiven Energie verbrauchenden Transport, gekoppelt an den Natriumtransport (Ionenpumpe) oder
2. durch Diffusion, entsprechend dem Konzentrationsgefälle.

Für den reibungslosen Transport der Kohlenhydrate im Blutkreislauf ist eine Reihe von Hormonen, wie Insulin, Adrenalin und Kortison, verantwortlich.

Jeder Mensch hat eine individuelle Kapazität des Verdauungs- und Resorptionssystems. Zum Beispiel wird bei Laktasemangel diese Kapazität überschritten. Laktose gelangt als niedermolekulares Kohlenhydrat in den Dickdarm. Nach Wasseraufnahme wird Laktose von den dort angesiedelten Bakterien vergoren. Folge sind Durchfall und Blähungen.

Nach der Resorption gelangen große Mengen an Monosacchariden über den Blutstrom zur Leber. Hier werden Fruktose und Galaktose zu Glukose umgewandelt. Wenn mit einer Mahlzeit mehr Glukose zugeführt wird, als zur aktuellen Energieversorgung nötig ist, können Leber und Muskeln diese in **Glykogen** umwandeln. Glykogen ist das Speicherkohlenhydrat des menschlichen Organismus. Die Leber kann nur ca. 150 g Glykogen speichern. Übersteigt die Zufuhr diese Kapazität, wird überschüssige Glukose mittels Lipogenese in Fett umgewandelt. Ohne Nahrungszufuhr sind die Glykogenvorräte spätestens nach 18 Stunden erschöpft. Auch wenn der Organismus in der Lage ist, durch **Glukoneogenese** (Glukosebildung aus Nicht-Kohlenhydratvorstufen) die Glukosekonzentration im Serum aufrechtzuerhalten, kommt es bei

einer sehr stark kohlenhydratarmen Ernährung zu Stoffwechselumstellungen, die gesundheitlich problematisch sein können (u.a. Hypoglykämie, Ketose, herabgesetzte Glukosetoleranz, Störungen im Mineralstoffwechsel).
Der minimale Kohlenhydratbedarf, der einer Glukoneogenese und einer Ketonämie vorbeugt, beträgt 50–100 g/Tag. Um einer Unterzuckerung vorzubeugen, müssen täglich 100–200 g Kohlenhydrate zugeführt werden. Eine darüber hinausgehende Zufuhr füllt die Glykogenspeicher in Leber und Muskulatur auf.
Kohlenhydratzufuhr für einen 70 kg schweren Erwachsenen (nach DGE, 1991; Schlieper, C. 1997):

- 50–100 g/Tag   beugt Glukoneogenese und Ketonämie vor
- 100–200 g/Tag beugt Unterzuckerung vor
- > 200 g/Tag   füllt Glykogenspeicher in Leber und Muskulatur auf.

Sind die Glykogenvorräte in der Leber und in den Muskelzellen aufgefüllt, werden die überschüssig zugeführten Kohlenhydrate in der Leber in Triglyzeride umgewandelt. Bei einer überreichlichen Kohlenhydratzufuhr kann dies zu Übergewicht, Fettleber und Hypertriglyzeridämie führen. Aber Kohlenhydrate sind nicht die potenziellen „Dickmacher" in unserer Ernährung. Im Gegensatz zu Fett müssen Kohlenhydrate erst umgewandelt werden. Auf diesem Weg geht ein Teil der Energie (bis zu 23%), die durch Kohlenhydrate zugeführt werden, verloren. Außerdem liegt der Energiegehalt mit 4,1 kcal/g deutlich niedriger als bei Fett.

Der Blutzuckerspiegel

Alle Zellen der Gewebe und Organe können Glukose als Energielieferanten nutzen. Die Zellen des Gehirns und die Erythrozyten müssen ihre Energie vorwiegend aus Glukose gewinnen.
Durch die Wechselwirkung von Insulin sowie von Glukagon und Hormonen der Hypophyse, der Schilddrüse und der Nebennierenrinde wird der Blutzuckerspiegel konstant gehalten (⊞ 1.14).

⊞ **1.14** Blutzuckersenkende Hormone und ihre Ursprungsorte (nach M. Müller, 1998; H. Kasper, 1996).

Blutzuckersenkende Hormone	Bildungsort
Insulin	**β-Zellen der Langerhans'schen Inseln**
somatotropes Hormon/STH	Hypophysenvorderlappen
adenokortikotropes Hormon/ACTH	Hypophysenvorderlappen
Thyroxin	Schilddrüse
Adrenalin	Nebennierenrindenmark

Das Pankreas bildet in den β-Zellen der Langerhans'schen Inseln Insulin und in seinen α-Zellen Glukagon. Insulin und Glukagon sind antagonistisch wirkenden Hormone. Gelangt Glukose an Rezeptoren des Pankreas, wird verstärkt Insulin ins Blut abgegeben. Damit Glukose ihre Aufgaben erfüllen kann, muss sie in die Zelle gelangen. Dafür wird Insulin an spezifische Rezeptoren in der Zellmembran gebunden und setzt so das Glukosetransportsystem der Zellmembranen in Gang. Erst jetzt kann Glukose aus dem Blut ins Zellinnere gelangen und dort zur Energieversorgung genutzt werden. Gleichzeitig sinkt die Sekretion von Glukagon.

Als Antagonist des Insulins vermindert Glukagon u.a. die Glukoseoxidation, steigert den Blutzuckerspiegel durch Glykogenolyse in der Leber und fördert die Glukoneogenese.

Beim Gesunden liegen die Normalwerte des Blutzuckerspiegels bei 50–100 mg/dl. Nach einer kohlenhydrathaltigen Mahlzeit steigt er auf bis zu 120 mg/dl an. Der Ausgangswert wird nach ca. 2–3 h wieder erreicht.

Kohlenhydrate und Steigerung des Blutzuckerspiegels: Jedes zugeführte Kohlenhydrat wirkt unterschiedlich auf den Blutzuckerspiegel. Nach Glukose steigt der Blutzuckerspiegel am schnellsten an. Fruktose steigert ihn nur sehr langsam (von oben nach unten gelesen nimmt die Geschwindigkeit der Blutzuckersteigerung ab):

1. Glukose
2. Stärke aus Weißmehl- und stark verarbeiteten Lebensmittel ohne Ballaststoffe, z.B. Kartoffelbrei aus der Tüte
3. Haushaltszucker (Glukose und Fruktose)
4. Laktose (Glukose und Galaktose)
5. Fruktose
6. Stärke aus unverarbeiteten Lebensmitteln kombiniert mit Fett, Eiweiß- und Ballaststoffen.

Wie die nachfolgende ⊞ 1.15 zeigt können trotz gleicher Kohlenhydratmenge verschiedene Nahrungsmittel zu unterschiedlichen Blutglukoseprofilen führen. Aus dieser Tatsache wurde der **glykämische Index** abgeleitet. Als Vergleichsgröße wird die Blutglukosekurve 100% gesetzt. Die sich ergebenden Werte nach Aufnahme anderer Nahrungsmittel mit der gleichen Kohlenhydratmenge geben die prozentuale Erhöhung des Blutglukosespiegels im Vergleich zu Glukose an.

Mit dem oralen Glukosetoleranztest (oGTT) lässt sich eine gestörte Glukoseverwertung im Sinne einer gestörten Glukosetoleranz bzw. eines manifesten Diabetes mellitus feststellen.

▆ 1.15 Glykämische Indizes verschiedener Lebensmittel (H. Kasper, 2000).

	Glukose = 100	Weißbrot = 100
Zucker		
Glukose	100	138
Maltose	105	152
Saccharose	59	86
Fruktose	20	30
Honig	87	126
Obst		
Äpfel	39	53
Bananen	62	79
Orangen	40	66
Orangensaft	46	67
Rosinen	64	93
Milchprodukte		
Magermilch	32	46
Vollmilch	34	49
Joghurt	36	52
Eiscreme	36	52
Getreideprodukte		
Weißbrot	69	100
Buchweizen	51	74
Weizenschrot	67	97
Hirse	71	103
Cornflakes	80	119
Reis, poliert	72	83
Naturreis	66	96 (58–104)
Spaghetti	50	66
Vollkornspaghetti	42	61
Gemüse		
Frühkartoffel	70	81
Rote Bete	64	k. Ang.
Karotten	92	k. Ang.
Zuckermais	59	87
Hülsenfrüchte		
weiße Bohnenkerne	31	45
braune Bohnenkerne (kidney beans)	29	54
gebackene Bohnenkerne (Dose)	40	60
Sojabohnen	15	22
Sojabohnen (Dose)	14	20
Linsen	29	43
Erbsen (getrocknet)	33	56
Kichererbsen	36	49

Zucker als Vitaminräuber?

Von einigen Gegnern des Zuckerkonsums wird das Argument ins Feld geführt, dass Zucker ein Vitamin- und Mineralstoffräuber sei. Zucker steigert nicht den Vitamin- und Mineralstoffbedarf. Vielmehr werden mit Zucker „leere Kalorien" zugeführt. Im Gegensatz zu anderen Kohlenhydratquellen liefert er nämlich keine weiteren Vitamine, Mineralien, Ballaststoffe etc., sondern ausschließlich Energie. Viele Jugendliche decken heute bis zu 20% ihrer täglichen Energiezufuhr durch Saccharose, d.h. dass 20% der Energie nicht mit vitamin- und ballaststoffreichen Lebensmitteln gedeckt werden. Als Beispiel sei hier Thiamin (Vitamin B_1) angeführt. Im menschlichen Organismus wird Thiamin zum Abbau der Kohlenhydrate benötigt. Zucker enthält keine Vitamine. Darum muss das für den Abbau notwendige Thiamin aus anderen Nahrungsbestandteilen gewonnen werden. Dies kann zu Versorgungsengpässen führen.

Die empfohlene Aufnahme von Ballaststoffen und wichtigen Nährstoffen lässt sich nur dann sicherstellen, wenn ausreichend komplexe Kohlenhydrate aus ballaststoffreichen Lebensmitteln verzehrt werden.

Außerdem fördert Zucker die Kariesentstehung, wenn davon im Lebensmittel mehr als 1% enthalten ist.

Zuckeraustauschstoffe und Süßstoffe

Sorbit, Xylit, Mannit, Isomalt, Lactit und Maltit sind die wichtigsten Zuckeraustauschstoffe. Sie werden auch als Zuckeralkohole bezeichnet (Ausnahme: Fruktose). Da Zuckeraustauschstoffe vom Körper langsamer und unvollständiger aufgenommen und ohne bzw. mit deutlich weniger Insulin verstoffwechselt werden, beeinflussen sie weniger den Anstieg des Blutzuckerspiegels. Zuckeraustauschstoffe sind chemisch mehr oder wenig modifiziert und haben einen Energiegehalt von 2–4 kcal/g. Diabetiker müssen sie auf die verordnete Kohlenhydratmenge anrechnen. Zuckeraustauschstoffe haben eine weniger karigone Wirkung. Die Süßkraft liegt bei ca. 60% im Vergleich zu Saccharose. Fruktose (Fruchtzucker) ist süßer als Saccharose und eigentlich kein Zuckeraustauschstoff (🔲 1.16, 🔲 1.17).

Bei einer vermehrten Aufnahme von Zuckeraustauschstoffen kann es zu osmotisch bedingter Diarrhö und Flatulenz kommen. Daher tragen Lebensmittel, die Zuckeraustauschstoffe enthalten, den Hinweis „Kann bei übermäßigem Verzehr abführend wirken".

⊞ 1.16 Zugelassene Zuckeraustauschstoffe und Süßstoffe nach den EG-Richtlinien (H. Kasper, 2000).

Zuckeraustauschstoffe	Süßstoffe
Isomalt	Acesulfam K
Lactit	Aspartam
Maltit	Cyclamat
Mannit	Neohesperidin DC
Sorbit	Saccharin
Xylit	Thaumatin

Der Zuckeraustauschstoff Fruktose ist kein Zusatzstoff, eine Zulassung ist daher nicht nötig

⊞ 1.17 Zuckeraustauschstoffe (H. Kasper, 2000).

Zucker-austauschstoff	Herstellung Ausgangs-substanz	Süßkraft Saccha-rose = 1	Brennwert NWKVO* § 2 (3)	Angebot
Fruktose	Saccharose	1,2–1,7	16 kJ/g (4 kcal(g)	Streusüße, Lebensmittel-zusatz
Monosaccharidalkohole				
Sorbit	Maisstärke	0,5	10 kJ/g (2,4 kcal/g)	Streusüße, Flüssigsüße, Lebensmittel-zusatz
Xylit	Xylose (Birkenholz)	1	10 kJ/g (2,4 kcal/g)	Lebensmittel-zusatz
Mannit	Invertzucker Glukose	0,4	10 kJ (2,4 kcal/g)	Lebensmittel-zusatz
Disaccharidalkohole				
Maltit	Maltose	0,9	10 kJ/g (2,4 kcal/g)	Lebensmittel-zusatz
Isomalt	Saccharose	0,5–0,6	10 kJ/g (2,4 kcal/g)	Streusüße, Lebensmittel-zusatz
Lactit	Laktose	0,4	10 kJ/g (2,4 kcal/g)	Lebensmittel-zusatz

*Nährwertkennzeichnungsverordnung

Die bei uns im Handel zugelassenen Süßstoffe sind: Saccharin, Cyclamat, Aspartame, Acesulfam-Kalium, Thaumatin, Neohesperidin DC. Süßstoffe sind kalorienfrei bzw. extrem kalorienarm. Gegenüber Zucker haben sie eine sehr viel höhere Süßkraft (Saccharin: 500-mal höher als Saccharose, Cyclamat: 30-mal höher, Aspartam: 200-mal höher, Acesulfam-K: 200-mal höher). Saccharin und Cyclamat werden meist in einer Mischung angeboten (Synergismus), da sie so eine deutlich höhere Süßkraft besitzen und die geschmacklichen Nachteile der Einzelkomponenten nicht mehr so ins Gewicht fallen.

Achtung: Der Süßstoff Aspartam darf nicht bei Patienten mit einer Phenylketonurie verwendet werden, da er Phenylalanin enthält. Die von der WHO festgesetzten ADI-Werte (**a**cceptable **d**aily **i**ntake) geben die Werte wieder, die ein Mensch täglich zu sich nehmen darf, ohne gesundheitliche Nachteile befürchten zu müssen (◨ 1.18, ◨ 1.19). Süßstoffe fördern den Appetit nicht.

◨ **1.18** Dosierempfehlung für Süßstoffe (aid, 1997).

	ADI-Wert pro kg KG	bei 60 kg KG	bei 75 kg KG	in Zuckeräquivalent bei 60 kg KG	in Zuckeräquivalent bei 75 kg KG
Saccharin	bis 5 mg	300 mg	375 mg	135 g	169 g
Cyclamat	bis 11 mg	660 mg	830 mg	26 g	35 g
Aspartam	bis 40 mg	2,4 g	3 g	480 g	600 g
Acesulfam	bis 15 mg	900 mg	1125 mg	180 g	225 g

⊞ 1.19 Süßstoffe (H. Kasper, 2000).

Süßstoff	Süßkraft Saccharose = 1	Verwertung im Körper	Eigenschaften	ADI-Wert [mg/kg KG]	ADI-Wert [mg] Erw./70 kg	Zucker-äquivalent [g]
Saccharin	450–550	–	gut lagerfähig, hitze-, gefrierbeständig, in wässrigen und säurehaltigen Produkten stabil, leichter Nachgeschmack	2,5	175	96
Cyclamat	35	–	gut lagerfähig, hitze-, gefrierbeständig, in wässrigen und säurehaltigen Produkten stabil	11	770	27
Acesulfam-K	200	–	gut lagerfähig, hitze-, gefrierbeständig, in wässrigen und säurehaltigen Produkten stabil, leichter Nachgeschmack	9	630	126
Aspartam	200	Verstoffwechselung wie Protein	durch starkes Erhitzen und lange Lagerung Verlust der Süßkraft, gefrierbeständig, guter Geschmack, aromaverstärkend	40	2800	560
Thaumatin	2000–3000	Verstoffwechselung wie Protein	stabil in Wasser und gefriergetrocknet, hitzeinstabil (Süße), aromaverstärkend, lakritzartiger Beigeschmack	akzeptabel	–	–
Neohesperidin DC	bis 1500 (400–600)	begrenzte Aufnahme, Abbau im Magen-Darm-Trakt wie natürliche Analoge	hitzebeständig, in wässrigen und säurehaltigen Produkten stabil, aromaverstärkend, in höheren Konzentrationen lakritz- bzw. mentholartiger Beigeschmack	5	350	210

Ballaststoffe

Ballaststoffe (Synonym: dietary fibre, Nahrungsfasern, Rohfasern) gehören zur Gruppe der Kohlenhydrate bzw. Nicht-Stärke-Polysaccharide, die vom menschlichen Verdauungstrakt nicht aufgespalten werden können. Hierzu zählen u.a. die Stütz- und Strukturelemente der Pflanzenzellwand Zellulose, Hemizellulose, Pektine, Lignine (Lignin gehört zur Gruppe der Ballaststoffe, aber nicht zur Gruppe der Kohlenhydrate, da es ein Polykondensat aus Phenylpropaneinheiten ist). Zu den Ballaststoffen zählen auch die so genannten Quellstoffe, die Verdickungs- und Geliermittel, wie z.B. Pektin, Agar-Agar, Alginate, Johannisbrotkernmehl (Carubin), Guar, Carrageen. Methylzellulose und Carboxymethylzellulose sind halbsynthetische Quellstoffe, die bessere lebensmitteltechnische Eigenschaften besitzen (z.B. bessere Säure- und Temperaturtoleranz) als die natürlichen Quellstoffe, z.B. Plantago-Samenschalen

Ein Teil der Stärke fungiert ebenfalls als Ballaststoff. Es ist die so genannte resistente Stärke. Beim Kochen und anschließendem Abkühlen von Kartoffeln entsteht zum Teil eine resistente Stärke (retrogradierte Amylose) (⊞ 1.20).

⊞ **1.20** Wasserlösliche und -unlösliche Ballaststoffe und deren Vorkommen (nach aid, 1996).

Quellstoffe wasserlösliche Ballaststoffe	Füllstoffe wasserunlösliche Ballaststoffe
• Pektine, wasserl. Hemizellulose: Äpfel, Zitrusfrüchte, Bananen, Karotten, Zuckerrüben	• Zellulosen, Lignine, wasserunl. Hemizellulose: Vollkornprodukte, Kleie, Zitrusfrüchte, Blattgemüse
• β-Glukane, Gummi-, Schleimstoffe: Hülsenfrüchte, Hafer, Gerste, Roggen, Reis, Leinsamen u.a.	

Bis auf Lignin können alle Ballaststoffe Wasser binden und so bis zum 100fachen ihres Eigengewichts erreichen. Bei ausreichender Flüssigkeitszufuhr quellen die wasserunlöslichen Ballaststoffe im Dickdarm auf. Durch erhöhte Darmperistaltik verbessert sich die Verdauung.

Wirkung der Ballaststoffe

Im Gegensatz zu anderen Kohlenhydraten, den Proteinen und den Fetten werden die Ballaststoffe nicht im oberen Abschnitt des Verdauungstrakts enzymatisch aufgespalten. Sie gelangen fast unverändert in den Dickdarm. Die wasserunlöslichen Ballaststoffe werden bakteriell nur sehr gering abgebaut. Dafür binden sie Wasser und bewirken eine bessere Füllung des Darmlumens und fördern somit die Darmperistaltik. Die wasserlöslichen Ballaststoffe werden dagegen schnell und weitgehend komplett von den Darmbakterien abgebaut. Durch Enzyme der dort angesiedelten Milchsäure produzierenden Bakterien (Bifidobakterien, Laktobazillen etc.) wird ein Teil der Ballaststoffe zu kurzkettigen Fettsäuren (meist Essig-, Propion- und Buttersäure) und Gasen fermentiert. Durch die entstandenen Gase wird die Stuhlkonsistenz lockerer. Die kurzkettigen Fettsäuren verändern den pH-Wert und nehmen Einfluss auf den Gallensäure- und Ammoniakstoffwechsel. In ionisierter Form können sie über die Blutbahn dem Organismus als Energiequelle zur Verfügung stehen. Der Energiegehalt von Ballaststoffen liegt im Mittel bei 2 kcal pro Gramm.

Die Bakterien nutzen die durch Fermentation gewonnene Energie auch zur eigenen Vermehrung. Sie tragen somit zur Stuhlbildung bei und verkürzen die Transitzeit des Darminhalts. Damit haben sie einen positiven Effekt bei der Vorbeugung von Krebserkrankungen (Ausnahme: Brust- und Prostatakarzinom). Ballaststoffe, die die Menge der Milchsäure produzierenden Bakterien erhöhen, werden als Präbiotika bezeichnet.

Ballaststoffe gehören nicht zu den essenziellen Nährstoffen. Sie sind jedoch für den geregelten Ablauf der Magen-/Darmfunktion unverzichtbar.

Die Deutsche Gesellschaft für Ernährung empfiehlt einen Mindestverzehr von 30 g Ballaststoffen/Tag oder ca. 12,5 g pro 1000 kcal bzw. 3 g pro MJ. Der Prozentsatz der über Ballaststoffe zugeführten Energie ist so verschwindend gering, dass er nicht in die Energiebilanz einbezogen werden muss (⊟ 1.21).

Eine verminderte Resorption von Kalzium, Magnesium, Eisen und Zink hat nur bei erhöhter Zufuhr isolierter Ballaststoffe (z.B. Kleie) eine praktische Bedeutung. Da eine ballaststoffreiche Kost auch einen höheren Gehalt an Mineralstoffen und Spurenelementen hat, wird der scheinbare Nachteil mehr als ausgeglichen.

⊞ 1.21   Vor- und Nachteile einer ballaststoffreichen Kost (nach aid, 1996).

Vorteile:
- längeres Kauen → Sättigungsgefühl hält länger an
- verzögerte Entleerung des Magens → Sättigungsgefühl hält länger an
- verkürzte Transitzeit im Ileum/Kolon
- Erhöhung des Stuhlvolumens
- Stuhlkonsistenz voluminöser/weicher
- positiver Einfluss auf die Zusammensetzung der Darmflora
- Schwermetall-, Steroid-, Gallensäurebindung
- Ammoniakbindung und Ausscheidung entlastet Leber und Nieren

Nachteile:
- verminderte Resorption von Mineralstoffen und Spurenelementen
- erhöhte Gasbildung

Einsatz von Ballaststoffen

Der Einfluss der Ballaststoffe muss im Zusammenhang der gesamten Ernährung gesehen werden. Die Erhöhung der Ballaststoffzufuhr ist keine isolierte Maßnahme. Ein ballaststoffreiche Kost hat in der Regel eine andere Nährstoffrelation. Sie hat eine niedrigere Energiedichte und einen meist geringeren Anteil an tierischem Eiweiß, gesättigten Fetten, Cholesterin, Purinen, Salz und isoliertem Zucker (⊞ 1.22).

⊞ 1.22   Einsatzgebiete und Art der Ballaststoffe (nach aid, 1996; H. Kasper, 1996; M. J. Müller, 1998; mod. S. D. Müller).

Einsatzgebiete	Art
Obstipation, Stuhlfrequenz < 2-mal/Woche Divertikulose Hämorrhoiden Adipositas	unlösliche Ballaststoffe/Getreide
Diabetes mellitus	Plantago-ovata-Samenschalen Guarmehl und Pektin
erhöhte Blutfettwerte, vor allem Cholesterinspiegel	Plantago-ovata-Samenschale Guarmehl, Pektin, Hafer, Bohnen
Dumping-Syndrom (gastrointestinale vasomotorische Symptome infolge zu rascher Magenentleerung) Crohn-Krankheit, Colitis ulcerosa (wenn keine Stenosen vorhanden)	Vollkornerzeugnisse, Haferkleie, Plantago-ovata-Samenschalen, Pektinzulage

Bei Kostumstellung auf eine ballaststoffreiche Kost kann es in den ersten Tagen zu leichteren Beschwerden kommen, wie z.B. leichte Bauchschmerzen, Völlegefühl, Flatulenz (Blähungen). Diese Anpassungsschwierigkeiten verschwinden in der Regel nach einigen Tagen. Hat der Patient über Jahre Abführmittel genommen, sollte die Ballaststoffzufuhr langsam gesteigert und die Einnahme der Laxanzien innerhalb einer Woche ausgeschlichen werden.

Verzehr isolierter Ballaststoffe

Durch eine zusätzliche tägliche Aufnahme isolierter Ballaststoffe, z.B. von Weizenkleie, kann die Ballaststoffzufuhr angehoben werden. Dies sollte jedoch nur in Ausnahmefällen passieren. Im Rahmen einer Reduktionsdiät ist gegen eine isolierte Aufnahme von Ballaststoffen nichts einzuwenden. Hier können max. 20–30 g, beginnend mit 5 g/Tag, auf mindestens 3 Portionen verteilt, verzehrt werden (5 g Weizenkleie = ca. 1 Esslöffel). Pro Portion sollten mindestens 250 ml Flüssigkeit, bei einer täglichen Gesamtflüssigkeitsaufnahme von 2 500 ml, getrunken werden. Ältere Menschen nehmen oft weniger Nahrung und somit Ballaststoffe zu sich. Um eine normale Darmtätigkeit zu erreichen kann hier Weizenkleie, z.B. in Milchprodukten eingerührt, empfohlen werden. Es muss unbedingt die individuell zu tolerierende Menge herausgefunden werden.

Durch eine langfristige Aufnahme von Weizenkleie kann es möglicherweise zu einer verminderten Mineral- und Spurenelementausnutzung kommen (s.o.).

Ein weiterer Aspekt ist im Hinblick auf die isolierte Weizenkleiegabe zu überlegen. Auf Getreide können sich Schadstoffe ablagern. Besonders Schwermetalle wie Kadmium können sich in den Randschichten der Getreidekörner konzentrieren. Darum kann der regelmäßige Verzehr von Kleie eine ungünstige Wirkung auf die Gesundheit haben.

Für eine höhere Ballaststoffzufuhr sollte immer eine vollwertige Ernährung im Vordergrund stehen. Ziel ist eine bedarfsgerechte Ernährung und nicht isoliert die Darmfunktion.

Lipide – Fette

Lipide (Fette, fettähnliche Stoffe) sind eine heterogene Stoffgruppe. Hierzu zählen:

- Einfache Lipide: Neutralfette, bestehend aus Glyzerin und Fettsäuren
- Komplexe Lipide: fettähnlichen Substanzen, Phosphatide (u.a. Lezithine, Kephaline), Karotinoide (u.a. β-Carotin) und Sterine/Steroide (u.a. Cholesterin).

Ihnen gemeinsam ist die Unlöslichkeit in Wasser und die Löslichkeit in organischen Substanzen. Die Kost sollte 30–35 Energie% Fett enthalten, wobei gesättigte Fettsäuren max. 10%, mehrfach ungesättigte Fettsäuren 7– max. 10% und einfach ungesättigte Fettsäuren mind. 10–13% der Gesamtenergie ausmachen sollten.

Aufgaben

Lipide sind Bestandteile der Zellmembranen, Ausgangssubstanzen für die Synthese von biologisch wirksamen Substanzen (z.B. Eikosanoiden) und sie dienen als Energieversorgung bzw. Energiereserve im menschlichen Organismus. Neben der Funktion als Energiespeicher liefern uns die mit der Nahrung zugeführten Fette die fettlöslichen Vitamine A, D, E und K und die essenzielle Linolsäure (= Fettsäure).

Chemie

Chemisch betrachtet bestehen Fette aus durchschnittlich 93% Triglyzeriden und einem veränderlichen Anteil von Phospholipiden, Glykolipiden, Cholesterin bzw. Phytosterinen. Triglyzeride sind Verbindungen aus Glyzerin und drei Fettsäuren. Fettsäuren sind lange Ketten aus Kohlenwasserstoffatomen, an deren Ende das wesentliche Merkmal der Fettsäuren, die Carboxylgruppe (-COOH), sitzt. Die Fettsäuren unterscheiden sich hauptsächlich durch die unterschiedliche Länge des Kohlenstoffgerüsts (◙ 1.6). Die Kettenlänge wird durch die Anzahl der C-Atome bestimmt (4–22 C-Atome).

Fettsäuren (FS) unterscheiden sich untereinander in ihrer immer geradzahligen Kettenlänge:

- Kurzkettige FS (4–6 C-Atome), z.B. Buttersäure – gestreckte Molekülstruktur
- Mittelkettige FS (6–10 C-Atome); MCT (**m**edium **c**hain **t**riglycerides) = mittelkettige Triglyzeride (MKT), z.B. Caprylsäure – geknickte Molekülstruktur

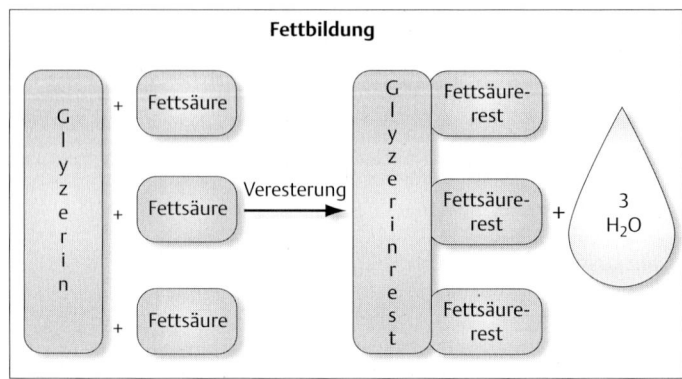

Fettbildung

◉ **1.6** Fettbildung: 1 Molekül Glyzerin + 3 Moleküle Fettsäure → 1 Molekül Triglyzerid + 3 Moleküle Wasser.

● Langkettige FS (10–22 C-Atome); LCT (**l**ong **c**hain **t**riglycerides) = langkettige Triglyzeride (LKT)

Des Weiteren unterteilt man nach Grad der Sättigung ihrer C-Atome in:
● Gesättigte FS; keine Doppelbindung
● Einfach ungesättigte FS; eine Doppelbindung
● Mehrfach ungesättigte FS; mehrere Doppelbindungen

Die Bezeichnung gesättigt, ungesättigt stammt von den Bindungen, die die C-Atome der Fettsäuren eingehen. C-Atome der gesättigten Fettsäuren sind untereinander ausschließlich durch Einzelbindungen verknüpft (C–C), alle anderen „freien Arme" sind mit Wasserstoffatomen abgesättigt. Diese C-Atome haben keine weitere Möglichkeit, ein Wasserstoffatom aufzunehmen. Anders bei den ungesättigten Fettsäuren: hier liegen ein- bzw. mehrere C-Atome in Doppelbindungen vor (C=C). Dadurch können sie weitere Wasserstoffatome aufnehmen. Durch die Doppelbindung kommt es zu einer veränderten Molekülform. Das ansonsten gestreckte Molekül erhält einen „Knick" (cis-Konfiguration) und wird dadurch beweglicher, da es nicht mehr so eng an anderen Molekülen anliegt – das Fett wird „flüssiger". Die Lebensmittelindustrie macht sich diese Eigenschaft zunutze, um flüssige Fette streichfähig zu machen. Durch Hydrierung der Doppelbindungen wird das Molekül wieder in eine unbeweglichere Form gebracht (trans-Konfiguration). Das Fett wird „gehärtet".

Diese in der Natur selten vorkommenden Transfettsäuren sind in einer gesunden Ernährung unerwünscht, denn sie haben den Nebeneffekt, dass der Serumcholesterinspiegel ansteigt! Milchfett und Rinderfett enthalten Transfettsäuren.

1.23 Transfettsäuregehalt ausgewählter Lebensmittel in % des Gesamtfettgehaltes (M. J. Müller, H. Przyrembel 1998; mod. S.-D. Müller).

Kekse	48
Salzgebäck	43
Lutschbonbons	39
Pommes Frites	37
Pudding	36
Kuchen	35
Kartoffelchips	30

> Bei einer Zufuhr von 10–20 g Transfettsäuren/Tag kommt es zu einem Anstieg des Gesamt- und LDL-Cholesterins und einer Senkung des HDL-Cholesterin. Diätmargarine ist nahezu frei von Transfettsäuren.

Kurzkettige Fettsäuren sind bei Zimmertemperatur flüssig, ihr Schmelzpunkt liegt bei –8 bis +16 °C; langkettige Fettsäuren dagegen sind bei Zimmertemperatur fest, ihr Schmelzpunkt liegt bei 50–70 °C. Der menschliche und der tierische Organismus kann Fettsäuren synthetisieren. Ab dem neunten C-Atom können jedoch keine Doppelbindungen mehr eingeführt werden. Darum sind die langkettigen, mehrfach ungesättigten Fettsäuren (MUFS oder engl. polyunsaturated fatty acids = PUFA) essenziell (z.B. Linolsäure, α-Linolensäure). Sie müssen mit der Nahrung zugeführt werden.

Der P/S-Quotient (polyunsaturated fatty acids/saturated fatty acids) verliert immer mehr an Wichtigkeit, da man die Bedeutung der einfach ungesättigten Fettsäuren erkannt hat (1.24).

▣ **1.24** Fettsäurezusammensetzung von Speisefetten und -ölen (nach M. Bockisch, 1993).

Speisefett, Speiseöl	Gesättigte FS	Einfach ungesättigte FS	Mehrfach ungesättigte FS
Reich an gesättigten FS:			
Butter, Milchfett	61	36	3
Schweineschmalz	44	48	8
Kokosfett	92	6	2
Palmöl	49	43	8
Reich an einfach ungesättigten FS (Monoensäuren):			
Olivenöl	10	78	12
Rapsöl	8	62	30
Erdnussöl	19	50	31
Reich an mehrfach ungesättigten FS (Polyensäuren):			
Maiskeimöl	15	29	56
Sojaöl	14	25	61
Sonnenblumenöl	12	24	64
Distelöl (Safloröl)	10	15	75

Fettstufen von Käse

Es gibt Käse in unterschiedlichen Fettgehaltsstufen. Wir sind es noch gewohnt, dass der Fettgehalt in der Trockenmasse (F.i.Tr.) angegeben wird. Häufig finden sich aber absolute Fettangaben auf Verpackungen wieder. Ein Vergleich fällt da oft schwer.

Der tatsächliche Fettgehalt beträgt bei Weich- und Schnittkäse (z.B. Butterkäse, Gouda, Tilsiter) ca. die Hälfte des angegebenen F.i.Tr.-Wertes. Bei Hartkäse (z.B. Bergkäse, Emmentaler, Chester) sind es ungefähr zwei Drittel.

▣ **1.25** Fettstufen von Käse in %.

Magerstufe	< 10
Viertelfettstufe	10–19,9
Halbfettstufe	29–29,9
Dreiviertelfettstufe	30–39,9
Fettstufe	40–44,9
Vollfettstufe	45–49,5
Rahmstufe	50–59
Doppelrahmstufe	68–87
Light-Käse	max. 32,5

⊞ **1.26** Käse: Vergleich Fett i. Tr. und absoluter Fettgehalt.

	Fett in Trocken-masse in %	Ungefährer absoluter Fett-gehalt in %
Harzer-, Mainzer-, Korbkäse, Stangenkäse	< 5	3
Speisequark	20	5
Limburger	20	5–10
Romadur	30	12–15
Schmelzkäse	30	
Edamer	30	15
Gouda, Tilsiter, Limburger	40	17–21
Schmelz-, Butterkäse	45	17
Camembert, Brie	45	17
Emmentaler	45	31
Edelpilz	55	28
Rahm-Brie, -Camembert	55	28
Schmelzkäsezubereitung	60	30
Doppelrahmfrischkäse	60–85	30–40

Margarine ist nicht gleich Margarine

Oftmals wird bei Hyperlipoproteinämien die Empfehlung ausgesprochen, Butter durch Margarine zu ersetzen. Diese Empfehlung kann allein so nicht stehen bleiben, denn es kommt auf die Qualität der Fette an. So sollten generell keine Margarinesorten auf dem Speiseplan stehen, deren Öle gehärtet wurden. Die Industrie verwendet die Fetthärtung, da es sich um eine preiswerte Lösung handelt, um flüssigem Öl eine streichfähige Konsistenz zu verleihen. Mehrfach ungesättigte Fettsäuren werden hydriert. Die Moleküle bekommen dadurch eine andere rigide Struktur ähnlich der gesättigter Fettsäuren. Diese gehärteten Fette kommen auch in typischen Fast-Food-Produkten vor und haben einen negativen Einfluss auf den Cholesterinspiegel, da sie das LDL-Cholesterin steigern. Bei Fettstoffwechselstörungen, die mit Hypercholesterinämie einhergehen, sollte Butter durch Diätmargarine oder Diäthalbfettmargarine mit Phytosterinen ersetzt werden.

Verdauung

Die Verdauung von Fetten langkettiger Fettsäuren, wie sie in Nahrungsfetten vorkommen (z.B. in Butter, Margarine, Pflanzenölen und -fetten), verläuft kompliziert und ist von einem reibungslosen Zusammenspiel vieler Faktoren abhängig.

Bevor die Verdauungsenzyme wirksam werden können, müssen die wasserunlöslichen Fette in feinste Tröpfchen zerteilt, emulgiert werden. Die fettverdauenden Enzyme sind die so genannten **Lipasen.**

Lipasen spalten unter Wasseranlagerung die Fettsäuren vom Glyzerin. Der Vorgang findet vorwiegend im Duodenum und Jejunum statt. Ein geringer Anteil des Fettes wird durch Unterzungengrundlipasen und durch Magenlipasen gespalten. Durch den Kontakt der Schleimhautzellen mit der Duodenalschleimhaut werden die gastrointestinalen Hormone Sekretin, Cholezystokinin und Pankreozymin in das Blut abgegeben. Dadurch werden Gallenflüssigkeit und Pankreassaft sezerniert. Gallensalze bzw. konjugierte Gallensäuren emulgieren das Nahrungsfett in kleinste Fetttröpfchen. Dadurch kann die im Verdauungssaft des Pankreas enthaltene fettspaltende Lipase das Fett hydrolysieren. Aus den Triglyzeriden werden somit Di-, Monoglyzeride, Glyzerin und freie Fettsäuren. Bereits vorhandene Monoglyzeride unterstützen im Darmlumen die Emulsion von noch vorhandenen Triglyzeriden.

Di-, Monoglyzeride und freie Fettsäuren werden in so genannten **Mizellen** eingeschlossen und dabei mantelförmig von Gallensalzen und Gallensäuren umgeben und sind somit wasserlöslich. Die Mizellenbildung ist für die Verdauung langkettiger Fettsäuren unumgänglich (ab 12 C-Atomen sind Fettsäuren kaum wasserlöslich), damit sie von der Mukosazelle der Darmschleimhaut absorbiert werden können. Nach der Absorption erfolgt in den Enterozyten eine Resynthese der Triglyzeride. Die resynthetisierten Triglyzeride werden nach Bildung von **Chylomikronen** und Lipoproteinen sehr niedriger Dichte (VLDL = **v**ery **l**ow **d**ensitiy **l**ipoproteins) an die intestinalen Lymphgefäße abgegeben und über den Ductus thoracicus zur Vena cava transportiert. Aus den Triglyzeriden der Lipoproteine werden im intermediären Stoffwechsel Fettsäuren und Glyzerin frei. Diese kann der Organismus als Energie verwerten.

Die Verdauung von Fetten mit kurz- und mittelkettigen Fettsäuren ist im Vergleich zu den langkettigen ein einfacherer Vorgang. Fette mit kurz- oder mittelkettigen Fettsäuren werden ohne Emulgierung und ohne Mizellbildung als intakte Triglyzeridmoleküle in die Mukosazelle aufgenommen. Triglyzeride mit mittelkettigen Fettsäuren werden direkt in die Blutkapillaren der Darmzotten aufgenommen und über die Pfortader in die Leber transportiert. Dort werden sie zum größten Teil oxidiert und energetisch verwertet. MCT-Fette werden praktisch nicht in den Fettgewebszellen eingelagert.

Komplexe Lipide – fettähnliche Stoffe

Phosphatide/Phospholipide

Phosphatide oder auch Phospholipide sind aus Fettsäuren, Glyzerin, Phosphat und Aminoalkoholen aufgebaut. Bei den Phospholipiden ist eine Fettsäure durch eine wasserlösliche Phosphatgruppe ausgetauscht. Sie haben also eine lipophile (unpolar, fettliebend) und eine hydrophile (polar, wasserliebend) Gruppe.

Zu den Phosphatiden zählen als wichtige Vertreter Lecithin (Phosphatidycholin) und Kephalin (Phosphatidylethanolamin). Aufgrund ihres Aufbaus können diese beiden Stoffe die Löslichkeit der Lipide erhöhen und werden als Lösungsvermittler (Emulgatoren) zwischen wasser- und fettlöslichen Stoffen gebraucht: indem der Emulgator die Wasser-/Öltröpfchen umschließt, kann sich die eine Flüssigkeit in der anderen fein verteilen.

Karotinoide

Karotinoide sind immer pflanzlichen Ursprungs. Durch ihre langen Kohlenwasserstoffketten mit vielen konjugierten Doppelbindungen sind sie lipidlöslich und farbig. Zu dieser Gruppe, zu der mehr als 500 Karotinoide zählen, gehört auch das β-Carotin.

β-Carotin wird auch als Provitamin A bezeichnet, da es im Körper zu Vitamin A umgewandelt werden kann. Da β-Carotin rasch oxidiert werden kann, kann es u.a. auch als Radikalfänger fungieren. Des Weiteren kann β-Carotin die Lipidperoxidation hemmen.

Als Beispiel sei genannt, dass die gelbe Farbe der Möhren durch β-Carotin hervorgerufen wird. Lycopin, das ebenfalls zu den Karotinoiden gezählt wird, hat im Gegensatz zu β-Carotin keinen geschlossenen Ring. Es ist der Hauptfarbstoff von z.B. Paprika und Tomaten. Wird in den Ring eine Hydroxygruppe eingefügt, entstehen die Xanthophylle, die unter anderem für die Gelbfärbung der Blätter im Herbst verantwortlich sind. Das Eigelb besteht aus einer Mischung aus β-Carotin und Xanthophyllen. Die Farbe des Eigelbs hängt von der Zusammensetzung des Hühnerfutters ab.

Sterine/Steroide

Cholesterin (Cholesterol)

Cholesterin bzw. Cholesterol gehört zur Gruppe der fettähnlichen Sterine. Für den Menschen ist Cholesterin lebensnotwendig. Es sorgt in Körperzellen für Stabilität und als Grundstoff für Gallensäuren für eine geregelte Fettverdauung. Des Weiteren werden aus Cholesterin Hormone gebildet (Sexualhormone, Kortison = Hormon der Nebennierenrinde). Auch Vorstufen des Vitamin D enthalten Cholesterin (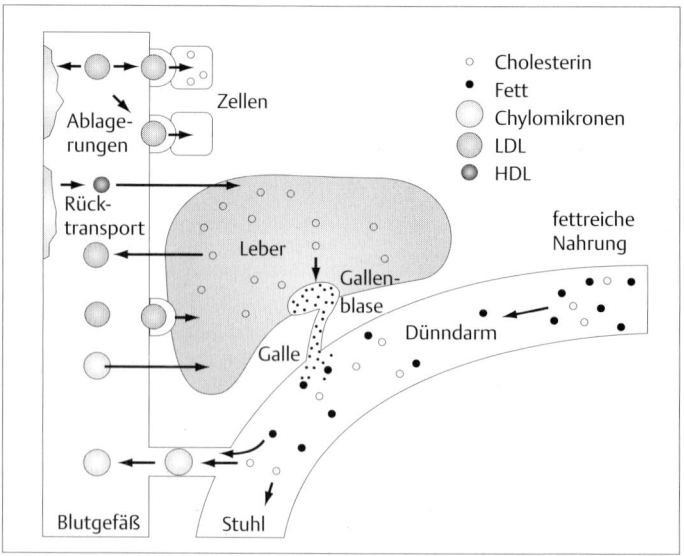 1.7). Dem menschliche Organismus muss kein Cholesterin zugeführt werden. Die Leber ist in der Lage, Cholesterin zu synthetisieren (täglich 0,6–0,8 Milligramm entsprechen 90%). Ca. 10% werden von der Darmwand produziert. Der Cholesterin-Pool eines erwachsenen Menschen (130–150 g) setzt sich zusammen aus endogenem (im Körper gebildetem) Cholesterin und exogenem (mit der Nahrung zugeführtem) Cholesterin. Das von der Leber gebildete Cholesterin kann als Ausgangssubstanz für die Gallensäureproduktion dienen, an die Blutbahn abgegeben oder mit der Galle ausgeschieden werden.

Der Organismus besitzt eine Feedback-Kontrolle zur Synthetisierung von endogenem Cholesterin. Je mehr Cholesterin mit der Nahrung zugeführt wird, desto weniger Cholesterin produziert die Leber. Nach heutigem Stand der Wissenschaft ist noch nicht geklärt, welchen Ein-

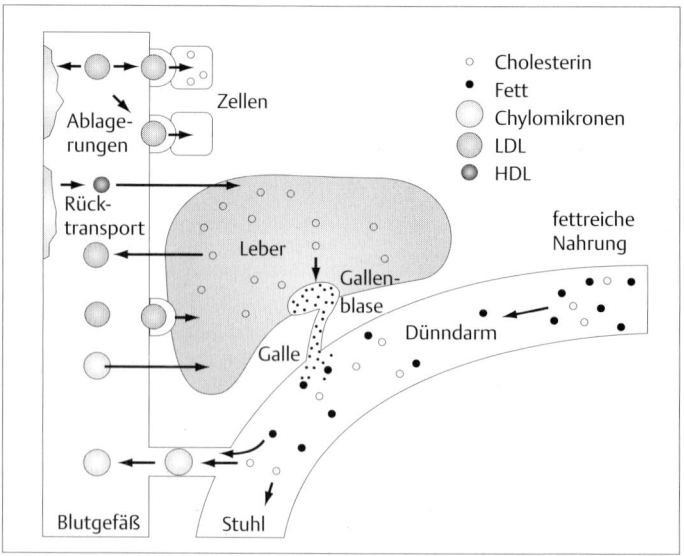

1.7 Der Weg des Cholesterins im Körper (AID, mod. VFED e.V.).

fluss das mit der Nahrung aufgenommene Cholesterin auf den Serumcholesterinspiegel hat. Die orale Cholesterinzufuhr hat individuell sehr unterschiedliche Auswirkungen. Neben Alter und Geschlecht spielen Art und Menge der zugeführten Nahrung eine erhebliche Rolle.

> Als Faustregel für den Plasmacholesterinspiegel gilt:
> 200 mg/dl Cholesterin, 130 mg/dl LDL und > 45 mg/dl HDL

Verdauung

Mit tierischen Nahrungsmitteln wird ca. 500–750 mg Cholesterin in freier und veresterter Form zugeführt. Da Cholesterin vom Darm nur in freier Form resorbiert werden kann, muss die veresterte Form zuerst hydrolysiert werden. Bei ausreichender Fermentproduktion von Pankreas und Galle entsteht unter dem Einfluss der Pankreas-Cholesterinesterase freies Cholesterin. Nach Einbindung in Mizellen können diese in die Mukosazellen des Darms eingeschleust werden. In der Zelle findet eine Reveresterung mit Fettsäuren statt. Das veresterte Cholesterin wird in den Lymphbahnen in Chylomikronen abtransportiert. Im Blut benutzt Cholesterin spezielle Lipoproteinverbindungen als Transportsystem.

Endogen synthetisiertes Cholesterin durchläuft einen **enterohepatischen Kreislauf.** Nachdem es von der Leber gebildet wurde, kann es mit der Galle in den Darm ausgeschieden werden. Ein Teil davon wird wieder vom Darm rückresorbiert.

Transport

Für den Transport von Cholesterin im Organismus sind verschiedene Lipoproteine vorhanden. Sie unterscheiden sich durch:
- Größe bzw. Dichte
- Protein- und Lipidanteil
- Aufgabe und Ziel im Organismus.

Wie die Fette verlässt auch das Cholesterin, das mit der Nahrung zugeführt wird, den Darm über die Lymphbahn in Form von Chylomikronen, die im Dünndarm gebildet werden. Im Blutgefäßsystem kommen die Chylomikronen mit der **Lipoproteinlipase (LPL)** in Kontakt. Diese sitzt in den Endothelzellen der Kapillargefäße und hydrolysiert die in den Chylomikronen enthaltenen Triglyzeride. Die entstehenden Spaltprodukte werden vom Gewebe aufgenommen. Die übrigbleibenden **Remnants** (cholesterinhaltiger Chylomikronenrest) werden von Hepatozyten aufgenommen und metabolisiert. Nach dem Transport in die Leber bildet diese über Zwischenschritte daraus das **VLDL** (**v**ery **l**ow density lipoprotein). VLDL ist für die LPL zugänglich, sodass nach der Hydrolyse unter anderem die Triglyzeride abgespalten sind. Das entstandene **IDL** (intermediate density lipoprotein) kann von der LPL nicht angegriffen werden und wird deshalb weiter metabolisiert bis zum cholesterinreichen **LDL-Partikel.** Diese können über Rezeptoren mittels rezeptorvermittelter Endozytose von den meisten peripheren Geweben aufgenommen werden.

Wird das Cholesterin nicht unmittelbar zum Membranaufbau gebraucht, wird es in veresterter Form gelagert. Steigt die Cholesterinkonzentration in der Zelle auf ein bestimmtes Niveau, wird die Neusynthese von LDL-Rezeptoren eingestellt. Damit bleibt vermehrt Cholesterin im Blut. Der Serumgehalt steigt. Eine hohe Konzentration von LDL-Partikeln kann zu Ablagerungen an den Gefäßwänden führen.

Neuere Untersuchungen weisen darauf hin, dass LDL oxidiert, wenn es sich längere Zeit im Blut befindet. Das dadurch chemisch veränderte LDL kann nicht mehr von den membranständigen LDL-Rezeptoren erkannt werden und lagert sich statt dessen in den Arterienwänden ab. Über Jahre können sich so die Gefäße verengen. Sie transportieren weniger Blut und Sauerstoff zu den Organen. Damit geht ein erhöhtes Arteriosklerose- und Herzerkrankungsrisiko einher.

Eine Ernährung, die reich an gesättigten Fettsäuren und arm an antioxidativen Substanzen (u.a. Vitamin E, β-Carotin) ist, verstärkt diesen ungünstigen Effekt noch (⊟ 1.27).

⊟ **1.27** Lipoproteine für den Transport von Cholesterin, alle Formen sind ineinander überführbar. In der in der Tabelle angegebenen Reihenfolge nimmt der Proteinanteil und die Partikelgröße der Lipoproteine ab und somit die Dichte zu.

Chylomikronen	Transport von mit der Nahrung aufgenommenen Triglyzeriden
VLDL very low density lipoprotein	Transport von endogen synthetisierten Triglyzeriden
IDL intermediate density lipoprotein	als LDL-Partikel, Transport von Cholesterin zu den Gewebszellen
LDL low density lipoprotein	Transport von Cholesterin zu den Gewebszellen
HDL high density lipoprotein	Transport von Cholesterin aus den Gewebszellen zurück zur Leber

HDL (**h**igh **d**ensity **l**ipoprotein) entfernt freies Cholesterin aus den Zellmembran und transportiert es zurück zur Leber. Ausschließlich über die Gallensäureproduktion kann der Körper Cholesterin (ca. 1 g/Tag) ausscheiden.

Folgende Parameter dienen der Einschätzung des Lipoprotein- und Lipidstoffwechsels:
- Triglyzeride
- Gesamtcholesterin
- VLDL-Cholesterin (Prä-β-Lipoprotein)
- LDL-Cholesterin (β-Lipoprotein)
- HDL-Cholesterin (α-Lipoprotein)
- Quotient: LDL/HDL

Proteine/Eiweiße

Eiweiße (Proteine) sind hochmolekulare stickstoffhaltige Stoffe. Der Begriff leitet sich von dem griechischen „proteno" ab, was soviel bedeutet wie „Ich nehme den ersten Rang ein". Da der erwachsene menschliche Organismus täglich ca. 400 g Eiweiß umsetzt bei gleichzeitig fehlenden Speichermöglichkeiten, ist der Mensch auf die tägliche Zufuhr von Eiweiß mit der Nahrung angewiesen. Der Körper hat eigentlich einen Bedarf an Aminosäuren (AS). Da AS über Proteine zugeführt werden, spricht die Deutsche Gesellschaft für Ernährung (DGE) in den D-A-CH-Referenzwerten eine Empfehlung für die Proteinzufuhr aus. Um den durchschnittliche Bedarf einer erwachsenen Person sicher zu decken, liegt die empfohlene Zufuhr bei 0,8 g/kg Körpergewicht/Tag. Da es sich bei diesem Wert um die empfohlene Untergrenze handelt, wird eine Spanne von 10–15% der täglichen Energiezufuhr empfohlen.

Aufgabe

Proteine werden auch als „Baustoff des Lebens" bezeichnet, da die verschiedenen Eiweiße im menschlichen Organismus die vielfältigsten biologischen Funktionen haben.

So sind sie u.a. als Stickstoffquellen für den Aufbau und Erhalt von Muskeln und Organen verantwortlich, sie funktionieren als Bewegungs-, Speicher-, Transportproteine, Enzyme, Hormone und als Proteine, die Nervenimpulse übertragen. Des Weiteren sind sie für die Aufrechterhaltung des osmotischen Drucks im Körper wichtig, der dafür sorgt, dass Mineralstoffe, Vitamine und andere Nahrungsbausteine gezielt durch die Zellmembranen gefördert werden (◨ 1.28).

□ 1.28 Funktion und Vorkommen einiger ausgewählter Proteine (H.-K. Biesalski et al., 1999; modifiziert durch E. Lückerath,1999).

Proteingruppe	Protein	Funktionen/Vorkommen
Enzyme		**Biokatalysatoren**
Hormone		**Stoffwechselregulatoren**
	Insulin	reguliert Aufrechterhaltung des Blutzuckerspiegels
	adrenocorticotropes Hormon	reguliert Kortikosteroidsynthese
	Wachstumshormon	stimuliert Knochenwachstum
kontraktile Proteine		
	Myosin	dicke Filamente der Myofibrillen
	Aktin	dünne Filamente der Myofibrillen
	Dynein	Geißeln, Zilien, Zytoskelett
	Tubulin	Zytoskelett
Schutzproteine		**im Blut der Wirbeltiere**
	Antikörper (Immunglobuline)	bilden Komplexe mit Fremdproteinen
	Fibrinogen	Fibrinvorstufe bei der Blutgerinnung
	Thrombin	beteiligt an der Blutgerinnung
Strukturprotein		**Bestandteil von Biomembranen**
	Elastin	elastisches Bindegewebe
	Glykoprotein	Zellhüllen, Zellwände
	Hüllproteine der Viren	umgeben Nukleinsäuren
	A-Keratin	Haut, Federn, Klauen, Nägel
	Kollagen	faseriges Bindegewebe
	Mukoproteine	Schleimsekrete
Transportproteine		
	Coeruloplasmin	Transport von Kupfer im Blut
	Eisen bindendes Globulin	Transport von Eisen im Blut
	Hämozyanin	Transport von O_2 im Blut einiger Wirbeltiere
	Hämoglobin	Sauerstofftransport im Wirbeltierblut
	Lipoprotein	Lipidtransport im Blut
	Myoglobulin	Sauerstofftransport im Blut
	Serumalbumin	Transport freier Fettsäuren im Blut

Chemie

Proteine setzen sich aus Aminosäuren (AS) zusammen, die durch Peptidbindungen verbunden sind. Ihre Abfolge (Sequenz = Primärstruktur) ist durch die DNA festgelegt und wird durch die RNA durch Translation zusammengefügt. Die Sequenz der AS ist von Protein zu Protein unterschiedlich. Damit die Proteine biologisch aktiv werden können, müssen sie in einer dreidimensionalen Struktur (Faltung) angeordnet sein (Sekundär- und Tertiärstruktur). Lagern sich nun mehrere Polypeptidketten aneinander, spricht man von einer Quartärstruktur (Knäuelbildung). Durch diese Knäuelbildung können in der Kette ursprünglich weit auseinanderliegende AS miteinander reagieren und in spezifische räumliche Anordnungen zueinander treten. Jede Eiweißart besitzt dadurch ganz charakteristische und spezifische Eigenschaften. Bis heute sind 20 verschieden AS, die durch Translation in Proteine eingebaut werden, bekannt. Es sind so genannte proteinogene AS, die biologisch aktiv sind. Charakteristisch für jede AS ist, dass an ein zentrales Kohlenstoffatom (C-Atom) eine Aminogruppe (-NH₂), eine Carboxylgruppe (-COOH), ein Wasserstoffatom und eine unterschiedliche Seitenkette gebunden sind. Die charakteristische Eigenschaft erhält eine AS durch ihre Seitenkette (◉ 1.8).

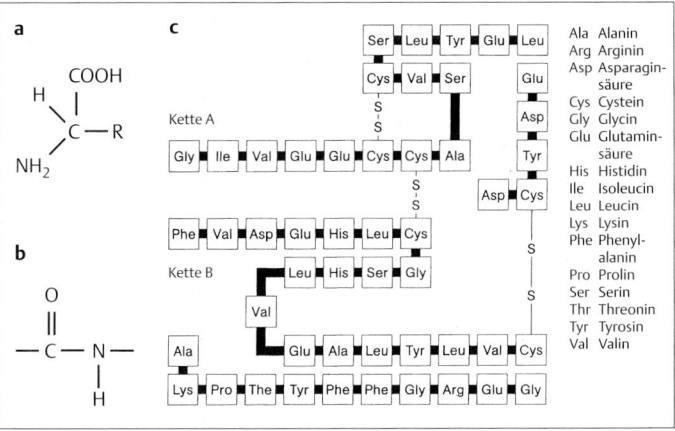

◉ **1.8** Aminosäurestrukturformel (a), Peptidbindung (b), Aminosäuresequenz des Insulins (Feldheim u. Steinmetz, 1998).

Im Organismus unterliegen die AS einem ständigen Auf- und Umbau sowie einer körpereigenen Proteinsynthese. AS werden eingeteilt in unentbehrliche (früher essenzielle) und entbehrliche (früher nicht essenzielle) AS. Die unentbehrlichen AS können nicht oder nur in unzureichendem Maße durch Biosynthese bereit gestellt werden und müssen deshalb Bestandteil der Nahrung sein, um das Stickstoffgleichgewicht im Organismus zu erhalten. Streng genommen sind nur **Lysin** und **Threonin** unentbehrliche AS, da sie im Gesamtmolekül essenziell sind. Die anderen sieben als unentbehrlich bezeichneten AS sind nur hinsichtlich ihres Kohlenstoffskeletts wesentlich. Sie können aus entsprechenden Ketosäuren endogen synthetisiert werden (🖼 1.29).

🖼 **1.29** Einteilung der Aminosäuren (nach D-A-CH, 2000).

Unentbehrliche Aminosäuren	Entbehrliche Aminosäuren	Semiessenzielle Aminosäuren
Histidin, Isoleuzin, Leuzin, Lysin, Methionin, Phenylalanin, Threonin, Tryptophan, Valin	Alanin, Asparagin, Asparginsäure, Glutaminsäure, Glyzin, Prolin	Arginin, Cystein, Glutamin, Serin, Tyrosin

Erst in den neuen D-A-CH-Referenzwerten wird Histidin als unentbehrlich angesehen, da neuere Studien ergeben haben, dass es bei einer histidinfreien Ernährung zu einer Einschränkung der Hämoglobinsynthese kommt.
Einige der entbehrlichen AS müssen bei bestimmten Krankheitsbildern als unentbehrlich eingestuft und mit der Nahrung zugeführt werden. Sie sind in 🖼 1.30 als bedingt essenzielle AS aufgeführt.
Ob Methionin bzw. Phenylalanin zum Teil durch Cystein und Tyrosin ersetzt werden können, ist zur Zeit noch in der Diskussion.
Die als entbehrlich eingestuften Aminosäuren werden trotzdem vom Organismus benötigt, um ein adäquates Wachstum und die Stickstoffbilanz aufrechtzuerhalten.

Verdauung

Die Proteinverdauung beginnt im Magen. Die Magensalzsäure denaturiert die Eiweiße, d.h. die räumliche Struktur wird zerstört und somit die Oberfläche vergrößert. Dadurch können die Eiweiß spaltenden Peptidasen (Endopeptidasen, Pepsin) aus dem Magensaft leichter angreifen. Endopeptidasen spalten Nahrungsproteine unter Wasseranlagerung in der Mitte. Exopeptidasen spalten die außen gelegenen AS unter Wasseranlagerung ab. Auch wenn im Magen bereits Eiweißbruchstücke entstehen, können, z.B. bei Magenresektion, die Pankreasenzyme die Aufgaben übernehmen. Durch den steigenden pH-Wert werden im Duodenum die Pepsine inaktiviert. Endopeptidasen (Trypsin) bauen die Eiweißstoffe unter Wasseranlagerung zu Polypeptiden ab. Eine Carboxypeptidase in der Bürstensaummembran der Darmschleimhaut spaltet Di- und Tripeptide in freie Aminosäuren.

Im Dünndarmsaft befinden sich weitere Exopeptidasen, die Polypeptide zu AS abbauen. In jedem Fall werden freie AS über die Pfortader zur Leber transportiert. Die Leber verwendet AS zum Aufbau von Bluteiweißstoffen, die in alle Körperzellen transportiert werden.

◪ **1.30** Semiessenzielle Aminosäuren (nach H. K. Biesalski et al., 1999; H. K. Biesalski u. P. Grimm, 1999; M. J. Müller, 1998).

AS	Endogen gebildet/ freigesetzt aus	Unzureichende endogene Synthese bei
Cystein	Methionin	Feten, Früh-, Neugeborenen; Homozysteinurie, Leberzirrhose
Histidin	Hämoglobin und Karnosin	Kindern; chronischem Nierenversagen
Serin	Glyzin und Formaldehyd	gestörter Nierenfunktion
Tyrosin	Phenylalanin	Frühgeborenen, Phenylketonurie, Störungen der Phenylalaninhydroxylase (z.B. Sepsis)
Arginin	Quelle für: Stickstoffmonoxid (NO)	Argininsupplementation hat pos. Effekt auf: unterdrückte Immunantwort bei schweren Verletzungen, Mangelernährung, Sepsis, nach OP
Glutamin	Quelle als: wichtigster nichtessenzieller Stickstoff	Glutaminsupplementation hat pos. Effekt auf: hyperkatabole und hypermetabole Krankheitszustände z.B. nach elektiven OP, nach schweren Verletzungen, Verbrennungen, Infektionen; metabolischer Stress; präventiv mangelernährte Pat.; Pat. nach massiver Dünndarmresektion; bei entzündlichen Darmerkrankungen und allen Krankheitszuständen, bei denen eine funktionelle Einschränkung der natürlichen Darmbarriere vorliegt; Kinder mit intestinalen Störungen bzw. Enterokolitis

Von der Intestinalschleimhaut können auch sehr kleine Mengen an Proteinen resorbiert werden. Dieser Mechanismus scheint für die lokale Immunität des Dünndarms von Bedeutung zu sein. Als eine Ursache für Nahrungsmittelallergien und im Zusammenhang mit Autoimmunerkrankungen (Zöliakie, Sprue, toxisches Leberversagen, chronische Hepatitis, entzündliche Darmerkrankungen) wird der verstärkte Influx intakter Proteine diskutiert.

Etwa 95% der aufgenommenen Proteine werden verdaut und resorbiert. Nur 5%/Tag gehen über die Ausscheidung verloren. Sie werden in Leber und Nieren zu Kohlendioxyd, Wasser, Ammoniak und Energie abgebaut.

Biologische Wertigkeit

Mit der Nahrung zugeführte Eiweiße besitzen ein bestimmtes Muster an AS. Die essenziellen AS, die dem Körper mit der Nahrung zugeführt werden müssen, sind nicht immer im optimalen Verhältnis in einem Nahrungseiweiß enthalten. Der Organismus kann immer nur soviel körpereigenes Eiweiß aufbauen, wie die am wenigsten vorhandene essenzielle AS „zulässt". So wie ein Schreiner nicht mehr weiter arbeiten kann, wenn ihm der Leim fehlt, so kann der Körper kein weiteres Eiweiß aufbauen, wenn ihm eine AS fehlt. Die AS, die eine weitere Synthese von Körpereiweiß begrenzt, da sie in der geringsten Menge im Nahrungsbestandteil vorkommt, nennt man limitierende Aminosäure. Die limitierende AS bestimmt die biologische Wertigkeit (Qualität) eines Nahrungseiweißes. Die biologische Wertigkeit gibt an, wieviel Gramm körpereigenes Eiweiß durch 100 g Nahrungseiweiß auf- bzw. umgebaut werden kann.

Bekannte Beispiele sind der niedrige Gehalt an Lysin in Getreideeiweiß und der niedrige Gehalt an Methionin in Sojaeiweiß. Folgerichtig kann durch gleichzeitige Aufnahme von verschiedenen Nahrungseiweißen durch eine gemischte Kost die biologische Wertigkeit dieser Nahrungsmittel erhöht werden.

Alkohol

Alkohol bezeichnet umgangssprachlich Äthylalkohol oder Ethanol, der am häufigsten durch Gärung gewonnen wird. Unter Gärung versteht man den enzymatischen Abbau von Glukose zu Ethanol und Kohlendioxid. In geringen Mengen fallen auch Begleitstoffe wie Glyzerin, Ester und Fuselöle an. Glyzerin und Ester sind erwünschte Begleitstoffe, die den Geschmack verbessern, Fuselöle dagegen sind unerwünscht.

Stärke- oder zuckerhaltige Pflanzen/Früchte wie Weintrauben, Beerenobst, Zuckerrüben, Kartoffeln und Getreide werden als Ausgangsmaterial für den Gärungsprozess verwendet. Da der hohe Alkoholgehalt der Spirituosen von über 30% Vol. nicht allein durch Gärung erzielt werden kann, gewinnt man solche Spirituosen durch Brennen (Destillieren) alkoholhaltiger Getränke.

In geringen Mengen wirkt Alkohol anregend auf das zentrale Nervensystem und stimuliert die geistige Aktivität. Gemäßigter Alkoholkonsum kann das HDL-Cholesterin erhöhen, die Blutgerinnung herabsetzen und die Lipidoxidation durch antioxidative Nährstoffe fördern. Wird Alkohol jedoch in größeren Dosen genommen schwächt er die Konzentrationsfähigkeit, beeinflusst die Bewegungsfähigkeit und das Reaktionsvermögen. Es kann sogar zu akuten Vergiftungserscheinungen kommen.

Bei regelmäßigem Konsum und Konsum in größeren Mengen kann Alkohol zu Abhängigkeit und zu Schädigungen an Leber, Magen, Bauchspeicheldrüse, Darm, Nieren, Nerven und Gehirn führen. Während der Schwangerschaft kann Alkohol eventuell kindliche Missbildungen auslösen und sich negativ auf die körperliche und geistige Entwicklung auswirken.

Alkohol hat einen Energiegehalt von 30 kJ/7,1 kcal/g. Durch diesen hohen Kaloriengehalt kommt es leicht zu einer Gewichtszunahme und somit zu Übergewicht, das oft mit erhöhten Blutdruckwerten und hohem Triglyzeridspiegel einhergehen kann. Im Durchschnitt nehmen Männer ca. 19% ihrer täglichen Energiezufuhr durch Alkohol auf, Frauen 7–8%.

> Alkohol ist kein alltäglicher Durstlöscher, sondern allenfalls ein gelegentliches Genussmittel. Alkohol ist ein potentes Zellgift, welches das Gehirn schädigt.

Alkoholgehalt

Der Alkoholgehalt von Wein und Spirituosen wird in Volumenprozent angegeben.

Beispiel 40% Vol.: In einem Liter sind 400 ml Alkohol enthalten. Ein Alkoholvolumen von 1% entspricht 8 g Alkohol.

Bei Bier wird der Alkoholgehalt in Gewichtsprozent angegeben. So haben haben etwa Pils einen Alkoholgehalt von 3,2–3,8%, Münchner Bier 3,5–4% Starkbier 6% Alkohol. Die in Bier enthaltenen Hefen produzieren B-Vitamine und können bei einem mäßigem Genuss den Körper mit B-Vitaminen versorgen. Größere Mengen führen zu einer ungünstigen Wirkung auf die Absorption von zahlreichen essenziellen Nährstoffen.

Blutalkoholgehalt

1 Promille (‰) = 1 g Alkohol in einem Liter Blut

Alkoholfreies Bier hat einen Alkoholgehalt von maximal 0,5%, alkohol-armes Bier maximal 1,5%.
Bei Diabetes sind bis zu 15 g Alkohol für die Frau und 30 g Alkohol für den Mann pro Tag akzeptabel. Insulinpflichtige oder mit Sulfonylharn-stoff behandelte Diabetiker sollten Alkohol immer in Verbindung mit einer kohlenhydrathaltigen Mahlzeit zu sich nehmen. Diabetiker mit peripheren Nephropathien sollten ihren Alkoholkonsum begrenzen (s. auch Diätkatalog).
20 g Alkohol entsprechen ca. 0,5 l Bier, 0,25 l Wein und 0,06 l Wein-brand.

Literatur

Auswertungs- und Informationsdienst für Ernährung, Landwirtschaft und Forsten (aid) e.V.: Vitamine und Mineralstoffe sind lebensnot-wendig. 117 (1991)

Auswertungs- und Informationsdienst für Ernährung, Landwirtschaft und Forsten (aid) e.V.: Ballaststoffe in der Ernährung. 6. überarbei-tete Auflage (1996)

Auswertungs- und Informationsdienst für Ernährung, Landwirtschaft und Forsten (aid) e.V.: Zucker, Sirupe, Honig, Zuckeraustauschstoffe, Süßstoffe. 8. überarbeitete Auflage (1997).

Biesalski, H. K., P. Fürst, H. Kasper, R. Kluthe, W. Pöhlert, C. Puchstein, H. B. Stähelin (Hrsg.): Ernährungsmedizin. 2. überarb. und erw. Aufl. Stuttgart: Thieme 1999

Biesalski, H. K., P. Grimm: Taschenatlas der Ernährung. Stuttgart: Thieme 1999

Billen-Girmscheid, G., O. Schmitz: Das Ökolexikon unserer Ernährung. Frankfurt/M: Wolfgang Krüger Verlag im Verlag S. Fischer 1986

Bockisch, M.: Nahrungsfette und Öle. Ulmer, Stuttgart 1993

D-A-CH (Deutsche Gesellschaft für Ernährung, Österreichische Gesell-schaft für Ernährung, Schweizerische Gesellschaft für Ernährungs-forschung, Schweizerische Vereinigung für Ernährung). Referenz-werte für die Nährstoffzufuhr, 1. Aufl. Frankfurt/M: Umschau/Braus 2000

Deutsche Gesellschaft für Ernährung (DGE) e.V.: Empfehlungen für die Nährstoffzufuhr. 5. Überarbeitung. Frankfurt/M: Umschau 1991

Elmadfa, I., W. Aign, E. Muskat, D. Fritzsche, H.-D. Cremer: Die große GU Nährwerttabelle. Gräfe und Unzer 1994/95

Elmadfa, I., C. Leitzmann: Ernährung des Menschen. 3. überarb. Aufl. Stuttgart: Ulmer 1998

Feldheim, W., R. Steinmetz: Ernährungslehre. 4. überarb. und ergänzte Aufl. Stuttgart, Berlin, Köln: Kohlhammer 1998

Kasper, H.: Ernährungsmedizin und Diätetik; 8. neu bearb. Aufl. München: Urban & Schwarzenberg 1996

Kofrányi, E., W. Wirths: Einführung in die Ernährungslehre. 11. überarb. Aufl. Frankfurt/M: Umschau 1994

Kotthoff, G., B. Haydous: Ernährungs- und Diättherapie. 2. erw. Auflage. Köln: Deutscher Ärzte-Verlag 1998

Küpper, C.: Die neuen Referenzwerte für die Nährstoffzufuhr. VitaMinSpur 2 (2000) 92–96

Müller, M. J.: Ernährungsmedizinische Praxis. Berlin, Heidelberg: Springer 1998

Pietrzik, K., R. Prinz-Langenohl: Wissenschaftliche Ernährungsinformationen: Folsäure. Forum Ernährungsmedizin (Hrsg.). Frankfurt/M 1998

Schlieper, C. A.: Ernährung heute. 7. stark überarb. Auflage. Hamburg: Handwerk und Technik 1997

Vitamine, Mineralstoffe und Spurenelemente

Die Deutsche Gesellschaft für Ernährung (DGE) e.V. gibt Empfehlungen für die Nährstoffzufuhr für Erwachsene, Jugendliche und Kinder. Mit diesen Empfehlungen soll die Versorgung der Bevölkerung sichergestellt werden. Um individuelle Schwankungen einzukalkulieren, setzen sich die Empfehlungen zusammen aus:

Grundbedarf

+ Mehrbedarf der definierten Bevölkerungsgruppe

+ Sicherheitszuschlag.

Bei der Energiezufuhr und den Nährstoffen Fett, Cholesterin, Phosphor, Natrium und Chlorid werden Richtwerte ausgesprochen, die nicht zu überschreiten sind. Die Richtwerte für Kohlenhydrate, Wasser, Ballaststoffe, Kalium, Fluorid und Betakarotin sollen nicht unterschritten werden (◨ 1.31).

⊞ 1.31 Vitamine, Mineralstoffe und Spurenelemente.

fettlösliche Vitamine	Funktion	empfohlene Zufuhr für Erw. (25–51 J.)/Tag	wichtige Quellen	Besonderheiten
Vitamin A Retinoide Karotinoide	Sehvorgang, Aufbau und Erhalt der Schleimhautepithelien und Knorpelgewebe, Erhaltung der Infektabwehr	1,0 (m)/0,8 (w) mg-Äquivalent = 6 mg β-Carotin	A: ausschließlich in tierischen Nahrungsmitteln (Leber, Lachs) β-Carotin (Provitamin A): rote, grüne und gelbe Obstsorten	Verfügbarkeit ↓ bei fettarmer Kost (< 10 g Fett/Tag)
Vitamin D Calciferole	beeinflusst Kalziumhomöostase und Phosphatstoffwechsel	5 µg	Lebertran, Hering, Sardinen, Thunfisch, Eigelb, Milch, -produkte, Margarinezusatz; als Cholecalciferol zur Rachitisprophylaxe	wird aus Cholesterin bzw. kann unter Sonneneinwirkung in der Haut selbst synthetisiert werden
Vitamin E Tocopherole	oxidationshemmende Wirkung, schützt vor Oxidation (z.B. unges. Fettsäuren in Zellwänden; Vit. A), antientzündlich	14 mg (m)/ 12 mg (w) TÄ	Pflanzensamen und deren Produkte (z.B. Margarine, Öle), Vollkornprodukte, Gemüse, Eier, Fisch	bei Störungen der Fettverdauung, -resorption und zystischer Fibrose kann Vit.-E-Mangel auftreten
Vitamin K Phyllochinon	beteiligt an der Bildung verschiedener Blutgerinnungsfaktoren (z.B. Prothrombin)	70 µg (m)/ 60 µg (w) Vitamin-K-Prophylaxe bei Säuglingen	Kohlsorten, Sauerkraut, grünes Gemüse, Garten- und Brunnenkresse; wird auch von Darmbakterien produziert	Mangel: bei chron. Lebererkrankung und schwerer Störung der Fettresorption; Blutungen bei Säuglingen; keine Vitamin-K-arme Kost bei Marcumartherapie!

⊞ 1.31 Vitamine, Mineralstoffe und Spurenelemente (Fortsetzung).

wasserlösliche Vitamine	Funktion	empfohlene Zufuhr für Erw. (25–51 J.)/Tag	wichtige Quellen	Besonderheiten
Vitamin B_1 Thiamin	als Thiamindiphosphat: wichtig für Enzyme, die Kohlenhydrate in Energie umwandeln	1,2 mg (m) 1,0 mg (w)	Scholle, mageres Muskelfleisch (Schwein), Herz, Leber, Ente, Vollkornerzeugnisse	Beri-Beri: in Entwicklungsländern bei Eiweißmangel; geht beim Wässern von Kartoffeln und Gemüse verloren
Vitamin B_2 Riboflavin	Energiestoffwechsel: Bestandteil von FAD und FMN; wichtig für Haut und Schleimhaut	1,4 mg (m) 1,2 mg (w)	Milch, -produkte, Muskelfleisch, Fisch, Eier, Vollkornprodukte	Riboflavin ist lichtempfindlich, darum Produkte in dunklen Flaschen (Milch)
Vitamin B_6 Pyridoxin	im Eiweißstoffwechsel an über 50 Reaktionen beteiligt; Blutbildung: Bestandt. der hämbildenden Enzyme; Bildung von biogenen Aminen	1,5 mg (m) 1,2 mg (w)	Schweinefleisch, Leber, Geflügel, Fisch, Kohl, grüne Bohnen, Linsen, Feldsalat, Bananen, Kartoffeln, Vollkorn	im Organismus 2–3 Wochen Speicherkapazität; erhöhter Bedarf bei Einnahme von Medikamenten (Pille, Antiepileptika) und chron. Alkoholkonsum
Vitamin B_{12} Cobalamin	Bildung und Abbau einzelner Fettsäuren, für den Stoffwechsel der Folsäure notwendig	3 μg	fast ausschließlich in tier. Lebensmitteln: Eier, Milch, Fleisch, Leber; in geringen Mengen in: Sauerkraut, Bier	beim Fehlen des Intrinsic factors (z.B. nach Entfernung des Magens) chron. Magenschleimhautentzündung, entzündliche Veränderung der Dünndarmschleimhaut

1.31 Vitamine, Mineralstoffe und Spurenelemente (Fortsetzung).

wasserlösliche Vitamine	Funktion	empfohlene Zufuhr für Erw. (25–51 J.)/Tag	wichtige Quellen	Besonderheiten
Niacin	Bestandteil von NAD, NADPH; Abbau von Kohlenhydraten, Fetten, Aminosäuren	16 mg (m) 13 mg (w) NÄ	Fleisch, Fisch, Leber, Milch, Ei (Getreide), Huhn, Kaffee, Kartoffeln, Erbsen, Champignons	1 mg Niacin kann im Organismus aus 60 mg Tryptophan gebildet werden
Folsäure	DNS- und Purinbestandteil: Auf- und Abbau verschiedener Aminosäuren, beteiligt am Homozysteinstoffwechsel ⇒ beteiligt an der Entstehung der Arteriosklerose	400 µg FÄ (Frauen, die schwanger werden wollen, sollten zusätzlich 400 µg synthetische Folsäure aufnehmen.)	grünes Blattgemüse, Kohl; Vollkornprodukte, Hülsenfrüchte, Gurke, Tomate, Kürbis, Banane, Apfelsine, Avocado, Mango, Leber, Milch, -produkte (Weichkäse), Eier	relativ häufige Unterversorgung mit Leitsymptom Anämie; hitze-, sauerstoff-, lichtempfindlich ⇒ hohe Zubereitungsverluste; Mangel bei Malabsorptionssyndromen, Homocystinurie, katabole Stoffwechsellage, hoher Alkoholkonsum, Schwangerschaft (Neuralrohrdefekt), Stillzeit
Biotin	Bildung von Kohlenhydraten und Fettsäuren	30–60 µg (Schätzwert)	Leber, Haferflocken, Eigelb, Trockenhefe, Austern, Möhren, Artischocken, Erbsen	bakterielle Synthese im Verdauungstrakt
Pantothensäure	Bestandteil Coenzym A ⇒ Endabbau von Kohlenhydraten, Fetten, versch. Aminosäuren, Synthese von Fettsäuren, Steroidhormonen, Cholesterin u.a.	6 mg (Schätzwert)	in fast allen Lebensmitteln, besonders Leber, Fleisch, Hülsenfrüchte, Fisch, Milch, Eier, Vollkornprodukte	Mangel: „burning feet syndrome"

⊞ 1.31 Vitamine, Mineralstoffe und Spurenelemente (Fortsetzung).

wasserlösliche Vitamine	Funktion	empfohlene Zufuhr für Erw. (25–51 J.)/Tag	wichtige Quellen	Besonderheiten
Vitamin C Ascorbinsäure	Bildung und Funktionserhaltung der Stützgewebe, Aktivator und Regulator des Zellstoffwechsels; Antioxidans; Bildung von Nitrosaminen ⇓	100 mg (Raucher/Stillende 150 mg/Tag)	frische Obst- und Gemüsesorten wie Sanddorn, schwarze Johannisbeeren, Paprika, Zitrusfrüchte, grünes Blattgemüse, Broccoli	Mangel: Skorbut; hitzelabil, lange Lagerung = große Vit.-C-Verluste

Mineralstoffe	Funktion	geschätzter tägl. Mindestbedarf Erw.	wichtige Quellen	Besonderheiten
Natrium (Na)	bestimmt extrazellulären osmotischen Druck und Zellvolumen; wichtig im Säure-Basen-Haushalt, für Verdauungssäfte, Membranpotenzial der Zellwände und Enzymaktivitäten	550 mg	mit Cl = Kochsalz, besonders in Wurst, Käse, Fertigprodukten, Konserven, gesalzenem Brot, Salzkräckern, Cornflakes, Imbissessen	häufigstes extrazelluläres Kation, Verluste bei nässenden Hauterkrankungen, Mukoviszidose ⇒ Substitution; Gegenspieler zu Kalium
Chlorid (Cl)	wichtige Rolle in Säure-Basen-Haushalt	830 mg	mit Na = Kochsalz, besonders in Wurst, Käse, Fertigprodukten, Konserven, gesalzenem Brot, Salzkräckern, Cornflakes, Imbissessen	häufigstes Anion, Chloridmangel (z.B. nach starkem Erbrechen) führt zu Alkalose

1.31 Vitamine, Mineralstoffe und Spurenelemente (Fortsetzung).

Mineralstoffe	Funktion	empfohlene Zufuhr für Erw. (25–51 J.)/Tag	wichtige Quellen	Besonderheiten
Kalium (Ka)	bestimmt intrazellulären osmotischen Druck und Ionentransport durch Membranen, Erregungsleitung, Bestandteil der Verdauungssäfte	2000 mg	Obst (Bananen), Gemüse (Spinat, Champignons), Kartoffeln, Hülsenfrüchte, Milch,-produkte	häufigstes intrazelluläres Kation, Verluste durch Abführmittel und Diuretika, Durchfall und Erbrechen; Kalium geht ins Kochwasser über
		empfohlene tägl. Zufuhr Erw.		
Magnesium (Mg)	aktiviert viele Enzyme, besonders die des Energiestoffwechsels, Reizübertragung, Muskelkontraktion, beteiligt am Aufbau von Knochen und Sehnen	350 mg (m) 300 mg (w)	Vollkornerzeugnisse, Obst, Hülsenfrüchte, Kartoffeln, Sojabohnen, Gemüse, Milch, -produkte, Leber, Geflügel, Fisch	hohe Aufnahmen an Kalzium, Fett, Eiweiß und Alkohol sowie eine zu geringe Aufnahme an Vit. B$_1$ und B$_{12}$ hemmen die Magnesiumresorption; Erkrankungen des Magen-Darm-Kanals, Diuretika, Alkoholabusus können zu Mangel führen
Kalzium (Ca)	Stabilisierung von Zellmembranen, intrazelluläre Signalübermittlung, Reizübertragung im Nervensystem, elektromechanische Kopplung im Muskel, Blutgerinnung, Stabilisierung der Knochen und Zähne	1000 mg	Milch, Joghurt, Käse, Vollkornerzeugnisse, Gemüse (Grünkohl, Spinat, Broccoli, Brunnenkresse)	durch Bildung unlöslicher Salze (Phosphate, Oxalate, Fettsäureseifen) wird Resorption eingeschränkt, Vit. D fördert die Ca-Resorption, max. Knochenmasse wird bis zum 25.–30. Lebensjahr erreicht

⊞ 1.31 Vitamine, Mineralstoffe und Spurenelemente (Fortsetzung).

Mineralstoffe	Funktion	empfohlene Zufuhr für Erw. (25–51 J.)/Tag	wichtige Quellen	Besonderheiten
Phosphor (P)	organische Phosphorsäureverbindungen: Baustein lebender Zellen, Energieüberträger, Botensysteme, Aufbau des Stützapparates	700 mg	Brot, Milch, Fleisch, Eier, Kartoffeln, Zusatzstoffe (E 338–341, E 450 a–c als Säuerungs-Verdickungs-, Gelier-, Lockerungs-, Kutterhilfsmittel), Schmelzkäse	Niere reguliert den Serumphosphatspiegel
Spurenelemente	**Funktion**	**empfohlene tägl. Zufuhr Erw.**	**wichtige Quellen**	**Besonderheiten**
Eisen (Fe)	wichtiger Bestandteil sauerstoffübertragender Wirkgruppen (Hämoglobin, Myoglobin)	10 mg (m)/ 15 mg (w)	Fleisch, -waren, Leber, Vollkornerzeugnisse, Gemüse (Spinat, Mangold, Kohl, Schwarzwurzel), Hülsenfrüchte	gleichzeitige Zufuhr von Vit. C erhöht die Eisenresorption aus pflanzl. Nahrungsmitteln
Jod (J)	Bestandteil der Schilddrüsenhormone Thyroxin und Trijodthyronin (beeinflusst Energieumsatz)	200 µg (Verwendung von fluoriertem Jodsalz obligat)	Seefische, maritime Produkte, Milch, Eier, jodiertes Speisesalz (12–15 mg/kg)	Kropfmanifestation oft in Pubertät, Schwangerschaft, Stillzeit; beim Kochen gehen Teile der Jodverbindungen ins Wasser über
Fluorid (F)	festigt Knochenstruktur, härtet Zahnschmelz	Richtwerte: 3,8 mg (m)/ 3,1 mg (w) (Verwendung von fluoriertem Jodsalz obligat)	bestimmte Sorten schwarzer Tee und Mineralwasser (> 1,5 mg/l), Sprotten, Sardinen (in den Gräten), Getreide, Leber, Fleisch, fluoridiertes Jodsalz	Kariesprophylaxe: „Vitamin-D-Fluoretten"

◨ 1.31 Vitamine, Mineralstoffe und Spurenelemente (Fortsetzung).

Spurenelemente	Funktion	empfohlene Zufuhr für Erw. (25–51 J.)/Tag	wichtige Quellen	Besonderheiten
Zink (Zn)	Enzymbestandteil, Bedeutung bei Insulinspeicherung, Insulinsynthese, Blutzuckerregulation, Immunsystem, Zellwandstabilisator, antientzündlich	10 mg (m) 7 mg (w)	Fleisch, Fisch, Schalentiere, Innereien, Eier, Milch, -produkte, Vollkornerzeugnisse	Mangel bei Malabsorptionssyndromen, parenteraler Ernährung, großflächigen Verbrennungen, während starker Wachstumsprozesse; bei unzureichender Zinkversorgung sinkt die Glukosetoleranz; Substitutionstherapie bei Diabetes mellitus 15–30 mg täglich sinnvoll
Kupfer (Cu)	Katalysator bei der Hämoglobinbildung	1,0–1,5 mg (Schätzwert)	Leber, Fische, Schalentiere, Nüsse, Kakao, einige grüne Gemüse, Pilze, Bohnen	wichtig im Eisenstoffwechsel, Substitution bei Eisenmangelanämie
Mangan (Mn)	Aufbau und Erhalt der Knochen und Bindegewebe, Enzymebestandteil, Insulinwirkung	2–5 mg (Schätzwert)	Getreide, Vollkornprodukte, Sojabohnen, Bananen	weit verbreitet in Lebensmitteln
Selen (Se)	Bestandteil der Glutathionperoxidase ⇒ Schutz vor Sauerstoffradikalen	30–70 µg (Schätzwert)	Leber, Muskelfleisch, Getreide, Hülsenfrüchte	an Proteinfraktionen der Lebensmittel gebunden

🔖 **1.31** Vitamine, Mineralstoffe und Spurenelemente (Fortsetzung).

Spurenelemente	Funktion	Schätzwerte für angemess. Zufuhr	wichtige Quellen	Besonderheiten
Chrom (Cr)	Kohlenhydratstoffwechsel, Insulinwirkung, Glukosehomöostase	30–100 μg (Schätzwert)	Vollkornprodukte, Obst, Kartoffeln, Gemüse, Nüsse	bei unzureichender Chromversorgung sinkt die Glukosetoleranz; Substitutionstherapie bei Diabetes mellitus 200–400 μg täglich sinnvoll
Molybdän (Mb)	Bestandteil der Oxidasen, für Fettsynthesen und Mobilisierung der Eisenvorräte in der Leber	50–100 μg (Schätzwert)	Innereien, Vollkornprodukte, Hülsenfrüchte, Blumenkohl	
Kobalt (Co)	Bestandteil des Vitamin B_{12} ⇒ wichtig für Blutbildung	siehe Vit. B_{12}	Vollkornprodukte, Milch, Eier	

Ultraspurenelemente:
Aluminium (Al), Antimon (Sb), Arsen (As), Barium (Ba), Bismut (Bi), Blei (Pb), Bor (B), Brom (Br), Cadmium (Cd), Caesium (Cs), Geranium (Ge), Lithium (Li), Quecksilber (Hg), Rubidium (Rb), Samarium (Sm), Silicium (Si), Strontium (Sr), Thallium (Tl), Titan (Ti), Wolfram (W)

2 Diätkatalog

Vorwort

Dietmar Sailer

Die kontinuierliche Verbesserung der Krankenbehandlung in diesem Jahrhundert hat dazu geführt, dass akute Erkrankungen überwiegend beherrschbar geworden sind und die Lebenserwartung deutlich anstieg. Mit Ausnahme der Infektionskrankheiten sind jedoch auch heute noch die meisten Erkrankungen nicht definitiv heilbar, sondern durch Pharmaka, medizinische Maßnahmen usw. beherrschbar, d.h. kompensierbar mit der Folge, dass chronische Erkrankungen erheblich zugenommen haben. Ein großer Teil der chronischen Erkrankungen ist ernährungsbedingt: ca. 40–50% der Deutschen sind übergewichtig mit einem Body-Mass-Index von über 25 kg/m^2, ca. 5–6 Millionen leiden an einem Diabetes mellitus, überwiegend vom Typ 2, und Komplikationen der Atherosklerose sind seit Jahrzehnten in allen Industrienationen die Hauptstodesursache. Für die Zunahme der Atherosklerose sind in erster Linie Hyper- und Dyslipoproteinämien verantwortlich zu machen. Die „klassischen" Zivilisationserkrankungen sind überwiegend auf falsche Ernährung zurückzuführen. Dementsprechend kommt der Ernährungstherapie eine kausaltherapeutische Bedeutung zu.

In der Vergangenheit wurde der Ernährung und der Ernährungstherapie vielerorts nur am Rande Bedeutung zugemessen. Die Wichtigkeit der Ernährung für die Gesunderhaltung der Bevölkerung und ihre Wertigkeit als therapeutische Maßnahme ist jedoch längst bekannt. Ernährungstherapeutische Maßnahmen stellen gewissermaßen einen biochemischen Eingriff in den Organismus dar und sind der Pharmakotherapie ebenbürtig. Dementsprechend hat sich heute die Ernährungstherapie auf eine wissenschaftlich abgesicherte Grundlage gestellt und muss sich auch deren Prüfkriterien unterwerfen. Ernährungsformen, die nicht evaluiert sind oder deren Wirksamkeit nicht nachgewiesen werden konnte, sind zu eliminieren. Leider werden immer noch Kostformen angeboten, die für den Patienten keinen Nutzen bringen. Dies gilt insbesondere für „traditionelle" Kostformen, wie organbezogene Ernährungsregime.

Es war erklärtes Ziel eines bereits 1978 von der Arbeitsgemeinschaft für klinische Ernährung und Diätetik (DAKED) herausgegebenen Rationalisierungsschemas, wissenschaftlich nicht begründbare, organbezogene Schonkostformen aus dem Klinikalltag zu eliminieren und die Ernährung in Krankenhäuser und Kliniken dem wissenschaftlichen Standard anzupassen. Die relativ einfachen Umsetzmöglichkeiten des Schemas, verbunden mit der Möglichkeit, die Ernährungstherapie durch Zugrundelegung eines Standards in Form der so genannten

„leichten Vollkost" (gastroenterologische Basisdiät) zu vereinfachen, hätten eine rasche Verbreitung erwarten lassen. Eine von der Diätschule am Klinikum Charlottenburg in Berlin veranlasste Umfrage ergab jedoch, dass nur in 40% im Klinikalltag das Rationalisierungsschema ganz oder teilweise eingesetzt wurde. Mittlerweile wurde das Rationalisierungsschema überarbeitet und an neue wissenschaftliche Erkenntnisse angepasst.

Bei einigen chronischen Erkrankungen, wie Typ-2-Diabetes, Hyperlipoproteinämie, Übergewicht usw. ist die Ernährungstherapie Grundlage aller weiteren therapeutischen Bemühungen. Leider werden von ärztlicher Seite die Möglichkeiten der Pharmakotherapie überbewertet und überschätzt mit der Folge, dass ernährungstherapeutische Maßnahmen ganz oder teilweise unterlassen werden. Eine dauerhafte Ernährungsumstellung bedeutet jedoch, dass der Patient diesbezüglich ausreichend und in einer für ihn verständlichen Form unterrichtet wurde. Dazu bedarf es einer Patientenschulung, die nicht nur kognitive Wissensvermittlung beinhaltet, sondern auch verhaltenstherapeutische Gesichtspunkte berücksichtigt und auf die individuellen Bedürfnisse des einzelnen Patienten eingeht. Um so bedauerlicher ist es, dass zwei Drittel der Typ-2-Diabetiker keinerlei Schulung erfahren haben, wie kürzlich die KID-Studie zeigte.

Die Bedeutung der Ernährung als präventiv-medizinische und als therapeutische Intervention wird leider immer noch vielerorts unterschätzt. Dies mag daran liegen, dass ärztlicherseits oft die fachliche Kompetenz und damit das Bewusstsein fehlt, möglicherweise aber auch daran, dass durch die überall durchgeführte und völlig unsinnige Integration der Diätküche in die Hauptküche Kompetenzen verloren gegangen sind und ernährungstherapeutische Maßnahme oft ausschließlich von der Klinikverwaltung gesteuert werden.

Bei den klassischen Stoffwechselerkrankungen ist die Ernährungsumstellung der Pharmakotherapie mindestens ebenbürtig, oft sogar überlegen. Die wissenschaftlichen Grundlagen hierfür sind längst erarbeitet und die Umsetzbarkeit im klinischen Alltag realisierbar. Für Stoffwechselgesunde muss auch im Krankenhaus eine gesunde, wünschenswerte Ernährung ermöglicht werden, nicht zuletzt deswegen, weil dem Krankenhaus hier eine Vorbildstellung zukommt, auch wenn der Aufenthalt des Patienten nur wenige Tage beträgt. Die Richtlinien einer gesunden wünschenswerten Ernährung werden seit 1955 von der Deutschen Gesellschaft für Ernährung regelmäßig aktualisiert und publiziert. Die Inhalte werden vom Verband für Ernährung (VFED) vollinhaltlich getragen. Ziel einer gesunden Ernährung ist es, Gesundheit, körperliches Wohlbefinden und volle Leistungsfähigkeit zu erhalten. Die Ernährung muss vollwertig sein, d.h. alle Nährstoffe im richtigen

Verhältnis und in richtiger Menge enthalten, die zur ungestörten Aufrechterhaltung der Organfunktionen notwendig sind. Die heute empfohlene Vollkost ist ebenso wie die leichte Vollkost eine vollwertige Ernährung, jedoch nicht identisch mit der in Laienmedien propagierten „Vollwertkost", die in vielen Punkten von ideologischen Vorstellungen geprägt ist.

Ernährungs- bedingte und -abhängige Erkrankungen

Bärbel Ziegert

Adipositas/Übergewicht/Obesitas

Adipositas ist ein Körpergewicht über dem so genannten Normalgewicht oder dem normalen Körpermassenindex (Body-Mass-Index). Adipositas geht mit einer erhöhten Körperfettansammlung einher.

In Deutschland weisen mittlerweile ca. 20% der Bevölkerung (ca. 15 Millionen) ein behandlungsbedürftiges Übergewicht (BMI > 30kg/m^2) auf, 40% der Bevölkerung sind übergewichtig (BMI > 25kg/m^2). Männer und Frauen sind gleich häufig betroffen. Die Prävalenz der Erkrankung ist in sozial niedrigen Schichten um mindestens das 3- bis 5-fache erhöht.

Man unterscheidet eine primäre von einer sekundären Form der Adipositas (▪ 2.1).

Eine einfache Methode, das Körpergewicht zu bewerten, ist der Body-Mass-Index (BMI = Körpermassenindex). Dabei wird das Verhältnis von Körpergewicht in Kilogramm zu Körpergröße in Metern zum Quadrat berechnet.

$$\text{Body-Mass-Index (BMI)} = \frac{\text{Körpergewicht (kg)}}{\text{Körpergröße (m)}^2}$$

▪ **2.1**   Klassifikation der Adipositas (G. Herold, 2001).

Primäre Adipositas	• genetische Faktoren (Leptinresistenz, GNB3-825T Genmutation)
	• Überernährung, körperliche Inaktivität, Lebensstil
	• psychosoziale Faktoren (Isolation, Stress, Nikotinverzicht)
Sekundäre Adipositas	• endokrine Erkrankungen (z.B. Hypothyreose, Cushing-Krankheit)
	• zentral bedingte Adipositas (z.B. Hirntumoren)

▪ **2.2**   Gewichtsklassifikation (WHO).

BMI (kg/m²)	Körpergewicht
< 18,5	Untergewicht
18,5–24,9	Normalgewicht
≥ 25	Übergewicht
25–29,9	Präadipositas
30–34,9	Adipositas Grad I
35–39,9	Adipositas Grad II
> 40	Adipositas Grad III (extreme Adipositas)

Beispiel für die BMI-Berechnung:
Eine 45-jährige Frau mit einer Größe von 1,68 Metern und einem Gewicht von 52 Kilogramm hat einen BMI von 18,4. Die Frau ist demnach untergewichtig und eine Gewichtszunahme ist empfehlenswert.

$$\frac{52}{1,68 \times 1,68} = 18,4$$

Übergewicht ist das Ergebnis einer chronisch positiven Energiebilanz. Wird mehr Energie aufgenommen als benötigt, werden bevorzugt Kohlenhydrate oxidiert und ein entsprechend höherer Anteil der Nahrungsfette in Form von Triglyzeriden (Neutralfette) im Fettgewebe gespeichert. Bei leichteren Formen der Adipositas findet sich eine alleinige Fettzellhypertrophie, bei der extremen Adipositas zusätzlich eine Fettzellhyperplasie.

Bei leichter körperlicher Arbeit liegt der Kalorienbedarf täglich bei 30–35 kcal pro kg KG. Eine 60 kg schwere Frau würde demnach bei leichter körperlicher Aktivität 1800–2100 kcal benötigen.

Klinik

Adipöse Patienten sind häufig körperlich weniger belastbar als Normalgewichtige. Dies liegt nicht nur an Beschwerden im Bereich der belasteten Gelenke (z.B. Knie- und Hüftgelenke) und der Wirbelsäule, sondern auch an mit dem Übergewicht assoziierten kardiovaskulären und respiratorischen Erkrankungen. Die Patienten neigen häufig zur vermehrten Schweißproduktion und in Folge an Pilzinfektionen zwischen den Hautfalten (z.B. im Bereich der Leisten oder unter den Brüsten). Adipöse leiden oftmals unter vermindertem Selbstwertgefühl.

Komplikationen

Eine stammbetonte Fettleibigkeit ist ein Manifestationsfaktor des metabolischen Syndroms („Wohlstandssyndrom"). Dazu gehören neben einer Adipositas eine pathologische Glukosetoleranz bzw. ein Typ-2-Diabetes mellitus, eine Fettstoffwechselstörung und ein essenzieller Bluthochdruck, evtl. eine Erhöhung der Serumharnsäurewerte. Die Adipositas erhöht das Risiko kardiovaskulärer Erkrankungen (z.B. Bluthochdruck, Koronare Herzkrankheit, Herzinsuffizienz, Schlaganfall, Beinvenenthrombose).

Adipöse Patienten, v.a. Männer, neigen zum Schnarchen, zum Teil kommt es zum Aussetzen der Atmung (Apnoe). Die Apnoephasen halten zum Teil länger als 10 Sekunden während des Non-REM-Schlafes (orthodoxer Schlaf) an (Schlafapnoesyndrom).

Hochgradige Fettsucht mit arterieller Hypoxämie[1] und respiratorischer Azidose[2] durch alveoläre Hypoventilation[3], Polyzythämie[4] bezeichnet man als „Kardiopulmonales Syndrom der Adipösen" (Pickwick-Syndrom). Infolge einer Hyperkapnie[5] kommt es zu Somnolenz und anfallsartigen Schlafzuständen. Unter Somnolenz versteht man einen schläfrigen Zustand, aus dem der Patient erweckbar ist.

---

[1] Hypoxämie: niedriger Sauerstoffgehalt im arteriellen Blut
[2] Azidose: Störung des Säure-Basen-Haushaltes mit Abfall des arteriellen pH-Wertes unter 7,36
[3] alveoläre Hypoventilation: Minderbelüftung in Relation zum Stoffwechselbedarf des Organismus
[4] Polyzythämie: Vermehrung der roten und weißen Blutkörperchen und der Blutplättchen
[5] Hyperkapnie: Erhöhung des arteriellen CO_2-Partialdrucks über 45 mmHg

Adipositas prädisponiert zur Bildung von Gallensteinen. Sodbrennen und saures Aufstoßen mit Entzündung der Speiseröhre treten gehäuft bei adipösen Patienten auf. Die Leber ist oft verfettet. Durch das erhöhte Körpergewicht kommt es zu Überbeanspruchungsschäden mit degenerativen Veränderungen im Bereich der Gelenke (z.B. Knie- und Hüftgelenke) und der Wirbelsäule.

Adipöse haben ein erhöhtes Risiko bösartige Tumore, z.B. der Brust, Prostata oder Gebärmutter zu entwickeln. Adipöse Frauen haben oft Schwierigkeiten, schwanger zu werden. Unter der Geburt kommt es überdurchschnittlich häufig zu Komplikationen.

Die Untersuchungsbedingungen bei adipösen Patienten sind erschwert. Das Operationsrisiko ist erhöht und die postoperative Mobilisation ist durch eine reduzierte Beweglichkeit eingeschränkt. Adipöse Patienten leiden zudem gehäuft unter psychosozialen Problemen (z.B. vermindertes Selbstbewusstsein, soziale Isolation, Diskriminierung, Partnerschaftsprobleme, Berufsprobleme).

Diagnostik

Die Beurteilung des Körpergewichts erfolgt mit Hilfe des BMI (s. o.), Broca-Index (Körpergröße in Zentimetern minus 100) oder Idealgewicht (Broca-Index minus 10 oder 15%) werden hierzu nicht mehr herangezogen. Die Einschätzung des kardiovaskulären Risikos ist anhand der Waist-to-hip-ratio (Taillen-/Hüftumfangsrelation) möglich. Der Hüftumfang wird in Höhe der Trochanter majores gemessen. Die androide Form der Fettverteilung (Apfelform, überwiegend abdominale Fettverteilung) stellt ein höheres Risiko für kardiovaskuläre Erkrankungen dar als eine gynoide Fettverteilung (Birnenform, Hüftumfang ist im Vergleich zum Bauchumfang vermehrt) (Normalwert für Männer < 1, für Frauen < 0,85). Mit Hilfe der bioelektrischen Impedanzanalyse ist eine Bestimmung der Körperzusammensetzung (Magermasse, Fettmasse, Körperwasser) möglich. Die Hautfaltendicke wird mit einem Caliper gemessen und gibt Auskunft über den Körperfettgehalt.

Nach Beurteilung des Ausmaßes der Adipositas und des Verteilungsmusters ist eine gründliche Anamneseerhebung notwendig. Beginn und Verlauf des Übergewichts, frühere Therapieversuche, Gründe für das Scheitern, Zielvorstellungen bei früheren Gewichtsreduktionen und aktuelle Lebensverhältnisse sind zu erfragen. Häufig besteht eine genetische Veranlagung. Begleiterkrankungen machen sich beispielsweise durch Belastungsdyspnoe, rasche muskuläre Ermüdbarkeit, Gelenkbeschwerden und Schlafstörungen bemerkbar.

Um sich ein Bild über Anzahl, Zusammensetzung, Umfang und emotionale Auslöser der Nahrungsaufnahme zu machen, ist es sinnvoll, den Patienten über 7–14 Tage ein Ernährungsprotokoll schreiben zu lassen. Auch Getränke, Ort, Zeit und die Umstände, unter denen gegessen wurde, müssen protokolliert werden. Zum Abschätzen des Energieverbrauchs sollte man sich zusätzlich einen Eindruck über die körperliche Aktivität verschaffen. Die Medikamentenanamnese zielt auf die Einnahme von Präparaten, die zu einer Zunahme des Körpergewichts führen können (z.B. trizylische Antidepressiva, Kortison).

Laboruntersuchungen

- Typ-2-Diabetes mellitus (Nüchternblutzucker, ggf. oraler Glukosetoleranztest)
- Dyslipoproteinämien (Serumtriglyzeride, Gesamt-, HDL-, LDL-Cholesterin)
- Hyperurikämie und Gicht (Harnsäure)
- Basaler TSH-Spiegel zum Ausschluss einer Hypothyreose als Ursache der Adipositas.

Körperliche Untersuchungen

- Kardiale Insuffizienz
- Respiratorische Insuffizienz
- Arterielle Hypertonie (Bluthochdruck)
- Erkrankungen des Bewegungsapparates
- Entzündung der Venenwand (Thrombophlebitis), Krampfadern (Varikosis), Unterschenkelgeschwür (Ulcus cruris)
- Hautprobleme (Pilzerkrankungen, Hautausschläge).

Apparative Diagnostik

- Blutdruckmessung
- Ruhe-EKG, Belastungs-EKG
- Evtl. endokrine Funktionsdiagnostik, Lungenfunktionsuntersuchung, 24-Std.-Blutdruckmessung
- Ultraschall vom Herzen (Echokardiographie).

Therapie

3-Säulen-Therapie

- Ernährungsumstellung
- Steigerung der körperlichen Aktivität
- Gruppentherapie.

Ergänzende Therapie

Medikamente zur Gewichtsreduktion:

- Sibutramin (Reductil®): steigert das Sättigungsgefühl und den Energieverbrauch durch zentrale Hemmung der Wiederaufnahme von Serotonin und Noradrenalin
- Orlistat (Xenical®): hemmt die Lipase und vermindert damit die enterale Fettresorption um 30%
- Cellulose (CM3® oder BMI 23): vernetzte Zellulose, die das Sättigungsgefühl steigert.

Chirurgische Therapieverfahren (z.B. gastric banding).

⊞ 2.3 Crohn-Krankheit und Colitis ulcerosa – Unterscheidungskriterien.

Differenzial- diagnostik	Crohn-Krankheit	Colitis ulcerosa
Ausbreitung	diskontinuierliche Entzündung von proximal nach distal	kontinuierliche Entzündung von distal nach proximal
Lokalisation	gesamter Gastrointestinaltrakt (v. a. terminales Ileum, Kolon)	Kolon (Ausnahme „backwash-ileitis")
Entzündungsniveau	transmural	nichttransmural
Leitsymptom	Schmerzen, nichtblutige Diarrhö	blutige Diarrhö
Fisteln	typisch	untypisch
Aphten	häufig	untypisch
extraintestinale Symptome	häufig	selten
Komplikationen	Fisteln, Fissuren, Abszedierung, Stenose, Konglomerattumore	toxisches Megakolon, Blutungen
Histologie	Kryptenabszesse untypisch, Granulome häufig	Kryptenabszesse typisch, Granulome fehlen

Chronisch entzündliche Darmerkrankungen

Unter dem Begriff chronisch entzündliche Darmerkrankungen werden Crohn-Krankheit, Colitis ulcerosa sowie nicht klassifizierbare Formen (Colitis inditerminata) zusammengefasst.

Die Inzidenzraten (Zahl der Neuerkrankungen) zeigen deutliche regionale und ethische Unterschiede. An der Crohn-Krankheit erkranken 3 : 100 000/Jahr, an Colitis ulcerosa 5 : 100 000/Jahr. Chronisch entzündliche Darmerkrankungen betreffen häufiger Weiße (v. a. Juden) als Farbige, häufiger Nord- als Südeuropäer und häufiger sozial besser gestellte Schichten. Es gibt keine Geschlechtsunterschiede. Alle Altersgruppen können betroffen sein, der Häufigkeitsgipfel liegt zwischen dem 15. und 35. Lebensjahr. Das Erkrankungsrisiko für Geschwister eines Patienten mit Crohn-Krankheit ist ca. 17- bis 35-mal höher als das der Allgemeinbevölkerung, sodass man von einer genetischen Veranlagung ausgehen muss. Das Ernährungsverhalten (Western diet: reichlich Zucker, gehärtete Fette und wenig Ballaststoffe) erhöht die Wahrscheinlichkeit des Auftretens.

Die Ätiologie (Krankheitsursache) und Pathogenese (Krankheitsentstehung) ist unklar. Genetische Faktoren, Störungen des intestinalen Immunsystems und infektiöse Ursache der Erkrankung, etwa atypischen Mykobakterien, werden diskutiert.

Unterscheidungskritierien von Crohn-Krankheit und Colitis ulcerosa sind in ⊟ 2.3 zusammengefasst.

Crohn-Krankheit
(Synonym: granulomatöse Enteritis, Ileitis terminalis)

Bei der Crohn-Krankheit handelt es sich um eine chronische Entzündung aller Wandschichten, die den gesamten Gastrointestinaltrakt befallen kann. Das Ausbreitungsmuster ist diskontinuierlich segmental. Häufigste Lokalisation ist das terminale Ileum (Krummdarm) und das proximale Kolon (Dickdarm). In 30% der Fälle ist nur das Ileum, in 25% der Fälle nur das Kolon, in 45% der Fälle Ileum und Kolon befallen.

Klinik

Leitsymptom der Crohn-Krankheit ist eine Kombination von krampfartigen Schmerzen vorwiegend im rechten Unterbauch und rezidivierenden Diarrhöen ohne Blutbeimengungen. Häufig ähneln die Beschwerden denen einer akuten Appendizitis mit einer daraus folgenden Appendektomie. Diarrhöen resultieren insbesondere aus dem Befall des Kolons.

Krankheitsverlauf

Die Krankheitsschübe treten im Wechsel mit unterschiedlich langen Zeiten der Remission (symptomfreie Intervalle) auf (Rezidivhäufigkeit 30% nach 1 Jahr und 40% nach 2 Jahren). Nur selten kommt es zu chronischer Aktivität trotz adäquater Therapie oder jahrelanger Rezidivfreiheit.

Komplikationen

- Extraintestinale Manifestionen (z.B. Arthralgien und Arthritiden), Pyodermien (Eiterausschläge), Konjunktivitis (Augenbindehautentzündung) oder Iritis (Regenbogenhautentzündung)
- Fisteln (röhrenförmige Verbindung zwischen zwei Körperhöhlen) und Abszesse (Ansammlung von Eiter in einer Gewebshöhle)
- Darmstenosen (Verengung) mit Darmverschlüssen, selten Darmdurchbruch
- Wachstumsstörungen im Kindesalter
- Malabsorptionssyndrom (z.B. Vitamin B_{12}-Mangelanämie)
- Spätkomplikationen (maligne Entartung mit Entstehung eines kolorektalen Karzinoms, Amyloidose).

Diagnostik

Die Klinik spiegelt nur unzureichend die Aktivität der Erkrankung wider und erlaubt keine Aussage über den Verlauf und die Prognose. Die Endoskopie hat ihren größten Stellenwert in der Erst- und Ausbreitungsdiagnostik. Ist die Diagnose Crohn-Krankheit histologisch gesichert, muss der gesamte Verdauungstrakt nach weiteren Manifestationsstellen abgesucht werden. Mögliche bildgebende Verfahren sind Sonographie, Röntgenuntersuchung des Dünndarms (Enteroklysma nach Sellink und Doppelkontrastdarstellung des Kolons), Ösophagogastroduodenoskopie mit endoskopischer Darstellung der Speiseröhre, des Magens und des Zwölffingerdarms, Computertomographie (z.B. bei der Diagnostik von Abszessen), Kernspintomographie (z.B. bei Untersuchungen im kleinen Becken, wie zum Nachweis von Fisteln) sowie Leukozytenszintigraphie zum Nachweis entzündlich erkrankter Darmabschnitte.

Histologische Merkmale

- Ausgeprägtes lymphoplasmazelluläres Infiltrat vorwiegend in der Lamina propria
- 40% typische nichtverkäsende Granulome aus Epitheloidzellen und mehrkernigen Riesenzellen
- Hyperplasie der Lymphknoten (70%)
- Diskontinuierlicher Befall des Darms mit Segmenten ohne erkennbare Entzündungszeichen („skip-lesions")
- „Pflastersteinrelief" („cobble-stone")
- Aphtenähnliche Geschwüre der Schleimhaut mit Fissuren und Fisteln.

Labor (🔲 2.4)

- Entzündungsparameter (BSG, C-reaktives Protein, Leukozyten u.a.)
- Anämie (Hämoglobin und Hämatokrit erniedrigt)
- Anstieg der alkalischen Phosphatase, der Transaminasen oder der Gamma-Glutamyl-Transferase bei primär sklerosierender Cholangitis
- Erniedrigtes Vitamin B_{12}, Eisen oder Zink bei Malabsorption
- Fakultativ Nachweis von Auto-Antikörpern (z.B. BPI-ANCA)
- Bakterielle Stuhluntersuchung zum Ausschluss einer infektiösen Darmerkrankung.

Differenzialdiagnosen

- Infektiöse Enteritiden
- Laxanzienkolon
- Divertikulitis
- Ischämie der Dickdarmschleimhaut
- Bauchschmerzen anderer Genese.

Colitis ulcerosa

Die Colitis ulcerosa ist eine chronisch entzündliche Darmerkrankung, die ausschließlich die oberflächlichen Schleimhautschichten betrifft. Der Mastdarm (Rektum) ist immer betroffen. Von hier kann sich die Erkrankung über das ganze Kolon hinaus kontinuierlich ausbreiten. In 40–50% der Fälle ist nur das Rektosigmoid betroffen, in 30–40% geht der Befall über das Sigma hinaus, aber betrifft nicht das gesamte Kolon. In 20% der Fälle ist das gesamte Kolon befallen, in 3% besteht lediglich eine Mastdarmentzündung (Proktitis). In seltenen Fällen ist ausschließlich das terminale Ileum im Sinne einer „backwash-ileitis" betroffen. Durch die Proktokolektomie (s.u.) sind Patienten heilbar.

2.4   Referenzwerte bei Laboruntersuchungen.

Biologische Größe	Referenzbereiche	
	Männlich	**Weiblich**
BSG (1 h nach Westergreen)	bis 15 mm/h	bis 20 mm/h
BSG (2 h nach Westergreen)	bis 20 mm/h	bis 30 mm/h
C-reaktives Protein	< 5 mg/l	
Leukozyten	3 800–10 500/μl	
Hämoglobin	13,5–17 g/dl	12–16 g/dl
Hämatokrit	40–52%	37–48%
Alkalische Phosphatase (2–17 J.) (18–49 J.) (ab 50 J.)	bis 700 U/l bis 175 U/l bis 175 U/l	bis 600 U/l bis 150 U/l bis 170 U/l
Gamma-Glutamyl-Transferase	6–28 U/l	4–18 U/l
Glutamat-Oxalacetat-Transaminase	bis 19 U/l	bis 15 U/l
Glutamat-Pyruvat-Transaminase	bis 23 U/l	bis 19 U/l
Vitamin B_{12}	3–15 ng/ml	
Eisen	50–160 μg/dl	50–150 μg/dl

Klinik

Leitsymptom der Colitis ulcerosa sind blutige Diarrhöen, wobei das Blut eher dem Stuhl aufgelagert erscheint, Abgang von Schleim und gehäufte Stuhlentleerungen (nächtlicher Stuhldrang). Bei ausgedehntem Befall des Kolons oder einer Pankolitis kann sich das Blut mit dem Schleim vermischen. Stuhlfrequenzen von 30–40/Tag sind möglich, die dann fast nur noch Blut und wässrigen Schleim enthalten. Häufig sind die Durchfälle mit Tenesmen (beständiger schmerzhafter Stuhldrang) verbunden. Es kann zu Entzündungen im Bereich der Analregion kommen. Die chronische Entzündung und die teilweise starken rektalen Blutverluste können zu einer Anämie (Blutarmut) führen.

Komplikationen

- Extraintestinale Manifestationen (seltener als bei der Crohn-Krankheit, s. oben)
- Wachstumsstörungen im Kindesalter
- Gewichtsverlust
- Massive Blutung

- „Toxisches Megakolon" (septisches Krankheitsbild mit akutem Abdomen)
- Entwicklung eines Kolonkarzinoms (Colitis ulcerosa ist eine Präkanzerose!), Risiko einer malignen Entartung bei Patienten mit Pankolitis nach 20-jährigem Krankheitsverlauf bis zu 50%
- Spätkomplikation (Amyloidose).

Diagnostik

Nach Anamneseerhebung wird der After (Anus) inspiziert und das Rektum digital ausgetastet. Im Gegensatz zur Crohn-Krankheit findet sich bei der Colitis ulcerosa eine Korrelation des endoskopischen Bildes mit der klinischen Krankheitsaktivität. Im akuten Schub ist die Koloskopie wegen der erhöhten Perforationsgefahr kontraindiziert. Bei der Rektoskopie/Koloskopie werden Gewebeproben (Biopsien) entnommen, die histologisch untersucht werden. Mögliche bildgebende Verfahren sind Sonographie, Abdomenübersichtsaufnahme sowie Leukozytenszintigraphie zum Nachweis entzündlich erkrankter Darmabschnitte.

Histologische Merkmale

- Kryptenabszesse (Granulozyteninfiltration der Schleimhaut mit Anhäufung von Granulozyten in den Krypten)
- Im chronischen Stadium Infiltration der Schleimhaut mit Lymphozyten und Histiozyten, Schleimhautatrophie, schwere Epitheldysplasien als Vorläufer einer karzinomatösen Entartung.

Labor (☎ 2.4)

S. Crohn-Krankheit.

Differenzialdiagnosen

S. Crohn-Krankheit.

Therapie der chronisch entzündlichen Darmerkrankungen

- Diät
- Medikamente:
  - Aminosalicylate: Mesalazin (z.B. Salofalk®), Olsalazin (z.B. Dipentum®), Sulfasalazin (z.B. Azulfidine®)
  - Systemisch wirksame Kortikosteroide (Prednisolon®)
  - Topisch wirksame Kortikosteroide (z.B. Enterocort®)

- Immunsuppressiva (z.B. Cyclosporin A®, Azathioprin®) bei thera-
  pierefraktärem Verlauf
- Selbsthilfegruppen, Psychotherapie
- Substitution von defizitären Mikronährstoffen (z.B. Zink als Zink-
  histidin)
- Gabe von wasserlöslichen Ballaststoffen (Cave: Stenosen) wie Plan-
  tago-ovata-Samenschalen
- Gabe von Omega-3-Fettsäuren

Operative Therapie

Die Colitis ulcerosa ist durch Proktokolektomie heilbar, die Crohn-
Krankheit nicht. Unter Proktokolektomie versteht man die Entfernung
von Teilen des Dickdarms einschließlich des Enddarms unter Erhaltung
der Schließmuskeln.

Indikationen zur Akutintervention sind:
- Dickdarmentzündung mit Blutvergiftung (Sepsis)
- „Toxisches Megakolon" (septisches Krankheitsbild mit akutem Abdo-
  men)
- Darmwanddurchbruch (Perforation)
- Schwere Blutung.

Elektive Operationsgründe sind:
- Schwere und chronische Verlaufsformen mit Verschlechterung des
  Allgemeinbefindens
- Wachstumsretardierung
- Hohes Karzinomrisiko
- Kontraindikation einer medikamentösen Langzeittherapie
- Komplikationen (z.B. Fisteln, Abszesse).

Diabetes mellitus (= honigsüßer Durchfluss)

Der Diabetes mellitus ist eine chronische Stoffwechselerkrankung (den Kohlenhydrat-, Protein- und Fettstoffwechsel betreffend), die auf einem absoluten oder relativen Mangel an Insulin beruht und in der Folge zumeist nach langjähriger Krankheitsdauer Schäden an Blutgefäßen und Nervensystem verursacht.

Beim absoluten Insulinmangel wird von den Betazellen der Langerhans'schen Inselzellen der Bauchspeicheldrüse kein Insulin mehr produziert. Beim relativen Insulinmangel wird zwar noch eigenes Insulin gebildet, es kann aber nicht an der Körperzelle angreifen (Insulinresistenz), da der Rezeptor defekt ist oder fehlt.

Man unterscheidet die in ☎ 2.5 beschriebenen Diabetes-Typen.

Typ-1-Diabetes

Patienten mit einem Typ-1-Diabetes sind meist junge (vorwiegendes Manifestationsalter: 15.–24. Lebensjahr), schlanke Patienten. Es liegt ein absoluter Insulinmangel vor. Die Erkrankung entwickelt sich auf dem Boden einer Zerstörung der Betazellen der Bauchspeicheldrüse durch eine Autoimmunerkrankung. Klinisch auffällig wird der Insulinmangel erst, wenn rund 90% der Betazellen zerstört sind.

Typ-2-Diabetes

Ein Typ-2-Diabetes entwickelt sich meist aufgrund langjährigen Übergewichtes. Die Patienten sind meistens älter (> 40 Jahre). Ursache ist eine Störung der Insulinsekretion (Störung der Erkennung der umgebenden Glukosekonzentration) und eine Insulinresistenz (genetisch festgelegt, durch Umwelteinflüsse wie kalorien- bzw. fettreiche Ernährung, Übergewicht und Bewegungsmangel verstärkt). Anfangs kommt es zu einer Insulinresistenz der insulinabhängigen Gewebe (z.B. Skelettmuskelzellen), sodass erhöhte Insulinspiegel (Hyperinsulinismus) für die Erzielung einer Wirkung erforderlich werden. Diese gehen wiederum mit einem verstärktem Hungergefühl einher. Therapeutisches Prinzip ist daher die Beseitigung des Übergewichts zur Steigerung der Insulinsensibilität der Zellen und der Rezeptordichte. Eine alleinige diätetische Therapie kann ausreichen. Später kann eine Therapie mit oralen Antidiabetika (☎ 2.6) und/oder Insulin notwendig werden.

■ **2.5** Klassifikation des Diabetes mellitus (WHO und ADA).

Typ-1-Diabetes mellitus	Betazelldestruktion mit Insulinabhängigkeit, 10% der Diabetiker
Typ-2-Diabetes mellitus	Insulinresistenz und/oder Defekt der Betazellsekretion, mindestens 90% aller Diabetiker Normalgewichtige: < 10% der Typ-2-Diabetiker, Übergewichtige: > 80% der Typ-2-Diabetiker
LADA	latent autoimmune diabetes in adults (Diabetiker, die zunächst kein Insulin benötigen, jedoch positive Immunmarker des Typ-1-Diabetes aufweisen)
Andere spezifische Typen	• genetische Defekte der Betazellfunktion (*MODY) • genetische Defekte der Insulinwirkung • chronische Pankreatitis • Endokrinopathien • medikamentös induziert • Infektionen • selten immunologisch bedingte Formen • genetische Syndrome, die gelegentlich mit Diabetes vergesellschaftet sind
Gestationsdiabetes	

*MODY = maturity-onset-diabetes of the young. Eigenständige Diabetesform, die typischerweise vor dem 25. Lebensjahr auftritt und mit erhöhter Insulinsekretion, peripherer Insulinresistenz und Fettsucht einhergeht. Manifestiert sich während der Pubertät und verläuft unterschiedlich, in der Regel klinisch mild und meist ohne Spätkomplikationen (jedoch nicht ausgeschlossen!).

■ **2.6** Orale Antidiabetika.

• Sulfonylharnstoffe (z.B. Euglucon N®, Glibenclamid®, Amaryl®)
• Biguanide (z.B. Glucophage®, Mescorit®)
• Glitazone (z.B. Avandia®, Actos®)
• Glinide (z.B. NovoNorm®)
• α-Glucosidasehemmer (z.B. Glucobay®, Diastabol®)

Insulinwirkung

Das anabole Hormon Insulin wird in den Betazellen der Langerhans-Inseln des Pankreas (Bauchspeicheldrüse) gebildet. Es ist ein Peptidhormon, das eine entscheidende Rolle v.a. im Kohlenhydratstoffwechsel, aber auch im Fett- und Proteinstoffwechsel spielt. Wird Glukose (Traubenzucker) aus dem Darm aufgenommen, kommt es zum Anstieg der Blutglukosekonzentration. Bei erhöhten Blutzuckerspiegeln wird Insulin ausgeschüttet und bindet sich an einen Zellrezeptor. Dadurch kann die Zelle Glukose aufnehmen und die Blutglukosekonzentration sinkt wieder. Etwa $2/3$ der im Darm aufgenommenen Glukose wird so zwischengespeichert. Damit steht dem stark glukoseabhängigen Gehirn ein konstantes und von der Nahrungsaufnahme relativ unabhängiges Glukoseangebot zur Verfügung. Insulin sorgt außerdem für eine Proteinspeicherung v.a. in der Skelettmuskulatur und ist wachstumsfördernd.

Klinik

Zu hohe Blutzuckerwerte (Hyperglykämie) führen zu verschiedenen Beschwerden. Viele Patienten klagen über Abgeschlagenheit und Müdigkeit. Die Abwehrkräfte sind geschwächt und die Patienten sind infektanfällig (Neigung zu bakteriellen Haut- und Harnwegsinfekten, Mykosen). Große Harnmengen (Polyurie) und verstärktes Durstgefühl (Polydipsie) sind Folge der Zuckerausscheidung im Urin. Normalerweise ist der Harn zuckerfrei. Überschreiten jedoch die Blutzuckerwerte eine bestimmte Grenze (Nierenschwelle, Blutglukose ca. 160–180 mg/dl), wird Glukose und damit auch vermehrt Flüssigkeit ausgeschieden. Durch Störungen im Elektrolyt- und Flüssigkeitshaushalt kommt es zum Teil zu nächtlichen Wadenkrämpfen und zu Sehstörungen.

Beim Typ-1-Diabetes entwickelt sich innerhalb weniger Tage bis Wochen ein schweres Krankheitsbild bis hin zum diabetischen Koma mit Austrocknung des Körpers und Übersäuerung (Ketoazidose) des Blutes. Zum Teil sind Bauchschmerzen, Übelkeit oder Erbrechen Vorboten der Bewusstlosigkeit. Ein diabetisches Koma muss intensivmedizinisch behandelt werden.

Der Typ-2-Diabetes manifestiert sich dagegen schleichend und unbemerkt, sodass oft erst erhöhte Blut- und Harnzuckerwerte bei einer Routineuntersuchung zur Diagnose führen. Bis zu 20% der Typ-2-Diabetiker weisen allerdings bereits zum Zeitpunkt der Diagnosestellung deutliche diabetische Organkomplikationen auf.

Komplikationen

Korrelierend mit der Dauer des Diabetes mellitus kommt es zu Veränderungen an den großen (Makroangiopathie) und kleinen (Mikroangiopathie) Gefäßen. Dies führt zu schweren Folgeerkrankungen an Gehirn, Augen, Herz, Nieren, Nervensystem und den Extremitäten. In ▣ 2.7 sind die häufigsten Organkomplikationen durch Schädigung des Gefäßsystems aufgeführt. Tödlicher Endpunkt bei $^2/_3$ der Diabetiker ist der Myokardinfarkt, bei $^1/_3$ die Urämie. Nach Angaben des Statistischen Bundesamtes für das Gesundheitswesen lag 1999 das mittlere Sterbealter bei primär insulinabhängigen Typ-1-Diabetikern bei 74,9 Jahren, das mittlere Sterbealter bei nicht primär insulinabhängigen Typ-2-Diabetikern bei 79,3 Jahren, das mittlere Sterbealter der deutschen Bevölkerung lag 1999 bei 75,3 Jahren. In Deutschland fielen 1994 Kosten von 3,05 Milliarden Euro für Diabetiker an (Deutsches Bundesamt für Statistik).

▣ **2.7**   Folgen des Diabetes mellitus am Gefäßsystem.

Makroangiopathie	Mikroangiopathie
• hoher Blutdruck (Hypertonie) • Herzkranzgefäßverengung (Koronare Herzkrankheit) • Durchblutungsstörungen an den Beinen (periphere arterielle Verschlusskrankheit) • Schlaganfall	• Nierenfunktionsstörung bis hin zur Niereninsuffizienz mit Dialysepflichtigkeit • (diabetische Glomerulosklerose) • Sensibilitätsstörungen an den Beinen, z.T. Taubheitsgefühl, Ameisenlaufen (Neuropathie und neuropathischer diabetischer Fuß) • Veränderung der Netzhaut des Auges (diabetische Retinopathie)

Diagnose

Diagnostische Kriterien des Diabetes mellitus (Diabetes Care)

- Symptome des Diabetes wie z.B. Polyurie, Polydipsie, unabsichtlicher Gewichtsverlust plus Plasmaglukose ≥ 200 mg/dl (11,1 mmol/l) zu irgendeinem Zeitpunkt während des Tages oder
- Nüchtern-Plasmaglukose ≥ 126 mg/dl (7,0 mmol/l), nüchtern = keine Kalorienzufuhr über mindestens 8 Std. oder

- 2-Stunden-Plasmaglukose im oralen Glukosetoleranztest (OGTT) ≥ 200 mg/dl (11,1 mmol/l), Testdurchführung nach WHO-Kriterien mit 75g Glukose gelöst in Wasser (◨ 2.8).

Ohne eindeutige klinische Symptome sollte ein einzelnes Kriterium durch einen zweiten Test an einem anderen Tag bestätigt werden.

Fällt erstmalig ein Blutzucker von über 200 mg/dl auf, sollte zusätzlich der Urin mittels Teststreifen auf eine Ketonurie untersucht werden. Ein positives Ergebnis weist, sofern nicht durch eine längere Nahrungskarenz bedingt, auf einen Insulinmangel hin und erfordert in der Regel eine rasche Insulintherapie.

Diagnose der Gestationsdiabetes (Deutsche Diabetes Gesellschaft)

- Screening Test (24.–28. Schwangerschaftswoche), Testdurchführung mit 50 g Glukose oral (keine Vorbereitung oder Nüchternheit erforderlich).

◨ **2.8** Oraler Glukosetoleranztest (OGTT) (American Diabetes Association).

	Normal	Gestations-diabetes	Pathologische Glukosetoleranz	Diabetes mellitus
Nüchternblut-glukose	70–110 mg/dl	> 95 mg/dl	110–126 mg/dl	> 126 mg/dl
2 h-Wert im OGT	< 140 mg/dl	> 155mg/dl	140–200 mg/dl	> 200 mg/dl

Es liegt ein Gestationsdiabetes vor, wenn für die Glukose nach einer Stunde folgende Werte gemessen werden:
Kapilläres Vollblut: > 140 mg/dl, > 7,8 mmol/l
Venöses Vollblut: > 120 mg/dl, > 6,7 mmol/l
Venöses Plasma: > 140 mg/dl, > 7,8 mmol/l
Die weitere Abklärung erfolgt mittels oralem Glukosetoleranztest.

Screening-Untersuchung auf Diabetes mellitus

- Nüchternblutzucker alle 3 Jahre bei allen Personen über 45 Jahre oder jüngeren Patienten bei erhöhtem Body-Mass-Index (> 27)
- Bluthochdruck, Fettstoffwechselstörung

- Diabetes-mellitus-Erkrankung in der Verwandtschaft 1. Grades
- Angehörige von Volksgruppen mit erhöhtem Diabetesrisiko
- Geburt eines Kindes über 4 500 g oder nach einem Gestationsdiabetes
- Gestörte Glukosetoleranz.

Differenzialdiagnosen der Hyperglykämie

- Pankreaserkrankungen (z.B. Entzündung, Tumor, Mukoviszidose)
- Endokrine Überfunktionszustände (z.B. Akromegalie, Cushing-Syndrom)
- Medikamente (z.B. Glukokortikoide, Thiazid-Diuretika oder nichtselektive Betablocker)
- Insulinrezeptordefekte (z.B. Glykogenose Typ-1, Wolfram-Syndrom).

Diarrhö (= Durchfall)

Von Diarrhö spricht man bei der Entleerung von mehr als drei dünnflüssigen Stühlen/Tag (Wassergehalt > 75%) mit einem Gewicht von
mehr als 250 g/Tag.
Diarrhöen lassen sich nach ihrer Ätiologie, Pathogenese, Lokalisation
und ihrem Verlauf unterscheiden (◨ 2.9).

◨ **2.9** Einteilung der Diarrhö (G. Herold, 2001).

Einteilung nach Ätiologie	
Infektionen	Bakterien (z.B. E. coli), Viren (z.B. Rotavirus), Protozoen (z.B. Giardia lamblia)
Lebensmittelvergiftung	bakterielle Toxine (z.B. von S. aureus, B. cereus, Cl. perfringens)
Intoxikation	z.B. Arsen, Kupfer, Quecksilber
Medikamente	z.B. Laxanzien, Antibiotika, Zytostatika
Nahrungsmittelallergie	
Erkrankungen, die zur Maldigestion führen	exokrine Pankreasinsuffizienz, Postgastrektomie (nach operativer Magenentfernung), Gallensäureverlustsyndrom (z.B. nach operativer Entfernung der Gallenblase)
Erkrankungen, die zur Malabsorption führen	einheimische und tropische Sprue, Laktasemangel, M. Whipple, Strahlenenteritis
chronisch entzündliche Darmerkrankungen	Crohn-Krankheit, Colitis ulcerosa
Adenome, Karzinome des Kolons	
hormonelle Ursachen	z.B. Schilddrüsenüberfunktion (Hyperthyreose), Schilddrüsenkrebs
autonome diabetische Neuropathie	
Reizdarmsyndrom	
Einteilung nach Pathogenese	
osmotische Diarrhö	Kohlenhydratmalabsorption (z.B. Laktasemangel, Sorbitol bei Kaugummiabusus), Glutenallergie (Sprue), osmotisch wirksame Laxanzien

⊞ **2.9** Einteilung der Diarrhö (G. Herold, 2001) (Fortsetzung).

sekretorische Diarrhö	infektiös, Laxanzien, Gallensäuren, Fettsäuren, sezernierende villöse Adenome, hormonelle Ursachen
exsudative Diarrhö (entzündliche Diarrhö)	infektiös, chronisch entzündliche Darmerkrankungen, Kolonkrebs, enterale Schäden durch Zytostatika, Strahlen, Ischämie
Motilitätsstörungen	Reizdarm-Syndrom, postoperativ nach Magenresektion oder Vagotomie, hormonelle Ursachen, autonome diabetische Neuropathie
Einteilung nach Lokalisation	
Dünndarmdiarrhö	Hypersekretion des Dünndarms, Überangebot osmotisch wirksamer Stoffe
Dickdarmdiarrhö	oft geringe Stuhlmengen mit Blut und Schleim
Einteilung nach Verlauf	
akute Diarrhö	Lebensmittelvergiftung, Infektionen, Medikamente
chronische Diarrhö	chronische Darminfektionen, nichtinfektiöse Ursachen einer Diarrhö

Pro Tag werden durchschnittlich ca. 2 Liter Wasser durch Getränke oder Nahrung aufgenommen. Zusätzlich gelangen ca. 7 Liter Flüssigkeit durch Sekretion aus den Speicheldrüsen, Magen, Bauchspeicheldrüsen, Galle und Dünndarm in den Dünndarm. Da der tägliche Stuhl nur 100–200 ml Wasser enthält, müssen täglich 8,8 Liter rückresorbiert werden. Dies geschieht zu 90% im Dünndarm, 8% werden im Dickdarm rückresorbiert. Der Wassertransport erfolgt passiv entsprechend des osmotischen Gradienten durch die Darmschleimhaut. Der osmotische Gradient wird durch den Elektrolytgehalt und den Gehalt an osmotisch wirksamen Substanzen wie Zucker und Aminosäuren bestimmt. Die Resorption von Natrium ist treibender Faktor der Wasseraufnahme aus dem Darm, Chlorid wird ins Darmlumen sezerniert (⊞ 2.10).

Der Stuhl besteht aus Wasser, Darmepithelien, Bakterien und Nahrungsresten.

⊡ **2.10** Elektrolytgehalt des normalen Stuhls (G. Herold, 2001).

K^+	ca. 90 mmol/l
Na^+	ca. 40 mmol/l
HCO_2^-	ca. 30 mmol/l
Cl^-	ca. 15 mmol/l

Diagnostik

● Anamnese (akuter/chronischer Durchfall, Frequenz, Konsistenz, Farbe, Volumen, Blut- oder Schleimbeimengungen, begleitende Bauchschmerzen).
  – Häufige kleine Stuhlmengen: Hinweis auf Erkrankung des distalen Dickdarms
  – Große Stuhlmengen: Hinweis auf Dünndarm- oder Bauchspeicheldrüsenerkrankungen
  – Wässrige, schaumige, hellfarbene Stühle mit unverdauten Nahrungsmitteln: Hinweis auf Dünndarmerkrankung
  – Fettstühle: Hinweis auf exokrine Pankreasinsuffizienz, schweres Malabsorptionssyndrom (z.B. Mukoviszidose)
  – Beziehung zur Nahrungsaufnahme: z.B. Hinweis auf Laktoseintoleranz bei Milchgenuss
  – Sistieren der Diarrhö nach Fasten: Hinweis auf osmotische Diarrhö und Steatorrhö (Stuhlfettausscheidung > 7 g/Tag als Folge eines Missverhältnisses zwischen oraler Fettaufnahme und Fettverdauung) bei Pankreasinsuffizienz oder Gallensäureverlustsyndrom
  – Medikamenteneinnahme
  – Auslandsaufenthalte
  – Bauchoperationen
● Klinik (Stuhlinspektion, Exsikkosezeichen, Bauchbefund, Fieber, sonstige Symptome)
● Laboruntersuchung (Stuhl auf allgemeine pathogene Keime, serologische Erregerdiagnostik, Blutbild, Nierenwerte, Elektrolyte, Spezialuntersuchungen)
● Darmspiegelung
● Kolonkontrasteinlauf (falls eine Darmspiegelung nicht möglich ist).

Therapie

- Kausale Therapie
- Supportive Therapie
  - Flüssigkeits-, Elektrolyt- und Energiestoffzufuhr (z.B. Elotrans®)
  - Orale Rehydrationslösung (WHO): 3,5 g NaCl, 2,5 g NaHCO$_3$, 1,5 g KCl, 20 g Glukose auf 1000 ml Wasser)
- Symptomatische Therapie durch
  - obstipierende Mittel (z.B. Loperamid®)
  - Hemmung der laxierenden Wirkung unkonjugierter Gallensäuren bei cholagener Diarrhö (z.B. Quantalan®)
  - Bindung von Toxinen (z.B. Kohle Kompretten®) oder
  - Spasmolytika bei Krämpfen (z.B. Buscopan®).

Divertikel/Divertikulose

Divertikel sind sackförmige Ausstülpungen umschriebener Wandteile, bevorzugt an Durchtrittsstellen der Gefäße durch die Dickdarmwand. Durch erhöhten intraluminalen Druck kann es zur Herniation von Darmschleimhaut an den Durchtrittsstellen der Gefäße im Sinne eines Pseudodivertikels ($^2/_3$ aller Divertikel) kommen. Bei echten Divertikeln (selten, meist angeboren, gehäuft in Japan) stülpt sich die gesamte Darmwand vor.

Die Prävalenz von Divertikeln und Divertikulitis ist weltweit unterschiedlich. Sie ist in Ländern mit überwiegend pflanzlicher Ernährung selten, bei ballaststoffarmer Ernährung („western diet") häufig. In Industrieländern liegt die Prävalenzrate 50-jähriger bei 30%, bei 80-jährigen Patienten bei 80%. Ca. 10% aller Patienten mit Divertikulose erlangen Komplikationen wie eine Divertikulitis oder eine Divertikelblutung durch Arrosion der im Bereich des Divertikels gelegenen Gefäße. Eine Divertikulitis entsteht durch Stuhlstau und Entzündung des Divertikels. Solange die Entzündung auf das Divertikel begrenzt ist, spricht man von Peridivertikulitis. Bei einer Pericolitis greift die Entzündung bereits auf den Darm über.

Ca. 30% der wegen einer Divertikulitis stationär aufgenommenen Patienten müssen während des ersten Aufenthaltes operiert werden.

Klinik

80% aller Divertikel sind asymptomatisch. Sie werden häufig als Zufallsbefund bei Endoskopien oder radiologischen Kolonuntersuchungen entdeckt. Kommt es zur Entzündung eines Divertikels, entstehen Symptome ähnlich einer Wurmfortsatzentzündung (Appendizitis), jedoch meist im rechten Unterbauch („Linksappendizitis"). Bei einer Divertikulitis anderer Kolonabschnitte können die Schmerzen an einer anderen Stelle des Kolonrahmens auftreten. Ist zum Beispiel der Blinddarm befallen, kann es zum Beschwerdebild ähnlich einer Appendizitis trotz Appendektomie kommen. Die Schmerzen können kolikartig sein und nach dem Stuhlgang wieder abnehmen. Teilweise kommt es zu Änderungen der Stuhlgewohnheiten. Selten ist Fieber das einzige Symptom. Bei alten und immunsupprimierten Patienten kann die Klinik atypisch oder symptomarm sein.

Komplikationen

- Darmwanddurchbruch (Perforation) mit Bauchfellentzündung (Peritonitis)
- Gedeckter Darmwanddurchbruch mit perikolischem Abszess (Ansammlung von Eiter in einer Gewebshöhle)
- Blutung
- Verengung des Darmlumens (Stenose), evtl. mit Darmverschluss (Ileus)
- Fistel (röhrenförmige Verbindung zwischen zwei Körperhöhlen)
- Darmstenosen mit Darmverschlüssen, selten Darmdurchbruch.

Diagnostik

Bei der körperlichen Untersuchung findet sich meist ein typischer Druckschmerz im linken Unterbauch (Sigmadivertikulitis). Teilweise kann man eine walzenförmige Resistenz im linken Unterbauch tasten. Die Darmgeräusche sind vermindert. Ist die Entzündung auf das Divertikel begrenzt, findet sich eine lokale Abwehrspannung. Ist die Abwehrspannung generalisiert und von einer Ileussymptomatik begleitet, kann dies ein Zeichen einer Perforation mit Peritonitis sein.

Labor

Anstieg der Entzündungsparameter (Leukozytose, Anstieg des CRP oder der BSG).

Apparative Diagnostik

Mittels Sonographie lassen sich durch die Entzündung verdickte Dickdarmwandabschnitte sowie Abszesse nachweisen. Die genaueste Untersuchung zur Sicherung der Diagnose und zum Nachweis von Komplikationen ist die abdominelle Computertomographie. Sie bietet zudem den Vorteil, einen Großteil der Differenzialdiagnosen ausschließen zu können. Ein Kontrasteinlauf mit wasserlöslichem Kontrastmittel (Gastrografin®) kann den weiteren diagnostischen Gang behindern. Zur Beurteilung freier Luft im Abdomen bei Perforation oder Spiegelbildung bei Obstruktion des Kolons ist eine Abdomenübersichtsaufnahme sinnvoll.

Eine endoskopische Untersuchung darf wegen der hohen Perforationsgefahr nur in Ausnahmefällen bei besonderen Fragestellungen während der floriden Divertikulitis erfolgen. Nach Abklingen der akuten Entzündung kann man durch eine Koloskopie die Diagnose sichern sowie ein Kolonkarzinom ausschließen.

Differenzialdiagnose

- Ischämie (Durchblutungsstörung im Bereich der Dickdarmschleimhaut)
- Tumore (z.B. Kolonkarzinom)
- Volvulus (Achsendrehung des Darms mit Abklemmung der Gefäße, welche die Darmschleimhaut versorgen)
- Obstruktion, z.B. Briden (Verwachsungsstränge)
- Geschwür
- Nephrolithiasis (Nierensteine)
- Appendizitis
- Gynäkologische Erkrankungen (z.B. Salpingitis [Eileiterentzündung])
- Entzündliche Darmerkrankungen (z.B. Crohn-Krankheit, Colitis ulcerosa).

Therapie

Die Behandlung der Divertikulitis erfolgt bei Fieber, Leukozytose und deutlichen abdominellen Beschwerden meist stationär.

Die Patienten bekommen eine Nulldiät mit parenteraler Flüssigkeitssubstitution oder in weniger schweren Fällen die Gabe einer ballaststofffreien enteralen Ernährung. Initial werden die Patienten mit Breitbandantibiotika behandelt. Die Laborwerte und der abdominelle Untersuchungsbefund müssen regelmäßig überprüft werden.

Eine sofortige operative Intervention ist bei Perforation oder massiver Blutung angezeigt. Fisteln, Stenosen, kleinere Blutungen und Tumore sollten frühelektiv operiert werden, da die Letalität bei Notfalloperation deutlich höher ist.

Fettstoffwechselstörungen

Fettstoffwechselstörungen treten häufig im Rahmen eines metabolischen Syndroms auf. Zu diesem „Wohlstandssyndrom" gehören eine stammbetonte Fettleibigkeit (androide Fettverteilung), eine pathologische Glukosetoleranz bzw. ein Typ-2-Diabetes mellitus, eine Fettstoffwechselstörung und ein essenzieller Bluthochdruck sowie eine Hyperurikämie.

Erhöhte Blutfettwerte sind neben Rauchen, Bluthochdruck und Fettleibigkeit mit einem erhöhten Risiko für Herz- und Gefäßerkrankungen verbunden. Erhöhte Triglyzeridwerte (Neutralfette) können außerdem eine akute Bauchspeicheldrüsenentzündung (Pankreatitis) auslösen.

In den westlichen Industrieländern haben 50% aller über 40-jährigen Patienten Cholesterinwerte > 200 mg/dl.

Lipoproteine

Fette (Lipide) sind im wässrigen Milieu kaum löslich. Sie bilden zusammen mit Proteinen komplexe Aggregate, die Lipoproteine. In Form von Lipoproteinen werden Triglyzeride und Cholesterin im Plasma transportiert. Diese werden nach ihrer Dichte unterschieden (▭ 2.11).

Chylomikronen und VLDL sind triglyzeridreich und relativ groß. LDL transportieren Cholesterinester. HDL sind proteinreich und klein. Sie enthalten relativ wenig Lipide. Durch Veränderung des Lipoproteinabbaus und der Lipoproteinsynthese können Stoffwechselerkrankungen entstehen.

Fette

Die tägliche Fettaufnahme in Form von Fleisch, Eiern, Butter usw. ist individuell sehr unterschiedlich (ca. 130 g/Tag). Den größten Anteil nehmen Triglyzeride ein. Zusätzlich werden fettlösliche Vitamine (Vitamin A, D, E, K), Phospholipide und Cholesterinester aufgenommen. Nach Emulgierung werden die Triglyzeride im Magen-Darm-Trakt zu freien Fettsäuren und 2-Monoglyzeriden gespalten. Die Spaltung erfolgt durch Enzyme (Lipasen) aus den Zungengrunddrüsen und dem Bauchspeicheldrüsensaft. Aus den Monoglyzeriden und freien Fettsäuren bilden sich unter Mitwirkung von Gallensalzen Mizellen, die von der Dünndarmschleimhaut aufgenommen werden. In der Schleimhaut werden Monoglyzeride wieder mit Fettsäuren zu Triglyzeriden verbunden. Die Triglyzeride, andere Fette und fettlösliche Substanzen

⊞ **2.11** Klassifikation der Lipoproteine (G. Herold).

Dichteklasse	Elektrophorese	Funktion
Chylomikronen	keine Wanderung im elektrischen Feld	Transportvehikel für exogene Fettstoffe (Glyzeride)
VLDL (Very-low-density-Lipoproteine)	Prä-β-Lipoproteine	Transportvehikel für endogen gebildete Glyzeride, Vorläufer der LDL
LDL (Low-density-Lipoproteine)	β-Lipoproteine	Endprodukt der VLDL nach Delipidierung, Transportvehikel für Cholesterin zu den extra-hepatischen Zellen, Regulator der zellulären Cholesterin-homöostase*
HDL (High-density-Lipoproteine)	α-Lipoproteine	Transportvehikel für Cholesterin zur Leber, Regulator der zellulären Cholesterinhomöo-stase* und Lipolyse

*Homöostase = Konstanz des inneren Milieus des Körpers mit Hilfe von Regelsystemen (Regelung des Kreislaufs, der Körpertemperatur, des pH-Wertes, des Wasser- und Elektrolythaushaltes, Steuerung des Hormonhaushaltes usw.).

werden in Chylomikronen eingebaut, die über die Lymphbahn transportiert werden und von dort über den Ductus thoracicus (Milchbrustgang) in die Pfortader münden. Kurzkettige Fettsäuren sind relativ gut wasserlöslich und gelangen in freier Form über die Pfortader zur Leber. Lediglich mittelkettige Triglyzeride können ohne Gallen-/ Lipaseeinwirkung resorbiert werden. Sie werden direkt ins Blut aufgenommen.

Die zusätzlich in der Leber synthetisierten Triglyzeride werden in die VLDL eingebaut und gelangen dann ins Blut. VLDL wird unter der Wirkung von Lipoproteinlipasen zu LDL („schlechtes Cholesterin") abgebaut. LDL dient als Transportvehikel für Cholesterin zu den extrahepatischen Zellen. Dort kann es sich in den Blutgefäßen ablagern und eine Gefäßverkalkung (Arteriosklerose) verursachen. HDL transportieren überschüssiges Cholesterin aus den Zellen der Peripherie zur Bildung von Gallensäuren zurück in die Leber. Sie verhindern den Einbau von Cholesterin in den Gefäßen, daher wird ihnen bezüglich der Arterioskleroseentstehung eine Schutzfunktion zugeschrieben („gutes Cholesterin").

Hyperlipidämie

Unter einer Hyperlipidämie versteht man eine erhöhte Konzentration des Cholesterins, der Triglyzeride oder beider im Plasma.

Einteilung der Hyperlipidämien

In der Praxis werden unterschieden:
- Hypercholesterinämie (> 200 mg/dl)
- Hypertriglyzeridämie (> 180–200 mg/dl)
- Kombinierte Hyperlipidämie (Erhöhung von Cholesterin und Triglyzeriden)
- Primäre von sekundären Stoffwechselstörungen.

Einteilung nach Fredrickson

Die Einteilung nach Fredrickson (▭ 2.12) bezieht sich auf unterschiedliche Konzentrationen der Lipoproteinfraktionen in der Lipoproteinelektrophorese.

▭ **2.12**   Einteilung nach Fredrickson nach den Lipoproteinkonzentrationen.

Typ	I	IIa	IIb	III	IV	V
vermehrtes Lipoprotein	Chylomikronen	LDL	LDL+VLDL	IDL*	VLDL	VLDL+ Chylomikronen
Cholesterin	n	↑	↑	↑	n–↑	n–↑
Triglyzeride	⇑	n	↑	↑	⇑	⇑
Serum	klar	trüb (lipämisch)				
Rahmschicht oben	ja	–	–	–	–	ja
Verteilung (%)	sehr selten	10	15	5	70	selten

n = normal

* Typ III (Dysbetalipoproteinämie): Vermehrung der cholesterin- und Apo-E-reichen IDL (Intermediate-density-Lipoproteine), die sich in der Elektrophorese als breite Betalipoproteinbande darstellt.

Ursachen

Man unterscheidet primäre von sekundären Hyperlipidämien. Liegt eine erbliche Veranlagung zur erhöhten Bildung von Blutfetten vor, spricht man von primären Hyperlipidämien. Zahlreiche Erkrankungen wie unzureichend eingestellter Typ-2-Diabetes mellitus, metabolisches Syndrom, dialysepflichtige Niereninsuffizienz, nephrotisches Syndrom, Gallenstauung (Cholestase), Leberentzündung (Hepatitis) und Schilddrüsenunterfunktion (Hypothyreose) können mit einer sekundären Hyperlipidämie einhergehen, ebenso der Konsum von Alkohol und die Einnahme verschiedener Medikamente wie Kortison, Kontrazeptiva, Androgene, Betablocker oder Thiaziddiuretika.

Klinik

Folge der Hypercholesterinämie ist die Arteriosklerose mit deren Folgeerkrankungen wie Herzinfarkt, Schlaganfall, Gefäßverschlüsse in den Beinen usw. Als Folgen der Hypertriglyzeridämie treten neben dem erhöhten Risiko für Herz- und Gefäßerkrankungen auch Fettleber sowie akute Bauchspeicheldrüsenentzündungen (Pankreatitiden) auf. Liegt gleichzeitig eine Hypercholesterinämie vor, ist das Herzinfarktrisiko deutlich erhöht. Gelbe Knoten an der Haut (Xanthome), durch lokale Fetteinlagerungen bedingt, können sich am Stamm, an Knie- und Ellenbogen, Handinnenflächen, Augenlidern (Xanthelasmen), Sehnen, am Gesäß und den Unterarmstreckseiten bilden.

Diagnostik

Das Lipidprofil sollte nach 12-stündiger Nahrungskarenz gemessen werden. Es werden folgende Werte bestimmt:

- Gesamtcholesterin
- Triglyzeride
- HDL-Cholesterin
- LDL-Cholesterin.

Sekundäre Lipidstoffwechselerkrankungen müssen abgegrenzt und das koronare Risikoprofil ermittelt werden. Liegt Verdacht auf eine vererbte Fettstoffwechselerkrankung vor, können spezielle Untersuchungen wie DNA-Analysen (auch als Familien-Screening) Aufschluss geben.

Therapie

Die Therapie von Fettstoffwechselstörungen besteht initial über mindestens 8 Wochen aus diätetischen Maßnahmen, Beseitigung zusätzlicher Risiken (Rauchen, Hypertonie etc.) und auslösender Ursachen bei sekundären Formen. Dazu gehören Gewichtsnormalisierung (Ziel BMI 20–25, maximal 29), Alkoholkarenz, Einstellung eines Diabetes mellitus usw. Zur Erhöhung der HDL-Werte soll die sportliche Aktivität gesteigert werden. Zu bevorzugen sind Ausdauersportarten wie Joggen, Schwimmen, Wandern usw. Nach 8-wöchiger Diätphase müssen die Blutparameter überprüft werden. Der Cholesterinspiegel reagiert langsamer auf diätetische Maßnahmen als der Triglyzeridspiegel. Kommt es zu keiner Normalisierung der Blutparameter ist die Verabreichung von Medikamenten notwendig. Bei Hypercholesterinämien werden Cholesterinsynthesehemmer (z.B. Sortis®, Denan®), Quellstoffe (z.B. Mucofalk®, Metamucil®, Flohsa®), Fibrate (z.B. Cedur®, durafenat®) und Ionenaustauscher (z.B. Cholestabyl®, Colestid®) eingesetzt. Bei Hypertriglyzeridämien reicht häufig eine Diät und die Behandlung der zugrundeliegenden Ursache aus. Liegt eine extreme Hypertriglyzeridämie vor, werden Eicosapentanoide (Eikosan®, Biomol EPA®) und/oder Fibrate eingesetzt. Die Ernährungsumstellung muss trotz medikamentöser Behandlung immer beibehalten werden; 30–50 % der Fettstoffwechselstörungen lassen sich allein durch eine Ernährungsumstellung adäquat therapieren.

Zielwerte bei Hypercholesterinämie

Die Zielwerte für die Behandlung einer Hypercholesterinämie richten sich nach dem koronaren Gesamtrisikoprofil des Patienten.

Koronare Risikofaktoren

- Alter (Männer über 45 Jahre, Frauen über 55)
- Positive Familienanamnese für frühzeitige koronare Herzkrankheit
- Gegenwärtiges Zigarettenrauchen
- Arterielle Hypertonie
- Niedriges HDL-Cholesterin (< 35mg/dl)
- Diabetes mellitus.

⊡ 2.13 Risikoorientierte Therapie (Thiemes Innere Medizin, 1999).

Risiko	Zielwert für LDL-Cholesterin
sehr hohes Risiko • manifeste KHK • weitere Risikofaktoren	≤ 100mg/dl
hohes Risiko • periphere arterielle Verschlusskrankheit und/oder hohes Plasmacholesterin • keine nachgewiesene KHK • hohes Plasmacholesterin • mind. zwei weitere Risikofaktoren oder • Diabetes mellitus	< 130mg/dl
mäßig erhöhtes Risiko • keine nachgewiesene KHK • hohes Plasmacholesterin • ein weiterer Risikofaktor	< 160mg/dl
leicht erhöhtes Risiko	≤ 190mg/dl
hohes Plasmacholesterin	< 190mg/dl
kein Risikofaktor	tolerabel

Zielwerte bei Hypertriglyzeridämie

Bei koronaren Hochrisikopatienten sollte nach dem Ausschöpfen aller nichtpharmakologischen Maßnahmen eine medikamentöse Behandlung erwogen werden. Hierbei werden dann Plasmatriglyzeride < 200 mg/dl angestrebt.

Hyperurikämie und Gicht

Die Hyperurikämie ist eine angeborene Stoffwechselerkrankung mit Störung der Harnsäuresynthese und der Harnsäureausscheidung. Sie kann auch als Folge anderer Krankheiten wie Tumoren, Blutkrankheiten (beispielsweise Leukämie) oder Nierenerkrankungen oder durch Medikamente, die mit einer Anhäufung von Harnsäure im Körper einhergehen, sekundär entstehen.

Als Hyperurikämie wird eine Erhöhung des Harnsäurespiegels im Serum von

- \> 7,0 mg/dl bei Männern,
- \> 6,4 mg/dl bei postmenopausalen Frauen und
- \> 7,0 mg/dl bei Frauen (ab Eintritt Menopause)

bezeichnet. In Wohlstandsländern trifft dies bei ca. 20% der Männer und 3% der Frauen zu. Gicht tritt gehäuft bei Patienten mit einem metabolischen Syndrom („Wohlstandssyndrom") auf. Dazu gehören stammbetonte Fettleibigkeit, pathologische Glukosetoleranz bzw. Typ-2-Diabetes mellitus, Fettstoffwechselstörung und essenzieller Bluthochdruck.

Bei der Frau kommt es zu einer Steigerung der Prävalenz (Krankheitshäufigkeit zu einem bestimmten Zeitpunkt) im höheren Lebensalter, während die Prävalenz beim Mann relativ altersstabil ist; ca. 2% der Durchschnittbevölkerung sind betroffen.

Mit zunehmenden Harnsäurewerten steigt das Risiko eines Gichtanfalls. Bei Werten von über 9 mg/dl erleiden ca. 5% innerhalb eines Jahres einen Gichtanfall.

Harnsäure

Die Harnsäure ist das Endprodukt des Purinstoffwechsels. Purinkörper sind als Grundbausteine von Genen, also DNA und RNA, und von Nukleotiden (ATP und NAD$^+$) in allen Zellen enthalten. 350 mg Harnsäure werden täglich endogen (vom Körper selbst) synthetisiert, 350 mg werden täglich durch purinhaltige Nahrungsmittel wie Fleisch (exogen) zugeführt. Rund 350 mg Harnsäure werden täglich über die Nieren ausgeschieden. Beim Gesunden liegt der Purinkörperpool bei 1 g. Die Harnsäurekonzentration kann bei Gichtkranken bis auf 30 g ansteigen, proportional zu der mit der Nahrung zugeführten Purinmenge. Wird die Löslichkeitsgrenze (6–8 mg/dl im Serum) überschritten, fallen Uratkristalle aus und lagern sich in Weichteilen wie Ohrmuschel und Großzehe, im Knochen und der Niere ab.

Klinik

Der akute Gichtanfall tritt plötzlich (häufig nachts) aus völligem Wohlbefinden heraus auf. Er ist durch eine stark schmerzhafte Entzündung eines Gelenkes gekennzeichnet. In 60% der Fälle ist das Großzehengrundgelenk (Podagra) betroffen. Die Entzündung des Gelenkes äußert sich durch Überwärmung, Rötung und Schwellung. Das betroffene Gelenk ist oft so berührungsempfindlich, dass selbst eine Bettdecke nicht vertragen wird. Hinzu treten körperliche Allgemeinsymptome wie Fieber mit teilweise schwerem Krankheitsgefühl. Zu den auslösenden Faktoren gehören übermäßige Nahrungszufuhr, Alkoholexzesse und Stress. Meist klingt ein Anfall nach 3 Tagen bis 3 Wochen bis zur vollständigen Beschwerdefreiheit ab. Nach einem symptomfreien Intervall von Wochen, Monaten oder Jahren kann es bei Fortbestehen der Hyperurikämie zu einem erneuten Gichtanfall kommen.

Die chronische Gicht wird nur noch selten bei Patienten ohne konsequente Therapie beobachtet. Sie äußert sich durch Uratablagerungen (Tophi) im Weichteilgewebe (z.B. Ohrmuschel, Großzehe, Sehnenscheiden, Schleimbeutel), im Knochen, in den Nieren oder als Uratnierensteine. Uratablagerungen in den Nieren führen zur Entzündung des Nierengewebes, verbunden mit einem Nierenhochdruck bis hin zur chronischen Niereninsuffizienz.

Diagnostik

Die Krankengeschichte, die typische Klinik sowie die Bestimmung der Serumharnsäure sind zur Diagnosestellung meist ausreichend. Bei einem akuten Gichtanfall sind die Entzündungsparameter im Blut erhöht. Bei Patienten mit chronischer Gicht müssen betroffene Gelenke geröntgt und die Nierenfunktion überprüft werden.

Differenzialdiagnosen

- Sekundäre Hyperurikämien
- Entzündung eines einzigen Gelenkes anderer Genese
- Chondrokalzinose (Pseudogicht)
- Aktivierte Arthrose des Großzehengrundgelenks.

Therapie

Bei einem akuten Gichtanfall steht die Unterbrechung der Entzündungsreaktion im Vordergrund. Mittel der Wahl sind nichtsteroidale Antirheumatika (z.B. Diclofenac®, Amuno®). Bei unklaren Fällen sollte Colchicin (z.B. Colchicum dispert®), ein Alkaloid aus der Herbstzeitlosen, aus diagnostischen Gründen bevorzugt werden, da es relativ spezifisch beim akuten Gichtanfall wirkt.

Eine Hyperurikämie bis 9 mg/dl (535 μmol/l) wird nur diätetisch behandelt. Liegen höhere Werte oder eine manifeste Gicht vor, kann man die Harnsäure medikamentös durch Hemmung der Harnsäuresynthese (Xanthinoxidasehemmer, z.B. Allopurinol®, Zyloric®) oder durch Verbesserung der Harnsäureausscheidung im Urin (Urikosurika, z.B. Uralyt U®) senken.

Obstipation

Von Obstipation spricht man beim Vorliegen von weniger als drei Stuhlentleerungen pro Woche. Die normale Stuhlfrequenz ist individuell sehr unterschiedlich von 3 x pro Woche bis 3 x pro Tag.

Patienten sprechen von „Verstopfung", wenn sie einen verhärteten Stuhlgang haben, wenig oder nur unter starken Anstrengungen Stuhl entleeren können. Von akuter Obstipation spricht man bei einem Ausbleiben der Stuhlentleerung über mehrere Tage bei zuvor normaler Stuhlfrequenz.

Frauen sind häufiger betroffen als Männer, Senioren häufiger als junge Menschen. Etwa 20–30% aller über 60-jährigen Menschen leiden an Obstipation.

Ursachen

- Chronisch habituelle Obstipation (funktionelle Störung bei ballaststoffarmer Kost, mangelnder Flüssigkeitsaufnahme, Bewegungsarmut und Unterdrückung des Stuhldrangs)
- Einnahme von Medikamenten (z.B. Opiate, Antidepressiva, Diuretika, Laxanzienabusus, Antihypertensiva u.a.)
- Endokrinologische und metabolische Ursachen (z.B. Unterfunktion der Schilddrüse, Diabetes mellitus, 2. Zyklushälfte, Schwangerschaft)
- Verschiedene neurologische Erkrankungen (z.B. Parkinson-Krankheit, Multiple Sklerose, spinale Läsionen)
- Psychische Faktoren (z.B. Depressionen, Essstörungen [z.B. Anorexia nervosa], Zwangsverhalten)
- Anatomische Faktoren (z.B. Obstruktionen/Stenosen im Magen-Darm-Trakt, Aganglionose, Sphinkterkontraktionen, Analstenosen, innerer Rektumprolaps)
- Erkrankungen des Darmes (z.B. chronisch entzündliche Darmerkrankungen, Tumore, Hernien, Abszesse, Hämorrhoiden)
- Fieberhafte Erkrankungen oder Ernährungsumstellungen auf Reisen.

Klinik

Patienten klagen über verhärteten Stuhl, den sie nur unvollständig oder unter starken Anstrengungen, teilweise in Verbindung mit heftigen Schmerzen entleeren können.

Komplikationen

Es kann zur Ausbildung von Kotsteinen mit paradoxen Diarrhöen (Entleerung eines Gemisches von festem Kot und dünnflüssigen Massen) kommen. Verstopfungen prädisponieren zur Entwicklung von Darmausstülpungen (Divertikel) und Hämorrhoiden. Kolorektale Karzinome kommen gehäuft bei Patienten mit Obstipation vor.

Diagnostik

- Anamnese (akute/chronische Obstipation, Stuhlfrequenz/-konsistenz, begleitende Symptome, Medikamenteneinnahme usw.)
- Körperliche Untersuchung einschließlich rektaler Tastbefund
- Labor-Screening (Ausschluss einer Stoffwechsel- bzw. einer konsumierenden Erkrankung einschließlich Überprüfung der Elektrolyte und Schilddrüsenhormone)
- Sonographie des Abdomens
- Endoskopische Untersuchung des Dickdarms (Ausschluss einer schwerwiegenden zugrunde liegenden Erkrankung, z.B. Stenose durch einen Tumor)
- Röntgen des Kolons (falls Koloskopie nicht möglich)
- Abdomenübersichtsaufnahme (bei Verdacht auf Darmverschluss)
- Spezialdiagnostik bei neurogenen Störungen:
  - Defäkographie (Funktionsbeurteilung des Dickdarms bzw. der Defäkation = Stuhlentleerung)
  - Transitzeitmessung im Kolon durch röntgendichte Marker, die der Patient schluckt
  - Anorektale Manometrie und Elektromyographie (Beckenbodenfunktionstestung).

Therapie

- Ernährungsumstellung (s. Diätformen)
- Eine medikamentöse Therapie ist nur in Ausnahmefällen und nur vorübergehend indiziert, da bei chronischem Gebrauch alle Laxanzien (Ausnahme: Quell- und Füllstoffe) zu Störungen im Elektrolyt- und Wasserhaushalt, Darmveränderungen, Nierenschädigung durch chronische Hypokaliämie und Darmträgheit führen.
  Hydragoge Laxanzien (Dulcolax®, Laxoberal®) erhöhen den Wassereinstrom in das Darmlumen. Osmotisch wirksame Laxanzien (Bifiteral®) vermindern die Eindickung des Stuhlgangs durch osmotische Wasserbindung. Stuhlaufweichende Mittel (Paraffinöl, Ducusat-Natrium) wirken als Gleitmittel durch Vermengung mit dem Stuhl. Ballaststoffe (Leinsamen, Plantago-ovata-Samenschalen, z.B. Mucofalk®) erhöhen reflektorisch die Peristaltik durch Quellung.

Osteoporose

Die Osteoporose ist eine systemische Skeletterkrankung, die durch verminderte Knochenmasse („Knochenschwund") und Störung der Mikroarchitektur des Knochengewebes charakterisiert ist. Dadurch kommt es zur erhöhten Knochenbrüchigkeit mit Frakturgefährdung. Wirbelkörpereinbrüche mit Knochenschmerzen, Rundrücken, Rumpfverkürzung, Oberschenkelhals- und Speichenbrüche sind häufige Folgen.

Die Osteoporose ist die häufigste Knochenerkrankung im höheren Lebensalter; 80 % aller Osteoporosen betreffen Frauen nach der Menopause. Die Menopause bezeichnet den Zeitpunkt der letzten Menstruation, der retrospektiv ein Jahr lang keine weitere ovariell (von den Eierstöcken) gesteuerte Blutung aus der Gebärmutter folgt. Dies geschieht meist zwischen dem 45. und 50. Lebensjahr; 30 % aller Frauen entwickeln nach der Menopause eine klinisch relevante Osteoporose. Im Alter über 70 Jahre nimmt die Osteoporose sowohl bei Männern als auch bei Frauen stetig zu. Die steigende Lebenserwartung trägt zur Zunahme altersbedingter Osteoporosefälle bei.

Der Hauptanteil der Ausgaben entfällt auf die Krankenhausbehandlung. 1994 wurden laut statistischem Bundesamt für 5,3 Mio. Krankenhaustage 1,3 Mrd. Euro Kosten errechnet. Für „sonstige Krankheiten des Knochens und Knorpels" entstanden 1994 1,85 Mrd. Euro direkte Krankheitskosten.

Man unterscheidet die primäre Osteoporose (95 % der Fälle) von der sekundären Form (5 % der Fälle) als Folge anderer Grundkrankheiten oder Medikamenteneinnahme.

In ◨ 2.14 sind die unterschiedlichen Osteoporoseformen dargestellt.

Risikofaktoren

- Geschlecht: Frauen sind häufiger betroffen
- Vorzeitige Menopause
- Genetische Faktoren: Osteoporose in der Familienanamnese
- Mangelnde körperliche Aktivität
- Untergewicht
- Kalziumarme Ernährung
- Rauchen
- Alkohol.

⊞ **2.14** Klassifikation der Osteoporose (G. Herold).

Primäre Osteoporose (95%)	• idiopathische Osteoporose (selten) • postmenopausale Osteoporose (Typ-I-Osteoporose) • senile Osteoporose (Typ-II-Osteoporose)
Sekundäre Osteoporose (5%)	• endokrine Ursachen (Hyperthyreose, Hyperkortisolismus etc.) • Malabsorptionssyndrom • Immobilisation • iatrogen/medikamentös: Glukokortikoide, Heparin
Hereditäre Erkrankungen, die mit Osteoporose einhergehen	• Osteogenesis imperfecta • Ehlers-Danlos-Syndrom • Marfan-Syndrom • Homozysteinurie
Erkrankungen, die aus ungeklärter Ursache mit der Osteoporose assoziiert sind	• rheumatoide Arthritis

Knochenstoffwechsel

Knochen bilden das Körpergerüst (Skelett) mit Gelenken als Hebel für den Muskelansatz. Sie bieten empfindlichen Organen wie dem Gehirn und den Sinnesorganen Schutz. Knochen bestehen aus einer organischen Matrix aus Kollagen (Gerüsteiweiß aus Monoaminosäuren) und darin eingelagerten Mineralien (Kalzium, Phosphat, Karbonat, Magnesium und Natrium). Der Knochenstoffwechsel unterliegt einem ständigen Auf- und Abbau. Die undifferenzierten Zellen der Knochenoberfläche können z.B. durch Parathormon, ein Hormon aus den Nebenschilddrüsen, zu Osteoklasten aktiviert werden, die zum Knochenabbau führen. Wird der Abbau z.B. durch Östrogene gehemmt, werden Osteoklasten zu Osteoblasten umgewandelt (Modulation). Diese fördern den Knochenaufbau. Ist das Gleichgewicht zwischen Knochenauf- und Knochenabbau zugunsten des Abbaus verschoben, entsteht eine Osteoporose.

Im Kindes- und Jugendalter kommt es zu einem Aufbau der Knochenmasse unter Einwirkung von Sexualhormonen. Um das 30. Lebensjahr wird die höchste Knochenmasse erreicht (peak bone mass), um dann ab dem 40. Lebensjahr langsam abzunehmen. Frauen haben in den ersten 10 Jahren nach der Menopause häufig einen gesteigerten Knochenumbau (High-turnover-Osteoporose). Sie werden als „Fast-loser" bezeichnet. Ursache ist ein Östrogenmangel. Bei „Slow-loser-Patienten" (häufig späte postmenopausale Osteoporose, mehr als 10 Jahre nach der Menopause) kommt es zu einem Knochenmassenverlust bei reduziertem Umbau (Low-turnover).

Je nach Lokalisation wird eine generalisierte (Typ-I- und Typ-II-Osteoporose) von einer lokalisierten (z.B. gelenknahe Osteoporose bei rheumatoider Arthritis, Sudeck-Syndrom) unterschieden.

Klinik

Eine Knochendichteminderung bei der postmenopausalen Osteoporose verursacht keine Schmerzen. Durch Abnahme der Wirbelkörperhöhe und Deckplatteneinbrüche kommt es zu einem Verlust der Körpergröße. Ein Körpergrößenverlust von über 4 cm gegenüber der im Personalausweis eingetragenen Größe ist krankhaft. Bei zusätzlicher Schmerzsymptomatik besteht der hochgradige Verdacht auf Wirbelkörperfrakturen. Bei den Patienten kann es zu Spontanfrakturen ohne erkennbare Ursache kommen. Häufige Lokalisationen der Knochenbrüche sind die Wirbelkörper, der Oberschenkelhals und die Speiche im Bereich des Handgelenkes.

Diagnostik

Im normalen Röntgenbild ist eine Verminderung der Knochenmasse um weniger als 30% nicht erkennbar. Mit Hilfe der Densitometrie lässt sich ein verminderter Mineralgehalt des Knochens und bei Verlaufskontrollen ein Verlust der Knochenmasse darstellen. Im Knochenszintigramm stellt sich die Aktivität der Umbauherde und Frakturen dar. Zum Ausschluss sekundärer Ursachen werden verschiedene Laborwerte bestimmt (BSG, Differenzialblutbild, Harnstatus, Kalzium, Phosphat, Kreatinin, Elektrophorese, evtl. zusätzliche Marker der Knochenresorption und des Knochenabbaus).

Differenzialdiagnosen

- Tumore
- Osteomalazie (mangelhafter Einbau von Mineralstoffen in das Knochengerüst)
- Überfunktion der Nebenschilddrüse mit vermehrter Parathormonbildung.

Therapie

Die Behandlung der Osteoporose beinhaltet neben einer symptomatischen Behandlung, z.b. durch kalziumreiche Ernährung, Krankengymnastik und Schmerzmedikation bei Knochenschmerzen, eine Substitution von Kalzium und Vitamin D (z.B. Vigantoletten®) bei Kalzium- und Vitamin D-Mangel. Ergänzend können Bisphosphonate (z.B. Didronel®) oder Kalzitonin (Karil Nasenspray®) eingesetzt werden, besonders bei High-turnover-Osteoporosen. Fluoride (Fluoretten®) wirken über eine Osteoblastenstimulierung und Vermehrung der Knochenmasse und werden vorwiegend zur Therapie der Low-turnover-Osteoporosen verwandt.

Sprue/Zöliakie

(Synonyme: Nichttropische Sprue, gluteninduzierte Enteropathie, glutensensitive Enteropathie, einheimische Sprue,
Zöliakie bei Manifestation im Kindesalter)

Bei der Sprue (bei Kindern Zöliakie) liegt eine Überempfindlichkeit
gegen die Gliadinfraktion des Glutens (Getreideprotein) bei genetischer
Veranlagung vor. Die Sprue ist mit bestimmten Histokompatibilitäts-
antigenen (HLA-DQ2) assoziiert. Die Konkordanzrate liegt bei mono-
zygoten Zwillingen bei 75%. Die Häufigkeit der Erkrankung ist in verschiedenen Populationen unterschiedlich.
Frauen sind häufiger betroffen als Männer. Die Erkrankung betrifft
jeden 300. Europäer. Sie tritt gehäuft mit verschiedenen anderen
Erkrankungen auf (Typ-1-Diabetes, Mongolismus, Schilddrüsenerkrankungen, Autoimmunhepatitis, exokrine Pankreasinsuffizienz,
rheumatoide Arthritis, maligne Lymphome etc.).
Die Sprue ist durch eine abnorme Zottenabflachung (Atrophie) und Zot-
tendestruktion gekennzeichnet. Als Zotten werden die Ausstülpungen
der Dünndarmschleimhaut (Mukosa) bezeichnet. Durch deren Atrophie und Destruktion kommt es zu einer globalen Malabsorption (Verdauungsinsuffizienz). Charakteristisch sind eine Rückbildung der
klinischen und histologischen Veränderungen unter einer glutenfreien
Diät und das Wiederauftreten der Veränderungen innerhalb von zwei
Jahren nach Reexposition. Wird die glutenfreie Diät nicht konsequent
eingehalten, besteht ein erhöhtes Risiko für gastrointestinale Tumore,
v.a. Lymphome (Lymphknotenvergrößerungen) vom MALT-Typ (= mu-
cosa associated lymphoid tissue). Die Mortalität ist gegenüber der Normalbevölkerung erhöht.

Klinik

Infolge der Malabsorption kommt es zu massigen, fettig glänzenden
Durchfällen (chologene Diarrhö, Steatorrhö) und Blähungen. Unklare
Gedeihstörungen sind häufig das Erstsymptom bei Kindern. Erstmani-
festationsalter ist das 1. bis 3. Lebensjahr. Ein zweiter Häufigkeitsgipfel
tritt im höheren Lebensalter auf. Anamnestisch bestanden meist
bereits in der Kindheit Durchfälle und Gedeihstörungen. Es kommt zu
Mangelsyndromen infolge der Malabsorption verschiedener Stoffe.
Durch Eiweißmangel kommt es zu hypoproteinämischen Ödemen
(Ansammlung von wässriger Flüssigkeit in den Gewebsspalten der
Haut). Durch Malabsorption der fettlöslichen Vitamine (A, D, E, K) kann
es zu Nachtblindheit, verminderter Tränensekretion, Rachitis (gestörte

Mineralisation der Grundsubstanz des wachsenden Knochens), Osteo-malazie (mangelhafter Einbau von Mineralstoffen in das normal gebil-dete Knochengerüst), erhöhter Blutungsneigung, Blutarmut (Anämie) kommen. Schwäche kann in Folge des Kaliumverlustes auftreten. Durch Kalziumverluste kann es zu Krämpfen (Tetanie) und sekundärem Hyperparathyreoidismus kommen.

Komplikationen

Häufig entsteht ein sekundärer Laktasemangel und eine daraus resul-tierende Laktoseintoleranz mit Diarrhöen, Krämpfen und Blähungen nach Milchgenuss. Zum Teil treten strumpfförmige Gefühlsstörungen und Missempfindungen wie taubes Gefühl oder Kribbeln auf. Diese werden durch eine Polyneuropathie hervorgerufen. Das Malignitätsri-siko, v.a. für Lymphknotentumore im Dünndarmbereich, scheint gestei-gert.

Diagnostik

- Anamnese: Wachstumsstörungen im Kindesalter, Diarrhö, Mal-absorption etc.
- Körperliche Untersuchung: Minderwuchs, Rachitis, etc.
- Stuhlinspektion: massige Stühle über 200 g/Tag
- Labor: Anämie, Thrombozytose, Eisenmangel, Serumproteinmangel, gestörte Gerinnung (Quick-Wert erniedrigt), Kalziummangel, alkali-sche Phosphatase erhöht
  - Nachweis von Autoantikörpern (IgA-Endomysium-Antikörper, IgA-Gliadin-Antikörper),
  - pathologischer D-Xylose-Test (Malabsorption),
  - Laktose-H_2-Exhalationstest (sekundärer Laktasemangel)
- Klinische Besserung unter glutenfreier Kost
- Dündarmbiopsie („flache Mukosa") mit Histologie und Nachweis von IgA-Endomysium-Antikörpern.

🔟 **2.15** Referenzbereiche bei Laboruntersuchungen.

Biologische Größe	Referenzbereiche	
	Männlich	**Weiblich**
Hämoglobin	13,5–17 g/dl	12–16 g/dl
Thrombozyten	140–345 x 1 000 µl	
Eisen	2–29 µmol/l	9–27 µmol/l
Ferritin 2–17 J. 18–45 J. ab 46 J.	7–142 µg/l 10–220 µg/l 15–400 µg/l	6–70µg/l 18–120 µg/l
Serumprotein	66–83 g/l	
Quick	70–100%	
Kalzium (gesamt)	2,2–2,6 mmol	
Kalzium (ionisiert)	1,1–1,3 mmol/l	
Alkalische Phosphatase 2–17 J. 18–49 J. ab 50 J.	bis 700 U/l bis 175 U/l bis 175 U/l	bis 600 U/l bis 150 U/l bis 170 U/l

Literatur

Alexander, K., W. G. Daniel, H. C. Diener et al.: Thiemes Innere Medizin: TIM. Stuttgart, New York: Thieme 1999

Dornblüth, O., W. Pschyrembel: Pschyrembel Klinisches Wörterbuch. 259. Aufl. Berlin, New York: De Gruyter 2001

Herold, G. et al.: Innere Medizin. Gerd Herold, August-Haas-Straße 43, 50737 Köln. 2001

Karow, Th., R. Lang: Allgmeine und spezielle Pharmakologie und Toxikologie. Bergisch-Gladbach: Druckerei F. Hansen 2001

Silbernagel, S., A. Despopulos: Taschenatlas der Physiologie. 5. überarb. Aufl. Stuttgart, New York: Thieme 2001

Diätformen

Eva Lückerath

Vollkost

Definition/Prinzip

Die Vollkost orientiert sich an folgenden Grundsätzen:

- Ihr Energiegehalt wird an den Energiebedarf adaptiert, in Anlehnung an die Empfehlungen der DGE zur Nährstoffzufuhr für den Gesunden.
- Sie deckt den Bedarf an essenziellen Nährstoffen.
- Sie berücksichtigt präventiv-medizinische Erkenntnisse der Ernährungsforschung nach den Leitsätzen für die Krankenhausernährung der DGE.
- Sie ist in ihrer Zusammensetzung den üblichen Ernährungsgewohnheiten angepasst, soweit die oben genannten Punkte nicht tangiert werden.

> Im Hinblick auf die Energiezufuhr muss auch die Vollkost individuell verordnet werden.

Indikation

Vollkost erhalten alle Patienten, die keiner ernährungstherapeutischen Maßnahme bedürfen.

Im Gegensatz zum Rationalisierungsschema gibt die DGE zwei verschiedene Richtwerte für die Energiezufuhr an. Je nach körperlicher Aktivität werden die PAL-Werte (= **p**hysical **a**ctivity **l**evel) 1,2 (für den bettlägrigen Patienten) und 1,4 (für den körperlich aktiven Patienten) in Krankenhaus und Rehaklinik als Grundlage genommen. Dadurch lassen sich die Empfehlungen für die Tageskost etwas individueller gestalten.

Bei einem PAL von 1,2 sollte die tägliche Energiezufuhr bei ca. 1850 kcal/7740 kJ liegen, bei einem PAL von 1,4 bei 2150 kcal/8996 kJ. Bei einer Verteilung auf fünf Mahlzeiten sollten die Hauptmahlzeiten etwa ein Drittel der Tagesempfehlungen (617 kcal/2580 kJ bzw. 717 kcal/2999 kJ) enthalten, bei einer Eiweiß : Fett : Kohlenhydrat-Relation von 15 : 30 : 55 Energie%. Ein erhöhter Energiebedarf (bis 20%) sollte durch Beilagen (pflanzliche und Vollkornprodukte) ausgeglichen werden (☛ 2.16, ☛ 2.17).

⊞ 2.16 Nährstoffrelation im Mittel, Tageskost (nach DGE 07/2000; R. Kluthe et al. 2000).

Energie	Eiweiß	Fett	Kohlen-hydrate	Ballast-stoffe	Cholest.
PAL 1,2 (immobile Patienten):					
Energie	15 En.%	< 30 En.%	55 En.%		
kJ kcal	g	g	g	g	mg
7740 1850	≤ 69	≤ 62	≥ 254	≥ 30	300
PAL 1,4 (mobile Patienten):					
Energie	15 En.%	< 30 En.%	55 En.%		
kJ kcal	g	g	g	g	mg
8996 2999	≤ 81	≤ 72	≥ 296	≥ 30	300

⊞ 2.17 Nährstoffrelation im Mittel, Mittagessen (nach DGE 07/2000, R. Kluthe et al. 2000).

Energie	Eiweiß	Fett	Kohlen-hydrate	Ballast-stoffe
PAL 1,2 (immobile Patienten):				
Energie	20 En.%	< 30 En.%	50 En.%	
kJ kcal	g	g	g	g
2580 617	≤ 31	≤ 21	≥ 77	≥ 10
PAL 1,4 (mobile Patienten):				
Energie	15 En.%	< 30 En.%	55 En.%	
kJ kcal	g	g	g	g
2999 717	≤ 36	≤ 24	≥ 90	≥ 10

Die Vollkost soll nach Menge und Auswahl der Lebensmittel ausgewogen sein und in ihrer Zusammensetzung einer vollwertigen Mischkost entsprechen:

- Fleischportionen knapp bemessen (< 120 g/Tag), mehr hochwertige pflanzliche Eiweißträger
- 30% Fett bei einem Verhältnis GFS : EUFS : MUFS von 7(–10) : 10(–15) : 7(–10) Energie% (Pflanzenöle und -fette), da Art und Menge der Fette Einfluss auf koronare Herzerkrankungen haben
- Das Verhältnis ω-6- zu ω-3-Fettsäuren sollte 5 : 1 betragen

- Vollkornprodukte bevorzugen; Zuckeranteil sehr gering halten; reichlich Gemüse, Kartoffeln, Obst; je komplexer die Kohlenhydrate, desto geringer ist die Blutzuckerbelastung; Prophylaxe → ausreichend Ballaststoffe (> 30 g/Tag) wirken Obstpation, Divertikulose und möglicherweise Kolonkarzinom entgegen
- Fettarme Milch und Milchprodukte
- Trinken mit Verstand: > 1,5–2 l/Tag (kalorienfreie Getränke)
- Zur Prophylaxe und ausreichenden Versorgung:
  - Kalzium 1 000 mg/Tag → Osteoporoseprophylaxe (magere Milch und Milchprodukte)
  - Natrium ≤ 2,4 g/Tag → Hypertonie, Osteoporose
  - Kalium 2–3 g/Tag → Hypertonie
  - Vitamin E 1,2–1,5 mg/Tag → Zellschutz, Antioxidans (Getreide, Pflanzenöl)
  - Thiamin B_1 1,2 mg/Tag → Coenzymbestandteil im Energiestoffwechsel (Schweinefleisch, Getreide)
  - Folsäure 400 µg/Tag → Zellteilung, Zellneubildung (Gemüse, Vollkornprodukte)
  - Vitamin C 100 mg/Tag → Antioxidans (Paprika, Zitrusfrüchte)
- Kochsalz auf 5–6 g/Tag beschränken durch Einsatz von frischen Kräutern und Gewürzen
- Kein Alkohol in der Gemeinschaftsverpflegung.

Täglich sollten drei „Vollkostessen" als Auswahlkost in der Klinik angeboten werden, davon eines als normale Vollkost, eines ovo-lakto-vegetabil und ein anderes als leichte Vollkost. Dies hat positiven Einfluss auf das Wohlbefinden der Patienten. Gleichzeitig werden die Diätanteile und die Speiserückläufe deutlich reduziert.

Der Vollständigkeit halber sei erwähnt, dass mit den Empfehlungen zur Vollkost auch weitgehend die Ansprüche an das Essen für die Mitarbeiter des Krankenhauses zu erfüllen sind. Durch geringfügige Erhöhung der Beilagen kann ihren Ernährungsbedürfnissen als „Leichtarbeiter" Rechnung getragen werden.

Sonderformen der Vollkost sind:
- Vegetarische Kost
- Ovo-lakto-vegetabile Kost
- Lakto-vegetabile Kost
- Schweinefleischfreie Kost
- Passierte Kost
- Passiert-breiige Kost
- Flüssige Kost
- Fleischreduzierte Kost.

Literaturempfehlungen

Gemeinschaftsverpflegung – Grundlagen zur Speisenplanung. AID 3258 (1994). AID, Konstantinstraße 124, 53179 Bonn; Friedrich-Ebert-Straße 3, 53117 Bonn

Richtig Essen. Eine Anleitung zur vollwertigen Kost nach den Richtlinien der Deutschen Gesellschaft für Ernährung (DGE). Broschüre der DGE e.V. Godesberger Allee 18, 53175 Bonn

Vollwertig Essen und Trinken nach den 10 Regeln der DGE. Faltblatt der Deutschen Gesellschaft für Ernährung (DGE). Godesberger Allee 18, 53175 Bonn

Leichte Vollkost

Definition

Als leichte Vollkost wird die Kostform bezeichnet, die Lebensmittel, Zubereitungsverfahren und Speisen ausschaltet, die erfahrungsgemäß häufig Beschwerden auslösen (⊟ 2.18). Sie wird auch allgemein als Schonkost, blande Kost oder gastroenterologische Basisdiät bezeichnet, die nach den vorliegenden Grunderkrankungen modifiziert werden kann (siehe Diät bei Malassimilation). Die leichte Vollkost ist somit ein Ersatz für alle unwissenschaftlichen Organschonkostformen, mit der kein therapeutischer Effekt erzielt werden kann.

⊟ **2.18** Speisen/Lebensmittel, die häufig zu Unverträglichkeiten führen; diese Lebensmittel sollten in der leichten Vollkost gemieden werden (Kist u. Kluthe, 1986).

Hülsenfrüchte	Mayonnaise
Gurkensalat	Kartoffelsalat
frittierte Speisen	Geräuchertes
Weißkohl	Eisbein
kohlensäurehaltige Getränke	zu stark gewürzte Speisen
Grünkohl	zu heiße und zu kalte Speisen
fette Speisen	Süßigkeiten
Paprikagemüse	Weißwein
Sauerkraut	rohes Stein- und Kernobst
Rotkraut	Nüsse
süße und fette Backwaren	Sahne
Zwiebeln	paniert Gebratenes
Wirsing	Pilze
Pommes frites	Rotwein
hartgekochte Eier	Lauch
frisches Brot	Spirituosen
Bohnenkaffee	Birnen
Kohlsalat	Vollkornbrot

Indikation

Unspezifische Lebensmittelintoleranzen, Magen- und Zwölffingerdarmgeschwür, chronisch-entzündliche Darmerkrankungen (Crohn-Krankheit, Colitis ulcerosa, wenn keine parenterale bzw. enterale Ernährung mit Trink- und Sondennahrung indiziert ist), chronische Pankreatitis, Störungen der Fettverdauung, Stufe V des Kostaufbaus bei akuter Pankreatitis, akute und chronische Hepatitis, Leberzirrhose (**Achtung:** bei fortgeschrittener Insuffizienz siehe protein- und natriumdefinierte Kostformen), ältere und geschwächte Menschen.

Prinzip

Der Patient kann auf Grundlage der Regeln für eine Vollkost das meiden, was nach seiner persönlichen Erfahrung Beschwerden verursacht. Durch Meidung bestimmter Lebensmittel sollen unspezifische Intoleranzen im Bereich des Verdauungstraktes vermieden bzw. beseitigt werden, die nach der Nahrungsaufnahme bei Gesunden, insbesondere aber auch bei den verschiedensten Erkrankungen des Gastrointestinaltraktes auftreten können (Nährstoffrelation siehe Vollkost). Dabei hilft das Führen eines Ernährungs- und Beschwerdeprotokolls.

Die Ballaststoffmenge sollte niedriger sein als bei der Vollkost, da ballaststoffreiche Lebensmittel eher zu Unverträglichkeiten führen können.

> Bei der Beratung keine Liste mit erlaubten und verbotenen Lebensmitteln herausgeben: Der Grundsatz lautet „erlaubt ist, was bekommt". Arbeiten Sie mit Ernährungs-/Beschwerdetagebuch.

Literaturempfehlungen

Leichte Vollkost. Maizena GmbH. Bestellung über CPC Deutschland, Broschüren-Service ZVAD, Postfach 2650, 74016 Heilbronn

Richtig Essen. Eine Anleitung zur vollwertigen Kost nach den Richtlinien der Deutschen Gesellschaft für Ernährung (DGE). Broschüre der DGE e.V. Godesberger Allee 18, 53175 Bonn

Vollwertig Essen und Trinken nach den 10 Regeln der DGE. Faltblatt der Deutschen Gesellschaft für Ernährung (DGE). Godesberger Allee 18, 53175 Bonn

Gesund Essen und Trinken mit Genuss. Verband für Ernährung und Diätetik (VFED) e.V. Morillenhang 27, 52074 Aachen

Literaturquellen zu Vollkost und leichte Vollkost

D-A-CH (Deutsche Gesellschaft für Ernährung, Österreichische Gesellschaft für Ernährung, Schweizerische Gesellschaft für Ernährungsforschung, Schweizerische Vereinigung für Ernährung). Referenzwerte für die Nährstoffzufuhr. 1. Aufl. Frankfurt/M: Umschau/Braus 2000

Deutsche Gesellschaft für Ernährung (DGE) e.V.: Empfehlungen für die Vollkost und Leichte Vollkost im Krankenhaus. Inf0792, Stand 1995

Deutsche Gesellschaft für Ernährung (DGE) e.V.: Informationen für die Gemeinschaftsverpflegung: Nährstoffempfehlungen für die Gemeinschaftsverpflegung. Allgemeine Hinweise. inf0193

Deutsche Gesellschaft für Ernährung (DGE) e.V.: Nährstoffempfehlung für die Gemeinschaftsverpflegung: Krankenhäuser (Merkblatt), Basis DGE 1991, Stand Juli 1994

Deutsche Gesellschaft für Ernährung (DGE) e.V.: Empfehlungen für die Speisenplanung Mittagessen (5-Tage-Woche), Empfehlungen der DGE 1991 (Merkblatt), 10/94

Deutsche Gesellschaft für Ernährung (DGE) e.V.: Empfehlungen für die Vollkost und Leichte Vollkost im Krankenhaus. inf0792, Stand 1995

Deutsche Gesellschaft für Ernährung (DGE) e. V.: Umsetzung der Referenzwerte für die Gemeinschaftsverpflegung im Krankenhaus/Reha-Kliniken (mobile Patienten, 19–65 Jahre, PAL 1,4) (Merkblatt), Stand 07/2000

Deutsche Gesellschaft für Ernährung (DGE) e. V.: Umsetzung der Referenzwerte für die Gemeinschaftsverpflegung im Krankenhaus/Reha-Kliniken (immobile Patienten, 19–65 Jahre, PAL 1,2) (Merkblatt), Stand 07/2000

Heepe, F.: Diätetische Indikationen. 3. überarb. Aufl. Berlin: Springer 1998

Kasper, H.: Ernährungsmedizin und Diätetik. 8. neu bearb. Aufl. München: Urban & Schwarzberg 1996

Kasper, H.: Ernährungsmedizin und Diätetik. 9. neu bearb. Aufl. München, Jena: Urban & Fischer 2000

Kasper, H., M. Wild, I. Husemeyer, H. Rottka, R. Kluthe, H. Quirin, G. Schlierf, H. Schrezenmeir, G. Wolfram: Rationalisierungsschema 1994 der Deutschen Gesellschaft für Ernährungsmedizin. Akt. Ernähr.-Med. 19 (1994) 227–232

Kist, L., R. Kluthe: Erhebungen zur Häufigkeit von Diätverordnungen in Medizinischen Universitätskliniken und Krankenhäusern der Regelversorgung. Akt. Ernähr.-Med. 11 (1986) 66–70

Kluthe, R., P. Fürst, H. Hauner, E. Hund-Wissner, H. Kasper, G. Kotthoff, H. Rottka, M. Schade, J. G. Wechsler, A. Weingard, M. Wild, G. Wolfram: Das Rationalisierungsschema 2000 des Berufsverbandes Deutscher Ernährungsmediziner (BDEM), der Deutschen Adipositas Gesellschaft, der Deutschen Akademie für Ernährungsmediziner (DAEM), der Deutschen Gesellschaft für Ernährung (DGE), der Deutschen Gesellschaft für Ernährungsmedizin (DGEM) und des Verbandes der Diätassistenten – Deutscher Berufsverband (VDD); Akt. Ernähr.-Med. 25 (2000) 263–270

Peinelt, V., H. Rottka: Empfehlungen für die Nährstoffzufuhr im Krankenhaus – Vollkost und Leichte Vollkost. Akt. Ernähr.-Med. 14 (1989) 65

Peinelt, V.: Empfehlungen für die Nährstoffzufuhr im Krankenhaus –
Ziele und Umsetzung. Ernährungs-Umschau. 40 (1993) Sonderheft
115

Energiedefinierte Diätformen

Bei Adipositas, Metabolischem Syndrom, besonders in Verbindung mit Diabetes mellitus, Hypertriglyzeridämien und Hyperlipidämien, Hyperurikämie und Gicht sowie Hypertonie.

Reduktionskost

Definition

Hypokalorische Kost (auch geeignet für Diabetes mellitus Typ 2) bei ausreichender Deckung des Bedarfs an essenziellen Nährstoffen.

Indikation

Adipositas (▄ 2.19), besonders in Verbindung mit Diabetes mellitus Typ 2, Hypertonie, Hyperlipoproteinämie und Hyperurikämie. Überschreiten des individuellen Normalgewichts um 10%.

▄ **2.19** BMI: Typen und Indikationen (nach Deutsche Adipositas Gesellschaft).

Kachexie	Normal-gewicht		Übergewicht	
		Adipositas Grad I	Adipositas Grad II	Adipositas Grad III
< 19	20–25	25–30 Therapie bei gewichts-abhängigen Risiko-faktoren, viszeraler Fettverteilung oder hohem psycho-sozialen Leidens-druck	30–40 unbedingte Indikation zur Therapie (diä-tetisch, verhaltens-therapeutisch, körperliche Aktivität, ggf. Medikamente)	> 40 wie Grad II, ggf. chirur-gische inter-ventionelle Therapie

Kontraindikation

Schwangerschaft, Normgewicht, Tumorerkrankungen, schwere Erkrankungen (z.B. < 8 Wochen nach Herzinfarkt, katabole Stoffwechselzustände, dekompensierte Leberzirrhose, chronische Niereninsuffizienz, chronisch entzündliche Darmerkrankungen und Depressionen). Fasten bzw. < 1000 kcal/Tag bei Gicht.

Ziel

Gewichtsreduktion (BMI: < 25 bei Männeren, < 24 bei Frauen) und Beibehaltung des reduzierten Gewichts.

Prinzip

1. Höhe der Kalorienrestriktion richtet sich nach dem individuellen Energiebedarf und der angestrebten wöchentlichen Gewichtsabnahme. 1 kg Körpergewichtsabnahme entspricht der Einsparung von 7000 kcal/29 400 kJ. Die tägliche Energiezufuhr sollte > 600 kcal unter dem tatsächlichen Energiebedarf liegen. Eine sinnvolle Gewichtsabnahme liegt bei ca. 0,5 kg in der Woche.
2. Ausgewogene kalorien- und fettreduzierte Mischkost von 1000 bis 1800 kcal/Tag, vorzugsweise durch Reduzierung tierischer Fette.
3. Weitgehende Deckung des Bedarfs an essenziellen Nährstoffen.
4. Vegetabil orientierte, kohlenhydratreiche Reduktionsformen haben ein größeres Volumen und helfen, dass ein Sättigungseffekt eintreten kann. Vermeidung niedermolekularer Kohlenhydrate (15–20 Energie%).
5. Ausreichende Eiweißzufuhr (0,8–1,0 g je kg Körpergewicht).
6. GFS : EUFS : MUFS = 7(–10) : 10(–15) : 7(–10) Energie%
7. Verteilung der Nahrungszufuhr auf vier bis fünf Mahlzeiten (bei Kostformen < 1500 kcal auf drei Mahlzeiten) für eine allgemein günstige Wirkung auf den Blutzucker- und Insulinspiegel sowie das Hungergefühl.
8. Ausreichende, kalorienfreie Flüssigkeitszufuhr (2–3 l).
9. Auf Alkohol sollte möglichst verzichtet werden, auch bei der Zubereitung der Speisen.
10. Die Kost soll ohne finanziellen/materiellen Mehraufwand zu Hause zuzubereiten sein (◨ 2.20).

Nur in Ausnahmefällen ist eine < 1000-kcal-Kost indiziert, da hier die Deckung des Bedarfs an essenziellen Nährstoffen nicht mehr gewährleistet werden kann. Bei entsprechender Indikation für eine schnelle Gewichtsreduktion sollte hier eine Formuladiät nach EU-Richtlinie 96/8 eingesetzt werden. Bei deutlicher Hyperurikämie und bei einem akuten Gichtanfall keine Reduktionskost (renale Harnsäureausscheidung ↓).

Anmerkung: Die Indikation zu einer Reduktionskost sollte verantwortungsbewusst gestellt werden. Die Entscheidung ist abhängig vom Ausmaß der Adipositas.

Bei einem Überschreiten des Sollgewichts (BMI von 30 kg/m^2) spricht man von einem behandlungsbedürftigen Übergewicht.

⚓ **2.20** Reduktionskost (nach H. Kasper et al., 1994, R. Kluthe et al., 2000).

Indikation	Energie	Protein	Fett	Kohlen-hydrate
	kcal/kJ	Energie%	Energie%	Energie%
Adipos./	800/3360*	35	30	35
Diab. mell.	1000/4185			
(Typ 2)	1200/5032	15–20	25–30	50–60
	1800/7560			

Bemerkungen: Verteilung auf 4–5 Mahlzeiten. Bei Typ-2-Diabetes: Verteilung der Kohlenhydrate auf 4–6 Mahlzeiten, ballaststoffreich, möglichst wenig lösliche Kohlenhydrate (Zucker), fettmodifiziert, cholesterinreduziert.

*Nur in Ausnahmefällen. Bedarf an essenziellen Nähr- und Wirkstoffen nicht gedeckt.

Das mit dem Übergewicht assoziierte Gesundheitsrisiko ist wesentlich vom Fettverteilungstyp abhängig. Die androide Form der Fettverteilung, auch „Apfeltyp" genannt, ist gekennzeichnet durch eine Fettansammlung im Bereich des Bauches. Hier besteht eine erhöhte Gefahr der Entstehung von Herz-Kreislauf-Erkrankungen. Bei einem Umfangsverhältnis > 1,0 bei Männern und bei > 0,85 bei Frauen spricht man von einer androiden Fettverteilung. Vergleichsweise gering ist das Gesundheitsrisiko bei der gynoiden Form mit einer Fetteinlagerung im Hüft- und Oberschenkelbereich („Birnentyp") (s. ⚓ 1.2).
Ein Maß für die Fettverteilung ist das Verhältnis von Taillen- zu Hüftumfang (**w**aist-to-**h**ip-**r**atio, WHR).

$$\frac{\text{Taillenumfang in cm}}{\text{Hüftumfang in cm}}$$

Zielwerte für das Umfangverhältnis: Frauen < 0,85, Männer < 1,0

Eine nur kurzfristige und drastische Kalorienbeschränkung verspricht keinen dauerhaften Erfolg. Die Reduktionskost sollte Teil eines Gesamtkonzeptes zur Gewichtsreduzierung sein. Für einen dauerhaften Erfolg sind eine qualifizierte Diätberatung, Stressprophylaxe im Rahmen einer familientherapeutischen Maßnahme, Bewegungstherapie, Verhaltenstherapie und Schulungskonzepte durch ein ernährungstherapeutisch geschultes Team (Diätassistent/-in, Oecotrophologe/-in, Psychologe/-in, Bewegungstherapeut/-in, Arzt/Ärztin) wichtig, da es notwendig ist, die bisherigen Ernährungsgewohnheiten grundsätzlich umzustellen. Das Energiedefizit sollte im Vergleich zum Energiebedarf so berechnet werden, dass eine sinnvolle Gewichtsabnahme von 0,5 bis

1,5 kg in der Woche erreicht werden kann. Unterstützt wird eine Reduzierung des Körpergewichts auch durch die Erhöhung des Kalorienverbrauchs durch mehr Bewegung und Sport.

Bei Patienten mit Essverhaltensstörungen muss eine Reduktionskost gleichzeitig mit einer psychologischen/psychosomatischen Betreuung eingeleitet werden (◨ 2.1).

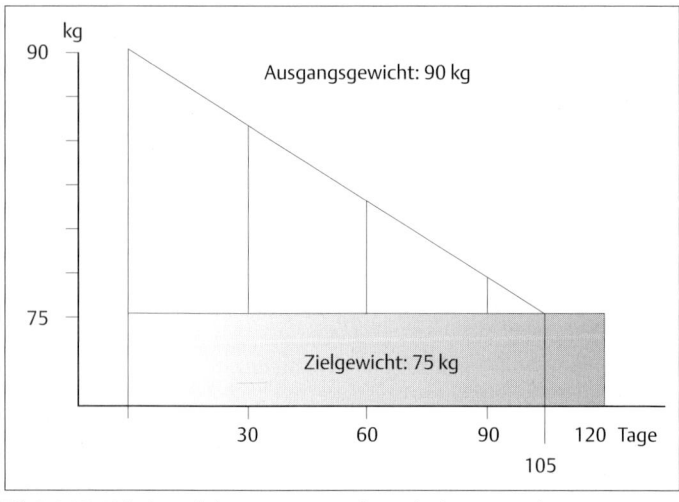

◨ **2.1** Mit Kalorienreduktion zum Normalgewicht (MSD, 1997).

Literaturempfehlungen

Das Ernährungs- und Walking-Programm. Ernährungs- und Bewegungsprogramm zum Abnehmen mit Rezepten für 14 Tage, Tipps und Ratschlägen. A + G Lifescience GmbH, Rösrather Straße 2–16, 51107 Köln

Der Mensch ist, was er isst. Ein Ratgeber für häufige ernährungsabhängige Gesundheitsstörungen. Deutsche Gesellschaft für Ernährung (DGE). Godesberger Allee 18, 53175 Bonn

Elmadfa, I., W. Aign, E. Muskat, D. Fritzsche: Die große GU-Nährwertkalorientabelle. Aktuelle Ausgabe. Gräfe und Unzer.

Elmadfa, I., W. Aign, D. Fritzsche: GU-Kompass – Nährwerte. Aktuelle Ausgabe. Gräfe und Unzer.

Gewicht im Griff – ein Ernährungsprogramm für Ihre Gesundheit. Verbraucher-Zentrale. Nordrhein-Westfalen e.V., Mintropstraße 27, 40215 Düsseldorf

Haseltine, H., M. Klosterfelde-Wentze: Die neue Brigitte-Diät. Mosaik Verlag, München 1992

Hautzinger, M., S. Kaul: Verhaltenstraining bei Übergewicht. Ein verhaltenstherapeutisches Selbstkontrollprogramm zur Beratung und Behandlung Übergewichtiger. Otto Müller, Salzburg

Ich nehme ab – ein Programm zur Gewichtsabnahme durch Änderung der Ernährungsgewohnheiten. Deutsche Gesellschaft für Ernährung (DGE). Godesberger Allee 18, 53175 Bonn

Weight Watchers Kochbuch: Gesund und schlank durchs ganze Jahr. Heyne Verlag, München 1999

Wirths, W.: Die kleine Nährwerttabelle. 35. Aufl. Umschau, 1991

Wander: Ernährungstraining – ein Programm zur erfolgreichen Gewichtsabnahme. Wander GmbH, Postfach 1306, 29203 Celle

Dick macht krank. Leporello, VFED e.V.

Broschüren und Merkblätter

Abnehmen mit Genuss (Rezepte) – Wer abnehmen will, muss essen. Tipps, Themen und Rezepte für eine gesunde Ernährung. CPC Maizena GmbH, Knorrstraße 1, 74074 Heilbronn

Gemeinsam abnehmen macht Spaß – Diätvorschläge für überernährte Kinder, Jugendliche und Eltern. Idis, Westerfeldstraße 15/17, 33611 Bielefeld

Wer richtig isst, hat mehr vom Leben. Ihr Problem: Übergewicht. Hrsg.: Arbeitskreis Ernährung und Kommunikation. Mainzer Straße 312, 55411 Bingen

Übergewicht – Problem unserer Zeit. Das übergewichtige Kind – ein Ratgeber für Eltern. Ernährung bei Übergewicht und erhöhten Blutfetten. Walter Rau Lebensmittelwerke, 49171 Hilter.

Literaturquellen zur Reduktionskost

Biesalski, H. K., P. Fürst, H. Kasper, R. Kluthe, W. Pölert, C. Puchstein, H. B. Stähelin (Hrsg.): Ernährungsmedizin. 2. überarb. und erw. Aufl. Thieme: Stuttgart, New York 1999

Diätverordnung, Neufassung vom 25.8.1988, Stand 29.1.1998. In: Produkt & Diät, Band 1; Diätverband e.V. (Hrsg.). PRESTO, Hemmingen, 1998

Elmadfa, I., C. Leitzmann: Ernährung des Menschen. 3. überarb. Aufl. Stuttgart: Ulmer 1998

Heepe, F.: Diätetische Indikationen. 3. überarb. Aufl. Berlin: Springer 1998

Hauner, H.: Übergewicht im Erwachsenenalter. In: Ernährungsmedizin. Biesalski, H. K., P. Fürst, H. Kasper, R. Kluthe, W. Pölert, C. Puchstein,

H. B. Stähelin (Hrsg.). 2. überarb. und erweit. Aufl. Thieme: Stuttgart, New York 1999

Kasper, H.: Ernährungsmedizin und Diätetik. 8. neu bearb. Aufl. München, Wien, Baltimore: Urban & Schwarzberg 1996

Kasper, H., M. Wild, I. Husemeyer, H. Rottka, R. Kluthe, H. Quirin, G. Schlierf, J. Schrezenmeir, G. Wolfram: Rationalisierungsschema der Deutschen Gesellschaft für Ernährungsmedizin 1994. Akt. Ernähr. Med. 19 (1994) 227–232

Kasper, H.: Ernährungsmedizin und Diätetik. 9. neu bearbeit. Aufl. München, Jena: Urban & Fischer 2000

Kluthe, R., P. Fürst, H. Hauner, E. Hund-Wissner, H. Kasper, G. Kotthoff, H. Rottka, M. Schade, J. G. Wechsler, A. Weingard, M. Wild, G. Wolfram: Das Rationalisierungsschema 2000 des Berufsverbandes Deutscher Ernährungsmediziner (BDEM), der Deutschen Adipositas Gesellschaft, der Deutschen Akademie für Ernährungsmediziner (DAEM), der Deutschen Gesellschaft für Ernährung (DGE), der Deutschen Gesellschaft für Ernährungsmedizin (DGEM) und des Verbandes der Diätassistenten – Deutscher Berufsverband (VDD); Akt. Ernähr.-Med. 25 (2000) 263–270

Kofrányi, E., W. Wirths: Einführung in die Ernährungslehre. 11. überarb. Aufl. Frankfurt/M: Umschau 1994

MSD: Qualitätsmanagement Hypertonie, 1997

Müller, M. J., H. Przyrembel: Ernährungsmedizinische Behandlung. In: Ernährungsmedizinische Praxis. Methoden – Prävention – Behandlung. M. J. Müller (Hrsg.). Berlin, Heidelberg: Springer 1998

Müller, S.-D.: Adipositas aus ernährungswissenschaftlicher Sicht. Medizin und Ernährung. 6 (1997) Suppl. S. 20–23

WHO: Obesity – a major global public health problem. World Health Organisation. Geneva 1998

Diabetesdiäten

Definition

Kost, die den relativen (Insulinresistenz, Sekundärversagen) bzw. absoluten Insulinmangel berücksichtigt und/oder Gewicht abbaut.

Indikation

Diabetes mellitus Typ 1 und Typ 2, auch in Verbindung mit Hyperlipidämie und Adipositas.

Es handelt sich um keine einheitliche Erkrankung, sondern um eine Gruppe heterogener klinischer Syndrome, die mit einer Störung des Glukosestoffwechsels, aber auch anderer Stoffwechselstörungen einhergehen. Zu unterscheiden sind die primären und sekundären Diabetestypen. Zu den primären gehören Typ-1- und Typ-2-Diabetes (◼ 2.6):

- Typ 1 = insulinabhängig, absoluter Insulinmangel als Folge von Schädigungen der β-Zellen aufgrund einer Autoimmunerkrankung. Norm- oder Untergewicht, labile Blutzuckerwerte, Neigung zu Ketoazidose und Hypoglykämie.
  Therapie: Insulin.
- Typ 2 = insulinunabhängig, relativer Insulinmangel: Das synthetisierte und sezernierte Insulin kann am Erfolgsorgan nicht bzw. nicht ausreichend wirksam werden. Insulinresistenz (bei Übergewichtigen): Trotz ausreichender oder erhöhter Insulinkonzentration können Körperzellen Glukose nicht ausreichend aufnehmen. Der angeborene Defekt liegt auf der Postrezeptor-Ebene (intrazellulär); dies führt trotz ausreichender Insulinmenge und trotz voller Funktionstüchtigkeit des Insulinrezeptors dazu, dass Glukose nicht intrazellulär eingeschleust werden kann (siehe auch Metabolisches Syndrom, ◨ 2.5). Primär diätetisch zu behandeln; vielfach (> 90 %) Übergewicht, relativ stabile Blutzuckerwerte, kaum Neigung zu Ketoazidose oder Hypoglykämie.
  Therapie: Initial diätetische Therapie und nicht insulinotrope Substanzen (Metformin, Glitazone oder α-Glukosidase-Hemmer) anstatt Sulfonylharnstoffpräparaten zur Vermeidung oder Regression von Hyperinsulinismus/Insulinresistenz.

(Die Begriffe IDDM = **i**nsulin**d**ependend **d**iabetes **m**ellitus, NIDDM = **n**on**i**nsulin**d**ependend **d**iabetes **m**ellitus und die Unterteilung in Typ 2a/Typ 2b finden keine Anwendung mehr.)

Die sekundären Diabetesformen lassen sich z.B. zurückführen auf chronische Lebererkrankungen, Erkrankungen des Pankreas, Hämochromatose sowie Erkrankungen, die eine zu starke Ausschüttung der kontrainsulinären Hormone beinhalten.

Klassifikation des Diabetes mellitus

I. Typ-1-Diabetes mellitus: Zerstörung der β-Zellen, die zum absoluten Insulinmangel führt.
   a) immunologisch bedingt
   b) idiopathisch (in Europa selten)
II. Typ-2-Diabetes mellitus: reicht vom Vorliegen der Insulinresistenz mit relativem Insulinmangel bis zum Vorliegen des Sekretionsdefizits mit Insulinresistenz.

◼ **2.21** Formen des Diabetes mellitus (S.-D. Müller, C. Pfeuffer, 1998; modifiziert E. Lückerath).

	Typ 1	Typ 2
Alter zum Zeit-punkt des Ausbruchs der Erkrankung	i.d.R. jugendlich	meist über 45 Jahre
Merkmal	Insulin produzierende Zelle zerstört ⇒ vollständiger Insulinmangel bzw. vermin-derte Insulinabgabe Ketose (Ausscheidung von Azeton)	verzögerte Insulinabgabe u. gestörte Insulinwirkung ⇒ verminderte Insulinwirkung, Insulinresistenz (Hyper-insulinismus) erhöhte Blutfettwerte
Gewicht	meist schlank	meist übergewichtig/adipös
Vererbung	selten	häufig
Häufigkeit	selten (5%)	häufig (95%)
Therapie	Insulin und diabetes-gerechte Kost	Gewichtsabnahme und verstärkte Aktivität
Kostform	BE-berechnet	fettarm, kalorienberechnet
Selbstkontrolle und Schulung	erforderlich	erforderlich
Insulin-behandlung	immer	zu Beginn meist nicht erforderlich
orale Antidiabetika	kontraindiziert	meist wirksam

III. Andere Diabetestypen mit bekannten Ursachen:
  a) genetische Defekte der β-Zellen
  b) genetische Defekte der Insulinwirkung
  c) Erkrankungen des exokrinen Pankreas
  d) Endokrinopathien
  e) medikamentös-toxisch induziert
  f) Infektionen
  g) seltene, immunologisch bedingte Formen
  h) andere, manchmal mit Diabetes mellitus assoziierte Syndrome
IV. Gestationsdiabetes: Schwangerschaftsdiabetes,

Diagnostische Kriterien des Diabetes mellitus

I. Symptome des Diabetes mellitus und Plasmaglukose ab 200 mg/dl (der üblich gemessene Blutzucker im Serum liegt ca. 12% unter dem Plasmawert!) zu einem beliebigen Zeitpunkt des Tages und ohne Rücksicht auf Mahlzeiten.

II. Nüchternplasmaglukose ab 126 mg/dl (keine Kalorienzufuhr in den letzten 8 Stunden).

III. Die 2-Stunden-Plasmaglukose ab 200 mg/dl während eines oralen Glukosetoleranztests (OGTT).

▣ **2.22** Umrechnungstabelle für Blutzuckerwerte. Um von einem Milligrammwert auf den Millimolwert schließen zu können, muss der Milligrammwert durch 18 geteilt werden. Das Ergebnis ist der Blutzuckerwert in mmol/l. Umgekehrt muss der mmol-Wert mit 18 multipliziert werden.

mg/dl →	mmol/l	mmol/l →	mg/dl
40	2,2	2	36
50	2,8	3	54
60	3,3	4	72
70	3,9	5	90
80	4,4	6	108
90	5,0	7	126
100	5,6	8	144
110	6,1	9	162
120	6,7	10	180
140	7,8	11	198
160	8,9	12	218
180	10,0	13	234
200	11,1	14	252
220	12,2	15	273
240	13,3	16	288
260	14,4	17	306
280	15,5	18	324
300	16,7	19	342
350	19,4	20	364
400	22,2	22	396
500	27,8	25	450
600	33,3	30	540

Diabetes-Screening

● Bei allen Personen > 45 Jahre (bei Normalbefund Wiederholung nach 3 Jahren) oder jüngere Personen, wenn BMI > 27
● Familienanamnese Diabetes (Verwandter 1. Grades)
● Geburt eines Kindes > 4000 g oder Gestationsdiabetes
● Blutdruck > 140/90 mmHg

● Fettstoffwechselstörung mit HDL < 35 mg/dl und/oder Triglyzeride ab 250 mg/dl.

Diabetes Risiko-Check

Wenn der HbA_{1c}-Wert nicht bekannt ist und bei den folgenden Fragen über 6 Punkte erreicht werden, sollte der Hausarzt angesprochen werden.

Fragen	Punkte		
	Ja	Nein	Gesamt
Ich bin zwischen 40 und 60 Jahre alt	1	0	—
Ich bin über 60 Jahre alt	3	0	—
Ich habe Geschwister mit Diabetes	2	0	—
Mein Vater/meine Mutter hat(te) Diabetes	1	0	—
Ich habe deutliches Übergewicht	3	0	—
Ich betätige mich körperlich sehr wenig	2	0	—
Bei mir wurde schon einmal erhöhter Blutzucker festgestellt	1	0	—
Ich habe in der letzten Zeit vermehrt Durst	3	0	—
Ich muss in der letzten Zeit vermehrt Wasser lassen	3	0	—
Ich bin in letzter Zeit sehr müde	1	0	—
Ich habe in letzter Zeit aus unerklärlichen Gründen Gewicht verloren	3	0	—
Ich sehe immer etwas verschwommen	2	0	—
Ich habe ein Kind von über 4000 g zur Welt gebracht	2	0	—
unter 3 Punkte	sehr geringes Risiko für Diabetes		
3–6 Punkte	leicht erhöhtes Risiko		
7–11 Punkte	mäßiges Risiko – Messung des Nüchternblutzuckers empfohlen		
12–16 Punkte	deutliches Risiko – Messung des Nüchternblutzuckers sehr empfohlen		
17–20 Punkte	hohes Risiko – unbedingt Nüchternblutzucker messen lassen		
21–27 Punkte	sehr hohes Risiko – dringend Nüchternblutzucker messen lassen		

Diagnose des Gestationsdiabetes (Deutsche Diabetes-Gesellschaft)

Screening-Test (24.–28. Schwangerschaftswoche): 50 g Glukose oral (zu einem beliebigen Zeitpunkt des Tages, unabhängig vom Zeitpunkt der letzten Mahlzeit). Verdacht auf Gestationsdiabetes, wenn Glukose nach einer Stunde (s. a. Kerner, 1998):

- Kapilläres Vollblut: > 140 mg/dl, > 7,8 mmol/l
- Venöses Vollblut: > 120 mg/dl, > 6,7 mmol/l
- Venöses Plasma: > 140 mg/dl, > 7,8 mmol/l

Die Diagnose eines Gestationsdiabetes wird bei entsprechendem Verdacht durch einen vollständigen OGTT (75 g; nach Richtwertlinien der WHO, zusätzlich 60-Minuten-Wert) gestellt. Ein Gestationsdiabetes liegt vor, wenn für mindestens zwei Werte gilt (◨ 2.23):

◨ **2.23** Diagnose des Gestationsdiabetes (Kerner, 1998).

	Kapilläres Vollblut mg/dl mmol/l		Venöses Vollblut mg/dl mmol/l		Venöses Plasma mg/dl mmol/l	
nüchtern	< 90	> 5,0	> 90	> 5,0	> 105	> 5,8
60 min	> 190	> 10,6	> 165	> 9,2	> 190	> 10,6
120 min	> 160	> 8,9	> 140	> 7,8	> 160	> 8,9

Ziel

Bedarfsgerechte Energie- und Nährstoffversorgung mit nahezu normalen Blutzuckerwerten (Nüchternzucker 60–120 mg/dl, postprandial 60–160 mg/dl) im Tagesverlauf, im Seniorenalter weniger strenge Limitierung (postprandial 200 mg/dl), normalem Glykohämoglobin (HbA$_{1c}$, < 7%), Harnzucker- und Ketonkörperfreiheit, normalem Körpergewicht (BMI = 20–25 kg/m^2), normalen Plasmalipidwerten, Ausbleiben von Stoffwechselentgleisungen und Folgekomplikationen an Nieren, Nerven, Augen, Füßen und Gefäßen, uneingeschränkte Vitalität und altersgemäß normaler körperliche und geistige Entwicklung bei Kindern. Die Ernährungstherapie soll hier die glykämische Kontrolle optimieren und die Risikofaktoren für kardiovaskuläre Erkrankungen und Nephropathien mindern.

HbA$_1$: erfasst Kohlenhydrate, die nichtenzymatisch an Hämoglobin gebunden werden.

HbA$_{1c}$: erfasst spezifisch Glukose, die an Hämoglobin gebunden ist.

Prinzip

1. Ermittlung des Energiebedarfs erfolgt individuell unter Berücksichtigung des Ernährungszustandes und der körperlichen Aktivität (siehe Ermittlung des Energiebedarfs) und Patientenbedürfnissen.
   Bei Patienten mit einem normalen Körpergewicht muss keine Empfehlung für die tägliche Gesamtenergieaufnahme festgelegt werden.

2. Bei Übergewicht: Gewichtsreduktion (5–10% im ersten Behandlungsjahr; angestrebter BMI < 25 kg/m² Mann; < 24 kg/m² Frau). Übergewichtige Diabetiker müssen ihre Kost nach Kalorien, nicht nach BE berechnen (siehe Kapitel „Energiedefinierte Diätfomen"). Eine realistische Gewichtsabnahme in 3–6 Monaten liegt bei ca. 10 kg. Selbst eine moderate Gewichtsreduktion verbessert die glykämische Kontrolle und andere entgleiste Stoffwechselparameter (s. auch Metabolisches Syndrom).

3. Bei der Diabeteskost gelten für Eiweiß, Fett und Kohlenhydrate die in der ☎ 2.24 angegebenen Relationen verteilt auf mindestens drei Haupt- und drei Zwischenmahlzeiten.

4. Die Kohlenhydrate sollen in komplexer Form als ballaststoffreiche Lebensmittel zugeführt werden mit möglichst niedrigem glykämischen Index. Reine Kohlenhydratmahlzeiten sind zu vermeiden.

☎ **2.24** Diabeteskost (nach Kasper et al., 1994; Heepe, 1998; modifiziert Lückerath).

Indikation	Energie	Protein	Fett	Kohlenhydrate
	kcal/kJ	Energie%	Energie%	Energie%
Diab. mell. (Typ 1)	> 1800	10–15	30	55
Bemerkungen: blutzuckersenkende Substanzen und Mahlzeiten aufeinander abstimmen				
Diab. mell. (Typ 2 mit Übergewicht)	1000/ 4185	25	30	45
	1500/ 6276	15–20	25–30	50–60
Bemerkungen: Verteilung der Kohlenhydrate auf 3–4 Mahlzeiten, ballaststoffreich, möglichst keine leicht resorbierbaren Kohlenhydrate (Zucker), fettmodifiziert, cholesterinreduziert				

Eine Berechnungseinheit (BE) = 12 g verwertbare Kohlenhydrate (laut Diätverordnung).

5. Die Ballaststoffe (min. 30 g/Tag oder 20 g/1000 kcal/Tag) als separate Nahrungsbestandteile werden nicht in die Kohlenhydratberechnung einbezogen.

6. < 10 Energie% sollten als gesättigte Fettsäuren und trans-ungesättigte Fettsäuren verzehrt werden (bei 2000 kcal/Tag ca. 20 g). Bei einem erhöhten LDL-Spiegel: < 8 Energie% (Transfettsäuren haben einen besonders negativen Einfluss auf die Lipoproteine: LDL ↑, Lipoproteine ↑, HDL ↓); 7 bis max. 10 Energie% sollten von mehrfach ungesättigten Fettsäuren gedeckt werden (erhöhte Lipidoxidation und reduzierter HDL-Spiegel stehen in Zusammenhang mit einer zu hohen Aufnahme von MUFS. Zu bevorzugen sind einfach ungesättigte 10–15 Energie% (Oliven- und Rapsöl).
   Für eine ausreichende ω-3-Fettsäurenaufnahme einmal pro Woche Fisch (vorzugsweise ölige Sorten), Rapsöl, Sojaöl, Nüsse und einige grünblättrige Gemüse. Diabetiker haben ein erhöhtes kardiovaskuläres Risiko.

7. Eiweißzufuhr: 10–15% der Gesamtenergie. Hoher Eiweißkonsum begünstigt die Entwicklung und Progression diabetischer Nephropathien. Bei Patienten mit Nephropathien sollte die Eiweißzufuhr zwischen 0,6 und 0,8 g/kg Körpergewicht liegen.

8. Zucker und zuckerhaltige Nahrungsmittel können bei intensiviert eingestellten Diabetikern (Pumpenpatienten oder schlanke, gut eingestellte Typ-2-Diabetiker) bis zu 10% der Gesamtenergiemenge erlaubt werden, wenn dadurch die Blutzuckerhomöostase erhalten bleibt und keine Gewichtszunahme erfolgt; keine zuckerhaltigen Getränke; BE-Berechnung erforderlich. Im GV-Bereich untersagt die Diätverordnung die Ausgabe von saccharosehaltigen Speisen an Diabetiker.
   Allgemein gilt: Meidung von reinen Zuckern vom Glukosetyp sowie sehr zuckerreichen Produkten (Ausnahme: akute Hypoglykämien), max. 30 g/Tag = 10% der Energiezufuhr an Mono- und Disacchariden und max. 12–25 g/Tag Laktose. Zuckeraustauschstoffe (Fruktose, Isomalt, Laktit, Maltit, Mannit, Sorbit, Xylit) haben zwar einen geringeren blutzuckersteigernden Effekt (außer Maltit) und einen geringeren Insulinbedarf, sind aber mit den Kohlenhydraten und im Brennwert anrechnungspflichtig (GV-Bereich laut Diätverordnung). Achtung: Viele Nahrungsmittel, die im Handel unter „für Diabetiker geeignet" geführt werden, haben einen hohen Fett- und damit Energiegehalt.

9. Alkohol, maximal 30 g (bei Frauen 15 g) täglich, z.B. 1–2 Glas trockener Wein, Sekt, Bier/Tag (1 l Bier = 32–55 g Alk., 1 l Wein =

48–80 g Alk.), immer im Zusammenhang mit kohlenhydrathaltigen Mahlzeiten, zur Vermeidung einer Hypoglykämie. Im Krankenhaus soll grundsätzlich kein Alkohol konsumiert werden.
Bei übergewichtigen Diabetikern: Energiegehalt des Alkohols beachten! Alkohol fördert die Bildung von Körperfett, erhöht den Triglyzeridspiegel und den Blutdruck.

10. Kochsalzkonsum < 6 g täglich, zur Beeinflussung einer häufig vorliegenden Hypertonie.

11. Bei einer ausschließlich diätetischen Behandlung des Diabetikers: 4–6 Mahlzeiten/Tag.

12. Der Patient sollte angehalten werden, an 3–4 Tagen in der Woche mindestens 20–30 Minuten einer moderaten körperlichen Tätigkeit nachzugehen. Dies hat eine positive Wirkung auf die Glukosetoleranz, die Serumlipidwerte, das Gewicht und den Erhalt der Muskelmasse.

▄ **2.25** Diabeteskost – Schulung der Patienten (VFED e.V.). *

Anzurechnende kohlen-hydrathaltige Lebensmittel	Anrechnungsfreie kohlen-hydrathaltige Lebensmittel
Brot, Brötchen Nudeln, Reis, Getreide und Getreideerzeugnisse Kartoffeln Milch und Milchprodukte (außer Quark und Käse) Obst (zuckerhaltige Produkte), Zuckeraustauschstoffe Fast Food	Gemüse (außer Mais) Hülsenfrüchte (in normalen Portionen = 1 Suppenteller) Nüsse (Achtung: hoher Fettgehalt!)
Rasche Blutzuckersteigerung	**Langsame Blutzuckersteigerung**
Traubenzucker Weißbrot/Zwieback Brötchen/Semmeln Graubrot Kartoffelbrei helles Mehl geschälter Reis Obstsaft	Vollkorngetreide Vollkornbrot Vollkornbrötchen Vollkornreis Vollkornnudeln rohes, ungeschältes Obst Milch/Joghurt Hülsenfrüchte

*siehe auch ▄ **1.15** Glykämische Indizes.

Die Ernährungsempfehlungen für Menschen mit Diabetes ähneln denen, die auch der Allgemeinbevölkerung zur Gesunderhaltung gegeben werden.

Die Diabetesdiäten für Typ 1 und Typ 2 sind sich in ihren Grundlagen ebenfalls ähnlich. Unterschiede ergeben sich in der Festlegung von Zeit und Umfang der Mahlzeiten:

● Die Energiezufuhr richtet sich nach dem individuellen Bedarf, bei einer Eiweiß:Fett:Kohlenhydrat-Relation von 10–15:25–30:50–55 Energie% (⊞ 2.26)

⊞ **2.26** Nährstoff- und BE-Verteilung auf Basis der Energiezufuhr (nach Kasper et al., 2000).

Energie		Kohlenhydrate*			Ballaststoffe	Protein		Fett	
kJ	kcal	BE	g	En.%	g	g	En.%	g	En.%
5000	1200	11	145	49	ca. 25	60	20	40	31
6300	1500	13	175	48	ca. 30	65	18	55	34
7600	1800	17	220	50	ca. 35	70	16	65	34
8400	2000	19	245	50	ca. 38	75	15	75	35
9200	2200	21	270	51	ca. 40	80	15	80	34
10000	2400	24	300	52	ca. 45	90	15	85	33

* Die Kohlenhydratmenge beinhaltet auch Kohlenhydrate, die nicht auf die BE-Menge anzurechnen sind (Gemüse, Salz, Kondensmilch, Speisequark, Fruktose und Zuckeraustauschstoffe, Nüsse, Hülsenfrüchte usw.).

● Bei Gabe von blutzuckersenkenden Substanzen: blutzuckererhöhende Mahlzeiten und blutzuckersenkende Wirkung der Substanzen müssen zeitlich und quantitativ aufeinander abgestimmt werden, um Hypoglykämien und Hyperglykämien (>180 mg/dl) zu vermeiden (◉ 2.2, ◉ 2.3).
Dies gilt im besonderen Maß für den jugendlichen insulinpflichtigen Diabetiker (Typ 1). Nach Normalinsulingabe Spritz-Ess-Abstand (S-E-A) von 10–15 Minuten, bei Verzögerungs- oder Mischinsulin 30–45 Minuten. Unter den Insulinanaloga HUMALOG oder Novo Rapid ist kein S-E-A erforderlich. Hier ist meist eine individuelle Gestaltung der Mahlzeitenhäufigkeit und der Nährstoffverteilung nötig.

● Bei Umstellung der körperlichen Aktivität: Nährstoffbedarf und gegebenenfalls die BE-Mengen bzw. Insulindosierungen neu anpassen (⊞ 2.27).

● Diätetische Lebensmittel sind keine notwendigen Bestandteile einer Diabetesdiät. Viele Nahrungsmittel, die im Handel mit der Bezeich-

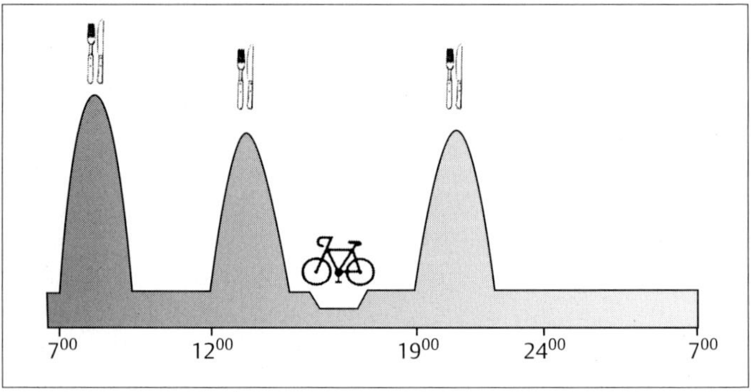

2.2 Physiologische Insulinsekretion (nach A. Schönfelder, 2000).

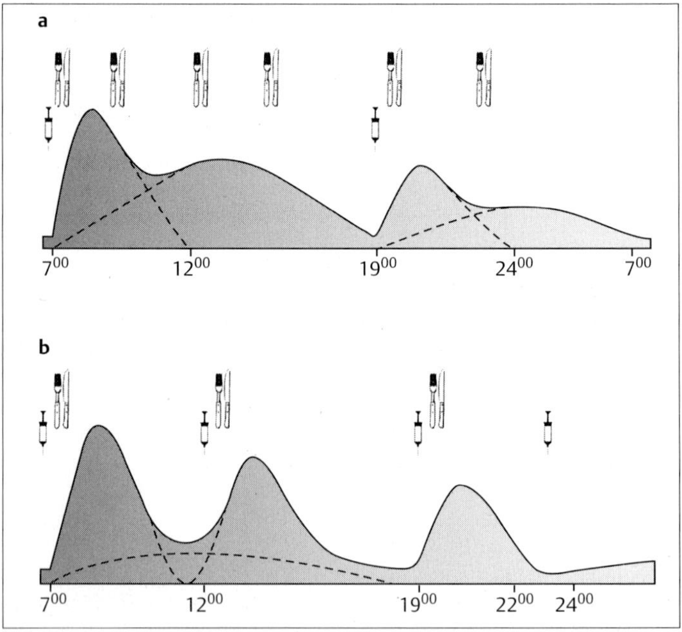

2.3 Spritz- und Essfolge bei der konventionellen (a) und der intensivierten (b) Insulintherapie (nach A. Schönfelder, 2000).

nung „für Diabetiker geeignet" geführt werden, haben einen hohen Fett- und damit Energiegehalt.

● Obst- und Fruchtsäfte steigern den Blutzuckerspiegel rasant, können jedoch zur Bekämpfung von Hypoglykämien eingesetzt werden (⊞ 2.27).

● Täglich sollte eine Vielzahl verschiedener Obst- und Gemüsesorten auf dem Speiseplan stehen (→ Antioxidanzien).

⊞ **2.27** Beispiele einer BE-Verteilung bei 6 Mahlzeiten (Kasper et al., 2000).

BE insgesamt	11	13	17	19	21	24
1. Frühstück	2	3 (2)	3	3,5 (3)	3,5 (4)	4,5 (4)
2. Frühstück	2	2 (3)	3	3 (3,5)	4 (3,5)	4 (4,5)
Mittagessen	2	3	3,5	3,5	4	5
Zwischenmahlzeit	1,5	1,5	2	2,5	3	3
Abendessen	2	2	3,5	3,5	3,5	4,5
Spätmahlzeit	1,5	1,5	2	3	3	3

⊞ **2.28** Getränkeeinteilung bei unkompliziertem Diabetes (Heepe, 1998; modifiziert Lückerath).

Getränke ohne Anrechnung von BE und kcal:
Mineralwasser, Leitungswasser, Bohnenkaffee und Tee (ungezuckert), fettarme Fleischbrühe, KH-arme Gemüsebrühe, Limonaden (kalorienarm)

Getränke unter Anrechnung von BE und/oder kcal:
frisch gepresste Obst- und Gemüsesäfte (ungesüßt), Diabetiker-Obstdicksäfte, Diabetiker-Limonaden, Milch und Milchgetränke (ungezuckert), Kakaogetränke (ungezuckert), Malzkaffee
alkoholische Getränke (Limit: 20 g Ethanol/Tag): Biere und Diabetikerbiere, trockene und halbtrockene Weine, zuckerarmer Sekt und Champagner

Üblicherweise verboten:
Kaffee, Tee und Kakao (gezuckert), Fruchtnektar und -saftgetränke, verdünnte Obstsirupe und Obstdicksäfte, Süßmoste, handelsübliche Limonaden und Colagetränke
sog. alkoholfreie Biere, hochprozentige oder zuckerhaltige Alkoholika, Wermut, Sherry, süße Aperitifs und Schnäpse, Liköre, vergorene Moste u.ä.

Diabetiker leiden häufig an Zink- und Chrommangel. Eine Substitutionstherapie mit Zink (Zinkhistidin) oder Z-C-Präparaten (z.B. DiaZink) ist bei Mangel angezeigt. Im Verlauf der Erkrankung kann sich der Bedarf des einzelnen Patienten ändern.

Bei einigen insulinbehandelten Diabetikern mit unzureichender metabolischer Kontrolle oder während der Schwangerschaft kann sich ein Magnesiummangel entwickeln. Durch entsprechende Lebensmittelauswahl, im Bedarfsfall durch Supplementierung, ist dem Rechnung zu tragen.

Eine strukturierte Diabetiker-Wochen-Schulung ist immer anzustreben. Hierbei muss die Lebensqualität jedes einzelnen Diabetikers berücksichtigt werden. Die Anwendung einer Very low calory diet (sehr energiearme Diät) sollte nur in bestimmten Fällen (BMI > 35) in darauf spezialisierten medizinischen Zentren durchgeführt werden.

Literaturempfehlungen

Der Mensch ist, was er isst. Ein Ratgeber für häufige ernährungsabhängige Gesundheitsstörungen. Deutsche Gesellschaft für Ernährung (DGE). Godesberger Allee 18, 53175 Bonn

Birk, D., E. Pospisil: Das Kochbuch für Diabetiker mit 170 ballaststoffreichen Rezepten. München: Ehrenwirth 1992

Elmadfa, I., W. Aign, E. Muskat, D. Fritzsche: Die große GU-Nährwertkalorientabelle. Aktuelle Ausgabe. München: Gräfe und Unzer

Elmadfa, I., W. Aign, D. Fritzsche: GU-Kompass Nährwerte. Aktuelle Ausgabe. München: Gräfe und Unzer

Jäckle, R., A. Hirsch, M. Dreyer: Gut leben mit Typ-I-Diabetes. Stuttgart: Urban & Fischer 1993

Kasper, H.: Ernährungsmedizin und Diätetik. 9. neu bearb. Aufl. München: Urban & Fischer 2000

Kohlenhydrataustauschtabelle für Diabetiker. Verband für Ernährung und Diätetik (VFED) e.V. (Hrsg.); Postfach 1928, 52021 Aachen

Koerber, K., B. Hammann, G. Willms: Für Diabetiker: Vollwert-Ernährung. München: Gräfe und Unzer 1992

Leitzmann, C., H. Laube, H. Milion: Vollwertküche für Diabetiker. Niedernhausen: Falken 1990

Müller, S.-D., C. Pfeuffer: Genussvoll essen bei Diabetes. Augsburg: Midena 1998

Müller, S.-D., C. Pfeuffer: Backen mit Genuss. Augsburg: Midena 2000

Müller, S.-D.: BE-Tabelle mit zuckerhaltigen Lebensmitteln, Fertigprodukten, Fast Food, exotischem Obst. Insuliner Verlag, Narzissenweg 17, 57548 Kirchen-Freusburg. 5. Aufl. 2001

Münchner Typ – Gruppe des DDB: Von uns für Euch. Kirchheim, Mainz 1991

Kohlenhydrat-Austauschtabelle für Diabetiker; Schneekoppe GmbH, Ernährungsberatung, Boettgerstraße 5, 41066 Mönchengladbach

Stiftung Warentest (Hrsg.): Diabetes. Stiftung Warentest, Postfach 810660, 70523 Stuttgart; Bestelltelefon 01805/002467

Adressen für Informationen

Bayer AG, Pharma Deutschland, 51368 Leverkusen

Boehringer Ingelheim KG, Binger Straße, 55216 Ingelheim, Tel.: 06132/770

Bundesverband der Insulinpumpenträger e.V., Reinekestraße 31, 51145 Köln

Deutsche Diabetes Stiftung, Geschäftstelle, Unsöldstraße 5, 80538 München, Tel.: 089/21096119

Deutscher Diabetiker Bund (DDB e.V.), Bundesgeschäftsstelle, Danziger Weg 1, 58511 Lüdenscheid, Tel.: 02351-989151

Diabetiker Hotel- und Reiseführer; Deutscher Diabetiker Bund, Landesverband Bremen e.V., Gröpelinger Heerstraße 386 b, 28239 Bremen, Tel.: 0421/6164323

Hoechst AG, Hoechst Pharma Deutschland, Brüningstraße 50, 65926 Frankfurt, Tel.: 069/3050

LaRoche, Ansprechpartner Herr Redtke, Tel.: 02137/4781 (Flipchart für Diabetikerschulung)

Lilly Deutschland GmbH, Hermann-Josef-Klein-Str. 47, 53925 Kull, Tel.: 02441/1728 (u.a Folienordner zur Diabetesschulung)

Maizena Gesellschaft mbH, Ernährungswiss. Abteilung, Postfach 2650, 74016 Heilbronn

Novo Nordisk Pharma GmbH, Brucknerstraße 1, 55127 Mainz (Foliensatz „Novo Train" zur Diabetes-Schulung)

Verband für Ernährung und Diätetik (VFED) e.V., Morillenhang 27, 52074 Aachen

Literaturquellen zur Diabeteskost

Biesalski, H. K., P. Fürst, H. Kasper, R. Kluthe, W. Pöhlert, C. Puchstein H. B. Stähelin (Hrsg.): Ernährungsmedizin. 2. überarb. und erw. Aufl. Stuttgart: Thieme 1999

Diabetes and Nutrition Study Group (DNSG) of the European Association for the Study of Diabetes (EASD) 2000 und des Ausschusses Ernährung der Deutschen Diabetes Gesellschaft. Ernährungsempfehlungen für Diabetiker 2000. Ernährungsumschau 47/5 (2000) 182–186

Elmadfa, I., C. Leitzmann: Ernährung des Menschen. 3. überarb. Aufl. Stuttgart: Ulmer 1998

Jahnke, K.: Grundlagen der Ernährung und Diätempfehlungen für Diabetiker. Akt. Ernähr.-Med. 15 (1990) 27–38

Heepe, F.: Diätetische Indikationen. 3. überarb. Aufl. Berlin: Springer 1998

Kasper, H.: Ernährungsmedizin und Diätetik. 8. neu bearb. Aufl. München, Wien, Baltimore: Urban & Schwarzenberg 1996

Kasper, H., M. Wild, I. Husemeyer, H. Rottka, R. Kluthe, H. Quirin, G. Schlierf, J. Schrezenmeir, G. Wolfram: Rationalisierungsschema 1994 der Deutschen Gesellschaft für Ernährungsmedizin. Akt. Ernähr.-Med. 19 (1994) 227–232

Kasper, H.: Ernährungsmedizin und Diätetik. 9. neu bearbeitete Aufl. München, Jena: Urban & Fischer 2000

Kerner, W.: Klassifikation und Diagnose des Diabetes mellitus: Deutsches Ärzteblatt 49 (1995) 56–60, A-3144–3148

Kluthe, R., P. Fürst, H. Hauner, E. Hund-Wissner, H. Kasper, G. Kotthoff, H. Rottka, M. Schade, J. G. Wechsler, A. Weingard, M. Wild, G. Wolfram: Das Rationalisierungsschema 2000 des Berufsverbandes Deutscher Ernährungsmediziner (BDEM), der Deutschen Adipositas Gesellschaft, der Deutschen Akademie für Ernährungsmediziner (DAEM), der Deutschen Gesellschaft für Ernährung (DGE), der Deutschen Gesellschaft für Ernährungsmedizin (DGEM) und des Verbandes der Diätassistenten – Deutscher Berufsverband (VDD); Akt. Ernähr.-Med. 25 (2000) 263–270

Kofrányi, E., W. Wirths: Einführung in die Ernährungslehre. 11. überarb. Aufl. Frankfurt/M: Umschau 1994

Müller, M. J., H. Przyrembel: Ernährungsmedizinische Behandlung. In: Ernährungsmedizinische Praxis. Methoden – Prävention – Behandlung. Müller, M. J. Berlin, Heidelberg: Springer 1998

Müller, S.-D.: Kochpraxis und Gemeinschaftsverpflegung. Neufassung vorgestellt. 1-2/1999

Müller, S.-D., C. Pfeuffer: Genussvoll essen bei Diabetes. Augsburg: Midena 1998

Schönfelder, A.: Typ 1 Diabetes. Theoretische Grundlagen, Diätetik und angewandte Ernährungsberatung. VitaMinSpur 15 (2000) 79–86.

Verband für Ernährung und Diätetik (VFED) e.V. (Hrsg.): Kohlenhydrataustauschtabelle für Diabetiker 1996

Lipidsenkende Diät – Diättherapie bei Hyperlipoproteinämien

Definition/Ziel

Eine lipidsenkende Diät, besser lipoproteinsenkende Diät normalisiert und senkt einen erhöhten Cholesterin- und Triglyzeridspiegel.

Indikation

Primäre und sekundäre Hyperlipoproteinämien. VLDL-, IDL- und LDL-Cholesterinerhöhungen und HDL-Cholesterinverminderungen gehen mit einem erhöhten Arterioskleroserisiko einher.

Folgende Parameter im Plasma und Serum dienen zur Einschätzung des Lipoprotein- und des Lipidstoffwechsels:

- Triglyzeride
- Gesamtcholesterin
- VLDL-Cholesterin (Prä-β-Lipoprotein)
- LDL-Cholesterin (β-Lipoprotein)
- HDL-Cholesterin (α-Lipoprotein)
- Quotient: LDL/HDL.

In Abhängigkeit von den erhöhten Lipidkomponenten (Cholesterin, Triglyzeride) werden die Fettstoffwechselstörungen in verschiede Gruppen eingeteilt. Isolierte oder kombinierte Hypertriglyzeridämien und Hypercholesterinämien sind die klinisch relevantesten (s. a. Kasper):

- **Hyperchylomikronämie = Typ I**
  Chylomikronen-Erhöhung oder n, LDL- und HDL-Werte erniedrigt
  familiärer Lipoproteinlipasemangel, familiäre, fettinduzierte Hypertriglyzeridämie: Phospholipid- und Cholesteringehalt n oder ↑, Triglyzeride ↑↑
  Häufigkeit: extrem selten
- **Hyperlipoproteinämie = Typ II a**
  LDL-Erhöhung
  familiäre Hypercholesterinämie ohne Hypertriglyzeridämie
  Cholesterinspiegel ↑↑, Triglyzeridspiegel n
  Häufigkeit: 10–15%
- **Hyperlipoproteinämie = Typ II b**
  LDL- und VLDL-Erhöhung
  familiäre Hypercholesterinämie mit Hypertriglyzeridämie
  Cholesterinspiegel ↑↑, Triglyzeridspiegel ↑
  Häufigkeit: 22–25%
- **Hyperlipoproteinämie = Typ III**
  IDL-Erhöhung

Veränderung im LDL- und VLDL-Charakter
familiäre Hypercholesterinämie mit Hypertriglyzeridämie:
Cholesterinspiegel ↑, Triglyzeridspiegel ↑
Häufigkeit: 1–5%

● **Hyperlipoproteinämie = Typ IV**
VLDL-Erhöhung, Chylomikronen erniedrigt
familiäre Hypertriglyzeridämie (kohlenhydratinduzierte Hyperlipidämien): Triglyzeridspiegel ↑ oder ↑↑
Häufigkeit: 50–60%

● **Hyperlipoproteinämie = Typ V**
Chylomikronen und VLDL-Erhöhung, HDL erniedrigt
kalorien- oder fett- bzw. kohlenhydratinduzierbare Hypertriglyzeridämie, familiäre Hyperchylomikronämie
Cholesterinspiegel ↑, Triglyzeridspiegel ↑↑
Häufigkeit: 1–5%.

Prinzip

1. Individuelle Gestaltung entsprechend der Fettstoffwechselstörung. Die Diätetik ist ein entscheidender Teil der Behandlung von Stoffwechselstörungen und des mit ihr verbundenen atherogenen Risikos (◨ 2.29).
2. Fettarme (max. 30 Energie%) Kost. Eine fettarme Kost kann einen erhöhten Lipidspiegel um 10–20% senken (◨ 2.30).
   Energiebedarf: 1000 kcal   30–35 g Fett/Tag
                      1500 kcal   45–50 g Fett/Tag
                      2000 kcal   60–70 g Fett/Tag
                      2500 kcal   75–85 g Fett/Tag
3. Cholesterinarme Kost: < 300 mg/Tag und/oder
4. Fettmodifizierte Kost (hoher Anteil an mehrfach und einfach ungesättigten Fettsäuren, ◙ 2.4).
5. Ballaststoffreiche Kost mit hohem vegetabilen Anteil (in Abhängigkeit von der zugrundeliegenden Fettstoffwechselstörung) beeinflusst den Cholesterin- und Triglyzeridgehalt im Serum.

Eine Diät ist durch kein Medikament ersetzbar!
Eine Diät muss einer möglichen medikamentösen Behandlung vorhergehen und unter medikamentöser Behandlung fortgeführt werden.

⊞ 2.29 Behandlungsziele in der Lipidtherapie (E. Windler u. H. Greten, 1996).

	Ohne Risikofaktoren Primärprävention		Bei erhöhtem KHK-Risiko Sekundärprävention			
	kein Risiko mg/dl	mmol/l	erhöhtes Risiko mg/dl	mmol/l	koronare Herzkrankheit mg/dl	mmol/l
Cholesterin	< 250	< 6,5	< 200	< 5,0	< 180	< 4,5
LDL	< 160	< 4,0	< 130	< 3,5	< 100	< 2,5
HDL	> 40	> 1,0	> 40	> 1,0	> 40	> 1,0
LDL/HDL	< 4		< 3		< 2	
Triglyzeride	< 200	< 2,5	< 200	< 2,5	< 200	< 2,5

⊞ 2.30 Lipidsenkende Kost (nach H. Kasper et al., 1994; R. Kluthe et al., 2000).

Indikation	Energie kcal/kJ	Protein Energie%	Fett Energie%	Kohlen-hydrate Energie%
primäre und sekundäre Hyperlipidämie	2000/ 8368	15	25–30	55–60

Bemerkungen: Bei Übergewicht Reduktionskost: Fettzufuhr 30% der Energie mit 7–10 Energie% gesättigten, 10–15 Energie% einfach ungesättigten, 7–10 Energie% mehrfach ungesättigten Fettsäuren unter Berücksichtigung von ω-3- und ω-6-Fettsäuren. Nahrungscholesterin < 300 mg/Tag, Ballaststoffe mind. 35 g/Tag. Vermeiden niedermolekularer Kohlenhydrate.

Bei Hypertriglyzeridämie: keine löslichen Zucker. Vorsicht mit Alkohol!

Damit eine lipidsenkende Kost individuell entsprechend der Fettstoffwechselstörung zusammengestellt werden kann, bedarf es einer differenzierten Diagnostik des Lipidstoffwechsels. Einzelne ernährungsmedizinische Optionen sind der ⊞ 2.31 und ⊞ 2.32 zu entnehmen.

Zur Behandlung erhöhter Plasmacholesterinspiegel werden die Stufe I und die Stufe II einer Diät unterschieden. Das Rationalisierungsschema 2000 bezieht sich ausschließlich auf Stufe I, da hier davon ausgegangen wird, dass eine weitere Differenzierung unter stationären Bedingungen keine Vorteile bringt.

Stufe I der Behandlung der Hypercholesterinämie

1. Gewichtsnormalisierung (BMI < 25) und Steigerung körperlicher Aktivität zur Senkung der LDL- und Triglyzeridkonzentration und zum Anstieg des HDL-Cholesterins.

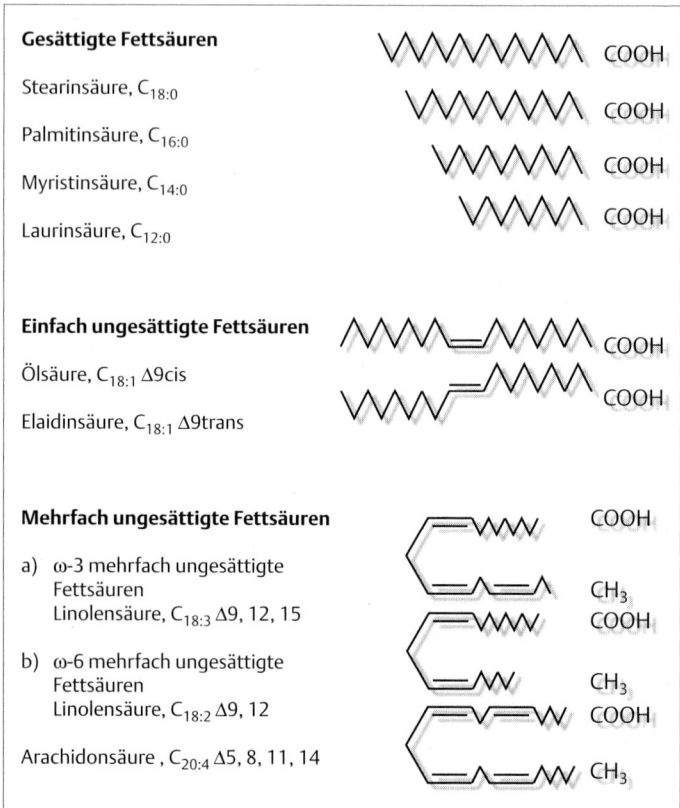

Gesättigte Fettsäuren

Stearinsäure, $C_{18:0}$

Palmitinsäure, $C_{16:0}$

Myristinsäure, $C_{14:0}$

Laurinsäure, $C_{12:0}$

Einfach ungesättigte Fettsäuren

Ölsäure, $C_{18:1}$ Δ9cis

Elaidinsäure, $C_{18:1}$ Δ9trans

Mehrfach ungesättigte Fettsäuren

a) ω-3 mehrfach ungesättigte
Fettsäuren
Linolensäure, $C_{18:3}$ Δ9, 12, 15

b) ω-6 mehrfach ungesättigte
Fettsäuren
Linolensäure, $C_{18:2}$ Δ9, 12

Arachidonsäure , $C_{20:4}$ Δ5, 8, 11, 14

◗ **2.4**   Einteilung der Fettsäuren (VFED e.V.).

2. Bei 2000 kcal/Tag Eiweiß:Fett:Kohlenhydrat-Relation 15:25–30:
   55–60 Energie%.
3. Die Fettmenge sollte sich am unteren Wert der angegebenen 25–30%
   bewegen, da die Reduzierung der Gesamtfettzufuhr die wirksamste
   Maßnahme zur Cholesterinsenkung ist.
4. Die Gesamtfettzufuhr sollte maximal 7–10% gesättigt, jeweils mindestens 10–15% einfach ungesättigt und maximal 7–10% mehrfach
   ungesättigt sein (hoher Anteil einfach ungesättigter FS (z.B. aus Olivenöl), da diese das HDL-Cholesterin nicht senken).

▣ **2.31** Einfluss von Kostformen auf einzelne Lipidfraktionen (nach Heepe, 1998; Kasper, 1996; Müller, 1998; modifiziert Lückerath).

Kostformen	Einfluss auf einzelne Lipidfraktionen			
	Chylo-mikronen	VLDL	LDL	HDL
Reduktionskost	↓↓	↓↓	–	↓
fettarme Kost (< 30%)	↓	↑	↓↓	↓
Alkoholkarenz	↓	↓	–	(↓)
Ballaststoffreich	/	↓	↓	/
Komplexe Kohlen-hydrate	/	↓	/	/
Cholesterin < 300 mg/Tag	/	/	↓↓	(↓)
Fettaustausch				
linolsäurereich	/	/	↓	(↓)
ölsäurereich	/	/	↓	/
LCT-MCT	↓	↑	/	(↑)
ω-3-Fettsäuren > 5 g/Tag	/	↓	(↓)	/

▣ **2.32** Effekte von Fettsäuren auf Cholesterinspiegel (Biesalski et al., 1999; Heepe, 1998; VFED e.V.; Zürcher et al., 1998).

Gesättigte Fettsäuren	teilweise Erhöhung von Gesamtcholesterin (GC), LDL, keine HDL-Erhöhung	reich an gesättigten FS: Butter, Milchfett, Schweine-schmalz, Kokosfett, Palmöl
Einfach ungesättigte Fettsäuren	Erniedrigung von GC, LDL, Beibehaltung/Erhöhung von HDL	reich an einfach ungesättigten FS: Olivenöl, Rapsöl, Erdnussöl
Mehrfach ungesättigte Fettsäuren	Erniedrigung GC, LDL, bei extremer Zufuhr HDL-Erniedrigung	reich an mehrfach ungesättigten FS: Maiskeimöl, Sojaöl, Sonnenblumenöl, Distelöl (Safloröl)
Transfett-säuren	Erhöhung GC, LDL, keine HDL-Erhöhung	in chemisch gehärteten Fetten vorkommend, Back-, Brat-, Fritierfette und Butter

5. Erhöhung des Ballaststoffanteils (35 g/Tag; insbesondere wasserlösliche Quellstoffe aus Pektin, Haferkleie, Plantago-ovata-Samenschalen haben positiven Einfluss; Unterbrechung des enterohepatischen Kreislaufs); 10 g Pektine senken den Cholesterinspiegel um ca. 10%.
6. Mäßiger Alkoholkonsum. Im Krankenhaus kein Alkohol.
7. Mediterrane Ernährung kann Vorbild sein.
8. Cholesterinzufuhr < 300 mg/Tag.
9. Für eine antiatherogene Wirkung s.u.

Reichen die Basisempfehlungen der Stufe I nicht aus, so wird in zwei weiteren Stufen die Fett- und Cholesterinzufuhr und damit die Zufuhr an gesättigten Fettsäuren wie folgt stufenweise reduziert (◨ 2.33).

◨ **2.33** Geeignete und ungeeignete Lebensmittel bei Hypercholesterinämie (VFED e.V.).

	Geeignet	Ungeeignet
Fleisch und Wurstwaren	sichtbar mageres Fleisch, Schinken roh und gekocht, kalter Braten, Corned beef, Aspikwurst, Geflügel- und Rindswurst	fettes Fleisch, Innereien, fette Wurst, z.B. Salami, Leber-, Mett-, Tee-, Bratwurst
Wild und Geflügel	mageres Fleisch, Huhn, Pute	Gans, Ente
Milch und Milchprodukte	Buttermilch, Milch max. 1,5%, Kondensmilch 4%, Joghurt max.1,5%, Magerquark, Käse max. 30% F.i.Tr.	Kaffeesahne, Schlagsahne, Vollmilchjoghurt, hochproz. Quark, fetter Käse
Fisch	alle Sorten	Fischkonserven in ungeeigneten Ölen oder Soßen, Schalentiere
Fette	mit einfach und mehrfach ungesättigten Fettsäuren, ungehärtete Fette z.B. Maiskeimöl, Distelöl, Diätmargarine, Olivenöl	Kokosfett, Speck, Mayo, Pflanzenöl, Margarine, Fritierfett, Eier in fettreichen Zubereitungen
Gemüse/Obst	alle Sorten, möglichst roh essen	
Kartoffeln	alle Zubereitungen mit geeigneten Fetten	

◨ **2.33** Geeignete und ungeeignete Lebensmittel bei Hypercholesterinämie (VFED e.V.) (Fortsetzung).

	Geeignet	Ungeeignet
Getreide-erzeugnisse	ballaststoffreiche Produkte, z.B. Vollkornreis, -nudeln, Getreideflocken und Körner	geschälte bzw. polierte Produkte, z.B. Weißmehl, geschälter Reis und Weißmehl-Nudeln
Brot	ballaststoffreiche Sorten z.B. Vollkornbrot	Semmel, Toast, Baguette
Kuchen/ Gebäck	Hefeteig, Quark-Öl-Teig, Rührteig bedingt	Biskuit, Brandmasse, Blätterteig, Plunder, Buttercreme, Sahnetorte
Süßwaren	Zucker, Marmelade, Honig, Bonbons, Fruchteis (immer in kleinen Mengen)	Schokolade, Karamel, Sahneeis
Nüsse	fast alle Arten in kleinen Mengen	Kokosnuss
Gewürze/ Kräuter	alle Sorten	
Getränke	alle Sorten ohne Zucker-ersatz, Alkohol mäßig	Limonade, Cola, Fruchtnektar, Fruchtsaftgetränke

Stufe II der Behandlung der Hypercholesterinämie

- Fettreduktion auf 25 Energie% mit max. 7% gesättigten Fettsäuren (wirksamste Maßnahmen zur Cholesterinsenkung)
- 15 Energie% Eiweiß, 60 Energie% Kohlenhydrate
- Cholesterinzufuhr < 200 mg/Tag.

Bei zusätzlich oder isoliert bestehender Hypertriglyzeridämie bedarf es weiterer Ernährungsumstellungen.

Hyperchylomikronämie (Typ I und schwere Verlaufsformen Typ V)

- Fettreduktion max. 10–20 Energie%
- Ersetzen der langkettigen FS durch MCT-Fette zum energetischen Ausgleich (zu MCT-Fetten siehe „Diät bei Malassimilation und fettmodifizierte Diät")
- Absolutes Alkoholverbot.

Hyperlipoproteinämie Typ III, Typ IV und leichte Form Typ V
- Gewichtsnormalisierung
- Wenig bzw. keine leicht resorbierbare Kohlenhydrate, Zucker, Süßigkeiten, Zuckeraustauschstoffe (Fruktose, Sorbit, Xylit)
- Alkoholverbot.

Für eine antiatherogene Wirkung
- Verwendung von Vitamin C, E und β-Carotin-haltigen Nahrungsmitteln, Ölen und Getreide usw., um die Zufuhr von Antioxidanzien zu gewährleisten.
- Regelmäßiger Verzehr von Fisch (Makrele, Hering, Thunfisch, Lachs usw.; Normalgewichtige zweimal wöchentlich) für die Zufuhr von ω-3-Fettsäuren (Eikosapentaensäuren, siehe ⌷ 2.34).
- Einsatz von Ölen, die reich an ω-3-Fettsäuren sind (Raps-, Lein-, Walnussöl).
- Ausschaltung von Haushaltszucker, Traubenzucker, Fruktose, gezuckerten Lebensmitteln und Alkohol (besonders für Patienten mit endogener Hypertriglyzeridämie, bei denen in 60–80% der Fälle eine Glukoseintoleranz besteht).
- Oraler Glukosetoleranztest, optimale Blutzuckereinstellung.

⌷ **2.34** Wichtigste Nahrungsquellen für ω-3-Fettsäuren (γ-Eicosapentaensäure/Tagokosahexaensäure in 100 g essbarem Anteil) (Heepe, 1998; Elmadfa et al., 1994/95).

Kabeljau, Dorsch	0,04/0,06	Sprotte	1,14/1,62
Rotbarsch	0,27/0,13	Lachs	0,70/2,14
Braschen	0,45/0,86	Hering	2,68/0,45
Sardine	0,66/0,93	Thunfisch	1,07/2,28
Makrele	0,69/1,30	Fischölkonzentrate,	
Dornhai	0,78/1,60	Lebertran	
		(Größenordnung)	ca. 10/10

Literaturempfehlungen

Der Mensch ist, was er isst. Ein Ratgeber für häufige ernährungsabhängige Gesundheitsstörungen. Deutsche Gesellschaft für Ernährung (DGE). Godesberger Allee 18, 53175 Bonn

Gohlke, H., R. Unsorg: Kochen & Backen bei Herz-Kreislauf-Erkrankungen. Niedernhausen: Falken 1991

Ilies, A.: Cholesterinspiegel im Griff. Gräfe und Unzer, München 1991

Unsorg, R.: Cholesterinarm kochen und genießen. Niedernhausen: Falken 1989

Nährwerttabellen siehe Reduktionskost
Richtig essen und trinken bei erhöhten Blutfettwerten. Verband für Ernährung und Diätetik (VFED) e.V. 1999
Cholesterin: Oft zu viel aber nie zu wenig. Maizena Gesellschaft mbH, Ernährungswiss. Abt., Postfach 2650, 74016 Heilbronn

Hersteller- und Bezugsquellennachweise für spezielle diätetische Nahrungsmittel

Basis Diät GmbH, Schauerstraße 2–4, 80638 München: mct-BASIS-plus Diätmargarine und mct-BASIS-plus Diät-Speiseöl; Reformhaus
Smilde Nahrungsmittel GmbH, Emscherstraße 45, 45891 Gelsenkirchen: Diät-Margarine, -Halbfettmargarine und -Speiseöle
Union Deutsche Lebensmittelwerke GmbH, Dammtorwall 15, Postfach 10 15 09, 22609 Hamburg: Ceres MCT Diät-Margarine und -Speiseöle; Direktversand

Literaturquellen zu lipidsenkender Diät

Biesalski, H. K., P. Fürst, H. Kasper, R. Kluthe, W. Pöhlert, C. Puchstein H. B. Stähelin (Hrsg.): Ernährungsmedizin. 2. überarb. und erw. Aufl. Stuttgart: Thieme 1999
Elmadfa, I., W. Aign, E. Muskat, D. Fritzsche, H.-D. Cremer: Die große GU Nährwerttabelle. München: Gräfe und Unzer 1994/95
Elmadfa, I., C. Leitzmann: Ernährung des Menschen. 2. überarb. Aufl. Stuttgart: Ulmer 1990
Heepe, F.: Diätetische Indikationen. 3. überarb. Aufl. Berlin: Springer 1998
Kasper, H.: Ernährungsmedizin und Diätetik. 8. neu bearb. Aufl. München, Wien, Baltimore: Urban & Schwarzberg 1996
Kasper, H.: Ernährungsmedizin und Diätetik. 9. neu bearb. Aufl. München, Jena: Urban & Fischer 2000
Kasper, H., M. Wild, I. Husemeyer, H. Rottka, R. Kluthe, H. Quirin, G. Schlierf, J. Schrezenmeir, G. Wolfram: Rationalisierungsschema 1994 der Deutschen Gesellschaft für Ernährungsmedizin. Akt. Ernähr.-Med. 19 (1994) 227–232
Kluthe, R., P. Fürst, H. Hauner, E. Hund-Wissner, H. Kasper, G. Kotthoff, H. Rottka, M. Schade, J. G. Wechsler, A. Weingard, M. Wild, G. Wolfram: Das Rationalisierungsschema 2000 des Berufsverbandes Deutscher Ernährungsmediziner (BDEM), der Deutschen Adipositas Gesellschaft, der Deutschen Akademie für Ernährungsmediziner (DAEM), der Deutschen Gesellschaft für Ernährung (DGE), der Deutschen Gesellschaft für Ernährungsmedizin (DGEM) und des Verban-

des der Diätassistenten – Deutscher Berufsverband (VDD); Akt. Ernähr.-Med. 25 (2000) 263–270

Kofrányi, E., W. Wirths: Einführung in die Ernährungslehre. 11. überarb. Aufl. Frankfurt/M: Umschau 1994

Kotthoff, G., B. Haydous: Ernährungs- und Diättherapie: Indikation, Ernährungsprinzip, Nährstoffrelation. 2. erw. Aufl. Köln: Deutscher Ärzte-Verlag 1998

Müller, S.-D.: Was ist dran an der mediterranen Ernährung? VitaMin-Spur 3 (1998) 113–116

Müller, M. J., H. Przyrembel: Ernährungsmedizinische Behandlung. In: Ernährungsmedizinische Praxis. Methoden – Prävention – Behandlung. M. J. Müller (Hrsg.). Berlin, Heidelberg: Springer 1998

Windler, E., H. Greten: Lipidtherapie. Internist 37 (1996) 1244–48

Zürcher, G., S. Schmitting-Ulrich, R. Kluthe: Lipidsenkende Ernährung; In: Ernährungsabhängige Erkrankungen und ihre Behandlung/Therapie. Ernährungsmedizin in der Praxis: aktuelles Handbuch zu Prophylaxe und Therapie ernährungsabhängiger Erkrankungen. G. Zürcher, R. Kluthe, H. Quirin (Hrsg.). Balingen: Spitta Verlag 1998

Purinreduzierte Diät – Diättherapie bei Hyperurikämie und Gicht

Definition

Eine purinreduzierte Diät senkt den Serumharnsäurespiegel (Normbereich: 2–7 mg%).

Indikation

Hyperurikämie und Gicht.

Harnsäure ist das Endprodukt des Abbaus von Purinen und purinhaltigen Verbindungen. Aus der endogenen Harnsäuresynthese (vom Körper selbst synthetisiert) stammen ca. 350 mg/Tag und aus der exogenen Purinzufuhr (mit Nahrungsmitteln aufgenommen) über 300 mg/Tag.

Hyperurikämie ist eine angeborene Harnsäurestoffwechselstörung mit Störung sowohl in der Harnsäuresynthese als auch in der tubulären Harnsäuresekretion.

Bis zu 6,4 mg/dl ist Harnsäure löslich. Bei mehr als 6,5 mg/dl besteht die Gefahr, dass Harnsäure ausfällt. Übergewicht mit hyperkalorischer, purinreicher Ernährung und Alkoholkonsum fördern bei Veranlagung die Entstehung einer Hyperurikämie. Bei einem Serumharnsäurewert von 9 mg/dl (normal: 2–7 mg/dl) kann es zu einem Gichtanfall kommen. Durch Medikamente kann die Harnsäuresynthese gehemmt

(Xanthinoxidasehemmer) und die Ausscheidung von Harnsäure im Urin verbessert (Urikosurika) werden. Es sollten alle Möglichkeiten einer Diät voll ausgeschöpft werden. Bei einer Hyperurikämie < 8 mg% ist der Versuch einer alleinigen diätetischen Behandlung angezeigt.

Ob eine Hyperurikämie endogen oder exogen erklärt wird, kann durch eine Diagnostik unter kontrollierten Ernährungsbedingungen geklärt werden.

Prinzip

Beeinflussung des Harnsäurespiegels durch Meiden der die Gichtanfälle auslösenden Faktoren:

1. Purine in der Nahrung meiden (125–150 mg Purine entsprechen 300 mg Harnsäure pro Tag). Purine finden sich in pflanzlichen und tierischen Lebensmitteln als Bausteine der RNS.
   Purinarme Kost: max. 500 mg Harnsäure/Tag bzw. 3000 mg Harnsäure pro Woche; hier eignet sich eine ovo-lakto-vegetabile Vollkost.
   Streng purinarme Kost: max. 300 mg Harnsäure/Tag bzw. 2000 mg Harnsäure pro Woche.

> 1 mg Purin = 2,4 mg Harnsäure
> In Lebensmitteln wird der Puringehalt in Harnsäure je 100 g angegeben.

2. Langfristiges Ziel der Ernährungstherapie: Sollgewicht. Dadurch ist bei Senkung des Harnsäurespiegels gleichzeitig einer Entwicklung weiterer Stoffwechselstörungen vorgebeugt.
   Aber: Bei deutlicher Hyperurikämie und einem akuten Gichtanfall keine strenge Reduktionskost, da Fasten die renale Harnsäureausscheidung vermindert.
3. Alkoholverzicht. Alkohol führt zu vermehrter Harnsäurebildung und hemmt die Harnsäureausscheidung über die Niere. Außerdem kann Alkohol zusätzlich Purine enthalten (Beispiel: Bier, alkoholfreies Bier). Bei streng purinarmer Kost strikte Alkoholkarenz.
4. Pro Tag ist eine Mahlzeit mit max. 125 g Fleisch, Fisch, Wurst oder Geflügel erlaubt. Bei streng purinarmer Kost nur 2mal/Woche.
5. Bei 2000 kcal/Tag wird die normale Nährstoffrelation von 15:25–30:55–60 Energie% (Eiweiß:Fett:Kohlenhydrate) angestrebt. 7–10 Energie% gesättigte Fettsäuren, 10–15 Energie% einfach ungesättigte Fettsäuren, 7–10 Energie% mehrfach ungesättigte Fettsäuren (☐ 2.35).
6. > 2 l kalorienfreie Flüssigkeit/Tag
7. Kochen ist günstiger als Braten (niedermolekulare Purine treten teilweise ins Kochwasser über).

8. Bei Gemüse auf den Puringehalt achten. Auch bei purinarmen Lebensmitteln gilt: Mit Erhöhung der Menge eines verzehrten Lebensmittels steigt auch die Purinzufuhr (▣ 2.36).
9. Allgemein gilt: „Meiden von Exzessen"!

> Eine ovo-lakto-vegetabile Vollkost ohne Fleisch und Fische kann Grundlage für Dauerkost sein.

▣ **2.35** Purinreduzierte Kost (nach H. Kasper et al., 1994; R. Kluthe et al., 2000).

Indik.	Energie kcal/kJ	Protein Energie%	Fett Energie%	Chol. mg/Tag	Kohlen-hydrate Energie%	Ballast-stoffe g/Tag	Harn-säure
Hyper-urikämie, Gicht	2000/ 8368	15	25–30 GFS: 7–10 EUFS: 10–15 MUFS: 7–10	< 300	55–60	> 30	500 mg/ Tag 3000 mg/ Woche

Bemerkungen: Bei Übergewicht Reduktionskost. Bei Bedarf streng harnsäure-arme Kost mit 300 mg Harnsäure/Tag (2000 mg/Woche). Vorsicht mit Alkohol.

Zu den purinarmen Lebensmitteln zählen:
- Eier
- Milch und Milchprodukte
- Karotten, Kartoffeln, Kopfsalat, Paprika, Tomaten.

Ungünstige, purinreiche Lebensmittel:
- Innereien
- Haut von Fisch, Geflügel, Schwein
- Obst, Gemüse wie z.B. Spinat, Rosenkohl, Hülsenfrüchte (weiße Bohnen, Erbsen), Sojaprodukte, Bierhefe.

Literaturempfehlung

Müller, S.-D., C. Pfeuffer: Genussvoll essen bei Gicht. Augsburg: Midena 1999

Literaturquellen zu purinreduzierter Diät

Biesalski, H. K., P. Fürst, H. Kasper, R. Kluthe, W. Pöhlert, C. Puchstein H. B. Stähelin (Hrsg.): Ernährungsmedizin. 2. überarb. und erw. Aufl. Stuttgart: Thieme 1999

⊟ **2.36** Veränderung der Serumharnsäure durch Nahrungsbestandteile (Quelle: VFED e.V.).

	Harnsäure	Mechanismus	Anmerkung
Purinkörper	+++	Abbau zu Harnsäure	
Alkohol	++	vermehrter Purinabbau Laktat hemmt die Harnsäurausscheidung	> 100 g Alkohol
Kohlenhydrate Glukose	0		50–100 g ⇒
Xylit	++	vermehrter Purinabbau	kurzzeit. Anstieg
Fruktose	+	vermehrter Purinabbau	um 1–3 mg/dl
Sorbit	0		
Fette	++	Ketonkörper hemmen Ausscheidung	200 g Fett/Tag ⇒ Anstieg um 1,5 mg/dl
Eiweiß	–	Hemmung der renalen Rückresorption der Harnsäure	nur purinfreies Eiweiß

Elmadfa, I., W. Aign, F. Muskat, D. Fritzsche, H.-D. Cremer: Die große GU-Nährwerttabelle. München: Gräfe und Unzer 1994/95

Elmadfa, I., C. Leitzmann: Ernährung des Menschen. 2. überarb. Aufl. Stuttgart: Ulmer 1990

Heepe, F.: Diätetische Indikationen. 3. überarb. Aufl. Berlin: Springer 1998.

Kasper, H.: Ernährungsmedizin und Diätetik. 8. neu bearb. Aufl. München, Wien, Baltimore: Urban & Schwarzberg 1996

Kasper, H.: Ernährungsmedizin und Diätetik. 9. neu bearbeit. Aufl. München, Jena: Urban & Fischer 2000

Kluthe, R., P. Fürst, H. Hauner, E. Hund-Wissner, H. Kasper, G. Kotthoff, H. Rottka, M. Schade, J. G. Wechsler, A. Weingard, M. Wild, G. Wolfram: Das Rationalisierungsschema 2000 des Berufsverbandes Deutscher Ernährungsmediziner (BDEM), der Deutschen Adipositas Gesellschaft, der Deutschen Akademie für Ernährungsmediziner (DAEM), der Deutschen Gesellschaft für Ernährung (DGE), der Deutschen Gesellschaft für Ernährungsmedizin (DGEM) und des Verbandes der Diätassistenten – Deutscher Berufsverband (VDD); Akt. Ernähr.-Med. 25 (2000) 263–270

Kofrányi, E., W. Wirths: Einführung in die Ernährungslehre. 11. überarb. Aufl. Frankfurt/M: Umschau 1994

Müller, M. J., H. Przyrembel: Ernährungsmedizinische Behandlung. In: Ernährungsmedizinische Praxis. Methoden – Prävention – Behandlung. M. J. Müller (Hrsg.). Berlin, Heidelberg: Springer 1998

Müller, S.-D.: Genussvoll essen bei Gicht. Augsburg: Midena 1999

Zürcher, G., R. Kluthe, H. Quirin: Praxis der Ernährungstherapie. Kapitel: Purinreduzierte Diät. In: Ernährungsmedizin in der Praxis: aktuelles Handbuch zu Prophylaxe und Therapie ernährungsabhängiger Erkrankungen. R. Kluthe (Hrsg.). Losebl.-Ausg., Grundwerk. Balingen: Spitta 1993

Metabolisches Syndrom

Der Begriff Metabolisches Syndrom oder auch Syndrom X, Reaven's Syndrome, tödliches Quartett oder Insulinresistenzsyndrom, fasst eine Reihe von Risikofaktoren zusammen, die im Zusammenhang mit der Entstehung von arteriosklerotischen Gefäßerkrankungen genannt werden.

Überernährung, genetische Prädisposition, Bewegungsmangel und sozialer Stress stehen im Zusammenhang mit der Entstehung eines Metabolischen Syndroms (MS) bzw. wirken sich ungünstig auf das MS aus.

Die genetisch prädisponierte Insulinresistenz steht im Zusammenhang mit weiteren Erkrankungen wie abdominelle Adipositas, Dyslipidämie, Glukoseintoleranz und Hypertonie (Hyperurikämie). Aus dem Zusammenspiel dieser Faktoren kann sich eine Arteriosklerose entwickeln (◨ 2.37).

◨ **2.37** Risikofaktoren bei der Entstehung einer Arteriosklerose (nach H. Kasper, 1996).

Risikofaktoren 1. Ordnung	Risikofaktoren 2. Ordnung
(können allein zu Arteriosklerose führen)	(können in Kombination zu Arteriosklerose führen)
Hypercholesterinämie Rauchen Hypertonie	Hypertriglyzeridämien Adipositas; Bewegungsmangel Hyperurikämie Diabetes

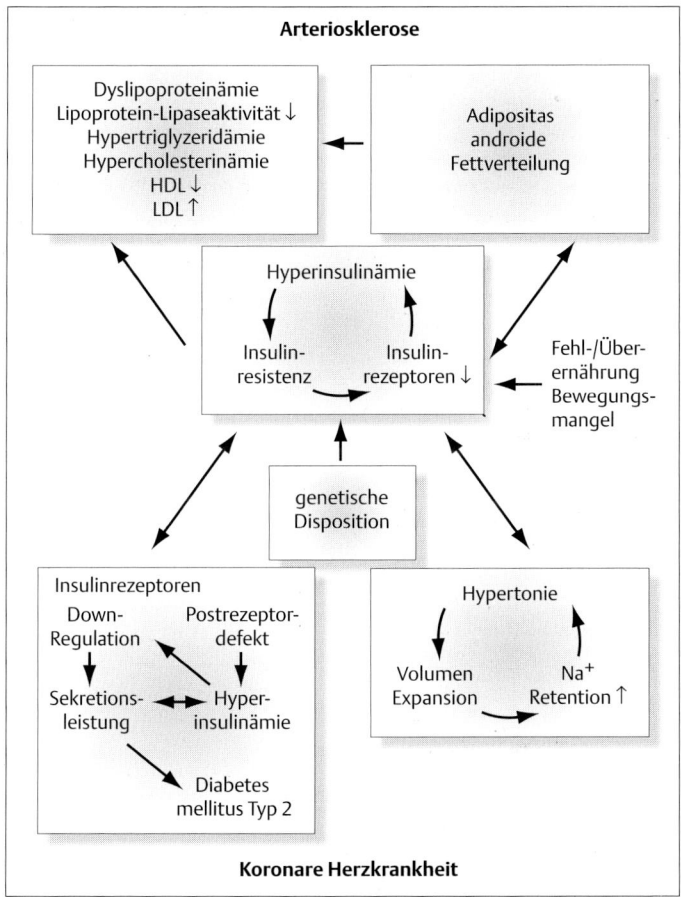

Arteriosklerose

Dyslipoproteinämie
Lipoprotein-Lipaseaktivität ↓
Hypertriglyzeridämie
Hypercholesterinämie
HDL ↓
LDL ↑

Adipositas
androide
Fettverteilung

Hyperinsulinämie

Insulin-
resistenz

Insulin-
rezeptoren ↓

Fehl-/Über-
ernährung
Bewegungs-
mangel

genetische
Disposition

Insulinrezeptoren

Down-
Regulation

Postrezeptor-
defekt

Sekretions-
leistung

Hyper-
insulinämie

Diabetes
mellitus Typ 2

Hypertonie

Volumen
Expansion

Na⁺
Retention ↑

Koronare Herzkrankheit

◎ **2.5** Metabolisches Syndrom.

Als Folge einer chronischen Überernährung, die zu Adipositas führt, steht ein vermindertes Ansprechen des Organismus, vor allem der Muskulatur, auf Insulin (Insulinresistenz). Das Insulinsignal wird nicht adäquat übertragen (Postrezeptordefekt). Der Organismus versucht dies durch eine gesteigerte Insulinproduktion zu kompensieren (Hyperinsulinämie). Durch einen erhöhten Plasmainsulinspiegel verringert sich die Zahl der membranständigen Insulinrezeptoren (Down-Regulation). Durch die verminderte Glukoseaufnahme steigt der Insulinplasmaspiegel weiter an. Kann diese kompensatorisch vermehrte Insulinausschüttung aufgrund einer abnehmenden Sekretionsleistung nicht mehr gewährleistet werden, entsteht ein Typ-2-Diabetes (◨ 2.5). Bei Adipositas begünstigt die Hyperinsulinämie die renale Natrium- und Wasserrückresorption, sodass es zu einer Volumenexpansion kommt. Dies kann zu einer essenziell arteriellen Hypertonie führen. Mit erhöhtem BMI steigen die Serumtriglyzeride deutlich an, während die HDL-Cholesterinwerte sinken. Bei der abdominalen Fettverteilung ist die Gefahr der Entstehung eines MS höher als bei der peripheren, da abdominale Fettzellen metabolisch erheblich aktiver sind.

Ein Maß für die Fettverteilung ist das Verhältnis von Taillen- zu Hüftenumfang (Waist-to-hip ratio, WHR). Im folgenden die Waist-to-hip-ratio-Werte mit erhöhtem MS-Risiko (nach Med. u. Ern. 5 [1996] 2, S. 21):

- Frauen > 0,85
- Männer > 1,0.

Mit dem MS geht eine vermehrte Sekretion von VLDL einher. Da bei Insulinresistenz die Lipoproteinlipase nicht so aktiv ist, führt dies zu einer Verstärkung einer Hypertriglyzeridämie. Die LDL-Rezeptoren sind bei Insulinresistenz nicht entsprechend aktiviert und es kann zu einer Hypercholesterinämie führen. Eine gestörte Interaktion zwischen VLDL und HDL führt zu einer Verminderung des HDL.

Proteindefinierte Diäten

Eva Lückerath

Einleitung

Helmut Mann

Neben der Aufgabe als Ausscheidungsorgan für die Endprodukte des Proteinstoffwechsels ist die Niere das zentrale Regelorgan für die Wasser- und Elektrolytzusammensetzung der extrazellulären Flüssigkeit. Hierzu dienen als Einflussgrößen Hormone der Nebenniere, des Herzens, der Hirnanhangdrüse und des Nierenparenchyms selbst. Bei Störung dieser Regelfunktion der Niere entstehen Ödeme sowie Abweichungen der Elektrolytzusammensetzung des Blutes, die über diätetische Maßnahmen zum Teil ausgeglichen werden können.

Die Diät ist daher von großer Wichtigkeit in der Behandlung dieser Erkrankungen, wobei die zugrundeliegenden Pathomechanismen berücksichtigt werden müssen. So kann, je nach Ursache der Ödembildung, entweder eine natriumarme oder eine natriumreiche Kost indiziert sein.

Auch können Nierenkrankheiten durch falsche diätetische Gewohnheiten ausgelöst werden. Hierzu zählen der zum Teil unkontrollierte und oft dem Arzt verschwiegene Gebrauch von Diuretika und Laxanzien oder die in der Bevölkerung weit verbreiteten, heute nicht mehr haltbaren Vorstellungen über die Entstehung von Ödemen.

Bei der Behandlung der Niereninsuffizienz ist in der Prädialysephase eine proteinarme Kost indiziert, um die Progression der Erkrankung zu hemmen. Andererseits muss darauf geachtet werden, dass der Patient nicht in einen Zustand der Unterernährung gerät. Bei der dialysepflichtigen Niereninsuffizienz ist hingegen eher eine proteinreiche Kost anzustreben: 30% aller Dialysepatienten haben eine verminderte Proteinaufnahme, die oft zur Kachexie führt. Hier ist es eine besonders schwierige Aufgabe, wieder zu einer normalen Proteinzufuhr zu gelangen.

Aus diesen genannten Beispielen geht hervor, dass die Diätberatung auf fundierter wissenschaftlicher Basis eine wesentliche Stütze der Therapie von Nierenerkrankungen ist und immer ihren Stellenwert behalten wird.

Definition

Diäten mit genau festgelegten Proteingehalten.

Indikationen

Akute/chronische Niereninsuffizienz, nephrotisches Syndrom, Leberinsuffizienz mit portosystemischer Enzephalopathie (PSE), Leberzirrhose, primär biliäre Zirrhose, Shunt (portokavaler oder splenorenaler) oder transjugulärer intrahepatischer portosystemischer Stent Shunt (TIPS), Ösophagusvarizen, Hautverbrennungen, Kachexie, Zytostasebehandlung, Anorexia nervosa.

Die proteindefinierten Diäten lassen sich unterteilen in:
1. Streng proteinarme Diät mit 25 g Protein (ca. 0,4 g Protein pro kg KG; wird heute nur noch sehr selten im prädialytischen Stadium durchgeführt und hier nur der Vollständigkeit halber erwähnt).
2. Mäßig proteinarme Diät mit 40 g Protein (ca. 0,6–0,8 g Protein/kg KG).
3. Eiweißreiche Diät mit mehr als 1 g/kg Körpergewicht am Tag (80–100 g/Tag).

Eine Kombination mit einer kaliumarmen Kost oder einer Diabeteskost ist möglich (☎ 2.37).

Eine proteinarme Diät nimmt Einfluss auf (s. a. M. Müller, H. Przyrembel, 1998):
- die glomeruläre Filtration
- den Blutdruck (proteinarme Diät meist natriumarm)
- die Proteinurie
- die Hyperlipidämie (bedingt durch den günstigen Einfluss auf die Proteinurie)
- den Hyperparathyroidismus bzw. die Hyperphosphatämie (proteinarme Diät ist phosphatarm) < 800 mg/Tag
- die Azidose (proteinarme Diät hat geringen Gehalt an schwefelhaltigen AS).

Die Nieren

Die Nieren halten neben Funktionen im Hormonstoffwechsel u.a. die Zusammensetzung der Körperflüssigkeiten konstant. In der Niere werden durch Filtration, Rückresorption und Sekretion der Na- und Wasserhaushalt sowie die Osmolarität geregelt. Nach Filterung werden Wasser, Elektrolyte und Giftstoffe, die als Stoffwechselendprodukte der Nährstoffe entstehen, über die gesunden Nieren ausgeschieden.

⊟ **2.37** Eiweißdefinierte Kost (nach H. Kasper et al., 1994; R. Kluthe et al., 2000).

Indikation	Energie	Protein	Fett	Kohlen-hydrate	Natrium	Kalium
	kcal/kJ	g	Energie%	Energie%	g*	g*
Nieren- u. Leber- insuffizienz	2000/ 8368	streng proteinarm 25 g	45–40	45–55	1,2/2,4	2/4
		mäßig proteinarm 40 g	30–35	50–60	1,2/2,4	2/4
		normal 60 g	30–35	50–60	1,2/2,4	2/4
	2500/ 10500	protein- reich > 80 g	30–35	50–60	1,2/2,4	2/4

Bemerkungen: Bei den eiweißreduzierten Diätformen ist der Bedarf an einigen essenziellen Nährstoffen nicht gedeckt, insbesondere Kalzium, Eisen und wasserlösliche Vitamine müssen substituiert werden. Auch bei der eiweißreichen, kalium- und natriumarmen Dialysediät ist eine Substitution der wasserlöslichen Vitamine notwendig.

*je nach klinischer Situation

Eine gesunde Niere hat eine glomeruläre Filtrationsrate (GFR) von ca. 120 ml/min, ungefähr 9,83% werden als Endharn ausgeschieden. Die GFR wird durch den Kreatininwert bestimmt (1–1,5 g/Tag).
Bei der chronischen Niereninsuffizienz kommt es zu einem fortschreitenden Gewebsuntergang der Nieren. Eine chronische Insuffizienz liegt vor, wenn die Filterleistung der Nieren unter 30 ml/min liegt (⊟ 2.38).

Funktionseinschränkung der Nieren ↑	⇒ harnpflichtige Substanzen im Blut ↑ Harnstoff, Harnsäure, Kreatinin ↑ ⇒ Azidose

2.38 Stadien der Niereneinschränkung (nach Biesalski et al., 1999; Zürcher, Kluthe, Quirin, 1998; modifiziert Lückerath)

Stadium	Glomeruläre Filtrationsrate ml/min Serumkreatin mg/%	
leichte Nieren-insuffizienz Stadium der vollen Kompensation	GFR > 35–50, sKr < 3	harnpflichtige Substanzen bleiben im Normbereich 0,8 g Eiweiß/kg KG reichlich Flüssigkeit > 2,5 l/Tag K-Zufuhr meist uneingeschränkt Na,- P-Zufuhr ↓ Energiezufuhr = bedarfsdeckend
mäßige Nieren-insuffizienz Stadium der kompensierten Retention	GFR > 25–35, sKr 3–6	harnpflichtige Substanzen ↑ ohne Intoxikationen Eiweißzufuhr ↓ 0,5–0,6 g/kg KG i. d. R. reichlich Flüssigkeit indiv. Na-, P-Zufuhr; Kalium 2–3 g Energiezufuhr = bedarfsdeckend! evtl. Energieanreicherung, damit keine Körpersubstanz abgebaut wird
fortgeschrittene Niereninsuffizienz, Stadium der dekompensierten Retention; präterminale Niereninsuffizienz Präurämie	GFR < 20–25, sKr > 6	harnpflichtige Substanzen ↑↑ Eiweißzufuhr ↓↓ max. 0,35–0,4 g/kg KG **(nur kurzfristig!)** hochwertiges Eiweiß, Einsatz eiweißarmer Produkte energiereiche Basiskost mit Ergänzungsdiät (ess. AS ↑) supplementiert indiv. Na-, P-Zufuhr; Kalium 2–3 g
terminale/ dekompensierte Niereninsuffizienz Urämie, Dialyse-behandlung	GFR < 5, sKr > 10	harnpflichtige Substanzen ↑↑↑ dekompensierte Niereninsuffizienz ⇒ Dialysepflicht mit spezieller Ernährung Eiweiß ca. 1,1–1,2 g/kg KG, 2 g Kalium

Die renale Clearance = Messgröße der exkretorischen Nierenleistung = Plasmamenge, die pro Zeiteinheit von einer bestimmten Substanzmenge befreit wird:

$$C = V \times (U/P)$$

C = Clearance des Stoffes x (ml/min)
U = Konzentration des Stoffes x im Urin (mg/l)
P = Konzentration des Stoffes x im Plasma (mg/l)
V = Harnvolumen pro Minute (ml/min)

Formen der Nierenersatztherapie

- **Hämodialyse:** Extrakorporales Dialyseverfahren, über in der Regel fünf Stunden, dreimal wöchentlich. Mittels Osmose findet in einem Dialysegerät über eine Membran der Stoffaustausch zwischen dem Blut und der Dialyseflüssigkeit statt. Über eine arteriell-venöse Verbindung (Shunt) fließt das Patientenblut kontinuierlich in das Dialysegerät. Mittels der semipermeablen Membran findet die Stoffselektion zwischen Blut und Dialysat statt.
- **Hämofiltration:** Extrakorporales Dialyseverfahren. Mittels konvektivem Stofftransport durch einen hydrostatischen Druckgradienten erfolgt die Entfernung harnpflichtiger Substanzen zwischen Blut- und Filterseite. Über eine Infusion wird die Flüssigkeit entsprechend einer renalen tubulären Rückresorption zugeführt. Niedermolekulare Bestandteile werden nur zu 50% eliminiert, mittelmolekulare entsprechend der Leistung der Hämodialyse.
- **Peritonealdialyse** (CAPD, kontinuierliche ambulante Peritonealdialyse): intrakorporales Blutreinigungsverfahren. Die semipermeable Membran ist in diesem Fall das Bauchfell (Peritoneum). Eine sterile Spüllösung (2–3 Liter) wird in die Bauchhöhle geleitet. Diese wirkt innerhalb von vier bis acht Stunden als Dialysat. Während dieses Zeitraums erfolgt zwischen dem gut durchbluteten Peritoneum und der Spülflüssigkeit in der Bauchhöhle der Austausch der harnpflichtigen Substanzen.
- **Nierentransplantation.**

Die Leber

Als zentrales Stoffwechselorgan bildet die Leber Eiweiße, Aminosäuren, Gallenflüssigkeit, Cholesterin und Fett. Zusammen mit den Nieren ist sie das Entgiftungsorgan des Körpers und entsorgt endogen anfallende Stoffwechselendprodukte (z.B. Ammoniak $\Rightarrow$ Harnstoff) und zugeführte Gifte (Medikamente, Schadstoffe, Alkohol). Bei der Leberzirrhose kann das in die stoffwechselaktiven Leberzellen eingesprosste Bindegewebe die Aufgaben nicht mehr erfüllen. Die Leber ist in der Lage, den Verlust von bis zu 80% der aktiven Leberzellen auszugleichen (◨ 2.39, ◨ 2.40).

Ammoniakkonzentration, Normalwerte:
Frauen < 50 μmol/l
Männer< 60 μmol/l

Ursachen der Leberzirrhose:
- Hepatitisviren B + C
- Alkohol
- chronische nicht eitrige Gallengangsentzündung
- seltene Stoffwechselstörungen.

◨ **2.39** Schweregrade der Leberzirrhose.

Kompensierte Form	Dekompensierte Form
ausreichende Entgiftungsfunktion kein Aszites keine hepatische Enzephalopathie	Entgiftungsfunktion ist (stark) eingeschränkt Kennzeichen: Gelbsucht, Aszites, Ösophagusvarizenblutungen, hepatische Enzephalopathie

◨ **2.40** Symptome der Leberzirrhose.

Funktionseinschränkung der Leber ↑	⇒ Druck im Pfortadersystem ↑ ⇒ Aszites (begünstigt durch Albuminmangel) und Ausbildung von Umgehungskreisläufen häufig an Magen und Speiseröhre = Ösophagusvarizen
Funktionseinschränkung der Leber ↑↑	⇒ Gerinnungsfaktoren ↓⇒ Blutungen ↑ ⇒ Giftstoffe im Körper ↑⇒ hepatische Enzephalopathie ⇒ Giftstoffe im Körper ↑↑⇒ Coma hepaticum

↑ = Anstieg/Zunahme; ↑↑ = weitere/starke Zunahme/Anstieg; ↓ = Abnahme; ⇒ daraus folgt

Proteinarme Diätformen

Definition

Eiweißdefinierte Diät, die die urämische Symptomatik lindert und die Progredienz chronischer Nierenerkrankungen (prädialytische Phase) verlangsamt/zum Stillstand bringt oder an die Leberrestfunktion adaptiert ist.

Indikationen

Akute/chronische Niereninsuffizienz, nephrotisches Syndrom, Leberinsuffizienz mit portosystemischer Enzephalopathie (PSE).

Kontraindikation

Schwangerschaft und Stillperiode, Alter (< 18, > 60), schwere Erkrankungen (z.B. Tumor), rasch fortschreitende Niereninsuffizienz, terminale Niereninsuffizienz, Manifestation urämischer Syndrome.

Prinzip

Eiweißreduktion in der Ernährung, damit weniger stickstoffhaltige Stoffwechselprodukte anfallen, falls deren Ausscheidung über die Nieren oder Abbau durch die Leber eingeschränkt (⊟ 2.41).

⊟ **2.41** Eiweißarme und -reiche Nahrungsmittel (nach Elmadfa et al., 1994/95).

Eiweißarme Nahrungsmittel	Eiweißreiche Nahrungsmittel
Gemüse (außer Hülsenfrüchte)	Hülsenfrüchte
Obst	Fleisch, Geflügel, Fisch, Wurstwaren
Kartoffeln, Reis, Nudeln	Eier
Brot	Milch, Milchprodukte, Käse
Zucker	Sojaprodukte
Butter, Margarine, Öl	
Spezialprodukte (eiweißarm)	

Streng proteinarme Diät (25 g/Tag bzw. 0,35–0,4 g/kg KG/Tag)

Zur Behandlung der hochgradigen akuten und chronischen Nieren- und Leberinsuffizienz:

1. Ausgeglichene Stickstoffbilanz kann nur durch Wahl definierter Gemische von hochwertigen Proteinen (> 50% der zugeführten Proteine) erreicht werden bzw. es ist notwendig, essenzielle Aminosäu-

ren/Ketoanaloga zu applizieren; evtl. Verwendung eiweißarmer diätetischer Lebensmittel.

2. Ausreichende Energiezufuhr: min. 35–40 kcal/kg Körpergewicht, da ansonsten körpereigenes Eiweiß in den Energiestoffwechsel eingeht. Die Nährstoffrelation entspricht 50–55% Kohlenhydrate, 40–45% Fett, ca. 5% Eiweiß (als Minimum).

3. Bei ausgeprägter Hyperkaliämie: Kalium- und Phosphatbeschränkung.

4. Substitution von Folsäure (1–5 mg/Tag) und Pyridoxin (10–50 mg/Tag), wasserlösliche Vitamine, ggf. Kalzium und Eisen; Zinksubstitution nur bei Beschwerden (Impotenz, Hypogeusie). Achtung: keine Vitamin-A-haltigen Multivitaminpräparate.

5. Da streng phosphatarme Ernährung (< 600 mg/Tag) bei Verwendung von hochwertigen Nahrungseiweißen praktisch kaum möglich: evtl. Verwendung von Phosphatbindern.

6. Flüssigkeitszufuhr (2–3 l/Tag) bei quantitativer Diurese; bei eingeschränkter Diurese nach Bilanz: Urinvolumen des Vortags plus 500 ml.

Eine proteinreduzierte Diätform ist gefahrlos durchzuführen, wenn biologisch hochwertige Eiweißträger bevorzugt werden und ausreichend Energie aufgenommen wird. Hochwertiges Protein hat eine **hohe biologische Wertigkeit.** Die biologische Wertigkeit gibt an, wieviel Gramm Körperstickstoff durch 100 g resorbierten Nahrungsstickstoff ersetzt oder gebildet werden können.

Bei Besserung des klinischen Bildes wird die tägliche Eiweißzufuhr alle drei Tage um 10 g angehoben.

Mögliche Formen:

- Vegane Kost
- Schwedendiät (nicht proteinselektiv, Diät mit Zulage von essenziellen L-Aminosäuren), freie Proteinwahl im Rahmen der erlaubten Eiweißmenge (15–20 g); Substitution essenziellen Aminosäuren (EAS) ca. täglich 14 Tabletten.
  Je nach klinischer Situation: elektrolytbilanziert (Na-, K-arm)
  Gute Akzeptanz, da abwechslungsreichere Gestaltung
- Kartoffel-Ei-Diät (selektive Diät aus natürlichen Proteinen), Kartoffel-Ei-Gemisch im Verhältnis 3:2. Je nach klinischer Situation: elektrolytbilanziert (Na-, K-arm).
  Geringe Akzeptanz, da wenig Abwechslung. Langfristig schwer durchführbar und nur noch sehr selten verordnet (obsolet).

Aufgrund der guten Nierenersatztherapie sollten streng proteinarme Diäten nur kurzfristig im Krankenhaus durchgeführt werden!

Proteinrestriktion beeinflusst:

- den Anfall urämischer Toxine
- die Serumharnstoffkonzentration
- die Hyperfiltration der Restnephrone
- die Azidose
- die Proteinurie
- die Hypertonie
- die Hyperphosphatämie/Tage Hyperparathyreodismus
- die Hyperlipoproteinämie.

Mäßig proteinarme Diät (40 g/Tag bzw. 0,6–0,8 g/kg KG/Tag)

Indikation

Nephrotisches Syndrom, Niereninsuffizienz im Stadium der kompensierten Retention (Kreatinin 3–6 mg%) und im Frühstadium der diätischen Nephropathie, Leberzirrhose mit Enzephalopathie, Zustand nach Shunt-Operationen (portokaval, splenorenal) oder TIPS-Anlage (= Transjugulärer intrahepatischer portosystemischer Stent Shunt).

Prinzip

1. Nährstoffrelation siehe ⊡ 2.37.
   Ausreichende Energiezufuhr: mindestens 35–40 kcal/kg KG! Anreicherung mit Maltodextrin 19, Sonana Renamil.
   Bei chronischer Niereninsuffizienz < 0,5 g Eiweißtoleranz: ggf. Gabe von essenziellen Aminosäuren/Ketoanaloga.
   Bei Leberzirrhose < 0,6 g Eiweißtoleranz: Gabe von 0,2 g VKAS pro Körperkilogramm und Tag.
2. Proteinarme Diäten sind gleichzeitig phosphat- (unter 800 mg/Tag) und natriumarm.
3. Für Kalzium-, Eisen- und Versorgung mit wasserlöslichen Vitaminen und eventuell Vitamin D: Bedarf einer gezielten Substitution.
4. Die mäßig proteinarme Kost bedarf in der Regel keiner besonderen Kaliumrestriktion.
5. Flüssigkeitszufuhr nach Bilanz.

Zur Deckung des Eiweißbedarfs bei Leberzirrhose erfogt eine Substitution von verzweigtkettigen Aminosäuren von 0,2–0,5 g/kg Körpergewicht/Tag. Bei chronischer Enzephalopathie häufig Zinkmangel: Substitutionstherapie bei Mangel angezeigt z.B. mit Zinkhistidin.

> Für eine erfolgreiche Therapie bedarf es einer fachkundigen Ernährungsberatung. Eiweißaustauschtabellen sind hilfreich.

Proteinreiche Diätformen

Definition

Diäten mit normaler und erhöhter Proteinzufuhr und definierter Kalium- und Natriumzufuhr für Krankheitsphasen, die definierte Proteinzufuhr erfordern und mit Hypertension und/oder Ödemen oder Körperhöhlenergüssen einhergehen. Es können verschiedene Energiestufen gewählt werden.

Indikation

Eiweißverlustsyndrom, Hautverbrennungen, Kachexie. Proteinreiche, natrium- und kaliumarme Diät ist bei terminaler Niereninsuffizienz indiziert, die regelmäßig hämodialysiert wird (dialyseadaptierte Kost).

Prinzip

1. Vollwertig, ausgewogen.
2. Eiweißzufuhr (> 50% biologisch hochwertige Proteine); 1–1,2 g/kg KG/Tag. Fett 30–35 Energie%, Kohlenhydrate 45–55 Energie%; bei CAPD: 1,2–1,5g/kg KG/Tag, bei Peritonitis 1,5–1,8 g/kg KG.
3. Kalorienzufuhr individuell berechnen und decken; bei Kachexie hochkalorische Kost (35–40 kcal/kg KG/Tag).
4. 5–6 Mahlzeiten/Tag mit einem Ballaststoffgehalt von 20–25 g.
5. Nicht eiweiß- und natriumbeschränkt (2400 mg/Tag). Empfehlung: nicht zusalzen.
   Bei Ödemen: Natriumrestriktion (400–800 mg Na^+/Tag), nach Abklingen 1200 mg Na^+/Tag.
6. Trinkflüssigkeit = Restdiurese + 500–750 ml/Tag.
7. Wasserlösliche Vitamine, Kalzium (1500–2000 mg/Tag), Eisen im Einzelfall substituieren.
8. Flüssigkeit aus Nahrungsmitteln ca. 1000 ml bei 2000 kcal; Trinkflüssigkeit (inkl. Suppen etc.) = Restdiurese + 500 ml/Tag; bei Fieber + 100 ml Wasser je °C Temperatursteigerung.
9. Als biologisch hochwertige Eiweißzulagen eignen sich Eier, mageres Fleisch, Fisch sowie Milchprodukte.

> Weitere diätetische Maßnahmen je nach klinischer Situation.
> Unbedingt erforderlich: Fachkundige Diätberatung.

Elektrolytbilanzierte Kost:
- Kaliumgehalt 1500–2000 mg/Tag (☎ 2.42)
- Phosphatzufuhr < 1000 mg/Tag, schwierig bei eiweißreicher Kost, eventuell Verwendung spezieller phosphatarmer Milch und/oder Anreicherung der Speisen und Getränke mit phosphatarmem Eiweißkonzentrat: Sonana, Renapro oder Nephrapro).

☕ 2.42 Kaliumreiche und -arme Nahrungsmittel (nach Heepe, 1998; Zürcher, Kluthe, Quirin, 1998).

Kaliumreiche Nahrungsmittel	Kaliumarme Nahrungsmittel
frisches Gemüse, Tiefkühlgemüse, ungewässert	Gemüse, Konserven-, Tiefkühl- gemüse, gewässert
Aprikosen, Bananen	Kartoffeln, Kartoffelprodukte
Trockenfrüchte	Brot
Diätsalz	Zucker
Tomaten, Tomatenmark	Fette
Frucht und Gemüsesäfte	Nährmittel

Der Phosphor-Eiweiß-Quotient (PEQ) ist ein guter Maßstab zur Beurteilung des Verhältnisses Phosphat zu Eiweiß (mg Phosphor/ g Eiweiß) in einem Nahrungsmittel (☕ 2.43). Ist der Quotient hoch, eignen sich diese Nahrungsmittel weniger, bzw. sie sind ungeeignet. Ist der Quotient niedrig, eignen sich diese Nahrungsmittel gut für die Gestaltung des Speiseplans eines Dialysepatienten.

☕ 2.43 Phosphor-Eiweiß-Quotient (PEQ) (S.-D. Müller, B. Junghans 2001).

Niedrig, gut geeignet		Hoch, weniger gut geeignet	
Corned beef (deutsch)	6	Kochkäse (20% F.i.Tr.)	72
Brie (50% F.i.Tr.)	8	Schmelzkäse (45% F.i.Tr.)	40
Hammelfleisch	8	Milch (3,5%)	27
Münsterkäse (50% F.i.Tr.)	8	Emmentaler (45% F.i.Tr.)	22
Harzerkäse (10% F.I.Tr.)	9	Chester (50% F.i.Tr.)	21
Hühnerbrust	9	Camembert (60% F.i.Tr.)	19
Rindfleisch (i.D.)	9	Edelpilzkäse (50% F.i.Tr.)	17
Schweinefleisch (i.D.)	9	Ei	17
Kabeljau	10	Gouda (45% F.i.Tr.)	17
Kalbfleisch (i.D.)	10	Reis	17
Salami, Mettwurst (i.D.)	10		
Limburger (40% F.i.Tr.)	11		
Doppelrahmfrischkäse (80%)	12		
Erbsen (Dose)	16		

Indikatoren für eine Mangelernährung bei Hämodialysepatienten:

- Serumalbumin < 4,0 g/dl
- Cholesterinkonzentration < 150 mg/dl
- Transferrinkonzentration < 200 mg/dl
- Körpergewicht < 80% des Normalgewichts
- Deutliche Reduktion der anthropometrischen Parameter

- Niedrige prädialytische Serumkreatinin- und Harnstoffkonzentrationen bei Patienten ohne Restnierenfunktion
- IGF-1-Konzentration < 300µg/l
- PCR < 0,8 g/kg KG/Tag
- Kontinuierliche Abnahme des geschätzten Trockengewichts
- Präalbuminkonzentration < 29 mg/dl.

Literaturempfehlungen

Franz, H. E.: Dialyse für Krankenpflegeberufe. 2. Aufl. Stuttgart: Thieme 1996

Gretz, N., A. Prinz, S. Giovanetti, M. Strauch: Schlemmertips für Nierenkranke. Rosenheim: TM-Verlag 1986

Kasper, H.: Ernährungsmedizin und Diätetik. 9. neu bearb. Aufl. München, Jena: Urban & Fischer 2000

Kluthe, R., H. Quirin: Diätbuch für Nierenkranke. 7. Aufl. Stuttgart: TRIAS 1993

Kluthe, R., H. Quirin: Ernährung bei akuter und chronischer Niereninsuffizienz. In: Blutreinigungsverfahren – Technik und Klinik. H. E. Franz (Hrsg.). 4. Aufl. Stuttgart, New York: Thieme 1990, S. 120–128

Kotthoff, G., B. Haydous, E. Beiersmann, A. Riedel: Eiweißbilanzierte Diät für chronisch Nierenkranke. Oberursel: Hygieneplan 1995

Müller, S.-D.: Wegweiser für den Leberkranken mit Richtlinien zur Ernährung. 14. überarb. Aufl. Falk Foundation e.V. (Hrsg.), Leinenweberstraße 5, 79041 Freiburg i. Br., 2001

Richtig Essen und Trinken bei Niereninsuffizienz – ein informativer Ratgeber. 7. völlig neu überarb. Aufl. RenaCare NephroMed GmbH, Werrastraße 1a, 35625 Hüttenberg, 2001

Literaturempfehlungen für Dialysepatienten, inkl. Nährwerttabellen

Die Peritonealdialyse. Ein Ernährungsleitfaden für PD und ihre Partner. Baxter Deutschland GmbH, Bereich Nephrologische Therapie, Hertzstraße 30, 76275 Ettlingen

Essen und Trinken – wie wähle ich vernünftig aus? Nährwerttabelle für Dialysepatienten. Boehringer Mannheim GmbH, Sandhofer Str. 116 (Postfach 310120), 68305 Mannheim 31

Echterhoff, S., H.-H. Echterhoff: Alles ist erlaubt – Ernährungsatlas für Dialysepatienten. Nephron Verlag, Bielefeld, ISBN 3-930603-76-4

Eder, H., H. Schott: Bessere Ernährung für Dialysepatienten. 3. Aufl. Mainz: Kirchheim Verlag 2001

Interessenverband der Dialysepatienten Deutschland e.V., Weberstraße 2, 55130 Mainz

Lebensmittelgrafiken für Dialysepatienten. Verband für Ernährung und Diätetik (VFED) e.V., 1993, Morillenhang 27, 52074 Aachen

Quirin, H.: Ernährungsfibel für Dialysepatienten. Freiburg: Verlag GRY-
  Foundation
Richtig Essen und Trinken für Dialysepatienten. Verband für Ernährung
  und Diätetik (VFED) e.V., Morillenhang 27, 52074 Aachen
Sparschneider, H.: Dialyse – ein Ratgeber für Patienten und Angehörige.
  Heidelberg: Hüthig/J. A. Barth Verlag 2001, ISBN 3-7785-2358-9

Hersteller und Bezugsquellen eiweißarmer Lebensmittel

Delfs, H.-Ch. Constatinerstr. 11, 30177 Hannover: Brot; Direktversand
Drei Pauly Reform Diät GmbH, Drei-Pauly-Weg, 35085 Ebersdorfer-
  grund: Brot- und Kuchenmehlmischungen, Teigwaren; Reformhaus
Hammermühle Diät GmbH, Hauptstr. 181, 67487 Maikammer: Brote,
  Mehlmischungen, Back- und Teigwaren, Ei-Ersatz; Direktversand,
  Apotheke, Reformhaus
Maizena Diät GmbH, Knorrstr. 1, 74074 Heilbronn: Backmischungen,
  Mondamin, Malto-dextrin 19; Direktversand, Apotheke, Reform-
  haus, Lebensmittelhandel.
Poensgen Spezial-Diät-Bäckerei, Jülicher Straße 164, 52249 Eschweiler:
  Brot, Backwaren; Direktversand.
Sibylle Diät GmbH, Hauptstraße 181, 67487 Maikammmer: Waffelbrot,
  Teigwaren; Reformhaus.
Tartex GmbH, Prinzregentenstr. 155, 81677 München: Brotaufstrich;
  Reformhaus

Hersteller elektrolytarmer Eiweißkonzentrate

Nephromed Bartz GmbH, Werastraße 1A, 35625 Hüttenberg: Sonana
  Renapro, Renergy
Nephrologische Präparate Dr. V. Steudle, Giessener Straße 115, 35440
  Linden: Diaprotein

Literaturquellen zu eiweißdefinierten Diäten

Biesalski, H. K., P. Fürst, H. Kasper, R. Kluthe, W. Pöhlert, C. Puchstein
  H. B. Stähelin (Hrsg.): Ernährungsmedizin. 2. überarb. und erw. Aufl.
  Stuttgart: Thieme 1999
Elmadfa, I., C. Leitzmann: Ernährung des Menschen. 3. überarb. Aufl.
  Ulmer: Stuttgart 1998
Heepe, F.: Diätetische Indikationen. 3. überarb. Aufl. Berlin: Springer
  1998
Kasper, H.: Ernährungsmedizin und Diätetik. 8. neu bearb. Aufl. Mün-
  chen, Wien, Baltimore: Urban & Schwarzberg 1996
Kasper, H.: Ernährungsmedizin und Diätetik. 9. neu bearb. Aufl. Mün-
  chen, Jena: Urban & Fischer 2000
Kasper, H., M. Wild, I. Husemeyer, H. Rottka, R. Kluthe, H. Quirin,
  G. Schlierf, J. Schrezenmeir, G. Wolfram: Rationalisierungsschema

1994 der Deutschen Gesellschaft für Ernährungsmedizin. Akt. Ernähr.-Med. 19 (1994) 227–232

Kluthe, R., H. Quirin: Ernährung bei akuter und chron. Niereninsuffizienz. In: Blutreinigungsverfahren. Therapie und Klinik. H. E. Franz (Hrsg.). Stuttgart, New York: Thieme 1990

Kluthe, R., P. Fürst, H. Hauner, E. Hund-Wissner, H. Kasper, G. Kotthoff, H. Rottka, M. Schade, J. G. Wechsler, A. Weingard, M. Wild, G. Wolfram: Das Rationalisierungsschema 2000 des Berufsverbandes Deutscher Ernährungsmediziner (BDEM), der Deutschen Adipositas Gesellschaft, der Deutschen Akademie für Ernährungsmediziner (DAEM), der Deutschen Gesellschaft für Ernährung (DGE), der Deutschen Gesellschaft für Ernährungsmedizin (DGEM) und des Verbandes der Diätassistenten – Deutscher Berufsverband (VDD); Akt. Ernähr.-Med. 25 (2000) 263–270

Kofrányi, E., W. Wirths: Einführung in die Ernährungslehre. 11. überarb. Aufl. Frankfurt/M: Umschau 1994

Kotthoff, G., B. Haydous: Ernährungs- und Diättherapie. 2. erw. Aufl. Köln: Deutscher Ärzte-Verlag 1998

Müller, M. J., H. Przyrembel: Ernährungsmedizinische Behandlung. In: Ernährungsmedizinische Praxis. Methoden-Prävention-Behandlung. M. J. Müller (Hrsg.). Berlin, Heidelberg: Springer 1998

Müller, S.-D.: Wegweiser für den Leberkranken mit Richtlinien zur Ernährung. Falk Foundation e.V. (Hrsg.). 3. Aufl. 1996

Müller, S.-D.: Richtig Essen und Trinken für Dialysepatienten. Verband für Ernährung und Diätetik (VFED) e.V. (Hrsg.). Aachen 1995

Müller, S.-D., B. Junghans: Ernährung bei chronischer Niereninsuffizienz. PZ Prisma, 8. Jahrg. 3 (2001) 173–183

Rohrmeiss, P., C. Braun, A. Müller, M. Strauch, N. Gretz: Ernährung bei Hämodialysepatienten. Dialysejournal 13 (1999) 7–14

Rottka, H.: Rationalisierung und Gemeinschaftsverpflegung. In: Lehrbuch der Ernährungstherapie. R. Kluthe (Hrsg.). Stuttgart: Thieme 1986

Schmicker, R.: Diätprinzipien bei Dialysepatienten. Akt. Ernähr.-Med. 16 (1991) 138–140

Zürcher, G., R. Kluthe, H. Quirin: Ernährungsabhängige Erkrankungen (und ihre Behandlung/Therapie). Kap. Eiweißdefinierte Diätformen. In: Ernährungsmedizin in der Praxis: aktuelles Handbuch zu Prophylaxe und Therapie ernährungsabhängiger Erkrankungen. R. Kluthe (Hrsg.). Losebl.-Ausg. Stand November 1998; Grundwerk Stand: Dezember 1993. Balingen: Spitta Verlag

Weitere Informationen: Verband für Ernährung und Diätetik (VFED) e.V., Morillenhang 27, 52074 Aachen

Elektrolytdefinierte Diäten

⬛ **2.44** Daten zu Natrium und Kalium (nach DGE, 1991 und 2000).

	Körper-bestand Frau/Mann	Aufgabe	Ausscheidung	Geschätzter täglicher Mindest-bedarf Erw.
Natrium häufigstes extrazell. Kation	77/100 g	bestimmt extrazell. osmotischen Druck und Zellvolumen; wichtig im Säure-Basen-Haushalt, für Verdauungssäfte, für Membranpotenzial der Zellwände und Enzymaktivitäten	95% Niere 4% Stuhl 1% Schweiß	550 mg
Kalium häufigstes intrazell. Kation	100/146 g	bestimmt intrazell. osmotischen Druck und Ionentransport durch Membranen, Erregungsleitung	90% Niere 8% Stuhl 2% Schweiß	2000 mg

Natriumarme Diät

Es gibt heute nur noch wenige Indikationen für eine kochsalzrestriktive Kost. Bei Hypertonie sind die Effekte gering

Klinische Definition

- Streng natriumarme Kost: 1 g NaCl/0,4 g Natrium/Tag (spielt in der modernen Diätetik praktisch keine Rolle mehr)
- Natriumarme Kost: ≤ 3 g NaCl/1,2 g Natrium/Tag (dient zur Einstellung der Hypertonie in der Klinik)
- Natriumnormierte (leichte) Vollkost: < 6 g Kochsalz/< 2,4 g Natrium/Tag (für die ambulante Dauerbehandlung).

Umrechnung von Natrium auf Kochsalz: Na^+ x 2,5 = NaCl;
Bsp.: 1,2 g Na^+ x 2,5 = 3 g NaCl

Gesetzliche Definition

- Streng natriumarm: 100 g diätetische Lebensmittel dürfen nicht mehr als 40 mg Na⁺ enthalten
- Natriumarm: 100 g diätetische Lebensmittel dürfen nicht mehr als 120 mg Na⁺ enthalten.

Indikation

Arterielle Hypertonie, Hypertonie bei chronischer, kompensierter und dialysepflichtiger Niereninsuffizienz (nicht bei polyurischem Nierenversagen), Ödeme, Aszites bei Leberzirrhose, primärer Hyperaldosteronismus (kontraindiziert bei sekundärem Hyperaldosteronismus).

⊟ 2.31 Klassifikation der Hypertonie nach der World Health Organization (nach Zidek 1999).

Kategorie	Systolisch	Diastolisch
optimal	< 120	< 80
normal	< 130	< 85
hochnormal	130–139	85–89
Hypertonie Grad 1 (milde Hypertonie)	140–159	90–99
Grenzwerthypertonie	140–149	90–94
Hypertonie Grad 2 (mittelschwere Hypertonie)	160–179	100–109
Hypertonie Grad 3	≥ 180	≥ 110
Isolierte systolische Hypertonie	≥ 140	< 90
Grenzwerthypertonie	140–149	< 90

Prinzip

1. In der Praxis: Vollkost und leichte Vollkost, die natriumnormiert (ca. 6 g/Tag) zubereitet werden.
2. Bei übergewichtigen Hypertonikern ist eine Gewichtsreduktion gemäß dem Typ-II-Diabetiker angezeigt (BMI < 25 kg/m²).
3. Nährstoffrelation siehe 2.29 bzw. Vollkost.
4. Je nach klinischen Erfordernissen Kaliumzufuhr auf 2000–4000 mg/Tag normalisieren oder kaliumarm. Anstelle von Kochsalz und Würzmischungen mit Kochsalz: Gewürze und Kräuter.

5. Mit Alkohol ist restriktiv umzugehen (Männer max. 30 g/Tag, Frauen max 15 g/Tag). Kein Alkohol in der Gemeinschaftsverpflegung. Rauchen und Stress sind Risikofaktoren bei Hypertonie. Dagegen empfehlen sich regelmäßige körperliche Bewegung und Sport.

6. Kaliumhaltige Kochsalzersatzmittel nicht bei chronischer Niereninsuffizienz ($^1/_2$ Teelöffel = 387 mg K$^+$) (Kreatinin-Clearance < 30 ml/min).

7. Je nach Wassereinlagerung bzw. -ausscheidung muss bei Bedarf die Trinkflüssigkeit eingeschränkt werden.
   Achtung: Gerade Heilwässer, aber auch Mineralwässer enthalten viel Natrium.

8. Je nach Erkrankung bedarf es weiterer entsprechender diätetischer Maßnahmen.

Werden kardiale oder andere Ödeme mit Schleifendiuretika behandelt, besteht eine erhöhte Natriumausscheidung, die zu Hyperurikämie und sekundärem Hyperaldosteronismus führen kann. Daher hier keine Einschränkung der Natriumzufuhr mit der Nahrung.

Die Ernährungstherapie sollte der erste Schritt zu einer Lebensstiländerung sein. Der Patient soll darauf hingewiesen werden, dass nach einer Umgewöhnungsphase der Geschmack der salzarmen Kost keine geschmackliche Einbuße bedeutet. Die Aufklärung des Patienten muss Hinweise darauf vermitteln, dass Brot, Käse, Fleisch, Wurst und Konserven Kochsalz oder auch nicht salzig schmeckende Natriumsalze (Natriumphosphat, Natriumnitrat, Natriumnitrit, Natriumalginat) enthält/enthalten. Diätsalze = Spezialsalze (Kräutersalz, Meersalz, Jodsalz).

Entgegen früheren Empfehlungen sollen Schwangere bei Ödembildung nur eine überhöhte Kochsalzzufuhr meiden. Empfohlen wird ein maßvolle Natriumrestriktion auf 2,4 g Na = 5,9 g Kochsalz.

Laut nationaler Verzehrsstudie (NVS) liegt die durchschnittliche Natriumchloridzufuhr bei Männern bei 9 und bei Frauen bei 7 Gramm. Damit liegen die Werte nur minimal über den Empfehlungen zur Kochsalzzufuhr. **Es gibt nur wenige Indikationen für eine strenge NaCl-Restriktion.**

⊞ **2.46** Elektrolytdefinierte Diäten (nach H. Kasper et al., 1994; R. Kluthe et al., 2000).

Indikation	Energie	Protein	Fett	Kohlen-hydrate	Natrium *Kalium*	Trink-menge
	kcal/kJ	Energie%	Energie%	Energie%		
primäre u. sekundäre Hypertonie, kardiale und renale Ödeme	2000/ 8368	15	25–30	50–60	1,2/2,4 2/4	angepasst je nach Wasser-einlagerung

⊞ **2.47** Streng natriumarme Lebensmittel (< 40 mg Na/100 g) (Zürcher, Kluthe, Quirin, 1998; mod. E. Lückerath, 2001).

Obst, Obstprodukte, Nüsse, Samen
alle Sorten außer:
Sesamsamen, trocken

Kartoffeln und Kartoffelprodukte
Kartoffel

Brot und Backwaren
keine

Getreide und Getreideprodukte
alle Sorten außer:
Mais-Frühstücksflocken

Gemüse, Gemüseprodukte und Pilze
alle Sorten außer:
Artischocken, Bleichsellerie, Bohnen (grün, i.D.), Champignons (i.D.), Endivie, Erbsen (grün, i.D.), Fenchel-knolle, Grünkohl, Gurken (milchsauer), Knollen-sellerie, Löwenzahnblätter, Mangold, Möhren (i.D.), Oliven (grün, mariniert), Pfifferlinge (i.D.), Rote Rüben, Sauerkraut (abgetropft), Spargel (i.D.), Spinat, Tomatenmark, Trüffeln, Weiße Rüben, Zwiebeln (getrocknet)

Eier
keine

Fleisch
keine

Fisch, Fischwaren, Weichtiere
Forelle, Waller

Säfte und Getränke
alle Sorten außer:
Karotten-, Rote-Rüben-, Spinatsaft

Zucker, Süßwaren, Konfitüre, Honig
alle Sorten außer:
Eiscreme, Milchschokolade, Gummibärchen, Kaugummi, Nussnougatcreme

Würzmittel
keine

Milch und Milchprodukte
Sahne, 10% und 30% Fett, Sahnequark

Käse
Schichtkäse

Fett, Öle, Mayonnaise
Butter, Kokosfett, Maisöl, Olivenöl, Rindertalg, Schweineschmalz

⊡ **2.48** Natriumarme Lebensmittel (< 120 mg Na/100 g) (Zürcher, Kluthe, Quirin, 1998; mod. E. Lückerath, 2001).

Obst, Obstprodukte, Nüsse, Samen
alle Sorten

Kartoffeln und Kartoffelprodukte
Kartoffel, Kartoffelstärke

Brot und Backwaren
Biskuitplätzchen

Getreide und Getreideprodukte
alle Sorten außer:
Mais-Frühstücksflocken

Gemüse, Gemüseprodukte und Pilze
alle Sorten außer:
Bleichsellerie, Bohnen (grün, i.D.),
Champignons (i.D.), Erbsen
(grün, i.D.), Gurken (milchsauer),
Oliven (grün, mariniert),
Pfifferlinge (i.D.), Sauerkraut
(abgetropft), Spargel (i.D.),
Tomatenmark, Zwiebeln
(getrocknet)

Milch und Milchprodukte
alle Sorten außer:
Kondensmilch, Magermilchpulver,
Trockenvollmilch

Käse
Schichtkäse

Eier
Hühnereigelb

Fleisch
alle Sorten außer:
Kalbshirn, Kalbsniere, Rinderniere,
Schweineniere

Geflügel, Wild
alle Sorten außer:
Ente

Fisch, Fischwaren, Weichtiere
Aal, Barsch, Flunder, Forelle, Heilbutt,
Hering, Kabeljau, Karpfen, Köhler,
Lachs, Lengfisch, Limande, Makrele,
Renke, Rotbarsch, Rotzunge,
Sardinen, Schellfisch, Schleie, Scholle,
Seehecht, Seezunge, Steinbutt,
Thunfisch, Waller, Zander

Säfte und Getränke
alle Sorten außer:
Rote-Rüben-Saft

Zucker, Süßwaren, Konfitüre, Honig
alle Sorten außer:
Kaugummi

Würzmittel
Hefe, Gelatine, Sina Salz

Fett, Öle, Mayonnaise
Butter, Erdnusspaste, Kokosfett,
Maisöl, Margarine
(nicht Halbfettmargarine)

Bei Diätsalzen wird Natrium meist durch Kalium, Magnesium oder Kalzium ersetzt. Heute sind sie weitgehend überflüssig, da natriumreduzierte Kostformen nur selten indiziert sind.

Vorsicht: Kochsalzersatz (Kaliumsalze) nicht bei renaler Hypertonie.
Beachte: Kostformen mit weniger als 6 g NaCl sind heute kaum noch indiziert.

⊞ **2.49** Handelsübliche Kochsalzersatzmittel (Zürcher, Kluthe, Quirin, 1998).

Kochsalzersatzmittel	Hersteller	Bezugs-quelle
Ambisal	E. Merck	A
alevita Diät-Würzmittel	Nestlé Alete Diät GmbH	A, D, L
Asana Diätsalz	Schneekoppe Reform GmbH	D, L
Brechts weißes Salz, natriumarm	E. Brecht, Gewürzmühle	R
Brechts Selleriesalz, natriumarm		
Disal Diätsalz	Bad Reichenhaller Salz	A, D, R, L
Dr. Ritter Diätsalz	Dr. Ritter GmbH u. Co.	R
flarom Diätsalz, streng natriumarm	Flarom Nahrungsmittel GmbH	L
frema Diätsalz, streng natriumarm	Frema Gesundheitskost	R
frema Kräutersalz, natriumarm	GmbH u. Co.	R
frema Selleriesalz, natriumarm		
frema Diät Geflügel-Gewürz-zubereitung, natriumarm		
frema Diät Grill-Steak-Gewürz-zubereitung, natriumarm		
Hestia Diätsalz	Hestia Pharma GmbH	A
Natura Dit Bi-Salz, natriumarm	Natura Diät Werke	R
Natura Kräutersalz, natriumarm		
Shaklee, jodierter Kochsalzersatz	Shaklee Deutschland GmbH	Direkt-vertrieb
Sina Salz	Siekmann GmbH	A, R
Vital D Kochsalzersatz		

Abkürzungen: A = Apotheke, D = Drogerie, L = Lebensmittelhandel, R = Reformhaus

Adressen für Informationen

Deutsche Liga zur Bekämpfung des hohen Blutdruckes e.V., Berliner Straße 46, 69120 Heidelberg, Tel.: 06221/411841

Literaturempfehlungen

Arius, C.: Mineralwasser. 2. Aufl. München: Wilhelm Heyne 1996

Bock, K. D.: abc für Hochdruckkranke. Stuttgart: Thieme 1983

Elmadfa, I., W. Aign, E. Muskat, D. Fritzsche: Die große GU-Nährwertkalorientabelle. Aktuelle Ausgabe. München: Gräfe und Unzer

Informationen über Mineral- und Heilwässer: Verband deutscher Mineralbrunnen/Heilbrunnen e.V., Kennedyallee 28, 53175 Bonn

Richtige Ernährung bei Herz-Kreislauf-Erkrankungen und Bluthochdruck. Deutsche Gesellschaft für Ernährung, Im Vogelsang 40, 60488 Frankfurt

Rottka, H.: Diät bei Herzkrankheiten und Bluthochdruck. Diät heute. Bd. 2. Niedernhausen: Falken 1987

Broschüren

Hoher Blutdruck – Werte senken, besser leben. AOK Geschäftsstellen Hoher Blutdruck – Antworten auf 10 Fragen. Weitere Broschüren auf Anfrage. Deutsche Liga zur Bekämpfung des hohen Blutdrucks e.V., Berliner Str. 46, 69120 Heidelberg

Salz in unserer Ernährung. Würzig, aber nicht salzig. AID, Friedrich-Ebert-Sraße 3, 53177 Bonn

Salz – Freund oder Feind? Verband für Ernährung und Diätetik e.V., Morillenhang 27, 52074 Aachen

Natriumreiche Diät

Definition

Kostform > 2,4 g Natrium/> 6 g NaCl

Indikation

Salzmangelzustände (Durchfall und Erbrechen – zeitlich begrenzt), natriumverlierende Nephropathien und Nebenniereninsuffizienz, Diuretika-, Laxanzienabusus bzw. -therapie.

Kontraindikation

Hypertonie, Ödeme (Achtung: Ödeme bei sekundärem Hyperaldesteronismus müssen Salz bekommen), Linksherzinsuffizienz.

Prinzip

1. Leichte Fälle: Kochsalzzulage 5–7 g/Tag zur kochsalzarmen Nahrung (regt zur Flüssigkeitsaufnahme an).
2. Kaliumverlust ausgleichen.
3. Erwachsene: stärker gesalzenes Essen, natriumreiche Mineralwässer, Kaliumsubstitution.
4. Kinder: Fertigpräparate (z.B. Oralpädon-Tabletten) oder Mischung aus Tee und Elektrolytlösung (z.B. $^1/_2$ Teel. Kochsalz + 1 knapp gestrichener Teel. Kaliumkarbonat + 50 g Glukose auf 1 l Tee).
5. Nährstoffrelation siehe Vollkost.

Kaliumarme Diät

Definition

1600–2000 mg Kalium in der täglichen Kost.

Indikation

Hyperkalämie bei akuter und chronischer Niereninsuffizienz, Hämo-dialyse, CAPD-Dialyse (Bauchfelldialyse).

⊞ 2.50 Kaliumreiche und -arme Nahrungsmittel (nach Elmadfa et al., 1994/95).

Kaliumreiche Nahrungsmittel	Kaliumarme Nahrungsmittel
frisches Gemüse, Tiefkühlgemüse ungewässert	Gemüse, Konservengemüse (Na-Gehalt oft hoch!), Tiefkühl-gemüse gewässert
Trockenerbsen, Linsen, Bohnen, Spinat, Grünkohl, Rosenkohl, Broccoli, Kohlrabi	
Kartoffeln, Kartoffelprodukte, Pommes frites	Kartoffeln, gekocht und gewässert
Trockenfrüchte	Zucker und Zuckerwaren
Aprikosen, Bananen	Weißmehlprodukte
Tomaten, Tomatenmark	Fette
Frucht- und Gemüsesäfte	Kaffee, Tee
Kochsalzersatzmittel	
Na-arme Ersatzsalze und Gewürzmittel	
Vollkornerzeugnisse aller Art, Leinsamen	
Kakao, Schokolade, Nüsse, Sonnen-blumenkerne	
kaliumreiche Mineralwässer, Rotwein	
sehr mageres Fleisch, Fleischextrakte, konzentrierte Fleischbrühen, Na-arme Wurst- und Fleischkonserven	

Prinzip

1. Verwendung kaliumarmer Lebens- und Nahrungsmittel (⊞ 2.50).
2. Verringerung des Kaliumgehalts in Gemüsen um mindestens 25% durch Kleinschneiden und ausreichendes Wässern (ca. 24 Std.) allein reicht nicht aus. Bei Kartoffeln wird der Kaliumgehalt erst durch das Kochen nennenswert verringert. Nach der halben Garzeit muss hier das Kochwasser abgeschüttet und erneuert werden.

3. Der Kaliumgehalt bei Kochsalzersatzmitteln liegt bei ca. 387 mg K$^+$ pro $^1/_2$ Teelöffel.
4. Bei ausgeprägter Hyperkaliämie beträgt die tägliche Kaliumzufuhr 800–1000 mg. Diese Ernährung sollte nur wenige Tage verabreicht weden.
5. Bei Hämodialyse-Patienten kann neben einer kalium- auch eine phosphorarme Diät angezeigt sein (siehe proteinreiche Diätformen).

Geeignete Lebensmittel

- Fleisch und Fisch (100–120 g), Wurstwaren
- Vollmilch, Buttermilch, Joghurt (bis 150 g/ml), Schnitt- u. Streichkäse, Sahnequark
- Max. 130 g Kartoffeln, < 200 g Gemüse (kleinschneiden und wässern); bei Konserven: Flüssigkeit abgießen
- 150 g gekochtes Obst ohne Flüssigkeit oder 100 g frischer Apfel, Birne, Wassermelone oder 200 g frische Heidelbeeren
- Brötchen, Weiß-, Grau-, Toastbrot, Stuten, Zwieback, (ca. 30 g) Vollkornbrot, Reis, Nudeln, Grieß, Cornflakes
- Malzkaffee, Tee, Cola, Limo, Bohnenkaffee (in kleinen Mengen), Malzbier, Bier, Wein (in kleinen Mengen).

Informationen für kaliumarme Mineralwässer der Region

Arius, C.: Mineralwasser. 2. Aufl. München: Wilhelm Heyne 1996
Elmadfa, I., W. Aign, E. Muskat, D. Fritzsche: Die große GU-Nährwertkalorientabelle. Aktuelle Ausgabe. München: Gräfe und Unzer
Informationen über Mineral- und Heilwässer: Verband deutscher Mineralbrunnen/Heilbrunnen e.V., Kennedyallee 28, 53175 Bonn

Kaliumreiche Diät

Definition

Kaliumreiche Kost mit einem Kaliumgehalt > 5 g.

Indikation

Kaliummangelzustände z.B. bei Laxanzien, Diuretika-Abusus, Erbrechen, Durchfall.

Prinzip

1. Vollwertig ausgewogene Kost.
2. Verwendung kaliumreicher Nahrungsmittel. Obst, Gemüse, Kartoffeln (nicht gewässert) bilden die Basis, vorzugsweise Trockenobst,

Bananen, Aprikosen, Frucht- und Gemüsesäfte, kakaohaltige Nahrungsmittel, Tomatenkonzentrat, kaliumreiche Kochsalzersatzmittel, Vollkornerzeugnisse aller Art usw.
3. Nährwertrelation siehe Vollkost.

Kalziumarme Diät

Definition

Kalziumarme Diät mit einer Kalziumzufuhr in der Regel < 400 mg/Tag.

Indikation

Primärer Hyperparathyreoidismus, Hyperkalzämiesyndrom, z.B Plasmozytom (Kalziumoxalatsteine*, Kalziumphosphatsteine*), Hyperkalzämie bei paraneoplastischem Syndrom, Hyperkalziurie, Milch-Alkali-Syndrom, als diagnostische Diät während einer Kalziumbilanzanalyse.

Prinzip

1. Kalziumgehalt < 400 mg/Tag (nach Meinung einiger Autoren < 800 mg/Tag).
2. Vollwertige ausgewogene Kost mit reichlich groben Vollkornprodukten, Frischkornbreien, Kleie, kalziumarmen Gemüsearten (gekocht und roh), rohes Kern- und Steinobst.
3. Ausschaltung aller sehr kalziumreichen Nahrungsmittel (fettarme Milchprodukte, grünes Gemüse wie Broccoli, Grünkohl, Fenchel, Vollkornprodukte, kalziumreiche Mineralwässer).
4. Bei Kalziumoxalatsteinen: keine oxalsäurereichen Nahrungsmittel (Rote Bete, Rhabarber, Mangold, Spinat, Kakaopulver).
5. Kalziumarme Gemüsesorten: Blattsalate, Chicorée, Blumenkohl, Chinakohl, Rosenkohl, Rotkohl, Paprikaschote, Tomaten, Gurken, Zucchini, Kürbis, grüne Erbsen.
6. Vitamin-B_2-Zufuhr sicherstellen.
7. Mineralwasser unter 100 mg Kalzium/l verwenden.

> Achtung: Trinkwasserhärte (1 deutscher Härtegrad = 10 mg CaO = 7,15 mg Ca^{2+}/l H_2O); Trinkwasser schwankt zwischen 1 und 30 d. H.

*Entgegen der diätetischen Standardempfehlungen wird in der urologischen Fachliteratur ausschließlich eine oxalsäurearme und nicht eine kalziumarme Kost zur Prophylaxe von Kalziumoxalatsteinen empfohlen. Eine kalziumarme Ernährung führt zu einer negativen Kalziumbilanz und erhöht so die Gefahr der Bildung von Oxalatsteinen. Bei der Behandlung von Kalziumphosphatsteinen sollte der Phosphatanteil der zugeführten Nahrung gesenkt werden.

Da eine kalziumarme Kost die Gefahr der Osteoporose birgt, handelt es sich nicht um eine Form der Dauerkost. Sobald die Ursachen einer Hyperkalzämie beseitigt sind, muss eine ausreichende Kalziumversorgung gewährleistet sein.

Informationen für kalziumarme Mineralwässer der Region

Informationen über Mineral- und Heilwässer: Verband deutscher Mineralbrunnen/Heilbrunnen e.V., Kennedyallee 28, 53175 Bonn

Kalziumreiche Diät

Definition

Kalziumreiche Diät mit einer täglichen Kalziumzufuhr von 1000 bis 1500 mg.

Indikation

Osteoporose, renale Osteopathie, hypokalzämische Tetanie, Rachitis, Osteomalazie.

Eine ausreichende Kalziumversorgung ist wichtig für die Stabilität der Knochen. Osteoblasten bauen Kalzium in die Knochensubstanz ein. Fehlt der zugeführten Nahrung Kalzium, „klauen" Osteoklasten Kalzium aus der Knochensubstanz, um die notwendige Kalziumhomöostase zu gewährleisten. Somit kommt es zu einem Knochenmasseverlust. Liegt eine Kalziumunterversorgung bereits im Kindesalter vor, wird eine optimale Knochendichte erst gar nicht erreicht. Eine ausreichende Vitamin-D-Versorgung (Calciferole) ist für die Kalziumhomöostase und den Phosphatstoffwechsel unentbehrlich. Bei ausreichender UV-Exposition ist der Körper in der Lage, Vitamin D zu synthetisieren (siehe auch Vitamin D). Die maximale Knochenmasse wird erst im dritten Lebensjahrzehnt erreicht.

Prinzip

1. Vollwertige ausgewogene Kost.
2. Kalziumgehalt 1000–1500 mg/Tag, gleichmäßige Verteilung kalziumreicher Speisen über den Tag zur Erhöhung der Kalziumresorptionsrate.
3. Vermehrter Einsatz kalziumreicher Nahrungsmittel (fettarme Milchprodukte, grünes Gemüse, Vollkornprodukte, kalziumhaltige Mineralwässer (> 15 mg/100 ml), kalziumangereicherte Fruchtsäfte, Kalziumtabletten bei Laktoseintoleranz, Milcheiweißallergie.
4. Kalzium-Phosphat-Quotient soll bei mindestens 1 liegen.

5. Einschränkung oxalsäurereicher Nahrungsmittel (Mangold, Spinat, Rhabarber, Rote Bete, Kakaopulver), da diese die Kalziumaufnahme aus dem Dünndarm hemmen; Phytinsäure wie z.b. bei Haferflocken, Kleie, rohes Getreide und Ballaststoffe als Konzentrat wie z.B. bei Weizenkleie meiden. Schwarzer Tee in Maßen, da er Oxalsäure enthält.

Phosphatreiche Nahrungs- und Genussmittel meiden (z.B. Cola, Schmelzkäse, Fleischextrakt, Kakaopulver).

6. Sollgewicht ist anzustreben.
7. Nährstoffrelation siehe Vollkost.
8. Ausreichende Bewegung.
9. Bei Verwendung von Kalziumsupplementen (z.B. bei Milcheiweißallergie, Laktoseintoleranz) muss die unterschiedliche Bioverfügbarkeit der einzelnen Kalziumpräparate beachtet werden.

▪ **2.51** Einflussfaktoren auf die Kalziumaufnahme (VFED e.V.).

Fördernd	Hemmend
Milchzucker	Phosphat (Fleisch, Wurst)
Milchsäure (Sauermilchprodukte wie Joghurt)	Phytinsäure (Frischkornmüsli, Haferflocken, Kleie)
Käse, fettarme Milchprodukte	Oxalsäure (Spinat, Rhabarber,
Fruchtsäuren (Obst, Säfte)	Mangold, Kakao, Schokolade)
Vitamin C (Obst, Gemüse)	eiweißreiche Ernährung
Vitamin D (Milchprodukte)	Alkohol (Kaffee)
Seefisch	

▪ **2.52** Kalziumreiche und -arme Nahrungsmittel (nach Elmadfa et al., 1994/95).

Kalziumreiche Nahrungsmittel	Kalziumarme Nahrungsmittel
Milch, fettarme Milchprodukte (Joghurt)	Gemüse, Obst
Käse (insbesondere Hartkäse)	Fleisch
grüne Gemüse	Eier
(Petersilie, Broccoli, Grünkohl)	Getreide
kalziumangereicherte Fruchtsäfte	Fette

Literaturempfehlung

Osteoporose – Vorbeugen durch richtige Ernährung. Institut für Sporternährung (IS) e.V. und Verband für Ernährung und Diätetik (VFED) e.V., Morillenhang 27, 52074 Aachen (Hrsg.)

⚓ **2.53** Daten zu Kalzium und Phosphor (nach DGE, 1991 und 2000).

	Kalzium	Phosphor
Körperbestand Frau/Mann	750–850/ 1000–1100 g	600–700 g
Aufgabe	Stabilisierung von Zellmembranen, intrazelluläre Signalübermittlung, Reizübertragung im Nervensystem, elektromechanische Kopplung des Muskels, Blutgerinnung, Stabilisierung der Knochen und Zähne	organische Phosphorsäureverbindungen: Baustein lebender Zellen, Energieüberträger, Botensysteme, Struktursubstanz der Knochen und Zähne
empfohlene Zufuhr mg/Tag Kinder Erwachsene Jugendliche, Schwangere/ Stillende	600–1200 1000 1000–1200	500–1250 700 800–1250
Besonderheiten	durch Bildung unlöslicher Salze (Phosphate, Oxalate, Fettsäureseifen) wird Resorption eingeschränkt, Vitamin D reguliert die Ca-Resorption, Parathormon reguliert die Ca^{2+}-Konz. im Blut	Niere reguliert den Serumphosphatspiegel

Adressen für Informationen

Bundesselbsthilfeverband für Osteoporose e.V., Kirchfeldstraße 149, 40215 Düsseldorf

Informationen für kalziumreiche Mineralwässer der Region

Arius, C.: Mineralwasser. 2. Aufl. München: Wilhelm Heyne 1996
Informationen über Mineral- und Heilwässer: Verband deutscher Mineralbrunnen/Heilbrunnen e.V., Kennedyallee 28, 53175 Bonn

Hersteller und Bezugsadresse

Milupa GmbH & Co. KG, Bahnstraße 14-30, 61381 Friedrichsdorf, Tel.: 06172/99-0: Milupa basic-CaD (geeignet für Hyperkalziämie, Nephrokalzinose, Osteoporose); Wissenschaftliche Information: Tel.: 06172/99-1841

Phosphatarme Diät

Definition

Phosphatarme Diät mit einer täglichen Phosphatzufuhr 800 bis < 1000 mg.

Indikation

Chronische Niereninsuffizienz, Hämodialyse, CAPD, Osteoporose, Kalziumphosphatsteine.

Prinzip

Einschränkung phosphatreicher Lebensmittel (schwierig bei proteinreichen Diäten).

Beispiele für phosphatreiche Lebensmittel: Schmelzkäse, Hartkäse, Erdnüsse, geräucherte Lebensmittel, Colagetränke, Konservierungsstoffe, Kutterhilfsmittel (Wurstherstellung), Verdickungs- und Gelierstoffe, Backtriebmittel (E 450–456).

Phosphatgehalt von Lebensmitteln siehe Tabellen zum Mineralstoffgehalt.

Alle proteinarmen Diäten sind gleichzeitig phosphatarm.

◪ 2.54 Phosphathaltige Nahrungsmittelzusatzstoffe (aid, 1998).

Phosphate	E-Nummern
Phosphorsäure	E 338
Monophosphate	E 339
	E 340
	E 341
Diphosphate	E 450
Triphosphate	E 451
Polyphosphate	E 452

Literaturquellen zu elektrolytdefinierten Diäten

Auswertungs- und Informationsdienst für Ernährung, Landwirtschaft und Forsten (aid) e.V.: Die Zutatenliste. Kleines Lexikon der Zusatzstoffe. 9. überarbeitete Aufl. 1998

Biesalski, H. K., P. Fürst, H. Kasper, R. Kluthe, W. Pöhlert, C. Puchstein, H. B. Stähelin (Hrsg.): Ernährungsmedizin. 2. überarb. und erw. Aufl. Stuttgart: Thieme 1999

D-A-CH (Deutsche Gesellschaft für Ernährung, Österreichische Gesellschaft für Ernährung, Schweizerische Gesellschaft für Ernährungsforschung, Schweizerische Vereinigung für Ernährung). Referenzwerte für die Nährstoffzufuhr, 1. Aufl. Frankfurt/M: Umschau/Braus 2000

Deutsche Gesellschaft für Ernährung (DGE): Empfehlungen für die Nährstoffzufuhr. 5. Überarbeitung. Frankfurt/M: Umschau 1991

Elmadfa, I., W. Aign, E. Muskat, D. Fritzsche, H.-D. Cremer: Die große GU-Nährwerttabelle. München: Gräfe und Unzer 1994/95

Heepe, F.: Diätetische Indikationen. 3. vollst. überarb. Aufl. Berlin: Springer 1998

Heinrich, K.: Ernährungsmedizin und Diätetik. 8. neu bearb. Aufl. München, Wien, Baltimore: Urban & Schwarzberg 1996

Institut für Sporternährung (IS) e.V. und Verband für Ernährung und Diätetik (VFED) e.V. (Hrsg.): Osteoporose; Vorbeugen durch richtige Ernährung

Kasper, H., M. Wild, I. Husemeyer, H. Rottka, R. Kluthe, H. Quirin, G. Schlierf, J. Schrezenmeir, G. Wolfram: Rationalisierungsschema 1994 der Deutschen Gesellschaft für Ernährungsmedizin. Akt. Ernähr.-Med. 19 (1994) 227–232

Kasper, H.: Ernährungsmedizin und Diätetik. 9. neu bearb. Aufl. München, Jena: Urban & Fischer 2000

Kluthe, R., P. Fürst, H. Hauner, E. Hund-Wissner, H. Kasper, G. Kotthoff, H. Rottka, M. Schade, J. G. Wechsler, A. Weingard, M. Wild, G. Wolfram: Das Rationalisierungsschema 2000 des Berufsverbandes Deutscher Ernährungsmediziner (BDEM), der Deutschen Adipositas Gesellschaft, der Deutschen Akademie für Ernährungsmediziner (DAEM), der Deutschen Gesellschaft für Ernährung (DGE), der Deutschen Gesellschaft für Ernährungsmedizin (DGEM) und des Verbandes der Diätassistenten – Deutscher Berufsverband (VDD); Akt. Ernähr.-Med. 25 (2000) 263–270

Kofrányi, E., W. Wirths: Einführung in die Ernährungslehre. 11. überarb. Aufl. Frankfurt/M: Umschau 1994

Kotthoff, G., B. Haydous: Ernährungs- und Diättherapie. 2. erw. Aufl. Köln: Deutscher Ärzte-Verlag 1998

Müller, M. J., H. Przyrembel: Ernährungsmedizinische Behandlung. In: Ernährungsmedizinische Praxis. Methoden-Prävention-Behandlung. M. J. Müller (Hrsg.). Berlin, Heidelberg: Springer 1998

Müller, S.-D.: Richtig Essen und Trinken für Dialysepatienten. Verband für Ernährung und Diätetik (VFED) e.V., Morillenhang 27, 52074 Aachen. Stand April 1995

Müller, S.-D.: Osteoporose und Ernährung. In: Ernährungsforschung. 44 (1999) 1–24

Müller, S.-D.: Nationale Verzehrsstudie (NVS). VitaMinSpur. Supplement 2 (1999)

Verband für Ernährung und Diätetik (VFED) e.V., Morillenhang 27, 52074 Aachen

Zidek, W.: Arterielle Hypertonie. In: Ernährungsmedizin. P. Schauder, G. Ollenschläger (Hrsg.). München: Urban & Fischer 1999, S. 131–135

Zürcher, G., R. Kluthe, H. Quirin: Praxis der Ernährungstherapie: Kapitel Elektrolytdefinierte Diätformen. In: Ernährungsmedizin in der Praxis: aktuelles Handbuch zu Prophylaxe und Therapie ernährungsabhängiger Erkrankungen. R. Kluthe (Hrsg.). Losebl.-Ausg. Stand November 1998; Grundwerk.-Stand: Dezember 1993. Balingen: Spitta Verlag

Gastroenterologische Diäten

Eva Lückerath

Einleitung

Hubertus Wietholtz

Diätetik spielt in der Gastroenterologie eine zentrale Rolle. In diesem Fach gibt es zahlreiche chronische Krankheitsbilder, welche einer differenzierten Ernährung bedürfen, um dem Patienten ein einigermaßen beschwerdefreies Leben zu ermöglichen oder um Komplikationen zu vermeiden.

Grundsätzlich sind Diäten, die an verminderte Organfunktionen adaptiert sind von solchen zu unterscheiden, die aus der Elimination von Nahrungsbestandteilen bestehen, um Unverträglichkeitsreaktionen zu verhindern. Zur ersten Gruppe zählen z.B. fettarme Ernährung bei chronischer Pankreatitis oder die eiweißreduzierte Kost bei fortgeschrittener Leberzirrhose. Beispiele aus der 2. Gruppe sind glutenfreie Ernährung bei einheimischer Sprue bzw. Zöliakie oder die Vermeidung von Milchzucker bei Laktoseintoleranz.

Die folgenden Kapitel stellen die ganze Breite gastroenterologischer Diäten dar. Detailliert und übersichtlich, gespickt mit vielen praktischen Tipps und Hinweisen werden Ernährungsvorschriften dargestellt. Der knappe Text mit hoher Informationsdichte wird das Buch für die in der Diätetik Tätigen zum wichtigen Ratgeber machen.

Diät bei Malassimilation

Definition

Leicht verdauliche Kost mit eventuellem Einsatz von MCT-Fetten und/oder Laktosegehalt < 20 g/Tag und/oder glutenfrei.

Indikation

Alle mit Malassimilation (Beeinträchtigung der Nährstoffausnutzung) durch Maldigestion (= unzureichend Verdauung von Nährstoffen) bzw. Malabsorption (= unzureichende Resorption von Nährstoffen) einhergehenden Erkrankungen:

- Exokrine Pankreasinsuffizienz, chronische Diarrhöen, herabgesetzte Gallensekretion
- Zustand nach Magenresektion
- Einheimische und tropische Sprue
- Zöliakie/gluteninduzierte Enteropathie

- Disaccharidasemangel
- Entzündliche Erkrankung der Dünndarmwand
- Akute und chronische Enteritis, Enteritis regionalis/Crohn-Krankheit, Strahlenenteritis
- Dünndarmresektion, innere Fisteln, blind endende Darmabschnitte, Blind-loop-Syndrom (Dünndarmdivertikel)
- Störung der Durchblutung und des Lymphabflusses (Angina abdominalis, mesenteriale und retroperitonale Tumore, Whipple-Krankheit)
- Endokrinologische Erkrankungen (Addison-Krankheit, Hyper- und Hypoparathyreoidismus, Hyperthyreose, Diabetes mellitus, Zollinger-Ellison-Syndrom)
- Durch Pharmaka induzierte Resorptionsstörungen (Antibiotika, Zytostatika)
- Sonstige Ursachen: Amyloidose, Sklerodermie, A-Lipoproteinämie, Immunglobulinmangel, hochgradiger Eiweißmangel, Darmparasiten, verschiedene Dermatosen, Leberzirrhose.

Bei Erkrankungen des Dünndarms und bei Störungen der Gallen- und exokrinen Pankreasfunktion kommt es zu Störungen der Nährstoffausnutzung. Folgen davon können sowohl eine allgemeine Malnutrition als auch spezielle Mangelsymptome/-syndrome sein.

Kontraindikationen

Ketoazidose/Azidose, dekompensierte Leberzirrhose, chronische Niereninsuffizienz (renale Azidose).

Nebenwirkungen bei inadäquatem Einsatz

- Diarrhö
- Abdominalbeschwerden
- Erbrechen
- Kopfschmerzen.

Prinzip

1. Nach Richtlinien der leichten Vollkost
2. Ballaststoffarm (ca. 10 g/Tag)
3. Fettmenge der Ausnutzung anpassen.

Eventuelle Zusatzmaßnahmen

- Austausch von LCT-Fetten durch MCT-Fette
- Erhöhung des Gehalts an essenziellen Nährstoffen oder der Energiedichte
- Elimination von Gluten

● Elimination/Reduktion von Laktose (Milchzucker)
● Reduktion von Oxalsäure.

Bei chronisch-entzündlichen Darmerkrankungen, insbesondere Crohn-Krankheit, häufig Zinkmangel; Substitutionstherapie bei Mangel notwendig.

Anmerkungen

● Stufenweise Einführung der MCT-Fette, wenn kein Kostaufbau vorangegangen ist, da sonst abdominelle Beschwerden, Durchfall, Erbrechen und Kopfschmerzen auftreten; beginnend mit 20 g/Tag; Steigerung je nach subjektiver Verträglichkeit um 10–20 g/Tag auf ca. 60–80 g/Tag mit 50–60 g MCT-Margarine und 20–30 g MCT-Öl (max. 120 g/Tag); bei Kindern von 10 g auf ca. 40 g steigern. Tagesmenge über den Tag verteilen; 1 g LCT = 9,3 kcal = 39,1 kJ; 1 g MCT = 8,3 kcal = 34,9 kJ

● mct-basis-plus Produkte enthalten ausreichend Linolsäure. Bei längerfristigem Einsatz von Ceres-MCT: gleichzeitige Gabe eines linolsäurereichen Fettes, da Ceres-MCT-Diät-Margarine nur 3%, Ceres-MCT-Diät-Speiseöl 0% Linolsäure enthält

● Mit MCT-Fetten zubereitete Speisen müssen sofort nach dem Garen verzehrt werden, da das Warmhalten von Speisen zu einem bitteren Nachgeschmack führt. Ceres-MCT-Margarine eignet sich nur als Streichfett. Ceres-MCT-Margarine sollte nicht über 120 °C erhitzt werden, da es sonst zur Rauchentwicklung kommt. mct-basis-plus-Speiseöle sollten nicht über 150 °C erhitzt werden.

▪ **2.55** Diät bei Malassimilation (H. Kasper et al., 1994; R. Kluthe, 2000).

Definition	Indikation
Diät bei Malassimilation	exokrine Pankreasinsuffizienz
a) leicht aufschließbar, ballaststoffarm, Fettmenge der Ausnutzung angepasst	Kurzdarmsyndrom, chologene Diarrhö, Stenosen, gluteninduzierte Enteropathie (Initialstadium), Whipple-Krankheit usw.

b) Zusatzmaßnahmen
  – Austausch von LCT gegen MCT
  – Erhöhung der Energiedichte (z.B. durch Zusatz von Oligosacchariden) oder des Gehaltes an essenziellen Nährstoffen
  – glutenfrei
  – laktosefrei bzw. -reduziert
  – oxalsäurereduziert	

Hersteller und Bezugsquellen

Union Deutsche Lebensmittelwerke GmbH (UDL), Dammtorwall 15, Postfach 570550, 22774 Hamburg; Tel.: 040/34930: Ceres-MCT-Diät-Margarine und Diät-Speiseöle; Direktversand

basis-Gesellschaft für Diätetik und Ernährung mbH, Schauerstraße 2–4, 80638 München; Tel. 089/172008: MCT-basis-plus Diätmargarine und MCT-basis-plus-Diät-Speiseöl; Reformhaus. Weitere Produkte: MCT-basis-plus-Diät-Schmelzecken, MCT-basis-plus-Putencreme, MCT-basis-plus-Diät-Schoko-Streichcreme

Literaturquellen zur Diät bei Malassimilation

Biesalski, H. K., P. Fürst, H. Kasper, R. Kluthe, W. Pöhlert, C. Puchstein, H. B. Stähelin (Hrsg.): Ernährungsmedizin. 2. überarb. und erw. Aufl. Stuttgart: Thieme 1999

Heepe, F.: Diätetische Indikationen. 3. vollst. überarb. Aufl. Berlin: Springer 1998

Huth, K., R. Kluthe (Hrsg.): Lehrbuch der Ernährungstherapie. 2. vollständig überarb. und erw. Aufl. Stuttgart, New York: Thieme 1995

Kasper, H.: Ernährungsmedizin und Diätetik. 8. neu bearb. Aufl. München, Wien, Baltimore: Urban & Schwarzberg 1996

Kasper, H., M. Wild, I. Husemeyer, H. Rottka, R. Kluthe, H. Quirin, G. Schlierf, J. Schrezenmeir, G. Wolfram: Rationalisierungsschema 1994 der Deutschen Gesellschaft für Ernährungsmedizin. Akt. Ernähr.-Med. 19 (1994) 227–232

Kasper, H.: Ernährungsmedizin und Diätetik. 9. neu bearb. Aufl. München, Jena: Urban & Fischer 2000

Kluthe, R., P. Fürst, H. Hauner, E. Hund-Wissner, H. Kasper, G. Kotthoff, H. Rottka, M. Schade, J. G. Wechsler, A. Weingard, M. Wild, G. Wolfram: Das Rationalisierungsschema 2000 des Berufsverbandes Deutscher Ernährungsmediziner (BDEM), der Deutschen Adipositas Gesellschaft, der Deutschen Akademie für Ernährungsmediziner (DAEM), der Deutschen Gesellschaft für Ernährung (DGE), der Deutschen Gesellschaft für Ernährungsmedizin (DGEM) und des Verbandes der Diätassistenten – Deutscher Berufsverband (VDD); Akt. Ernähr.-Med. 25 (2000) 263–270

Kofrányi, E., W. Wirths: Einführung in die Ernährungslehre. 11. überarb. Aufl. Frankfurt/M: Umschau 1994

Kotthoff, G., B. Haydous: Ernährungs- und Diättherapie. 3. erw. Aufl. Köln: Deutscher Ärzte-Verlag 1998

Müller, M. J., H. Przyrembel: Ernährungsmedizinische Behandlung. In: Ernährungsmedizinische Praxis. Methoden-Prävention-Behandlung. M. J. Müller (Hrsg.). Berlin, Heidelberg: Springer 1998

Müller, S.-D.: Der Einsatz von mittelkettigen Triglyceriden (MKT) in der Diätetik. Ernährungs-Umschau 45 (1998) 252–255

Zürcher, G., R. Kluthe: Praxis der Ernährungstherapie. Gastroenterologische Diätformen. In: Ernährungsmedizin in der Praxis: aktuelles Handbuch zu Prophylaxe und Therapie ernährungsabhängiger Erkrankungen. R. Kluthe (Hrsg.). Losebl.-Ausg. Grundwerk.-Stand: Dezember 1993. Balingen: Spitta Verlag 1998;

Weitere Informationen: Verband für Ernährung und Diätetik (VFED) e.V., Morillenhang 27, 52074 Aachen

Kostaufbau

Definition

Stufenweise quantitative und qualitative Erweiterung der oralen Nährstoffzufuhr und der Lebensmittelauswahl.

Indikation

Nach parenteraler bzw. enteraler Ernährung, postoperative Zustände im Bereich des Gastrointestinaltraktes; gastroenterologische Erkrankungen: akute und chronische Pankreatitis, akute Enteritis, exokrine Pankreasinsuffizienz, Zöliakie, Sprue (Anfangsstadium), Whipple-Krankheit, chronisch-entzündliche Darmerkrankungen wie Crohn-Krankheit/Colitis ulcerosa, chologene Diarrhö, Kurzdarmsyndrom, hochgradige Malassimilation; nach Knochenmarktransplantation (hier wird der Kostaufbau modifiziert: Milch und Milchprodukte nur in kleinen Mengen, keine roh belassenen Nahrungsmittel, kein Schimmelkäse).

Prinzip

Kostaufbau bei akuter Pankreatitis erfolgt in fünf (sechs) Stufen (nach Biesalski et al., 1999; Müller u. Przyrembel, 1998; mod. Lückerath):

- **Stufe 0/Nahrungskarenz**
  keine orale Nährstoff- und Flüssigkeitszufuhr;
  intravenöse Zufuhr von Flüssigkeit, Elektrolyten, 7,5 g/kg KG Glukose evtl. mit Insulingabe; zur Behandlung des hypovolämischen Schocks: Volumensatz von ca. 2–4 l/Std. (leichte Form); ca. 10 l/Std (schwere Form) mit 5prozentiger Humanalbuminlösung

- **Stufe I/Kohlenhydrate**
  gesüßter Tee, Zwieback, Schleimsuppe
  ca. 1400 kcal/Tag
  83 Energie% Kohlenhydrate
  10 Energie% Fett
  7 Energie% Eiweiß

- **Stufe II/Fettarmes Protein**
  Magermilchprodukte, Weißbrot, Fleisch und Fisch (fettarm)
  ca. 1600 kcal/Tag
  73 Energie% Kohlenhydrate
  12 Energie% Fett
  15 Energie% Eiweiß
- **Stufe III/Ballaststoffe**
  ballaststoffreiche Lebensmittel, Kartoffeln, Gemüse; größere Portionen
  ca. 2000 kcal/Tag
  65 Energie% Kohlenhydrate
  16 Energie% Fett
  19 Energie% Eiweiß
- **Stufe IV/Fettzulage in kleinen Portionen**
  Käse und Milch (fettarm), Ei, Fleisch und Fisch
  ca. 2250 kcal/Tag
  58 Energie% Kohlenhydrate
  21 Energie% Fett
  21 Energie% Eiweiß
- **Stufe V/Leichte Vollkost**
  Vollkornprodukte, keine Rohkost, keine blähenden Gemüse und Hülsenfrüchte; 6–8 Mahlzeiten, die schonend zubereitet sein sollen: garen, dünsten, braten mit wenig Fett

Wichtig: Lebenslange Alkoholkarenz

In der Regel wird jede Stufe drei Tage verabreicht. Bei Bedarf kann der Kostaufbau nach den Richtlinien der Diabeteskost aufgebaut werden. Bei Auftreten eines möglichen Diabetes mellitus muss während des Kostaufbaus flexibel Normalinsulin gegeben werden.

Zur Feststellung eines primären Hyperparathyreodismus bzw. einer Hyperlipidämie: Bestimmung des Kalziumspiegels und der Parathormonkonzentrationen im Serum und Überprüfung des Lipidstatus.

Kostaufbau bei Malassimilation

Indikation

Malabsorption bei Zustand nach Dünndarmresektion, bei Kurzdarmsyndrom, Zustand nach vollständiger Pankrektomie, Zustand nach Whipple-Operation, Whipple-Krankheit; chronische Diarrhöen.

Kostaufbau bei Malassimilation erfolgt in fünf Stufen, eine ausreichende Nährstoffzufuhr wird erst in den letzten beiden Stufen erreicht (nach M. J. Müller u. H. Przyrembel, 1998; Zürcher, Kluthe, 1998; mod. Lückerath 1999):

- **Stufe I**
  Kohlenhydrate, evtl. parenterale Teilernährung
  1000–1200 kcal
  7 Energie% Eiweiß
  6 Energie% Fett (nahezu fettfrei)
  85 Energie% Kohlenhydrate
  laktosefrei
  5 Mahlzeiten
- **Stufe II**
  fettarme Proteine, evtl. parenterale Teilernährung
  1200–1600 kcal
  16 Energie% Eiweiß
  28 Energie% Fett inkl. 16 Energie% MCT-Fett (max. 20 g)
  57 Energie% Kohlenhydrate
  5–10 g Ballaststoffe
  5 g Laktose
  5 Mahlzeiten in passierter Form
  Einleitung der Zufuhr tierischer Eiweiße und stufenweiser Einbau
  von MCT-Fetten
- **Stufe III**
  Ballaststoffe, evtl. parenterale Teilernährung
  bis ca. 1900 kcal
  17 Energie% Eiweiß
  29 Energie% Fett
  53 Energie% Kohlenhydrate
  15 g Ballaststoffe
  15 g Laktose
  6 Mahlzeiten, nicht passiert
  Erweiterung mit: Zulagen von fettarmer Milch (in zubereiteter
  Form), Weizenmischbrot, verschiedenen Gemüsesorten (Karotten,
  Sellerie, Spargel, Kohlrabi, Blumenkohl, Spinat, Zucchini, Schwarzwurzeln* (kein rohes Gemüse, kein Salat)
- **Stufe IV**
  bis ca. 1900 kcal
  17 Energie% Eiweiß
  29 Energie% Fett
  53 Energie% Kohlenhydrate
  20g Ballaststoffe
  20 g Laktose
  6 Mahlzeiten, nicht passiert
  Erweiterung wie Stufe III

*Modifikation nach Knochenmarktransplantation: Milch und Milchprodukte nur in
kleinen Mengen; ohne roh belassene Lebensmittel, ohne Schimmelkäse.

● **Stufe V**

Energieanreicherung, Vitamin- und Mineralstoffsubstitution nach Bedarf.

Je nach indiv. Nahrungsausnutzung steigerbar bis auf 3000 bis 3200 kcal

17 Energie% Eiweiß

bis zu 40 Energie% Fett mit 50% MCT-Anteil (max. 70%) möglich

53 Energie% Kohlenhydrate

bis zu 25 g Ballaststoffe

5–6–8 Mahlzeiten

leichte Vollkost, modifiziert nach der vorliegenden Grundkrankheit*

Geeignete Getränke: Tee, dünner Kaffee, stilles Wasser bzw. Mineralwasser mit wenig Kohlensäure, verdünnte Frucht- und Obstsäfte; keine alkoholischen Getränke!

Alle Stufen auch kombiniert als glutenfreie Kost, eier- und milcheiweißfreie Kost, als Kost mit MCT-Fetten und/oder als milch- und zuckerfreie Kost

Ab Stufe V ist der Kostaufbau im Hinblick auf die Energiezufuhr meist erst bedarfsdeckend. Bis zu dieser Stufe ist zusätzlich eine parenterale oder enterale Teilernährung notwendig.

Oligosaccharide (z.B. Maltodextrin 19) oder laktosefreie Supplemente und Trink-/Sondennahrung können zur Steigerung der Energie- und Nährstoffzufuhr verwendet werden. Vitamine und Mineralstoffe müssen bis Stufe IV je nach Grunderkrankung substituiert werden. Die Dauer der verschiedenen Stufen ist abhängig vom Krankheitsverlauf und von der Verträglichkeit der jeweiligen Stufe. In der Regel werden pro Stufe drei Tage angesetzt.

Kostaufbau bei chronisch-entzündlichen Darmerkrankungen

Indikation

Im Anschluss an die künstliche Ernährung nach akutem Entzündungsschub bei Crohn-Krankheit, Colitis ulcerosa und toxischem Megakolon. Kostaufbau nach parenteraler Ernährung erfolgt in vier Stufen, Kostaufbau nach enteraler künstlicher Ernährung beginnt mit Stufe drei (nach M. J. Müller u. H. Przyrembel, 1998, mod. Lückerath):

● **Stufe I**

2000 kcal/Tag

77 Energie% Kohlenhydrate

16 Energie% Fett

7 Energie% Eiweiß

- **Stufe II**
  2200 kcal/Tag
  51 Energie% Kohlenhydrate
  34 Energie% Fett
  16 Energie% Eiweiß
- **Stufe III**
  2200–2500kcal/Tag
  49 Energie% Kohlenhydrate
  37 Energie% Fett
  14 Energie% Eiweiß
  langsame Einführung von Ballaststoffen
- **Stufe IV**
  2300–2500 kcal/Tag
  50 Energie% Kohlenhydrate
  35 Energie% Fett
  15 Energie% Eiweiß

Individuelle Anwendungsdauer der einzelnen Koststufen, in der Regel drei Tage je Stufe. Nach Rückgang der Krankheitserscheinungen sollte die Kost individuell entsprechend einer leichten Vollkost bzw. ballaststoffarmen Kost gestaltet werden. Im symptomfreien Intervall: mehr Ernährungstherapie, Medikamente (z.B. mit Salazo-Sulfapyridin oder 5-Aminosalicylsäure/Mesalazin); unter der Therapie mit Sulfasalazin Folsäuregabe. Dieser Kostaufbau ist bisher nicht wissenschaftlich abgesichert.

Literaturempfehlungen für Patienten

Ernährung bei chronisch entzündlichen Darmerkrankungen. 18. überarb. Aufl. Falk Foundation e.V. (Hrsg.). Leinenweberstraße 5, 79041 Freiburg i. Br., 2001

Literaturquellen zum Kostaufbau

Biesalski, H. K., P. Fürst, H. Kasper, R. Kluthe, W. Pöhlert, C. Puchstein, H. B. Stähelin (Hrsg.): Ernährungsmedizin. 2. überarb. und erw. Aufl. Stuttgart: Thieme 1999

Elmadfa, I., C. Leitzmann: Ernährung des Menschen. 3. überarb. Aufl. Stuttgart: Ulmer 1998

Foerste, A.: Diätfibel. 5. vollst. überarb. Aufl. Kassel: Fresenius AG (Hrsg.) 1986

Heepe, F.: Diätetische Indikationen. 3. vollst. überarb. Aufl. Berlin: Springer 1998

Kasper, H.: Ernährungsmedizin und Diätetik. 8. neu bearb. Aufl. München, Wien, Baltimore: Urban & Schwarzberg 1996

Kasper, H.: Ernährungsmedizin und Diätetik. 9. neu bearb. Aufl. München, Jena: Urban & Fischer 2000

Kasper, H., M. Wild, I. Husemeyer, H. Rottka, R. Kluthe, H. Quirin, G. Schlierf, J. Schrezenmeir, G. Wolfram: Rationalisierungsschema 1994 der Deutschen Gesellschaft für Ernährungsmedizin. Akt. Ernähr.-Med. 19 (1994) 227–232

Kluthe, R., P. Fürst, H. Hauner, E. Hund-Wissner, H. Kasper, G. Kotthoff, H. Rottka, M. Schade, J. G. Wechsler, A. Weingard, M. Wild, G. Wolfram: Das Rationalisierungsschema 2000 des Berufsverbandes Deutscher Ernährungsmediziner (BDEM), der Deutschen Adipositas Gesellschaft, der Deutschen Akademie für Ernährungsmediziner (DAEM), der Deutschen Gesellschaft für Ernährung (DGE), der Deutschen Gesellschaft für Ernährungsmedizin (DGEM) und des Verbandes der Diätassistenten – Deutscher Berufsverband (VDD); Akt. Ernähr.-Med. 25 (2000) 263–270

Kofrányi, E., W. Wirths: Einführung in die Ernährungslehre. 11. überarb. Aufl. Frankfurt/M: Umschau 1994

Kotthoff, G., B. Haydous: Ernährungs- und Diättherapie. 3. erw. Aufl. Köln: Deutscher Ärzte-Verlag 1998

Leuer, S., S.-D. Müller: Diätetische Therapie der akuten und chronischen Pankreatitis. Ernährungs-Umschau. 44/12 (1997) 451–454

Müller, M. J., H. Przyrembel: Ernährungsmedizinische Behandlung. In: Ernährungsmedizinische Praxis. Methoden-Prävention-Behandlung. M. J. Müller (Hrsg.). Berlin, Heidelberg: Springer 1998

Zürcher, G., R. Kluthe: Praxis der Ernährungstherapie. Gastroenterologische Diätformen. In: Ernährungsmedizin in der Praxis: aktuelles Handbuch zu Prophylaxe und Therapie ernährungsabhängiger Erkrankungen. R. Kluthe (Hrsg.). Losebl.-Ausg. Stand November 1998. Grundwerk. Stand: Dezember 1993. Balingen: Spitta Verlag

Weitere Informationen: Verband für Ernährung und Diätetik (VFED) e.V., Morillenhang 27, 52074 Aachen

Glutenfreie Diät

Definition

Als Folge einer Überempfindlichkeit gegen Gluten kommt es zu einer chronischen Dünndarmerkrankung mit Zottenatrophie, die ein Malassimilationssyndrom induziert: Störung der Ausnutzung des Nahrungsfettes (Steatorrhö = Stuhlfettausscheidung > 7 g/Tag, statt normal 3–5 g/Tag). Dadurch kann es zu einem Mangel an fettlöslichen Vitaminen (A, D, E, K) kommen. Ein Vitamin-D-Mangel führt zu einem Mangel an Kalzium. Häufig besteht eine sekundäre Laktoseintoleranz, da die Enzymaktivität (Laktasemangel) in der Dünndarmschleimhaut vermindert ist.

Indikationen

Gluteninduzierte Enteropathie (Zöliakie, einheimische Sprue) als Dauerbehandlung, Dermatitis herpetiformis Duhring.

Die gluteninduzierte Enteropathie (im Kindesalter = Zöliakie, im Erwachsenenalter = einheimische Sprue) ist eine Getreideeiweißunverträglichkeit. Eine Sensibilisierung findet bereits im Kindesalter statt. Die bei der Verdauung von Getreideeiweiß entstehenden Spaltprodukte, die eine schleimhautschädigende Wirkung haben, sind vor allem Prolamine.

Sammelbegriff für Prolamine: Gliadin   Weizen, Dinkel, Grünkern,
Secalin   Roggen,
Hordein   Gerste,
Avenin   Hafer

Die Fraktionen der Getreideproteine Prolamin und Glutenin bilden das Gluten. Gluten oder Klebereiweiß spielt für die Backfähigkeit von Getreide eine große Rolle. Es trägt beim Backen zur Ausbildung eines Eiweißgerüstes bei.

Die tropische Sprue ist ein ätiologisch nicht geklärtes Malabsorptionssyndrom, aber keine Gliadinunverträglichkeit.

Prinzip

1. Elimination glutenhaltiger Nahrungsmittel wie Weizen, Roggen, Gerste, Hafer, Dinkel, Grünkern, Wildreis (ist eigentlich ein Getreide) und daraus hergestellter Produkte.
   Hinweis: Hafer löst keine Probleme bei Zöliakie und Sprue aus; jedoch kommen Haferprodukte oftmals aus keiner reinen Hafermühle und sind daher nicht 100% glutenfrei.
2. Nährstoffrelation und Ballaststoffgehalt entsprechend der leichten Vollkost; 5 Mahlzeiten am Tag.
   Eventuell notwendige Zusatzmaßnahmen:
3. Zu Beginn der Therapie: Laktose meiden.
4. Anpassung der Fettzufuhr an die Steatorrhö; in der ersten Phase der Diättherapie wird die Fettzufuhr auf 20–30 g/Tag reduziert; eventuell vorübergehender Ersatz von LCT-Fetten durch MCT-Fette (Prinzip und Produktinformationen siehe Diät bei Malassimilation). Der Rückgang der Steatorrhö ist ein guter Parameter für den Behandlungserfolg.

Bei schweren Verlaufsformen empfiehlt sich eine Substitution von Vitaminen (A, D, E, K, B-Komplex) und Mineralstoffen (Ca, K, Mg, Fe, Zn).

Die strenge Einhaltung einer glutenfreien Diät bleibt lebenslang notwendig, da sonst das Risiko einer Karzinogenese (Mundschleimhaut, Pharynx, Ösophagus, Dünndarm) erheblich steigt. Unter streng glutenfreier Ernährung wird der Patient symptomfrei.

In manchen Fällen werden reine Stärkeprodukte der „verbotenen" Getreidesorten vertragen. Bei stark ausgeprägter Intoleranz bleiben aber auch diese verboten, da auch Spuren von Gluten schädigend wirken.

Bei alkoholischen Getränken müssen einige Spirituosen (Korn) und auch einige Biersorten gemieden werden.

> Achtung: Kein Brot aus Backstuben verwenden, in denen „normales" Brot gebacken wird!

Nahrungsmittel bei glutenfreier Kost (nach Zürcher u. Kluthe, 1998; Heepe, 1998):

Ungeeignet: Weizen, Roggen, Gerste, (Hafer), Dinkel, Grünkern und alle daraus und damit hergestellten Produkte wie Mehl, Graupen, Gries, Flocken, Grütze, Keime, Kleie, Schrot, Grünkern, Paniermehl, Brot und Backwaren, Zwieback, Teigwaren,

Malzkaffee, Bier,

Grützwurst, paniertes Fleisch, Fischstäbchen, -nuggets, Fischkonserven in pikanter Soße,

Kroketten, Kartoffelprodukte, Fertiggerichte einschl. -suppen, -soßen, Mehlsoßen,

Joghurt mit Getreideanteil, Fruchtjoghurts, -quark, Eiscreme, (Arzneimittel).

Geeignet: Mais, Reis, Hirse, Buchweizen, Kartoffeln, Maniok, Sojabohnen, Esskastanien, Amarant, Quinou sowie daraus hergestellte Spezialprodukte,

industriell hergestellte Produkte mit dem Hinweis „glutenfrei",

speziell für die glutenfreie Ernährung hergestellte Produkte,

Grundnahrungsmittel tierischer Herkunft (ohne Zusatz): Fleisch, Innereien, Fisch, Milch, Butter, Käse, Eier,

Gemüse (frisch), Obst, Hülsenfrüchte, Nüsse, Sirup, Konfitüre, Marmelade, Zucker, Süßstoff.

Vorsicht bei: Wurstwaren, Fischerzeugnisse, -konserven, Soßen, Milcherzeugnisse (Joghurt, Frischkäsezubereitungen), Fertiggerichte und andere industriell hergestellte Lebensmittel wie Kartoffelprodukte, Suppen, Soßen, Desserts, Süßigkeiten wie Gummibärchen, Tiefkühlgerichte, Konserven, Gewürzmischungen.

Diese Produkte können alle Gluten enthalten, da Gluten nicht als Lebensmittelinhaltsstoff gekennzeichnet werden muss! Erst wenn eine

Komponente, z.B. Weizenmehl, mehr als 25% des Enderzeugnisses ausmacht, müssen diese Komponenten bei zusammengesetzten Lebensmitteln einzeln aufgeführt werden. Hinter dem Begriff „Pflanzeneiweiß" kann sich Weizengluten verbergen! Auch Medikamente können Gluten enthalten. Wenn Zweifel an der Zusammensetzung eines Produkts bestehen, sollte dieses besser gemieden werden!

Der Patient sollte darauf hingewiesen werden, dass eine Mitgliedschaft in der Deutschen Zöliakie-Gesellschaft (DZG) e.V. für ihn sehr sinnvoll und nützlich ist (Adresse siehe unten).

Literaturempfehlung

Glutenfrei essen bei Zöliakie/Sprue. D. H. Schmerling, B. Irgang, K. Irgang, G. Wolfram (Hrsg.). Niedernhausen: Falken 1998

Hersteller- und Bezugsquellennachweise für spezielle glutenfreie Nahrungsmittel

Hammermühle Diät GmbH, Hauptstr. 181, 67487 Maikammer, Tel.: 06321/958920: Brote, Mehlmischungen, Back- und Teigwaren, Kleingebäck, Paniermehl, Müsli. Direktversand, Apotheke, Reformhaus

Sibylle Diät GmbH (Hammermühle), Hauptstraße 181, 67487 Maikammer, Tel.: 06321/958920: Vollkorn-, Knusper-, Waffelbrot, Teigwaren, Spezialgrieß, Müsli, Ballaststoff-Flocken

Delf's Bäckerei, Constantinstr. 11, 30177 Hannover: Brot und Backwaren, Kleingebäck

Dr. Schär GmbH, Winkelau 5, I-39014 Burgstall, Tel.: 0130/813537: Biscotti, Brioches, Panini. Direktversand, Reformhaus

Drei Pauly Reform und Diät GmbH Co. KG, Drei-Pauly-Weg 12, 35085 Ebersdorfergrund, Tel.: 06424/303-0: Brote, Kleingebäck, Mehl und Mehlmischungen, Teigwaren, Müsli. Reformhaus

Maizena Markenartikel GmbH, Knorrstr. 1, 74016 Heilbronn, Postfach: 2650, Tel.: 07131/501-1: Mondamin oder Maizena (reine Maisstärke). Lebensmittelhandel

Poensgen Spezial-Diät-Bäckerei, Jülicher Straße 164, 52249 Eschweiler: Brot, Backwaren; Kleingebäck, Mehle. Direktversand, Reformhaus.

Tartex GmbH, Prinzregentenstr. 155, 81677 München: Tartex Biobin. Reformhaus

Wiechert, Heinz Wiechert & Co., Alstertor 18, 20095 Hamburg, Tel.: 040/335087

Adressen

Produkt & Diät: Band 1: Allgemeinpraxis; Band 2: Säuglings- & Kleinkindpraxis. Diätverband-Bundesverband der Hersteller von Lebens-

mitteln für besondere Ernährungszwecke e.V. (Hrsg.), Winkelsweg 2, 53175 Bonn, Tel.: 0228/30851-0
Deutsche Zöliakie Gesellschaft (DZG) e.V., Filderhauptstraße 61, 70599 Stuttgart, Tel.: 0711/454514
Die Hersteller glutenfreier Lebensmittel übersenden Patienteninformationsmaterialien.

Ballaststoffreiche Diät

Definition

Diät mit einem Ballaststoffgehalt von 15–20 g/1000 kcal/Tag.

Indikation

Obstipation (Stuhlfrequenz < 2mal/Woche), Divertikulose, Colon irritabile, Colitis ulcerosa, Crohn-Krankheit (wenn keine Stenosen vorhanden als Dauerkost in symptomfreien Intervallen), Hämorrhoidalleiden, chologene Diarrhö, Diabetes mellitus

Prinzip

1. Vollwertig, bei Einsatz ballaststoffreicher Nahrungsmittel.
2. Ausreichende Flüssigkeitszufuhr (2–2,5 l/Tag).
3. 5–6 Mahlzeiten/Tag.
4. Es besteht die zusätzliche Möglichkeit, Milchzucker, Kleie, Leinsamen, Plantago-ovata-Samenschalen o.ä. zu geben.

Je nach Eigenschaften unterscheidet man wasserunlösliche Ballaststoffe (Zellulose, Lignin, Hemizellulose) und wasserlösliche Quellstoffe (Pektin, Carubin, Guar, Carrageen, Furcelleran, Agar-Agar, Alginate, Gummi arabicum, Tragant, Schleime). Des Weiteren gibt es noch die halbsynthetischen Quellstoffe. Die wasserunlöslichen Ballaststoffe können Wasser binden und bewirken so eine bessere Darmfüllung, die die Darmperistaltik anregt. Die wasserlöslichen Ballaststoffe werden von Darmbakterien abgebaut. Die dabei entstehenden Gase lockern die Stuhlkonsistenz auf (siehe auch Kapitel Ballaststoffe).
Beispielsweise können 100 g Kleie bis zu 500 g Wasser binden. Das vergrößerte Stuhlvolumen löst einen größeren Druck auf die Darmwand aus und regt die Darmtätigkeit an. Durch Gabe von Weizenkleie lässt sich der Ballaststoffanteil anheben. Stufenweise beginnen mit 5 g/Tag bis maximal 15 g/Tag. 1 EL= 5 g Weizenkleie = ca. 2,5 g Ballaststoffe. Die Flüssigkeitsmenge muss entsprechend der Kleiegabe um ca. 150 ml/EL erhöht werden. Die Umstellung auf eine ballaststoffreiche Kost sollte langsam erfolgen (zuerst Volkornbrote und Vollkornreis, dann stufen-

weise Einführung von rohem Obst und Gemüse). Bisher eingenommene Abführmittel sollten ausschleichend abgesetzt werden. Zu Beginn der Kostumstellung kann es zu Abdominalbeschwerden mit vermehrtem Völlegefühl und Blähungen kommen, die meist nach ca. einer Woche verschwinden.

Eine Ballaststoffzufuhr > 50 g/Tag ist ohne nachweisbaren Effekt und kann sogar schaden (Übelkeit, Flatulenz, Verlust von Mikronährstoffen).

⊞ **2.56** Verwendungsmöglichkeiten von Quellstoffen in der Lebensmittelherstellung (aid, 1996).

Wasserlösliche Ballaststoffe, Quellstoffe	Zusatz in Lebensmittel
Pektin	Marmeladen, Gelees
Agar	Joghurt-Baisers, Süßwaren
Alginat	Füllung von Backwaren, Salatsoßen, Eiscreme, Geleefrüchte, Kaltpuddings
Carrageen	Milchpuddings, Eiscreme, Dessertgelees, Aspik
Gummi arabicum	Süßwaren, Eiscreme
Targant	Salatsoßen, Füllung von Backwaren
Guar	Salatsoßen, Eiscreme
Carubin (Johannisbrotkernmehl)	Fleischkonserven, Salatsoßen, Käsezubereitungen, Eiscreme
Xanthan	Puddings, Salatmayonnaisen
Methylzellulose	glutenfreie Backwaren, Dickungsmittel für diät. Lebensmittel
Carboxymethyl-Zellulose	Käsezubereitungen, Salatsoßen, Zuckerwaren

Vor- und Nachteile einer ballststoffreichen Kost (nach aid, 1996):
Vorteile:
- Ballaststoffreiche Kost wird länger gekaut → Sättigungsgefühl hält länger an
- Verzögerte Entleerung des Magens → Sättigungsgefühl hält länger an
- Verkürzte Transitzeit im Ileum/Kolon
- Erhöhung des Stuhlvolumens
- Stuhlkonsistenz voluminöser/weicher
- Positiver Einfluss auf die Zusammensetzung der Darmflora
- Schwermetall-, Steroid-, Gallensäurebindung
- Ammoniakbindung und Ausscheidung entlastet Leber und Nieren.

Nachteile:
- Verminderte Resorption von Mineralstoffen und Spurenelementen
- Erhöhte Gasbildung.

Starker Schwarztee, Kakao, mit Kakao hergestellte Lebensmittel (z.B. Schokolade) und Rotwein haben eine stopfende Wirkung. Der Verzehr von Milchzucker (2- bis 3mal täglich 1–2 EL) fördert die Darmtätigkeit.

⊡ 2.57 Ballaststoffreiche und -arme Lebensmittel (nach Heepe, 1996; Elmadfa et al., 1994).

Ballaststoffreiche Lebensmittel	Ballaststoffarme Lebensmittel
Vollkornbrote, Backwaren und Nährmittel aus Vollkorn	Weißmehl Typ 405 und daraus hergestellte Produkte wie Toast- und Weißbrot, Stuten, Feingebäck, Kuchen
Vollkornreis	polierter Reis
Speisekleie, Müslimischungen ohne Zuckerzusatz, Johannisbrotmehl, Guarkernmehl, Pektine	
Hülsenfrüchte, Kartoffeln	
Obst, besonders Beeren und Trockenfrüchte	Obst bis 1,5 g Gesamtballaststoffe/100 g: Melone, Grapefruit, Sauerkirschen, Passionsfrucht
Gemüse (Rohkost), besonders Kohl- und Rübenarten, Spinat, Sellerie, Mais, Broccoli, Lauch, Kresse	Gemüse bis max. 2 g Gesamtballaststoff/100 g: Gurken, Zucchini, Tomaten (geschält), Chicorée, Auberginen (geschält), Spargel, Kohlrabi, Blattsalat, Chinakohl, Blattspinat, Eisberg-, Feldsalat
Nüsse und Samen (Fett- und Energiegehalt beachten)	Zucker
	Fleisch, Wurst, Fisch
	Fette
	Milchprodukte

Informationsmaterialien

Richtig essen und trinken bei Verdauungsstörungen. Verband für Ernährung und Diätetik (VFED) e.V., Morillenhang 27, 52074 Aachen

Darmstörungen – Vorbeugen durch richtige Ernährung und Bewegung. Verband für Ernährung und Diätetik (VFED) e.V., Aachen und Institut für Sporternährung (IS) e.V., Bad Nauheim (Hrsg.)

Ballaststoffe – kein überflüssiger Ballast in Lebensmitteln. Auswertungs- und Informationsdienst für Ernährung, Landwirtschaft und Forsten (aid) e.V., Friedrich-Ebert-Straße 3, 53177 Bonn. Tel.: 0228/84990

Genussvoll essen bei Darmträgheit. Sven-David Müller. Augsburg: Midena 2000

Adressen

Deutsche Morbus Crohn, Colitis ulcerosa Vereinigung e.V. (Bundesgeschäftsstelle), Paracelsusstraße 15, 51375 Leverkusen, Tel.: 0214/ 87608-0; Internet: www.dccv.de

Ballaststoffarme Diät

Definition

Diät mit einem Ballaststoffgehalt < 10–15 g/Tag.

Indikation

Stenosen und Strikturen im Intestinaltrakt, z.B. Ileusgefahr onkologischer Patienten, Malassimilation, im Anschluss an eine enterale Ernährung, vor Umstellung auf Vollkost bzw. ballaststoffreiche Kost, Vorbereitung auf abdominelle Operationen, nach Oberbaucheingriffen, Fisteln, akuter Divertikulose, während der 1. Woche nach Anlage eines Stomas (Anus praeter), Gastroparese, Strahlenenteritis, Kurzdarmsyndrom.

Prinzip

1. Einsatz ballaststoffarmer Nahrungsmittel – Basis kann Stufe IV des Kostaufbaus sein.
2. 5–6 Mahlzeiten/Tag.
3. Bei Verordnung als Dauerkost: Substitution von Vitaminen und Mineralstoffen (Magnesium, Kalium, Kalzium, Zink, Vit. B_1, Vit. B_2, Vit. B_6, Vit. C, Folsäure, Vit. E, Vit. D).

Magnesium und Kalzium können durch entsprechende Auswahl von Mineralwässern ausgeglichen werden.

Adressen

Deutsche Morbus Crohn, Colitis ulcerosa Vereinigung e.V. (Bundesgeschäftsstelle), Paracelsusstraße 15, 51375 Leverkusen, Tel.: 0214/ 87608-0; Internet: www.dccv.de

⊞ **2.58** Ballaststoffgehalt ausgewählter Lebensmittel pro Portionsgröße (Müller u. Przyrembel, 1998).

≤ 0,5 g	Äpfel (ohne Schale), Aprikosen, Tomaten, Reis, Spaghetti, Cornflakes
0,6–1,0 g	Orangen, Pflaumen, Blumenkohl, Kohlrabi, Sojasprossen (gekocht)
1,1–2,0 g	Äpfel, getrocknete Pflaumen, Chicorée, Sojasprossen (roh)
2,1–3,0 g	Bohnen, Erbsen, Vollkornnudeln, Birnen
> 3,1 g	Stachelbeeren, Graupen, Linsen, Kleie

Literaturquellen zur glutenfreien und ballaststoffreichen und -armen Kost

Auswertungs- und Informationsdienst für Ernährung, Landwirtschaft und Forsten (aid) e.V.: Ballaststoffe in der Ernährung. 1996

Biesalski, H. K., P. Fürst, H. Kasper, R. Kluthe, W. Pöhlert, C. Puchstein, H. B. Stähelin (Hrsg.): Ernährungsmedizin. 2. überarb. und erw. Aufl. Stuttgart: Thieme 1999

Elmadfa, I., W. Aign, E. Muskat, D. Fritzsche, H.-D. Cremer: Die große GU Nährwerttabelle. München: Gräfe und Unzer 1994/95

Elmadfa, I., C. Leitzmann: Ernährung des Menschen. 3. überarb. Aufl. Stuttgart: Ulmer 1998

Heepe, F.: Diätetische Indikationen. 3. voll. überarb. Aufl. Berlin: Springer 1998

Heinrich, H.: Ernährungsmedizin und Diätetik. 8. neu bearb. Aufl. München, Wien, Baltimore: Urban & Schwarzberg 1996

Kasper, H., M. Wild, I. Husemeyer, H. Rottka, R. Kluthe, H. Quirin, G. Schlierf, J. Schrezenmeir, G. Wolfram: Rationalisierungsschema 1994 der Deutschen Gesellschaft für Ernährungsmedizin. Akt. Ernähr.-Med. 19 (1994) 227–232

Kasper, H.: Ernährungsmedizin und Diätetik. 9. neu bearb. Aufl. München, Jena: Urban & Fischer 2000

Kluthe, R., P. Fürst, H. Hauner, E. Hund-Wissner, H. Kasper, G. Kotthoff, H. Rottka, M. Schade, J. G. Wechsler, A. Weingard, M. Wild, G. Wolfram: Das Rationalisierungsschema 2000 des Berufsverbandes Deutscher Ernährungsmediziner (BDEM), der Deutschen Adipositas Gesellschaft, der Deutschen Akademie für Ernährungsmediziner (DAEM), der Deutschen Gesellschaft für Ernährung (DGE), der Deutschen Gesellschaft für Ernährungsmedizin (DGEM) und des Verbandes der Diätassistenten – Deutscher Berufsverband (VDD); Akt. Ernähr.-Med. 25 (2000) 263–270

Kofrányi, E., W. Wirths: Einführung in die Ernährungslehre. 11. überarb. Aufl. Frankfurt/M: Umschau 1994

Kotthoff, G., B. Haydous: Ernährungs- und Diättherapie. 2. erw. Aufl. Köln: Deutscher Ärzte-Verlag 1998

Müller, M. J., H. Przyrembel: Ernährungsmedizinische Behandlung. In: Ernährungsmedizinische Praxis. M. J. Müller (Hrsg.). Berlin, Heidelberg: Springer 1998

Zürcher, G., R. Kluthe: Praxis der Ernährungstherapie. Gastroenterologische Diätformen. In: Ernährungsmedizin in der Praxis: aktuelles Handbuch zu Prophylaxe und Therapie ernährungsabhängiger Erkrankungen. R. Kluthe (Hrsg.). Losebl.-Ausg. Stand November 1998; Grundwerk.-Stand: Dezember 1993. Balingen: Spitta Verlag

Weitere Informationen: Verband für Ernährung und Diätetik (VFED) e.V., Morillenhang 27, 52074 Aachen

Zuckerreduzierte Diät

Definition

Diät, die nur geringe Mengen bzw. keine leicht resorbierbaren Kohlenhydrate (vor allem Glukose) enthält.

Indikation

Postalimentäres Dumping-Syndrom nach partieller und totaler Gastrektomie, Billroth-II-Operation bzw. gestörte Pylorusfunktion, chronisch-entzündliche Darmerkrankungen im symptomfreien Intervall.

Infolge fehlender Reservoirfunktion (nach totaler Magenresektion oder Resektion des distalen Magenanteils) kommt es zu einem schnellen Übertritt des Speisebreis in den Dünndarm. Dies kann zu einem Dumping-Syndrom führen. Sowohl das Früh- als auch das Spät-Dumping sind in erster Linie Folgen eines raschen Übertritts (nach Zuckerverzehr) von hyperosmolarem Speisebrei.

Da partielle Magenresektionen wegen rezidivierenden Geschwüren nur noch selten durchgeführt werden (potente Ulkustherapeutika: Helicobacter-pylori-Eradikationstherapie), kommt es nur noch selten zu einem Dumping-Syndrom.

Die Dumping-Symptomatik kann auch nach totaler Gastrektomie auftreten. Hier liegt das Problem jedoch in der unzureichenden Energie- und Nährstoffbedarfdeckung.

⊞ **2.59** Dumping-Syndrom (nach M. J. Müller, 1998).

Bezeichnung	Zeitpunkt des Auftretens	Ursache	Symptome
Früh-Dumping-Syndrom (postalimentäres Frühsyndrom)	kurze Zeit nach dem Essen	Hyperosmolarität des Chymus ⇒ Hypovolämie mit Blutdruckabfall + Dehnungsreiz	Übelkeit, Brechreiz, Völlegefühl, Stuhldrang, Diarrhö, Schwindel, Blässe, Tachykardie, Schwitzen, kurze Ohnmacht
Spät-Dumping-Syndrom (postalimentäres Spätsyndrom)	2–3 Stunden nach dem Essen	Verzehr leicht resorbierbarer Kohlenhydrate ⇒ Blutzuckerspiegel ↑↑ ⇒ Insulinausschüttung ↑↑ ⇒ Blutzuckerabfall ↓↓ (reaktive Hypoglykämie)	Hungergefühl, Schweißausbruch, Blutdruckabfall, Hypoglykämie, Hypokaliämie

Prinzip

Diät muss, je nach Symptomatik, individuell auf jeden Patienten zugeschnitten werden:

1. Leichte Vollkost, bei Verwendung komplexer Kohlenhydrate besonders Vollkornprodukte (ballaststoffreiche Vollkorngetreideerzeugnisse).
2. Meidung schnell resorbierbarer Kohlenhydrate, vor allem Mono- und Disacchariden und daraus hergestellter Produkte mit hoher Osmolarität.
3. 8–10 kleine Mahlzeiten mit fester Konsistenz, je nach Stabilisierung des Körpergewichts kann später die Zahl der Mahlzeiten auf 6–8 reduziert werden.
4. Keine Flüssigkeiten zu den Mahlzeiten, besser $^1/_2$ Stunde vor oder zwischen den Mahlzeiten in kleinen Portionen (ca. 150 ml).
5. Bei totaler Gastrektomie eventuell Substitution von Vitamin D, Zink und Eisen, Kalzium.
   Im Magen wird der für die Vitamin-B_{12}-Aufnahme verantwortliche Intrinsic factor gebildet. Nach Gastrektomie muss Vitamin B_{12} regelmäßig parenteral substituiert werden (z.B. jeden 3. Monat 1000 mg/ Vitamin B_{12} As 1000).

6. Bei hochgradiger Steatorrhö (> 15 g/Tag): Verwendung von MCT-Fetten. Bei untergewichtigen Patienten mit Dumping-Syndrom kann bei guter Akzeptanz der Fettanteil zu Lasten des Kohlenhydratanteils erhöht werden.
7. Bei Laktoseintoleranz: auf ausreichende Ca-Substitution achten.

Ersatz für Haushaltszucker: Süßstoffe als Zuckerersatzstoff und Fruktose als Zuckeraustauschstoff. Maltodextrin 19 ist bei einem postalimentären Dumping-Syndrom zur Energieanreicherung nicht geeignet. Als Ersatz: adaptierte Trink-/Sondennahrung für Diabetiker.

Bei weiteren Beschwerden kann eine Viskositätssteigerung des Speisebreis durch Plantago-ovata-Samenschalen, Guar oder Pektine (viskositätssteigernde wasserlösliche Ballaststoffe = Quellstoffe) erreicht werden (z.B. 5 g Guar oder Pektin). Bei starken Beschwerden empfiehlt es sich, die Mahlzeiten im Liegen aufzunehmen oder sich nach dem Essen hinzulegen. Weiterhin hat sich beim postalimentären Früh-Dumping-Syndrom der Verzehr eines Stückes Brot 15 Minuten vor der Mahlzeit bewährt. Es empfiehlt sich wenig bzw. gar nichts zu den Mahlzeiten zu trinken.

Eine 30minütige Ruhephase im Liegen nach dem Essen kann sehr hilfreich sein.

⊞ 2.60 Verträglichkeiten von Lebensmitteln bei Gastrektomie (nach Zürcher und Kluthe, 1998, mod. Lückerath).

Lebensmittel, die gut vertragen werden	Lebensmittel, die schlecht vertragen werden
fettarme Milch und Milchprodukte, je nach individueller Verträglichkeit, milde Käse	Vollmilch, -produkte, Sahne, -produkte, Rahm fette, sehr salzige Käse
Kalbfleisch, mageres Rind- und Schweinefleisch, Wild, Geflügel, Kaninchen, Ziegenfleisch, Hammelfilet, milde, magere Wurstsorten	fettes, geräuchertes oder scharf gebratenes Fleisch, Gans, Ente, Geflügelhaut, fette und geräucherte Fleisch- und Wurstwaren, fette Bouillon, Suppen, Soßen
Süß- und Salzwasserfische, außer fette Sorten, Schalen- und Krustentiere, im eigenen Saft eingelegte, milde Fischwaren	fette oder geräucherte Sorten Fisch, mit Salz konservierte oder mit viel Fett angemachte Fischwaren
weichgekochte Eier, fettarme Eierspeisen	hartgekochte Eier, fettige Eierspeisen, Mayonnaise

⏏ **2.60** Verträglichkeiten von Lebensmitteln bei Gastrektomie (Fortsetzung).

Lebensmittel, die gut vertragen werden	Lebensmittel, die schlecht vertragen werden
kleine Mengen an Koch- und Streichfett, MCT-Fette (bei Steatorrhöen) altbackenes Brot, feine Vollkornbrote	reichliche Mengen an Koch- und Streichfett frisches Brot, grobe Vollkornbrote mit Sauerteig, Backwaren mit Sauerteig, Honig, fette Backwaren
Reis, Nudeln, Grieß, feiner Schrot, Mehle, Stärke, Getreideflocken Kartoffeln, -gerichte ohne/mit sehr wenig Fett leichter verdauliche Gemüsesorten Obst, außer schlecht vertragene Sorten	ganze und grob geschrotete Getreidekörner fettige Kartoffelgerichte, evtl. Kartoffelbrei schwer verdauliche Gemüsesorten rohes Steinobst, unreifes Obst, Avocados, Nüsse, Mandeln
Zuckerverträglichkeit testen Ersatz: Fruktose, Süßstoffe Salz, milde Gewürze, frische und getrocknete Kräuter, Essig, Zitronensaft Tees, milder Kaffe, kohlensäurearmes/-freies Mineralwasser, milde Gemüsesäfte, verdünnte Obstsäfte	Zucker in größeren Mengen reichliche Mengen Salz, scharfe Gewürze, essigscharfe Marinaden starker Kaffee, kohlensäurereiche Mineralwässer und Limonaden, Alkohol, eiskalte/sehr heiße Getränke, große Mengen Flüssigkeit zu festen Speisen
Kochen, Dünsten, Dämpfen, Garen in Alufolie, in Bratenklarsichtfolie, im Tontopf, im Backofen, in der Mikrowelle; leicht grillen mit wenig Fett	starkes Anbraten, rösten, fritieren, mit Speck oder viel Fett Gebratenes/Zubereitetes

Laktosedefinierte Diät

Definition

Laktosefreie Diät, die maximal 1 g Laktose/Tag (Milchzucker) enthält.
Laktosearme Diät, die 8–10 g Laktose/Tag enthält.

Indikation

Dumping-Syndrom; primäre Laktoseintoleranz: angeborener und erworbener Laktasemangel; sekundäre Laktoseintoleranz: sekundärer Laktasemangel als Folge einer Dünndarmerkrankung, z.B. Sprue, Zöliakie, Crohn-Krankheit (oft zeitlich begrenzt), Colitis ulcerosa, Zustand nach Gastrektomie, Dünndarm(teil)resektion, Strahlentherapie, Chemotherapie.

Als Disaccharid besteht Laktose (Milchzucker) aus den Monosacchariden Galaktose (Schleimzucker) und Glukose (Traubenzucker). In der Bürstensaummembran des Dünndarms wird Laktase (Disaccharidase) gebildet, die die Laktose spaltet. Milchzuckerunverträglichkeit wird durch einen teilweisen oder vollständigen (selten) Mangel der Laktase hervorgerufen. Dadurch kann Laktose nicht in Glukose und Galaktose gespalten und dann resorbiert werden und verbleibt somit im Darm und gelangt in tiefere Darmabschnitte. Durch die im Darm natürlich vorkommenden Bakterien wird die Laktose in kleinere Moleküle abgebaut. Diese regen die Peristaltik an. Gleichzeitig steigt der osmotische Druck und damit der Wassereinstrom ins Darmlumen. Es entsteht ein Dehnungsreiz, der zu einer stärkeren Darmperistaltik führt. Die Folge ist unter anderem Diarrhö. Weitere, häufig unspezifische Beschwerden sind: verzögertes Wachstum bei Säuglingen, Völlegefühl, Blähungen, Erbrechen, krampfartige Schmerzen nach dem Essen milchzuckerhaltiger Speisen, Kalziummangel (da Meidung kalziumhaltiger Speisen und Malabsorption für Ca).

Laktoseintoleranz ist die häufigste Kohlenhydratunverträglichkeit.

▦ **2.61** Formen der Laktoseintoleranz (nach M. J. Müller, 1998; H. Kasper, 1996).

primäre Laktose-intoleranz	sehr selten; angeborene Stoffwechselstörung mit vollständigem Laktasemangel
sekundäre Laktose-intoleranz	im Zusammenhang mit akuter/chronischer Darmerkrankung = Malabsorption (Zöliakie/Sprue, Crohn-Krankheit, Colitis ulcerosa
erworbene Laktose-intoleranz	ausschließlich bei Erwachsenen; mit zunehmendem Alter sinkt Laktasemenge kontinuierlich
Laktoseintoleranz ohne Laktasemangel	nach Magen- bzw. Dünndarmentfernung oder bakter. Dünndarmübersiedlung ist die Einwirkzeit der Laktase zu kurz

Prinzip

Keine eigenständige Kostform.

1. Vermeidung aller Milchsorten und daraus hergestellter Produkte wie Puddings, Milchbreie, Milchsuppen, mit Milchzucker hergestellte Lebensmittel.

Ersatz für Milch: Sojamilch, Sojaquark, Kaffeeweißer auf Sojabasis, Milchersatzprodukte z.B. Milupa SOM, MB-F, Multival plus.
2. Gabe von Laktasepräparaten (z.B. KERUTABS, Kerulac).
3. Nach den Richtlinien der leichten Vollkost.
4. 6–8 Mahlzeiten.
5. Substitution von Vitamin D und B_2; event. Kalziumsubstitution, Weitere Maßnahmen zum Dumping-Syndrom siehe zuckerreduzierte Diät.

Die Laktosetoleranzmenge ist für jeden Patienten individuell (subjektive Verträglichkeit, Stuhlverhalten) zu ermitteln. Zu Beginn der Behandlung sollte eine absolute Laktosekarenz eingehalten werden, die in den nächsten Tagen durch definierte Zulagen laktosehaltiger Nahrungsmittel erweitert wird. Einige Patienten tolerieren geringe Mengen an Laktose (< 10 g/Tag).

Fermentierte Milchprodukte (Joghurt, Kefir, Sauermilch etc.) werden von Patienten mit Laktasemangel meist gut toleriert, da die für die Joghurtherstellung benutzten Bakterien den Magen passieren und im Duodenum Laktose abbauen. Es empfiehlt sich, Milch und Milchprodukte immer mit anderen Lebensmitteln zu verspeisen.

> 1 Liter Kuhmilch enthält 50 g Laktose.

Die Kalziumzufuhr liegt bei laktosefreier Ernährung bei ca. 300 mg. Wenn ein Ausgleich nicht durch kalziumreiche Mineralwässer oder kalziumangereicherte Fruchtsäfte erreicht werden kann, muss für eine Osteoporoseprophylaxe medikamentös substituiert werden. Dies gilt im Besonderen für Kinder, Jugendliche, Schwangere und Stillende.

Ungeeignete Lebensmittel (nach Kotthoff u. Haydous, 1998; Zürcher u. Kluthe, 1998):
- Milch und Milchprodukte: nach Toleranzaustestung: Joghurt, Kefir, Sauermilch, Butter etc.
- Fertigmüslimischungen
- Kartoffelfertigprodukte und Instanterzeugnisse
- Brotsorten und Backwaren die Milch, Milchpulver, Kasein, Molkenpulver oder Milchzucker enthalten; Backmischungen mit Milchzusatz, Quark, Sahne
- Süßwaren, die Milch oder Sahne enthalten: z.B. Schokolade, Pralinen, Nougatcreme, Eis
- Tiefgekühlte Gerichte oder Dosengerichte
  Vorsicht bei Fleisch- und Wurstkonserven, Margarine, Brühwürste, Leberwurst, fettreduzierten Wurstsorten!

- Kleieprodukte, Zahnpasta, Gewürzmischungen, Süßstofftabletten, Medikamente auf Laktosebasis.

Bei nicht selbst hergestellten Nahrungsmitteln: Zutatenliste beachten. Da bei Besuchen in einem Restaurant die genaue Zusammensetzung eines Gerichtes nicht sichergestellt werden kann, empfiehlt es sich, zur Prophylaxe ein Laktaseenzym einzunehmen.

Bei Patienten mit chronisch-entzündlichen Darmerkrankungen (Crohn-Krankheit oder Colitis ulcerosa) sollte immer ein Laktosetoleranztest durchgeführt werden. Bei Crohn-Krankheit kommt es, im akuten Entzündungsschub, häufig zu einer zeitlich begrenzten Laktoseintoleranz. Die individuellen Unverträglichkeiten bei Crohn-Krankheit und Colitis ulcerosa sind zu beachten (siehe leichte Vollkost).

Literaturempfehlungen

Ohne Eier und Milch. Rezeptbuch mit medizinischer Einführung. Gräfe und Unzer, München

Ernährung bei entzündlichen Darmerkrankungen. 18. überarb. Auflage. Falk Foundation, Leinenweberstraße 5, 79041 Freiburg i. Br., 2001

Adressen für Informationen

Selbsthilfegruppe Laktose-Intoleranz, Herrn W. Grienitz, Oeserstr. 33, 65934 Frankfurt a.M., Tel.: 069/387894. Informationen gegen frankierten und adressierten Rückumschlag

Deutsche Gesellschaft für Ernährung (DGE) e.V. Godesberger Allee 18, 53175 Bonn. Essen und Trinken bei Milchzuckerunverträglichkeit (Laktoseintoleranz). Faltblatt. Frankierten (1,50 Euro) und adressierten DIN A 5-Rückumschlag beifügen

APH-Allergie GmbH, Postfach 100 141, 46421 Emmerich, Tel.: 02822/18531. Patientenfaltblatt zur Milchzuckerunverträglichkeit und Laktoseintoleranz, das in Zusammenarbeit mit dem Verband für Ernährung und Diätetik (VFED) e.V. entwickelt wurde

Hersteller und Bezugsadressen für milchzuckerfreie Produkte

Abbott GmbH, Max-Planck-Ring 2, Postfach 2103, 65011 Wiesbaden: Multivital plus. Apotheken, Klinikbezug ab Werk

Maizena Diät GmbH, Postfach 2650, 74016 Heilbronn: MB-F. Apotheken, Klinikbezug ab Werk

Milupa AG, Bahnstr. 14–30, 61381 Friedrichsdorf: Milupa SOM. Apotheken, Klinikbezug ab Werk

Weitere Produkte sind „Produkt & Diät" zu entnehmen. Diätverband e.V. (Hrsg.), Winkelsweg 2, 53175 Bonn, Tel.: 0228/30851-0 bzw. PRE-STO-Verlag GmbH, Heinrich-Hertz-Straße 21; 30966 Hemmingen

Galaktosefreie Diät

Definition

Diät, die auf laktose- und galaktosehaltige Lebensmittel verzichtet.

Indikation

Galaktoseintoleranz, Galaktosämie.
Bei der Galaktosämie fehlen Enzyme (u.a. Galaktose-1-Phosphat-Uridyltransferase), die bei der Umwandlung von Galaktose in Glukose beteiligt sind. Dadurch häuft sich das toxisch wirkende Galaktose-1-Phosphat im Organismus an. Das gleichzeitig anfallende Galaktit (Alkoholform der Galaktose) verursacht Katarakte und eine geistige Retardierung, die bei rechtzeitigem Einsetzen der Therapie verhindert werden können; Leberschäden, andauernde Galaktose-/Laktosezufuhr führt über hochgradige Gelbsucht, Leberzirrhose, Nierendysfunktion zum Tode; bei reinem Galaktokinasemangel nur Linsentrübung.

Prinzip

1. Ausgewogene Vollkost.
2. Verzicht auf Lebensmittel, die Laktose (Disaccharid aus Glukose/Traubenzucker und Galaktose/Schleimzucker) und/oder Galaktose enthalten (Muttermilch, Milch und Milchprodukte) sowie Lebensmittel, die unter Verwendung von Milch, Milchprodukten oder Laktose hergestellt werden.
3. Sicherstellung dauerhaft bedarfsgerechter Versorgung mit essenziellen Nährstoffen; kritisch: Kalzium, Riboflavin.
4. Ausschluss milchzucker- oder milchpulverhaltiger Arzneizubereitungen, laktosehaltiger Zahnpasta u.ä.

> Bei gesicherter Diagnose ist eine lebenslange Diät einzuhalten.

Milch ist der einzige Galaktoselieferant (1 Molekül Milchzucker besteht aus 1 Molekül Glukose und einem Molekül Galaktose; 50 ml Kuhmilch = 2 g Laktose =1 g Galaktose). Mit industriell hergestellten Milchersatzpräparaten (Soja- und Fleischproteinbasis) ist eine optimale Ernährung der an dieser Stoffwechselerkrankung leidenden Säuglinge möglich.

Freie Galaktose findet sich in Sojasoße, fermentiertem Gemüse (Sauerkraut), Bohnen, Hülsenfrüchten, Leber, Gehirn.

Bei der Diätberechnung sollte galaktosehaltiges Gemüse (Tomaten, Papaya, Datteln, Wassermelonen, Bananen) berücksichtigt werden.

Hat eine Frau bereits ein Kind mit Galaktosämie zur Welt gebracht, sollte sie sich bei einer erneuten Schwangerschaft galaktosearm ernähren.

Literaturquellen zu zuckerreduzierter, laktosedefinierter und galaktosefreier Diät

Biesalski, H. K., P. Fürst, H. Kasper, R. Kluthe, W. Pöhlert, C. Puchstein, H. B. Stähelin (Hrsg.): Ernährungsmedizin. 2. überarb. und erw. Aufl. Stuttgart: Thieme 1999

Brandes, J. W., H. Lorenz-Meyer: Zuckerfreie Diät. Eine neue Perspektive zur Behandlung des Morbus Crohn – eine randomisierte, kontrollierte Studie. Z. Gastroent. 19 (1981) 1

Heepe, F.: Diätetische Indikationen. 3. voll. überarb. Aufl. Berlin: Springer 1998

Kasper, H.: Ernährungsmedizin und Diätetik. 8. neu bearb. Aufl. München, Wien, Baltimore: Urban & Schwarzberg 1996

Kasper, H., M. Wild, I. Husemeyer, H. Rottka, R. Kluthe, H. Quirin, G. Schlierf, J. Schrezenmeir, G. Wolfram: Rationalisierungsschema 1994 der Deutschen Gesellschaft für Ernährungsmedizin. Akt. Ernähr. Med. 19 (1994) 227–232

Kasper, H.: Ernährungsmedizin und Diätetik. 9. neu bearb. Aufl. München, Jena: Urban & Fischer 2000

Kluthe, R., H. Quirin: Diätbuch für Nierenkranke. 7. Aufl. Stuttgart: TRIAS 1993

Kluthe, R., P. Fürst, H. Hauner, E. Hund-Wissner, H. Kasper, G. Kotthoff, H. Rottka, M. Schade, J. G. Wechsler, A. Weingard, M. Wild, G. Wolfram: Das Rationalisierungsschema 2000 des Berufsverbandes Deutscher Ernährungsmediziner (BDEM), der Deutschen Adipositas Gesellschaft, der Deutschen Akademie für Ernährungsmediziner (DAEM), der Deutschen Gesellschaft für Ernährung (DGE), der Deutschen Gesellschaft für Ernährungsmedizin (DGEM) und des Verbandes der Diätassistenten – Deutscher Berufsverband (VDD); Akt. Ernähr.-Med. 25 (2000) 263–270

Kofrányi, E., W. Wirths: Einführung in die Ernährungslehre. 11. überarb. Aufl. Frankfurt/M: Umschau 1994

Kotthoff, G., B. Haydous: Ernährungs- und Diättherapie. 2. erw. Aufl. Köln: Deutscher Ärzte-Verlag 1998

Zürcher, G., R. Kluthe: Praxis der Ernährungstherapie: Gastroenterologische Diätformen. In: Ernährungsmedizin in der Praxis: aktuelles

Handbuch zu Prophylaxe und Therapie ernährungsabhängiger Erkrankungen. R. Kluthe (Hrsg.). Losebl.-Ausg. Stand November 1998, Grundwerk.-Stand: Dezember 1993. Balingen: Spitta Verlag
Weitere Informationen: Verband für Ernährung und Diätetik (VFED) e.V., Morillenhang, 52074 Aachen

Kost mit mittelkettigen Triglyzeriden – fettmodifizierte Diät

Definition

Diät, die LCT-haltige Lebensmittel weitgehend reduziert und sichtbare Fette (Streich- und Kochfette) durch MCT-Fette ersetzt.

Indikationen

Bei Malassimilation, z.B. bei Zustand nach totaler/partieller Gastrektomie, Dünndarmresektion mit Kurzdarmsyndrom, verminderte Gallensekretion (Cholestase, primär biliäre Zirrhose, Zustand nach Cholzystektomie), chologene Diarrhö/nachgewiesene Steatorrhö von > 15 g/Tag, Blind-loop-Syndrom, totale/subtotale Pankreatektomie, chronische Pankreatitiden und exokrine Pankreasinsuffizienz (Stuhlfrequenz > 3-mal/Tag unter Enzymsubstitution, Postvagotomiesyndrom, Strahlenschädigung des Dünndarms, intestinale Lymphangiektasie bei Behinderung des Abstromes langkettiger Fettsäuren aus dem Dünndarm über Lymphbahnen und Ductus thoracicus, Whipple-Krankheit, chronisch-entzündliche Darmerkrankungen im akuten Schub (Ileitis regionalis bzw. Crohn-Krankheit), Chylothorax, Chylurie; Hyperchylomikronämie (HPL Typ I), Alpha-Beta-Lipoproteinämie (Fettstoffwechselstörung Typ V), Endstufe bei Malabsorption, Zöliakie (gluteninduzierte/-sensitive Enteropathie), einheimische Sprue, Mukoviszidose (zystische Fibrose), exsudative Enteropathie (enterales/intestinales Eiweißverlustsyndrom), HIV-Infektion, enterale und parenterale Ernährung, Prophylaxe und Therapie von Übergewicht und Adipositas, da MCT-Fette die Thermogenese steigern und den Jo-Jo-Effekt reduzieren.

Die Verdauung und Absorption von Fetten hängt entscheidend von der Kettenlänge der Fettsäuren (FS) ab. MCT-Fette sind Fette mit mittelkettigen FS mit 6–10 C-Atomen. Die in der Diättherapie üblicherweise eingesetzten MCT-Fette haben überwiegend 8–10 C-Atome. Da der Schmelzpunkt der MCT-Fette sehr niedrig liegt, sind sie bei Zimmertemperatur flüssig. Ihr Energiegehalt liegt bei 8,3 kcal/g.

Die Verdauung und Absorption der MCT-Fette erfolgt viel rascher und unabhängig von der Anwesenheit von Pankreaslipase und Gallensäure bereits in höheren Darmabschnitten. MCT-Fette können ungespalten absorbiert und intrazellulär hydrolysiert werden. Die Passage durch die Dünndarmschleimhaut erfolgt ohne Reveresterung und Chylomikronenbildung. Der Transport erfolgt vollständig über die Pfortader und nicht über die Lymphe. Da der größte Teil von der Leber aufgenommen wird, verursachen MCT-Fette keine Hyperlipidämien.

Kontraindikationen

Gefahr einer Ketoazidose (Diabetiker), dekompensierte Leberzirrhose, chronische Niereninsuffizienz (renale Azidose).

Prinzip

1. Nach den Richtlinien der leichten Vollkost oder indizierten Diätkost, die LCT-haltige Lebensmittel (z.B. fettes Fleisch, fetter Käse, Wurst, Sahne, fette Süß- und Backwaren) meidet.
2. Streng fettarm bei teilweisem Austausch von LCT-(Streich- und Koch-) Fetten durch eine definierte Menge MCT-Fette (10% LCT-Fette, 20% MCT-Fette).
3. Bei Übergewicht/Adipositas im Rahmen einer kalorienreduzierten Mischkost 40–50 g MCT-Fette/Tag im Austausch zu LCT-Fetten (Einschleichphase einhalten).

Anmerkungen

- Stufenweise Einführung der MCT-Fette, wenn kein Kostaufbau vorangegangen ist, da sonst abdominelle Beschwerden (Durchfall, Erbrechen) sowie Kopfschmerzen auftreten; beginnend mit 20 g/Tag; Steigerung je nach subjektiver Verträglichkeit um 10–20 g/Tag auf ca. 60–80 g/Tag mit 50–60 g MCT-Margarine und 20–30 g MCT-Öl (max. 120 g/Tag); bei Kindern von 10 g auf ca. 40 g steigern. Tagesmenge über den Tag verteilen; 1g LCT = 9,3 kcal = 39,1 kJ; 1 g MCT = 8,3 kcal = 34,9 kJ
- mct-basis-plus Produkte enthalten ausreichend Linolsäure
- Bei längerfristigem Einsatz von Ceres-MCT: gleichzeitige Gabe eines linolsäurereichen Fettes, da Ceres-MCT-Diät-Margarine nur 3%, Ceres-MCT-Diät-Speiseöl 0% Linolsäure enthält
- Mit MCT-Fetten zubereitete Speisen müssen sofort nach dem Garen verzehrt werden, da das Warmhalten von Speisen zu einem bitteren Nachgeschmack führt. Ceres-MCT-Margarine eignet sich nur als Streichfett. Ceres-MCT-Margarine sollte nicht über 120 °C erhitzt

werden, da es sonst zur Rauchentwicklung kommt. mct-Basis-plus-Speiseöle sollten nicht über 150 °C erhitzt werden.

Hersteller und Bezugsquellen

basis-Gesellschaft für Diätetik und Ernährung mbH, Schauerstraße 2–4, 80638 München; Tel. 089/172008: MCT-basis-plus-Diätmargarine und MCT-basis-plus-Diät-Speiseöl; Reformhaus. Weitere Produkte: MCT-basis-plus-Diät-Schmelzecken, MCT-basis-plus-Putencreme, MCT-basis-plus-Diät-Schoko-Streichcreme

Union Deutsche Lebensmittelwerke GmbH (UDL), Dammtorwall 15, Postfach 570550, 22774 Hamburg; Tel.: 040/34930: Ceres-MCT-Diät-Margarine und Diät-Speiseöle. Direktversand

Literaturquellen zu fettmodifizierter Diät

Anemüller, H.: Informationen für Ärzte und Fachkräfte über den Fettverzehr bei Maldigestion und Malabsorption und den Einsatz von MCT-basis-plus Fetten. Wissenschaftliches Archiv für Ernährung und Diätetik, 83288 Bernau a.Ch., erhältlich über: basis-Gesellschaft für Diätetik und Ernährung mbH, Schauerstraße 2–4, 80638 München

Biesalski, H. K., P. Fürst, H. Kasper, R. Kluthe, W. Pöhlert, C. Puchstein, H. B. Stähelin (Hrsg.): Ernährungsmedizin. 2. überarb. und erw. Aufl. Stuttgart: Thieme 1999

Foerste, A.: Diätfibel. 5. vollst. überarb. Aufl., Kassel: Fresenius AG (Hrsg.) 1986

Heepe, F.: Diätetische Indikationen. 3. voll. überarb. Aufl. Berlin: Springer 1998

Kasper, H.: Ernährungsmedizin und Diätetik. 8. neu bearb. Aufl. München, Wien, Baltimore: Urban & Schwarzberg 1996

Kasper, H., M. Wild, I. Husemeyer, H. Rottka, R. Kluthe, H. Quirin, G. Schlierf, J. Schrezenmeir, G. Wolfram: Rationalisierungsschema 1994 der Deutschen Gesellschaft für Ernährungsmedizin. Akt. Ernähr. Med. 19 (1994) 227–232

Kasper, H.: Ernährungsmedizin und Diätetik. 9. neu bearb. Aufl. München, Jena: Urban & Fischer 2000

Kluthe, R., P. Fürst, H. Hauner, E. Hund-Wissner, H. Kasper, G. Kotthoff, H. Rottka, M. Schade, J. G. Wechsler, A. Weingard, M. Wild, G. Wolfram: Das Rationalisierungsschema 2000 des Berufsverbandes Deutscher Ernährungsmediziner (BDEM), der Deutschen Adipositas Gesellschaft, der Deutschen Akademie für Ernährungsmediziner (DAEM), der Deutschen Gesellschaft für Ernährung (DGE), der Deutschen Gesellschaft für Ernährungsmedizin (DGEM) und des Verbandes der Diätassistenten – Deutscher Berufsverband (VDD); Akt. Ernähr.-Med. 25 (2000) 263–270

Kofrányi, E., W. Wirths: Einführung in die Ernährungslehre. 11. überarb. Aufl. Frankfurt/M: Umschau 1994

Kotthoff, G., B. Haydous: Ernährungs- und Diättherapie. 2. erw. Aufl. Köln: Deutscher Ärzte-Verlag 1998

Müller, M. J.: Ernährungsmedizinische Praxis. Berlin, Heidelberg: Springer 1998

Müller, S.-D.: Der Einsatz von mittelkettigen Triglyceriden (MKT) in der Diätetik. Ernährungs-Umschau. 45 (1998) 252–255

Zürcher, G., R. Kluthe: Praxis der Ernährungstherapie: Gastroenterologische Diätformen. In: Ernährungsmedizin in der Praxis: aktuelles Handbuch zu Prophylaxe und Therapie ernährungsabhängiger Erkrankungen. R. Kluthe (Hrsg.). Losebl.-Ausg. Stand November 1998, Grundwerk.-Stand: Dezember 1993. Balingen: Spitta Verlag

Weitere Informationen: Verband für Ernährung und Diätetik (VFED) e.V., Morillenhang 27, 52074 Aachen

Konsistenzdefinierte Kostformen

Die in diesem Diätkatalog aufgeführten Kostformen lassen sich zum großen Teil in gewünschter Konsistenz darreichen:

- **Flüssige, feinpürierte und weiche Kost:**
  bei Chemo- und Strahlentherapie
  bei Kau- und Schluckstörungen
- **Breikost, pürierte Kost:**
  postoperative Phase
  bei Kaustörungen und Gebissproblemen.

Diäten bei speziellen System-erkrankungen
Ernährungstherapie bei Rheuma-erkrankungen

Definition

Ernährung, die die Synthese der proinflammatorischen Entzündungs-mediatoren reduziert und die Synthese der antiinflammatorischen Prostaglandine (hormonähnliche Substanz) fördert. Damit sollen bestehende rheumatische Entzündungen gehemmt, die Medikamenteneinnahme (nichtsteroidale Antirheumatika, Kortison, Basistherapeutika) verringert und der Knochenabbau vermindert werden.

Indikation

Primär chronische Polyarthritis.

Eicosanoide (eikos: zwanzig; hier: 20 C-Atome) sind Oxidationsprodukte der Arachidonsäure, einer vierfach ungesättigten Fettsäure, und u. a. als Mediatoren für eine entzündliche Reaktion verantwortlich. Biologisch proinflammatorisch wirkende Eicosanoide entstehen ausschließlich aus Arachidonsäure. Die Arachidonsäure wird vom Körper selbst aus der Linolsäure synthetisiert, ist aber auch Bestandteil einiger tierischer Fette. Je mehr Arachidonsäure zur Verfügung steht, desto mehr Eicosanoide können gebildet werden, die zur schmerzhaften Entzündung führen. Darum sollte ein Verzehr tierischer Fette eingeschränkt bzw. ganz gemieden werden.

ω-3-Fettsäuren (hier vor allem die Eicosapentaensäure) und die ω-6-Fettsäure (Linolsäure) wiederum wirken entzündungshemmend (antiflammatorisch), indem sie die Umwandlung der Aarachidonsäure in Eicosanoide hemmen. Somit wirkt sich eine Veränderung der Fettsäurezusammensetzung der Nahrung positiv auf den entzündlichen Prozess aus.

Da die Eicosanoidbildung ein oxidativer Prozess ist, kann dieser durch Antioxidanzien und Metalloproteine (Enzyme) gehemmt werden. Die Antioxidanzien können sowohl die Phospholipasen als auch die Oxidation der Arachidonsäure durch Bindung der Sauerstoffradikale verhindern.

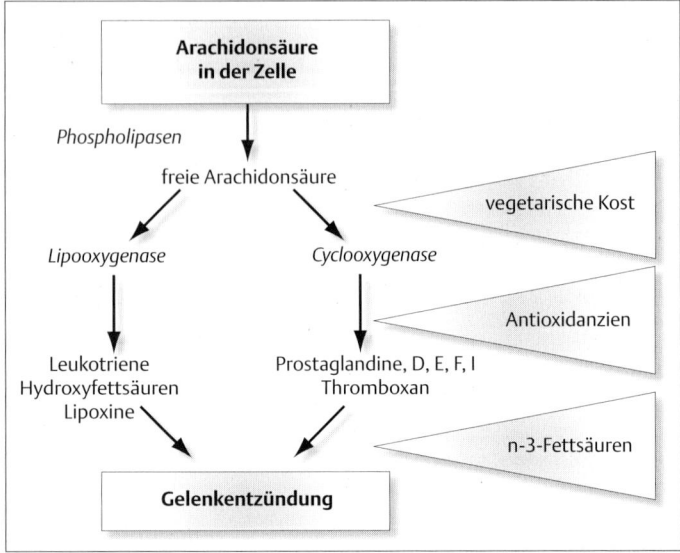

2.5 Molekulare Abläufe bei der entzündlichen Reaktion und diätetische Möglichkeiten der Entzündungshemmung (O. Adam in H.K. Biesalski et al., 1999).

Prinzip

- Lakto-vegetabile Vollkost, die jedoch mit Fisch angereichert ist: entsprechend der Vollkost, ohne Eier und Fleisch, dafür 3- bis 4-mal in der Woche Fisch (ω-3-Fettsäuren: vor allem in fettreichen Kaltwasserfischen, z.B. Lachs, Hering, Makrele), eventuell substituieren (Fischölkapseln)
- Langfristiges Ziel der Ernährungstherapie: Sollgewicht, dadurch wird der Bewegungsapparat entlastet
- Fettreduzierte Milch und Milchprodukte (Kalzium), Verminderung der Phosphataufnahme (zur Osteoporoseprophylaxe)
- Tierische Fette meiden
- Hoher Anteil an der mehrfach ungesättigten Linolsäure (Leinöl, Rapsöl, Walnussöl, Sojaöl und daraus hergestellte Margarinen), keine gehärteten Fette
- Optimale Versorgung mit den Vitaminen A, E, C (Antioxidanzien in frischem Gemüse, Obst) und den Spurenelementen Selen, Zink; eventuell Substitution mit Vitamin- und Mineralstoffpräparaten. Nur bei nachgewiesenem Eisenmangel, angezeigt durch niedrige Ferritinkonzentration und hohes Transferrin, ist eine Substitution eventuell gerechtfertigt.

🔲 **2.62** Fischölpräparate (S.-D. Müller u. C. Pfeuffer, 2000).

Präparat	Hersteller	Vitaminzusätze	Status
Ameu	Omega-Pharma		Arzneimittel
Eikosan	500/750Redinomedica		Arzneimittel
Bilatin-Omega-Fischölkapsel	Stada (AMP)		Arzneimittel
Efamol bi-o-mer-Kapseln	ASTA-Pharma		Arzneimittel
Biofrid-Lachsöl-Kapseln	Biofrid	53 IE Vitamin D 53 IE Vitamin A	Diätetisches Lebensmittel
Biomed EPA	Kyra Med		Diätetisches Lebensmittel

🔲 **2.63** Empfohlene Mikronährstoff-Tageszufuhr für Gesunde und Rheumatiker (nach O. Adam, 1999).

Mikronährstoff	Gesunde	Rheumatiker
Vitamin A	1,8 mg	1,8 mg
Vitamin C	75 mg	200 mg
Vitamin E	12 mg	400 mg
Kupfer	1,5 mg	3 mg
Selen	100 mg	200 mg
Zink	15 mg	30 mg

Teufelskreis Oxidation [*]

Vitamin E schützt vor der Oxidation der Arachidonsäure zu Entzündungsmediatoren.

Vitamin C regeneriert das oxidierte Vitamin E.

Ein selenhaltiges Enzym (Glutathionperoxidase) regeneriert Vitamin C.

Ein kupferhaltiges Enzym (Cu-Superoxid-Dismutase) schützt dieses.

[*] S.-D. Müller u. C. Pfeuffer 2000

Fasten

Durch das Fasten verringert sich die Arachidonsäurekonzentration im Blut. Dadurch werden die Entzündungsvermittler vermindert gebildet. Bei Nulldiät mit 2–3 l Flüssigkeitszufuhr kommt es bereits nach zwei Tagen zu einem Abfall der Eicosanoidbiosynthese.

Besser: Proteinmodifiziertes Saftfasten (1–2 l Gemüse- oder Fruchtsäfte und 50 g biologisches hochwertiges Protein aus fettarmen Milchprodukten, z.B. Molke). Nach Beendigung des Fastens sollte die oben beschriebene lakto-vegetabile Kost Grundlage der Ernährung bleiben, da es sonst erneut zu Arthrididen kommt.

Anmerkung: Auch wenn die Ernährungstherapie und die regelmäßige Gymnastik eine Rheumatherapie nicht ersetzen können, so sind sie doch eine wichtige Zusatzmaßnahme. Mit ihnen werden Beschwerden verringert und Medikamente eingespart, die Nebenwirkungen haben.

Literaturempfehlungen

Arthrose Info. Bezug über Arthrose Info, Postfach 110501, 60040 Frankfurt/M., Tel.: 06831-946677

Brieden, G.: Rheuma – Lernen mit der Krankheit gut zu leben – Eine Anleitung zu mehr Lebensfreude. Berlin, Heidelberg: Springer

Mobil – Rheumamagazin. Organ der Deutschen Rheumaliga e.V. Bezugsquelle: Deutsche Rheumaliga e.V., Bundesgeschäftsstelle, Rheinallee 69, 53173 Bonn, 0228-355425 oder Verlag Ehrlich & Sohn, Griegstraße 75, 22763 Hamburg, Tel.:040/88303411

Müller, S.-D., C. Pfeuffer: Genussvoll essen bei Rheuma. München: Midena 2000

Strube, H., D. Becker-Capeller: Abwechslungsreiche Diät für Rheumatiker. Stuttgart: Trias

Adressen für Informationen

Arthrose Info, Postfach 110501, 60040 Frankfurt a.M., Tel.: 06831-946677

Cortison-Informationszentrum (CIZ), Bolongarostraße 82, 65929 Frankfurt/M., Tel.: 069-31405327

Deutsche Gesellschaft für Rheumatologie c/o Rheumaklinik Berlin Buch, Zepernicker Str. 1, 13125 Berlin, Tel.: 030-94012650

Deutsche Rheumaliga e.V., Bundesgeschäftsstelle, Rheinallee 69, 53173 Bonn, Tel.: 0228-355425

Österreichische Rheumaliga e.V., Bundesgeschäftsstelle, Ketzergasse 200, A-1235 Wien, Tel.: 0222-8653537

Schweizerische Rheumaliga e.V., Bundesgeschäftsstelle, Renggerstraße 71, CH-8038 Zürich, Tel.: 01/4825600

Verband für Ernährung und Diätetik (VFED) e.V., Morillenhang 27. 52074 Aachen

⊞ **2.64** Arachidonsäuregehalt von Nahrungsmitteln (mg/100g) (nach O. Adam aus S.-D. Müller, C. Pfeuffer, 2000).

Milch und Milchprodukte		**Fleischwurst und Würstchen**	120
Milch, 3,5 % Fett	4	Salami und Cervelatwurst	100
Milch, 1,5 % Fett	2		
Milch, 0,3 % Fett	0	**Geflügel**	
Kondensmilch, 7,5 % Fett	8	Hühnerbrust	112
Saure Sahne, 10 % Fett	11	Hühnerkeule	190
Schlagsahne, 30 % Fett	32	Truthahnbrust	50
Buttermilch, 1 % Fett	1	Truthahnkeule	150
Naturjoghurt, 3,5% Fett	4		
Naturjoghurt, 1,5% Fett	2	**Fische und Meerestiere**	
Molke	0	Heilbutt	57
		Seehecht*	29
Käse und Quark		Thunfisch*	280
Camembert, 30 % F.i.Tr.	13	Hering	37
Camembert, 45 % F.i.Tr.	22	Kabeljau	3
Camembert, 60 % F.i.Tr.	34	Makrele*	120
Emmentaler, 45% F.i.Tr.	28	Gold- und Rotbarsch*	240
Tilsiter, 45 % F.i.Tr.	27	Sardine und Sardellen	10
Speisequark, 29 % Fett	5	Schellfisch	2
Speisequark, mager	0	Seezunge	23
		Aal*	120
Hühnereier		Forelle*	30
1 Hühnerei	70	Lachs*	300
Eigelb	297	Zander	15
Tierische Fette		*Pflanzliche Nahrungsmittel enthalten*	
Butter	83	*keine Arachidonsäure:*	
Schweineschmalz	1700	**Pflanzliche Öle und Fette**	
		Pflanzenöle	0
Innereien		Pflanzenmargarine	0
Kalbsleber	352	Diät- und Halbfettmargarine	0
Schweineleber	870		
Rinderleber	210	**Sonstige**	
		Gemüse, Hülsenfrüchte,	0
Fleisch		Kartoffeln und Nüsse	
Mageres Schweinefleisch	120	Reis und eifreie Teigwaren	0
Mageres Rindfleisch	70	Sojaprodukte	0
Mageres Kalbfleisch	53	Getreide, Mehl, Brot, Brötchen	0
		und eifreie Backwaren	
Wurst und Schinken		Obst	0
Gekochter Schinken	50	Wasser, Tee, Kaffee, Obstsaft	0
Geräucherter Schinken	130	und Limonade	
Durchwachsener Speck	250	Zucker, Konfitüre, Honig	0
Leberwurst	230		

*Die in Fisch enthaltenen Omega-3-Fettsäuren sorgen dafür, dass die entzündungsfördernde Wirkung der Arachidonsäure gehemmt wird.

ohne Hinterlegung = wenig empfehlenswert
weiße Hinterlegung = sehr empfehlenswert

Literaturquellen zu Rheumaerkrankungen

Adam, O.: Erkrankungen des rheumatischen Formenkreises. In: Ernährungsmedizin. Biesalski, H. K. et al. (Hrsg.). 2. überarb. und erw. Aufl. Stuttgart: Thieme 1999

Adam, O.: Rheumatische Erkrankungen. In: Ernährungsmedizin: Prävention und Therapie. P. Schauder, G. Ollenschläger (Hrsg.). München, Jena: Urban & Fischer 1999

Biesalski, H. K., P. Fürst, H. Kasper, R. Kluthe, W. Pöhlert, C. Puchstein, H. B. Stähelin (Hrsg.): Ernährungsmedizin. 2. überarb. und erw. Aufl. Stuttgart: Thieme 1999

Heepe, F.: Diätetische Indikationen. 3. voll. überarb. Aufl. Berlin: Springer 1998

Kasper, H.: Ernährungsmedizin und Diätetik. 9. neu bearb. Aufl. München, Jena: Urban & Fischer 2000

Kluthe, R., P. Fürst, H. Hauner, E. Hund-Wissner, H. Kasper, G. Kotthoff, H. Rottka, M. Schade, J. G. Wechsler, A. Weingard, M. Wild, G. Wolfram: Das Rationalisierungsschema 2000 des Berufsverbandes Deutscher Ernährungsmediziner (BDEM), der Deutschen Adipositas Gesellschaft, der Deutschen Akademie für Ernährungsmediziner (DAEM), der Deutschen Gesellschaft für Ernährung (DGE), der Deutschen Gesellschaft für Ernährungsmedizin (DGEM) und des Verbandes der Diätassistenten – Deutscher Berufsverband (VDD); Akt. Ernähr.-Med. 25 (2000) 263–270

Müller, S.-D., C. Pfeuffer: Ernährungsmedizin bei entzündlichen Erkrankungen des rheumatischen Formenkreises. VitaMinSpur. 15 (2000) 180–185

Müller, S.-D., C. Pfeuffer: Genussvoll essen bei Rheuma. München: Midena 2000

Ernährungstherapie bei Multipler Sklerose

Obwohl noch keine ausreichenden Ergebnisse zum Einfluss der Ernährung auf die Multiple Sklerose vorliegen, wurde diese Diätform im Rationalisierungsschema aufgenommen. Einige Untersuchungen weisen auf eine Wirksamkeit von ω-3-Fettsäuren hin. Diese müssen jedoch durch weiter Studien fundiert werden. Im Folgenden werden Empfehlungen aus der bisher vorliegenden einschlägigen Literatur wiedergegeben.

Definition

Laktovegetabile Vollkost, die die bei dieser Erkrankung häufigen Zustände einer Fehlernährung (kalorische Überernährung, überhöhter

Fettkonsum, Vitamin-B-Mangel, geringe Ballaststoffzufuhr etc.) beseitigt.

Indikation

Encephalomyelitis disseminata (Multiple Sklerose).

Prinzip

Evers-Diät: Frischkostbetonte Variante der Vollkosternährung, ovo-lakto-vegetabile Vollkost mit möglichst naturbelassenen Lebensmitteln und viel gekeimtem Getreide.

Die Evers-Diät beruht auf der Vorstellung, dass Multiple Sklerose durch die mit der Nahrung aufgenommen Noxen hervorgerufen wird. Darum sollen extern einwirkende Umweltbelastungen möglichst ausgeschaltet werden bei gleichzeitiger Stärkung der körpereigenen Abwehr des Körpers. Um dies zu erreichen sollen Nahrungsmittel so frisch und natürlich wie möglich verspeist werden. Heute wird zwischen einer zeitgemäßen strengen und einer erweiterten Form der Evers-Diät unterschieden.

⊞ **2.65** Grundlagen der Evers-Diät: Erlaubte Nahrungsmittel aus überwiegend kontrolliert biologischem Anbau.

Dinkel/Weizen, Roggen, Gerste frisch gekeimt, Getreideflocken (Hafer, Hirse, Reis), Frischkornmüsli, Vollkornbrot	Fettarme Milch und Milchprodukte, Quark, Honig (kaltgeschleudert) Native Pflanzenöle (z.B. Leinöl, Sojaöl, Walnussöl, Weizenkeimöl, Olivenöl, Sonnenblumenöl)
Frischgemüse, im Winter auch milchsaures Gemüse, Wurzelgemüse und Knollen wie Rüben, Steckrüben, Zwiebeln usw., Frisch- und Trockenobst, Nüsse und Samen	Erweiterte Form entsprechend der Konstitution: unverträgliche Lebensmittel, weglassen, unerhitzte Getreide und Gemüse erhitzen, bei bestehender Allergie entsprechende Lebensmittelauswahl

Kein Kaffee, Tee, Kakao und Nikotin, Pfeffer, Salz, Zucker, aus Weißmehl und Zucker hergestellte Produkte.

Nur gelegentlich: naturreine Weine und Brandwein. Früher wurden rohe Eier empfohlen, heute wegen der Salmonellenbelastung und der darin enthaltenen Arachidonsäure jedoch nicht mehr.

Anmerkung: Auch wenn bei einer größeren Anzahl der Patienten ein Rückgang der Symptomatik zu beobachten ist, so fehlen bisher genaue Belege für einen therapeutischen Effekt der Evers-Diät.

Bis auf Weiteres werden folgende Empfehlungen gegeben:

● Zu Beginn der Behandlung sollte immer eine Ernährungsanamnese stehen.

● Entsprechend der laktovegetabilen Vollkost, möglich ist eine Erweiterung durch Verzehr von Tiefseefisch (z. B. Hering, Sardelle, Markrele).

● Langfristiges Ziel der Ernährungstherapie: Sollgewicht, dadurch wird der Bewegungsapparat entlastet, siehe BMI.

● Tierische Fette meiden. Tierische Fette enthalten Arachidonsäure, die eine zentrale Vorstufe in der Entwicklung von Entzündungsbotenstoffen (sog. Prostaglandinen und Leukotrienen) sind. Je mehr Arachidonsäure mit der Nahrung über tierische Fette zugeführt wird, desto mehr Entzündungsmediatoren können gebildet werden. (Eine vegetarisch orientierte Kost enthält ca. 0,05 g Arachidonsäure, eine Mischkost mit Fleisch ca. 0,3 g).

● Fettarme Milch und Milchprodukte (Kalzium), Verminderung der Phosphataufnahme (zur Osteoporoseprophylaxe) und evtl. Vitamin-D-Substitution (1000–3000 i.E./Tag), bzw. Bewegung in frischer Luft ist empfehlenswert.

● Pflanzliche hochwertige Eiweißlieferanten (z.B. Tofu, Hülsenfrüchte) in den Speiseplan einbauen.

● Einsatz von ω-3-Fettsäuren/Fischölen (hier vor allem die Eicosapentaensäure) und die ω-6-Fettsäure (Linolsäure 17–23 g/Tag) wiederum wirken entzündungshemmend, da sie die Umwandlung der Aarachidonsäure in Eicosanoide hemmen. Somit wirkt sich eine Veränderung der Fettsäurezusammensetzung der Nahrung positiv auf den entzündlichen Prozess aus. Es wird zur Zeit angenommen, dass dieser positive Effekt sich auch günstig auf den Krankheitsverlauf der Multiplen Sklerose auswirkt. Aus diesem Grund wird eine tägliche Zufuhr eines Esslöffel Lebertrans bzw. entsprechender Fischölpräparate empfohlen.

● Hoher Anteil (20 g bis max. 50 g) an der mehrfach ungesättigten Linolsäure (Leinöl, Rapsöl, Walnussöl, Sojaöl und daraus hergestellte Margarinen), keine industriell hergestellten, gehärteten und gesättigten Fette.

- Optimale Versorgung mit den Vitaminen C (Antioxidanzien, max. 1000 mg/Tag, evtl. Supplementation), E (100–300 mg/Tag, in hochwertigen Ölen oft schon enthalten) und Beta-Carotin (Vorstufe zum Vitamin A, besonders in gelbem und rötlichem Obst und Gemüse), den Spurenelementen Selen, Zink. Eventuell Substitution mit Vitamin- und Mineralstoffpräparaten nach ärztlicher Anweisung.

Literaturquellen zu Multipler Sklerose

Bates, D.: Lipids and multiple sclerosis. BiochemSocTrans. 17 (1989) 289–291

Crawford, M. A., P. Budowski, A. G. Hassam: Dietary management in multiple sclerosis. ProcNutrSoc. 38 (1979) 373–389

Deutsche Gesellschaft für Ernährung (Hrsg.): Ernährungsbericht 2000. Frankfurt/M: Druckerei Heinrich GmbH 2000

Kasper, H.: Ernährungsmedizin und Diätetik. 9. neu bearb. Aufl. München, Jena: Urban & Fischer 2000

Kluthe, R., P. Fürst, H. Hauner, E. Hund-Wissner, H. Kasper, G. Kotthoff, H. Rottka, M. Schade, J. G. Wechsler, A. Weingard, M. Wild, G. Wolfram: Das Rationalisierungsschema 2000 des Berufsverbandes Deutscher Ernährungsmediziner (BDEM), der Deutschen Adipositas Gesellschaft, der Deutschen Akademie für Ernährungsmediziner (DAEM), der Deutschen Gesellschaft für Ernährung (DGE), der Deutschen Gesellschaft für Ernährungsmedizin (DGEM) und des Verbandes der Diätassistenten – Deutscher Berufsverband (VDD); Akt. Ernähr.-Med. 25 (2000) 263–270

Mir, Z., G. Werner: Gesunde Ernährung nach Evers: Ganzheitsbehandlung der MS nach Dr. Evers unter besonderer Berücksichtigung der Ernährung (Evers-Diät). Deutsche Multiple Sklerose Gesellschaft. 2. Medizinische Informationen, 2.7 Ernährung, Schrift 2.7.3

Pöhlau, D. u.a.: Ernährungsratschläge bei Multipler Sklerose. Deutsche Multiple Sklerose Gesellschaft. 2. Medizinische Informationen, 2.7 Ernährung, Schrift 2.7.2

Adressen

Deutsche Multiple Sklerose Gesellschaft (DMSG) Bundesverband e.V. Küsterstraße 8, 30519 Hannover, Tel.: 0511/96834-0

DMSG Landesverband, Nordrhein-Westfalen e.V. Kirchfeldstraße 149, 40215 Düsseldorf, Tel.: 0211/933040

www.dmsg.de

Ketogene Diät

Anmerkung: Die Ketogene Diät wurde in der Neuauflage des Rationalisierungsschemas 2000 aufgenommen und soll aus diesem Grunde hier kurz dargestellt werden. Da es sich aber um eine sehr komplexe Diät handelt, die viel Hintergrundinformationen erfordert, werden hier nur die grundsätzlichen Informationen geliefert.

Die Ketogene Diät ist eine streng regulierte medizinische Diät, die nur in spezialisierten Neuropädiatrien bzw. Stoffwechselzentren zur Anwendung kommen sollte. Für den Erfolg ist ein spezialisiertes Team notwendig, dass sich bezeichnenderweise aus Medizinern und (Kinder-)NeurologInnen mit guten Stoffwechselkenntnissen, ernährungswissenschaftlich geschulten Mitarbeitern und Pflegepersonal zusammen setzen muss. Bisher sind einheitlichen Richtlinien für eine Ketogene Diät noch in Arbeit.

Definition

Sehr fettreiche Diät, mit der ohne Fasten eine kontrollierte Ketose beibehalten wird.

Indikation

Formen der Epilepsie, die therapieresistent oder chirurgisch nicht therapierbar sind, Pyruvatdehydrogenasemangel, Glukose-Transporter-(GLUT-1)-Defekt, Astrocytoma.

Kontraindikation

Störungen der Fettsäureoxidation, erhöhte Thromboseneigung. Die Stoffwechselparameter müssen ständig überprüft werden.

Prinzip

Fettreiche, kohlenhydratarme, im Eiweiß- und Energiegehalt nach den D-A-CH Referenzwerten durchgeführte Kost.

> Die Einleitung einer ketogenen Diät sollte ausschließlich unter stationären Bedingungen erfolgen!

Anfängliches Fasten von 24–48 (–72) Stunden, kohlenhydratfreie Flüssigkeit ad libitum, bis zum Auftreten massiver Ketonurie. Körpereigenes Fett wird in der Leber zu Ketonen umgewandelt, die im Gehirn Zucker als Brennstoff ersetzen.

Mit Beginn der Ketose stufenweiser Aufbau der ketogenen Diät bis zu einem Verhältnis von 5 : 1, zumeist 4 : 1 (4 Gramm Fett : 1 Gramm Koh-

lenhydrate und Protein). Fette haben ein hohes ketogenes Potenzial; Kohlenhydrate und Proteine haben eine antiketogene Wirkung
Die klassische Nahrungsmittelzusammenstellung wird in einem Verhältnis von einem Gramm Fett zu einem Gramm Protein und Kohlenhydrat ausgedrückt (meist 4 : 1).

Fett in Gramm : Kohlenhydrate + Proteine in Gramm
ketogene Nährstoffe : antiketogenen Nährstoffen

Die Empfehlungen für die Protein- und Gesamtenergiezufuhr bei der Ketogenen Diät orientieren sich an den aktuellen Referenzwerten für die Nährstoffzufuhr (D-A-CH 2000). Die empfohlene Proteinzufuhr pro/kg Kg am Tag setzt die Aufnahme von Proteinen mit hoher biologischer Wertigkeit voraus.
Aufgrund der stark limitierten Auswahl an Lebensmitteln besteht das Risiko einer unzureichenden Versorgung mit Mikronährstoffen. Daher ist eine zusätzliche Supplementierung mit kohlenhydratfreien Vitamin-, Mineralstoff- (v.a. Kalzium) und Spurenelementpräparaten indiziert.
Zur Flüssigkeitszufuhr finden sich derzeit in der Literatur widersprüchliche Angaben. Es wird sowohl eine Restriktion als auch eine Gabe von Flüssigkeit ad libitum empfohlen.
Auch bei den Dingen des täglichen Lebens, wie beispielsweise Zahnpasta, muss auf den Gehalt an Kohlenhydraten geachtet werden. Da bereits kleine Mengen Glukose ausreichen, um die Ketogenese zu unterbrechen, ist die Auswahl von kohlenhydratfreien Produkten notwendig.

Die Einhaltung der ketogenen Diät erfordert eine ausgeprägte Disziplin von Eltern und Kindern. Voraussetzung für eine erfolgreiche Behandlung ist die Berechnung des täglichen Speiseplans und das grammweisem Abwiegen der Lebensmittel.
Eine tägliche Messung der Urinketone (> 80 mg/dl) wird empfohlen. Die Diät sollte nicht bei Kindern unter einem Jahr begonnen werden, Ausnahme bilden hier Kinder mit Pyruvatdehydrogenasemangel und GLUT-1-Defekt. Da die Essgewohnheiten bis zu einem Alter von 8–10 Jahren noch nicht so festgefahren sind, ist die Ketogene Diät bei Klein- und Schulkindern mit Epilepsie besonders erfolgreich.
Die Beendigung effektiver ketogener Diäten sollte über einen Zeitraum von einem Jahr erfolgen. In diesem Jahr sinkt das Verhältnis von Fett zu Kohlenhydraten und Eiweiß von 4 : 1 über 3 : 1 auf 2 : 1, bis schließlich zu einer konventionellen Ernährungsweise zurückgekehrt wird.

Die Dauer der Diät ist abhängig von der Grunderkrankung. Bei Epilepsiepatienten wird eine Dauer von bis zu 3 Jahren beschrieben. Hingegen erfordert der Pyruvatdehydrogenasemangel vermutlich eine lebenslange Diät. Eine Klärung bedarf noch die Dauer der Diät bei GLUT-1-Defekt.

Mögliche Nebenwirkungen der Ketogenen Diät

Status epilepticus, Obstipation, Bauchschmerzen und Diarrhö bei Verwendung von MCT-Fetten, Azidose bei interkurrenten Infekten, Hyperlipoproteinämien.

Einsatz von Fetten

In der Literatur wird sowohl der Einsatz von MCT- als auch von LCT-Fetten beschrieben. MCT-Fette haben eine stärker ketogene Wirkung als LCT-Fette; unter Einsatz von MCT-Fetten kann der Anteil an Kohlenhydraten und Eiweißen in der Nahrung erhöht werden, es kann aber auch häufig zu gastrointestinalen Beschwerden kommen (siehe auch Kapitel MCT-Fette).

Adressen für Informationen

Milupa GmbH & Co. KG, Abteilung Spezialnahrung/Metabolics. Bahnstraße 14–30, 61381 Friedrichsdorf, Tel.: 06172/99-1187, Fax -1188; www.milupa.de; e-mail: spezial@milupa.de

Hersteller- und Bezugsquellennachweise für spezielle diätetische Nahrungsmittel

Basis Diät GmbH, Schauerstraße 2–4, 80638 München: mct-BASIS-plus Diätmargarine und mct-BASIS-plus Diät-Speiseöl; Reformhaus

Smilde Nahrungsmittel GmbH, Emscherstraße 45, 45891 Gelsenkirchen: Diät-Margarine, -Halbfettmargarine und -Speiseöle

Union Deutsche Lebensmittelwerke GmbH, Dammtorwall 15, Postfach 10 15 09, 22609 Hamburg: Ceres MCT Diät-Margarine und -Speiseöle; Direktversand

Literaturquellen Ketogene Diät

Heepe, F.: Diätetische Indikationen. 3. überarb. Aufl. Berlin: Springer 1998

Kasper, H.: Ernährungsmedizin und Diätetik. 9. neu bearb. Aufl. München, Jena: Urban & Fischer 2000

Kluthe, R., P. Fürst, H. Hauner, E. Hund-Wissner, H. Kasper, G. Kotthoff, H. Rottka, M. Schade, J. G. Wechsler, A. Weingard, M. Wild, G. Wolfram: Das Rationalisierungsschema 2000 des Berufsverbandes Deutscher Ernährungsmediziner (BDEM), der Deutschen Adipositas Gesellschaft, der Deutschen Akademie für Ernährungsmediziner (DAEM), der Deutschen Gesellschaft für Ernährung (DGE), der Deutschen Gesellschaft für Ernährungsmedizin (DGEM) und des Verbandes der Diätassistenten – Deutscher Berufsverband (VDD); Akt. Ernähr.-Med. 25 (2000) 263–270

Rating, D.: Ketogene Diät – eine alte neue Therapie? Nervenheilkunde. 18 (1999) 297–303

Reidelbach, S.: Die Ketogene Diät – keine Wundertherapie, aber einen Versuch wert !? Epilepsiezentrum Kork, Landstraße 1, 77694 Kehl

Reidelbach, S.: Die Ketogene Diät. Akt. Ernähr.-Med. 25 (2000) A 58–A 59

Riemann, E.: Ernährung beim Glucosetransportdefekt, bei Pyruvatdehydrogenasemangel und bei therapieresistenten Epilepsien; unveröffentlicht

Wheless, J. W.: The ketogenic Diet: fact or fiction. Journal of Child Neurology. 10.6 (1995) 419-423

Seltene Diätformen
Aminosäurendefinierte Diät;
Diät bei Phenylketonurie (PKU)

Definition

Eiweißmodifizierte Diät, die entsprechend der Stoffwechselerkrankung auf einer reduzierten Zufuhr der entsprechenden Aminosäure basiert. Bei PKU ist die Diät in Bezug auf die Aminosäure Phenylalanin je nach Toleranz limitiert.

Die Behandlung muss so früh wie möglich einsetzen und das ganze Leben beibehalten werden.

Indikation

Angeborene Störungen des Aminosäurestoffwechsels (Phenylketonurie, Ahornsirupkrankheit, Homozysteinurie, Histidinämie u. a.).

Eine der häufigsten Erkrankungen unter den Aminosäurestoffwechselstörungen ist die **Phenylketonurie** (PKU) mit einer Inzidenz von 1:10 000. Hier kann infolge eines Enzymdefekts die Aminosäure Phenylalanin unter Einfluss eines Enzymsystems der Leber nur noch eingeschränkt irreversibel in Tyrosin umgewandelt werden. Das sich ansammelnde Phenylalanin wird zum Teil in Phenylbrenztraubensäure (charakteristischer Geruch des Urins) umgewandelt. Wenn keine frühzeitige diätetische Therapie (in den ersten Lebenstagen/< 8 Wochen) zum Einsatz kommt, führt eine Konzentrationsteigerung beider Stoffe zu einer Hirnschädigung, die eine geistige Retardierung bis hin zum Schwachsinn zur Folge hat.

> Hyperphenylalaninämie: Plasmaphenylalaninwert > 4 mg/dl
> (normal < 1–2 mg/dl)

Prinzip

In allen natürlich vorkommenden pflanzlichen und tierischen Proteinen ist Phenylalanin in einer Menge von 3–5% der Gesamtaminosäuren enthalten. Da Phenylalanin eine essenzielle Aminosäure ist (Bedarf des Erwachsenen ca. 13–16 mg/kg KG), kann die Zufuhr nur auf ein Minimum begrenzt werden.

1. Ernährungsvorschläge für Phenylketonuriepatienten müssen individuell nach dem Blutphenylalaninspiegel erarbeitet werden.
2. Verzicht auf eiweißreiche Lebensmittel sowohl pflanzlicher als auch tierischer Herkunft.

◨ 2.66 Richtlinien für den täglichen Bedarf an Phenylalanin und die entsprechende Zufuhr an nativem Protein im Vergleich zu den DGE-Empfehlungen (H. Böhles, 1999).

Altersgruppe	Phenylalanin (mg/kg KG)	Natives Protein (g/kg KG)	Empfehlungen für die tägliche Proteinzufuhr (g/kg KG)(DGE 2000)
0–3 Monate	45	0,9	2,0–2,7
4–11 Monate	30	0,6	1,3–1,5
1–6 Jahre	20	0,4	0,9–1,0
über 6 Jahre	15	0,3	0,9

3. Reduktion der Aufnahme eiweißarmer Lebensmittel zur Begrenzung der Phenylalaninzufuhr in der Weise, dass ihre Höhe bei voll bedarfsgerechter Nährstoff- und Energieversorgung dem individuellen physiologischen Bedarf gerade noch entspricht, die herabgesetzte metabolische Kapazität für Phenylalanin (Oxidation zu Tyrosin) aber nicht überschritten wird.
4. Deckung des Eiweißbedarfs bzw. des Bedarfs an essenziellen Aminosäuren durch Einnahme eines phenylalaninfreien Eiweißpräparates. Diese Präparate enthalten alle Vitamine und Mineralstoffe in bedarfsdeckender Menge.
   Die Gesamtmenge sollte auf 4–5 Einzelportionen verteilt werden.
5. Zur Deckung des Energiebedarfs werden eiweißarme Spezialprodukte, Mehl, verschieden Brotsorten, Gebäck, Backwaren und Milchersatzgetränke verwendet.
6. Der Zuckerersatzstoff Aspartam (im Handel unter dem Namen „Nutra Sweet") ist zu meiden, da er aus Phenylalanin und Asparaginsäure besteht – ebenso Nahrungsmittel, die mit diesem Zuckerersatzstoff gesüßt wurden.

Beachte: Bei PKU ist Tyrosin eine essenzielle Aminosäure!

Screening: Vor Durchführung des Screenings mittels Guthrie-Test muss der Säugling ausreichend Phenylalanin mit der Nahrung erhalten haben. Muttermilch (60 mg/dl) enthält weniger Phenylalanin als Kuhmilchformula (ca. 150 mg/dl) ⇒ verzögerter Anstieg der Phenylalaninkonzentration.
Patienten mit einer persistierenden Hyperphenylalaninämie (Serum-Phenylalaninspiegel < 10 mg/Tag) unter freier Kost bedürfen keiner diätetischen Behandlung.

⌨ **2.67** Neue Empfehlungen der Arbeitsgemeinschaft für Pädiatrische Stoff-wechselstörungen (APS) für die diätetische Einstellung bei PKU-Patienten (H. J. Bremer et al., 1997).

Lebensalter	Serum-Phenylalanin-Konzentration
1.–10. Lebensjahr	0,7– 4 mg/dl
11.–16. Lebensjahr	0,7–15 mg/dl
16. Lebensjahr und älter	< 20 mg/dl

⌨ **2.68** Häufigkeit laborchemischer und klinischer Untersuchungen (H. J. Bremer et al., 1997).

Alter (Jahre)	Laboruntersuchungen	Klinische Untersuchungen
< 1	alle 1–2 Wochen	alle 3 Monate
1– 9	alle 2–4 Wochen	alle 3–6 Monate
10–15	alle 4 Wochen	alle 6 Monate
> 15	alle 2–3 Monate	alle 6–12 Monate

Stillen hat sich auch bei Säuglingen mit PKU-Erkrankungen als sinnvoll erwiesen. Vor dem Stillen sollten allerdings 20–30 ml eines phenyl-alaninfreien Eiweißpräparates gefüttert werden. Kontrollen des Phe-nylaninspiegels sind im allgemeinen zunächst wöchentlich, später in 4-, 8- und 12wöchigen Abständen durchzuführen. Werte von > 20 mg/dl sollten in keinem Fall überschritten werden. Die Therapie der Phenylketonurie erfordert eine kontinuierliche fachgerechte Betreuung von Patienten und Eltern in einer entsprechenden Stoffwechselambu-lanz. Eltern eines Kindes mit PKU sollten sich an eine Regionalgruppe in der Nähe ihres Wohnortes wenden.

Die Frage einer lebenslangen Diät ist immer individuell zu stellen.

Hersteller und Bezugsadressen für eiweiß- und phenyl-alaninarme Spezialprodukte

Milupa GmbH & CO. KG, Abteilung Spezialnahrungen/Metabolics. Bahnstr. 14–30, 61381 Friedrichsdorf, 06172/99-1187, Fax -118: lp-Brei, lp-Drink (eiweißarmer Milchersatz), lp-Pasta (Fertiggerichte), lp-Flakes, lp-Bar (Energieriegel), lp-Chips (Kartoffel-Maissnack). Apotheke und Firma Hammermühle

Hammermühle Diät GmbH, Postfach 1164, 67487 Maikammer-Kirr-weiler, Tel.: 06321/95890: Brot, Mehl, Gebäck, Teigwaren, Pizza-Teig,

Waffelbrot, Ei-Ersatz, Spezialgrieß. Direktversand auch von Milupa-Produkten

Poensgen Spezial-Diät-Bäckerei, Jülicher Straße 164, 52249 Eschweiler: Brot, Brötchen, Gebäck, Teigwaren. Direktversand

Schott, Walter, Metzgerei, 36282 Hauneck-Fischbach, Tel.: 06621/62208; PKU-Blutwurst, PKU-Streichleberwurst. Direktversand

SHS-Gesellschaft für klinische Ernährung mbH, Postfach 3061, 74020 Heilbronn, Tel.: 07131/58300: Mehl, Keks, Nudeln, Eiersatz, Milchersatz, Brotaufstrich. Direktversand, Apotheke

Sibylle Diät GmbH, Hauptstraße 181, 67487 Maikammer: Ei-Ersatz, Waffelbrot, Teigwaren. Reformhaus

Wiechert & Co. (GmbH & Co. KG), Rathausstr. 12, 20095 Hamburg, Tel.: 040/335087. Mehl. Direktbestellung

Hersteller und Bezugsadressen für phenylalaninfreie Spezialprodukte

Milupa GmbH & CO. KG, Bahnstr. 14–30, 61381 Friedrichsdorf, Tel.: 06172/990: Milupa PKU-Mix, Milupa PKU 1, PKU 2, PKU 3 (für Kinder, Jugendliche, Erwachsene). Apotheke und Firma Hammermühle

SHS-Gesellschaft für klinische Ernährung mbH, Postfach 3061, 74020 Heilbronn, Tel.: 07131/58300: PAM 1, PAM 2, PAM 3, PAM 4. Direktversand, Apotheke

Adressen für Informationen

Deutsche Interessengemeinschaft Phenylketonurie und verwandte angeborene Stoffwechselstörungen e.V. Geschäftsstelle Adlerstraße 6, 91077 Kleinsendelbach

Milupa GmbH & CO. KG, Abteilung Spezialnahrungen/Metabolics. Bahnstr. 14–30, 61381 Friedrichsdorf, 06172/99-1187, Fax -118:
Die phenylalaninfreie Diät mit PKU 1, PKU 2, PKU 3. Ratgeber mit Rezepten, und Informationen
Rezepte für die phenylalaninarme Ernährung in Broschürenform
PKU-Info
PKU-Reiseinformationen
Milupa-PKU-Taschenkalender
Milupa-PKU-Lernspiel „Felix"
Milupa-PKU-Diät-Taschencomputer: Bestellung/Information: Harald Geißler, Wiesenau 8, 60323 Frankfurt a.M.

SHS-Gesellschaft für klinische Ernährung mbH, Postfach 3061, 74020 Heilbronn, Tel.: 07131/58300

Arbeitskreis Pädiatrische Diätetik im VDD e.V., Diätassistentin Frau Ursula Kefferpütz-Spiring, Universitätskinderklinik, Joseph-Stelzmann-Str. 9, 50931 Köln

Nährwerttabellen

Nährwertabelle für die Ernährung bei angeborenen Störungen des Aminosäurestoffwechsels. Arbeitskreis Pädriatische Diätetik (Hrsg.), Verband Deutscher Diätassistenten (VDD) e.V., zu bestellen bei A. Stoller, Universitätsklinik, Lindwurmstr. 4, 80337 München

Kohlenhydratreiche-fettreduzierte Diät

Definition

Diät mit einem Kohlenhydratanteil von mindestens 60%.

Indikation

Hepatische Porphyrien, akute intermittierende Porphyrie; Porphyria variegata; hereditäre Koproporphyrie.

Ursache der Erkrankung ist eine angeborene Störung des Porphyrinstoffwechsels. Die δ-Aminolävulinsäure wird verstärkt synthetisiert. Daraus resultiert eine gesteigerte Bildung der nachfolgenden Stoffwechselprodukte, insbesondere von Porphobilinogen. Durch diese Substanzen kommt es zu Krankheitserscheinungen: kolikartige abdominelle Schmerzen, Erbrechen, Übelkeit, Ileus, neurologische Symptome (Lähmungen, epileptiforme Anfälle, depressive Zustände). Hunger- und Fastenzeiten können die akute metabolische Krise auslösen. Gleichzeitiger Konsum von Alkohol verstärkt die klinische Symptomatik.

Prinzip

1. Während der akuten Krankheitsphase hohe Kohlenhydratzufuhr von ≥ 60% bzw. bis zu 600g/Tag (intravenös bzw. oral/per Sonde), bei Dauerbehandlung ca. 400 g/Tag. Es besteht eine reziproke Beziehung zwischen dem Kohlenhydratanteil der Nahrung und der Ausscheidung der Porphyrinvorläufer und der Porphyrine.
   Zu einem Rückgang der Symptomatik kommt es nach 4–6 Tagen.
2. Bei > 2500 kcal/Tag: ca. 20% Eiweiß; ca. 20% Fett, mit mindestens 10 g essenziellen Fettsäuren (= 2 Teelöffel einer Margarine mit hohem Anteil an mehrfach ungesättigten Fettsäuren).
3. Akuttherapie: intravenöse Zufuhr von ca. 0,3 g Glucose/kg/KG/h bzw. 20 g Glucose/h bzw. 500–600 g Glucose/Tag. Es kann Maltodextrin verwandt werden, um die Basiskost anzureichern.

4. Latentes Stadium: 400–500 g Kohlenhydrate/Tag angelehnt an eine bedarfsgerechte (leichte) Vollkost, die entsprechend modifiziert wurde.
5. Bei längerfristiger Anwendung müssen die B-Vitamine substituiert werden.
6. Ständige Kontrolle des Flüssigkeits- und Elektrolythaushalts ist notwendig.

> **Hypoglykämische Zustände sind unbedingt zu vermeiden!**

Glukose ist Bestandteil der Disaccharide Saccharose (Rohr-, Rüben-, Haushaltszucker), Laktose (Milchzucker) Maltose (Malzzucker) sowie der Polysaccharide (Stärke, Glykogen, Zellulose). Damit findet sich Glukose in Obst, Honig, Haushaltszucker, Rübenzucker, Rohrzucker, Kartoffeln, Gemüse und Zerealien. Fruchtzucker ist ebenfalls Bestandteil der Saccharose und findet sich somit in Obst, Honig, Haushaltszucker, Invertzucker und als Zuckerersatzstoff in Lebensmitteln für Diabetiker. Der Tagesplan sollte einen hohen Anteil an Obst enthalten. Zum Süßen eignet sich Traubenzucker. Er besitzt gegenüber dem Haushaltszucker nur die halbe Süßkraft und kann deshalb in der doppelten Menge verwandt werden. Für eine eiweißreiche und fettarme Kost eignen sich Fleisch- und Wurstwaren und Milch und Milchprodukte mit einem niedrigen Fettgehalt.

Hunger- und Fastenperioden sind zu meiden, außerdem gilt absolute Alkoholkarenz.

Es handelt sich hier um eine rein empirische, symptomatische Diätform, die frühzeitig begonnen werden muss. Ihre Wirkung ist nicht bei allen Patienten gleich effektiv.

Literaturempfehlungen

Souci-Fachmann-Kraut: Die Zusammensetzung der Lebensmittel. Nährwerttabellen, Angaben zum Glukose- und Fruktosegehalt. 6. rev. und erg. Aufl. Wissenschaftliche Verlagsgesellschaft, Stuttgart 2000

Fruktosereduzierte Diät

Definition

Diät, die alle fruktosehaltigen Lebensmittel meidet (< 1 g Fruktose/Tag).

Indikation

Hereditäre Fruktoseintoleranz (HFI); Fruktose-1,6-Biphosphatase-Mangel, Fruktosemalabsorption.

Fruktose wird über zwei Wege im Organismus abgebaut. Im Hauptweg geht es um den Abbau zu Dihydroxyazetonphosphat. Der zweite Weg überführt Fruktose in Fruktose-6-Phosphat, das in die Glykolyse eingeschleust wird. Bei der hereditären Fruktoseintoleranz besteht ein angeborener Defekt des Enzyms Fruktose-1-Phosphat-Aldolase (1-Phosphofruktaldolase). In der Folge häuft sich Fruktose-1-Phosphat in der Darmwand, der Niere und der Leber an und beeinträchtigt die Glukoneogenese und den Glykogenabbau. Die Symptomatik besteht in Erbrechen, Diarrhöen bei länger dauernder Krankheit Dystrophie, Hepatomegalie mit späterem Übergang in Zirrhose, Proteinurie, Gerinnungsstörungen sowie Nierenschäden (Inzidenz 1:20 000).

Beim seltenen Mangel des Schlüsselenzyms der Glukoneogenese, Fruktose-1,6-Biphosphatase, kommt es zu einem Ausfall der Glukoneogenese. Es kommt zur Hypoglykämie sowie zur Laktazidose infolge gesteigerter Proteo- und Lipolyse mit Stau der Prekursoren und ihrer Metabolite (Aminosäuren, Pyruvat, Laktat, Ketonkörper).

Die Patienten sind normalerweise ohne Kariesbefall und werden nicht selten durch den Zahnarzt identifiziert.

Prinzip

1. Vollkost.
2. Striktes Verbot bzw. weitestgehender Ausschluss von Saccharose, Invertzucker, Fruktose und Sorbit sowie aller fruchtzucker- oder sorbithaltiger Nahrungsmittel. Die Menge von 1 g Fruktose/Tag sollte nicht überschritten werden.
3. Häufige kleine Mahlzeiten; keine längeren Nüchternperioden (maximal 8–10 h).
4. Substitution von Vitamin C und anderen wasserlöslichen Vitaminen, da der Bedarf mit einer Ernährung, die kein Obst und nur geringe Mengen an Gemüse erlaubt, nicht gedeckt werden kann.

🖬 **2.69** Nährstoffrelation im Mittel: Tageskost.

Energie kJ/kcal	Eiweiß g	Fett g	Kohlenhydrate g	Ballaststoffe g
8400/2000	73	66	268	30
	15 Energie%	30 Energie%	55 Energie%	

Fruktose ist als Monosaccharid besonders in Obst, Honig und Gemüse enthalten. Saccharose (Rohr-, Rüben-, Haushaltszucker) ist ein Disaccharid aus Fruktose und Glukose. Darum muss auch auf Haushaltszucker verzichtet werden. Gleiches gilt für Invertzucker, ein durch Säureeinwirkung aus Saccharose gewonnenes Gemisch aus Fruktose und Glukose, und auch für Sorbit, einen Zuckeralkohol, der in der Leber in Fruktose umgewandelt wird. Er findet als Zuckerersatzstoff in der Ernährung für Diabetiker Anwendung. Alle inulinhaltigen Lebensmittel (u.a. Artischocken, Topinambur) müssen vom Speiseplan gestrichen werden.

Wenn nicht gestillt wird, müssen fruktose- und saccharosefreie Säuglingsmilch und entsprechende Beikost (Breie, Getränke) verwendet werden.

🖬 **2.70** Erlaubte und nicht erlaubte Nahrungsmittel (nach Böhles, 1999).

Verbotene Lebensmittel	Erlaubte Lebensmittel nach dem ersten Lebensjahr
alle Obst- und Gemüsesorten außer den erlaubten Fruchtsaft Weiß-, Vollkornbrot, Pumpernickel Haushalts-, Diabetikerzucker, Honig, Marmelade Mayonnaise, Ketchup Fertigsoßen Süßigkeiten aller Art Konserven	Gemüse- und Obstsorten: grüne Bohnen, Kopf-, Feldsalat, Chicorée, Löwenzahn, Broccoli, Blumenkohl, Spargel, Gurken, Spinat, Erbsen, Pilz, Rettich, Radieschen, Weißkohl, Tomaten, Rhabarber, Zitronen Kartoffeln, wenn sie mind. 20 Tage gelagert, dann geschält, zerschnitten und gewässert wurden Fette

Literaturempfehlung

Souci-Fachmann-Kraut: Die Zusammensetzung der Lebensmittel. Nährwerttabellen, Angaben zum Glukose- und Fruktosegehalt. 6. rev. und erg. Aufl. Wissenschaftliche Verlagsgesellschaft, Stuttgart 2000
Souci-Fachmann-Kraut: Der kleine Souci-Fachmann-Kraut, Lebensmitteltabellen für die Praxis. 2. überarb. u. erw. Aufl. Wissenschaftliche Verlagsgesellschaft, Stuttgart1991

Sorbitfreie Diät

Definition

Diät, die die alimentäre Sorbitzufuhr auf eine gerade noch tolerable Menge reduziert.
Sorbit gehört neben Fruktose und Xylit zu den Zuckeraustauschstoffen (Nichtglukosekohlenhydraten); beim Gesunden hat eine Sorbitzufuhr von ca. 0,5 g/kg Körpergewicht/Tag eine abführende Wirkung.

Indikation

Sorbitintoleranz, Polyolintoleranz, Fruktosemalabsorption, hereditäre Fruktoseintoleranz mit unklaren abdominellen Beschwerden, vermehrter intestinaler Gasproduktion und unzureichender Resorption

Prinzip

1. Vollkost.
2. Reduktion der Sorbitzufuhr auf ein individuelles Quantum, das vom Patienten gerade noch toleriert wird; meist ca. 10–20 g/Sorbit/Tag, bis zu 5 g pro Mahlzeit, eventuell auch weniger.

▣ 2.71 Sorbitreiche und arme Obstsorten (nach F. Heepe, 1998).

Sorbitreiches Obst	Sorbitarmes Obst
Apfel, Aprikose, Birne, Dattel, Kirsche, Quitte, Pfirsich, Pflaume	Ananas, Bananen, Beerenobst, Citrusfrüchte

Sorbitreiches Obst wirkt nicht so belastend wie die Sorbitaufnahme durch Getränke, Süßwaren oder Desserts – hier fehlen Ballaststoffe, die die Resorption günstig beeinflussen.
Als Süßungsmittel wird Sorbit (z.B. Sionon-Diabetes-Süße) für die Zubereitung von Speisen und Getränken verwendet.

Sorbit wird mit E420 deklariert. Alle damit industriell hergestellten Nahrungs- und Genussmittel sollten nicht auf dem Speiseplan stehen. Als Beispiele: Diabetikergebäck, -schokolade, zuckerzusatzfreie Fruchtsäfte, Diätbonbons, zuckerfreie Kaugummis.

Wenn eine Gewöhnung an Sorbit eintritt, kann die tägliche Zufuhr langsam erhöht werden.

Anmerkung: Die klinische Relevanz einer sorbitfreien Diät ist bislang fraglich.

Galaktose- und fruktosereduzierte, stärkereiche Diät, viele kleine Mahlzeiten

Definition

Diät, die Galaktose und Fruktose eliminiert.

Indikation

Glykogenspeicherkrankheit Typ I a (Gierke-Erkrankung), Glykogenose. Anflutende Monosaccharide Glukose, Fruktose und Galaktose werden im Organismus zum Teil in Glykogen umgewandelt und in der Leber und der Muskulatur gespeichert. Nach Mobilisation der Glykogendepots hat das Organ die Möglichkeit, durch Glukoneogenese insbesondere aus Glyzerin und Aminosäuren Glukose zu bilden und für die Energiegewinnung zur Verfügung zu stellen.

Bei den Glykogenspeicherkrankheiten (Glykogenosen) ist die Möglichkeit der Blutzuckerregulation durch Mobilisation von Glukose aus Glykogenvorräten nicht möglich, da eine Störung des Glykogenaufbaus und des Glykogenabbaus vorliegt.

Die häufigste Form der Glykogenose ist der Typ I a (von Gierke). Hier ist sowohl die Bereitstellung von Glukose durch den Glykogenabbau als auch durch die Glukoneogenese aus Aminosäuren, Fruktose und Galaktose nicht möglich (Enzymdefekt: Glukose-6-Phosphatase). Durch den Defekt des Glykogenabbaus und der Glukoneogenese muss durch möglichst kontinuierliche Glukoseapplikation eine Normoglykämie erreicht werden.

Typische Anzeichen sind: Nüchternhypoglykämien und -hyperlaktatämie, Hypertriglyzeridämie und Hyperurikämie.

Prinzip

1. Kohlenhydratreiche Kost unter weitgehendem Ausschluss von Fruktose, Saccharose, Galaktose und Laktose; Glukose, Oligosaccharide und Stärke werden nicht beschränkt.

2. Nährstoffrelation: Kohlenhydrate:Eiweiß:Fett 60–70:12–15:15–20 Energie%, (mit hohem Anteil an MUFS), keine Milch, kein Obst, kein Rohrzucker, Verzicht auf viele Gemüsearten.
Sicherstellung dauerhaft bedarfsgerechter Versorgung mit Ballaststoffen und mit essenziellen Nährstoffen wie Protein, Linolsäure, Ascorbinsäure und Kalzium.

3. Nahrungszufuhr: mindestens alle 3–4 Stunden kleine Mahlzeiten, gleichmäßig über Tag und Nacht verteilt, um einer Hypoglykämie vorzubeugen. Beim Heranwachsen der Kinder meist Vergrößerung der Mahlzeitenabstände und Liberalisierung der nächtlichen Kohlenhydratzufuhr möglich.

4. Beachtung der Sekundärerkrankungen: Adipositas, Diabetes mellitus, Hyperurikämie (diätetische Therapie nur beschränkt möglich, überwiegend medikamentös; bei anhaltend erhöhtem Harnsäurespiegel Gabe von Allopurinol), Hyperlipoproteinämie.

5. Auf eine ausreichende Kalziumzufuhr ist zu achten.

⊡ 2.72 Nährstoffrelation für die Diät bei Glykogenose (nach Heepe, 1998).

Energie kJ/kcal	Eiweiß g	Fett g	Kohlenhydrate g	Ballaststoffe g
8400/2000	49–98	22–44	341	30
	10–20 Energie%	10–20 Energie%	70 Energie%	

In Einzelfällen ist eine niedrigdosierte und kontinuierliche Nahrungszufuhr notwendig. Über Nacht evtl. kontinuierliche Glukosezufuhr per Sonde. Bereits im ersten Lebenshalbjahr: alternativ Gabe von 1,75–2,5 g/kg KG/Tag ungekochter Maisstärke in Wasser oder Joghurt eingerührt (Verlängerung der Nüchternphase auf 6–8 Stunden).
Galaktose- und Fruktosekarenz ist im wesentlichen ein Leben lang einzuhalten.

Literaturquellen zu kohlenhydratreichen, fettreduzierten, aminosäurendefinierten, fruktosereduzierten Diäten; galaktose- und fruktosereduzierten stärkereichen Diät

Böhles, H.: Angeborene Stoffwechselerkrankungen. In: Ernährungsmedizin. H. K. Biesalski, P. Fürst, H. Kasper, R. Kluthe, W. Pöhlert, C. Puchstein, H. B. Stähelin (Hrsg.). 2. überarb. und erw. Aufl. Stuttgart: Thieme 1999

Bremer, H. J., P. Bührdel, P. Burgard, P. C. Clemens, D. Leupold, E. Mönch, H. Przyrembel, F. K. Trefz, K. Ullrich: Therapie von Patienten mit Phenylketonurie. Monatsschrift Kinderheilkunde. 9 (1997) 961–962

Heepe, F.: Diätetische Indikationen. 3. voll. überarb. Aufl. Berlin: Springer 1998

Heckers, H.: Zur diätetischen Therapie und Prävention von Kalziumoxalat-Nierensteinen. Ernährungs-Umschau. 40 (1993) 416–420

Kasper, H.: Ernährungsmedizin und Diätetik. 8. neu bearb. Aufl. München, Wien, Baltimore: Urban & Schwarzberg 1996

Kasper, H.: Ernährungsmedizin und Diätetik. 9. neu bearb. Aufl. München, Jena: Urban & Fischer 2000

Kasper, H., M. Wild, I. Husemeyer, H. Rottka, R. Kluthe, H. Quirin, G. Schlierf, J. Schrezenmeir, G. Wolfram: Rationalisierungsschema 1994 der Deutschen Gesellschaft für Ernährungsmedizin. Akt. Ernähr.-Med. 19 (1994) 227–232

Kluthe, R., H. Quirin: Diätbuch für Nierenkranke. 7. Aufl. Stuttgart: TRIAS 1993

Kluthe, R., P. Fürst, H. Hauner, E. Hund-Wissner, H. Kasper, G. Kotthoff, H. Rottka, M. Schade, J. G. Wechsler, A. Weingard, M. Wild, G. Wolfram: Das Rationalisierungsschema 2000 des Berufsverbandes Deutscher Ernährungsmediziner (BDEM), der Deutschen Adipositas Gesellschaft, der Deutschen Akademie für Ernährungsmediziner (DAEM), der Deutschen Gesellschaft für Ernährung (DGE), der Deutschen Gesellschaft für Ernährungsmedizin (DGEM) und des Verbandes der Diätassistenten – Deutscher Berufsverband (VDD); Akt. Ernähr.-Med. 25 (2000) 263–270

Kofrányi, E., W. Wirths: Einführung in die Ernährungslehre. 11. überarb. Aufl. Frankfurt/M: Umschau 1994

Koletzko, B., K. Dokoupil, U. von Schenk: Diätumstellung teilgestillter Säuglinge mit Phenylketonurie auf eine gebrauchsfertige Phenylalanin-freie Säuglingsnahrung. Monatsschr. Kinderheilkd. 144 (1996) 1248–1251

Kotthoff, G., B. Haydous: Ernährungs- und Diättherapie. 2. erw. Aufl. Köln: Deutscher Ärzte-Verlag 1998

Müller, M. J., H. Przyrembel: Ernährungsmedizinische Behandlung. In: Ernährungsmedizinische Praxis; Methoden-Prävention-Behandlung. M. J. Müller (Hrsg.). Berlin, Heidelberg: Springer 1998

Zürcher, G., R. Kluthe: Ernährungsabhängige Erkrankungen und ihre Behandlung/Therapie. Kapitel Seltene Diätformen. In: Ernährungsmedizin in der Praxis: aktuelles Handbuch zu Prophylaxe und Therapie ernährungsabhängiger Erkrankungen. R. Kluthe (Hrsg.). Losebl.-Ausg. Stand November 1998; Grundwerk.-Stand: Dezember 1993. Balingen: Spitta Verlag

Oxalsäurereduzierte Diät

Definition

Diät, die oxalsäurereiche Nahrungsmittel meidet.

Indikation

Erkrankungen des Dünndarms, z.B. Zustand nach Dünndarmresektion (Kurzdarmsyndrom), chologene Diarrhö, Crohn-Krankheit, Steatorrhö, Kalziumoxalat-Nierensteine.

Nach Resektion des terminalen Ileums und bei pathologischen Wandveränderungen im Bereich des Dünndarms kommt es zu einer vermehrten Oxalsäureproduktion und Oxalsäureabsorption. Infolge Gallensäuremangels besteht eine mangelhafte Fettsäureemulgierung sowie Verseifung der Fettsäuren mit Kalzium. Normalerweise verbindet sich Oxalsäure mit Kalzium zu Kalziumoxalat und kann so nicht mehr absorbiert werden. Durch die Kalkseifenbildung nimmt die Kalziumkonzentration im Dünndarm ab und kann nicht mehr für eine Kalziumoxalatbildung genutzt werden. Das sich bildende Natriumoxalat wird sehr gut resorbiert.

Prinzip

1. Vollwertig.
2. Herabsetzung der Oxalsäurezufuhr auf < 50 mg/Tag (< 10 mg Oxalsäure pro Mahlzeit) durch Ausschaltung besonders oxalsäurereicher Nahrungsmittel (☐ 2.73).
3. Reichlich oxalsäurearme Ballaststoffträger (z.B. Vollkornerzeugnisse, Hülsenfrüchte).
4. Sicherstellung einer ausreichenden Vitamin-C-Versorgung, ohne Ascorbinsäuremedikation in Grammdosen.
5. 2–2,5 l/Tag Flüssigkeitszufuhr.

Falls der Ausschluss besonders oxalsäurereicher Nahrungsmittel nicht ausreicht, was sehr selten der Fall ist, sollten auch Nahrungsmittel wie Grünkohl, weiße Rüben, Knollensellerie usw. gemieden werden.

Literaturquellen zu oxalsäurereduzierten Diäten

Biesalski, H. K., P. Fürst, H. Kasper, R. Kluthe, W. Pöhlert, C. Puchstein, H. B. Stähelin (Hrsg.): Ernährungsmedizin. 2. überarb. und erw. Aufl. Stuttgart: Thieme 1999

Heepe, F.: Diätetische Indikationen. 3. voll. überarb. Aufl. Berlin: Springer 1998

◼ **2.73** Besonders oxalsäurereiche Nahrungsmittel (nach Zürcher und Kluthe, 1998; Elmadfa et. al, 1994/95).

Nahrungsmittel	mg Oxalsäure/100 g
Rhabarber	250–1000
Spinat	230– 750
Mangold	ca. 650
Rote Bete	100– 400
Sauerampfer	1200–1600
Sauerklee	300–1250
Walnuss	550
Mandeln	350
Erdnuss	200
Kakao	400– 600
Schokolade	80– 200
Teeaufguss (indischer schwarzer Tee)	55– 75

Heckers, H.: Zur diätetischen Therapie und Prävention von Kalzium-oxalat-Nierensteinen. Ernährungs-Umschau. 40 (1993) 416–420

Kasper, H.: Ernährungsmedizin und Diätetik. 8. neu bearb. Aufl. München, Wien, Baltimore: Urban und Schwarzberg 1996

Kasper, H.: Ernährungsmedizin und Diätetik. 9. neu bearb. Aufl. München, Jena: Urban & Fischer 2000

Kasper, H., M. Wild, I. Husemeyer, H. Rottka, R. Kluthe, H. Quirin, G. Schlierf, J. Schrezenmeir, G. Wolfram: Rationalisierungsschema 1994 der Deutschen Gesellschaft für Ernährungsmedizin. Akt. Ernähr.-Med. 19 (1994) 227–232

Kluthe, R., P. Fürst, H. Hauner, E. Hund-Wissner, H. Kasper, G. Kotthoff, H. Rottka, M. Schade, J. G. Wechsler, A. Weingard, M. Wild, G. Wolfram: Das Rationalisierungsschema 2000 des Berufsverbandes Deutscher Ernährungsmediziner (BDEM), der Deutschen Adipositas Gesellschaft, der Deutschen Akademie für Ernährungsmediziner (DAEM), der Deutschen Gesellschaft für Ernährung (DGE), der Deutschen Gesellschaft für Ernährungsmedizin (DGEM) und des Verbandes der Diätassistenten – Deutscher Berufsverband (VDD); Akt. Ernähr.-Med. 25 (2000) 263–270

Kofrányi, E., W. Wirths: Einführung in die Ernährungslehre. 11. überarb. Aufl. Frankfurt/M: Umschau 1994

Kotthoff, G., B. Haydous: Ernährungs- und Diättherapie. 2. erw. Aufl. Köln: Deutscher Ärzte-Verlag 1998

Zürcher, G., R. Kluthe: Ernährungsabhängige Erkrankungen und ihre Behandlung/Therapie. Kapitel Seltene Diätformen. In: Ernährungsmedizin in der Praxis: aktuelles Handbuch zu Prophylaxe und Therapie ernährungsabhängiger Erkrankungen. R. Kluthe (Hrsg.).

Losebl.-Ausg. Stand November 1998; Grundwerk.-Stand: Dezember 1993. Balingen: Spitta Verlag

Weitere Informationen: Verband für Ernährung und Diätetik (VFED) e.V., Morillenhang 27, 52074 Aachen

Kupferarme Diät

Definition

Diät, die kupferreiche Nahrungsmittel meidet und lebenslang einzuhalten ist.

Indikation

Wilson-Krankheit (hepatozerebrale Degeneration).

Bei der Wilson-Krankheit handelt es sich um eine autosomal-rezessiv vererbte Störung des Kupferstoffwechsels, die mit einer erhöhten Kupfereinlagerung in Organen, insbesondere in Leber, Gehirn, Niere und Kornea einhergeht. Ursache ist ein Mangel an Coeruloplasmin (Trägerprotein für Kupfer) im Serum. Gesundheitliche Störungen durch die unphysiologische Kupfereinlagerung sind z.B die Entwicklung einer Leberzirrhose bzw. einer degenerativen Hirnveränderung.

Prinzip

1. Vollkost mit einem Kupferanteil < 1–1,5 mg/Tag.
2. Elimination kupferreicher Nahrungsmittel (☎ 2.74).
3. Kritische Nährstoffe: B-Vitamine, Eisen, Zink.

Kein Kupfergeschirr bei der Zubereitung der Speisen benutzen. Sind im Wohnhaus Kupferleitungen verlegt, sollte das Leitungswasser auf den Kupfergehalt überprüft werden. Bei einem Kupfergehalt > 0,1 mg% muss demineralisiertes Wasser benutzt werden.

> Achtung: Kaffee, schwarzer Tee, Speisesalz, Pfeffer und Weichspüler können viel Kupfer enthalten.

Da Kaliumsulfid mit Kupfer ein unlösliches Salz bildet, kann mit Zugabe dieses Salzes zur Nahrung die intestinale Ausnutzung des mit der Nahrung aufgenommenen Kupfers weiter vermindert werden.

⊞ 2.74 Kupferreiche und -arme Nahrungsmittel (nach Heepe, 1998; Kotthoff u. Haydous, 1998).

Kupferreiche Nahrungsmittel	Kupferarme Nahrungsmittel
Vollkornerzeugnisse aller Art, Hafer-flocken, Körner, Müsli, Weizenkeime, Weizenkleie	Mehl, Weiß-, Mischbrot, Toast, Brötchen, Nudeln, Gries, geschälter Reis etc.
Hülsenfrüchte	
Kartoffelchips	Kartoffeln
Trockenobst	frisches Obst
Edamer- und Emmentaler Käse	Milch und Milchprodukte, Eier
Innereien, Schalen- und Krustentiere	Fisch
eingelegte Gurken, Avocados	alle Gemüse
Cashew-Kerne, Nüsse und Samen, Sonnenblumenkerne, Pilze, Petersilie, Trockenhefe, Bierhefe	
Kakao, Kakaopulver, Schokolade	Zucker
Dessertweine	

Adresse für Selbsthilfegruppe

Morbus Wilson e.V., Meraner Straße 17, 83024 Rosenheim

Informationsmaterialien

Ein lebenswichtiges Spurenelement: Zink – Zinkmangel. S.-D. Müller, Falk Foundation e.V., Leinenweberstr. 5, 79041 Freiburg i. Br.

Eisenarme Diät

Definition

Unterstützende Diät, die die Eisenzufuhr mit der Nahrung einschränkt, um die Eisenspeicherung zu verhindern.

Indikation

Hämochromatose, Hämosiderose.
Die Eisenspeicherkrankheit ist eine Störung des Eisenstoffwechsels, die mit einer gesteigerten Eisenabsorption einhergeht. Es kommt zu einer hochgradigen Einlagerung von Eisen in Form von Ferritin und Hämosiderin in Leber, Pankreas, Herzmuskel, Drüsen mit innerer Sekretion und Haut. Dadurch entwickeln sich entzündliche Gewebsreaktionen, die einen zirrhotischen Umbau an Leber und Pankreas hervorrufen.

- Idiopathische Hämochromatose: autosomal-dominant vererbte Erkrankung; hier ist vor allem der Aderlass als Therapie von Bedeutung

● Nutritive Hämochromatose: Erkrankung, die sich unter extremen Ernährungsbedingungen (hohe Eisen-, niedrige Proteinzufuhr) entwickelt. Wegen häufig bestehender Anämie kein Aderlass möglich, hier diätetische Maßnahmen.

Prinzip

Als unterstützende Maßnahme zur Aderlasstherapie: eiweißreiche Kost (> 1 g Protein/kg KG/Tag).

1. Laktovegetabile Vollkost unter Ausschluss eisenreicher Gemüsesorten (Hülsenfrüchte, Blattgemüse, Trockenobst usw.).
2. Eisenzufuhrbeschränkung auf < 12 mg/Tag. Nahrungsmittel, die eine hohe Bioverfügbarkeit von Eisen haben (Wurst, Fleisch, Leber, Nieren/hoher Blutanteil) sind zu meiden.
3. Ballaststoffe > 30 g/Tag, vornehmlich in Form phytatreicher (Vollkornerzeugnisse, Hafererzeugnisse, Kleie) und pektinreicher Produkte (Äpfel, Beeren-, Steinobst, Karotten, Rüben).
4. Zinksubstitutionstherapie.

Um die Eisenabsorption zu vermindern, empfiehlt es sich, zu jeder Mahlzeit schwarzen Tee zu trinken. Speisen und Getränke sollten nicht in Eisengefäßen zubereitet bzw. aufbewahrt werden. Alkohol ist nicht erlaubt, da er die Eisenresorption erhöht.

Keimreduzierte Kost

Definition

Kost, deren Keimgehalt reduziert wurde, um eine Infektionsgefahr zu senken.

Indikation

Nach Nieren-, Herz-, Leber-, Pankreas- oder Knochenmarkstransplantationen, Immunsuppression bei HIV-Erkrankung.

Prinzip

Leichte Vollkost, die im Sterilisator sterilisiert wurde.
Nach Aufhebung der Isolation des Patienten:
1. Leichte Vollkost.
2. Meidung aller Nahrungsmittel, die mit Bakterienkulturen und Schimmelpilzen hergestellt bzw. belastet sind (z.B. Camembert, Blauschimmelkäse, Joghurt, Rohkost, ungeschältes Obst, Nüsse, Müsli, Sauerkonserven).

Der Ernährungszustand vor Operationsbeginn ist häufig als Folge der Grunderkrankung schlecht. Mögliche Gründe hierfür sind: Übelkeit, Inappetenz, Schmerzen, Passagehindernisse im Intestinaltrakt. Falls aus diesen Gründen eine parenterale Ernährung notwendig war, sollte nach Nachlassen der Beschwerden ein Kostaufbau erfolgen.

Serotoninarme Diät

Definition

Diät, die serotoninreiche Nahrungsmittel ausschließt.

Indikation

Karzinoid-Syndrom, vorübergehend als „Suchdiät" zur 5-Hydroxyindolessigsäure-Bestimmung (5-Hydroxyindolessigsäure = Abbauprodukt des Serotonins).

Prinzip

1. Vollkost.
2. Drei Tage vor Sammlung des Urins: Weglassen aller serotoninreichen Lebensmittel.

⊞ 2.75 Serotoningehalt in Nahrungsmitteln.

Serotoninreiche Nahrungsmittel	Serotoninarme Nahrungsmittel
Banane, Nüsse, Ananas, Vanille, Mirabellen, Zwetschgen, Stachelbeere	Johannisbeere, Tomate, Melone, Passionsfrucht, Avocado, Kiwi, Papaya, Aubergine und daraus hergestellte Öle und Säfte

Eiweißexzesse sind zu vermeiden. Eine Zufuhr von mehr als 5 g Tryptophan am Tag beeinflusst die Serotoninbildung, da Serotonin aus Tryptophan gebildet wird.

Beispiele tryptophanreicher Nahrungsmittel:
Sojamehl (560 mg/100 g), Parmesan (490 mg/100 g), Emmentaler (370 mg/100 g).
Vor der 5-Hydroxyindolessigsäurebestimmung: Möglichst keine Einnahme von Antihistaminika, Antihypertensiva und Neuroleptika.

Literaturquellen zu kupfer- und eisenarmer Diät, keim-reduzierter, serotoninarmer Kost

Biesalski, H. K., P. Fürst, H. Kasper, R. Kluthe, W. Pöhlert, C. Puchstein, H. B. Stähelin (Hrsg.): Ernährungsmedizin. 2. überarb. und erw. Aufl. Stuttgart: Thieme 1999

Elmadfa, I., C. Leitzmann: Ernährung des Menschen. 2. überarb. Aufl. Stuttgart: Ulmer 1990

Heepe, F.: Diätetische Indikationen. 3. voll. überarb. Aufl. Berlin: Springer 1998

Herold, G. et al.: Innere Medizin 2001. Gerd Herold, August-Haas-Straße 43, 50737 Köln

Huth, K., R. Kluthe (Hrsg): Lehrbuch der Ernährungstherapie. 2. vollst. überarb. und erweit. Aufl. Stuttgart, New York: Thieme 1995

Kasper, H.: Ernährungsmedizin und Diätetik. 8. neu bearb. Aufl. München, Wien, Baltimore: Urban & Schwarzberg 1996

Kasper, H.: Ernährungsmedizin und Diätetik. 9. neu bearb. Aufl. München, Jena: Urban & Fischer 2000

Kasper, H., M. Wild, I. Husemeyer, H. Rottka, R. Kluthe, H. Quirin, G. Schlierf, J. Schrezenmeir, G. Wolfram: Rationalisierungsschema 1994 der Deutschen Gesellschaft für Ernährungsmedizin. Akt. Ernähr.-Med. 19 (1994) 227–232

Kluthe, R., P. Fürst, H. Hauner, E. Hund-Wissner, H. Kasper, G. Kotthoff, H. Rottka, M. Schade, J. G. Wechsler, A. Weingard, M. Wild, G. Wolfram: Das Rationalisierungsschema 2000 des Berufsverbandes Deutscher Ernährungsmediziner (BDEM), der Deutschen Adipositas Gesellschaft, der Deutschen Akademie für Ernährungsmediziner (DAEM), der Deutschen Gesellschaft für Ernährung (DGE), der Deutschen Gesellschaft für Ernährungsmedizin (DGEM) und des Verbandes der Diätassistenten – Deutscher Berufsverband (VDD); Akt. Ernähr.-Med. 25 (2000) 263–270

Kofrányi, E., W. Wirths: Einführung in die Ernährungslehre. 11. überarb. Aufl. Frankfurt/M: Umschau 1994

Kotthoff, G., B. Haydous: Ernährungs- und Diättherapie. 2. erw. Aufl. Köln: Deutscher Ärzte-Verlag 1998

Müller, S.-D.: Ein lebenswichtiges Spurenelement: Zink – Zinkmangel. Freiburg: Falk Foundation e.V. (Hrsg.) 1996

Zürcher, G., R. Kluthe: Ernährungsabhängige Erkrankungen und ihre Behandlung/Therapie. Kapitel Seltene Diätformen. In: Ernährungsmedizin in der Praxis: aktuelles Handbuch zu Prophylaxe und Therapie ernährungsabhängiger Erkrankungen. R. Kluthe (Hrsg.). Losebl.-Ausg. Stand November 1998; Grundwerk.-Stand: Dezember 1993. Balingen: Spitta Verlag

Weitere Informationen: Verband für Ernährung und Diätetik (VFED) e.V., Morillenhang 27, 52074 Aachen

Parenterale Ernährung

Definition

Zufuhr einer hyperosmolaren Infusionslösung über einen zentralvenösen Katheter.

Indikation

Erkrankungen, bei denen keine bedarfsdeckende enterale Ernährung möglich ist und/oder als therapeutisch wirksamer Einsatz (z.B. akute Pankreatitis, Komata, Ileus, unstillbares Erbrechen).

Kontraindikationen

Instabile Kreislaufverhältnisse, gestörte Hämodynamik mit vitaler Bedrohung (Schock), unzureichende zelluläre Sauerstoffversorgung (schwere Hypoxie, mitochondriale Defekte), deutliche Substratverwertungsstörungen, ausgeprägte Überwässerung (Hyperhydration).

Prinzip

Infusionslösungen sind Arzneimittel mit einer exakten Rezeptur- und Dosisberechnung.

1. Nährstoffzusammensetzung entsprechend einer oralen Ernährung. Kohlenhydrate: überwiegend Glukose (max. 3 g/kg KG bei Infusionsgeschwindigkeit von 0,25 g/kg KG/h).
2. Individuelle Berechnung des Energie- und Nährstoffbedarfs unter Berücksichtigung der individuellen bzw. klinischen Einschränkungen/Bedürfnisse.
   – Parenterale Ernährung (PE): hypokalorische, unzureichende peripher-venöse Ernährung. Die PE wird z.B. zur Minderung der katabolen Stoffwechsellage (bis max. 3 Tage) als unmittelbar postoperative Ernährung eingesetzt.
   – Vollständig parenterale Ernährung (TPE): bedarfsdeckende/bedarfsüberschreitende vollständige parenterale Ernährung.

Literaturempfehlung

Ernährungsmedizinische Praxis. M. J. Müller (Hrsg.). Springer, Berlin 1998

Müller, M. J., Przyrembel, H.: Kapitel Parenterale Ernährung, S. 382–407

Literaturquellen zu parenteraler Ernährung

Biesalski, H. K., P. Fürst, H. Kasper, R. Kluthe, W. Pöhlert, C. Puchstein, H. B. Stähelin (Hrsg.): Ernährungsmedizin. 2. überarb. und erw. Aufl. Stuttgart: Thieme 1999

Heepe, F.: Diätetische Indikationen. 3. voll. überarb. Aufl. Berlin: Springer 1998

Huth, K., R. Kluthe (Hrsg): Lehrbuch der Ernährungstherapie. 2. vollst. überarb. und erweit. Aufl. Stuttgart, New York: Thieme 1995

Kasper, H.: Ernährungsmedizin und Diätetik. 8. neu bearb. Aufl. München, Wien, Baltimore: Urban und Schwarzberg 1996

Kasper, H.: Ernährungsmedizin und Diätetik. 9. neu bearb. Aufl. München, Jena: Urban & Fischer 2000

Kasper, H., M. Wild, I. Husemeyer, H. Rottka, R. Kluthe, H. Quirin, G. Schlierf, J. Schrezenmeir, G. Wolfram: Rationalisierungsschema 1994 der Deutschen Gesellschaft für Ernährungsmedizin. Akt. Ernähr.-Med. 19 (1994) 227–232

Kluthe, R., P. Fürst, H. Hauner, E. Hund-Wissner, H. Kasper, G. Kotthoff, H. Rottka, M. Schade, J. G. Wechsler, A. Weingard, M. Wild, G. Wolfram: Das Rationalisierungsschema 2000 des Berufsverbandes Deutscher Ernährungsmediziner (BDEM), der Deutschen Adipositas Gesellschaft, der Deutschen Akademie für Ernährungsmediziner (DAEM), der Deutschen Gesellschaft für Ernährung (DGE), der Deutschen Gesellschaft für Ernährungsmedizin (DGEM) und des Verbandes der Diätassistenten – Deutscher Berufsverband (VDD); Akt. Ernähr.-Med. 25 (2000) 263–270

Kotthoff, G., B. Haydous: Ernährungs- und Diättherapie. 2. erw. Aufl. Köln: Deutscher Ärzte-Verlag 1998

Weitere Informationen: Verband für Ernährung und Diätetik (VFED) e.V., Morillenhang 27, 52074 Aachen

Diagnostische Diäten
Kollagenfreie Diät, Hydroxyprolinarme Diät

Diese Diäten werden vor einer Hydroxyprolinbestimmung im Urin angewendet, da die Aminosäure Hydroxyprolin bei der Ausscheidung mit dem Urin einen zuverlässigen Parameter des Kollagenstoffwechsels darstellt.

Die Bestimmung des Hydroxyprolins kann zur Diagnose und Bewertung metabolischer Knochenerkrankungen wie Hyperparathyreodismus, Osteomalazie und renale Osteopathie herangezogen werden,

Definition

Diät, die bei Knochen- und Bindegewebserkrankungen (Hyperparathyreodismus, Osteomalazie, renale Osteopathie) herangezogen werden kann.

Indikation

Diät vor Diagnostik metabolischer Knochenerkrankungen.

Prinzip

1. Vollkost.
2. Ausschluss kollagenhaltiger Lebensmittel: Fleisch, -produkte (z.B. Brühen), Wurstwaren, Milchprodukte, gelantinehaltige Lebensmittel (u.a. in Soßen, Marmelade, Eis, Gelees, Aspik, Sülze, Gelantinezuckerwaren, einige Joghurts, Speiseeis, Süßigkeiten).

Literatur

Heepe, F.: Diätetische Indikationen. 3. voll. überarb. Aufl. Berlin: Springer 1998

Herold, G. et al.: Innere Medizin 2001; Gerd Herold, August-Haas-Straße 43, 50737 Köln

Kasper, H.: Ernährungsmedizin und Diätetik. 9. neu bearb. Aufl. München, Jena: Urban & Fischer 2000

Kluthe, R., P. Fürst, H. Hauner, E. Hund-Wissner, H. Kasper, G. Kotthoff, H. Rottka, M. Schade, J. G. Wechsler, A. Weingard, M. Wild, G. Wolfram: Das Rationalisierungsschema 2000 des Berufsverbandes Deutscher Ernährungsmediziner (BDEM), der Deutschen Adipositas Gesellschaft, der Deutschen Akademie für Ernährungsmediziner (DAEM), der Deutschen Gesellschaft für Ernährung (DGE), der Deutschen Gesellschaft für Ernährungsmedizin (DGEM) und des Verbandes der Diätassistenten – Deutscher Berufsverband (VDD); Akt. Ernähr.-Med. 25 (2000) 263–270

Ernährung der Schwangeren und Stillenden

Vollkost

Indikation

Vollkost erhalten alle Schwangeren/Stillenden, die keiner ernährungs-therapeutischen Maßnahmen bedürfen.

Prinzip

1. Vollkost adaptiert ihren Energiegehalt an den Energiebedarf; in Anlehnung an die Empfehlungen der DGE zur Nährstoffzufuhr für die Schwangere/Stillende.
2. Deckt den Bedarf an essenziellen Nährstoffen.
3. Berücksichtigt präventiv-medizinische Erkenntnisse der Ernährungsforschung nach den Empfehlungen der DGE.
4. Ist in ihrer Zusammensetzung den üblichen Ernährungsgewohnheiten angepasst, soweit die oben genannten Punkte nicht tangiert werden.
5. Kein „essen für zwei"; ab dem 4. Schwangerschaftsmonat sollte der tägliche Mehrbedarf an 300 kcal mit geeigneten Nahrungsmitteln (fettarme Milch und Milchprodukte, frisches Obst und Gemüse, fettarmer Fisch, z.B. Seelachs, Schellfisch, Scholle, Kabeljau, 1- bis 2-mal/Woche), fettarmes Fleisch, Vollkornprodukte) gedeckt werden; Achtung: Keine Rohmilch, kein rohes Fleisch/rohe Wurst (Tartar, Salami, Mett-, Teewurst), keine Leber und Leberwurst, da oft hohe Vitamin-A-Konzentrationen.
   Verwendung pflanzlicher Öle und Fette mit ungesättigten Fettsäuren (Oliven-, Raps-, Soja-, Maiskeim-, Sonnenblumenöl).
6. Supplementierung von Jod (200 mg/Tag) und Folsäure (0,4 mg/Tag), Eisen (z.B. 100–200 mg Eisensulfat), eventuell Zink.
7. Getränke mindestens 1,5–2 l/Tag als Mineralwasser und Kräutertee. Mäßig Kaffee und schwarzer Tee (2–3 Tassen/Tag). Für Stillende: gelegentlich ein Glas Wein, Sekt oder Bier (Achtung: Alkohol geht in die Muttermilch über). Im Krankenhaus kein Alkohol!
8. Eine Natriumreduktion in der Schwangerschaft und Stillzeit ist auch bei EPH-Gestose nicht angezeigt.

☗ 2.76 Nährstoffrelation im Mittel: Tageskost für Schwangere ab dem 4. Schwangerschaftsmonat (nach DGE 1991 und 2000).

Energie kJ/kcal	Eiweiß g	Fett g	Kohlenhydrate g	Ballaststoffe g
⌀ Zufuhr + 255 kcal/d	58–63 10 En.%	63–88 30–35 En.%	274–329 50–60 En.%	30

☗ 2.77 Nährstoffrelation im Mittel: Tageskost für Stillende (nach DGE 1991 und 2000).

Energie kJ/kcal	Eiweiß g	Fett g	Kohlenhydrate g	Ballaststoffe g
⌀ Zufuhr + 635 kcal/d	58 10 En.%	63–88 30–35 En.%	274–329 50–60 En.%	30

☗ 2.78 Empfehlungen der DGE für die Nährstoffzufuhr für Schwangere (ab 4. Monat) und Stillende (DGE, 1991 und 2000).

	Schwangere	Stillende
Kalzium	1000 mg	1000 mg
Eisen	30 mg	20 mg
Jod	230 mg	260 mg
Zink	10 mg	11 mg
Folsäure	600 µg	600 µg
Vitamin C	110 mg	150 mg
Niacin	15 mg	17 mg
Vitamin A	1,1 mg RA*	1,5 mg RA*
Vitamin D	5 µg	5 µg
Vitamin E	13 mg	17 mg
Vitamin K	60 mg	60 mg
Vitamin B_1	1,2 mg	1,4 mg
Vitamin B_2	1,5 mg	1,6 mg
Vitamin B_6	1,9 mg	1,9 mg
Vitamin D_{12}	3,5 mg	4,0 mg

* Retinoläquivalent

◨ 2.79 Wünschenswerte Gewichtszunahme in der Schwangerschaft (Bergmann et al., 1997).

Prägravider BMI (kg/m²)	Gesamtzunahme (kg)
niedrig (< 19,8)	12,5–18
mittel (19,8–26,0)	11,5–16
hoch (> 26,0)	7,0–11,5

Leichte Vollkost

Indikation

Die Schwangere/Stillende kann auf Grundlage der Regeln für eine Vollkost das meiden, was nach ihrer persönlichen Erfahrung Beschwerden verursacht. Dabei hilft das Führen eines Ernährungs- und Beschwerdeprotokolls.

Definition/Prinzip

1. Der Grundsatz lautet: „Erlaubt ist, was bekommt."
2. Die Ballaststoffmenge sollte niedriger sein als bei der Vollkost, da ballaststoffreiche Lebensmittel eher zu Unverträglichkeiten führen können.
3. Nährstoffrelation und weitere Informationen siehe Vollkost.
4. Während der Schwangerschaft und Stillzeit sollte für eine angepasste körperliche Aktivität gesorgt werden.

Es sollen Lebensmittel mit einer hohen Nährstoffdichte unter Berücksichtigung einer bedarfsdeckenden Menge an Proteinen, Vitaminen, Kalzium und Eisen zugeführt werden. Stillende sollten entsprechend der individuellen Unverträglichkeiten des Säuglings blähende Gemüsesorten meiden. Auch wenn einige Zitrusfrüchte gelegentlich zu Hautirritationen im Analbereich des Säuglings führen können, muss die Mutter auf ihre ausreichende Vitaminversorgung achten.

Eine starke Gewichtszunahme kann zu Komplikationen unter der Geburt führen. Des Weiteren ist eine übermäßige Gewichtszunahme während der Schwangerschaft ein Risikofaktor für Hypertension und Diabetes und führt nach der Schwangerschaft zu ungünstigen Stoffwechsellagen der Mutter. Nach Möglichkeit keine Gewichtsreduktion während der Stillzeit anstreben, damit nicht unnötig Schadstoffrückstände in die Muttermilch gelangen. Um 100 ml Milch bilden zu können, braucht der weibliche Organismus ca. 85 kcal. Die tägliche Milchleistung steigt von ca. 50 ml am ersten Tage auf ca 750 ml/Tag ab dem dritten Monat.

Diagnose des Gestationsdiabetes

Eine Schwangerschaft an sich ist bereits ein diabetogener Zustand. Darum empfiehlt die Arbeitsgemeinschft „Diabetes und Schwangerschaft" der Deutschen Diabetes-Gesellschaft ein generelles **Screening auf Gestationsdiabetes** in der 24.–28. Schwangerschaftswoche, bei dem die tatsächliche Glukosekonzentration im Serum unter festgelegten Bedingungen gemessen wird.

Screening-Test (24.–28. Schwangerschaftswoche): 50 g Glukose oral (zu einem beliebigen Zeitpunkt des Tages, unabhängig vom Zeitpunkt der letzten Mahlzeit). Verdacht auf Gestationsdiabetes, wenn Glukose nach einer Stunde:

- Kapilläres Vollblut: > 140 mg/dl, > 7,8 mmol/l
- Venöses Vollblut:　> 120 mg/dl, > 6,7 mmol/l
- Venöses Plasma:　> 140 mg/dl, > 7,8 mmol/l.

Die Diagnose eines Gestationsdiabetes wird bei entsprechendem Verdacht durch einen vollständigen OGTT (75 g; nach Richtwertlinien der WHO, zusätzlich 60-Minuten-Wert) gestellt. Ein Gestationsdiabetes liegt vor, wenn für mindestens zwei Werte gilt (⌨ 2.80):

⌨ **2.80**　Diagnose des Gestationsdiabetes (Kerner, 1998).

	Kapilläres Vollblut		Venöses Vollblut		Venöses Plasma	
	mg/dl	mmol/l	mg/dl	mmol/l	mg/dl	mmol/l
nüchtern	< 90	> 5,0	> 90	> 5,0	> 105	> 5,8
60 min	> 190	> 10,6	> 165	> 9,2	> 190	> 10,6
120 min	> 160	> 8,9	> 140	> 7,8	> 160	> 8,9

Der Bedarf an Folsäure erhöht sich in der Schwangerschaft um 100%. Frauen, die eine Schwangerschaft planen, wird empfohlen, vor Beginn und in den ersten vier Wochen der Schwangerschaft 0,4 mg/Tag Folsäure zu substituieren. Die DGE spricht sich für die höchsten Zufuhrempfehlungen für Kalzium aus. Diese Werte sind durch eine normale milchreiche Ernährung kaum zu decken.

Hersteller und Bezugsquellen von Nahrungsergänzungsmitteln für Schwangere und Stillende

Milupa GmbH & Co.KG, Bahnstraße 14–30, 61381 Friedrichsdorf, Tel.:
06172/99-1994: Multivitamin-Mineralstoff-Brausetabletten NeoVin

Pädiatrische Diätetik

Eva Lückerath

Vorwort

Michael Radke

Ernährungsstörungen und die Erkennung und Behandlung ernährungsassoziierter Erkrankungen sind seit jeher eine Domäne der Pädiatrie, da sich die entsprechenden Krankheiten ganz überwiegend im Kindesalter manifestieren. Dies betrifft nicht nur die infektiösen Erkrankungen des Magen-Darm-Traktes, denen durch Ernährungstherapie und diätetische Maßnahmen begegnet wird, sondern insbesondere viele angeborene Stoffwechselstörungen.

Seit der ätiologischen Klärung vieler angeborener Aminosäuren-, Kohlenhydrat- und Lipidstoffwechselstörungen werden nach ihrer Frühdiagnostik durch Screening immer stärkere Bemühungen und Ansätze erkennbar, die diagnostizierten Krankheiten durch Beeinflussung der Ernährung, sprich durch Diätetik, zu behandeln.

Die Option der diätetischen Behandlung einer identifizierten Stoffwechselkrankheit ist ein wichtiger Parameter und sogar eine Voraussetzung für die Durchführung eines Stoffwechsel-Screenings. Screenings erfüllen schließlich nur dann ihren Zweck, wenn sich an die Identifizierung eines angeborenen Stoffwechselleidens auch eine suffiziente Therapie anschließt. Diese ist in aller Regel durch Diätetik bzw. durch diätetische Maßnahmen gekennzeichnet. Ein Paradebeispiel hierfür ist die häufigste Aminosäurestoffwechselstörung in Mitteleuropa, die Phenylketonurie (PKU). Hier zeigt sich, wie wichtig einerseits die Frühdiagnostik durch Screening ist und wie dringend notwendig sich an die Frühdiagnostik eine ebenso frühzeitige diätetische Beeinflussung anschließen muss.

Die Behandlungserfolge, die sich in den letzten 30 Jahren gerade auf dem Gebiet der PKU-Behandlung eingestellt haben, sind überzeugend und zeigen, dass sich die Ernährungstherapie dieser Stoffwechselstörung aus vielerlei Gründen auszahlt.

Auch im Zeitalter von Gentechnologie und Gentherapie ist die diätetische Beeinflussung oft der einzige Weg, der bei ernährungsbedingten bzw. ernährungsassoziierten Erkrankungen, die ätiologisch ganz überwiegend auf Enzymopathien zurückzuführen sind, zum Behandlungserfolg führt.

Auch bei anderen ernährungsassoziierten Erkrankungen, z.b. auf immunologischer Grundlage, sind diätetische Maßnahmen hilfreich und notwendig. Besonders bei der Zöliakie zeigt sich, dass durch Elimination von Gluten aus der Nahrung ein signifikanter Behandlungserfolg eintritt. Dies hat sowohl kurative als auch präventive Bedeutung für den jeweiligen Patienten, z.b. bezüglich der Prävention von Karzinomen des Gastrointestinaltraktes.

Aus den hier nur kurz skizzierten Gründen sind Kenntnisse über die Pathobiochemie und Pathophysiologie angeborener Stoffwechselstörungen und generell über alle ernährungsassoziierten und ernährungsbedingten Erkrankungen die Grundlage für eine erfolgreiche Behandlung. Die diätetischen Ansätze sind auf Grund der differenten Ätiologie und Pathogenese der vorliegenden Störung ganz unterschiedlich. Sie beruhen meist auf der Elimination krank machender Nahrungsbestandteile (z.b. bei der Galaktosämie und Zöliakie) und/oder sind andererseits durch eine subtil bilanzierte und definierte Substitution lebensnotwendiger Substrate gekennzeichnet (z.b. bei Phenylketonurie und bei Glykogenspeicherkrankheiten).

Im folgenden Kapitel werden die Grundlagen der häufigsten Stoffwechselstörungen und ernährungsassoziierten Erkrankungen kurz umrissen, und es wird vor allen Dingen das gegenwärtige Wissen auf dem Gebiet der diätetischen Beeinflussung der diskutierten Erkrankungen thematisiert.

Für die einzelnen Diäten werden praktische Tipps in Form von Diät- bzw. Ernährungs-Tagesplänen vorgeschlagen. Auf diese Weise wird die besonders bei diätetischen Verordnungen notwendige Compliance der Patienten gefördert, da anschaulich demonstriert wird, dass theoretisches Wissen in praxi umsetzbar ist.

Das Buch ist daher nicht nur für den Kinderarzt/die Kinderärztin, sondern auch für den Internisten und Allgemeinmediziner sowie für Diätassistentinnen und Diätassistenten von Nutzen.

Die Ernährung des Säuglings, Kindes und Jugendlichen

Das Ernährungsverhalten der Eltern hat große prägende Bedeutung für die gesunde Ernährung ihrer Kinder.

Die Ernährung des Säuglings, des Kleinkindes und des Jugendlichen unterscheidet sich von der der Erwachsenen dadurch, dass körperliche Wachstumsprozesse und entwicklungsbedingte Veränderungen der Organfunktionen und der Körperzusammensetzung abgedeckt werden müssen.

Im Laufe des Lebens nimmt die Körperoberfläche im Verhältnis zur Körpermasse ab. Damit ändert sich der Flüssigkeits-, Energie- und Nährstoffbedarf je Kilogramm Körpergewicht.

⊞ **2.81** Zufuhrempfehlungen für Hauptnährstoffe im Säuglings-, Kindes-, Jugendalter (nach DGE, 1991 u. 2000).

Alters-gruppe	Eiweiß g	g/kg	Energie kcal	kcal/kg	Fette g	Energie%	Kohlenhydrate g	Energie%
Säuglinge								
0–3 Mon.	10–12	2,0–2,7	500/m 450/w	112	28–31	45–50	54–58	39–42
4–11 Mon.	10	1,1–1,3	700/m 700/w	95	36–40	35–45	92	47
Kinder								
1–3 J.	13–14	1,0	1100/m 1000/w	102	51–58	30–40	159–174	50–55
4–6 J.	17–18	0,9	1500/m 1400/w	90	60–70	30–35	220–242	50–55
7–9 J.	24	0,9	1900/m 1700/w	73	67–78	30–35	244–268	50–55
10–12 J.	34–35	0,9	2300/m 2000/w	61/m 54/w	73–86	30–35	268–295	50/m 55/w
13–14 J.	45–46	0,9	2700/m 2200/w	54	80–93	30–35	293–322	50/m 55/w
Jugendl.								
15–18 J.	60/m 46/w	0,9/m 0,8/w	3100/m 2500/w	45–41	90–105	30	329–362	50/m 55/w

⊡ 2.82 Empfehlungen für die Nährstoff- und Flüssigkeitszufuhr bei Säuglingen, Kindern und Jugendlichen (nach DGE, 1991 u. 2000); * geschätzter tägl. Mindestbedarf; **berechnet auf „Gesamtfolat" (Summe folatwirksamer Verbindungen in üblicher Nahrung)/Folat Äquivalente bzw. freie Folsäure.

Alters- gruppe	Trink- menge	H₂O ges.	Na mg*	Cl⁻ mg*	K mg	Ca mg	P mg	Ca/P	Mg mg	Fols. µg**
Säugl.										
0–3 M.	710	780	130	200	450	500	250	2,0	40	–/40
4–11 M.	400	1000	180	270	650	500	500	1,0	60	80/40
Kinder										
1–3 J.	950	1500	300	450	1000	600	800	0,75	80	120/60
4–6 J.	1100	1900	410	620	1400	700	1000	0,70	120	160/80
7–9 J.	1100	2000	460	690	1600	800	1200	0,65	170	200/100
10–12 J.	1200	2200	510	770	1700	900	1400	0,65	230/m 250/w	240/120
13–14 J.	1300	2400	550	830	1900	1000	1500	0,65	310	300/150
Jugendl.										
15–18 J.	1450	2700	550	830	2000	1200	1600	0,75	400/m 350/w	300/150

⊡ 2.83 Empfehlungen für die tägliche Zufuhr einiger Spurenelemente für Säuglinge, Kinder und Jugendliche (nach DGE, 1991 u. 2000); [1] 400 IE = 10 mg Vitamin D/l in industriell hergestellter Säuglingsmilchnahrung; [2] 500 IE = 12,5 mg Vitamin D in 1 Tablette zur Rachitisprophylaxe; [3] im 2. Lebenshalbjahr abnehmend mit rückläufigem Anteil an industriell hergestellter Säuglingsmilchnahrung.

Alters- gruppe	Vit. C mg	Vit. D µg	Jod µg	Fe mg	ess. Fs. En.%	Zn mg	Fluorid mg
Säugl.							
0–3 Mon.	50	10¹+10²	40	0,5	4	1	0,25
4–11 Mon.	55	10³+10²	80	8	3,5	2	0,5
Kinder							
1–3 J.	60	5	100	8	3,5	3	0,7
4–6 J.	70	5	120	8	2,5	5	1,1
7–9 J.	80	5	140	10	2,5	7	1,1
10–12 J.	90	5	180	12/m 15/w	2,5	9/m 7/w	2,0
13–14 J.	100	5	200	12/m 15/w	2,5	9,5/m 7/w	3,2/m 2,9/w
Jugendl.							
15–18 J.	100	5	200	12/m 15/w	2,5	10/m 7/w	3,2/m 2,9/w

⊞ **2.84** Empfehlungen für die tägliche Zufuhr einiger Spurenelemente für Säuglinge, Kinder und Jugendliche (nach DGE, 2000); RÄ: 1 mg Retinol-Äquivalent = 6 mg all-trans-β-Carotin = 12 mg andere Provitamin-A-Carotinoide = 1,15 mg all-trans-Retinylacetat = 1,83 mg all-trans-Retinylpalmitat; TÄ: 1 mg RRR-α-Tocopherol-Äquivalent = 1,1 mg RRR-α-Tocopherol = 100 mg RRR-δ-Tocopherol = 3,3 mg RRR-α-Tocotrienol = 1,49 mg all-rac-α-Tocopherylacetat; NÄ: 1 mg Niacin-Äquivalent = 60 mg Tryptophan.

Alters-gruppe	Vit. A mg RÄ	Vit. E mg TÄ	Vit. K µg	Thiamin mg	Ribofl. mg NÄ	Niacin mg	Vit. B_6 mg	Vit. B_{12} mg
Säugl.								
0–3 Mon.	0,5	3	4	0,2	0,3	2	0,1	0,4
4–11 Mon.	0,6	4	10	0,4	0,4	5	0,3	0,8
Kinder								
1–3 J.	0,6	6	15	0,6	0,7	7	0,4	1,0
4–6 J.	0,7	8	20	0,8	0,9	10	0,5	1,5
7–9 J.	0,8	10	30	1,0	1,1	12	0,7	1,8
10–12 J.	0,9	13	40	1,2 m	1,4/m	15/m	1,6/m	2,0
				1,0/w	1,2/w	15/w	1,5/w	
13–14 J.	1,1/m	14	50	1,4/m	1,6/m	18/m	1,8/m	3,0
	1,0/w			1,2/w	1,3/w	15/w	1,6/w	
Jugendl.								
15–18 J.	1,1/m	15	70/m	1,3/m	1,5/m	20/m	1,6/m	3,0
	0,9/w		60/w	1,0/w	1,2/w	16/w	1,2/w	

Die Ernährung des Säuglings

Die beste Ernährung für den gesunden Säugling ist das Stillen. Die Muttermilch beinhaltet alle lebenswichtigen Nährstoffe, Vitamine und Mineralstoffe. Des Weiteren werden über die Muttermilch Immunglobuline an den Säugling weitergegeben und der Aufbau einer physiologischen Darmflora (Bifidusflora) unterstützt. Damit ist er vor Infekten geschützt. Die Vormilch (Kolostrum), die in den ersten 1–3 Tagen nach der Geburt sezerniert wird, hat einen besonders hohen Gehalt an Abwehrstoffen. Bis zum Milcheinschuss kann in den ersten Lebensstunden und -tagen ein Kohlenhydrat-Supplement bzw. bei verzögertem Milcheinschuss ein Aminosäuren- oder Peptidgemisch gegeben werden, um für eine ausreichende Energie- und Flüssigkeitszufuhr zu sorgen. Mit dem Milcheinschuss wird die so genannte transitorische Milch gebildet. Ihr Fett- und Kohlenhydratanteil nimmt bis zur Bildung der reifen Milch (nach ca. 14 Tagen) kontinuierlich zu.

Gestillte und mit Flaschenmilch ernährte Säuglinge sollten nach dem Prinzip self-demand-feeding bzw. ad libitum (ca. alle vier Stunden) angelegt werden. Beim Stillen ist auf eine ausreichende Dauer des jeweiligen Stillvorgangs zu achten, denn vor allem in der zweiten Hälfte der Mahlzeit wird der Säugling mit Energie liefernden Fetten versorgt. Die Zusammensetzung der Muttermilch passt sich an den Nährstoffbedarf des wachsenden Säuglings an und ändert sich mit der Dauer der Laktation.

Durch die noch nicht voll entwickelten Enzymsysteme sind Verdauung und Absorption der Nahrung eingeschränkt. Die Darmflora (Bifidusflora) und das Immunsystem der Darmmukosa entwickeln sich erst nach der Geburt.

Im Säuglingsalter sind Isoleuzin, Leuzin, Lysin, Methionin, Phenylalanin, Threonin, Tryptophan, Valin und Histidin (Cystein, Tyrosin) essenzielle Aminosäuren.

Routinemäßig erhält der Säugling unmittelbar nach der Geburt Vitamin K_1 (1 mg), um hämorrhagischen Erkrankungen vorzubeugen.

Die Eisenspeicherkapazität des Neugeborenen reicht im Normalfall für die ersten 4–6 Lebensmonate aus, sodass trotz des geringen Eisengehalts der Muttermilch kein Mangel entsteht. Ab dem 6. Lebensmonat muss auf eine ausreichende Eisenversorgung geachtet werden.

Der Vitamin D-Gehalt der Frauenmilch ist nicht ausreichend, sodass eine zusätzliche Vitamin-D-Zufuhr von 500 IE/Tag in Form eines Präparats zur Rachitisprophylaxe empfohlen wird. Die Rachitisprophylaxe kann/sollte in Verbindung mit einer zur Kariesvorbeugung angereicherten fluorhaltigen Tablette (0,25 mg/Tag) erfolgen.

Bei nichtgestillten Neugeborenen empfiehlt es sich, eine „Pre"-Nahrung zu wählen, da hier Laktose als einziges Kohlenhydrat verwendet wird (Schutz eines Säuglings mit noch nicht erkannter hereditärer Fruktoseintoleranz). Bei einer allergischen Veranlagung des Säuglings empfiehlt es sich, eine HA-Nahrung (hypoallergene Anfangsnahrung) zu geben, da artfremdes Protein teilweise ungespalten absorbiert wird (siehe Kapitel Allergiegefährdung und HA-Nahrung).

◨ **2.85** Kategorien der Säuglingsnahrungen.

Pre-Nahrung: Anfangsnahrung nach dem Vorbild der Muttermilch	Laktose als einziges Kohlenhydrat im Eiweiß adaptiert (Molkenprotein: Kasein mind. 50:50)
1er-Nahrung: Anfangsnahrung	mehr als ein Kohlenhydrat (Laktose + Stärke oder Maltodextrin)
2er-Nahrung: Folgemilch, nach dem 4. Monat	enthält mehrere Kohlenhydrate im Eiweiß nicht mehr adaptiert

Säuglinge sollten nach Möglichkeit bis zur Vollendung des 6. Lebensmonats voll gestillt werden. Diese zeitliche Vorgabe ist u.a. auch wegen der Prophylaxe von Nahrungsmittelallergien zu beachten.

Um dem wachsenden Nährstoffbedarf gerecht zu werden, wird im 6. Lebensmonat bzw. mit Beginn des 7. Lebensmonats mit der Beikost angefangen, die in verschiedenen Präparationen und altersspezifisch angeboten wird.

Begonnen werden kann mit einem Karottenmus, dem später ein Esslöffel Fett (Sojaöl mit Vitamin-E-Zusatz, Sonnenblumen-, Maiskeimöl) zugegeben wird. Am besten wird das Mus vor dem Stillvorgang gefüttert. Nach ein bis zwei Wochen kommen pürierte Kartoffeln hinzu (Verhältnis 2 Teile Karotten:1 Teil Kartoffeln) und in weiteren ein bis zwei Wochen Fleisch oder ein weiteres allergenarmes Gemüse. Der Speiseplan wird durch einen Getreide-Obstbrei und später durch einen Vollmilch-Getreidebrei erweitert.

Kommerziell hergestellte Beikost bietet den Vorteil, dass sie durch die in der Diätverordnung festgelegten Qualitätsnormen abgesichert ist. Einkauf und Vorratshaltung sind völlig problemlos. Die Mahlzeiten lassen sich ohne Kochkenntnisse schnell und hygienisch einwandfrei zubereiten.

Literaturempfehlungen

Empfehlungen für die Ernährung von Säuglingen. Forschungsinstitut für Kinderernährung Dortmund (Hrsg.). Februar 1996, zu bestellen über die DGE e.V.

Essen und Trinken im 1. Lebensjahr. Empfehlungen des Forschungsinstituts für Kinderernährung Dortmund. Auswertungs- und Informationsdienst für Ernährung, Landwirtschaft und Forsten (aid) e.V. (Hrsg.). 3. überarb. Aufl.

Von Anfang an – Informationen und Tips zur Säuglings- und Kleinkindernährung. Deutsche Gesellschaft für Ernährung (DGE) e.V. und Bundeszentrale für gesundheitliche Aufklärung (BZgA) (Hrsg.) 4. Aufl. 1996

Allergiegefährdung und HA-Nahrungen *

Nicht jedes Kind trägt ein hohes Allergierisiko. Je mehr Familienmitglieder ersten Grades bereits eine Allergie entwickelt haben, desto höher ist eine Allergieprädisposition. Die Ergebnisse der MAS 90 (Multizentrische Allergiestudie), die an sechs Universitätskliniken in Deutschland durchgeführt wurde, zeigen, dass aufgrund einer zweifach

---

* Siehe auch Kapitel 3 Nahrungsmittelallergien

positiven Familienanamnese ca. jedes 12. Kind ein hohes Allergierisiko trägt und dass bei ca. 30% aller Neugeborenen eine einfach positive Familienanamnese vorliegt. Aus diesem Grund ist es nach heutigem wissenschaftlichen Kenntnisstand nur dann sinnvoll, ungestillten Säuglingen eine so genannte HA-Nahrung (hypoallergene Anfangsnahrung) zu geben, wenn mindestens ein Elternteil Atopiker ist bzw. wenn ein Geschwisterteil bereits an einer atopischen Erkrankung leidet. Die entscheidenden Fragen, die zur Abklärung des Allergierisikos beantwortet werden müssen, sind in Deutschland validiert (⊞ 2.86).

⊞ **2.86** Entscheidende Fragen zur Abschätzung des Allergierisikos beim Neugeborenen (positive Antwort auf eine der Fragen von 2.–6. durch Mutter, Vater oder Geschwister = einfach positive Familienanamnese; positive Antwort auf eine der Fragen von 2.–6. durch beide Eltern oder ein Elternteil und einem Geschwister = zweifach positive Familienanamnese)

1. Haben oder hatten Sie ein juckendes Ekzem beim Kontakt bestimmter Dinge mit der Haut, z.B. unechter Schmuck, oder nach Einnahme von Medikamenten?
2. Leiden oder litten Sie jemals an einer Neurodermitis (oder endogenem Ekzem, atopischer Dermatitis)?
3. Leiden oder litten Sie – ohne dabei erkältet zu sein – an einer juckenden, verstopften oder laufenden Nase und/oder an verschwollenen, juckenden Augen, und zwar regelmäßig im Frühjahr oder Sommer, oder fast immer beim Umgang mit bestimmten fell- oder federtragenden Tieren?
4. Haben oder hatten Sie Heuschnupfen (allergischen Schnupfen oder allergische Bindehautentzündung)?
5. Leiden oder litten Sie an allergischem Asthma (Bronchial-Asthma)?
6. Sind bei Ihren leiblichen Kindern folgende Erkrankungen aufgetreten oder von einem Arzt diagnostiziert worden?
   a. Asthma oder asthmoide Bronchitis
   b. Heuschnupfen (allergischer Schnupfen)
   c. Neurodermitis (atopische Dermatitis)

Die sorgfältige Erhebung der Familienanamnese gilt derzeit als die beste Möglichkeit zur Identifizierung von Allergie-Risikokindern. Hierzu gehört auch eine gezielte Ernährungsanamnese. Eine allergenarme Ernährung der Schwangeren während der Schwangerschaft hat bisher keinen schützenden Effekt gezeigt. Vielmehr sollte auf eine ausgewogene, vitamin- und mineralstoffreiche Ernährung geachtet werden, damit es nicht zu Mangelzuständen und unnötigen emotionalen Belastungen kommt. Eine allergenarme Diät der Mutter während der Stillzeit sollte nur in absoluten Ausnahmen vorgenommen werden. In diesem Fall muss die Mutter durch eine Fachkraft diätetisch betreut werden, um einen Nährstoffmangel zu vermeiden.

Hydrolysatnahrungen unterscheiden sich von sonstigen Säuglings-milchnahrungen dadurch, dass Nahrungsmitteleiweiße (z.B. Kuhmilch-oder Sojaeiweiß) mittels Hitzebehandlung und enzymatischer Hydro-lyse in kleine Bruchstücke gespalten (hydrolysiert) werden. Je nach Größe der Proteinbruchstücke unterscheidet man stark und schwach hydrolysierte Nahrungen. Stark hydrolysierte Säuglingsnahrungen ent-halten nur noch kleine Eiweißbruchstücke (Peptide), die von den meisten gegen Kuhmilchprotein sensibilisierten Kindern gut vertragen werden. Die stark hydrolysierten Formulanahrungen werden bei protrahierten Diarrhöen, Malabsorptionssyndromen sowie Nahrungs-mittelallergien im Säuglingsalter eingesetzt. Die extensiv hydrolysier-ten Nahrungen können bei älteren Säuglingen und Kleinkindern mit persistierender Kuhmilcheiweißallergie als Milchersatz eingesetzt werden (◫ 2.87).

◫ **2.87** Einsatzgebiete stark hydrolysierter Formulanahrungen (H. Müller, 1996).

- schwere akute und chronische Diarrhöen (protrahierte Diarrhöen)
- Maldigestions- und Malabsorptionssyndrome
- chronische Darmerkrankungen, z.B. Crohn-Krankheit
- Kurzdarmsyndrom

Das Angebot von hydrolysierten Nahrungen (HA-Nahrungen) auf dem deutschen Markt ist umfangreich. Auch wenn alle diese Nahrungen als HA-Nahrung bezeichnet werden, sind der Hydrolysegrad des Proteins in den verschiedenen Nahrungen sowie ihre Proteinquelle sehr unter-schiedlich. Diese Nahrungen sind der nachfolgenden Tabelle zu ent-nehmen (◫ 2.88). Die GINI-Studie scheint darauf hinzuweisen, dass bei einer bestehenden Kuhmilchallergie eine Therapienahrung zu geben ist. Leider sind diese Nahrungen teuer.

Die Einführung der Beikost hat einen wichtigen Einfluss bei der Vor-beugung von Nahrungsmittelallergien. Ab dem siebten Lebensmonat kann Beikost gegeben werden. Innerhalb einer Woche wird maximal ein neues Lebensmittel hinzugenommen. Die Zahl der verwendeten Nahrungsmittel sollte eingeschränkt werden. Nahrungsmittel mit bekannt hoher Allergenität wie Eier, Fisch, Haselnüsse usw. sollten im ersten Lebensjahr komplett gemieden werden. Eine unnötige Vielfalt an Nahrungsmitteln sollte besonders bei allergiegefährdeten Säuglin-gen vermieden werden.

▣ 2.88 Verfügbare Hydrolysatnahrungen.

Hypoallergene Säuglingsnahrungen		
Proteinquelle	Extensiv hydrolysiert	Partiell hydrolysiert
Soja/Kollagen	Pregomin (Milupa) Primergen (Milupa)	
Molke/Kasein		Aptamil H.A. 1 (Milupa) Aptamil H.A. 2 (Milupa) Humana Erstnahrung
Molke	Alfaré (Nestlé)	Hipp H.A. Milumil H.A. 1 Milumil H.A. 2 Beba H.A.1 (Nestlé) Beba H.A.2 (Nestlé) Aletemil H.A.1 (Nestlé) Aletemil H.A.2 (Nestlé) Humana H.A.
Kasein	Nutramigen (Mead Johnson) Pregestimil (Mead Johnson)	

Die allergenarme Ernährung im Säuglingsalter ist nur eine Maßnahme zur Allergieprävention von Nahrungsmittelallergien bei Kindern mit einem erhöhten Allergierisiko. Andere Maßnahmen sollten gleichzeitig laufen. Dazu gehört u.a., dass in der Schwangerschaft und nach der Geburt das Kind keinem Zigarettenrauch ausgesetzt wird. Des Weiteren sollten Hausstaubmilben und Haustierallergene reduziert werden.

Zusammenfassung

- Muttermilch möglichst bis zum 6. Lebensmonat
- Vor dem Einschießen der Muttermilch keine Zufütterung von Milchprodukten
- Einführung der Beikost ab dem 7. Monat
- Möglichst einfach zusammengesetzte Beikost (Elimination von Hühnereiweiß, Nüssen, Zitrusfrüchten sowie Farb- und Konservierungsstoffen)

- Wenn nicht gestillt werden kann: Zufütterung einer partiell hydrolysierten Säuglingsnahrung (HA-Nahrung)
- Schaffung einer rauchfreien Atmosphäre in der Schwangerschaft und nach der Geburt
- Reduzierung von Hausstaubmilben und von Haustierallergenen.

Ernährung des Kleinkindes, Schulkindes und Jugendlichen

Es gelten die jeweiligen Energie- und Nährstoffempfehlungen der entsprechenden Altersgruppen.

Um den Beginn des ersten Lebensjahres sind Verdauungs- und Stoffwechselfunktionen ausgereifter.

Mit Durchbrechen der Zähne kann allmählich von der Breikost zu einer festen Nahrung übergegangen werden. Wenn die Lebensmittel richtig ausgewählt werden (siehe Vollkost/leichte Vollkost) kann das Kind am Familienessen teilnehmen. Eine abwechslungsreiche Mischkost mit Vollkornprodukten, Obst und Gemüse (roh und gekocht), Kartoffeln, pflanzlichen Ölen, Seefisch, mäßig Fleisch und Eiern (◨ 2.89).

Um Herz-Kreislauf-Erkrankungen vorzubeugen, sollte schon im Kleinkindalter die Fett- und Cholesterinzufuhr im Normbereich (30 bis 40 Energie%) bleiben. Die Verwendung von Butter und unraffinierten Pflanzenölen mit einem hohen Linolsäuregehalt ist hierfür empfehlenswert. Darum sollten Kleinkindern maximal 1–2 Eier, Schulkindern max. 3 Eier in der Woche angeboten werden.

Zur Jodversorgung sollte ein- bis zweimal in der Woche Fisch auf dem Speiseplan zu finden sein. Ist das Kind normalgewichtig, können hin und wieder auch Fischstäbchen im Angebot sein. Während der Pubertät steigt der Jodbedarf auf 200 mg/Tag an.

◨ **2.89** Ungeeignete Nahrungsmittel für Kleinkinder (nach DGE und BZgA, 1996; Elmadfa und Leitzmann, 1998).

- Weiß- und Rotkohl
- Hülsenfrüchte (getrocknete Erbsen, Linsen, Bohnen)
- sehr ballaststoffreiche Speisen
- scharf angebratenes Fleisch
- grobes, festgebackenes, saures Brot
- sehr fettreiche Lebensmittel
- stark Gewürztes und Gesalzenes

Da der Nährstoff- und Energiebedarf u.a. auch von den täglichen körperlichen Aktivitäten abhängt, kann die tägliche verzehrte Speise-
menge von Tag zu Tag schwanken.

Nahrungsmittel mit einer geringen Nährstoffdichte sollten nur in
einem sehr geringen Umfang gegeben werden, da dies zu Übergewicht,
Karies und einer Mineralstoff- und Vitaminunterversorgung führen
kann. Darum: Zucker, Süßigkeiten, Eis, Kuchen und Gebäck eingeschränkt in den täglichen Speiseplan einbauen. Auch Getränke sollten
ohne Zuckerzusatz sein (Mineralwasser, Kräutertee, Früchtetee, verdünnte Obstsäfte). Da bisher keine eindeutigen Forschungsergebnisse
zur Unschädlichkeit von Süßstoffen im Kleinkind- und Kindesalter vorliegen, sollte ganz auf ihre Verwendung verzichtet werden.

Statt der Mono- und Disaccharide sind Vollkornprodukte zu verwenden. Neben Energie und Kohlenhydraten enthalten sie Vitamine, Spurenelemente und Mineral- und Ballaststoffe. Frisches Obst und Gemüse
(roh und gekocht) sind ebenfalls täglicher Bestandteil des Speiseplans.

Achtung: Wintertreibhauswaren haben einen hohen Nitratgehalt.

Bei den Vitaminen A, B_1, B_2, B_6 und Niacin liegen die Zufuhrempfehlungen über denen der Erwachsenen.

Milch (als Nahrungsmittel) und Joghurt sind wichtige Kalziumliefe-
ranten und stehen täglich auf dem Speiseplan (Kleinkinder: $^1/_4$ l;
Jugendliche: $^1/_2$ l). Dagegen gehören stark gesüßte Milchmischgetränke
und Fruchtjoghurts (enthalten auch oft Verdickungsmittel, Emulgatoren, Stabilisatoren, Farb- und Aromastoffe) nicht auf den Speiseplan.

Achtung: Speise-, Früchte- und Kräuterquark enthalten mehr Phosphat als Kalzium. Kinder, die über eine längere Zeit keine Milch trinken
wollen/dürfen, sollten ein Kalziumpräparat erhalten.

Bis zum 25.–30. Lebensjahr hat die Knochenmasse ihr größtes Maximum erreicht. Darum muss nochmals besonders in der Pubertät (starke
Vermehrung der Knochenmasse) auf den erhöhten Bedarf an Kalzium
geachtete werden.

Ein- bis zweimal in der Woche kann mageres Fleisch zu einer Mahlzeit
gereicht werden (Kleinkinder: 20–40 g; Schulkinder: 40–80 g), um den
Eisenbedarf zu decken. Mit Einsetzen der Menstruation erhöht sich in
der Pubertät der Eisenbedarf bei Mädchen auf 15 mg/Tag, Jungen brau-
chen zu dieser Zeit 12 mg. Um Eisen aus pflanzlichen Nahrungsmitteln
(z.B. Wirsing, Spinat, Bohnen) besser nutzen zu können, ist auf eine
gleichzeitige Gabe von Vitamin-C-haltigen Nahrungsmitteln (z.B. Obst)
zu achten.

▣ 2.90 Altersgemäße Lebensmittelverzehrmengen. Empfohlene Lebensmittel (> 80% der Gesamtenergiezufuhr; Forschungsinstitut für Kinderernährung 1994).

Alter (J.)		1	2–3	4–6	7–9	10–12	13–14	15–18
reichlich:								
Getränke	ml/Tag	600	700	800	900	1000	1200	1400
Brot, Getrei-deflocken	g/Tag	80	120	170	200	250	280	300
Kartoffeln, Nudeln, Reis, Getreide	g/Tag	80	100	120	140	180	200	250
Gemüse	g/Tag	100	120	180	200	230	250	300
Obst	g/Tag	100	120	180	200	230	250	300
mäßig:								
Milch*, -produkte	ml/g Tag	300	330	350	400	420	450	500
Fleisch, Wurst	g/Tag	40	50	60	70	80	90	90
Eier	St./Wo.	1–2	1–2	2	2	2–3	3	3
Fisch	g/Wo.	50	70	100	150	180	200	200
sparsam:								
Margarine, Öl, Butter	g/Tag	10	15	20	25	30	30	35

* 100 ml Milch entsprechen ca. 15 g Schnittkäse oder 30 g Weichkäse.

▣ 2.91 Geduldete Lebensmittel (< 20% der Gesamtenergiezufuhr; Forschungsinstitut für Kinderernährung 1994).

Altersgruppe		Kleinkinder, Schulkinder	Jugendliche
z.B. Kuchen, Süßigkeiten	[g/Tag]	< 50	< 80
Marmelade, Zucker	[g/Tag]	< 10	< 20

Literatur Schwangerschaft/Stillende, Säuglinge, Kleinkinder, Schulkinder, Jugendliche

Auswertungs- und Informationsdienst für Ernährung, Landwirtschaft und Forsten (aid) e.V. (Hrsg.): Essen und Trinken in Schwangerschaft und Stillzeit. 2. überarb. Aufl. 1998

Auswertungs- und Informationsdienst für Ernährung, Landwirtschaft und Forsten (aid) e.V. (Hrsg.): Essen und Trinken im 1. Lebensjahr;

Empfehlungen des Forschungsinstituts für Kinderernährung. 3. überarb. Aufl. Dortmund 1999

Bergmann, R. L., R. Huch, K. E. Bergmann, J. W. Dudenhausen: Ernährungsprävention während der Schwangerschaft. Deutsches Ärzteblatt. 38 (1997) A-2411–2415, B-1966–1970, C-1812–1816

Biesalski, H. K., P. Fürst, H. Kasper, R. Kluthe, W. Pöhlert, C. Puchstein, H. B. Stähelin (Hrsg.): Ernährungsmedizin. 2. überarb. und erw. Aufl. Stuttgart: Thieme 1999

D-A-CH (Deutsche Gesellschaft für Ernährung, Österreichische Gesellschaft für Ernährung, Schweizerische Gesellschaft für Ernährungsforschung, Schweizerische Vereinigung für Ernährung). Referenzwerte für die Nährstoffzufuhr, 1. Aufl. Frankfurt/M: Umschau/Braus 2000

Deutsche Gesellschaft für Ernährung (DGE) e.V. und Bundeszentrale für gesundheitliche Aufklärung (BZgA) (Hrsg.): Von Anfang an – Informationen und Tips zur Säuglings- und Kleinkindernährung. 4. Aufl. 1996

Elmadfa, I., C. Leitzmann: Ernährung des Menschen. 3. überarb. Aufl. Stuttgart: Ulmer 1998

Friedrichs, F.: Erste Ergebnisse der GINI-Studie. Pädiatr. Allergologie. 2 (01) 12–13

Forschungsinstitut für Kinderernährung Dortmund (Hrsg.): Empfehlungen für die Ernährung von Säuglingen. Februar 1996

Forschungsinstitut für Kinderernährung Dortmund (Hrsg.): Empfehlungen für die Ernährung von Klein- und Schulkindern. „Die optimierte Mischkost" bei Förderergesellschaft Kinderernährung e.V., Dezember 1994

Jahnke, K.: Grundlagen der Ernährung und Diätempfehlungen für Diabetiker. Akt. Ernähr. Med. 15 (1990) 27–38

Heepe, F.: Diätetische Indikationen. 3. überarb. Aufl. Berlin: Springer, 1998

Kasper, H.: Ernährungsmedizin und Diätetik. 8. neu bearb. Aufl. München, Wien, Baltimore: Urban & Schwarzberg 1996

Kerner, W.: Klassifikation und Diagnose des Diabetes mellitus: Deutsches Ärzteblatt. 49 (1991) 56–60, A-3144–3148

Kofrányi, E., W. Wirths: Einführung in die Ernährungslehre. 11. überarb. Aufl. Frankfurt/M: Umschau 1994

Koletzko, B.: Zur Ernährung des Neugeborenen. Der Gynäkologe. 1 (1997) 34–44

Müller, M. J.: Ernährungsmedizinische Praxis. Methoden-Prävention-Behandlung. Berlin, Heidelberg: Springer 1998

Rinke, U., B. Koletzko: Prävention von Neuralrohrdefekten durch Folsäurezufuhr in der Frühschwangerschaft. Deutsches Ärzteblatt. 1/2 (1994) B-22–B-26

Schöch, G.: Jetzt futtert unser Baby Brei! Kindergesundheit. 5 (1989) 7–8

Literatur zu Allergiegefährdung und HA-Nahrung

Behr-Völtzer, C., M. Hamm, D. Vieluf, J. Ring: Serie: Diätempfehlungen bei Nahrungsmittelallergie. In: ALLERGO J. Vol. 3, 8/94. München: Medizin Verlag 1994

Bergmann, R. L., K. E. Bergmann, Z. Forster, C. P. Bauer, E. Schmidt, S. Lau-Schadendorf, U. Wahn: Atopische Erkrankungen im Kindesalter. In: ALLERGO J. Vol.3, 8/94. München: Medizin Verlag 1994

Bredel, D., A. von Berg: Prävention allergischer Krankheiten durch diätetische Maßnahmen. In: Nahrungsmittel und Allergie. B. Wütherich, L. Jäger (Hrsg.). Ulm: Gustav Fischer 1998

Constien, A.: Praktische Aspekte zur Ernährungstherapie bei Nahrungsmittelallergien und -intoleranzen. Medizin und Ernährung. 6 (1997) Supplement

Müller, H., H. Böckler: Hypoallergene Säuglingsnahrungen – wann ist ihr Einsatz sinnvoll? Medizin und Ernährung. 6 (1996) Supplement

Wahn, U., B. Niggemann, R. Bergmann: Besonderheiten im Kindesalter. In: Nahrungsmittel und Allergie. B. Wütherich, L. Jäger (Hrsg.). Ulm: Gustav Fischer 1998

Wahn, U.: Hypoallergene Säuglingsnahrung. Hautnah pädiatrie. 3 (1996)

Wendorf-Ams, P.: Prophylaxe von Nahrungsmittelallergie. Medizin und Ernährung 6 (1997) Supplement

Tagesbeispiele

Martin Gorny, Christiane Pfeuffer

Vollkost

Speisefolge	Speiseplan	Menge	Lebensmittel	kcal
1. Frühstück	Bohnenkaffee	250 ml	Bohnenkaffee	5
	Kondensmilch	15 ml	Kondensmilch	
	7,5% Fett		7,5% Fett	20
	Zucker	5 g	Zucker	20
	Früchte-Müsli	30 g	Haferflocken	111
		5 g	Mandeln	29
		5 g	Zucker	20
		50 g	Apfel	26
		50 g	Orange	24
		150 g	Joghurt 1,5% Fett	69
			Zitronensaft, Weizenkleie und Leinsamen	
	Roggenbrötchen	50 g	Roggenbrötchen	112
		10 g	Butter	74
2. Frühstück	Mineralwasser	250 ml	Mineralwasser	
	Vollkornbrot	60 g	Vollkornbrot	112
	Margarine	5 g	Margarine	36
	Edamer-Käse	30 g	Edamer-Käse	106
	(45% Fett i.Tr.)		(45% Fett i.Tr.)	
			Garnitur: Tomate und Gurke	
Mittagessen	Mineralwasser	250 ml	Mineralwasser	
	Klare Brühe mit	150 ml	Fleischbrühe	43
	Gemüsestreifen	10 g	Karotten	3
	und Nudeleinlage	10 g	Sellerie	2
		10 g	Porree	2
		10 g	Nudeln, roh	13
			Gewürze und Petersilie	
	Frikadelle mit	100 g	gemischtes Hackfleisch	239
	Champignonsoße	15 g	Hühnerei	23
		10 g	Paniermehl	36
		10 g	Zwiebeln	3
			Gewürze, Petersilie und Wasser	
		5 g	Maiskeimöl	44
		50 g	Champignons	8
		25 g	Zwiebeln	7
			Gewürze und Schnittlauch	

Speisefolge	Speiseplan	Menge	Lebensmittel	kcal
	Blumenkohl-gemüse	150 g	Blumenkohl Wasser und Gewürze	34
	Petersilien-kartoffeln	150 g 5 g	Kartoffeln Butter Salz und Petersilie	105 37
	Mandarine	150 g	Mandarinen	68
Vesper	Bohnenkaffee	250 ml	Bohnenkaffee	5
	Kondensmilch 7,5% Fett	15 ml	Kondensmilch 7,5% Fett	20
	Zucker	5 g	Zucker	20
	Müsliriegel	25 g	Müsliriegel	94
Abendessen	Tee	250 ml	Tee	1
	Zucker	5 g	Zucker	20
	Vollkornbrot	60 g	Vollkornbrot	112
	Weizenmischbrot	50 g	Weizenmischbrot	110
	Margarine	10 g	Margarine	71
	Schmelzkäse (30% Fett i.Tr.)	20 g	Schmelzkäse (30% Fett i.Tr.)	44
	vegetarische Pastete	25 g	vegetarische Pastete	53
	Corned beef, deutsch	20 g	Corned beef, deutsch	25
	Gurke	100 g	Gurke	12

zusätzlich 1100 ml Mineralwasser über den Tag verteilt

Energie:	2093	kcal
Eiweiß (19%):	93,8	g
Fett (36%):	82,2	g
Kohlenhydrate (44%):	237,9	g

Hinweis:
Um den Bedarf an Mikronährstoffen sicher zu decken, ist die Empfehlung eines Multivitamin-Mineralstoffpräparates sinnvoll.

Vollkost (ovo-lakto-vegetabil)

Speisefolge	Speiseplan	Menge	Lebensmittel	kcal
1. Frühstück	Bohnenkaffee	250 ml	Bohnenkaffee	5
	Kondensmilch	15 ml	Kondensmilch	20
	7,5% Fett		7,5% Fett	
	Zucker	5 g	Zucker	20
	Roggenbrötchen	100 g	Roggenbrötchen	223
	Butter	10 g	Butter	74
	Camenbert	30 g	Camenbert	86
	(45% Fett i.Tr.)		(45% Fett i.Tr.)	
	vegetarische Pastete	25 g	vegetarische Pastete	53
	Erdbeerkonfitüre	25 g	Erdbeerkonfitüre	67
			Garnitur: Salatblatt	
2. Frühstück	Mineralwasser	250 ml	Mineralwasser	
	Birne	150 g	Birne	79
Mittagessen	Bunter Salatteller	50 g	Karotten	13
			Zitronensaft und Zucker	
		50 g	Rettich	7
		15 g	saure Sahne 10% Fett	18
			Essig und Gewürze	
		50 g	Gurke	6
		20 g	Kopfsalat	2
		5 g	Maiskeimöl	44
			Essig, Senf,	
			Gewürze und Kräuter	
	Gemüsenudel-	60 g	Nudeln	211
	auflauf		Wasser und Salz	
		50 g	Broccoli	12
		50 g	Karotten	13
		50 g	Zucchini	10
			Wasser und Gewürze	
		60 g	Hühnerei	93
		60 ml	Kuhmilch 1,5% Fett	29
			Petersilie und Gewürze	
		20 g	Gouda (45% Fett i.Tr.)	73
	Tomatensoße	5 g	Olivenöl	44
		10 g	Zwiebeln	3
		20 g	Tomatenmark	15
		10 g	Mehl, Type 1050	33
		150 ml	Gemüsebrühe	
			Gewürze und Kräuter	
		60 g	Tomate	10

Speisefolge	Speiseplan	Menge	Lebensmittel	kcal
	Heidelbeergrütze	80 ml	Wasser	
		5 g	Zucker	20
			Zitronensaft	
		60 g	Heidelbeeren	25
		5 g	Stärke/Sago	18
		250 ml	Mineralwasser	
Vesper	Bohnenkaffee	250 ml	Bohnenkaffee	5
	Kondensmilch 7,5% Fett	15 ml	Kondensmilch 7,5% Fett	20
	Zucker	5 g	Zucker	20
	Vollkornkekse	20 g	Vollkornkekse	94
Abendessen	Hagebuttentee	250 ml	Hagebuttentee	1
	Zucker	5 g	Zucker	20
	Mehrkornbrot	60 g	Mehrkornbrot	133
	Pumpernickel	60 g	Pumpernickel	112
	Margarine	5 g	Margarine	36
	Hüttenkäse (20% Fett i.Tr.)	40 g	Hüttenkäse (20% Fett i.Tr.)	33
	Frischkäse (Doppelrahmstufe)	20 g	Frischkäse (Doppelrahmstufe)	67
	Maasdammer (45% Fett i.Tr.)	30 g	Maasdammer (45% Fett i.Tr.)	103

zusätzlich 1100 ml Mineralwasser über den Tag verteilt

Energie:	1983	kcal
Eiweiß (16%):	75,1	g
Fett (34%):	75,8	g
Kohlenhydrate (50%):	246,8	g

Leichte Vollkost

Speisefolge	Speiseplan	Menge	Lebensmittel	kcal
1. Frühstück	Bohnenkaffee	250 ml	Bohnenkaffee	5
	Kondensmilch	15 ml	Kondensmilch	20
	7,5% Fett		7,5% Fett	
	Zucker	5 g	Zucker	20
	Weizenmischbrot	50 g	Weizenmischbrot	110
	Mehrkornbrot	60 g	Mehrkornbrot	133
	Butter	10 g	Butter	74
	Quark, mager	40 g	Quark, mager	30
	Honig	20 g	Honig	61
	Geflügelmortadella	30 g	Geflügelmortadella	54
			Garnitur: Salatblatt	
2. Frühstück	Mineralwasser	250 ml	Mineralwasser	
	Apfel-Joghurt	100 g	Joghurt 1,5% Fett	46
		50 g	Apfel	26
		5 g	Zucker	20
			Zitronensaft und Zimt	
Mittagessen	Mineralwasser	250 ml	Mineralwasser	
	gemischter	20 g	Eisbergsalat	3
	Blattsalat	50 g	versch. Blattsalate	6
		5 g	Maiskeimöl	44
			Essig, Gewürze und Kräuter	
	gedünstetes	100 g	Seelachsfilet	90
	Seelachsfilet		Zitronensaft und Gewürze	
	in Dillsoße	5 g	Margarine	36
		5 g	Mehl, Type 405	17
		10 g	Schlagsahne 30% Fett	29
			Gewürze, Zitronensaft und Dill	
	Butterreis	5 g	Butter	37
		60 g	Reis, ungeschält	210
			Gemüsebrühe und Gewürze	
	Erdbeergrütze	80 g	Erdbeeren, Tk.	26
		50 ml	Wasser	
			Zitronensaft	
		5 g	Zucker	20
		10 g	Stärke/Sago	35
Vesper	Bohnenkaffee	250 ml	Bohnenkaffee	5
	Kondensmilch	15 ml	Kondensmilch	20
	7,5% Fett		7,5% Fett	
	Zucker	5 g	Zucker	20
	Hefezopf	100 g	Hefezopf	303
	Butter	5 g	Butter	37

Speisefolge	Speiseplan	Menge	Lebensmittel	kcal
Abendessen	Früchtetee	250 ml	Früchtetee	1
	Zucker	5 g	Zucker	20
	Kartoffelsalat und	200 g	Kartoffeln	141
	Wiener Würstchen		Wasser und Salz	
		5 g	Maiskeimöl	44
			Essig und Gewürze	
		50 g	Wiener Würstchen	148
	Mehrkornbrot	60 g	Mehrkornbrot	133
	vegetarische Pastete	25 g	vegetarische Pastete	53
	Zucchinistreifen	100 g	Zucchinistreifen	19
			Garnitur	
	Joghurt	15 g	1,5% Fett	7
			Essig, Kräuter, Gewürze	

zusätzlich 1250 ml Mineralwasser über den Tag verteilt

Energie:	2103	kcal
Eiweiß (16%):	82,1	g
Fett (30%):	71,3	g
Kohlenhydrate:(55%):	230,4	g

Leichte Vollkost (ovo-lakto-vegetabil)

Speisefolge	Speiseplan	Menge	Lebensmittel	kcal
1. Frühstück	Bohnenkaffee	250 ml	Bohnenkaffee	5
	Kondensmilch	15 ml	Kondensmilch	20
	7,5% Fett		7,5% Fett	
	Zucker	5 g	Zucker	20
	Weizenmischbrot	100 g	Weizenmischbrot	219
	Butter	10 g	Butter	74
	Hüttenkäse	40 g	Hüttenkäse	33
	(20% Fett i.Tr.)		(20% Fett i.Tr.)	
	Aprikosenkonfitüre	25 g	Aprikosenkonfitüre	72
			Garnitur: Salatblatt	
2. Frühstück	Mineralwasser	250 ml	Mineralwasser	
	Banane	100 g	Banane	95
Mittagessen	Mineralwasser	250 ml	Mineralwasser	
	Broccolicremesuppe	100 ml	Gemüsebrühe	15
		50 g	Broccoli	12
			Gewürze	
		5 g	Mehl, Type 405	17
		10 g	Schlagsahne 30% Fett	29
	überbackener	150 g	Blumenkohl	34
	Blumenkohl		Wasser und Gewürze	
		5 g	Margarine	36
		10 g	Mehl, Type 405	34
		100 ml	Gemüsebrühe	15
		15 g	Hühnerei	23
		20 g	Schmelzkäse (30% Fett i.Tr.)	44
			Gewürze	
	Karottengemüse	5 g	Maiskeimöl	44
		100 g	Karotten	26
			Gemüsebrühe, Gewürze	
			und Petersilie	
	Salzkartoffeln	150 g	Kartoffeln	105
			Wasser und Salz	
	Himbeerquark	50 g	Quark	38
		80 g	Himbeeren, Tk.	27
		5 g	Zucker	20
			Zitronensaft	
Vesper	Bohnenkaffee	250 ml	Bohnenkaffee	5
	Kondensmilch	15 ml	Kondensmilch	20
	7,5% Fett		7,5% Fett	

Speisefolge	Speiseplan	Menge	Lebensmittel	kcal
	Zucker	5 g	Zucker	20
	Obstkuchen	100 g	Obstkuchen (allgemein)	229
Abendessen	Pfefferminztee	250 ml	Pfefferminztee	1
	Zucker	5 g	Zucker	20
	Bunter Gemüse-	50 g	Karotten	13
	eintopf mit	50 g	Kohlrabi	12
	Grießklößchen	50 g	Sellerie	8
		50 g	Broccoli	12
		50 g	Zucchini	10
		300 ml	Gemüsebrühe	
			Gewürze	
		90 ml	Kuhmilch 1,5% Fett	44
		50 g	Grieß	163
		5 g	Margarine	36
		60 g	Hühnerei	93
			Gewürze	
	Mehrkornbrot	60 g	Mehrkornbrot	133
	Margarine	5 g	Margarine	36
	Emmentaler	30 g	Emmentaler	103
	(45% Fett i.Tr.)		(45% Fett i.Tr.)	

zusätzlich 1000 ml Mineralwasser über den Tag verteilt

Energie:	2016	kcal
Eiweiß (16%):	80,3	g
Fett (29%):	65,1	g
Kohlenhydrate (54%):	268,9	g

Energiedefinierte Diätformen
Reduktionskost, 1600 kcal

Speisefolge	Speiseplan	Menge	Lebensmittel	kcal
1. Frühstück	Bohnenkaffee	250 ml	Bohnenkaffee	5
	Kondensmilch	15 ml	Kondensmilch	17
	4% Fett		4% Fett	
	Süßstoff		Süßstoff	
	Mehrkornbrötchen	60 g	Mehrkornbrötchen	133
	Margarine	5 g	Margarine	36
	vegetarische Pastete	25 g	vegetarische Pastete	53
	Kirschkonfitüre	20 g	Kirschkonfitüre	14
			Garnitur:	
			Salatblatt und Petersilie	
2. Frühstück	Mineralwasser	250 ml	Mineralwasser	
	Tomatenbrot	60 g	Vollkornbrot	112
		5 g	Margarine	36
		50 g	Tomaten	10
		20 g	Frühlingszwiebeln	6
			Gewürze und Basilikum	
			Salatblatt	
Mittagessen	Mineralwasser	250 ml	Mineralwasser	
	Linseneintopf mit	5 g	Maiskeimöl	44
	Wiener Würstchen	5 g	Zwiebeln	1
		50 g	Linsen, getrocknet	139
		150 ml	Gemüsebrühe	
		50 g	Karotten	13
		50 g	Porree	12
		50 g	Sellerie	8
		50 g	Petersilienwurzel	8
		5 g	Tomatenmark	4
		300 ml	Gemüsebrühe	
		150 g	Kartoffeln	105
			Gewürze, evtl. Essig	
			und Süßstoff	
		50 g	Wiener Würstchen	148
	Birne	150 g	Birne	79
Vesper	Bohnenkaffee	250 ml	Bohnenkaffee	5
	Kondensmilch	15 ml	Kondensmilch	17
	4% Fett		4% Fett	
	Süßstoff		Süßstoff	
	Apfeltasche	50 g	Mehl, Type 1050	167
	(eigene Herstellung)	5 g	Hefe	16

Speisefolge	Speiseplan	Menge	Lebensmittel	kcal
	(10 x herstellen)	25 ml	Kuhmilch 1,5% Fett	12
		35 g	Apfel	18
			Gewürze und Zitronensaft	
		5 ml	Kuhmilch	2
Abendessen	Hagebuttentee	250 ml	Hagebuttentee	1
	Süßstoff		Süßstoff	
	Vollkornbrot	60 g	Vollkornbrot	112
	Margarine	5 g	Margarine	36
	Schmelzkäse	20 g	Schmelzkäse	44
	(30% Fett i.Tr.)		(30% Fett i.Tr.)	
	Geflügelmortadella	20 g	Geflügelmortadella	36
	Tomaten-Gurken-	50 g	Tomate	10
	Salat	50 g	Gurke	6
		5 g	Maiskeimöl	44
			Essig, Gewürze und Kräuter	
Spätmahlzeit	Mineralwasser	250 ml	Mineralwasser	
	Orange	150 g	Orange	71

zusätzlich 700 ml Mineralwasser über den Tag verteilt

Energie:	1649	kcal
Eiweiß (18%):	72,4	g
Fett (28%):	50,3	g
Kohlenhydrate: (55%):	218,6	g

Reduktionskost, 1200 kcal

Speisefolge	Speiseplan	Menge	Lebensmittel	kcal
1. Frühstück	Bohnenkaffee	250 ml	Bohnenkaffee	5
	Kondensmilch	15 ml	Kondensmilch	17
	4% Fett		4% Fett	
	Süßstoff		Süßstoff	
	Früchte-Müsli	10 g	Haferflocken	37
		35 g	Apfel	18
		35 g	Orange	17
		35 g	Birne	18
		150 g	Joghurt 1,5% Fett	69
			Weizenkleie und Leinsamen	
			Zitronensaft und Süßstoff	
2. Frühstück	Knäckebrot	10 g	Knäckebrot	36
	Margarine (Halbfett)	5 g	Margarine (Halbfett)	18
	Hüttenkäse	50 g	Hüttenkäse	41
	(20% Fett i.Tr.)		(20% Fett i.Tr.)	
	Paprikastreifen	50 g	Paprika, bunt	10
Mittagessen	Mineralwasser	250 ml	Mineralwasser	
	gemischter Salatteller	50 g	Karotten	13
			Zitronensaft und Süßstoff	
		50 g	Rettich	7
		40 g	Radieschen	6
			Essig, Gewürze und Petersilie	
		50 g	Gurke	6
			Essig, Senf und Gewürze	
		60 g	Kopfsalat	
			Essig, Gewürze und Kräuter	
		5 g	Maiskeimöl	44
			(zum Marinieren)	
	Putengulasch	5 g	Maiskeimöl	44
		100 g	Putenschnitzel	225
		50 g	Zwiebeln	14
		10 g	Tomatenmark	7
		100 g	Paprika, bunt	20
		100 g	Tomaten, Dose	15
		50 g	Champignons	8
			Gewürze, Kräuter	
	Naturreis	100 ml	Gemüsebrühe	15
		25 g	Zwiebeln	7
		30 g	Reis, ungeschält	105
	Apfel	100 g	Apfel	52

Speisefolge	Speiseplan	Menge	Lebensmittel	kcal
Vesper	Bohnenkaffee	250 ml	Bohnenkaffee	5
	Kondensmilch 4% Fett	15 ml	Kondensmilch 4% Fett	17
	Süßstoff		Süßstoff	
	Knäckebrot	10 g	Knäckebrot	36
	Margarine	5 g	Margarine	36
	Aprikosenkonfitüre	10 g	Aprikosenkonfitüre	7
Abendessen	Pfefferminztee	250 ml	Pfefferminztee	1
	Vollkornbrot	60 g	Vollkornbrot	112
	Kräuterquark	50 g	Quark, mager	38
		10 g	Zwiebeln	3
			Gewürze und Kräuter	
	Tomatensalat	100 g	Tomaten	20
		20 g	Zwiebeln	6
		5 g	Olivenöl	44
			Gewürze, Kräuter	

zusätzlich 1500 ml Mineralwasser über den Tag verteilt

Energie:	1206	kcal
Eiweiß (23%):	67,5	g
Fett (34%):	44,9	g
Kohlenhydrate (44%):	128,0	g

Energiedefinierte Kost mit BE-Berechnung, 2100 kcal

Speisefolge	Speiseplan	Menge	Lebensmittel	kcal	BE
1. Frühstück	Bohnenkaffee	250 ml	Bohnenkaffee	5	
	Kondensmilch	15 ml	Kondensmilch	17	
	4% Fett		4% Fett		
	Süßstoff		Süßstoff		
	Frischkorn-Müsli	50 g	Getreide	156	2,5
		55 g	Orange	26	0,5
		55 g	Apfel	29	0,5
		10 g	Mandeln	57	
		125 g	Joghurt 1,5% Fett	58	0,5
			Zitronensaft und		
			Süßstoff		
2. Frühstück	Mineralwasser	250 ml	Mineralwasser		
	Mehrkornbrot	70 g	Mehrkornbrot	155	2,0
	vegetarische	25 g	vegetarische Pastete	53	
	Pastete				
	Radieschen	50 g	Radieschen	7	
			Garnitur: Salatblatt		
Mittagessen	Mineralwasser	250 ml	Mineralwasser		
	gemischter Blatt-	5 g	Maiskeimöl	44	
	salat mit Sahne-	10 g	Saure Sahne 10% Fett	12	
	Dressing	10 g	Zwiebeln	3	
		50 g	Blattsalate	6	
			Essig, Gewürze, Kräuter		
	Kartoffel-	25 g	Zwiebeln	7	
	Gemüseauflauf	25 g	Schinken, gekocht	54	
	mit Schinken	75 g	Porree	17	
		50 g	Karotten	13	
		75 g	Zucchini	14	
		240 g	Kartoffeln	169	3,0
		100 ml	Gemüsebrühe	15	
		15 g	Mehl, Type 405	51	1,0
		20 g	Saure Sahne 10% Fett	23	
		20 g	Gouda (45% Fett i.Tr.)	73	
			Gewürze, Kräuter		
	Kiwi	150 g	Kiwi	91	1,0
Vesper	Bohnenkaffee	250 ml	Bohnenkaffee	5	
	Kondensmilch	15 ml	Kondensmilch		
	4% Fett		4% Fett	17	
	Süßstoff		Süßstoff		

Speisefolge	Speiseplan	Menge	Lebensmittel	kcal	BE
	Diabetiker-Gebäck	55 g	Diabetiker-Gebäck	228	2,0
	Orange	110 g	Orange	52	1,0
Abendessen	Multi-Vitamin-Nektar	250 ml	Multi-Vitamin-Nektar	79	1,0
	Nudelsalat mit Wiener Würstchen	60 g	Vollkornnudeln Wasser und Salz	200	3,0
		50 g	Karotten	13	
		50 g	Broccoli	12	
		50 g	Sellerie Wasser und Gewürze	8	
		30 g	Joghurt 1,5% Fett	14	
		30 g	Zwiebeln Gewürze, Kräuter, Essig	8	
		50 g	Wiener Würstchen Garnitur: Salatblatt und Tomate	148	
Spät-mahlzeit	Mineralwasser	250 ml	Mineralwasser		
	Knäckebrot	20 g	Knäckebrot	72	1,0
	vegetarische Pastete	25 g	vegetarische Pastete	53	
	Tomatenachtel	50 g	Tomate	10	
	Apfel	110 g	Apfel	57	1,0

zusätzlich 1000 ml Mineralwasser über den Tag verteilt

Energie:	2154	kcal
Eiweiß (16%):	83,4	g
Fett (28%):	67,3	g
Kohlenhydrate (55%):	288,4	g
BE (56%)	20	

Energiedefinierte Kost mit BE-Berechnung (konventionelle Therapie), 2200 kcal

Speisefolge	Speiseplan	Menge	Lebensmittel	kcal	BE
1. Frühstück	Bohnenkaffee	250 ml	Bohnenkaffee	5	
	Kondensmilch	15 ml	Kondensmilch	17	
	4% Fett		4% Fett		
	Süßstoff		Süßstoff		
	Vollkorntoastbrot	60 g	Vollkorntoastbrot	148	2,0
	Butter	5 g	Butter	37	
	Erdbeerkonfitüre	10 g	Erdbeerkonfitüre	14	
2. Frühstück	Mineralwasser	250 ml	Mineralwasser		
	Vollkornbrot	105 g	Vollkornbrot	197	3,0
	vegetarische Pastete	25 g	vegetarische Pastete	53	
	Tomate	50 g	Tomate	10	
	Apfel	110 g	Apfel	57	1,0
			Garnitur: Salatblatt und Gurkenscheibe		
Mittagessen	Multi-Vitamin-Nektar	250 ml	Multi-Vitamin-Nektar	79	1,0
	Tomatensuppe	5 g	Maiskeimöl	44	
		10 g	Zwiebeln	3	
		10 g	Tomatenmark	7	
		50 g	Tomaten, Dose	7	
		100 ml	Gemüsebrühe	15	
			Gewürze und Kräuter		
	Schweineschnitzel	5 g	Maiskeimöl	44	
	mit Rahm-champignons	80 g	Schweineschnitzel, mager	109	
		20 g	Zwiebeln	6	
		50 g	Champignons	8	
			etwas Gemüsebrühe		
		10 g	saure Sahne 10% Fett	12	
			Gewürze und Schnittlauch		
	Mischgemüse	5 g	Margarine	36	
		50 g	Karotten	13	
		50 g	Kohlrabi	12	
		50 g	Rosenkohl	15	
			Gemüsebrühe, Gewürze und Petersilie		
	Salzkartoffeln	240 g	Kartoffeln	169	3,0
			Wasser und Salz		
	Ananas	100 g	frische Ananas	59	1,0

Speisefolge	Speiseplan	Menge	Lebensmittel	kcal	BE
Vesper	Bohnenkaffee	250 ml	Bohnenkaffee	5	
	Kondensmilch	15 ml	Kondensmilch	17	
	4% Fett		4% Fett		
	Süßstoff		Süßstoff		
	Hefe-Nusszopf	25 g	Mehl, Type 405	84	2,5
	(eigene Herstellung,	25 g	Mehl, Type 1050	84	
	10 x herstellen	2 g	Hefe	6	
	à 2,5 BE)	5 g	Margarine	36	
		25 ml	Kuhmilch 1,5% Fett	12	
			Gewürze		
		2 g	Kakaopulver; entölt	7	
		8 g	Joghurt 1,5% Fett	4	
		7 g	Mandeln	40	
			Gewürze		
		2 ml	Kuhmilch 1,5% Fett		
Abendessen	Früchtetee	250 ml	Früchtetee	1	
	Süßstoff		Süßstoff		
	Roggenbrötchen	60 g	Roggenbrötchen	134	2,0
	Vollkornbrot	105 g	Vollkornbrot	167	3,0
	Margarine	10 g	Margarine	71	
	Paprikaquark	40 g	Quark, mager	30	
		50 g	Paprika, bunt	10	
		10 g	Zwiebeln	3	
			Gewürze		
	Bierwurst	20 g	Bierwurst	51	
	Zucchini-	50 g	Zucchini	10	
	Tomatenrohkost	50 g	Tomaten	10	
		10 g	Zwiebeln	3	
		5 g	Olivenöl	44	
			Essig, Gewürze		
			und Kräuter		
Spät-	Mineralwasser	250 ml	Mineralwasser		
mahlzeit	Apfel-Birnen-Müsli	10 g	Haferflocken	37	0,5
		55 g	Apfel	29	0,5
		50 g	Birne	26	0,5
		125 g	Joghurt 1,5% Fett	58	0,5
			Zitronensaft und		
			Süßstoff		

zusätzlich 900 ml Mineralwasser über den Tag verteilt

Energie:	2186	kcal
Eiweiß: (15%):	85,3	g
Fett: (27%):	65,5	g
Kohlenhydrate: (58%):	303,2	g
BE (58%)	20,5	

Kost bei Hypertriglyzeridämie, 2100 kcal

Speisefolge	Speiseplan	Menge	Lebensmittel	kcal	g Fett	mg Chol.	g muFS
1. Frühstück	Bohnenkaffee	250 ml	Bohnenkaffee	5			
	Kondensmilch 4% Fett	15 ml	Kondensmilch 4% Fett	0,6	2,4		
	Süßstoff		Süßstoff				
	Mehrkorn-brötchen	60 g	Mehrkorn-brötchen	133	0,6		0,3
	Vollkornbrot	60 g	Vollkornbrot	112	0,6		0,3
	Margarine	10 g	Margarine	71	8,0	0,1	4,2
	Erdbeerkonfitüre	20 g	Erdbeerkonfitüre	14			
	Corned beef, deutsch	30 g	Corned beef, deutsch	38	1,0	13,2	0,1
	vegetarische Pastete	25 g	vegetarische Pastete	53	2,8		1,3
			Garnitur: Salatblatt und Gurkenscheiben				
2. Frühstück	Mineralwasser	250 ml	Mineralwasser				
	Nudel-Gemüse-Salat	40 g	Vollkornnudeln ohne Ei	129	1,0		0,5
	Wasser und Salz	20 g	Karotten	5			
		20 g	Erbsen, grün	16	0,1		
		20 g	Sellerie	3			
			Wasser und Gewürze				
		20 g	Zwiebeln	6	0,1		
		50 g	Joghurt 1,5% Fett	23	0,8	2,5	
		5 g	Olivenöl	44	5,0	0,1	0,5
			Gewürze und Kräuter				
			Garnitur: Salatblatt und Tomate				
Mittagessen	Mineralwasser	250 ml	Mineralwasser				
	Selleriesalat „Walldorf-Art"	100 g	Sellerie	17	0,2		0,1
		5 g	Maiskeimöl	44	5,0	0,1	2,8
		5 g	Walnüsse	33	3,1		2,1
			Zitronensaft und Gewürze				
	Rinderschmor-braten	80 g	Rindfleisch, gegart	121	3,0	58,4	0,1
		5 g	Maiskeimöl	44	5,0	0,1	2,8
		20 g	Zwiebeln	6	0,1		
		5 g	Tomatenmark	4			
		20 g	Karotten	5			

Speisefolge	Speiseplan	Menge	Lebensmittel	kcal	g Fett	mg Chol.	g muFS
		20 g	Sellerie	3			
		20 g	Porree	5	0,1		
		100 ml	Wasser				
			Gewürze				
		5 g	Mehl, Type 405	17	0,1		
		10 g	Saure Sahne 10% Fett	12	1,0	3,7	
	Salzkartoffel	200 g	Kartoffeln Wasser und Salz	141	0,2		0,1
	Karotten-	5 g	Margarine	36	4,0	0,1	2,1
	Zucchini-	100 g	Karotten	26	0,2		0,1
	gemüse	50 g	Zucchini Gemüsebrühe Gewürze und Petersilie	10	0,2		0,1
	Obstsalat	30 g	Apfel	16	0,1		0,1
		30 g	Birne	16	0,1		
		30 g	Orange	14	0,1		
		30 g	Kiwi Zitronensaft und Süßstoff	18	0,2		0,1
Vesper	Bohnenkaffee	250 ml	Bohnenkaffee	5			
	Kondensmilch 4% Fett Süßstoff	15 ml	Kondensmilch 4% Fett Süßstoff	17	0,6	2,4	
	Vollkorn- zwieback	20 g	Vollkorn- zwieback	70	1,8		1,1
	Margarine	5 g	Margarine	36	4,0	0,1	2,1
	Aprikosen- konfitüre	10 g	Aprikosen- konfitüre	7			
Abendessen	Schwarzer Tee Zitronensaft Süßstoff	250 ml	Schwarzer Tee Zitronensaft Süßstoff	1			
	Vollkornbrot	60 g	Vollkornbrot	112	0,6		0,3
	Pumpernickel	60 g	Pumpernickel	112	0,6		0,3
	Margarine	5 g	Margarine	36	4,0	0,1	2,1
	Kalbsmortadella	30 g	Kalbsmortadella	69	5,5	17,1	0,6
	Sojaaufschnitt	30 g	Sojaaufschnitt	80	6,4		3,5
	Weißkrautsalat	100 g	Weißkraut	20	0,2		0,1
		5 g	Maiskeimöl Essig, Gewürze, Schnittlauch	44	5,0	0,1	2,8
	Birne	150 g	Birne	79	0,5		0,2

Speisefolge	Speiseplan	Menge	Lebensmittel	kcal	g Fett	mg Chol.	g muFS
Spät-mahlzeit	Mineralwasser	250 ml	Mineralwasser				
	Knäckebrot	20 g	Knäckebrot	72	0,4		0,1
	vegetarische Pastete	25 g	vegetarische Pastete	53	2,8		1,3
	Radieschen	50 g	Radieschen	7	0,1		
	Gurke	50 g	Gurke	6	0,1		

zusätzlich 1250 ml Mineralwasser über den Tag verteilt

Energie:	2067	kcal
Eiweiß (19%):	92,2	g
Fett (33%):	75,7	g
Kohlenhydrate (48%):	248,9	g
Cholesterin:	100,5	mg
Mehrfach ungesättigte Fettsäuren:	32,2	g

Kost bei Hypercholesterinämie, 2000 kcal

Speisefolge	Speiseplan	Menge	Lebensmittel	kcal	g Fett	mg Chol.	g muFS
1. Frühstück	Bohnenkaffee	250 ml	Bohnenkaffee	5			
	Kondensmilch	15 ml	Kondensmilch	17	0,6	2,4	
	4% Fett		4% Fett				
	Süßstoff		Süßstoff				
	Frischkorn-Müsli	50 g	Getreide	157	1,0		0,5
			Wasser und Zitronensaft				
		50 g	Apfel	26	0,2		0,1
		50 g	Birne	26	0,2		0,1
		100 g	Joghurt 1,5% Fett	46	1,5	5,0	0,1
		5 g	Mandeln	29	2,7		0,5
2. Frühstück	Mineralwasser	250 ml	Mineralwasser				
	Vollkornbrot	60 g	Vollkornbrot	112	0,6		0,3
	Margarine	5 g	Margarine	36	4,0	0,1	2,1
	vegetarische	25 g	vegetarische	53	2,8		1,3
	Pastete		Pastete				
	Rettich	100 g	Rettich	14	0,2		0,1
			Salat				
			Garnitur: Salatblatt				
Mittagessen	Mineralwasser	250 ml	Mineralwasser				
	Gurken-	100 g	Gurke	12	0,2		0,1
	Tomaten-Salat	50 g	Tomate	10	0,1		0,1
			Maiskeimöl				
			(vom Hauptgericht)				
			Essig, Gewürze und				
			Petersilie				
	gefüllte Paprika-	5 g	Maiskeimöl	44	5,0	0,1	2,8
	schote mit	20 g	Zwiebeln	6	0,1		
	Tomatensoße	20 g	Getreide	63	0,4		0,2
		75 ml	Gemüsebrühe				
		10 g	Weizenvoll-				
			kornmehl	31	0,2		0,1
		30 g	Karotten	8	0,1		
		30 g	Porree	7	0,1		0,1
		30 g	Sellerie	5	0,1		
		20 g	Edamer-Käse	51	3,2	7,4	0,1
			(30% Fett i.Tr.)				
			Gewürze und Petersilie				
		100 g	Paprika	20	0,3		0,2
		5 g	Olivenöl	44	5,0	0,1	0,5
		20 g	Zwiebeln	6	0,1		
		5 g	Tomatenmark	7			
		100 ml	Gemüsebrühe	15			

Speisefolge	Speiseplan	Menge	Lebensmittel	kcal	g Fett	mg Chol.	g muFS
		5 g	Weizenvoll-kornmehl	16	0,1		0,1
			Gewürze und Kräuter				
	Risotto	5 g	Margarine	36	4,0	0,1	2,1
		20 g	Zwiebeln	6	0,1		
		60 g	Reis, ungeschält	210	1,3		0,5
			Gemüsebrühe und Gewürze				
	Grießflammeri mit Mandarinen-kompott	125 ml	Kuhmilch 1,5% Fett Süßstoff und Gewürze	61	2,0	7,5	0,1
		10 g	Vollkorngrieß	31	0,2		0,1
		50 g	Mandarinen	25	0,2		0,1
Vesper	Bohnenkaffee	250 ml	Bohnenkaffee	5			
	Kondensmilch 4% Fett	15 ml	Kondensmilch 4% Fett	17	0,6	2,4	
	Süßstoff		Süßstoff				
	Mehrkorn-brötchen	60 g	Mehrkorn-brötchen	133	0,6		0,3
	Hüttenkäse (20% F.i.Tr.)	40 g	Hüttenkäse (20% Fett i.Tr.)	33	0,6	2,0	
	Apfel	30 g	Apfel	16	0,1		0,1
Abendessen	Hagebuttentee	250 ml	Hagebuttentee	1			
	Bunter	150 g	Kartoffeln	105	0,2		0,1
	Kartoffelsalat	75 ml	Gemüsebrühe	11			
		20 g	Zwiebeln	6	0,1		
			Essig und Gewürze				
		50 g	Gurke	6	0,1		
		50 g	Tomate	10	0,1		0,1
		10 g	Zuckermais, Dose	8	0,1		0,1
		20 g	Paprika, bunt	4	0,1		
		5 g	Maiskeimöl	44	5,0	0,1	2,1
			evtl. Gewürze				
	Sojawürstchen	50 g	Sojawürstchen Senf	146	12,7	0,5	2,4
	Blattsalat mit	5 g	Maiskeimöl	44	5,0	0,1	2,1
	Essig-Öl-Dressing	10 g	Zwiebeln	3			
		40 g	Blattsalate	5	0,1		0,1

Speisefolge	Speiseplan	Menge	Lebensmittel	kcal	g Fett	mg Chol.	g muFS
Spät-mahlzeit	Mineralwasser	250 ml	Mineralwasser				
	Pumpernickel	60 g	Pumpernickel	112	0,6		0,3
	vegetarische Pastete	25 g	vegetarische Pastete	53	2,8		1,3
	Radieschen	100 g	Radieschen	15	0,1		0,1

zusätzlich 900 ml Mineralwasser über den Tag verteilt

Energie:	2038	kcal
Eiweiß (16%):	78,7	g
Fett (29%):	67,5	g
Kohlenhydrate (55%):	269,7	g
Cholesterin:	31,6	mg
Mehrfach ungesättigte Fettsäuren:	22,3	g

Kost bei Hypercholesterinämie, 1600 kcal

Speisefolge	Speiseplan	Menge	Lebensmittel	kcal	g Fett	mg Chol.	g muFS
1. Frühstück	Bohnenkaffee	250 ml	Bohnenkaffee	5			
	Kondensmilch 4% Fett	15 ml	Kondensmilch 4% Fett	17	0,6	2,4	
	Süßstoff		Süßstoff				
	Mehrkorn-brötchen	60 g	Mehrkorn-brötchen	133	0,6	0,3	
	Margarine	5 g	Margarine	36	4,0	0,1	2,1
	Tilsiter (30% F.i.Tr.)	30 g	Tilsiter (30% F.i.Tr.)	77	4,8	11,1	0,2
	Himbeer-konfitüre	20 g	Himbeer-konfitüre	14			
			Garnitur: Salatblatt und Tomatenecke				
2. Frühstück	Mineralwasser	250 ml	Mineralwasser				
	Reis-Gemüse-Salat	40 g	Reis, ungeschält Wasser und Gewürze	140	0,9		
		30 g	Karotten	80	0,1		0,3
		20 g	Porree	5	0,1		
		20 g	Sellerie	3			
		5 g	Olivenöl	44	5,0	0,1	0,5
			Essig, Gewürze und Kräuter				
			Garnitur: Salatblatt				
Mittagessen	Mineralwasser	250 ml	Mineralwasser				
	„Bouillion-Kartoffeln"	100 ml	Gemüsebrühe	15			
		15 g	Zwiebeln	4			
		25 g	Karotten	7	0,1		
		25 g	Sellerie	4	0,1		
		25 g	Porree	6	0,1		0,1
		200 g	Kartoffeln	141	0,2		0,1
			Gewürze und Petersilie				
	Sojawurst-scheibe mit	80 g	Sojawurst	212	17,1		9,4
	Meerrettich-soße	100 ml	Gemüsebrühe	15			
		10 g	Zwiebeln	3			
		5 g	Mehl, Type 405	17	0,1		
		5 g	Maiskeimöl	44	5,0	0,1	2,8
			Meerrettich, Zitronensaft und Gewürze				
		25 ml	Kuhmilch 1,5% F.	12	0,4	1,5	

Speisefolge	Speiseplan	Menge	Lebensmittel	kcal	g Fett	mg Chol.	g muFS
	Rote-Beete-Salat	100 g	Rote-Beete, Dose	27	0,1		
		50 g	Apfel	26	0,2		0,1
		10 g	Zwiebeln	3			
		5 g	Maiskeimöl	44	5,0	0,1	2,8
			Gewürze, Kräuter				
	Birne	150 g	Birne	79	0,5		0,2
Vesper	Bohnenkaffee	250 ml	Bohnenkaffee	5			
	Kondensmilch 4% Fett	15 ml	Kondensmilch 4% Fett	17	0,6	2,4	
	Süßstoff		Süßstoff				
	Vollkorn-zwieback	20 g	Vollkorn-zwieback	70	1,8		1,1
	Margarine	5 g	Margarine	36	4,0	0,1	2,1
	Erdbeerkonfitüre	10 g	Erbeerkonfitüre	14			
Abendessen	Früchtetee	250 ml	Früchtetee	1			
	Mehrkornbrot	60 g	Mehrkornbrot	133	0,6		0,3
	Vollkornbrot	30 g	Vollkornbrot	56	0,3		0,1
	Margarine	5 g	Margarine	36	4,0	0,1	2,1
	Romadur (20% F.i.Tr.)	30 g	Romadur (20% Fett i.Tr.)	54	2,7	6,3	0,1
	vegetarische Pastete	25 g	vegetarische Pastete	53	2,8		1,3
	Gurke	100 g	Gurken Salz, Pfeffer Garnitur: Salatblatt	12	0,2		0,1

zusätzlich 1150 ml Mineralwasser über den Tag verteilt

Energie:	1629 kcal
Eiweiß (16%):	64,2 g
Fett (34%):	64,6 g
Kohlenhydrate (50%):	198,2 g
Cholesterin:	24,0 mg
Mehrfach ungesättigte Fettsäuren:	26,2 g

Proteindefinierte Diäten
Eiweißreiche Kost, 95 g/2500 kcal

Speisefolge	Speiseplan	Menge	Lebensmittel	kcal	g Eiw.
1. Frühstück	Bohnenkaffee	250 ml	Bohnenkaffee	5	0,5
	Zucker	5 g	Zucker	20	
	Kondensmilch 7,5% Fett	15 ml	Kondensmilch 7,5% Fett	20	1,0
	Brötchen	80 g	Brötchen	201	6,3
	Butter	10 g	Butter	74	0,1
	Erdbeerkonfitüre	25 g	Erdbeerkonfitüre	72	
	Honig	20 g	Honig	61	0,1
	Edamer-Käse (30% Fett i.Tr.)	30 g	Edamer-Käse (30% Fett i.Tr.) Garnitur: Salatblatt und Tomatenecke	77	8,2
2. Frühstück	Mineralwasser	250 ml	Mineralwasser		
	Heidelbeerquark	80 g	Quark, mager	60	10,8
		30 g	Heidelbeeren	13	0,2
		10 g	Zucker Zitronensaft und Vanille	41	
	Butterkekse	15 g	Butterkekse	72	1,5
Mittagessen	Apfelsaftschorle	125 ml	Apfelnektar	81	0,2
		125 ml	Mineralwasser		
	Gurkensalat	100 g	Gurke	12	0,6
		5 g	Maiskeimöl Essig, Gewürze, Senf und Dill	44	
	Putenschnitzel	5 g	Maiskeimöl	44	
	mit Champignon-	20 g	Zwiebeln	6	0,3
	Rahmsoße	100 g	Putenschnitzel	225	24,0
		50 g	Champignons Gemüsebrühe Gewürze	8	1,4
		5 g	Mehl, Type 405	17	0,5
		10 g	Saure Sahne 10% Fett Schnittlauch	12	0,3
	Kräuterreis	5 g	Margarine	36	
		10 g	Zwiebeln	3	0,1
		60 g	Reis, ungeschält	210	4,3
	Karottengemüse	5 g	Margarine	36	
		100 g	Karotten	26	1,0

Speisefolge	Speiseplan	Menge	Lebensmittel	kcal	g Eiw.
			Gemüsebrühe, Gewürze und Petersilie		
	„Falsches Spiegelei"	125 ml	Kuhmilch 1,5% Fett	61	4,3
		5 g	Zucker	20	
		10 g	Vanillepuddingpulver	35	
		30 g	Pfirsich, Dose	23	0,2
Vesper	Bohnenkaffee	250 ml	Bohnenkaffee	5	0,5
	Zucker	5 g	Zucker	20	
	Kondensmilch 7,5% Fett	15 ml	Kondensmilch 7,5% Fett	20	1,0
	Sandkuchen	80 g	Sandkuchen	352	4,2
Abendessen	Hagebuttentee	250 ml	Hagebuttentee	1	0,3
	Zucker	5 g	Zucker	20	
	Weizenmischbrot	100 g	Weizenmischbrot	219	7,1
	Butter	10 g	Butter	74	0,1
	Lauch-Frischkäse	20 g	Porree	5	0,5
		20 g	Frischkäse, Rahmstufe	57	2,8
			Gewürze		
	Geflügelmortadella	50 g	Geflügelmortadella	91	10,3
	Zucchini-Rohkost	100 g	Zucchini	19	1,6
	„italienisch"	5 g	Olivenöl	44	
			Balsamico-Essig, ital. Kräuter		
			Garnitur: Tomate		
Spät-mahlzeit	Mineralwasser	250 ml	Mineralwasser		
	Apfel	150 g	Apfel	78	0,5

zusätzlich 1000 ml Mineralwasser über den Tag verteilt

Energie:	2540	kcal
Eiweiß (16%):	94,5	g
Fett (34%):	95,5	g
Kohlenhydrate (51%):	319,6	g

Eiweißarme Kost, 40–45 g/2400 kcal

Speisefolge	Speiseplan	Menge	Lebensmittel	kcal	g Eiw.
Frühstück	Kaffee	300 ml	Bohnenkaffee		
	Zucker	5 g	Zucker	20	
	Maltodextrin	5 g	Maltodextrin 19	20	
	Schlagsahne	10 ml	Schlagsahne 30% Fett	29	0,3
	Brötchen	80 g	Weizenbrötchen	201	6,2
	Butter	10 g	Butter	74	0,1
	Honig	25 g	Blütenhonig	77	0,1
	Konfitüre	25 g	Erdbeerkonfitüre	67	0,1
1. Zwischen-mahlzeit	Laugenbrezel	50 g	Laugengebäck	170	4,7
	Butter	10 g	Butter	74	0,1
	Radieschen	50 g	Radieschen	7	0,5
	Apfelsaftschorle	200 ml	Mineralwasser mit Kohlensäure		
		50 ml	Apfel-Fruchtsaft	25	0,2
Mittagessen	Karotten-cremesuppe	100 g	Mohrrüben	21	1,0
		10 g	Sonnenblumenöl	88	
		10 g	Zwiebeln	3	0,1
		10 ml	Schlagsahne 30% Fett	29	0,3
		100 ml	Gemüsebrühe	15	
		10 g	Maltodextrin (MD) 19	41	
			Salz, Pfeffer, Schnittlauch		
	Nudel-Gemüse-Pfanne	15 g	Schafskäse	36	2,5
		100 g	Zucchini	19	1,6
		50 g	Paprikaschoten	10	0,6
		50 g	Aubergine	9	0,6
		30 g	Zwiebeln	8	0,4
		15 g	Olivenöl	132	
		50 g	Eierteigwaren	176	6,2
			Pfeffer, Petersilie, Oregano, Basilikum		
	grüner Salat	30 g	Eisbergsalat	4	0,3
		10 g	Gurke	1	0,1
		10 g	Distelöl	88	
			Salz, Pfeffer, Dill		
	Heidelbeeren mit Haube	100 g	Heidelbeeren	42	0,6
		10 ml	Schlagsahne 30% Fett	29	0,3
		5 g	Zucker	20	
		10 g	MD 19	40	

Speisefolge	Speiseplan	Menge	Lebensmittel	kcal	g Eiw.
2. Zwischen-mahlzeit	Tee mit Zucker	150 ml	Tee, schwarz mit Zucker	13	0,1
	Schlagsahne	5 g	Schlagsahne 30 % F	29	0,3
	Maltodextrin	5 g	MD 19	20	
	Butterkekse	24 g	Butterkekse	115	2,4
Abendessen	Tee	300 ml	Malventee		
	Zucker	5 g	Zucker	20	
	Maltodextrin	5 g	MD 19	20	
	Graubrot-Weizenmischbrot	50 g	Graubrot-Weizenmischbrot	110	3,6
	Weißbrot-Toastbrot	40 g	Weißbrot-Toastbrot	104	3,2
	Butter	10 g	Butter	74	0,1
	Pflanzenpastete	25 g	vegetarische Pastete	53	2,9
	Reissalat	50 g	Pfirsich, Dose	38	0,3
		30 g	Ananas, Dose	26	0,1
		10 g	Süßkirsche, Dose	9	0,1
		30 g	Reis, parboiled	105	2,0
		10 g	Walnussöl	88	
			Salz, Pfeffer, Petersilie		

zusätzlich 1350 ml Mineralwasser (mit Kohlensäure) über den Tag verteilt

Energie:	2399	kcal
Eiweiß (7%):	44,0	g
Fett (37%):	99,2	g
Kohlenhydrate (56%):	326,7	g

Eiweißarme Kost, 25 g/2400 kcal

Speisefolge	Speiseplan	Menge	Lebensmittel	kcal	g Eiw.
1. Frühstück	Bohnenkaffee	250 ml	Bohnenkaffee	5	0,5
	Zucker	5 g	Zucker	20	
	Maltodextrin 19	5 g	MD 19	20	
	Schlagsahne 30 % Fett	15 ml	Schlagsahne 30 % Fett	43	0,4
	Brot, eiweißarm	100 g	Brot, eiweißarm	221	1,1
	Butter	20 g	Butter	148	0,1
	Pflaumenmus	25 g	Pflaumenmus	72	
	Honig	20 g	Honig	61	0,1
2. Frühstück	Früchtetee	250 ml	Früchtetee	1	0,3
	Zucker	5 g	Zucker	20	
	Maltodextrin 19	5 g	MD 19	20	
	Grieß-Sahne-	50 ml	Wasser		
	Flammeri mit	50 ml	Apfelnektar	32	0,1
	Kompott	20 ml	Schlagsahne 30 % Fett	58	0,5
		5 g	Zucker	20	
		5 g	Maltodextrin 19	20	
		15 g	Weizengrieß	49	1,4
			Gewürze, z.B. Vanille, Zitronenschale		
		30 g	Obstmischung, Dose	29	0,1
Mittagessen	Orangennektar	250 ml	Orangennektar	158	1,2
	Kartoffelplätzchen	150 g	Kartoffeln Wasser und Salz	105	3,0
		10 g	MD 19	41	
		15 g	Stärke	53	0,1
		15 g	Hühnerei Gewürze und Petersilie	23	1,9
		10 g	Margarine	71	
	Blumenkohl-	10 g	Margarine	71	
	Broccoli-	50 g	Blumenkohl	11	1,2
	Rahmgemüse	50 g	Broccoli Gemüsebrühe Gewürze	12	1,6
		5 g	Stärke	18	
		10 g	Schlagsahne 30 % Fett Petersilie	29	0,3
	Heidelbeer-	75 ml	Holundersaft	38	1,8
	flammeri mit	25 ml	Wasser		
	Sahnehaube		Zitronensaft		
		5 g	Zucker	20	
		5 g	MD 19	20	

Speisefolge	Speiseplan	Menge	Lebensmittel	kcal	g Eiw.
		40 g	Heidelbeeren	17	0,2
		10 g	Stärke	35	
		10 g	Schlagsahne 30% Fett	29	0,3
Vesper	Bohnenkaffee	250 ml	Bohnenkaffee	5	0,5
	Zucker	5 g	Zucker	20	
	Maltodextrin 19	5 g	MD 19	20	
	Schlagsahne	15 ml	Schlagsahne 30% Fett	29	0,3
	Plätzchen, eiweißarm	25 g	Plätzchen, eiweißarm	59	0,1
Abendessen	Fencheltee	250 ml	Fencheltee		
	Zucker	5 g	Zucker	20	
	Maltodextrin 19	5 g	Maltodextrin 19	20	
	Kartoffelgnocchis in	150 g	Kartoffeln	105	3,0
	Basilikum-Butter	15 g	MD 19	61	
	Stärke	15 g	Stärke	53	0,1
	Hühnerei	15 g	Hühnerei	23	1,9
			Wasser, Salz und Gewürze		
		10 g	Butter	74	0,1
			Basilikum		
	Tomaten-	10 g	Olivenöl	88	
	gemüsesoße	10 g	Zwiebeln	3	0,1
		5 g	Tomatenmark	4	0,2
		50 g	Tomaten	10	0,5
		75 g	Tomaten, Dose	11	0,7
		50 ml	Gemüsebrühe	8	
		15 g	MD 19	61	
		5 g	Stärke	18	
			Gewürze und Kräuter		
	Kopfsalat mit	5 g	Maiskeimöl	44	
	Dressing	10 g	Saure Sahne 10% Fett	29	0,3
		30 g	Kopfsalat	4	0,4
			Gewürze und Kräuter		
Spät-mahlzeit	Mineralwasser	250 ml	Mineralwasser		
	Banane	150 g	Banane	143	1,7

zusätzlich 950 ml Mineralwasser über den Tag verteilt

Energie:	2488	kcal
Eiweiß (5%):	26,4	g
Fett (32%):	87,0	g
Kohlenhydrate (63%):	383,7	g

Eiweißarme Kost, 40 g/2300 kcal

Speisefolge	Speiseplan	Menge	Lebensmittel	kcal	g Eiw.
1. Frühstück	Bohnenkaffee	250 ml	Bohnenkaffee	5	0,5
	Zucker	5 g	Zucker	20	
	Maltodextrin 19	5 g	MD 19	20	
	Schlagsahne 30% Fett	15 ml	Schlagsahne 30% Fett	43	0,4
	Brötchen	40 g	Brötchen	101	3,1
	Mehrkornbrot	60 g	Mehrkornbrot	133	3,
	Butter	20 g	Butter	148	0,1
	Heidelbeerkonfitüre	25 g	Heidelbeerkonfitüre	72	
	Honig	20 g	Honig	61	0,1
	vegetarische Pastete	25 g	vegetarische Pastete	53	2,9
			Garnitur: Salatblatt und Petersilie		
2. Frühstück	Apfelsaftschorle	200 ml	Mineralwasser		
		50 ml	Apfelfruchtsaft	24	0,1
	Fruchtreis	75 ml	Traubensaft	54	0,5
		75 ml	Wasser		
			Gewürze		
		5 g	Zucker	20	
		5 g	MD 19	20	
		15 g	Milchreis	23	0,6
		50 g	Obstmischung, Dose	53	0,2
Mittagessen	Lauchcremesuppe	5 g	Maiskeimöl	44	
		50 g	Porree	12	1,1
		150 ml	Gemüsebrühe	23	2,5
		5 g	Maltodextrin 19	20	
		5 g	Stärke	18	
			Gewürze		
		10 g	Schlagsahne 30% Fett	29	0,3
	Kartoffelomelette	150 g	Kartoffeln	105	3,0
			Wasser und Salz		
		15 g	Margarine	106	
		20 g	Zwiebeln	6	0,3
		30 g	Hühnerei	46	3,9
			Gewürze und Kräuter		
	Rahm-Mischgemüse	5 g	Margarine	36	
		50 g	Karotten	13	0,5
		20 g	Erbsen, grün	16	1,3
		30 g	Spargel	4	0,5
		50 g	Broccoli	12	1,6
			Gemüsebrühe und Gewürze		
		5 g	MD 19	20	

Speisefolge	Speiseplan	Menge	Lebensmittel	kcal	g Eiw.
		5 g	Stärke	18	
		10 g	Schlagsahne 30% Fett	29	0,3
	Pfirsichkompott	150 g	Pfirsich, Dose	115	1,0
Vesper	Bohnenkaffee	250 ml	Bohnenkaffee	5	0,5
	Zucker	5 g	Zucker	20	
	Maltodextrin	5 g	MD 19	20	
	Schlagsahne 30% Fett	15 ml	Schlagsahne 30% Fett	43	0,4
	Plätzchen, eiweißarm	25 g	Plätzchen, eiweißarm	59	0,1
Abendessen	Pfefferminztee	250 ml	Pfefferminztee	1	0,3
	Zucker	5 g	Zucker	20	
	Maltodextrin 19	5 g	MD 19	20	
	Weizenmischbrot	50 g	Weizenmischbrot	110	3,6
	Butter	10 g	Butter	74	0,1
	Paprika-Frischkäse	20 g	Frischkäse, (Doppelrahmstufe)	67	2,2
		10 g	Schlagsahne	29	0,3
		20 g	Paprika, bunt Gewürze	4	0,2
	Kartoffelsalat	100 g	Kartoffeln	70	2,0
	mit Ei garniert	75 ml	Gemüsebrühe	11	1,2
		25 g	Gurke	3	0,2
		10 g	Zwiebeln	3	0,1
			Essig, Gewürze und Petersilie		
		5 g	Maiskeimöl	44	
		5 g	MD 19	20	
		20 g	Hühnerei Garnitur: Salatblatt und Cocktailtomaten	31	2,6
Spät-mahlzeit	Mineralwasser	250 ml	Mineralwasser		
	Banane	150 g	Banane	143	1,7

zusätzlich 1100 ml Mineralwasser über den Tag verteilt

Energie:	2322	kcal
Eiweiß (8%):	44,0	g
Fett (35%):	89,1	g
Kohlenhydrate (60%):	334,5	g

Elektrolytdefinierte Diäten
Natriumarme Kost, 2200 kcal

Speisefolge	Speiseplan	Menge	Lebensmittel	kcal	mg Na
1. Frühstück	Bohnenkaffee	250 ml	Bohnenkaffee	5	2,5
	Zucker	5 g	Zucker	20	
	Kondensmilch 7,5% Fett	15 ml	Kondensmilch 7,5% Fett	20	15,0
	Brötchen	40 g	Brötchen	101	217,6
	Mehrkornbrot	60 g	Mehrkornbrot	133	250,0
	Butter	10 g	Butter	74	0,5
	Heidelbeerkonfitüre	25 g	Heidelbeerkonfitüre	72	0,3
	Honig	20 g	Honig	61	1,4
	gekochtes Ei	60 g	Hühnerei	93	86,4
2. Frühstück	Mineralwasser (natriumarm)	250 ml	Mineralwasser (natriumarm)		30,0
	Vollkornkekse	25 g	Vollkornkekse	118	83,0
Mittagessen	Mineralwasser (natriumarm)	250 ml	Mineralwasser (natriumarm)		30,0
	Zwiebelsuppe	5 g	Maiskeimöl	44	0,1
		50 g	Zwiebeln	14	4,5
		150 ml	Wasser		
			Gewürze und Schnittlauch		
	Hackfleischsoße	5 g	Maiskeimöl	44	0,1
		75 g	Rinderhackfleisch, gegart	167	33,8
		15 g	Karotten	4	9,0
		15 g	Sellerie	3	19,8
		15 g	Porree	3	0,6
		5 g	Tomatenmark	4	12,0
		50 g	Tomaten	10	3,0
		50 g	Paprika, bunt	10	0,1
		50 g	Champignons	8	4,0
			Gewürze und ital. Kräuter		
		10 g	Weizenvollkornmehl	31	0,3
	Spirellis	60 g	Spirellis	76	11,8
			Wasser, Gewürze		
	Kopfsalat mit Kräuter-Sahne-Dressing	5 g	Olivenöl	44	0,1
		10 ml	Schlagsahne 30% Fett	29	3,0

Speisefolge	Speiseplan	Menge	Lebensmittel	kcal	mg Na
			Gewürze und Kräuter		
		40 g	Kopfsalat	5	4,0
	Birnenkompott	150 g	Birnen, Dose	126	3,0
Vesper	Bohnenkaffee	250 ml	Bohnenkaffee	5	2,5
	Zucker	5 g	Zucker	20	
	Kondensmilch	15 ml	Kondensmilch	20	15,0
	7,5% Fett		7,5% Fett		
	Marmorkuchen	80 g	Marmorkuchen	313	112,8
Abendessen	Pfefferminztee	250 ml	Pfefferminztee	1	2,5
	Zucker	5 g	Zucker	20	
	Tomatenbrot mit	60 g	Vollkornbrot	112	337,2
	Frühlingszwiebeln	10 g	Butter	74	0,5
		50 g	Tomate	10	3,0
		20 g	Frühlingszwiebeln	6	1,8
			Basilikum und Knoblauch		
	Weizenmischbrot	50 g	Weizenmischbrot	110	254,0
	Käse-Obst-Salat	40 g	Edamer-Käse	97	240,0
			(30% Fett i.Tr.)		
		80 g	Obstmischung, Dose	47	1,6
		20 g	Joghurt 1,5% Fett	9	10,0
			Gewürze		
			Garnitur: Salatblatt		
Spät-mahlzeit	Mineralwasser (natriumarm)	250 ml	Mineralwasser (natriumarm)		30,0
	Wassermelone	150 g	Wassermelone	57	1,5

zusätzlich 950 ml Mineralwasser über den Tag verteilt

Energie:	2176	kcal
Eiweiß (15%):	77,0	g
Fett (34%):	82,7	g
Kohlenhydrate (51%):	277,8	g
Natrium:	1829,5	mg

Kaliumarme Kost, 2000 kcal

Speisefolge	Speiseplan	Menge	Lebensmittel	kcal	mg K
1. Frühstück	Bohnenkaffee	250 ml	Bohnenkaffee	5	165,0
	Zucker	5 g	Zucker	20	0,1
	Schlagsahne 30% Fett	15 g	Schlagsahne 30% Fett	43	15,0
	Brötchen	80 g	Brötchen	201	104,0
	Butter	10 g	Butter	74	1,6
	Honig	20 g	Honig	61	9,4
	Schinken, gekocht	30 g	Schinken, gekocht	65	81
	Frischkäse (Rahmstufe)	20 g	Frischkäse (Rahmstufe)	56	22,0
2. Frühstück	Mineralwasser	250 ml	Mineralwasser		2,5
	Vanilleflammeri	125 ml	Kuhmilch 1,5% Fett	61	187,5
	mit Himbeeren	5 g	Zucker	20	0,1
		5 g	Maltodextrin (MD) 19	20	0,1
		10 g	Vanillepuddingpulver	35	0,7
		60 g	Himbeeren, TK	20	102,0
Mittagessen	Mineralwasser	250 ml	Mineralwasser		2,5
	gedünstete Scholle		Wasser, Gewürze und Zitrone		
	mit Zucchini-	100 g	Scholle, gedünstet	104	279,0
	Karottenstreifen	60 g	Zucchini	12	120,0
		30 g	Karotten	8	87,0
			Gewürze		
	Butterreis	5 g	Butter	37	0,8
		60 g	Reis, ungeschält	210	61,8
			Wasser und Gewürze		
	Sauerkirschkompott	80 g	Sauerkirschen, Dose	71	54,4
	mit Sahnehaube	10 g	MD 19	40	0,2
		15 ml	Schlagsahne 30% Fett	43	15,0
Vesper	Bohnenkaffee	250 ml	Bohnenkaffee	5	165,0
	Schlagsahne 30% Fett	15 ml	Schlagsahne 30% Fett	43	15,0
	Zucker	5 g	Zucker	20	0,1
	Maltodextrin 19	5 g	MD 19	20	0,1
	Butterkekse	25 g	Butterkekse	120	64,3
Abendessen	Früchtetee	250 ml	Früchtetee	1	42,5
	Zucker	5 g	Zucker	20	0,1
	Maltodextrin 19	5 g	MD 19	20	0,1
	Toast „Hawaii"	50 g	Toast	130	84
		10 g	Butter	74	1,6
		100 g	Ananas, Dose	87	102,0

Speisefolge	Speiseplan	Menge	Lebensmittel	kcal	mg K
		30 g	Schinken, gekocht	65	81,0
		30 g	Emmentaler (45% F.i.Tr.)	103	30,6
	Bunter Kopfsalat	5 g	Maiskeimöl Essig und Gewürze	44	0,1
		5 g	Zwiebeln	1	6,8
		30 g	Kopfsalat	4	67,2
		20 g	Paprika, bunt	4	29,6

zusätzlich 1250 ml Mineralwasser über den Tag verteilt

Energie:	2053	kcal
Eiweiß (16%):	81,3	g
Fett (35%):	81,3	g
Kohlenhydrate (50%):	249,1	g
Kalium:	2061,0	mg

Kalziumreduzierte Kost, 2300 kcal

Speisefolge	Speiseplan	Menge	Lebensmittel	kcal	mg Ca
1. Frühstück	Bohnenkaffee	250 ml	Bohnenkaffee	5	5,0
	Zucker	5 g	Zucker	20	0,1
	Schlagsahne 30% Fett	15 ml	Schlagsahne 30% Fett	43	12,0
	Vollkornbrot	60 g	Vollkornbrot	112	13,2
	Brötchen	40 g	Brötchen	101	7,6
	Margarine	10 g	Margarine	71	1,0
	Aprikosenkonfitüre	25 g	Aprikosenkonfitüre	72	0,8
	Honig	20 g	Honig	61	1,0
	Schinken, gekocht	30 g	Schinken, gekocht Garnitur: Salatblatt und Tomatenecke	65	0,3
2. Frühstück	Mineralwasser	250 ml	Mineralwasser		87,5
	Obstsalat	30 g	Kiwi	18	11,4
		30 g	Orange	14	12,6
		30 g	Birne	16	2,7
		30 g	Apfel	16	2,1
		5 g	Zucker Zitronensaft und Vanille	20	0,1
Mittagessen	Orangennektar	250 ml	Orangennektar	158	60,0
	Hähnchenschenkel auf Paprika- mischgemüse	100 g	Hähnchenschenkel (Pute berechnet)	189	17,0
		100 g	Paprika, bunt	20	11,0
		50 g	Zwiebeln	14	15,5
		50 g	Tomaten Gewürze und Kräuter	10	8,0
	Schnittlauchreis	5 g	Maiskeimöl	44	0,8
		60 g	Reis, ungeschält Wasser, Gewürze und Schnittlauch	210	3,8
	Bunter Kopfsalat	30 g	Kopfsalat	4	11,1
		20 g	Radieschen	3	6,8
		5 g	Zwiebeln	1	1,5
		5 g	Olivenöl Gewürze und Kräuter	44	0,1
	Fruchtcocktail	150 g	Obstmischung, Konserve	160	18,0
Vesper	Bohnenkaffee	250 ml	Bohnenkaffee	5	5,0
	Zucker	5 g	Zucker	20	0,1
	Schlagsahne	15 ml	Schlagsahne	43	12,0

Speisefolge	Speiseplan	Menge	Lebensmittel	kcal	mg Ca
	Schnecke aus Hefeteig	50 g	Schnecke aus Hefeteig	170	16,5
Abendessen	Pfefferminztee	250 ml	Pfefferminztee	1	30,0
	Zucker	5 g	Zucker	20	0,1
	Vollkornbrot mit Ölsamen	60 g	Vollkornbrot mit Ölsamen	122	15,0
	Weizenmischbrot	50 g	Weizenmischbrot	110	11,0
	Margarine	10 g	Margarine	71	1,0
	Aspikaufschnitt	30 g	Aspikaufschnitt	69	6,9
	Tomaten-Rührei	5 g	Olivenöl	44	0,1
		20 g	Zwiebeln	6	6,2
		60 g	Hühnerei Gewürze und Kräuter	93	33,6
		60 g	Tomate	11	8,4

zusätzlich 1250 ml Mineralwasser über den Tag verteilt

Energie:	2266	kcal
Eiweiß (14%):	74,9	g
Fett (31%):	75,3	g
Kohlenhydrate (55%):	312,9	g
Kalzium:	345,4	mg

Kalziumreiche Kost, 2200 kcal

Speisefolge	Speiseplan	Menge	Lebensmittel	kcal	mg Ca
1. Frühstück	Milchkaffee	125 ml	Bohnenkaffee	3	2,5
		125 ml	Kuhmilch 1,5% Fett	61	150,0
	Zucker	5 g	Zucker	20	0,1
	Vollkornbrot	60 g	Vollkornbrot	112	13,2
	Brötchen	40 g	Brötchen	101	7,6
	Butter	20 g	Butter	148	2,6
	Emmentaler (45% F.i.Tr.)	30 g	Emmentaler (45% Fett i.Tr.)	107	420,0
	Stachelbeerkonfitüre	25 g	Stachelbeerkonfitüre	72	0,8
	Honig	20 g	Honig	61	1,0
			Garnitur: Salatblatt und Petersilie		
2. Frühstück	Himbeer- Buttermilch	150 ml	Buttermilch	54	165,0
		60 g	Himbeeren, TK	20	24,0
		5 g	Zucker	20	0,1
			Zitronensaft und Vanille		
Mittagessen	Mineralwasser	250 ml	Mineralwasser		87,5
	Getreide-Nuss- Bratling	75 ml	Gemüsebrühe	11	
		20 g	Getreide, ganz	20	7,6
		20 g	Getreideschrot	20	7,6
			Gewürze und Petersilie		
		10 g	Weizenvollkornmehl	31	3,2
		30 g	Hühnerei	46	16,8
	Gorgonzolasoße	100 ml	Kuhmilch 1,5% Fett	49	120,0
		5 g	Weizenmehl, Type 405	17	0,8
		30 g	Gorgonzola	91	165,0
			Gewürze		
		5 g	Haselnüsse	32	11,3
	Broccoligemüse	200 g	Broccoli	46,4	224,0
			Gemüsebrühe und Gewürze		
	Salzkartoffeln	150 g	Kartoffeln	105	9,0
			Wasser und Salz		
	Birne	150 g	Birne	143	13,5
Vesper	Bohnenkaffee	250 ml	Tee	5	5,0
	Zucker	5 g	Zucker	20	0,1
	Hefezopf	80 g	Hefezopf	242	32
Abendessen	Pfefferminztee	250 ml	Pfefferminztee	1	20,0
	Zucker	5 g	Zucker	20	0,1
	Vollkornbrot mit Ölsamen	120 g	Vollkornbrot mit Ölsamen	225	26,4

Speisefolge	Speiseplan	Menge	Lebensmittel	kcal	mg Ca
	Margarine	10 g	Margarine	71	1,0
	Schinkenröllchen	30 g	Schinken, gekocht	65	0,3
		30 g	Spargel, Dose	5	7,8
	Frischkäse (Rahmstufe)	20 g	Frischkäse (Rahmstufe)	56	20,0

zusätzlich 1250 ml Mineralwasser über den Tag verteilt

Energie:	2187	kcal
Eiweiß (16 %):	88	g
Fett (29 %):	71,8	g
Kohlenhydrate (55 %):	292,3	g
Kalzium:	1879,3	mg

Phosphatarme Kost, 2200 kcal

Speisefolge	Speiseplan	Menge	Lebensmittel	kcal	mg Na	mg K	mg P
1. Früh-stück	Bohnenkaffee	150 ml	Bohnenkaffee	3	1,5	99,0	3,0
	Zucker	5 g	Zucker	20		0,1	
	Schlagsahne 30% Fett	15 ml	Schlagsahne 30% Fett	43	4,5	15,0	9,0
	Brötchen	80 g	Brötchen	201	435,7	104,0	76,0
	Butter	10 g	Butter	74	0,5	1,6	2,1
	Erdbeer-konfitüre	25 g	Erdbeer-konfitüre	72	0,3	14,3	1,0
	Honig	20 g	Honig	61	1,4	9,4	3,6
	gekochtes Ei	60 g	Hühnerei Garnitur: Salatblatt	93	86,4	88,2	129,6
2. Früh-stück	Mineralwasser	150 ml	Mineralwasser		18,0	1,5	
	Butterkekse	25 g	Butterkekse	120	66,5	64,3	61,3
Mittag-essen	Mineralwasser	150 ml	Mineralwasser		18,0	1,5	
	Gurkensalat	100 g	Gurke	12	8,0	141,0	23,0
	mit Sahne-dressing	15 ml	Schlagsahne 30% Fett Essig und Gewürze	43	4,5	15,0	9,0
		5 g	Maiskeimöl	44	0,1	0,1	
	Scholle	100 g	Scholle Gewürze, Zitronensaft	104	118,0	279,0	201,0
	Karotten-rahmgemüse	100 g	Karotten Wasser, Gewürze, Kräuter	26	60,0	290,0	35,0
		5 g	Stärke	18	0,2	0,3	1,5
		15 ml	Schlagsahne 30% Fett	43	4,5	15,0	9,0
	Butterreis	5 g	Butter	37	0,3	0,8	1,0
		60 g	Reis, geschält Gewürze, Kräuter	209	3,6	61,8	72,0
	Fruchtjoghurt 10% F.	100 g	Fruchtjoghurt	144	40,0	137,0	79,0
Vesper	Bohnenkaffee	150 ml	Bohnenkaffee	3	1,5	99,0	3,0
	Zucker	5 g	Zucker	20		0,1	
	Schlagsahne 30% Fett	15 ml	Schlagsahne 30% Fett	43	4,5	15,0	9,0
	„Berliner"	60 g	„Berliner"	195	147,6	74,4	64,2
Abend-essen	Früchtetee	150 ml	Früchtetee	1	1,5	25,5	1,5
	Zucker	5 g	Zucker	20	0,1		
	Weizen-mischbrot	100 g	Weizen-mischbrot	219	50,8	157,0	30,0
	Butter	10 g	Butter	74	0,5	1,6	2,1

Speisefolge	Speiseplan	Menge	Lebensmittel	kcal	mg Na	mg K	mg P
	Corned beef, deutsch	30 g	Corned beef, deutsch	38	252,0	84,6	51,3
	Handkäse	50 g	Harzer-Käse	66	400,0	50,0	135,0
	mit Musik	20 g	Zwiebeln	6	1,8	27,0	8,4
		5 g	Maiskeimöl	44	0,1	0,1	
	Zucchini-	100 g	Zucchini	19	0,1	200,0	23,0
	rohkost	5 g	Maiskeimöl	44	0,1	0,1	
			Essig und Gewürze				
			Garnitur: Salatblatt				
Spät-	Mineralwasser	150 ml	Mineralwasser		18,0	15,0	
mahlzeit	Zwieback	20 g	Zwieback	73	52,6	32,0	26,4
	Quark (20% Fett i.Tr.)	40 g	Quark (20% Fett i.Tr.)	40	16,0	48,0	72,0
	Kirschkonfitüre	10 g	Kirschkonfitüre	29	0,1	5,7	0,4

zusätzlich 1400 ml Mineralwasser über den Tag verteilt

Energie:	2216	kcal
Eiweiß (16%):	89,0	g
Fett (36%):	91,3	g
Kohlenhydrate (48%):	272,9	g
Natrium:	2275,6	mg
Kalium:	1970,4	mg
Phosphor:	1220,6	mg

Gastroenterologische Diäten
Kostaufbau, Stufe 1, 1200 kcal

Speisefolge	Speiseplan	Menge	Lebensmittel	kcal	g Bst.
Frühstück	Kräutertee	250 ml	Kräutertee		
	Zucker	10 g	Zucker	41	
	Maltodextrin	5 g	Maltodextrin	20	
	Weißbrot-Weizenbrot	60 g	Weißbrot-Weizenbrot	144	1,7
	Honig	25 g	Blütenhonig	77	
	Marmelade	25 g	Heidelbeermarmelade	68	0,5
1. Zwischenmahlzeit	Gemüsesuppe	80 g	Mohrrübe	21	2,9
		250 ml	Gemüsebrühe	38	0,8
			Petersilie, Salz, Pfeffer		
		20 g	Zwieback	73	1,0
Mittagessen	Schleimsuppe	200 ml	Gemüsebrühe	31	0,6
		30 g	Haferflocken	111	1,6
		10 g	Maltodextrin	41	
			Salz, Pfeffer, Petersilie		
		40 g	Weizen-Toastbrot	104	1,1
2. Zwischenmahlzeit	Tee	250 ml	Pfefferminztee		
	Zucker	10 g	Zucker	41	
	Maltodextrin	5 g	Maltodextrin	20	
	Zwieback	20 g	Zwieback	73	1,0
Abendessen	Tee	250 ml	Kräutertee		
	Zucker	10 g	Zucker	41	
	Haferflockenbrei	5 g	Maltodextrin	20	
		10 g	Zucker	41	
		200 ml	Wasser		
		30 g	Haferflocken	111	1,6
		10 g	Zucker	41	
		5 g	Maltodextrin	20	

zusätzlich 500 ml Mineralwasser über den Tag verteilt

Energie:	1177	kcal
Eiweiß (10%):	32,2	g
Fett (7%):	10,9	g
Kohlenhydrate (83%):	238,2	g
Ballaststoffe:	12,9	g

Kostaufbau, Stufe 2, 1500 kcal

Speisefolge	Speiseplan	Menge	Lebensmittel	kcal	g Bst.
Frühstück	Kräutertee	250 ml	Kräutertee		
	Zucker	10 g	Zucker	41	
	Weißbrot-Weizenbrot	40 g	Weißbrot-Weizenbrot	96	1,1
	Erdbeerkonfitüre	25 g	Erdbeerkonfitüre	67	0,2
	Honig	25 g	Blütenhonig	77	
	Quark	40 g	Quark, Magerstufe	30	
1. Zwischen-mahlzeit	Quarkspeise	80 g	Quark, Magerstufe	60	
		100 g	Apfelmus	58	1,6
		5 g	Zucker	20	
			Zimt		
Mittagessen	Nudelsuppe	250 ml	Gemüsebrühe	38	0,8
		20 g	Nudeln	25	0,4
		30 g	Mohrrübe	8	1,1
		30 g	Knollensellerie	6	1,3
			Petersilie, Salz, Pfeffer		
	Rinder-geschnetzeltes	80 g	Rindfleisch	121	
		5 g	Maisstärke	18	0,1
	Spinat und Kartoffelschnee	100 ml	Gemüsebrühe	15	0,3
		150 g	Spinat	25	3,9
		150 g	Kartoffeln	105	3,5
			Petersilie, Salz, Pfeffer		
	Kompott	150 g	Pfirsich	160	1,4
2. Zwischen-mahlzeit	Tee	150 ml	Tee		
	Zucker	5 g	Zucker	20	
	Zwieback	20 g	Zwieback	73	1,0
	Konfitüre	25 g	Erdbeerkonfitüre	72	0,2
Abendessen	Kräutertee	250 ml	Kräutertee		
	Zucker	5 g	Zucker	41	
	Grießbrei	125 ml	Kuhmilch 1,5% Fett	61	
	Kompott	15 g	Weizengrieß	49	1,1
		10 g	Zucker	41	
		25 g	Quark, Magerstufe	19	
		150 g	Fruchtcocktail	145	2,2

zusätzlich 1000 ml Mineralwasser über den Tag verteilt

Energie:	1491 kcal	Kohlenhydrate (76%):	273,5 g
Eiweiß (18%):	69,2 g	Ballaststoffe:	20,1 g
Fett (6%):	9,9 g		

Kostaufbau, Stufe 3

Speisefolge	Speiseplan	Menge	Lebensmittel	kcal	g Bst.
Frühstück	Kaffee	150 ml	Kaffee-Ersatz		
	Kräutertee	150 ml	Kräutertee		
	Kondensmilch	10 ml	Kondensmilch 4% Fett	11	
	Zucker	10 g	Zucker	41	
	Brötchen	40 g	Brötchen	101	1,2
	Weißbrot	20 g	Weißbrot	48	0,6
	Halbfettdiät-margarine	10 g	Halbfettdiät-margarine	36	
	Honig	25 g	Blütenhonig	77	
	Käse	30 g	Schnittkäse 30% Fett i.Tr.	77	
1. Zwischen-mahlzeit	Buttermilchshake	100 ml	Buttermilch	36	
		100 ml	Orangensaft	45	0,2
		10 g	Zucker	41	
			Zimt		
Mittagessen	Fisch-Gemüse-Risotto	100 g	Kabeljau, Tk	90	
		50 g	Mohrrübe	13	1,8
		50 g	Zucchini	10	0,6
		50 g	Schwarzwurzel	8	2,2
		40 g	Reis, parboiled	140	0,6
		10 g	Sonnenblumenöl	88	
			Zitronensaft, Salz, Pfeffer, Schnittlauch, Petersilie		
	Apfelpudding	100 g	Apfel, geschält, Dose	86	1,6
	mit Quarktupfer	100 ml	Apfelfruchtsaft	50	
		5 g	Maisstärke	18	0,1
		20 g	Quark, Magerstufe	15	
2. Zwischen-mahlzeit	Biskuitrolle	300 ml	Tee, schwarz, mit Zucker	25	
		100 g	Biskuitrolle	276	0,8
Abendessen	Tee	300 ml	Pfefferminztee		
	Zucker	5 g	Zucker	20	
	Graubrot-Weizenmischbrot	50 g	Graubrot-Weizenmischbrot	110	2
	Knäckebrot	20 g	Knäckebrot	72	0,8
	Halbfettdiät-margarine	10 g	Halbfettdiät-margarine	36	
	Spargel-Schinken-Röllchen	30 g	Schinken, gekocht, ungeräuchert	65	

Speisefolge	Speiseplan	Menge	Lebensmittel	kcal	g Bst.
		90 g	Spargel, gegart, Dose	14	1,2
		30 g	Weichkäse 30 % Fett i.Tr.	63	
3. Zwischen-mahlzeit	Tee	150 ml	Tee	1	
	Zucker	5 g	Zucker	21	
	Zwieback	20 g	Zwieback	73	1,0
	Hüttenkäse	30 g	Hüttenkäse, Magerstufe	25	
	Gelee	20 g	Erdbeergelee	58	

zusätzlich 1050 ml stilles Mineralwasser über den Tag verteilt

Energie: 1890   kcal
Eiweiß (17 %):   78,4   g
Fett (17 %):   38,9   g
Kohlenhydrate (66 %):   298,7   g
Ballaststoffe: 14,6   g

Glutenfreie Kost

Speisefolge	Speiseplan	Menge	Lebensmittel	kcal
1. Frühstück	Bohnenkaffee	250 ml	Bohnenkaffee	5
	Kondensmilch 7,5% Fett	15 ml	Kondensmilch 7,5% Fett	20
	Zucker	5 g	Zucker	20
	Kastanienbrot, glutenfrei	40 g	Kastanienbrot, glutenfrei	71
	Hirsebrot, glutenfrei	60 g	Hirsebrot, glutenfrei	152
	Butter	10 g	Butter	74
	Aprikosenkonfitüre	25 g	Aprikosenkonfitüre	72
	Honig	20 g	Honig	61
	gekochtes Ei	60 g	Hühnerei Garnitur: Salatblatt	93
2. Frühstück	Karottensaft	150 ml	Karottensaft	33
	Hirsebrot, glutenfrei	40 g	Hirsebrot, glutenfrei	101
	Butter	5 g	Butter	37
	Putenbrust, geräuchert	30 g	Putenbrust, geräuchert Garnitur: Salatblatt und Tomatenecke	54
Mittagessen	Mineralwasser	250 ml	Mineralwasser	
	Putengulasch	5 g	Maiskeimöl	44
		20 g	Zwiebeln	6
		100 g	Putenschnitzel	180
		5 g	Tomatenmark	4
		50 g	Paprika, bunt	10
		50 g	Champignons	8
		50 g	Tomaten	10
		50 g	Tomaten, Dose	7
		100 ml	Gemüsebrühe Gewürze	15
	Kräuterreis	60 g	Reis, ungeschält Gemüsebrühe Gewürze und Kräuter	210
	gemischter Salat	10 g	Feldsalat	1
		30 g	Eisbergsalat	4
		10 g	Kopfsalat	1
		20 g	Radieschen	3
		30 g	Gurke	4
		10 g	Zwiebeln	3
		5 g	Maiskeimöl Essig, Gewürze und Kräuter	44
	Bananenjoghurt	60 g	Banane	57
		90 g	Joghurt 1,5% Fett	42

Speisefolge	Speiseplan	Menge	Lebensmittel	kcal
		5 g	Zucker Vanille und Zitronensaft	20
Vesper	Mineralwasser mit Frucht Zuckermelone	200 ml 50 ml 150 g	Mineralwasser Orangennektar Zuckermelone	 32 83
Abendessen	Hagebuttentee Zucker Kastanienbrot, glutenfrei Butter Avocadocreme Maasdammer (45% Fett i.Tr.) Karotten-Apfel- Rohkost	250 ml 5 g 80 g 10 g 80 g 20 g 30 g 100 g 50 g 5 g	Hagebuttentee Zucker Kastanienbrot, glutenfrei Butter Avocado Joghurt 1,5% Fett Zitronensaft und Gewürze Maasdammer (45% Fett i.Tr.) Karotten Apfel Maiskeimöl Zitronensaft und Gewürze Garnitur: Salatblatt, Gurkenscheibe und Petersilie	1 20 142 74 174 9 73 26 26 44

zusätzlich 1000 ml stilles Mineralwasser über den Tag verteilt

Energie:	2271	kcal
Eiweiß (13%):	70,0	g
Fett (36%):	90,5	g
Kohlenhydrate (51%):	284,5	g

Ballaststoffarme Kost, 2500 kcal

Speisefolge	Speiseplan	Menge	Lebensmittel	kcal	g Bst.
1. Frühstück	Pfefferminztee	250 ml	Pfefferminztee	1	
	Zucker	5 g	Zucker	20	
	Maltodextrin 19	5 g	Maltodextrin (MD) 19	20	
	Brötchen	80 g	Brötchen	201	2,4
	Butter	10 g	Butter	74	
	Erdbeerkonfitüre	25 g	Erdbeerkonfitüre	72	0,2
	Honig	20 g	Honig	61	
	Geflügelmortadella	30 g	Geflügelmortadella	54	
	Frischkäse, Rahm	20 g	Frischkäse, Rahmstufe	56	
			Garnitur: Salatblatt und Pfirsichspalte		
2. Frühstück	Apfelfruchtsaft	250 ml	Apfelfruchtsaft	124	
	Toastbrot	25 g	Toastbrot	65	0,7
	Butter	5 g	Butter	37	
	Emmentaler (45% Fett i.Tr.)	30 g	Emmentaler (45% Fett i.Tr.) Garnitur: Salatblatt und Tomatenecke	73	
Mittagessen	Mineralwasser	250 ml	Mineralwasser		
	Spargelcremesuppe	5 g	Margarine	36	
		5 g	Mehl, Type 405	17	0,2
		150 ml	Gemüsebrühe	23	0,5
		50 g	Spargel, gegart	7	0,7
		10 ml	Schlagsahne 30% Fett Gewürze, Kräuter	29	
	geschmortes	5 g	Maiskeimöl	44	
	Putenschnitzel	100 g	Putenschnitzel	225	
		5 g	Tomatenmark	4	0,1
		125 ml	Gemüsebrühe	19	0,4
		5 g	Mehl, Type 405	17	0,2
		10 ml	Schlagsahne 30% Fett Gewürze	29	
	Karottengemüse	5 g	Margarine	36	
		100 g	Karotten Gemüsebrühe Gewürze, Petersilie	26	3,6
	Butterreis	5 g	Butter	37	
		60 g	Reis, geschält Wasser, Salz, Gewürze	209	0,8
	Fruchtcocktail	100 g	Obstmischung, Dose	107	0,9

Speisefolge	Speiseplan	Menge	Lebensmittel	kcal	g Bst.
Vesper	Tee	250 ml	Pfefferminztee	1	
	Zucker	5 g	Zucker	20	
	Maltodextrin 19	5 g	MD 19	20	
	Butterkekse	25 g	Butterkekse	120	0,7
Abendessen	Tee	250 ml	Früchtetee	1	
	Zucker	5 g	Zucker	20	
	Maltodextrin 19	5 g	MD 19	20	
	Weißbrot	90 g	Weißbrot	215	2,6
	Butter	15 g	Butter	111	
	Wurstaufschnitt	30 g	Wurstaufschnitt	69	
	Leerdammer (45% Fett i.Tr.)	30 g	Leerdammer (45% Fett i.Tr.)	103	
	Banane	150 g	Banane	143	3,0

zusätzlich 500 ml Mineralwasser über den Tag verteilt

Energie:	2514	kcal
Eiweiß (14%):	87,9	g
Fett (35%):	96,1	g
Kohlenhydrate (51%):	318,8	g
Ballaststoffe:	20,6	g

Ballaststoffreiche Kost, 2200 kcal

Speisefolge	Speiseplan	Menge	Lebensmittel	kcal	g Bst.
1. Frühstück	Kaffee	250 ml	Bohnenkaffee		
	Zucker	5 g	Zucker	20	
	Kondensmilch	15 ml	Kondensmilch 7,5% Fett	20	
	Vollkornbrötchen	120 g	Vollkornbrötchen	268	7,9
	Butter	10 g	Butter	74	
	Käse	30 g	Camembert (45% Fett i.Tr.)	86	
	Konfitüre	25 g	Brombeerkonfitüre	67	0,6
2. Frühstück	Müsli	100 g	Naturjoghurt 1,5% Fett	46	
	Kirschschorle	10 g	Weizenkorn	31	1,0
		100 g	Apfel	48	1,8
		5 g	Rosinen	15	0,3
		200 ml	Mineralwasser mit Kohlensäure		
		50 ml	Sauerkirschfruchtsaft	29	
Mittagessen	gefüllte Pfannkuchen	60 ml	Mineralwasser		
	mit Lauch-Paprika-	60 g	Weizenvollkornmehl	185	6,0
	Karottengemüse	60 g	Hühnerei	93	
		3 g	Backpulver	5	
		60 ml	Kefir	30	
		10 g	Olivenöl	88	
		5 g	Sesam	28	0,6
		50 g	Lauch	11	1,1
		50 g	Paprika	10	1,9
		50 g	Mohrrübe	13	1,8
		5 g	Olivenöl	44	
			Salz, Pfeffer, Petersilie		
	Feldsalat	30 g	Feldsalat	4	
		10 g	Zwiebeln	3	0,3
		20 g	Naturjoghurt 1,5% Fett	9	0,4
			Salz, Pfeffer, Essig, Schnittlauch		
	Heidelbeergrütze	100 g	Heidelbeeren	42	
		80 ml	Sauerkirschsaft	46	
		5 g	Maisstärke	18	4,9
		5 g	Zucker	20	0,1
Vesper	Tee	250 ml	Kräutertee		
	Zucker	5 g	Zucker	20	
	Vollkornkekse	40 g	Vollkornkekse	188	

Speisefolge	Speiseplan	Menge	Lebensmittel	kcal	g Bst.
Abendessen	Tee	250 ml	Hagebuttentee		
	Zucker	5 g	Zucker	20	
	Vollkornbrot	120 g	Vollkornbrot mit Ölsamen	244	3,4
	Butter	10 g	Butter	74	
	bunter Weizen-	30 g	Weizen, Vollkorn	94	10,1
	salat	50 g	Gemüsepaprika, rot	18	1,9
	Schinken	50 g	Zuckermais, Dose	38	3,1
		30 g	Gurke	4	1,8
		5 g	Olivenöl	44	0,8
			Salz, Pfeffer, Petersilie		0,2
		30 g	Schinken gekocht ungeräuchert	65	

zusätzlich 1200 ml Mineralwasser über den Tag verteilt

Energie:	2156	kcal
Eiweiß (14%):	71,4	g
Fett (34%):	79,9	g
Kohlenhydrate (52%):	278,1	g
Ballaststoffe:	48,7	g

Seltene Diätformen
Kost bei Dumping-Syndrom

Speisefolge	Speiseplan	Menge	Lebensmittel	kcal
1. Frühstück	Toastbrot	40 g	Graubrot-Toastbrot mit Schrot	99
	Diätkonfitüre	25 g	Diabetikerkonfitüre	65
	Butter	10 g	Butter	74
	gekochtes Ei	50 g	Hühnerei	77
	Tee mit Süßstoff	125 ml	Kräutertee	
1. Zwischen-mahlzeit	Frühlingsbrot	50 g	Grahambrot	109
		40 g	Quark, Magerstufe	30
		30 g	Tomate, rot, Gewürze	5
	Tee mit Süßstoff	125 ml	Früchtetee	
2. Zwischen-mahlzeit	Erdbeershake	100 ml	Kefir	50
		50 g	Erdbeeren	16
			Süßstoff	
Mittagessen	Rotbarsch-	130 g	Rotbarsch, gegart	163
	Gemüse-Risotto	100 g	Mohrrübe	26
		50 g	Knollensellerie	10
		10 g	Maiskeimöl	88
		50 g	Reis, parboiled	176
		80 ml	Gemüsebrühe	12
			Salz, Pfeffer, Petersilie	
	frische Ananas	100 g	Ananas	59
3. Zwischen-mahlzeit	Radieschenbrot	20 g	Knäckebrot	72
		10 g	Butter	74
		50 g	Radieschen	7
	Apfelsaftschorle	100 ml	natürliches Mineralwasser, still	
		25 ml	Apfelfruchtsaft	12
4. Zwischen-mahlzeit	Kirschgrütze	50 g	Sauerkirsche	29
		50 g	Heidelbeere	21
		50 ml	Holunderbeere, Fruchtsaft	25
		5 g	Maisstärke	18
			Süßstoff	
	Tee mit Süßstoff	125 ml	Früchtetee	
Abendessen	Grahambrot	50 g	Grahambrot	109
	Butter	10 g	Butter	74

Speisefolge	Speiseplan	Menge	Lebensmittel	kcal
	Kasseler	30 g	Kasseler	42
	gekochter Zucchini	100 g	Zucchini	19
	Karotten-Salat	30 g	Mohrrübe	8
		10 g	Naturjoghurt 1,5% Fett	5
			Salz, Pfeffer, Schnittlauch	
			Essig	
	Tee mit Süßstoff	125 ml	Pfefferminztee	
5. Zwischen-mahlzeit	Vanillepudding	125 ml	Milch 3,5% Fett	80
		10 g	Vanillepuddingpulver	39
			Süßstoff	
	Tee mit Süßstoff	125 ml	Malventee	

Energie: 1692   kcal
Eiweiß (19%):   79,6 g
Fett (31%):   59,5 g
Kohlenhydrate (50%): 205,6 g

Laktosefreie Kost, 2000 kcal

Speisefolge	Speiseplan	Menge	Lebensmittel	kcal
Frühstück	Kaffee	300 ml	Bohnenkaffee	
	Zucker	5 g	Zucker	20
	Brötchen	40 g	Weizenbrötchen	101
	Vollkornbrötchen	60 g	Vollkornbrötchen mit Ölsamen	144
	Diätmargarine, > 50% Linolsäure	10 g	Diätmargarine	71
	Honig	25 g	Blütenhonig	77
	Konfitüre	25 g	Süßkirschkonfitüre	70
	Ei	60 g	Hühnerei	93
1. Zwischenmahlzeit	Orangenschorle	250 ml	Mineralwasser mit Kohlensäure	
		50 ml	Orangenfruchtsaft	23
	Frühlingsbrot	20 g	Knäckebrot	72
		5 g	Diätmargarine, > 50% Linolsäure	36
		1 g	Schnittlauch	
Mittagessen	gedünstetes Kabeljaufilet auf Gemüsestreifen mit Pellkartoffeln	100 g	Kabeljau, Tk, gegart	90
		5 g	Olivenöl	44
		50 g	Kohlrabi	12
		50 g	Mohrrübe	13
		50 g	Champignon	8
		50 ml	Gemüsebrühe	8
		160 g	Kartoffeln, geschält, gegart	112
			Salz, Pfeffer, frische Kräuter	
	Feldsalat	30 g	Feldsalat	4
		3 g	Olivenöl	27
			Salz, Pfeffer, frische Kräuter, Zitrone	
	gebackene Banane	120 g	Banane	114
		5 g	Sonnenblumenöl	44
		10 g	Blütenhonig	31
		5 g	Sesam	28
	Mineralwasser	250 ml	Mineralwasser mit Kohlensäure	
2. Zwischenmahlzeit	Tee	250 ml	Kräutertee	
	Zucker	5 g	Zucker	20
	Hefezopf	100 g	Hefezopf, aus Hefeteig, fettarm	287

Speisefolge	Speiseplan	Menge	Lebensmittel	kcal
Abendessen	Tee	250 ml	Früchtetee	
	Zucker	5 g	Zucker	20
	Graubrot-Mehrkornbrot	50 g	Graubrot-Mehrkornbrot	110
	Graubrot-Weizenmischbrot	50 g	Graubrot-Weizenmischbrot	109
	Diätmargarine, > 50% Linolsäure	10 g	Diätmargarine	71
	Spargel-Schinken-Röllchen	60 g	Schinken, gekocht, ungeräuchert	129
		120 g	Spargel (Dose)	18

zusätzlich 950 ml Mineralwasser über den Tag verteilt

Energie: 1997   kcal
Eiweiß (16%):   81,0 g
Fett (28%):   64,0 g
Kohlenhydrate (56%): 269,8 g

Laktosereduzierte Kost, 2100 kcal

Speisefolge	Speiseplan	Menge	Lebensmittel	kcal
Frühstück	Kaffee	250 ml	Bohnenkaffee	
	Zucker	5 g	Zucker	20
	Kaffeesahne	15 ml	Kaffeesahne 10% Fett	30
	Vollkornbrötchen	60 g	Vollkornbrötchen mit Ölsamen	144
	Brötchen	40 g	Weizenbrötchen	101
	Butter	10 g	Butter	74
	Konfitüre	25 g	Himbeerkonfitüre	67
	Käse	30 g	Camembert 45% Fett i.Tr.	86
1. Zwischen-mahlzeit	Mineralwasser	200 ml	Mineralwasser	
	mit Schuss	10 ml	Zitronensaft	3
	Knäckebrot mit	20 g	Knäckebrot	72
	Pflanzenpastete	25 g	Pflanzenpastete	63
		1 g	Schnittlauch frisch	
Mittagessen	Puten-Pilz-	100 g	Putenschnitzel	225
	Geschnetzeltes	80 g	Champignons	12
		10 g	Sonnenblumenöl	88
		5 g	Weizenvollkornmehl	16
		100 ml	Fleischbrühe	29
			Salz, Pfeffer, Petersilie	
	Gemüserisotto	50 g	Reis ungeschält	175
		50 g	Mohrrübe	13
			Salz, Pfeffer, Petersilie	
	Chinakohl-Orangen-	40 g	Chinakohl	5
	Salat	120 g	Orange	57
		3 g	Maiskeimöl	27
			Salz, Pfeffer, Essig, Petersilie	
	frischer Obstsalat	50 g	Himbeeren	17
		50 g	Brombeeren	22
		50 g	Heidelbeeren	21
		10 g	Zucker	41
	Mineralwasser	250 ml	Mineralwasser mit Kohlensäure	
2. Zwischen-mahlzeit	Müsli	150 g	Naturjoghurt 1,5% Fett	70
		20 g	Haferflocken	74
		5 g	Rosinen	15
		50 g	Apfel	24
	Mineralwasser	200 ml	Mineralwasser	

Speisefolge	Speiseplan	Menge	Lebensmittel	kcal
		50 ml	mit Kohlensäure Sauerkirschfruchtsaft	29
Abendessen	Tee	250 ml	Kräutertee	
	Zucker	5 g	Zucker	21
	Baguette	60 g	Baguette	151
	Graubrot-Weizenmischbrot	45 g	Graubrot-Weizenmischbrot	99
	Butter	10 g	Butter	74
	Tomate	60 g	Tomate	11
	Mozzarellakäse	40 g	Mozzarella	102
			Salz, Pfeffer, Basilkum	
	Kasseler	30 g	Schweinefleisch, gepökelt, geräuchert	42

zusätzlich 940 ml Mineralwasser über den Tag verteilt

Energie: 2117 kcal
Eiweiß (16%): 84,9 g
Fett (33%): 81,2 g
Kohlenhydrate (51%): 261,3 g

Galaktosefreie Kost, 2100 kcal

Speisefolge	Speiseplan	Menge	Lebensmittel	kcal
Frühstück	Kaffee	300 ml	Bohnenkaffee	
	Zucker	5 g	Zucker	20
	Vollkornbrötchen	60 g	Vollkornbrötchen mit Ölsamen	144
	Brötchen	40 g	Weizenbrötchen	101
	Diätmargarine	10 g	Diätmargarine, > 50% Linolsäure	71
	Honig	25 g	Blütenhonig	77
	Konfitüre	25 g	Brombeerkonfitüre	67
1. Zwischenmahlzeit	Tomaten-Kresse-Brot	40 g	Pumpernickel	75
		5 g	Diätmargarine, > 50% Linolsäure	36
		20 g	Tomate, rot	4
		5 g	Kresse	2
	Traubenschorle	200 ml	Mineralwasser mit Kohlensäure	
		50 ml	Weintraubensaft	36
Mittagessen	Kartoffelsuppe	100 g	Kartoffeln, geschält, gegart	70
		30 g	Lauch, gegart	7
		30 g	Mohrrübe	8
		200 ml	Gemüsebrühe	31
		5 g	Sonnenblumenöl Salz, Pfeffer, Petersilie	44
	Nudel-Fisch-Gemüse-Pfanne	50 g	Vollkornteigwaren ohne Ei	161
		100 g	Kabeljau, Tk, gegart	90
		5 g	Maiskeimöl	44
		50 g	Kohlrabi	12
		50 g	Gemüsepaprika, rot	18
		50 g	Mohrrübe	13
		100 ml	Gemüsebrühe Salz, Pfeffer, Schnittlauch	15
	Obstsalat	50 g	Kiwi	31
		50 g	Ananas	29
		50 g	Himbeere	17
		5 g	Zucker	20
		5 g	Sonnenblumenkerne	29
2. Zwischenmahlzeit	Tee	150 ml	Tee, schwarz, mit Zucker	13
	Biskuitrolle	100 g	Biskuitrolle	276

Speisefolge	Speiseplan	Menge	Lebensmittel	kcal
Abendessen	Tee	300 ml	Hagebuttentee	
	Zucker	5 g	Zucker	20
	Vollkornbrot	60 g	Vollkornbrot	112
	Graubrot-Weizen-mischbrot	50 g	Graubrot-Weizenmischbrot	110
	Diätmargarine, Linolsäure >50 %	10 g	Diätmargarine	71
	Salami	30 g	Salami	127
	hartgekochtes Ei	50 g	Hühnerei	77
	Gurkensalat	100 g	Gurke	12
		5 g	Zwiebeln	1
		3 g	Sonnenblumenöl	27
			Salz, Pfeffer, Essig, Dill	

zusätzlich 1150 ml Mineralwasser über den Tag verteilt

Energie: 2118 kcal
Eiweiß (15%): 77,6 g
Fett (26%): 63,5 g
Kohlenhydrate (59%): 301,8 g

Galaktose- und fruktosereduzierte Kost, 2300 kcal

Speisefolge	Speiseplan	Menge	Lebensmittel	kcal
Frühstück	Kaffee	300 ml	Bohnenkaffee	
	Traubenzucker	20 g	Traubenzucker	81
	Brötchen	80 g	Weizenbrötchen	201
	Diätmargarine, Linolsäure > 50%	5 g	Diätmargarine	36
	Kasseler	30 g	Kasseler	42
	Putenbrust	30 g	Baby-Pute	45
1. Zwischen-mahlzeit	Tee	150 ml	Kräutertee	
	Traubenzucker	15 g	Traubenzucker	61
	Graubrot-Weizenmischbrot	45 g	Graubrot-Weizenmischbrot	99
	Tomatenmark	5 g	Tomatenmark	4
	Schinken	30 g	Schinken, gek., ungeräuchert	65
Mittagessen	Spinatcremesuppe	80 g	Blattspinat	14
		200 ml	Gemüsebrühe	31
		10 g	Maltodextrin	41
		8 g	Weizenmehl Typ 405	27
			Salz, Pfeffer, Petersilie	
	gedünstetes Kabeljaufilet	100 g	Kabeljau, Tk, gegart	90
			Zitronensaft, Salz	
	Broccoli-Pilz-Risotto	50 g	Broccoli, gegart	12
		50 g	Champignon, gegart	8
		50 g	Reis geschält	175
		10 g	Maltodextrin	41
		5 g	Sonnenblumenöl	44
			Salz, Pfeffer, frische Kräuter	
	Feldsalat	30 g	Feldsalat	4
		3 g	Sonnenblumenöl	27
		5 g	Maltodextrin	20
			Salz, Pfeffer, frische Kräuter	
2. Zwischen-mahlzeit	Tee	150 ml	Früchtetee	
	Traubenzucker	15 g	Traubenzucker	61
	Waffeln	30 g	Diätmargarine, Linolsäure > 50%	213
		30 g	Hühnerei	46
		20 g	Maisstärke	70
		20 g	Weizenmehl Feinmehl Type 405	67
		1 g	Backpulver	2

Speisefolge	Speiseplan	Menge	Lebensmittel	kcal
		5 g	Zitronenfruchtsaft	1
		5 g	Sonnenblumenöl	44
		10 g	Traubenzucker	41
Abendessen	Tee	300 ml	Pfefferminztee	
	Traubenzucker	20 g	Traubenzucker	81
	Schinkentoast	30 g	Weißbrot-Toastbrot	78
		30 g	Schinken, roh, geräuchert	87
		5 g	Senf	4
3. Zwischen-mahlzeit	Tee	150 ml	Kräutertee	
	Traubenzucker	15 g	Traubenzucker	61
	Knäckebrot	20 g	Knäckebrot	72
	Meerrettich	5 g	Meerrettich, Tube	3
	Geflügelaufschnitt	30 g	Geflügelmortadella	54
		1000 ml *	Tee und	
		40 g*	Traubenzucker	162

*zusätzlich über den Tag verteilt

Energie:	2315	kcal
Eiweiß (16%):	92,2	g
Fett (24%):	65,2	g
Kohlenhydrate (60%):	339,1	g

Eier- und milcheiweißfreie Kost, 2100 kcal

Speisefolge	Speiseplan	Menge	Lebensmittel	kcal
Frühstück	Kaffee	300 ml	Bohnenkaffee	
	Zucker	5 g	Zucker	20
	Brötchen	80 g	Weizenbrötchen	201
	Diätmargarine	10 g	Margarine, Linölsäure > 50%	71
	Honig	25 g	Blütenhonig	77
	Konfitüre	25 g	Süßkirschkonfitüre	70
1. Zwischen-mahlzeit	Obstsalat	50 g	Kiwi	31
		50 g	Birne	26
		50 g	Orange	24
		5 g	Zucker	20
	Kirschschorle	200 ml	Mineralwasser mit Kohlensäure	
		50 ml	Sauerkirsch-Fruchtsaft	29
Mittagessen	Tomatensuppe	100 g	Tomate	17
		10 g	Tomatenmark	7
		5 g	Olivenöl	44
		150 ml	Gemüsebrühe Gewürze, Kräuter	23
	Hähnchenkeule	100 g	Brathähnchen, Schenkel gegart	214
	Ratatouille	80 g	Aubergine, gegart	14
		50 g	Zucchini	9
		50 g	Tomate, gegart	10
		10 g	Olivenöl	88
	Petersilienkartoffeln	120 g	Kartoffeln, geschält, gegart	84
			Salz, Pfeffer, Petersilie, Basilikum Oregano, Thymian	
	Fruchtpudding	100 g	Aprikose, Dose	78
		100 ml	Orangen-Fruchtsaft	45
		5 g	Maisstärke	18
		5 g	Zucker	20
	Erdbeersoße	50 g	Erdbeeren	16
	Mineralwasser	250 ml	Mineralwasser mit Kohlensäure	
2. Zwischen-mahlzeit	Tee	150 ml	Früchtetee	
	Zucker	3 g	Zucker	12,2
	Zwieback, eifrei	40 g	Zwieback, eifrei	146,2
	Diätmargarine	5 g	Margarine, Linolsäure > 50%	35,5
	Honig	25 g	Blütenhonig	76,7

Speisefolge	Speiseplan	Menge	Lebensmittel	kcal
Abendessen	Tee	300 ml	Malventee	
	Zucker	5 g	Zucker	20
	Graubrot-Weizenmischbrot	100 g	Graubrot-Weizenmischbrot	219
	Diätmargarine, Linolsäure > 50%	5 g	Diätmargarine	36
	Leberwurst*	30 g	Leberwurst fein*	107
	Gewürzgurke	50 g	Gewürzgurke	6
	roher Schinken	30 g	Schinken, roh, geräuchert	87
	Senf*	5 g	Senf*	4
	Feldsalat	30 g	Feldsalat	4
		30 g	Mandarine	15
		3 g	Sonnenblumenöl Salz, Pfeffer, Petersilie	27

* bitte auf Milch- oder Eifreiheit überprüfen
zusätzlich 800 ml kalziumreiches Mineralwasser über den Tag verteilt

Energie:	2053	kcal
Eiweiß (15%):	74,8	g
Fett (28%):	66,5	g
Kohlenhydrate (57%):	280,9	g

Keimreduzierte Kost, 2100 kcal

Speisefolge	Speiseplan	Menge	Lebensmittel	kcal
Frühstück	Kaffee	300 ml	Bohnenkaffee	
	Kondensmilch	15 ml	Kondensmilch 10% Fett	27
	Zucker	5 g	Zucker	20
	Vollkornbrötchen	60 g	Vollkornbrötchen mit Ölsamen	144
	Brötchen	40 g	Weizenbrötchen	101
	Butter	10 g	Butter	74
	Honig	25 g	Blütenhonig	77
	Frischkäse	30 g	Frischkäse 60% Fett i.Tr.	101
1. Zwischen-mahlzeit	Mandarinenquark	80 g	Quark 20% Fett i.Tr.	80
		50 ml	Orangenfruchtsaft	23
		100 ml	Mandarine (Dose)	83
Mittagessen	Zucchinicremesuppe	100 g	Zucchini	19
		5 g	Sonnenblumenöl	44
		150 ml	Gemüsebrühe	23
			Salz, Pfeffer, Petersilie (getrocknet)	
	Puten-	100 g	Putenbrust	107
	geschnetzeltes	50 ml	Kondensmilch, 10% Fett	88
	„Hawaii"	50 ml	Gemüsebrühe	8
		50 g	Pfirsich, Dose	38
		50 g	Ananas, Dose	44
	Reis	40 g	Reis, parboiled	141
	gekochter	100 g	Mohrrübe, gegart	21
	Möhrensalat	3 g	Sonnenblumenöl	21
		50 ml	Gemüsebrühe	8
			Salz, Pfeffer, Petersilie (getrocknet)	
	Birne Helene	100 g	Birne, Dose	84
		25 g	Quark 20% Fett i.Tr.	25
		10 g	Milchschokolade	54
2. Zwischen-mahlzeit	Tee	150 ml	Früchtetee	
	Zucker	5 g	Zucker	21
	Butterkeks	24 g	Butterkeks	115

Speisefolge	Speiseplan	Menge	Lebensmittel	kcal
Abendessen	Tee	300 ml	Pfefferminztee	
	Zucker	5 g	Zucker	20
	Graubrot-Weizenmischbrot	50 g	Graubrot-Weizenmischbrot	110
	Vollkornbrot	60 g	Vollkornbrot	112
	Butter	10 g	Butter	74
	Teewurst	30 g	Teewurst	110
	Hüttenkäse	30 g	Hüttenkäse 20% Fett	31

zusätzlich 1200 ml Mineralwasser über den Tag verteilt

Energie: 2046 kcal
Eiweiß (16%): 83,1 g
Fett (31%): 72,1 g
Kohlenhydrate (53%): 261,3 g

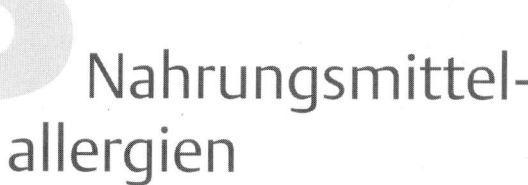

3 Nahrungsmittel-allergien

E. Lückerath

Grundlagen zur Physiologie[1], Pathophysiologie[2] und Immunologie[3] allergischer Erkrankungen

Wilfried Diebschlag

Einführung

Laut Angaben der Weltgesundheitsorganisation (WHO) sind etwa 80% aller Krankheiten auf ungünstige Umwelteinflüsse und ungesunde Lebensweise zurückzuführen. Die vor allem in den sog. westlichen Industrieländern weiterhin zunehmende Häufigkeit allergischer Sensibilisierungen und Erkrankungen (Nickolaus, 1997) aufgrund von Einwirkungen im beruflichen und privaten Lebensbereich stellt eine besondere medizinische Herausforderung dar, um Gesundheit, Wohlbefinden und Leistungsfähigkeit der Bevölkerung zu sichern, denn innerhalb der letzten 25 Jahre stieg die Prävalenz allergischer Erkrankungen um mehr als das Dreifache, ohne dass eine Abschwächung vorhersehbar ist. Es wird befürchtet, dass Allergien zur Epidemie des 21. Jahrhunderts werden. Deswegen wird allgemein die Allergenkarenz und besonders die Allergievorbeugung durch allergenarme Ernährung empfohlen (DHA, 1997). Aufgrund neuer Studien an Kindern und Erwachsenen in USA und Norwegen wird allerdings diskutiert, ob die Allergenvermeidung als primäre Präventionsstrategie bei noch nicht sensibilisierten Personen zu überdenken sei, denn es ist bekannt, dass das immunologische Stadium der Allergen-„Toleranz" umso leichter erreicht wird, je höher der Allergenkontakt ist. Als Parameter dafür gilt die Produktion von antiinflammatorisch wirkenden IgG-Antikörpern. Vice versa ist demnach charakteristisch, dass Allergene gerade dann zu einer Allergie führen, wenn besonders niedriger Allergenkontakt besteht (Renz, 2001).

[1] Physiologie = Wissenschaft und Lehre von den ‚normalen' Lebensfunktionen des gesunden Organismus und seiner Organe

[2] Pathophysiologie (griechisch Pathos = Schmerz, Krankheit) = Wissenschaft und Lehre von den krankhaften Lebensvorgängen und Funktionen im menschlichen Organismus mit dem Ziel der Erklärung pathologischer Abweichungen von physiologischen, biochemischen und anderen Abläufen

[3] Immunologie = Wissenschaft und Lehre von den Erkennungs- und Abwehrmechanismen eines Organismus bezüglich körperfremder (und ggf. körpereigener) Substanzen und Gewebe durch das Immunsystem (immun = gefeit, verschont, frei von …)

Allergien sind kein Krankheitsbild der Neuzeit, sondern schon seit Jahrtausenden bekannt und dokumentiert, – so auch um 400 v. Chr. von Hippokrates, der an einer Unverträglichkeit von Käse und Eiern litt.

Überempfindlichkeitsreaktionen können zwar in allen Altersstufen auftreten, haben jedoch oftmals einen bekannten zeitlich gehäuften Beginn, wie z.B. die atopische Diathese[4] im frühen Kindesalter, die Häufung von Pollinosen und Milbenallergien im Frühjahr und Sommer u. v. a., sodass allergologische Maßnahmen im Sinne einer primären Prävention bereits rechtzeitig eingeleitet werden können, um ggf. schwere allergische Verlaufsformen zu verhindern. Dies gilt umso mehr, als die Prävalenz von Atopien schon 30% unserer Bevölkerung betrifft, wobei Stadtkinder mit bis zu 40% besonders gefährdet sind. Dabei können die Allergene von ,Allergenquellen' (Pflanzen, Tiere, Luft, Nahrung etc.) oder von ,Allergenträgern' (Pollen, Tierhaare, -kot etc.) stammen. Obwohl die Eiweißstruktur (Proteine, Glykoproteine) vieler Allergene bereits ermittelt und vieles über die Wechselwirkung zwischen chemischer Allergenstruktur und Immunsystem bekannt ist, sind die erheblichen Unterschiede hinsichtlich der ,allergenen Potenz' noch weitgehend ungeklärt.

Quälender Juckreiz, Unverträglichkeiten und schmerzhafte Entzündungen an Augen, Nase, Haut, Atem- und Intestinalschleimhäuten sowie inneren Organen – insbesondere auch durch in der Nahrung enthaltene natürliche und künstliche (anthropogene, chemische) Allergene sowie allergische Kreuzreaktionen –, bedeuten hohen Leidensdruck und verminderte Lebensqualität. Bedeutsam ist, dass dadurch Einschränkungen nicht nur für die Betroffenen, sondern auch für deren Familienangehörige oft unvermeidbar sind.

Allergien und deren Klassifikation

Definitionen

Der Wiener Pädiater *Clemens von Pirquet* prägte 1906 den Ausdruck ,Allergie', um in der Unterscheidung zwischen gesundheitlich nützlichen sowie pathologischen Immunmechanismen Ordnung in die Vielfalt der Begriffe zu bringen.

Die Wortschöpfung ,Allergie' leitet sich ab von den griechischen Wortstämmen allos = anders und ergon = Werk, Tätigkeit. Allergie bedeu-

---

[4] Atopie = genetisch determinierte Bereitschaft des Organismus, gegen Substanzen der Umwelt Überempfindlichkeitsreaktionen im Bereich der Gastrointestinalschleimhäute, der Lungen (allergische Rhinitis und/oder Asthma bronchiale) und der Haut (atopisches Ekzem) zu entwickeln (Diepgen, 1991)
Diathese = Neigung oder Bereitschaft des Organismus zu einer bestimmten Erkrankung

tete nach Pirquet eine spezifisch veränderte immunologische Reaktionsfähigkeit des Organismus mit hyper-, aber auch hyposensiblen Krankheitsbildern. Heute versteht man unter Allergie im engeren Sinne eine spezifische Änderung der Immunitätslage im Sinne einer krank machenden Überempfindlichkeit gegen Allergene (= Antigene) (Wahn, 1992).

Bei einigen Allergenen kann es zu **Kreuzreaktionen** kommen. In diesem Falle reagiert der Patient bei einer Sensibilisierung auf ein bestimmtes Allergen auch auf andere Substanzen mit ähnlichen oder identischen Determinanten (⌨ 3.1) allergisch.

⌨ **3.1** Beispiele für Allergie-Kreuzreaktionen (nach Döring, 1992).

Sensibilisierung auf	Kreuzreaktion auf
Milch, Käse	→ Rind-, Kalbfleisch
Ei (Huhn)	→ Hühnerfleisch
Penicillin (Schimmel)	→ Edelpilzkäse
Birke, Hasel (Rosaceae)	→ Äpfel, Nüsse
Gräser	→ Weizen, Roggen, Reis, Mais

Gesundheitlich besonders nachteilig ist die vielfache, kreuzreaktive Pathogenese zwischen Nahrungsmittelallergien und Pollenallergien. Gerade dadurch können sich allergische Symptome der Atopie (Trias: Neurodermitis diffusa und/oder endogenes Ekzem; allergische Rhinitis; Asthma bronchiale), der enteralen Allergien sowie der allergischen Organaffektionen bedrohlich verstärken.

Allergische Erkrankungen im klassischen Sinne sind durch Kontakt mit Antigen hervorgerufene Organaffektionen bei sensibilisierten Personen. An der Pathogenese sind neben anaphylaktischen[5] oft auch andere Reaktionen beteiligt (Cedip, 1994).

Kategorien

Die Vielschichtigkeit allergischer Dispositionen und Erkrankungen führte zu mannigfachen Versuchen der kategorisierenden Einteilung (Ring et al., 2000) nach:

- Betroffenen Organen (Haut, Intestinum, …)
- Symptomen (Urtikaria, …)
- Pathomechanismen (verschiedene Reaktionswege, …)

---

[5] Anaphylaxie = durch Antikörper der Klasse IgE vermittelte Überempfindlichkeitsreaktion vom Soforttyp (Typ-I-Allergie), die nach einer Sensibilisierungsphase bei erneutem Kontakt mit dem spezifischen Allergen auftritt.

- Gefährlichkeit (lästig, lebensbedrohlich, ...)
- Aufnahmewegen (Atemtrakt, Gastrointestinaltrakt, Hautpenetration, ...)
- Allergenen (Nahrungsmittelinhalts- und –zusatzstoffe, tierische und pflanzliche Komponenten, Chemikalien, Arzneimittel, ...).

Aufnahmewege von Allergenen

Nach dem Aufnahmeweg der Allergene in den Körper unterscheidet man:
- Inhalationsallergene tierischer Herkunft (Haut-, Haarschuppen, Insektenbestandteile etc.), pflanzliches Material (Sporen, Pollen, Mehl etc.), Stäube
- Ingestionsallergene (Nahrungsmittel, Konservierungsmittel, Aromata, Medikamente)
- Perkutane Allergene (Metallverbindungen, z.B. Chrom, Nickel; Farbstoffe, organische Lösungsmittel, Kunststoffe, Arzneimittel) mit Auslösung von Kontaktallergien
- Injektionsallergene (Medikamente, Seren)
- Invasionsallergene (Endozoen: Askariden, Echinokokken etc.; Operationsimplantate, Depotmedikamente).

Reaktionstypen

Weltweit durchgesetzt hat sich die Nomenklatur der allergischen Reaktionstypen I–VI mit der Klassifikation pathologischer Immunmechanismen nach den Vorschlägen der Engländer Coombs und Gell (1975) (◨ 3.2).

Allergien durch Nahrungsmittel einschließlich natürlicher und künstlicher Zusätze sowie Behandlungen bewirken zumeist die Typ-I-Sofortreaktion. Seltener erfolgt darüber hinaus:
- Die Bildung zytotoxischer Antikörper nach Typ II
- eine Synthese von Immunkomplexen mit Ablagerungen und inflammatorischen Organreaktionen nach Typ III oder
- die Bildung sensibilisierter Lymphozyten, wobei hier die allergische Reaktion über ein körpereigenes Zellsystem und nicht wie sonst antikörpervermittelt abläuft.

Pseudoallergische Reaktionen (PAR)

Entsprechend dem griechischen Wortstamm ‚pseudo' mit der Bedeutung ‚falsch' könnte dieses Krankheitsgeschehen von Laien leichtfertig als Scheinallergie abgetan werden. Bei der Pseudoallergie fehlt zwar der substanzspezifische, immunologische Auslösemechanismus, doch läuft das Krankheitsgeschehen mit der gleichen klinischen Sympto-

▥ **3.2** Klassifikation immunologischer Überempfindlichkeitsreaktionen (nach Coombs und Gell, 1975; Ring, 1992; Deilmann, 1993).

Typ	Reaktion	Kennzeichen	Mechanismus	Symptome
Humorale Allergien vom „Frühtyp" (Soforttyp)				
I	Sekunden bis Minuten Zweitreaktion nach 4–6 Stunden möglich	IgE-vermittelt	durch zellständige IgE-Antikörper (Ak) Freisetzung von Mediatoren aus basophilen Granulozyten und Mastzellen, nämlich: Histamin, Leukotriene, Prostaglandine, Thromboxane etc.	Anaphylaxie; allergische Konjunktivitis, Rhinitis, Asthma, Quincke-Ödem, Urtikaria, Atopie, **Nahrungsmittelallergien** mit primär gastrointestinalen Allergosen* (Brechdurchfall, Obstipation, Koliken) und sekundär mit respiratorischen und kutanen Reaktionen
II	6–12 Stunden	zytotoxisch	Zellauflösung (= Zytolyse) unter Beteiligung von Immunkomplexen (= zellwandständige Antigene + zirkulierende IgG- und IgM-Ak) und zytotoxischen Killerzellen	hämolytische Anämie, Thrombopenie etc.
III	6–12 Stunden	Immunkomplexe	Bildung von Immunkomplexen Komplementaktivierung	Anaphylaxie allergische Vaskulitis exogen-allergische Alveolitis Urtikaria Nephritis
Zellvermittelte Allergien vom „Spättyp"				
IV	12–72 Stunden	zellulär	Reaktion sensibilisierter Lymphozyten	allergisches Kontaktekzem Arzneimittelexantheme
V	Stunden bis Tage	granulomatöse Reaktion		
VI	Stunden bis Tage	krank machende Immunreaktion	spezifisch pathogene Antikörperreaktionen	Autoimmunerkrankungen

*Allergosen = Erkrankungen durch Allergien

matik ab wie bei ‚echten', immunglobulinvermittelten allergischen Reaktionen. Wie bei ‚echten' Allergien, so besteht auch für die PAR eine genetische Prädisposition.

The American Academy and Immunology Committe on Adverse Reactions to Food hat vorgeschlagen, statt pseudo allergic reaction (PAR) und ähnlicher Bezeichnungen vereinheitlichend nur noch food intolerance (Nahrungsunverträglichkeit) zu verwenden (Wüthrich, 1998).

Im Bereich der Nahrungsmittelunverträglichkeiten kann eine PAR z.B. durch unspezifische Substanzen aus der Gruppe der biogenen Amine (vgl. ☎ 3.5) ausgelöst werden, wie sie beispielsweise vorkommen in:

- Fischen, insbesondere Thunfischen und Sardinen
- Fermentierten Gemüsen wie Sauerkraut
- Erdbeeren, Tomaten, …
- Rohen Fleischprodukten
- Wurstwaren wie Salami und Schinken.

Amine entstehen auch bei der Käsereifung und sind in hohen Konzentrationen in Rohmilchkäsesorten enthalten. Zudem kann eine PAR auftreten durch Lebensmittelzusatzstoffe, beispielsweise Lebensmittelfarben oder Geschmacksverstärker (Natriumglutamat kann das so genannte China-Gewürz-Syndrom auslösen) sowie durch natürliche Salizylate. Dies erklärt das Aspirin-Intoleranzsyndrom, bei dem es zu Unverträglichkeiten aufgrund von Aminosalizylsäure und chemisch verwandten oder andersartigen Analgetika kommen kann. PAR können gleichwohl häufig bei Arzneimittelunverträglichkeiten auftreten.

Weitere Beispiele möglicher pseudoallergischer Reaktionen betreffen Sulfide, wie sie als Konservierungsmittel nicht nur in der Nahrung, sondern auch in Medikamenten enthalten sind; ebenfalls finden sich Sulfide oft in Lokalanästhetika vom Ester- und vom Amidtyp. Eine Aufstellung über nichtimmunologisch bedingte Reaktionen auf Nahrungsmittel findet sich in ☎ 3.3.

Zur Immunologie bei Allergien

Das Immunsystem des gesunden Menschen unterscheidet sehr genau zwischen körpereigenen und körperfremden Substanzen und differenziert letztere weiter in unschädlich oder schädlich. Beim Eindringen von Krankheitserregern (= Antigenen) werden Schutzmechanismen wirksam, denen wir unsere Widerstandskraft verdanken. Wenn das System allerdings auf an sich harmlose Stoffe aus Natur und Umwelt abwehrend und überempfindlich (= hypersensibel) reagiert, können akute und chronische Allergien bzw. Allergosen entstehen.

▣ **3.3** Nichtimmunologisch bedingte allergische Reaktionen (PAR) auf Nahrungsmittel und -komponenten (nach J. A. Anderson, 1984).

1. Anaphylaktische Reaktionen (durch Mediatoren ausgelöste Anaphylaxie sowie anaphylaxieähnliche Reaktionen):

- Histaminfreisetzung provozierende Nahrungsmittel (z.B. Eiweiß, Erdbeeren, Schellfisch)
- Histaminvergiftung (z. B. durch Thunfisch, Makrele, Emmentaler)
- Anaphylaxie, ausgelöst durch körperliche Arbeit (Disstress) in Verbindung mit der Aufnahme bestimmter Nahrungsmittel

2. Reaktionen auf Nahrungsmittelzusatzstoffe:

- Aspirin, natürliche Salizylate, Tartrazine, Natriumbenzoate u. a.
- „China-Restaurant-Syndrom" (durch Mononatrium-L-Glutamat)
- Auslösung von Bronchialasthma und systemischen Symptomen durch verschiedene Schwefelverbindungen und Mononatrium-L-Glutamat
- Zusammenhang von Nahrungsmittelzusatzstoffen und dem gesundheitlichen Allgemeinbefinden

3. Reaktionen auf Nahrungsmittelkomponenten mit pharmakologischer Wirksamkeit:

- Vasoaktive Amine
- Methylxanthin (z. B. Coffein u. a.)

4. Reaktionen auf Nahrungsmittelkomponenten aufgrund von Stoffwechselstörungen:

- Oligosaccharid-Enzym-Mangel (z. B. Laktoseunverträglichkeit durch Darmwand-Laktase-Mangel)
- Hypoglykämie

5. Reaktionen auf natürliche und künstliche Nahrungsmittel-Giftstoffe:

- Natürliche Nahrungsmitteltoxine
- Nahrungsmittelkontamination mit Keimen und deren Toxinen
- Nahrungsmittelüberfrachtung mit Chemikalien (z. B. Schwermetalle, Nitrate) u. a. (Überdüngung, Grundwasserkontamination, Luftverschmutzung)

Die Neigung zu allergischen Erkrankungen kann vererbt oder erworben sein; viele Faktoren, nicht zuletzt auch die Qualität der Ernährung, beeinflussen den möglichen Ausbruch oder die Unterdrückung der Krankheit. Der Mechanismus einer Allergie ist gekennzeichnet durch Kontakt des äußeren oder inneren Integuments mit immunogenen (= antigenen) Substanzen (Allergenen) und der abnormalen Bereitschaft des Körpers, nach erneutem Kontakt mit diesen Antigenen mit bestimmten krankhaften Erscheinungen zu reagieren. Die Abwehrmechanismen des Körpers umfassen unspezifische sowie spezifische Reaktionen.

Unspezifische[6] Abwehr

Neben vielfältigen genetisch präfixierten Schutzfaktoren der Haut und Schleimhäute des Nasobronchial- sowie des Gastrointestinaltraktes bilden antimikrobielle Substanzen, körpereigene natürliche Killerzellen (NK)[7], Phagozytosezellen und Entzündungsreaktionen[8] die unspezifische Abwehr des Körpers. Das bedeutet, dass sich diese Abwehr ohne Zielspezifität gegen alle schädlichen Einwirkungen richten kann.

Im Falle von Nahrungsmittelallergien wird der Körper also primär mit allen Möglichkeiten der unspezifischen Abwehr eingreifen und dann erst auch die spezifische Abwehr aktivieren.

Spezifische Abwehr

Immunologisch spezifisch ist eine Abwehr dann, wenn die Spezifität eine selektive Reaktion von Antikörpern (humoral) oder von immunkompetenten Zellen (zellvermittelt) mit einem bestimmten Antigen (Ag) – im hiesigen Sinne: Allergen darstellt. Kennzeichnend sind die Mechanismen der Immunabwehr[9] und Immunantwort[10]. Substanzen, die erstens die spezifische Abwehr mit humoralen oder zellvermittelten Mechanismen aktivieren (= Immunogenität) und die zweitens von spezifischen Antikörpern, Zellen oder Komplement gebunden und inaktiviert werden (Antigenität bzw. Reaktivität), sind Antigene. Diese Antigenität bewirkt zur Antigen-Elimination beispielsweise die Antigen-Antikörper-Reaktion (AAR) mit der Bildung von AA-Komplexen (= Immunkomplexen) sowie üblicherweise von Komplement[11]. Komplement verstärkt und ergänzt die Ak-Wirkungen.

Die chemische Struktur der Ag können Nukleo-, Lipo-, Glyko- u. a. Proteine sowie Polysaccharide mit Molekulargewichten (MG) über 10^4 Dalton[12] sein. Antikörper sind eine zu den Gammaglobulinen gehö-

---

[6] unspezifisch = uncharakteristisch

[7] Natürliche Killerzellen als heterogene Subklasse der T-Lymphozyten reagieren ohne Antigenexposition und außerdem nicht-antigenspezifisch.

[8] Entzündungszeichen: Schmerz (dolor), Rötung (rubor), Wärme (calor), Schwellung (tumor) durch physikalische, chemische u. a. Faktoren oder Mikroorganismen ausgelöst

[9] Immunabwehr = Fähigkeit des Organismus zur Abwehr von Antigenen durch das Immunsystem mit Hilfe spezifischer AK (= Immunglobuline) oder T-Lymphozyten

[10] Immunantwort = die nach Antigenkontakt ausgelöste immunologische Reaktion

[11] Komplement (Ergänzung) = Sammelbezeichnung für im Serum und auf Zelloberflächen vorkommende Proteine, die als funktionelles System (Komplementsystem) Ag mit oder ohne Ak-Beteiligung inaktivieren können.

rende heterogene Gruppe von Glykoproteinen (Immunglobulinen) mit MG von 10^5–10^6 Dalton, die nach Ag-Kontakt des Körpers von B-Lymphozyten sowie Plasmazellen gebildet und in verschiedene Körperflüssigkeiten (Blutplasma, Gewebeflüssigkeit etc.) abgegeben werden. Dort erfüllen sie in vielfältiger Weise ihre Abwehraufgaben hinsichtlich Antigenbindung, -neutralisation, -agglutination, -lyse, Komplementaktivierung, Stimulation der Ag-Phagozytose und Freisetzung biologisch wirksamer Mediatoren aus aktivierten Mastzellen. Ak können – häufig sekundär – auch nachteilige Auswirkungen auf den Organismus haben, wie beispielsweise in der Pathogenese der Allergie vom Soforttyp (vgl. ◼ 3.2).

Ausgelöst wird eine Immunantwort durch bestimmte Regionen auf einem Ag-Molekül, den antigenen Determinanten (= Epitope). Diese lösen die Produktion spezifischer Ak aus und bewirken die Proliferation spezifischer T-Lymphozyten. Die meisten Ag haben viele unterschiedliche Epitope und induzieren somit die Produktion verschiedener Ak- sowie T-Zell-Typen. Das menschliche Immunsystem ist befähigt, für bis zu 10^{10} verschiedene Epitope Ak bereitzustellen. Insgesamt schätzt man, dass in den Körperflüssigkeiten 10^{20} Ak dauernd verfügbar sind.

Zellvermittelte Abwehr

Die spezifische Abwehr erfolgt zellvermittelt und/oder humoral. Die zellvermittelte Abwehr richtet sich vor allem gegen intrazelluläre Pathogene, wie Pilze, Parasiten und Viren, aber auch gegen einige Arten von Krebszellen und fremde Gewebetransplantate. Antigeninduziert erfolgt die vermehrte Bildung von **T**-Lymphozyten aus Knochenmarklymphozyten, die im **T**hymus reifen. Sie entwickeln sich während der Immunantwort wahlweise zu T-Effektorzellen, T-Helferzellen, Memory-Zellen oder T-Suppressorzellen. Die T-Effektorzellen reagieren mit dem Antigen über antigenreaktive Zellmembranrezeptoren nach Art einer Hypersensitivitätsreaktion. Entsprechend ihrer Aufgabe werden die T-Effektorzellen auch als T-Killerzellen bezeichnet. T-Helferzellen sind sowohl in die zellvermittelte als auch in die humorale Abwehr als Co-Faktoren involviert. T-Suppressorzellen hemmen, begrenzen und beenden eine Immunantwort.

---

[12] Die ältere Masseeinheit ‚Dalton' wird in der Medizin noch vielfach verwendet. Sie deckt sich praktisch mit der neuen atomaren Masseeinheit (unified atomic mass unit – u) als dem zwölften Teil der Masse eines Atoms des Nuklids ^{12}C.
Es gilt: 1 u = $1,66057 \cdot 10^{27}$ kg (= Masse des Wasserstoffatoms)

Humorale Abwehr

Die humorale Abwehr, die sich vor allem gegen Ag in Körperflüssigkeiten und gegen extrazelluläre Pathogene wie Bakterien, sowie inhalative und ingestive Allergene richtet, wird durch die **B**-Lymphozyten erbracht. Sie entstammen Knochenmarklymphozyten und reifen im Knochenmark sowie in lymphoiden Intestinalgeweben. In Anlehnung an die **B**ursa Fabricii[13] bei Vögeln, der Bildungsstätte immunglobulin-produzierender Bursa-Lymphozyten, spricht man auch beim Menschen – natürlich ohne Bursa Fabricii – von bursaabhängigen B-Lymphozyten („Bursa-Äquivalent"). Körperfremdes Ag wird einerseits von Makrophagen oder Monozyten phagozytiert[14], andererseits werden B-Lymphozyten aktiviert, die sich unter dem Einfluss von T-Helferzellen vermehren und zu Plasmazellen differenzieren. Diese produzieren dann Ak, nämlich die Immunglobuline IgG, IgA, IgM, IgD, IgE mit Unterklassen sowie Memory-Zellen. Während es bei einem Ag-Erstkontakt erst nach zwei bis drei Wochen zum Maximum der Immunantwort kommt, erfolgt bei jedem Folgekontakt durch die Memory-Zellen eine sehr schnelle, ggf. überschießende pathologische Immunreaktion (= Typ-I-Sofortreaktion (vgl. ☎ 3.2).

Die von den Plasmazellen produzierten Ak (Immunglobuline) weisen eine Y-ähnliche Form auf und können daran Ag selektiv anbinden und inaktivieren.

- IgG$_{1-4}$ ist intra- und extravaskulär gleichmäßig verteilt. Die Synthese von IgG$_4$ erfolgt vor allem durch Allergene und Haptene und hat besondere Bedeutung bei der sekundären Immunantwort. Insbesondere auch als Antitoxine – z.B. bei Nahrungsmittelvergiftungen – sind die IgG-Ak unverzichtbar.
- IgA kommt im Serum sowie in Sekreten vor und bewirkt u.a. Ag-Agglutination und Toxinneutralisation. Vorherrschend finden sich die IgA-Ak in den seromukösen Flüssigkeiten von Tränen, Nasen- und Tracheobronchialsekret, Speichel sowie intestinalen Sekreten an Schleimhautoberflächen. Bei lokaler antigener Stimulation, beispielsweise durch Nahrungsmittelallergene, wird Sekret-IgA vor allem in den lymphatischen Geweben des Verdauungstraktes gebildet.
- IgM kommt hauptsächlich intravaskulär vor und entfaltet ca. zwei Wochen nach Ag-Erstkontakt das Maximum der primären Immunantwort mit Ag-Agglutination, Toxinneutralisation etc.
- IgD ist als Ag-Rezeptor auf der Membranoberfläche von B-Lymphozyten lokalisiert und verstärkt deren Wirkung.

---

[13] Bursa Fabricii: Bursa = Beutel. Hieronymus Fabricius (1533–1619), Anatom in Padua.
[14] Phagozytose = Fresstätigkeit der Phagozyten, den sog. Ag-Fresszellen

● IgE (ältere Bezeichnung Reagine) wird auch als hautsensibilisierender Ak bezeichnet. Der IgE-Serumspiegel bei Gesunden liegt niedrig, ist bei Atopikern allerdings meist stark erhöht. Die biologische IgE-Halbwertszeit im Serum beträgt drei Tage, für zellgebundenes IgE allerdings wesentlich länger. Daraus resultiert auch das mehrtägige Persistieren IgE-vermittelter Allergien trotz Allergenkarenz nach einem Allergenkontakt. Die IgE-Ak werden durch hochaffine IgE-Rezeptoren auf der Membranoberfläche von basophilen Granulozyten und Mastzellen gehalten, wo sie entsprechende Allergene zur Inaktivierung anbinden. Dies führt allerdings aus den vorgenannten Zellen zur Freisetzung von verschiedenen Mediatoren und damit vor allem zu Überempfindlichkeitsreaktionen vom Soforttyp (Typ-I-Allergie; vgl. ▊ 3.2).

▊ 3.4 gibt eine Übersicht über wesentliche Ig-Eigenschaften.

▊ **3.4** Charakteristika von Immunglobulinen.

Klasse	mittlerer Gehalt (mg/ml Serum)	Funktion
IgG	12,5	Bildet Antigen-Antikörper-Komplexe. Wichtig für Infektionseindämmung und Antigenbeseitigung. Aktiviert Komplement und tritt mitunter bei Allergien auf. Bindet sich an Makrophagen und Killerlymphozyten. Bildet gewebszerstörende Immunkomplexe mit Antigen und Komplement.
IgA	2,0	Schützt mukosale Oberflächen (als sekretorisches IgA). Aktiviert Komplement über den „alternativen" Weg.
IgM	0,2	Bildet sich rasch nach Antigenkontakt. Bindet Antigen. Aktiviert Komplement. Bildet gewebszerstörende Immunkomplexe mit Antigen und Komplement.
IgD	0,03	Kommt an Lymphozytenmembran gebunden vor. Bedeutung unbekannt.
IgE	0,0005	Wird an Rezeptoren von Mastzellen, basophilen Granulozyten und Makrophagen gebunden. Beteiligt an atopischen Erkrankungen vom Soforttyp. Serum- und Gewebekonzentration steigt bei atopischen Personen an, aber unkorreliert mit der Schwere der Symptome oder der allergischen Empfindlichkeit.

Mediatoren

Mediatoren (= Mittler) sind hormonähnliche Wirkstoffe, die im Rahmen physiologischer Vorgänge als Transmitter oder Regulatorsubstanzen von verschiedenen Körperzellen und Geweben produziert werden. Bei pathologischen Prozessen bestimmter entzündlicher oder allergischer Reaktionen und Erkrankungen kann es zur falschen oder überschießenden Mediatorsekretion oder -freisetzung aus Bestandteilen des Blutplasmas kommen. Die Mediatoren können in der Nähe ihrer Bildungsstätte oder über das zirkulierende Blut in entfernteren Körperregionen wirksam werden. Zu den Mediatoren zählen viele Substanzen (vgl. ⌗ 3.5 nach Diebschlag, 1996).

Diagnostik und Therapie von Allergien

Jede Allergiediagnostik beginnt mit der Erhebung der Familienanamnese beim Patienten selbst, seinen Eltern und Geschwistern sowie möglichst auch den Großeltern, zumal sich daraus bereits Art und Schweregrad einer Allergie abschätzen lassen. Mit Hauttests können bestehende Sensibilisierungen recht sicher nachgewiesen werden. Dazu werden üblicherweise die Hauttestverfahren Prick-, Epikutan-, Scratch-, Intracutan- oder Reibetest eingesetzt, wobei die Gefahr, dadurch gegen ein neues Allergen sensibilisiert zu werden, sehr gering erscheint. Blutuntersuchungen zum Nachweis von Entzündungen sowie allergenspezifischen Ak mittels Verfahren wie: Radio[15]-immunosorbent-Test (RIST), Radio-allergosorbent-Test (RAST), Enzyme linked immunosorbent assay[16] (ELISA) können Diagnosen weiter absichern (Diebschlag et al., 2000). Bei Nahrungsmittelallergien mit oft unbekannter Genese haben sich die Suchdiät (= Allergenkarenz durch Absetzen der vermuteten allergenen Nahrungsmittel) und als gegenteilige Maßnahme orale Provokationstests (doppelblind, plazebokontrolliert) bewährt. Weitere gastroenterologische Diagnoseverfahren (Endoskopie u. a.) werden nur in Ausnahmefällen angewandt.

Die Therapie beginnt mit der Prävention[17] – eine alte Weisheit, die auch für Allergien gilt. Bei guter Arzt-Patienten-Compliance werden bevorzugt therapeutische Maßnahmen zum Erfolg führen:

- Allergenelimination und -karenz
- Spezielle Nahrungs- und Kostformen (Diät)

---

[15] Radio- = Strahl
[16] Assay = Untersuchung, Probe
[17] praevenire (lat.) = zuvorkommen:
den Krankheiten (= Primärprävention),
dem Risiko zu erkranken (= Sekundärprävention),
der Verschlimmerung eines bestehenden Leidens (= Tertiärprävention).

⊡ 3.5 Mediatorsubstanzen und ihre Wirkungen.

Mediatoren	Eigenschaften
Biogene Amine	
Histamin	synthetisiert in Mastzellen und basophilen Leuko-zyten Vasodilatation, Kontraktion glatter Muskeln im Magen: Säuresekretion
Serotonin	biogenes Amin (5-OH-Tryptamin) mit ausgeprägten vasoaktiven Eigenschaften
Tyramin Phenylethylamin }	verschiedene
Gewebshormone	
Prostaglandine	Ungesättigte C-20-Fettsäuren aus Arachidonsäure; wirken an glatten Muskeln und weißen Blutzellen:
PGE	Vasodilatation
PGF	Vasokonstriktion und Bronchokonstriktion
PGD	Vasokonstriktion und Bronchokonstriktion
PGI	Hemmung der Plättchenaggregation
Thromboxane	Förderung der Thrombozytenaggregation
Kallikrein-Kinin-System	Bildung potenter vasoaktiver Substanzen, z. B. Bradykinin
Tachykinine	Wirken auf Mastzellsekretion; Bedeutung in der Pathophysiologie des Juckreizes
Komplement-System	Spaltprodukte (Proteine) von Komplement, die einander kaskadenförmig aktivieren und kininartige, anaphylaktische oder chemotaktische Wirksamkeit entfalten: Lyse von Zellen und Proteinen (erwünschte Wirkung bei Allergien) Förderung von Entzündungsreaktionen (unerwünschte Wirkung), denen sich mikrobielle Infektionen gern aufpfropfen.
Granulozyten, neutrophile und eosinophile	IgE-bedingte Mastzellreaktion und Komplement- Aktivierung → wirkt auf Granulozyten enthalten eine Vielzahl von hochaktiven Enzymen Interaktion mit anderen Zellen und Komplement- system Einfluss auf Mediatorfreisetzung

⊞ 3.5 Mediatorsubstanzen und ihre Wirkungen (Fortsetzung).

Mediatoren	Eigenschaften
Plättchen-aktivierender Faktor	Aus Mastzellen und basophilen Granulozyten freigesetzt Aggregation und Degranulation der Thrombozyten Chemotaktische Eigenschaften Bronchospasmus
Lymphokine	verschiedene
Leukotriene	Aus Arachidonsäure Kontraktion glatter Muskeln (langanhaltend)
Lysosomale Enzyme	
Heparin	
Neurotransmitter	verschiedene
Angiotensinogen und Angiotensine	
Slow reacting substances	

- Medikamentöse Behandlungen lokal und/oder systemisch an Augen, Nase, Atemtrakt, Haut, Intestinum
- Hyposensibilisierung („Allergie-Impfung") als einzige Form einer sowohl kausalen als auch spezifischen Immuntherapie (SIT); die Erfolgsrate bei SIT beträgt bis zu 90%!

Epidemiologie, Symptomatik und praktische Maßnahmen bei Nahrungsmittelallergien

Epidemiologisch ist für Allergien, einschließlich Nahrungsmittelallergien, ein deutliches West-Ost- sowie Nord-Süd-Gefälle zwar bekannt, aber eine gesicherte wissenschaftliche Erklärung dafür steht noch aus. Die Prävalenz gesicherter Nahrungsmittelallergien beträgt in Mitteleuropa ‚nur' 1–2% bei Erwachsenen und 3–4% bei Kleinkindern mit allerdings steigender Tendenz. Für Intoleranzen (PAR) wird nur eine Häufigkeit von 0,1–0,2% in der Bevölkerung vermutet (Ring et al., 2000).

Nahrungsmittelallergien sind immunologisch ausgelöste Unverträglichkeiten gegen einzelne Nahrungsmittel bzw. deren natürliche Komponenten, wohingegen bei Intoleranzen (PAR) gegen natürliche und chemische Zusatzstoffe trotz gleicher Symptomatik die immunologische Reaktion fehlt.

Das **klinische Erscheinungsbild** reicht vom Pruritus (Juckreiz) im Oral-Pharyngeal-Bereich, dem oralen Allergie-Syndrom (OAS) bis zu Magen-Darm-Beschwerden wie Übelkeit, Erbrechen, Durchfall oder Verstopfung, Blähungen, Appetitlosigkeit bis zum Gewichtsverlust, Blutbeimengungen im Stuhl u. v. a. Sekundär/parallel können atopische Erscheinungen bis zur lebensbedrohlichen Anaphylaxie auftreten. Insbesondere sei hier hingewiesen auf die enteral ausgelöste Neurodermitis, deren Formen als Hautmanifestation der Atopie auftreten. Es wird vermutet, dass dabei eine pathologisch erhöhte Darmpermeabilität von Allergenen und Makromolekülen zu einer fortschreitenden Sensibilisierung gegen weitere Komponenten führt. Möglicherweise ursächlich dafür ist eine Dysbiose der Darmflora mit Verminderung der Lakto- und Bifido-, Vermehrung der Enterobakterien sowie Häufung pathogener Keime wie Candida, Proteus, Staphylokokken und hämolysierenden Streptokokken. Dieses CSBS[18]-Krankheitsbild muss primär ärztlich behandelt werden; daran schließt sich die schrittweise diätetische Darmsanierung an (Grünert, 1995). Im DD-Blutbild zeigt sich bei schweren enteralen Allergien, ggf. mit einer Gastroenteritis kombiniert, u. a. eine deutliche Eosinophilie.

Die **Diagnose** ‚Nahrungsmittelallergie' hat der Betroffene durch Eigenbeobachtung und empirisches Ernährungsverhalten oft schon selbst abgesichert. Ist dies nicht der Fall, so ist die Diagnose nur aufwändig durch Ausschaltungsdiät, Provokationstests usw. zu stellen und gegen funktionell bedingte Magen-Darm-Störungen abzugrenzen.

Nahrungsmittelallergene können fast an jedem Körperorgan pathologische Symptome und Reaktionen vom Früh- oder Spättyp (▣ 3.2) auslösen. Gemäß ihrer Herkunft unterscheidet man:

- Nahrungsmittel tierischen Ursprungs (ohne Meerestiere): Eiweiß, Milch, Schweinefleisch, ...
- Meerestiere: Thunfisch, Dorsch, Lachs, Schalentiere, Muscheln, ...
- Getreide und andere Saaten: Alle Arten von Cerealien sowie Erbsen, Bohnen, Sesam und alle Sorten von Nüssen, ...
- Früchte und Gemüse: Erdbeeren, Bananen, Äpfel, alle Zitrusfrüchte, Tomaten, Karotten, Kartoffeln, Zwiebeln, Knoblauch, ...
- Sonstige: Bäcker-, Bierhefe, Schokolade, ...

---

[18] CSBS = Contaminated small bowel syndrome. Überschwemmung des Dünndarms mit Mikroorganismen

In sehr vielen Fällen sind die enthaltenen Proteine die eigentlichen Allergene. Insbesondere Kuhmilch- und Hühnereiweiß sind die schwersten Allergene im Säuglingsalter, weswegen bis zur Ausdifferenzierung des Immunsystems möglichst über sechs Monate Stillzeit der Ak-Transfer von der Mutter als beste Allergie- und Infektionsprophylaxe gilt. Je nach allergologischer Familienanamnese wird die daran anschließende Beikost ggf. auszuwählen sein. Bei Erwachsenen kann bei Verdacht auf Nahrungsmittelallergien die gesamte Palette diagnostischer Verfahren zur Abklärung erforderlich werden – dies umso mehr, wenn allergene Kreuzreaktionen zwischen Nahrungsmitteln, Blütenpollen, Arzneimitteln etc., die in fast unbeschränktem Umfang auftreten können, vermutet werden. Des Weiteren gehören hierzu genmanipulierte Nahrungsmittel mit neu eingeführten Proteinen, da deren allergenes Potenzial noch nicht genau abzuschätzen ist. In Tests zur Nahrungsmittelverträglichkeit wurde nachgewiesen, dass allergische Reaktionen durch die neu eingeführten Proteine ausgelöst werden können. Auch liegt ein weiteres Risikopotenzial der gentechnischen Modifizierung darin, dass sich Antibiotika-Resistenzgene entwickeln. Deshalb empfahl der 99. Deutsche Ärztetag schon 1996 eine klare Kennzeichnungspflicht, da „durch die Anwendung der Gentechnik im Ernährungsbereich gesundheitliche Gefährdungen für den Menschen prinzipiell in den Herstellungsverfahren und dem Verzehr solcher Produkte entstehen können" (BÄK, 1996). Aufgrund der nur angedeuteten Vielfalt allergener Einflüsse sollte jeder Patient nutritive Begleitstoffe meiden, die bekanntermaßen Allergosen beeinflussen: Alkohol, Koffein, Paprika, Laxanzien und Salizylate wirken resorptionsbegünstigend, dagegen wirken Pektine, Stärke, kolloidale Gele, Ballaststoffe usw. resorptionshemmend.

Ein weiterer, bislang systematisch wenig untersuchter allergener Risikofaktor scheint in der Wahl bestimmter Fette und Öle zu liegen. Kinder aus Familien mit hohem Konsum an Margarine (= linolsäurereich) litten viermal häufiger an Pollinosen als solche mit niedrigem Margarineverzehr. Dagegen fanden Forscher in Familien mit erhöhtem Butterkonsum deutlich seltener positive Haut-Prick-Tests als im umgekehrten Fall. Zur Erklärung dafür wird die „Linolsäurehypothese" angeführt, derzufolge das Ungleichgewicht der Versorgung mit den PUFA[19] Linolensäure (ω-3- oder n-3-) und Linolsäure (ω-6- oder n-6-FA) bedeutsam sei. Denn nicht nur Fettstoffwechsel- und Makrophagenaktivierung, sondern auch die Synthese vieler Hormone (Prostaglandine, …) erfolgt mittels PUFA. Dabei sind die aus n-6-FA gebildeten Substanzen vereinfachend eher entzündungsfördernd, wohingegen

---

[19] PUFA = Polyunsaturated fatty acids = mehrfach ungesättigte (essenzielle) Fettsäuren

die n-3-FA eher entzündungsdämpfend wirken. Der Stoffwechsel des Menschen ist evolutionär an eine n-6 : n-3-Relation in der Nahrung von ca. 4 : 1 angepasst, was energetisch einer Linolsäurezufuhr von 1% der Tageskalorien entspricht. Dieser Wert beträgt hierzulande allerdings ca. 8% bei gleichzeitig reduzierter Linolensäurezufuhr (Koch, 1995). Allergische, inflammatorische und proliferationsfördernde pathologische Zustände könnten also auch eine Erklärung in der Dysbalance essenzieller FA finden, der diätetisch durch vermehrte Zufuhr α-linolensäurereicher Öle, Makrelen und Kaltwasserfische zu begegnen wäre. Ruzicka et al. (1997) berichten diesbezüglich auch von einer Besserung atopischer Ekzeme unter hochdosierter, systemischer Behandlung mit täglich 3220 mg γ-Linolensäure aus Nachtkerzensamenöl über mehrere Monate.

Nichtimmunologische Nahrungsmittelintoleranzen (PAR) mit allergievergleichbaren Symptomen werden durch Enzymdefekte, angeborene Überempfindlichkeit oder toxisch durch eine große Zahl von Farbstoffen, Konservierungsstoffen, Emulgatoren, Stabilisatoren, Antioxidanzien, Geschmacksverstärkern, Süßstoffen, Salizylaten, Benzoaten, Sulfiden, biogenen Aminen u. v. a. ausgelöst. Die Zahl dieser weitgehend vermeidbaren Antigene in unserer Nahrung ist allerdings weiter im Steigen begriffen, was eine allgemeine Zunahme an Allergien und PAR befürchten lässt, da eine effektive Antigenkarenz des Einzelnen kaum noch möglich ist.

Nahrungsmittelintoleranzen mit gastrointestinalen Manifestationen sind schätzungsweise für mindestens 20% der von chronischen Magen-Darm-Beschwerden Betroffenen kausal und somit weiter verbreitet als allgemein angenommen wird. Wesentlich ist das Eindringen nicht degradierter Proteinmoleküle über vorgeschädigte Zellmembranen der resorbierenden Schleimhäute von Verdauungsorganen bei gleichzeitigem Mangel oder Fehlen bestimmter Verdauungsenzyme. Gelegentlich kann Kochen oder Braten Allergene zerstören, sodass Nahrungsmittel wieder verträglich werden; für Milch und Milchprodukte gilt dies allerdings zumeist nicht.

Wichtigste klinische **Manifestationen im Verdauungstrakt** betreffen:
- Mund mit Mundhöhle und Speiseröhre: Cheilitis simplex oder -eccematosa, Quincke-Ödem, spastische Dyskinesen des Ösophagus
- Magen: akute bis chronische Gastritiden, Ulcera (vice versa wird Verstärkung durch Helicobacter pylori diskutiert)
- Dünndarm: Zöliakie, Sprue, Schönlein-Henoch-Purpura, Wandödeme, Diarrhö (Durchfall)

- Dickdarm: Colon irritabile, Colitis mucosae
- Leber, Bauchspeicheldrüse: Hepatopathien, Pankreatitiden.

Nach Verlauf und Ausprägung unterscheidet man am Intestinaltrakt:
- Akute Symptomatik, ausgelöst durch Verzehr von bestimmten Fischen, Krebsen, Muscheln, Erdbeeren u. v. a., mit dem Bild einer akuten Enteritis sowie Hauterscheinungen
- Protrahierte Symptomatik, Auftreten von Beschwerden (Gastritis, Enteritis, Colitis) verzögert, z. T. erst nach Stunden oder Tagen
- Symptomatik der chronisch-aggressiven Organerkrankungen (Enteritis regionalis, Colitis ulcerosa, chronische Hepatopathien.

Für die Alltagspraxis des Allergikers gilt, dass sowohl ärztlich-therapeutische als auch diätetische Maßnahmen gleichermaßen für einen Behandlungserfolg unerlässlich sind. Gerade mit einer allergenfreien, aber doch vollwertigen Diät kann das Immunsystem auf einem hohen Funktionsniveau gehalten und die Gesamtwiderstandskraft des Organismus gestärkt werden. Dafür müssen die Pools an Nährstoffen, Vitaminen und Mineralstoffen ständig nachgefüllt werden, um optimal verfügbar zu sein. Denn gerade die Stoffwechselvorgänge im Immunsystem haben einen besonders hohen Verbrauch an Vitalstoffen, der weit ‚über normal' liegt, wenn beispielsweise eine hohe Beanspruchung durch Allergene besteht (Kunze et al., 1995). Um dem gerecht zu werden, gibt es Spezialliteratur mit medizinischen Diätanleitungen (MSD, 1988), Allergiekochbücher (Mäder, 1995), Ernährungslexika (DGE, 2000) und Lebensmitteldatenbanken mit Rezeptregistern im Internet (2001). Dies erleichtert dem betroffenen Allergiker heutzutage sicher sehr den Umgang mit seiner Krankheit. Nachfolgend werden wichtige Empfehlungen für allergologische Kostformen mitgeteilt.

Literatur

Anderson, J. A.: Non-immunologically-mediated food sensitivity. Nutr. Rev. 42 (1984) 109–116

BÄK – Bundesärztekammer-Intern vom 25.11.1996. Mchn. Ärztl. Anz. 84 (1996) H. 1, 11–12

Cedip (Hrsg.): Consilium Cedip Practicum 1994: Handbuch für Diagnose und Therapie. 22. Aufl. Ismaning/München: CEDIP 1994

Coombs, R. R. A., P. G. H. Gell: Classification of allergic reactions responsible for clinical hypersensitivity and disease, pp. 761. In: Clinical aspects of immunology. P. G. H. Gell, R. R. A. Coombs, P. J. Lachmann (Hrsg.). Oxford: Blackwell Scientific Publications 1975

Deilmann, F. (Hrsg.): Neurodermitis – Praxisnahe Diagnostik, Therapie und Prävention. Laufen: Bosch-Druck 1993

DGE – Dtsch. Ges. f. Ernährung (Hrsg.): Ernährung Aktiv, mit Software. Frankfurt/M: DGE 2000

DHA – Deutsche Haut- u. Allergiehilfe e.V. (Hrsg.). Allergieprävention, Info-Broschüre. Bonn 1997

Diepgen, Th.-L.: Die atopische Hautdiathese. Stuttgart: Gentner 1991

Diebschlag, W.: Berufs- und Nahrungsmittelallergien. Berlin, Wiesbaden: Ullstein-Mosby 1996

Diebschlag, W., B. Diebschlag: Hausstauballergien – Gesundheitliche und hygienische Aspekte. 2. überarb. u. erweit. Aufl. München: H. Utz 2000

Döring, M.: Erfahrungen einer Diätassistentin bei der Betreuung von Allergie-Patienten. Ern.-Umsch. (Sonderheft) 39 (1992) 61–64

Grünert, K.: Neurodermitis und Darmflora. AID-Verbraucherdienst 40 (1995) H. 3, 57–64

Internet-Adressen (Stand 2001):
  www.vitalstoffe.de
  www.roche.de
  www.margarine-institut.de
  www.daab.de (Dtsch. Allergie- u. Asthmabund e.V.)
  www.adiz-bad-lippspringe.de (Allergie-Dokumentations- u. Info-zentrum)
  www.allergy.hno.akh.-wien.ac.at/allergy

Koch, K.: Ein Weltatlas der Allergien. Dtsch. Ärztebl. 95 (1988) C935–C936

Kunze, R., C. Schöllmann: Orthomolekulare Medizin und Immunsystem. Gräfelfing/München: Forum Medizin 1995

Mäder, B.: Allergie-Kochbuch. 2. Aufl. Aarau (CH): AT-Verlag 1995

MSD – Merck, Sharp & Dohme GmbH (Hrsg.): MSD – Manual der Diagnostik und Therapie. 4. Aufl. München: Urban & Schwarzenberg 1988

Nickolaus, B.: Für Allergiker von der WHO empfohlen. Dtsch. Ärztebl. 94 (1997) C1829

Renz, H.: Gibt es einen Zusammenhang zwischen der Allergenexposition und der Entwicklung von Allergien und Asthma? Mchn. Ärztl. Anz. 89 (2001) H. 24, 12–13

Ring, J.: Angewandte Allergologie. München: MMV Medizin-Verlag 1992

Ring, J. et al. (Hrsg.) mit Dtsch. Ges. f. Allergologie u. klin. Immunologie (DGAI) et al.: Weißbuch – Allergie in Deutschland 2000. München: Urban & Vogel 2000

Ruzicka, Th., B. Wüthrich: Das integrierte Therapiekonzept des atopischen Ekzems. Dtsch. Ärztebl. 94 (1997) C1394–C1400

Wahn, U.: Allergien im Kindesalter. Z. f. Gesundheitsförd. 15 (1992) 32–37

Wüthrich, B.: Food allergy: Impact and diagnostic tools, pp 123–136. In: Food and Sience – Wissenschaft im Dienste der Ernährung, Proceedings of the Symposium: 25th Anniversary, Euro Research & Development – CPC Europe. Stute, R. (Hrsg.). Bestfoods Europe, Knorrstr. 1, Heilbronn 1998

Nahrungsmittelallergien – ein zunehmendes Problem

Noch vor wenigen Jahren war es gar nicht so aufwändig, Nahrungsmittel, auf die ein Patient allergisch reagierte, vom Speiseplan zu streichen, denn die Liste der „verdächtigen" Nahrungsmittel war überschaubar. Durch die industrielle Lebensmittelverarbeitung hat sich dies jedoch grundlegend verändert. Nicht nur durch chemische Zusatzstoffe ist es schwierig geworden Lebensmittel als kritisch einzustufen, auch die Verarbeitung von Grundnahrungsmitteln als Hilfsstoffe (z.B. Ei, Milcheiweiß), die normalerweise nicht in diesem Lebensmittel erwartet werden, erschwert die Suche sehr.

▣ 3.6 Definition der Nahrungsmittelintoleranzreaktionen (nach C. Thiel, 1991).

1. **Allergische Reaktionen**
   Immunreaktion, antikörpervermittelt (IgE, IgG)
   Auslöser: Antigene (Proteine) tierischen und pflanzlichen Ursprungs
2. **Pseudoallergische Reaktionen**
   Nicht immunologisch bedingt, Mediatorfreisetzung
   Auslöser: Zusatzstoffe chemischer Natur, Konservierungsstoffe,
   Farbstoffe, Antioxidanzien
3. **Biogene Aminreaktionen**
   Nicht immunologisch bedingt, vasoaktive (pharmakologische) Reaktionen
   Auslöser: Serotonin, Histamin, Tyramin, Dopamin, Phenylethylamin u.a.
4. **Enzymdefekte** (genetisch/erworben)
   siehe Glutenenteropathie, Laktasemangel etc.
5. **Intoxikationen**
6. **Aversionen**

Allergische Reaktionen

Im Gegensatz zu einer pseudoallergischen Reaktion ist eine Nahrungsmittelallergie eine immunologische Antwort des Körpers auf ein Nahrungsmittel, meist auf ein Protein bzw. auf dessen Spaltprodukte. Häufig wird der Begriff der Nahrungsmittelallergie missbräuchlich verwendet. Er sollte aber für die echten immunologischen Reaktionen auf Nahrungsmittel vorbehalten bleiben.

Bei Erstkontakt tritt ein Allergen (Protein) eines Lebensmittels in den Körper ein. Daraufhin werden spezifische Antikörperproteine (meist IgE-Antikörper) gebildet, die gegen das auslösende Allergen gerichtet sind. Diese IgE-Antikörper werden an spezifische Rezeptoren der Mastzellen gebunden, die dadurch gegen das Allergen sensibilisiert sind. Bei

◪ **3.7** Voraussetzung und Phasen der Entwicklung einer Allergie (H. Kasper, 2000).

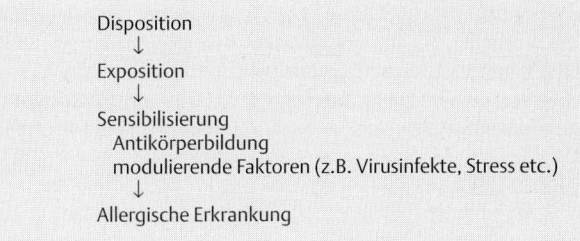

Disposition
↓
Exposition
↓
Sensibilisierung
   Antikörperbildung
   modulierende Faktoren (z.B. Virusinfekte, Stress etc.)
↓
Allergische Erkrankung

◪ **3.8** Verschiedene Formen der Nahrungsmittelunverträglichkeit (M. J. Müller u. H. Przyrembel, 1998).

Überempfindlichkeit			**Intoxikationen**
Allergie	**Idiosynkrasie**	**Intoleranz**	
Immunreaktion	nichtimmuno-logische Reaktion	angeborene oder erworbene Enzymdefekte	toxische Reaktionen
Allergene: IgE, IgG/M, IgA, zelluläre			
allergische Reaktionen	pseudoallergische Reaktionen	Störungen im Bereich des Magen-Darm-Kanals, Stoff-wechselstörungen	pharmakologische Wirkungen, Organotoxizität
Atopie, echte Lebens-mittelallergie, z.B. gegen Hühnereiweiß, Nüsse u.a.	Überempfindlichkeit gegen Lebensmittel-zusatzstoffe, natürliche Salizylate und Benzoate, biogene Amine	hereditäre Fruk-toseintoleranz, Laktoseintoleranz, Favismus u.a.	Histaminvergift., Pilzvergiftung (Myzetismus), Mutterkorn-vergiftung (Ergotismus), Salmonellen-vergiftung, Botulismus

einem erneuten Eindringen des Antigens kann die sensibilisierte Mastzelle das Allergen binden. Es kommt zu einer Antigen-Antikörper-Reaktion. Dadurch werden aus den Mastzellen allergeninduzierte Mediatoren freigesetzt (u.a. Histamin). Das Allergen selbst hat keinen

Einfluss auf die Symptomatik. Diese wird durch die Art und Dosis sowie das Zielorgan der Überträgersubstanz bestimmt.

Allein der Nachweis, dass eine Sensibilisierung gegen ein Nahrungsmittel vorliegt, besagt noch nicht, dass es zu einer klinisch relevanten Allergie kommen muss. Darum sollte eine dauerhafte Ernährungsempfehlung nicht allein aufgrund von Haut- und In-vitro-Befunden gegeben werden.

Diagnostik

Für die Diagnose einer Nahrungsmittelallergie sind eine ausführliche Ernährungsanamnese und die Bestimmung des spezifischen IgE und/oder Haut-Prick-Tests mit dem in Frage kommenden Nahrungsmittel wichtige Hilfsmittel (s.u.).

Pseudoallergische Reaktionen

Wie bereits erwähnt sind Pseudoallergische Reaktionen (PAR) Unverträglichkeiten gegen Nahrungsmittel, die jedoch keine immunologische Antwort des Körpers mit sich bringen, d.h. es bilden sich keine IgE-Antikörper. Trotzdem werden bei einer pseudoallergischen Reaktion Mediatoren (meist Histamin) freigesetzt, darum gleichen sie in ihren Symptomen den allergischen Erkrankungen, sie ahmen quasi eine Allergie nach. Abhängig von der Dosis kann es schon beim Erstkontakt mit dem Nahrungsmittel zu einer Reaktion kommen, es ist also keine vorhergehende Sensibilisierung nötig. Nach einer Nahrungskarenz verschwinden die Symptome wieder, ohne Organschäden zu hinterlassen.

Um die Unverträglichkeiten gegen bestimmte Nahrungsmittel zu beweisen, werden Auslassversuche mit nachfolgenden, doppelblind plazebokontrollierten Provokationstests (Gabe der verdächtigen Auslöser) unternommen. Da keine IgE-Antikörper gebildet werden, können über Haut- und Bluttests keine Nachweise erbracht werden.

Mögliche Auslöser einer pseudoallergischen Reaktion:
- Lebensmittel*zusatz*stoffe/Lebensmitteladditiva   (Antioxidanzien, Farbstoffe, Konservierungsmittel)
- Lebensmittel*inhalts*stoffe (Salizylate, Benzoesäureester, vasoaktive Substanzen).

▣ **3.9** Pseudoallergische Reaktionen – Charakteristika.

Eigenschaften einer pseudoallergischen Reaktion	• in der Klinik einer allergischen Reaktion gleichend • keine Sensibilisierung des Immunsystems (nicht IgE-vermittelt) • dosisabhängig • bereits beim ersten Kontakt können Symptome auftreten • Stoffe, die zu einer Reaktion führen, müssen chemisch nicht verwandt sein • Hauttests bringen keinen Nachweis
Krankheiten oder Symptome	• chronische Urtikaria • rezidivierende Angioödeme • Exanthem • Rhinitis • Polyposis nasi • Atemwegsobstruktion (nichtallergisches Asthma bronchiale/intrinsisches Asthma) • gastrointestinale Symptome, Diarrhö • Kreislaufreaktionen, kurzzeit. Ohnmacht • Fieber
Auslöser	• Nahrungsmittel (siehe auch ▣ **3.10**) • Röntgenkontrastmittel • entzündungshemmende Mittel (hier im besonderen Aspirin) • örtliche Betäubungsmittel • weitere verschiedene Arzneimittel • kolloidale Plasmaexpander

Pseudoallergische Reaktionen gegen Lebensmittel-*zusatz*stoffe

Typische Auslöser für eine pseudoallergische Reaktion sind Zusatzstoffe, unter anderem Farb- und Konservierungsmittel, Antioxidanzien, Süßstoffe, Geschmacksverstärker. Im Gegensatz zu einigen Hilfsstoffen, müssen sie auf den Zutatenlisten deklariert werden.

Begriffe, die auf die Verwendung von Zusatzstoffen hinweisen:

● **Zusatzstoffe:**
Diese werden in der Europäischen Union mit E-Nummern (E100–E1518) gekennzeichnet.
Es kann sich dabei um chemisch definierte Substanzen wie z.B. naturidentische Aromen, Benzoesäure und deren Salze (Parahydroxybenzoesäureethylester) handeln.

Zusatzstoffe können aber auch aus natürlichen Lebensmitteln gewonnen werden wie z.B. färbende Pflanzen- und Fruchtauszüge (Karottensaft, Holundersaft, Rote-Beete-Saft), Amaranth, Azorubin sowie Carrageen, Gelatine, Guakernmehl, Gummi arabicum, Harze, Malz und Pektine. Diese Stoffe lösen jedoch eine Allergie aus.

- **Farbstoffe** (E-Nummern der Gruppe 100):
  E102/Tartrazin, E104/Chinolingelb, E110/Gelborange S, E122/Azurobin, E123/Amaranth, E124/Cochenillerot A/Ponceau 4R.
- **Konservierungsmittel** (E-Nummern der Gruppe 200):
  E200: Sorbinsäure, E210–E213: Benzoesäure/Benzoate, E214–E219: Parahydroxybenzoesäureethylester/PHB-Ester, E220–E227: Schwefeldioxid und Sulfite, E230: Biphenyl/Diphenyl, E231: Orthophenylphenol und E232 dessen Natriumsalz, E233: Thiabendazol, E249/E250: Nitrite, E280–E283: Propionsäure.
- **Antioxidationsmittel** (E-Nummern der Gruppe 300):
  E306–309: Tocopherol, E310–312: Gallate, E320: Buthylhydroxianisol (BHA), E32: Buthylhydroxitoluol (BHT).
- **Stabilisatoren und Emulgatoren** (E-Nummern der Gruppe 400):
  Stabilisator (E412: Guar/Guar(kern)mehl, Guargummi).
- **Geschmacksverstärker:**
  E620–E623: Glutaminsäure und Glutamate, E621: Natriumglutamat.
- **Trennmittel, Geliermittel, Verdickungsmittel,** Feuchthaltemittel, **Emulgatoren, Überzugsmittel, Süßungsmittel/künstliche Süßstoffe,** Backtriebmittel, Festigungsmittel, **Mehlbehandlungsmittel,** modifizierte Stärke, Säuerungsmittel, Säureregulator, Schaummittel, Schaumverhüter, Schmelzsalze, Aroma(-stoffe), modifizierte Stärke. Die oben aufgeführten fett gedruckten Zusatzstoffe sind nach heutigem Kenntnisstand häufige Auslöser einer pseudoallergischen Reaktion.

Anmerkung: Nicht jede Reaktion auf Zusatzstoffe wie Farbstoffe, Benzoesäure und Antioxidanzien ist auch eine pseudoallergische Reaktion. Es kann sich hierbei auch um eine allergische Reaktion handeln.

Pseudoallergische Reaktionen gegen Lebensmittel-*inhalts*stoffe

Neben den Lebensmittelzusatzstoffen müssen auch Lebensmittelinhaltsstoffe erwähnt werden. Dies sind Substanzen, die natürlicherweise im Lebensmittel vorkommen. Hierzu zählen vor allem biogene Amine, die als Serotonin, Histamin, Tyramin bedeutsam werden können, Salizylate (Salizylsäure) und die damit verwandte Benzoesäure.

⊡ **3.10** Bisher identifizierte Auslöser pseudoallergischer Reaktionen (I. Ehlers et al., 1996).

Stoffgruppe	Name	E-Nummer
Farbstoffe		
Azofarbstoffe	Gelborange S	E110
	Azorubin	E122
	Amaranth	E123
	Ponceau 4 R	E124
	Brillantschwarz BN	E151
	Tartrazin	E102
Andere synthetische	Chinolingelb	E104
Farbstoffe	Erythrosin	E127
	Patentblau	E131
	Indigokarmin	E132
Naturfarbstoffe	Eisen-III-oxid, rot	E172
	Cochenille/Karmin	E120
Konservierungsstoffe	Sorbinsäure	E200
	Natriumbenzoat	E211
	p-Hydroxybenzoesäure, -esther	E214–E219
	Natriummetabisulfit	E223
	Natriumnitrat	E251
Antioxidanzien	Butyldroxianisol (BHA)	E320
	Butylhydroxitoluol (BHT)	E321
	Propylgallate	E310
	Tocopherol	E306–E309
Geschmacksverstärker	Natriumglutamat	E621
Natürlich vorkommende Stoffe	Salizylsäure, Salizylate, biogene Amine, p-Hydroxybenzoe-säureester	

Biogene Amine kommen in fast allen Lebensmitteln zumindest in kleinen Mengen vor, denn sie sind enzymatische Abbauprodukte von Aminosäuren. Durch mikrobielle Prozesse hergestellte Lebensmittel (Gärung, Reifung von Käse) enthalten zusätzlich biogene Amine.

Als *Serotonin* sind biogene Amine vermehrt in Walnüssen, reifen Bananen, Ananas (je reifer desto niedriger ist der Gehalt) enthalten.

Histamin kommt vor allem in Hefeextrakten, Käse (Harzer, Gouda, Tilsiter, Emmentaler, Parmesan, Roquefort), Gemüse (Spinat, Sauerkraut, Tomaten, Pflaumen, Avocado), Wein (Chianti, Burgunder), Fisch (Thunfisch, Hering, Makrele, Sardellen in Dosen oder verarbeitet), Rohwurstsorten (Salami, Krakauer, roher Schinken) vor. Histamin wird auch bei allergischen Reaktionen freigesetzt. Darum imitieren Histamineffekte in besonderem Maße allergische Reaktionen. Einige Nahrungs- und Genussmittel (z.B. Erdbeeren, Zitrusfrüchte, Schokolade, Tomaten und Krustentiere) können auch endogenes Histamin aus Mastzellen freisetzen.

Tyramin findet sich vermehrt in Schokolade, Zitrusfrüchten, alkoholischen Getränken, Himbeeren, reifem Käse, Seetieren, Fischextrakt, Tee, Kaffee.

Lebensmittel, die länger gelagert wurden, weisen häufig einen höheren Gehalt an biogenen Aminen auf. So kann z.B. eine Dose Thunfisch, die (zu) lange gelagert wurde, einen so hohen Gehalt an Histamin aufweisen, dass es sogar zu Vergiftungserscheinungen kommen kann. In höheren Dosen sind biogene Amine für alle Menschen toxisch. Bei geringer Dosis kommt es auf die individuelle Intoleranz an.

> Im Gegensatz zur Nahrungsmittelallergie ist die pseudoallergische Reaktion auf biogene Amine dosisabhängig.

Salizylate kommen natürlicherweise in einigen Obstsorten (Beerenfrüchte, Nüsse, Aprikosen, Apfelsinen, Ananas), Gemüsen (Champignons, Chicorée, Endivie, Paprika, Rettich, Radieschen), Gewürzen (Anis, Curry, Kardamom, Paprika/scharf, Kumin, Thymian, Dill, Muskat, Oregano, Rosmarin, Senf, Zimt, Thymian), Worcestersoße und schwarzem Tee vor. Bei Obst gilt die Faustregel: Je fruchtiger das Aroma, desto höher ist der Gehalt an Salizylsäure.

Azetylsalizylsäure, kurz ASS genannt, ist der Wirkstoff in Aspirin®, der aber auch in anderen Schmerz-, Fieber- und Grippemitteln vorkommt. Häufig kommt es zu Unverträglichkeitsreaktionen gegen diesen Wirkstoff. Das heißt jedoch nicht, dass damit auch eine Unverträglichkeit gegen andere verwandte Verbindungen wie natürlich vorkommende Salizylate kommen muss. Damit ein Patient nicht unnötig eine „salizylarme Kost" verordnet bekommt, muss erst durch Provokationstest mit salizylsäurereichen Lebensmitteln geklärt werden, ob die Reaktion nicht ausschließlich durch ASS hervorgerufen wird.

Leider weist die Kennzeichnungsverordnung Lücken auf. So müssen Zusatzstoffe in solchen Lebensmitteln nicht unbedingt deklariert werden, die unverpackt und verarbeitet sind wie Brot, Kuchen, Gebäck, Wurst, Feinkostsalate. Das gleiche gilt/kann gelten für Kartoffelprodukte, Süßwaren, alkoholische Getränke und Lebensmittel mit zusammengesetzten Zutaten.

⊡ **3.11** Vorkommen von biogenen Aminen (Histamin, Serotonin, Tyramin), Salizylsäure und Benzoesäure in Lebensmitteln (Beispiele).

Histamin	Serotonin	Tyramin	Salizylsäure	H-Benzoesäure
Fisch:	Obst:	Fischextrakt,	Obst: Ananas	Obst: Preisel-
Thunfisch,	Ananas, reife	Hefeextrakt,	Orangen, Apri-	beeren, Apri-
Hering,	Bananen	Wurst	kosen (frisch)	kosen, Erd-
Makrelen,	Walnüsse	reifer Käse:	Nüsse, Beeren-	beeren,
Sardellen,		Cheddar,	früchte, Datteln	Zwetschgen
Sardinen		Edamer,	Gemüse:	Gewürze: Zimt
reifer Käse:		Emmentaler,	Champignons,	Nelken, Anis
Harzer, Gouda,		Camembert,	Chicorée,	
Emmentaler,		Brie	Endivien,	
Parmesan,		Obst, Gemüse:	Paprika, Rettich,	
Roquefort		Himbeeren,	Radieschen,	
Rohwurst-		Zitrusfrüchte	Gewürze:	
sorten: Salami,		Hefeextrakt	Paprika (scharf),	
Krakauer,		Getränke: Tee,	Anis, Muskat,	
Schinken, roh		Kaffee, alkohol.	Oregano, Senf,	
Obst, Gemüse:		Getränke	Rosmarin,	
Pflaumen,			Thymian, Zimt,	
Sauerkraut,			Curry (Mischung)	
Avocados,			Getränke:	
Spinat,			schwarzer Tee	
Tomaten			Worcestersoße	
Weine: Chianti,				
Burgunder				
Hefeextrakt				

Der Geschmacksverstärker Na-Glutamat beispielsweise wird oft bei der Zubereitung von chinesischen Speisen zugesetzt. Doch auch in immer mehr Fertiggerichten aus Tiefkühltruhe, Dose und Vakuumverpackung werden Geschmacksverstärker verwendet, ebenso in Fleisch- und Wurstwaren.

Diagnostik

Für die Diagnose einer pseudoallergischen Reaktion ist eine sorgfältige Ernährungsanamnese sehr wichtig, da Haut- und In-vitro-Testverfahren keine verwertbaren Ergebnisse liefern.

Es empfiehlt sich, den Patienten ein „Ernährungstagebuch" über mindestens einen Monat führen zu lassen. Darin sollten neben Art, Name des Produktes und des Herstellers, evtl. Datum der Herstellung und Chargennummer auch Uhrzeit, Symptome und evtl. besondere Umstände aufgelistet werden.

Allergologische Kostformen

Je nach Zweck teilt man die allergologischen Kostformen ein in:
- Diagnostische
- Therapeutische und
- Präventive Kostformen.

Diagnostische Kostformen

Wie der Begriff schon sagt, setzt man diagnostische Kostformen für die Diagnose einer Erkrankung ein. Je nach Symptomatik werden sie zwischen 4 Tagen und 4-6 Wochen durchgeführt.

Zu den diagnostischen Kostformen zählen die Nulldiät, die Suchkost, die individuelle oligoallergene Basiskost, die Aufbaukost und die Eliminationskost.

Wie für andere allergologische Reaktionen gelten auch für die Nahrungsmittelallergien die gleichen Abläufe von Anamnese, Hauttest, invitro-Diagnostik, Provokation. Sie werden hier in zwei kurzen Diagrammen dargestellt.

⯃ 3.12 Diagnostische Möglichkeiten bei Nahrungsmittelallergie (nach B. Niggemann et al., 2000).

- ausführliche Anamnese mit gezielter Ernährungsanamnese
- Symptom-Nahrungsmittel-Tagebuch über 7–14 Tage
- In-vitro-Untersuchungen
- spezifisches IgE (plus Gesamt IgE)

Bei speziellen Fragestellungen:
- allergeninduzierte Mediatorfreisetzung (Histamin, Cysteinyl-Leukotriene)
- allergeninduzierte Lymphozytenstimulation
- In-vivo-Untersuchungen
- Hauttests
- orale Provokationen

Bei speziellen Fragestellungen:
- gastrointestinale Provokationen unter endoskopischer Kontrolle

Eliminationsdiät/Auslassdiät (bei spezifischem Verdacht)

Kurzfristige diagnostische Eliminationsdiät

Besteht ein gezielter Verdacht, dass nur ein bis zwei bestimmte Nahrungsmittel die Allergie auslösen, werden diese für ein bis maximal 4

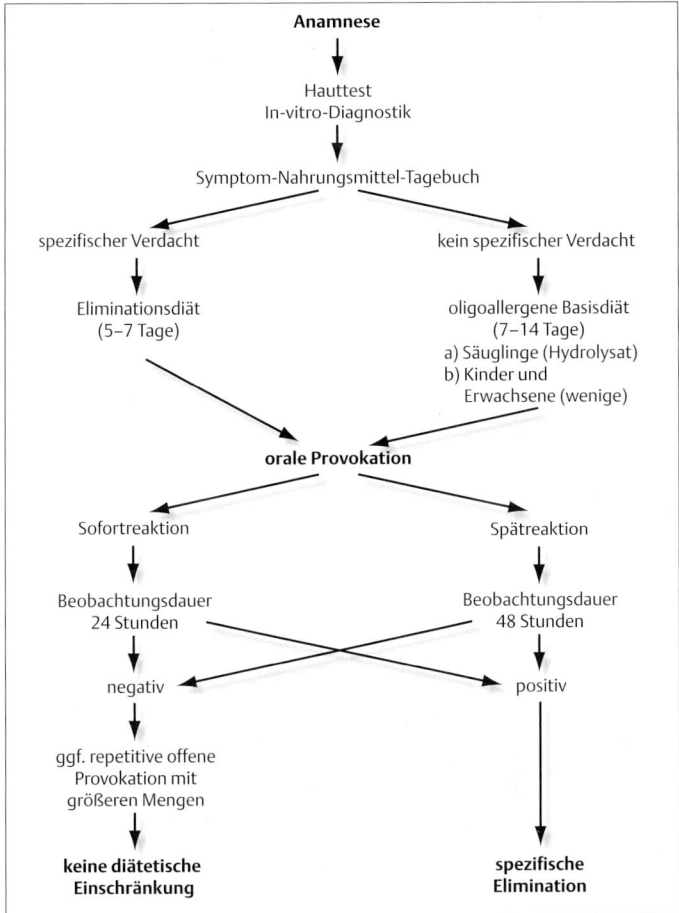

☙ 3.1 Flussschema zum diagnostischen Vorgehen bei Verdacht auf Nahrungsmittelallergie (nach I. Huttegger, 2001).

Wochen aus der Kost eliminiert. Hat sich die Symptomatik nach dieser
Zeit verbessert, erfolgt anschließend eine orale Provokationstestung
(siehe orale Provokation). Die Eliminationskost macht keinen Sinn,
wenn zu viele Nahrungsmittel im Verdacht stehen, nicht vertragen zu
werden.
Bei ungezielten Verfahren kommt es häufig zu Fehldiagnosen.

Gezielte therapeutische Eliminationskost

Wird durch eine Eliminationsdiät und anschließende Provokation eine Unverträglichkeit auf (ein) Nahrungsmittel eindeutig festgestellt, beginnt als therapeutische Maßnahme eine individuell zu erstellende Eliminationskost, die eine ausreichende Nährstoffversorgung gewährleisten muss.

Die Lebensqualität des Patienten darf durch diese Ernährungsform nicht zu sehr eingeschränkt werden. Nach ein bis maximal zwei Jahren ist erneut die klinische Relevanz zu überprüfen.

Quasi-Nulldiät bzw. Kartoffel-Reisdiät

Unter den diagnostischen Diäten ist die so genannte Quasi-Nulldiät die strengste Form.

Mit ihr kann am besten abgeklärt werden, ob und in welchem Umfang ein Nahrungsmittel als Ursache in Betracht zu ziehen ist. Aufgrund ihrer Zusammensetzung kann man die Quasi-Nulldiät auch als Kartoffel-Reisdiät bezeichnen. Sie sollte maximal drei Wochen evtl. stationär durchgeführt werden, da es sonst zu Mangelzuständen kommt. Für Kinder ist sie nicht geeignet. Hier sollte eine extensive Hydrolysatnahrung gegeben werden.

⬛ 3.13 Geeignete Getränke und Nahrungsmittel bei Quasi-Nulldiät.

* Mineralwasser
* geschälter gekochter Reis/Kartoffeln
* Salz, wenig Zucker
* Maiskeimöl, stark raffiniert, damit keine Spuren von Eiweiß enthalten sind
* Wasser, evtl. 2 Tassen schwarzer Tee (nicht aromatisiert) oder Kaffee/Tag

Nach Verschwinden der Symptome kann eine orale Provokation beginnen.

Bleiben die Symptome erhalten, liegt keine Allergie gegen Nahrungsmittel vor, es sei denn, es besteht eine – äußerst seltene – Sensibilisierung gegen geschälten Reis oder Kartoffeln.

Oligoallergene Basisdiät (bei unspezifischem Verdacht)

Die oligoallergene Basisdiät wird dann angewandt, wenn die Menge der unter Verdacht stehenden Nahrungsmittel zu groß ist.

Die oligoallergene Basisdiät muss immer individuell zusammengestellt werden, denn es ist wichtig, dass die Nahrungsmittel auch tatsächlich gegessen werden. Hierbei wird der tägliche Speiseplan aus 10 bis maximal 20 Nahrungsmitteln zusammengestellt, die erfahrungsgemäß selten eine allergische Allergie auslösen. Es sollten weder Fertiggerichte noch Lebensmittel mit Zusatzstoffen enthalten sein. Da viele Nahrungsmittel in rohem Zustand eine höhere allergene Potenz aufweisen, empfiehlt es sich, nur denaturierte Lebensmittel aus der Region entsprechend der Saison zu verwenden. Außer bei Kaffee und Tee erfolgt keine Mengenbegrenzung. Die ausgewählten Nahrungsmittel werden vor Einsatz mittels Haut- und RAST-Test auf eine Sensibilisierung untersucht. Die oligoallergene Basisdiät erfordert in der Regel keine Unterbrechung der beruflichen Tätigkeit. Wenn sich die Symptome nach 2–4 Wochen gebessert haben bzw. ganz verschwunden sind, kann sich die Aufbaukost anschließen.

Weiteres siehe unter Kapitel Individuelle oligoallergene Basiskost

Such- bzw. Additionskost (nach Werner)

Die Such- und Additionskost (nach Werner) wird in der Praxis sehr selten eingesetzt, da sie ein sehr zeitraubendes, aufwändiges Verfahren ist, bei dem Nahrungsmittel in biologischen Einheiten systematisch geprüft werden. Liegen individuelle Verdachtsmomente vor, kann sie auch verkürzt werden. (Näheres siehe weiterführende Literatur.)

Liegt kein spezieller Verdacht vor, kann eine Suchkost nach der Quasi-Nulldiät eingesetzt werden.

Aufbaukost (im Anschluss an die oligoallergene Basisdiät)

Mit der Aufbaukost werden stufenweise die nach Gruppen geordneten Lebensmittel wieder eingeführt.

Alle 2–4 Tage folgt die Einführung eines neuen Nahrungsmittels bzw. einer neuen Nahrungsmittelgruppe.

Additivafreie Kost

Sie findet auch Anwendung bei Verdacht auf eine nahrungsmittelinduzierte pseudoallergische Reaktion. Des Weiteren wird sie nach Abschluss einer Provokation mit Lebensmittelzusatzstoffen gegeben, wenn diese ein positives Ergebnis geliefert hat.

Orale Provokation

Die oralen Provokationstests stellen meist die letzte Stufe der Allergiediagnostik dar.

Eine orale Provokation unter stationären Bedingungen empfiehlt sich gerade bei verzögert einsetzenden Reaktionen. Hier ist es oft schwer, einen direkten Zusammenhang zwischen dem Verzehr eines Nahrungsmittels und den klinischen Symptomen zu erkennen.

Hierfür wird im symptomfreien/-armen Intervall nach wie vor die goldene Standardmethode („Goldstandard"), die doppelblind, plazebokontrolliert durchgeführte orale Nahrungsmittelprovokation (doubleblind, placebo-controlled food-challenge, DBPCFC) angewandt. Hier weiß also weder der Patient noch der Arzt/die Ärztin, wann das Plazebo und wann das Verum gegeben wird. Für das Plazebo werden ein bis maximal zwei Lebensmittel verwendet. In Geschmack, Aussehen, Viskosität, Textur und Struktur dürfen sich Plazebo und Verum nicht unterscheiden. So lässt sich mit diesem Testverfahren unabhängig von subjektiven Einflüssen die klinische Relevanz von bestehenden Sensibilisierungen und Symptomen absichern. Natürlich muss vor Beginn der Testung sichergestellt sein, dass das Plazebo auch vertragen wird. Die Provokationsmenge ist entsprechend der Altersstufe und der täglich verzehrten Menge auszulegen.

Bei zweifelsfreier Zuordnung bedarf es in der Regel keiner oralen Provokation. Bei schweren anaphylaktischen Reaktionen auf bereits bekannte Lebensmittel ist die orale Provokation kontraindiziert.

Bei vermuteten Soforttypreaktionen (z.B. anaphylaktischer Schock, Urtikaria, Quincke-Ödem, Durchfall, Erbrechen) darf ein verdächtiges Nahrungsmittel mindestens drei Tage vor Beginn der Testung nicht verzehrt werden. Handelt es sich um mögliche Spätreaktionen (z.B. Ekzeme), kann sogar eine Karenz von bis zu 4 Wochen angezeigt sein. Medikamente, die das Ergebnis beeinflussen können, müssen ebenfalls frühzeitig abgesetzt werden.

> Bei zu erwartenden schweren anaphylaktischen Reaktionen ist die orale Provokation kontraindiziert.

Provokationen sollten grundsätzlich immer unter stationären Bedingungen durchgeführt werden, da immer auch die Gefahr besteht, das es zu unberechenbarer Symptomatik kommt.

Anmerkung zur Ernährungsberatung: Damit eine vorgeschlagene Ernährungsrichtlinie vom Patienten auch akzeptiert wird, ist auch dessen Lebensqualität im Auge zu behalten. Die Diäten bedeuten oft eine große Einschränkung. So sollte für jedes Nahrungsmittel, dass aus dem Speiseplan zu eliminieren ist, eine Alternative angeboten werden. Da Verbote einen zu negativen Aspekt haben, ist es besser, positiv formulierte Listen zu erstellen. Man kann sie auch Erlaubnislisten nennen. Bei einigen Nahrungsmittel reicht es auch aus, diese zu erhitzen, sie nur in geringer Menge oder nur sehr selten zu verzehren.

◨ **3.14** Stabilität von wichtigen Lebensmittelallergenen und ihre Bedeutung als „verstecktes" Allergen (M. Besler, 2001).

Stabilität/ Bedeutung	Hoch	Mittel	Gering
Hitzestabilität	Milch, Eier, Fisch, Krustentiere, Erdnüsse, Nüsse	Fleisch, Soja, Weizen, Sellerie	Früchte (Rosaceae)
Hydrolysestabilität	Eier	Milch, Fisch, Erdnuss, Soja, Nüsse	Fleisch, Sellerie, Früchte (Rosaceae)
„verstecktes" Allergen	Milch, Eier, Erdnüsse, Soja, Nüsse, Sesamsamen, Weizen, Sellerie		Fisch, Krustentiere, Fleisch, Früchte

Probleme und Risiken die durch die bestehende Kennzeichnungsrichtlinie 2000/13/EG auftreten können:

- Die 25%-Regel: Zusammengesetzte Lebensmittel können einem anderen Erzeugnis bis zu 25% zugesetzt sein, ohne dass sie auf der Verpackung des Endproduktes deklariert werden müssen.
  Haben Zusatzstoffe jedoch eine technologische Wirkung, müssen sie angegeben werden.
- Versteckte Allergene: Bei einigen Zutaten genügt die Angabe des Klassennamens, z.B. pflanzliche Öle, Gemüse (< 10%), Gewürze und Kräuter (< 2%).
  Beispiel: pflanzliches Öl/Fett bei raffinierten Ölen/Fetten: hier können noch in Spuren enthaltene Eiweiße zu Problemen führen.

Therapeutische Kostformen

Additivafreie Kost

Die additivafreie Kost zählt nicht nur zu den diagnostischen Kostformen, sondern kann auch als therapeutische Kostform eingesetzt werden.

▄ **3.15** Stoffe, die bei additivafreier Kost nicht vorkommen dürfen.

* Farbstoffe
* Konservierungsstoffe
* Geschmacksverstärker
* Aromastoffe
* Verdickungs- und Geliermittel

Präventive Kostformen

Basis- und Aufbaukost bei allergiegefährdeten Säuglingen

Die Sensibilisierung gegenüber Nahrungsmitteln ist charakteristisch für das frühe Säuglings- und Kindesalter. Gerade in jungen Jahren kommt es häufiger zu einer Allergie gegen Nahrungsbestandteile als im späteren Leben, da in diesem Alter die Mukosabarriere noch unvollständig und der Darm somit durchlässiger für Makromoleküle ist.

Das Allergierisiko eines Neugeborenen ist genetisch bedingt und stark abhängig von der Atopiehäufigkeit in der Familie. Je mehr Familienmitglieder ersten Grades bereits eine Allergie entwickelt haben, desto höher ist eine Allergieprädisposition des Neugeborenen.

Mittlerweile ist es unbestritten, dass die optimale Ernährung für den Säugling das ausschließliche Stillen ist. Die Stillphase sollte nicht unter einem halben Jahr liegen. Dies gilt für alle Kinder, ob sie nun aus einer Familie stammen, in der Allergien aufgetreten sind oder aus Familien, in denen bisher keine Allergien bekannt sind. Zwar können auch Sensibilisierungen, z.B. gegen Kuhmilcheiweiß, bei ausschließlich gestillten Kindern auftreten, denn Proteine aus der Nahrung der Mutter können in die Brustmilch sezerniert werden. Aber auch wenn die Muttermilch Fremdproteine enthält, so enthält sie auch ausreichend Faktoren, die vor einer Allergie schützen (schnellere Reifung der intestinalen Mukosabarriere, dadurch verringerte Resorptionsrate der Nahrungsantigene). Das eine Sensibilisierung in den ersten Lebenstagen auftritt liegt häufig daran, dass vor dem Einschießen der Muttermilch zugefüttert wurde.

Eine allergenarme Ernährung der Schwangeren hat bisher keinen schützenden Effekt gezeigt. Vielmehr sollte in dieser physiologischen Sondersituation auf eine besonders ausgewogene, vitamin- und mineralstoffreiche Ernährung geachtet werden, damit es zu keinen Mangelzuständen kommt und die Schwangere nicht unnötig emotional belastet wird. Eine allergenarme Diät der Stillenden sollte nur in absoluten Ausnahmefällen vorgenommen werden. In diesem Fall muss die Mutter durch eine Fachkraft diätetisch betreut werden, um einen Nährstoffmangel zu vermeiden.

Besteht die berechtigte Sorge, dass ein Kind eine allergisch vermittelte Unverträglichkeit gegen Kuhmilchproteine entwickelt, so müssen Alternativprodukte zur Verfügung stehen, um Wachstum und Gedeihen des Kindes zu gewährleisten. Dafür sind die so genannten Hydrolysatnahrungen entwickelt worden. Diese unterscheiden sich von normalen Säuglingsmilchnahrungen dadurch, dass Nahrungsmitteleiweiße (z.B. Kuhmilch- oder Sojaeiweiß) mittels Hitzebehandlung und enzymatischer Hydrolyse in kleine Bruchstücke gespalten (hydrolysiert) wurden, um den Antigengehalt zu reduzieren. Je nach Größe der Proteinbruchstücke unterscheidet man extensiv hydrolysierte und partiell hydrolysierte Nahrungen. Bei extensivem Hydrolysegrad finden sich hauptsächlich kleine Eiweißbruchstücke in der Nahrung. Des Weiteren unterscheidet man zwischen Hydrolysaten auf Molkebasis und Hydrolysaten auf Kaseinbasis und Gemischen aus beiden. Die stark hydrolysierten Formulanahrungen (Therapienahrungen) werden bei protrahierten Diarrhöen, Malabsorptions- und Malresorptionssyndromen sowie Nahrungsmittelallergien im Säuglingsalter eingesetzt. Die stark hydrolysierten Nahrungen können auch bei älteren Säuglingen und Kleinkindern mit persistierender Kuhmilcheiweißallergie als Milchersatz eingesetzt werden.

Die Einführung der Beikost hat einen wichtigen Einfluss bei der Vorbeugung von Nahrungsmittelallergien. Ab dem siebten Lebensmonat kann langsam mit der Beikost begonnen werden. Innerhalb einer Woche wird maximal ein neues Lebensmittel hinzugenommen. Die Zahl der verwendeten Nahrungsmittel sollte eingeschränkt werden (die Abwechslung der Beikost ist nicht das Bedürfnis des Säuglings, sondern das des Erwachsenen). Nahrungsmittel mit bekannt hoher Allergenität wie Eier, Fisch, Haselnüsse usw. sollten im ersten Lebensjahr komplett gemieden werden. Mittlerweile gibt es auch HA-Breie.

Gleichzeitig sollte ein Nahrungsmitteltagebuch geführt werden. Dadurch lässt sich auch zu einem späteren Zeitpunkt klären, welche Lebensmittel das Kind bereits bekommen und wie es sie vertragen hat. Die allergenarme Ernährung im Säuglingsalter ist nur eine Maßnahme zur Allergieprävention im Kindesalter. Andere Maßnahmen zur Allergenvermeidung sollten gleichzeitig laufen, z.B. dass in der Schwangerschaft und nach der Geburt das Kind keinem Zigarettenrauch ausgesetzt wird. Des Weiteren sollten Hausstaubmilben und Haustierallergene reduziert werden. Auf der anderen Seite sollte das Kind in keiner „sterilen" Umgebung aufwachsen. Die natürliche Stimulation des Immunsystems muss angeregt werden, indem das Kind z.B. in Krabbelgruppen Kontakt mit anderen Kindern hat.

Pseudoallergenarme Kost/Diät

Definition

Kost, die alle bekannten und vermuteten Auslöser einer pseudoallergischen Reaktion meidet.
Die Diät kann nur als Leitlinie angesehen werden, da es keine verlässlichen Daten für Schwellendosen gibt, bei der es zu einer pseudoallergischen Reaktion kommen kann.

Indikation

Chronische Urtikaria, Kreislaufreaktionen, Manifestationen am Respirationstrakt (Rhinitis, Asthmaanfälle), uncharakteristische Magen-Darm-Beschwerden.
Voraussetzung: Verdacht auf eine pseudoallergische Reaktion.

Prinzip

- Kost, die trotz Einschränkung der Lebensmittelauswahl alle notwendigen Vitamine und Mineralstoffe enthält. (Häufig kann die Bedingung der ausreichenden Versorgung nicht erfüllt werden, darum ist diese Kostform nicht als Dauerkost zu verstehen.)
- Lebensmittelzusatzstoffe und Lebensmittelinhaltsstoffe, die bekanntermaßen zu einer pseudoallergischen Reaktion führen, werden für mindestens 3 Wochen konsequent aus der täglichen Kost eliminiert. Generell verboten: Alle Nahrungsmittel mit Konservierungsmitteln, Farbstoffen, Antioxidanzien, darum besser keine industriell verarbeiteten Lebensmittel (⊡ 3.16, ⊡ 3.17).
  Am Besten geschieht die Durchführung unter stationären Bedingungen, denn erste Erfolge stellen sich meist erst nach ca. 10–14 Tagen ein. Führt dies zu keiner Besserung der Beschwerden, sollte eine strengere oligoallergene Basiskost über 5–7 Tage erfolgen
- Erst nach der erfolgreichen Durchführung der Diät kann mit der Suche nach dem/den tatsächlichen Auslöser/n angefangen werden. Dies erfolgt durch eine doppelblinde orale Provokation mit den verdächtigen Lebensmitteln.

◨ **3.16** Lebensmittelauswahl bei pseudoallergener Ernährung.

	Geeignet	Ungeeignet bzw. auf Verträglichkeit prüfen
Getreide, Brot, Backwaren, Teigwaren, Reis, Kartoffeln	Getreide, -flocken, -mehl, -grieß, -stärke abgepacktes Brot/Brötchen, Knäckebrot ohne Zusatzstoffe, ausschließlich aus Weizenmehl, Wasser, Hefe/Sauerteig, Salz hergestellt (Zusatzliste beachten!) Getreideflocken, -mehle, -körner Hirse, Buchweizen, Reis, -waffeln (nur aus Reis und Salz) Hartweizennudeln ohne Ei selbst gebackener Kuchen/Gebäck Kartoffeln, frisch: alle selbst hergestellten Zubereitungsarten, ohne Verwendung ungeeigneter Substanzen selbst hergestelltes Popcorn	abgepacktes/frisches/vorgebackenes Brot (Brötchen) vom Bäcker/mit Zusatzstoffen Fertigmüsli mit Früchten, Nüssen, Cornflakes etc. Back- und Feinbackwaren (bei Verwendung von Farbstoffen, Flüssigei, Emulgatoren, Verdickungsmittel etc.) Backmischungen, Instantmehle, Soßenbinder Nudeln mit Flüssigei, Nudelprodukte Sago, Gerstengrütze, -graupen Kartoffelerzeugnisse wie Kartoffelsalat, Kroketten, Chips, Kartoffelteig, Gnocchi **Anmerkung:** Flüssigei darf Konservierungsstoffe enthalten
Gemüse	Alle frischen oder tiefgekühlten Sorten ohne Zusätze, außer siehe ungeeignete Gemüsesorten Frische Gemüse immer gut waschen	Artischocken, Erbsen, Pilze (frisch/trocken), Rhabarber, Spinat, Tomaten (frisch), -mark, -soße, Oliven, Paprika, Rettich, Radieschen Fertiggerichte, -salate
Obst, Nüsse		frisches/tiefgekühltes/getrocknetes Obst, kandierte Früchte Marmelade Nüsse/Mandeln
Milch, Milchprodukte	Frischmilch, H-Milch, Buttermilch, Dickmilch, Kefir, Naturjoghurt, Quark Frischkäse, Hüttenkäse, Schichtkäse junger Gouda, in geringen Mengen frische Sahne, süß/sauer (ohne Verdickungsmittel) Molke Mozzarella, Mascarpone selbst gemachtes Eis	„Light"-Produkte, Hart-, Schnitt-, Schmelz-, Schimmel-, Weichkäse Fruchtjoghurt, -quark fertiger Kräuterquark fertiger Milchreis und ähnliche Produkte Milchpulver Speiseeis

⊞ **3.16** Lebensmittelauswahl bei pseudoallergener Ernährung (Fortsetzung).

	geeignet	ungeeignet
Milch, Milchprodukte	Alle genannten Produkte müssen frei von Zusatzstoffen sein, eventuell selbst herstellen	
Fleisch, -erzeugnisse, Eier Fisch, Krusten- und Schalentiere	alle Fleischarten, frisch/Tiefkühlware ohne Zusätze Roastbeef, Bratenaufschnitt, Frikadellen, eigene Herstellung frisches Hackfleisch/Mett (ungewürzt) evtl. Eier, frisch	alle verarbeiteten Produkte wie Wurstwaren, Würstchen Pasteten, Terrinen, Fleisch in Aspik, Wurst- und Fleischsalate Gepökeltes und Geräuchertes, z. B. Schinken Fleischzubereitungen, z.B. Schaschlik Konserven Fisch, Krusten- und Schalentiere jeder Art
Öle, Fette	kaltgepresste Öle, Butter	Margarine, Halbfettmargarine, Halbfettbutter
Getränke	Mineralwasser Kaffee, schwarzer Tee Milch Bier, nach deutschem Reinheitsgebot gebraut	Saft, Schorle Kakao aromatisierter Tee, Früchtetee, Kräutertee energieverminderte Getränke, Limonaden, Cola, Brause etc. alkoholische Getränke
Süßes, Brotaufstriche	Honig Zucker, Traubenzucker Süßstoff selbst gemachte pflanzliche Brotaufstriche aus geeigneten Bestandteilen	Nuss-Nougat-Creme, Zuckerrübenkraut, Erdnussbutter alle Süßigkeiten Fertigprodukte: Pudding, -soßen, Dessertaufgüsse
Verschiedenes	Salz Schnittlauch, Zwiebeln	Gewürze, Kräuter, Knoblauch und Mischungen daraus Chips, Flips, Salzgebäck Mayonnaise Fertigsoßen, Würzsoßen, -pasten, Ketchup, Senf, Meerrettich, Remouladen, Dressings Obstessig

⊞ 3.17 Beispiel einer pseudoallergenarmen Diät (T. Werfel et al., 2000).

Generell verboten: Alle Nahrungsmittel, die Konservierungsstoffe, Farbstoffe und Antioxidanzien enthalten. Verdacht besteht bei allen industriell verarbeiteten Lebensmitteln.

	Erlaubt	Verboten
Grundnahrungs-stoffe	Brot, Brötchen ohne Konservierungsmittel, Grieß, Hirse, Kartoffeln, Reis, Hartweizennudeln (ohne Ei), Reiswaffeln (nur aus Reis und Salz)	alle übrigen Nahrungsmittel (z.B. Nudelprodukte, Eiernudeln, Kuchen, Pommes frites)
Fette	Butter, Pflanzenöle	alle übrigen Fette (Margarine, Mayonnaise etc.)
Milchprodukte	Frischmilch, frische Sahne (ohne Carrageen), Quark, Naturjoghurt, Frischkäse (ungewürzt), wenig junger Gouda	alle übrigen Milchprodukte
tierische Nahrungsmittel	frisches Fleisch, frisches Gehacktes (ungewürzt), Bratenaufschnitt (selbst hergestellt)	alle verarbeiteten tierischen Nahrungsmittel, Eier, Fisch, Schalentiere
Gemüse	alle Gemüsesorten außer den verbotenen; erlaubt sind z.B. Salat (gut waschen !), Möhren, Zucchini, Rosenkohl, Weißkohl, Chinakohl, Broccoli, Spargel	Artischocken, Erbsen, Pilze, Rhabarber, Spinat, Tomaten und Tomatenprodukte, Oliven, Paprika
Obst	keines	alle Obstsorten und Obstprodukte (auch getrocknetes Obst wie Rosinen)
Gewürze	Salz, Zucker, Schnittlauch, Zwiebeln	alle übrigen Gewürze, Knoblauch, Kräuter
Süßigkeiten	keine	alle Süßigkeiten, auch Kaugummi und Süßstoff
Getränke	Milch, Mineralwasser, Kaffee, schwarzer Tee (unaromatisiert)	alle übrigen Getränke, auch Kräutertees und Alkoholika
Brotbeläge	Honig und die in den vorhergehenden Spalten genannten Produkte	alle nicht genannten Brotbeläge

Salizylsäurearme Kost

Definition

Kostform, die die Zufuhr von Nahrungsmitteln mit Salizylsäure eliminiert (☷ 3.18).

Indikation

Verdacht auf eine Unverträglichkeit (pseudoallergische Reaktion) gegen Salizylsäure.

Die Indikation einer Azetylsalizylsäureintoleranz geht nicht unbedingt mit einer Intoleranz gegen Salizylate einher. Bevor eine langfristige salizylatarme Ernährung verordnet wird, muss unbedingt durch eine Provokation geklärt werden, wo der Ursprung der Reaktionen liegt.

Prinzip

- Kost, die trotz Lebensmitteleinschränkung alle lebensnotwendigen Vitamine, Nähr- und Mineralstoffe enthält.
- Meidung von Lebensmitteln, die Salizylsäure enthalten. Nach einem fundierten Beratungsgespräch sollte die Kostform für mindestens 4 Wochen konsequent durchgeführt werden. Während dieser Zeit ist die Führung eines Lebensmitteltagebuchs sehr hilfreich.
- Der Gehalt an natürlich vorkommender Salizylsäure ist besonders hoch in Beerenobst und Gewürzen. Der Reifegrad der Früchte spielt ebenfalls eine Rolle für deren Salizylsäuregehalt. Darum kann man keine allgemein gültigen Werte für den Gehalt einzelner Nahrungsmittel angeben.

Aufgrund der strukturellen Ähnlichkeit mit para-Hydroxybenzoesäureverbindungen ist die Trennung zwischen Chemie und Natur oft schwierig.

Nach Abklingen der Symptome erfolgt mit den als verdächtig erscheinenden Nahrungsmitteln eine Provokation. Da dies im täglichen Tagesablauf einige Probleme bereitet, empfiehlt es sich den Patienten hierfür stationär unterzubringen.

⊞ **3.18** Salizylate.

Obst: Sultaninen, Rosinen, Himbeeren, rote Johannisbeeren, getrocknete Datteln, schwarze Johannisbeeren, Blaubeeren, Aprikosen, Orangen, Ananas, Brombeeren, Erdbeeren

Gemüse (deutlich geringerer Gehalt als in Beerenobst): Oliven, Champignons, Rettich, Radieschen; Zucchini, Kresse, Porree

Sonstiges: Tomatenmark, Gewürze (Curry, Paprika, Oregano, Basilikum, Kumin, Senf, Anissamen, Pfeffer, Zimt, Kardamom)

Getränke: Portwein, Rum

Individuelle oligoallergene Basiskost

Definition

Selbst hergestellte Basiskost mit stark eingeschränkter Lebensmittelauswahl.

Indikation

Kostform, die eingesetzt wird, wenn eine genaue Zuordnung der Krankheitserscheinungen zur Aufnahme von bestimmten Nahrungsmitteln nicht möglich ist.

Prinzip

- Kostform, die auf 14 bis maximal 20 Lebensmittel beschränkt ist.
  Wichtig: Aus jeder wichtigen Lebensmittelgruppe muss mindestens ein Lebensmittel auf dem Speiseplan stehen (⊞ 3.19).
  Des Weiteren muss beachtet werden:
- Keine Fertiggerichte! Alles sollte selbst zubereitet werden, wobei regionale und saisonale Ware die Grundlage für eine Mahlzeit sein soll.
- Bei Lebensmitteln, die naturbelassen sind, ist die allergene Potenz höher als bei denaturierten (gekochten) Lebensmitteln. So kann durch Erhitzen ein Teil der allergenen Potenz verringert werden (hitzelabile Allergene werden in ihrer Struktur zerstört).
- Häufige bzw. vermutete Allergene müssen eliminiert werden.
- Die Basiskost muss auf jeden Patienten speziell zugeschnitten werden, da es wichtig ist, dass bei der geringen Lebensmittelauswahl auch tatsächlich alle vorgegebenen Nahrungsmittel gegessen werden.

⊞ 3.19 Beispiel für die Zusammensetzung einer oligoallergenen Basisdiät (nach C. Thiel, 1997).

- 1 Sorte Brot (z.B. aus Roggenmehl, Sauerteig, Wasser, Salz)
- 1 Sorte Streichfett (Butter oder milchfreie Margarine)
- 1 Sorte Öl z.B. Sonnenblumenöl, stark raffiniert, ohne evtl. Eiweißrückstände
- gekochter Reis (poliert), gekochte Kartoffeln
- 1 Sorte Fleisch, gekocht/gebraten, daraus selbst hergestellter Aufschnitt
- gekochtes Gemüse z.B. Karotten, Blumenkohl, Broccoli, Zucchini, Spargel
- rohes Gemüse: Salatgurke, Radieschen (bis zu 4 Sorten)
- 1 Obstsorte z.B. Bananen, Melone, Birne (gedünstet)
- evtl. Sahne (nicht bei Kuhmilchallergie)
- Salz, wenig Zucker
- Getränke: (Mineral-)Wasser, evtl. 2 Tassen schwarzer Tee (nicht aromatisiert) oder Kaffee/Tag

Anmerkung: saisonal, regional, denaturiert

Nach einem fundierten Beratungsgespräch sollte die Kostform für 2–4 Wochen konsequent durchgeführt werden, bis die Symptome sich bessern bzw. ganz verschwinden. Während der Zeit ist die Führung eines Lebensmitteltagebuchs unbedingt notwendig.

Da bei dieser Diät keine Milch und Milchprodukte verzehrt werden und die Auswahl an Obst und Gemüse sehr eingeschränkt ist, ist bei längerfristigen Verordnungen auf eine Vitamin- und Kalziumsubstitution zu achten.

Unter ärztlicher Aufsicht kann diese Kostform auch ambulant durchgeführt werden.

Im Erwachsenenalter ist eine noch strengere oligoallergene Basisdiät möglich. Sollten die bisherigen Ergebnisse nicht eindeutig zu erklären sein, kann der Patient zum Beispiel ein Teefasten von max. 5 Tagen einlegen. Eine längerer Zeitraum ist nicht zu empfehlen, da es zu einer Unterversorgung kommt.

Aufbaukost

Nach Besserung der Symptomatik kann eine Aufbaukost beginnen. Hierbei handelt es sich um eine systematische, stufenweise Einführung weiterer Lebensmittel. Diese Lebensmittel sind nach Lebensmittel bzw. Gruppen geordnet

🔲 **3.20** Beispiel für eine Reihenfolge der Nahrungsmittel zur Provokation bzw. Wiedereinführung nach oligoallergener Basisdiät (B. Niggemann et al., 2000).

(1) Kuhmilch (ggf. Soja)
(2) Hühnerei
(3) Weizenprodukte
(4) Weitere Gemüsesorten (z.B. Kartoffel, Karotte)
(5) Weitere Obstsorten
(6) Weitere Getreidesorten
(7) Weitere Fleischsorten (z.B. Rind)
(8) Diverses: Nüsse, Sellerie, Gewürze

Nickelarme Diät

Definition

Nickelarme Diät, die den Nickelgehalt der Nahrung möglichst weit herabsetzt (< 2 mg Ni/Tag).

Indikation

Bei Verdacht auf ein allergisches Kontaktekzem, das nachweisbar durch orale Nickelaufnahme hervorgerufen wird.

Nur wenn es als gesichert gilt, dass der Nickelgehalt in Nahrungsmitteln für die Symptomatik relevant ist, sollte eine Einschränkung von nickelreichen Nahrungsmitteln erwogen werden.
Als Auslöser eines Kontaktekzems werden Nickelionen für gewöhnlich über die Haut aufgenommen. Bisher konnten keine Untersuchungen bestätigen, dass eine nickelarme Diät bei diesen Kontaktallergien zu einer Besserung führt. Dies liegt daran, dass die Nickelverbindungen aus Schmuck usw. völlig andere sind als jene aus dem Boden, die über den peroralen Weg in den Organismus gelangen. Als metallisches Spurenelement kommt Nickel nativ in vielen Nahrungsmitteln als komplex gebundenes Ion vor. Die Elimination eines Nahrungsallergens, dass weit verbreitet, aber nur in Spuren vorkommt, ist schwierig (🔲 3.21).

Prinzip

- In Anlehnung an eine Vollkost/leichte Vollkost.
- Der Nickelgehalt der Nahrung sollte unter 2 mg/Tag liegen – alle Nahrungsmittel, die einen hohen Nickelgehalt haben, sind zu meiden.
- Durch die eingeschränkte Lebensmittelauswahl, im besonderen der Grundnahrungsmittel, kann die Versorgung mit Energie, Folsäure und Ballaststoffen, aber auch mit Magnesium, Kalium und β-Carotin nicht ausreichend sein bzw. an der unteren Grenze liegen.

◫ **3.21** Anhaltspunkte für Nahrungsmittel bei Nickelallergie (nach Behr-Völtzer et al., 1999; I. Ehlers et al., 2000; mod. E. Lückerath).

	Geeignet	Ungeeignet
Milch und Milch-produkte	Voll-, Magermilch Buttermilch, Dickmilch, Joghurt, Kefir Sahne, süß/sauer Frischkäse, Quark, Schicht-käse Emmentaler, Cheddar Mozzarella, Mascarpone Eis	Edamer, Gouda Weichkäse Schmelzkäse
Fleisch und Fleisch-erzeugnisse, Eier	alle Fleischarten, frisch oder TK Roastbeef selbst hergestellter Aufschnitt Eier, frisch	Wurstwaren, Würstchen Innereien Pastete, Terrine Parfait (mit Innereien)
Fisch und Fischer-zeugnisse	alle Fischsorten, frisch oder TK, außer siehe ungeeignete	Hecht Hering, Bückling Hummer Sardinen verschiedene Muschelsorten
Getreide, Getreide-produkte, Kartoffeln	Weizenbrot mit Weizenmehl Typ 405/550 Roggenbrot mit Roggenmehl Typ 815 Weizenstärke parboiled Reis, geschälter Reis Nudeln aus Weizenmehl Typ 550 Kartoffeln	Vollkornbrote, Schwarzbrot Keimlinge Kleie Buchweizen Gerste Vollkornreis Haferprodukte Weizenvollkornmehl Fertigmüsli Backwaren mit Backpulver
Obst	Obst, frisch, TK außer siehe ungeeignet geeignete Sorten evtl. großzügig schälen	Obstkonserven, Trockenobst Banane Kirschen und Kirschprodukte Pfirsich Fruchtsäfte Nüsse
Gemüse	alle Sorten frisch, TK außer siehe ungeeignet	Gemüsekonserven Tomatenmark Spinat Petersilie Hülsenfrüchte Sojaprodukte Broccoli, Wirsing Spargel

▜ **3.21** Anhaltspunkte für Nahrungsmittel bei Nickelallergie (nach Behr-Völtzer et al., 1999; I. Ehlers et al., 2000; mod. E. Lückerath) (Fortsetzung).

	Geeignet	Ungeeignet
Fette	Butter Margarine pflanzliche Öle Auf Qualität achten!	
Süßwaren	Karamel Kuchen und Gebäck aus Weizenmehl Typ 550 ohne Backpulverzusatz/Trockenhefe	Schokolade Süßes mit Nüssen, Erdnüssen, Mandeln Marzipan, Nougat Müsliriegel
Getränke	Mineralwasser Leitungswasser, bei dem die ersten 250 ml Wasser nach Aufdrehen des Wasserhahns verworfen wurden max. 2 Tassen Kaffee Milch Saft/Schorle aus geeigneten Früchten/Gemüsen, selbst zubereitet	Tee Kakao und Kakaoerzeugnisse alkoholische Getränke
Fertigprodukte	alle TK, Trockenprodukte, Konserven, die keine sehr nickelhaltigen Lebensmittel enthalten	

Obwohl Nickel zu den essenziellen Spurenelementen zählt, ist durch eine nickelarme Diät kein Mangel zu befürchten.

Unabhängig von ihrem natürlichen Nickelgehalt sollten Produkte, die zu Hautexazerbationen führen, vom Speiseplan gestrichen werden.

Dem Patienten sind geeignete Alternativen zu den Nahrungsmitteln, die er ausgrenzen soll, zu nennen, damit ein bedarfsgerechter Nährstoffgehalt der Kost erhalten bleibt.

Der Nickelgehalt der Nahrungsmittel ist keine konstante Größe. Vielmehr ist er u.a. abhängig vom Standort des Anbaus (pH-Wert des Bodens), von den Teilen der Pflanze, die verarbeitet werden und vom Verarbeitungsprozess. Darum können bei einer diätetischen Empfehlung nur die Lebensmittel angegeben werden, die Nickel besonders gut aufnehmen und speichern. Die verzehrte Menge eines Nahrungsmittels ist ebenfalls zu beachten

Die Toleranzgrenze, ab der einzelne Symptome ausgelöst werden, ist bei jedem Patienten individuell.

Obst und Gemüse sollte vor dem Verzehr großzügig geschält werden, da sich dadurch der Nickelgehalt reduzieren lässt.

Kaffee immer von Hand aufbrühen. Der Kaffee aus der Kaffeemaschine kann einen bis zu zehnfach höheren Gehalt an Nickelionen aufweisen.

Die heute von der Industrie hergestellten rostfreien Töpfe gelten als unbedenklich, älteres Kochgeschirr aus rostfreiem Stahl nicht mehr verwenden.

Konserven gelten ebenfalls als unbedenklich. Aus Sicherheitsgründen sollten säurehaltige Konserven wie Sauerkraut, Gurken usw. nur im Glas gekauft werden. Auch die Lagerung und Zubereitung dieser Nahrungsmittel sollte nur in Glas bzw. Porzellan erfolgen.

Anmerkung: Wurde die Diät 2–4 Wochen unter ärztlicher Aufsicht durchgeführt, ist mit einer doppelblind plazebokontrollierten Provokationstestung zu überprüfen, ob die nickelarme Diät auch als therapeutische Kostform weitergeführt werden soll.

Ein großer Prozentsatz der auf Nickel reagierenden Allergiker reagiert nicht auf eine orale Provokation mit Nickelsulfat.

Kuhmilchfreie Kost

Definition

Kost, die Kuhmilch und alle daraus hergestellten Produkte ausschließt.

Indikation

Gesicherte Nahrungsmittelallergie gegen Kuhmilch/-produkte, Verdacht auf Nahrungsmittelallergie auf Kuhmilch/-produkte, der nach einer Diät der Überprüfung bedarf.

Prinzip

- Vollwertige, ausgewogene Kost
- Konsequente Meidung von Kuhmilch und aller daraus hergestellten Produkte
- Versorgung mit kritischen Nährstoffen (Eiweiß, Kalzium, Vitamin B_2, D) und bedarfsgerechte Energiezufuhr muss gewährleistet sein.

Werden keine Kuhmilchprodukte vertragen, so müssen gezielt andere Lebensmittel ausgewählt werden, die die Versorgung mit diesen kritischen Nährstoffen gewährleistet. Kuhmilch als Kalziumquelle liefert pro 100 ml 120 mg Kalzium. Um einen Ersatz für diese Kalziumquelle zu bekommen, bieten sich kalziumreiche und mit Kalzium angerei-

⊞ 3.22 Kalziumbedarf (D-A-CH 2000).

	Alter	Kalzium (mg/Tag)
Säuglinge	0–4 Monate	220
Kinder	4–12 Monate	400
	1–4 Jahre	600
	4–7 Jahre	600
	7–10 Jahre	900
Jugendliche	10–13 Jahre	1100
	< 19 Jahre	1200
Erwachsene	19–65 Jahre	1000
Schwangere, Stillende		1000

cherte Lebensmittel an (siehe Tabellen). Diese Nahrungsmittel sollten über den Tag verteilt verspeist werden, da der Körper das Kalzium dann besser resorbieren kann.

Oxalsäure, die Kalzium bindet, ist in Verbindung mit kalziumreichen Nahrungsmitteln zu meiden. Oxalsäurereiche Nahrungsmittel sind: Spinat, Mangold, Rhabarber, Kakaoprodukte, Rote Bete. Alkohol hemmt die Resorption. Das Kalzium-Phosphor-Verhältnis von 1:1,0–1,2 ist einzuhalten.

⊞ 3.23 Kalzium- und Natriumgehalt einiger ausgesuchter Mineral- und Heilwässer (nach I. Elmadfa et al.,2001).

Quelle	Kalzium	Natrium
Obenauer Löwensprudel	651	30
Rangauer life	617	377
St. Margareten	566	19
Contrex	486	9
Valser Mineralquelle (Schweiz)	436	11
Gemminger Mineralquelle	426	41
Römerquelle Niederau	417	11
Rietenauer	412	35
Gerolsteiner	348	118
St. Gero Heilwasser	347	119
Luisen Brunnen	344	232
Bad Dürrheimer Bertoldsquelle	325	8
Bad Dürrheimer Johannisquelle	289	13
Franken Brunnen Hochsteinquelle	267	38
Rosbacher UrQuell	262	40

■ **3.23** Beispiele für kalziumreiche Lebensmittel (nach I. Elmadfa et al., 2001).

Kalziumreiche Lebensmittel	Kalzium (mg/100 g)	Kalziumreiche Lebensmittel	Kalzium (mg/100 g)
Sesamsamen	783	Spinat, tiefgefroren	120
Sojabohne	260	Spinat, roh	117
Mandeln	252	Bohnen, weiß	113
Gartenkresse	214	Fenchel, roh	109
Grünkohl, roh	210	Mangold, roh	103
Grünkohl, gekocht	160	Brokkoli, gekocht	87
Sojamehl, vollfett	195	Walnüsse	87
Feigen, getrocknet	190	Aprikosen, getrocknet	82
Brunnenkresse, roh	180	Datteln, getrocknet	61
Ruccola, roh	160	Brombeeren	44
Pistazienkerne ohne Schale	130	Apfelsinen	42
Paranuss	130		
Trinkmilch	120		

Der Patient muss in Beratungsgesprächen ausreichend informiert werden. Es ist darauf zu achten, dass ein Ernährungstagebuch geführt wird. Eine kuhmilchfreie Ernährung bedeutet eine große Einschränkung bei der Nahrungsmittelauswahl. Auf viele Speisen muss verzichtet werden. Die Auswahl der Speisen und deren Zubereitung erfordert oft viel Zeit, Arbeit und Kenntnisse. Nur ein/e geschulte/r Ernährungsberater/-in kann mit dem Patienten das Ziel erarbeiten, dessen Ernährungsverhalten auch tatsächlich zu verändern.

Wurde die Diät 2–4 Wochen unter ärztlicher Aufsicht ambulant oder stationär durchgeführt, sollte mit einer doppelblind plazebokontrollierten Provokationstestung überprüft werden, ob die kuhmilchfreie Diät auch als therapeutische Kostform weitergeführt werden soll.

■ **3.24** Alternativen zur Kuhmilch.

- Soja-Drinks (Firmen: Vitaquell, Alpro), die mit Kalzium angereichert sind (75–120 mg Ca/100 ml)

- Fruchtsaftgetränke (Firmen Valensina, Punica), die mit Kalzium angereichert sind (80–120 mg Ca/100 ml)

- kalziumreiche Mineralwasser (> 30 mg Ca/100 ml bzw. >300 mg Ca/l)

- kalziumreiche Gemüsesorten

- eventuell Kalziumsubstitution

⊓ 3.25 Geeignete und ungeeignete Produkte bei Kuhmilchallergie (nach C. Behr-Völtzer et al., 1999).

	Geeignet	Ungeeignet
Milch, Milchprodukte	Sojamilch, -joghurt (nicht bei Sojaallergie) Schafs- und Ziegenmilch, -joghurt, -käse Stutenmilch extensiv hydrolysierte Säuglingsnahrung Sahne Tofu pflanzliche/vegetarische Brotaufstriche (wenn sicher ohne Kuhmilcheiweiß)	Kuhmilch Buttermilch, Dickmilch, Joghurt Eis Mixgetränke aus Kuhmilch Schmand/Crème frâiche Quark Molke Milchreis etc. Käse auf Kuhmilchbasis
Fleisch, -erzeugnisse, Eier	Fleisch, frisch/TK ohne Zusätze Wurstsorten ohne Milchzusätze Rohwurst (z.B. Salami, Cervelatwurst, Mett-, Teewurst) Schinken roh Bratenaufschnitt Eier Bei allen Produkten gilt: Zutatenliste beachten!	Brühwurst (z.B. Bierschinken, Würstchen, Mortadella, Leberkäse, Fleischwurst) Leberwurst Schinken, gekocht Fleischsalate Eiergerichte mit Milchzusatz
Getreide, Getreideprodukte, Kartoffeln	Brot, Brötchen, Vollkornbrote, die sicher keine Kuhmilch enthalten Getreide, -flocken, -mehl, -grieß, -stärke Fladenbrot Knäckebrot, Reiswaffeln, Vollkornzwieback ohne Kuhmilch Eierteigwaren ohne Kuhmilchzusatz, Hartweizengrießnudeln Teig und Kuchen ohne Kuhmilchprodukte Biskuit, Blätterteig Paniermehl aus kuhmilchfreien Brötchen Salzstangen	Milchbrot, -brötchen Buttermilchbrot, -brötchen Rosinenbrötchen Zwieback Gebäck, Butterkekse, Waffeln, Stollen Sahnekuchen Schokoladenkuchen, -torte Hefeteig mit Milch Quark-Ölteig Löffelbisquit Knusper-, Schokomüsli etc. Müsli mit Milchpulver Paniermehl, gekauft

◨ **3.25** Geeignete und ungeeignete Produkte bei Kuhmilchallergie (nach C. Behr-Völtzer et al., 1999) (Fortsetzung).

	geeignet	ungeeignet
Getreide, Getreideprodukte, Kartoffeln	Kartoffel, frisch, gebraten, selbst hergestellte Zubereitungen ohne Zusatz von Kuhmilch, Sahne, Butter Pommes frites Bei allen Produkten gilt: Zutatenliste beachten!	
Fette	Margarine ohne Kuhmilchzusatz, Speiseöl, Schmalz, Pflanzenfette evtl. Butter, Sahne	Butter (wird oft doch vertragen) Margarine mit Milcheiweiß
Obst, Gemüse	alle Sorten frisch, TK, Kompott, in einer Zubereitung ohne Kuhmilch besonders kalziumreiche Sorten	
Getränke	Kaffee, Tee Mineralwasser (besonders mit hohem Kalziumgehalt) Fruchtsaftgetränke ohne Kuhmilchzusatz, besonders mit Kalziumzusatz	Kuhmilch, Kakao Fruchtsaftgetränke mit Molkenzusatz Instantgetränke
Dessert, Brotaufstriche, Süßwaren	Honig, Marmelade, Konfitüre, Honig-Nuss-Creme Carob, -creme Erdnusscreme pflanzliche Brotaufstriche ohne Kuhmilchzusatz Marzipan ohne Schokolade Karamel ohne Sahne Blockschokolade, Carobschokolade Fruchtgummis, Kaugummi ohne Milch Fruchtbonbons Götterspeise, Grütze Wassereis Ketchup, Senf, Mayonnaise ohne Kuhmilchzusatz	Nuss-Nougat-Creme Schokocreme Pudding und Soßen, Fertigdessert, Cremepulver Weichlakritz Schokolade, Pralinen, Konfekt alle Süßwaren mit Schokolade bzw. Kuhmilch Schokoküsse

Fertiggerichte, Backmischungen, Mayonnaise, Soßen, Ketchup, Dressings, Vitamin- und Mineralstoffpräparate und Medikamente enthalten oft Kuhmilchzusätze.

Im Zweifelsfall sollten Nahrungsmittel, bei denen ein Zusatz von Kuhmilch nicht genau zu klären ist, weggelassen werden.

Anmerkung: Um eine konkrete Ernährungsempfehlung auszusprechen, muss die Qualität und der Grad der Sensibilisierung genau abgeklärt sein. So kann es bei einigen Patienten, bei denen eine Allergie gegen das hitzelabile α-Lactalbumin besteht, bereits ausreichen, das die Milch abgekocht wird. In diesem Fall können eventuell auch Käse und Joghurt vertragen werden. Viele können auch Milchzucker, Butter, in manchen Fällen auch Crème fraîche, Sahne und kleine Mengen Kuhmilch bzw. Produkte daraus verzehren.

▨ 3.26 Die wichtigsten Allergene der Kuhmilch (C. Thiel, 1997).

Bestandteil (Eiweiß)	% Anteil in der Kuhmilch
Kasein (relativ hitzestabil)	30–50
β-Lactoglobulin (relativ hitzestabil)	62–80
α-Lactalbumin (teilweise hitzestabil)	ca. 56
Bovin-Serum-Albumin (BSA) (hitzelabil)	ca. 52

Besteht eine Allergie gegen Kasein, kann es sein, dass auch die Milch anderer Tierarten nicht vertragen wird. Oft kommt es auch zu Kreuzallergien. Darum muss die Verträglichkeit über eine Provokation unter ärztlicher Aufsicht ausgetestet werden. Bei einer Unverträglichkeit gegen Lactoglobulin können Überempfindlichkeiten gegen das Fleisch einer bestimmten Tierart auftreten. Auch der Verzehr von Sojaprodukten kann problematisch sein.

Liegt jedoch eine hochgradige Sensibilisierung vor, dürfen auf dem täglichen Speiseplan gar keine Kuhmilch oder -produkte stehen.

Mandel-, Reis-, Hafer- und Kokosmilch stellen aus ernährungsphysiologischer Sicht keine Alternative zur Kuhmilch dar, da sie nicht ausreichend Kalzium enthalten.

Begriffe auf der Zutatenliste, die auf Bestandteile von Kuhmilch hinweisen: Milchpulver, Molke, Molkepulver, Milcheiweiß/-protein, Milchzucker/Laktose, Molkeeiweiß/-protein, Casein/Kasein, Caseinate/Kaseinate, Lactalbumin, Lactoglobulin, Laktocasein, Sahne, Rahm, Butter, Käse, Margarine.

Lücken der Kennzeichnungsverordnung:

- Fertigprodukte, die aus unterschiedlichen Zutaten zusammengestellt werden, müssen nicht alle Inhaltsstoffe vollständig deklarieren. Erst ab einem Anteil ab 25% des gesamten Gerichts muss die Zutat auf der Zutatenliste erscheinen.
- Nach der Kakaoverordnung muss bei Schokolade ein Zusatz von Kuhmilch erst ab 5% deklariert werden.

Hersteller- und Bezugsquellennachweis für milchfreie Diätmargarinen

Fauser Vitaquellwerk KG, Postfach 54 06 29, 22506 Hamburg: Vitaquell 75 Unsere Vollwertige, Vitaquell Unsere Extra, Vitaquell Vitazell Diät-Pflanzen-Margarine, Margarine Halbfett. Reformhäuser

Smilde Nahrungsmittel GmbH, Emscherstr. 45, 45891 Gelsenkirchen: Diät-Margarine, -Halbfettmargarine und -Speiseöle. Direktversand

Union Deutsche Lebensmittelwerke GmbH, Dammtorwall 15, Postfach 10 15 09, 22609 Hamburg: becel Diät-Margarine, becel leicht Diät Halbfettmargarine. Lebensmittelhandel, Krankenhäuser

Walter Rau Lebensmittelwerke GmbH & Co. KG, 49171 Hilter: Deli-Reform Diätmargarine, Halbarine, Diäthalbfettmargarine, Rau Diät-Margarine. Direktversand, Lebensmittelhandel

Hersteller- und Bezugsquellennachweis für milch- und eifreies Gebäck

Hammermühle Diät GmbH, Hauptstraße 181, 67487 Maikammer, Tel.: 06321/95 89 20. Versand

Sibylle Diät GmbH (Hammermühle), Hauptstraße 181, 67487 Maikammer, Tel.: 06321/95 89 20. Reformhaus

Drei Pauly Reform und Diät GmbH Co.KG, Drei-Pauly-Weg 12, 35085 Ebersdorfergrund, Tel.: 06424/303-0. Reformhaus

Erweiterte Formen der kuhmilchfreien Kost

Kuhmilchfreie, sojaeiweißfreie Kost
Kuhmilchfreie, hühnereifreie Kost
Kuhmilchfreie, hühnerei- und weizenfreie Kost
Kuhmilchfreie, hühnerei-, sojafreie Kost

Buchempfehlungen zu Kalziumgehalten von Lebensmitteln bzw. Wässern:

GU Nährwerttabelle. Gräfe und Unzer. Neuauflage 2002/03

Hühnereifreie Kost

Definition

Vollkost unter Ausschluss von Hühnereiern.

Indikation

Nachweisbare Hühnereiweißallergie bzw. Verdacht auf Hühnereiweißallergie.

Das allergene Potenzial liegt überwiegend im Eiklar und nicht im
Eigelb. Die vier Hauptallergene sind: Ovomucoid, Ovoalbumin, Ovo-
transferrin und Lysozym, wobei das Ovomucoid die immunologisch
dominante Komponente ausmacht.

Prinzip

Vollkost und Leichte Vollkost, die Hühnereier aus der Kost ausschließt.
Hühnerei enthält hochwertige Eiweiße, die Vitamine A, B_1, B_2 und
Eisen. Ein ausschließlicher Verzicht auf Hühnereier birgt keine Gefahr,
dass es zu einer Mangelernährung kommt.

Je nach Grad der Sensibilisierung und entsprechend anderer Sensibilisierungen müssen angepasste Ernährungsempfehlungen ausgesprochen werden.

Bis zu einer Besserung der Symptomatik nach ca. 2–4 Wochen folgt die
doppelblinde orale Provokation. Unter ärztlicher Aufsicht kann diese
Kostform auch ambulant durchgeführt werden.

Die hühnereifreie Ernährung bedeutet eine große Einschränkung bei
der Nahrungsmittelauswahl. Eine Auswahl der Speisen und die Zubereitung erfordern oft viel Zeit, Arbeit und Kenntnisse. Nur ein/e
geschulte/r Ernährungsberater/-in kann mit dem Patienten das Ziel
erarbeiten, sein Ernährungsverhalten auch tatsächlich zu verändern.

Hühnereier finden eine breite Verwendung in der Lebensmittelherstellung, beim Backen und Kochen: als Emulgator, Bindemittel,
Schaumbildner, Nährwert-, Geschmacks- und Farbgeber und als Klärer
von Flüssigkeiten (Brühen, Aspik, klare Suppen) durch thermische
Koagluation.

Bei der Bezeichnung E322 kann es sich um Eilecithine, aber auch um
Sojalecithine handeln. Selbst in hoch verarbeiteten Produkten ist aufgrund der Stabilität der Eilecithine mit einem großen allergenen Potenzial zu rechnen!

Ersatz für die Verwendung von Hühnereiern:
- Zum Binden und Andicken: Stärke (Mais-, Kartoffel-, Weizenstärke),
  Getreidemehle (Mehlschwitzen), Sojamehl, -creme, Reis-, Buchwei-
  zenmehl, pflanzliche Dickungsmittel (Johannisbrotkernmehl E412,
  Agar Agar E06, Carrageen E407, Gelatine, Sago), geriebene Kartoffeln.

- Zum Panieren kann eifreies Paniermehl Verwendung finden.
- Um Hackfleisch zu lockern, kann man Quark oder geriebene Kartoffeln unterheben. Dennoch ist eine „Lockerungswirkung" von Eiweiß schwer zu ersetzen. Besser verwendet man Rezepte, die von vornherein ohne Hühnerei funktionieren.

Beispiele beim Backen:
1 Ei ist zu ersetzen durch
- 1 EL Sojamehl + 2 EL Wasser
- 1 TL Johannisbrotkernmehl
- $^1/_2$ TL Natron/100 g Mehl
- pürierte Bananen
- ca. $^1/_2$ EL Pfeilwurzstärke (Arrowroot) + 3 EL Wasser
- Ei-Ersatzpulver (Eiersatz wie becel dotterfrei und Tinovo sind auf Hühnereibasis).

Begriffe auf der Zutatenliste, die auf Hühnereiweiß hinweisen: Ei, Eiprodukt, Vollei, Flüssigei, Gefrierei, Trockenei, Eigelb, Flüssigeigelb, Trockeneigelb, Eiweiß, Eiklar, Flüssigeiklar, Gefriereiklar, Gefriereiweiß, Trockeneiweiß, Trockeneiklar, tierisches Eiweiß, Eipulver, Protein, Eiprotein, Fremdprotein, Eiöl, Ovo-..., Stabilisatoren, Emulgatoren, Lecithin (E322), wenn es nicht pflanzlichen Ursprungs ist.

Lücken der Kennzeichnungsverordnung:
- Fertigprodukte, die aus unterschiedlichen Zutaten zusammengestellt werden, müssen nicht alle Inhaltsstoffe vollständig deklarieren. Erst ab einem Anteil ab 25% des gesamten Gerichts muss die Zutat auf der Zutatenliste erscheinen.
- Nach der Kakaoverordnung muss bei Schokolade ein Zusatz von Ei erst ab 5% deklariert werden.
- Glänzende Brotkrusten und Gebäck können darauf hinweisen, dass mit Ei glasiert wurde.
- Unverpackte Backwaren können Hühnerei enthalten.
- Unverpackte Wurstwaren können Hühnerei enthalten.
- Hühnerei findet in der Industrie ein weit verbreitetes Einsatzgebiet. So werden u.a. Brühen, Aspik, Fruchtsäfte und Wein damit geklärt. Eine Deklarationspflicht besteht nicht.
- Andere industrielle Verwendungszwecke: Ei-Schampoo, lysozymhaltige Halslutschtabletten.
- Impfseren auf Eizuchtbasis (z.B. Mumps-Masern-Röteln-Imfstoff): hier können sich sehr geringe Mengen an Ei finden. Der behandelnde Arzt ist zu befragen
- Nudeln dürfen als eifrei bezeichnet werden, wenn sie weniger Hühnereier enthalten als für Eierteigwaren vorgeschrieben.

Eine Sensibilisierung im Kindesalter hat gute Aussichten, dass sie sich „verwächst". Unter ärztlicher Aufsicht wird meist nach 1–2 Jahren ein erneuter Provokationstest durchgeführt.

Kreuzreaktionen mit Hühnerfleisch sind sehr selten zu beobachten. Meist wird auch das Eiweiß anderer Vogelarten vertragen. Da Kreuzreaktionen nicht völlig auszuschließen sind, wird an dieser Stelle davon abgeraten, Eier anderer Tierarten als Ersatz zu verwenden.

▉ **3.27** Lebensmittelauswahl bei hühnereifreier Ernährung.

	Geeignet	Ungeeignet
Milch, Milchprodukte	Milch, Buttermilch, Sauermilch Käse Joghurt, Quark Sahne/Sauerrahm Frischkäse Eiscreme ohne Ei, Kunstspeiseeis	Milchpulver Milchshakes mit Lecithinzusatz Joghurtschlagcreme Kakaogetränke Eiscreme, Fruchteis, Rahmeis, Milchspeiseeis mit Ei, Italienisches Eis aus der Eisdiele, evtl. unverpacktes Eis Speiseeispulver mit Ei
Getreide, Getreideprodukte, Kartoffeln	Brot, Brötchen, Knäckebrot ohne Ei Getreideflocken, Frühstücksflocken, Müsli, Cornflakes Puffreis, Reiswaffeln, Popcorn Kuchen, Gebäck, Kekse ohne Ei bzw. mit Eiersatz Hefeteig, Mürbeteig, Lebkuchenteig ohne Ei Rahmblätterteig, Quark-Ölteig Salzgebäck italienische Hartweizengrießnudeln, Vollkornnudeln, Sojanudeln ohne Ei Kartoffeln und daraus selbst hergestellte Erzeugnisse ohne Ei Anmerkung: In Backmitteln wird oft Eilecithin u.a. verwendet	Brot und Backwaren mit Ei Pumpernickel, Grahambrot, Zwieback süße Brötchen Kuchen, Gebäck, Teilchen, Waffeln, Kekse mit Ei Bisquit, Brandteig, Rührteig, Eischwerteig, evtl. Strudelteig Baiser/Meringen Paniermehl Backmischungen Müsli mit Milchpulver Eierteigwaren glänzende Brotkrusten, Hefegebäck, das mit Eiweiß glasiert wurde Kartoffelzubereitungen: Gratin, Kroketten, Knödel, Kartoffelsalat mit Mayonaise Anmerkung: In Backmitteln wird oft Eilecithin u.a. verwendet
Fleisch, Fleischerzeugnisse, Fisch,	Fleisch, frisch, TK, Konserven ohne Ei und Panade Wurstwaren, Würstchen	Sülze, Aspik, Corned beef Leberwurst, Leberpastete, Leberparfait

⚃ **3.27** Lebensmittelauswahl bei hühnereifreier Ernährung (Fortsetzung).

	Geeignet	Ungeeignet
	ohne Ei Bratenaufschnitt Fisch frisch, TK, Konserven ohne Ei und Panade	zubereitetes Hackfleisch als Frikadelle/Bulette, Tatar, Hamburger Bratwurst Fleisch, paniert Fleischsalat Fischsalat Fisch, paniert Hühnereier evtl. Eier anderer Tierarten aus Eiern hergestellte Produkte Eierspeisen
Obst, Gemüse, Hülsenfrüchte	alle Sorten frisch, TK, Kon- serven ohne Ei	fertig zubereitete Gemüse- und Obstgerichte
Fette	Margarine ohne Lecithin Butter pflanzliche Öle und Fette Schmalz	Margarine mit Lecithin und/oder Eigelb
Getränke	Kaffee, Tee Mineralwasser, Limonaden Frucht- und Kräutertees Fruchtsäfte (ungeklärt) Kakao aus reinem Kakao- pulver	Traubensaft Mischgetränke mit Lecithin- zusatz Fruchtsäfte, geklärt Kakaogetränke, Ovomaltine Wein, Campari, Likör (Eier- likör, Cremelikör, Marsala) Wermutwein
Brotaufstriche, Desserts, Süßig- keiten	Honig, Marmelade, Kon- fitüre, Honig-Nuss-Creme Carob, -creme Erdnusscreme Nussmus (Mandel-, Cas- hew- u.a.) pflanzliche Brotaufstriche ohne Hühnereizusatz Puddingpulver ohne Ei Marzipanrohmasse Blockschokolade, Carob- schokolade Fruchtgummis, Kaugummi Traubenzucker Popkorn Fruchtbonbons Wassereis, Eis/Sorbet ohne Ei	Nuss-Nougat-Creme mit Lecithin Schokoladencreme mit Lecithin Pudding und Soßen, Fertig- dessert, Cremepulver mit Ei Götterspeise, Grütze Schokolade, Pralinen, Kon- fekt Bonbons, Dragees Weichlakritzware Zuckerwatte, Schaumwaf- feln, Schaumzuckerwaren Süßwaren mit Keksbestand- teil Schokoküsse Makronen Türkischer Honig

◨ **3.27** Lebensmittelauswahl bei hühnereifreier Ernährung (Fortsetzung).

	Geeignet	Ungeeignet
Verschiedenes	Mayonnaisen, eifrei Ketchup, Senf, Mayonnaise ohne Hühnereizusatz Kinderfertigmenüs ohne Ei und Eiernudeln Backpulver, eifrei Tortenguss, eifrei Nüsse	Feinkost enthält oft Hühnerei Mayonnaisen, Remouladen Senf, Ketchup Brühen, klare Suppen, Gemüsebrühen, gekörnte Brühe Würzpasten, -soßen Trockensuppen, -soßen mit Ei/Lecithin Fertigsoßen Konserven mit Ei panierte Produkte Bratlinge TK mit Ei Tortellini, Ravioli, Maul- taschen, Spätzle,Ravioli etc. reines Weinstein-Backpulver alle Produkte mit tierischem Lecithin

Hersteller- und Bezugsquellennachweis für milch- und eifreies Gebäck

Hammermühle Diät GmbH, Hauptstraße 181, 67487 Maikammer, Tel.: 06321/95 89 20. Versand

Sibylle Diät GmbH (Hammermühle), Hauptstraße 181, 67487 Maikammer, Tel.: 06321/95 89 20. Reformhaus

Drei Pauly Reform und Diät GmbH & Co. KG, Drei-Pauly-Weg 12, 35085 Ebersdorfergrund, Tel.: 06424/303-0. Reformhaus

Hersteller- und Bezugsquellennachweis für Eiersatz

Hammermühle Diät GmbH, Hauptstraße 181, 67487 Maikammer, Tel.: 06321/95 89 20. Versand

Sibylle Diät GmbH (Hammermühle), Hauptstraße 181, 67487 Maikammer, Tel.: 06321/95 89 20. Reformhaus

SHS-Gesellschaft für klinische Ernährung mbH, Postfach 3061, 74020 Heilbronn, Tel: 07131/5830-0, Fax:-61. Versand

Erweiterte Formen der hühnereifreien Kost

Eifreie Kost

Hühnereifreie, hühner- und putenfleischfreie Kost

Kuhmilchfreie, hühnereifreie Kost

Kuhmilchfreie, hühnerei- und weizenfreie Kost

Kuhmilchfreie, hühnerei-, sojafreie Kost

Kreuzreaktionen

Kreuzreaktionen beschreiben die Verbindung zwischen verschiedenen allergischen Reaktionen. Die Ursache liegt u.a. in dem Vorkommen identischer Strukturen bzw. ähnlicher Strukturen/Teilstrukturen im Allergen. So kann ein Allergen A (z.B. Birkenpollen) eine Sensibilisierung induzieren, auf deren Boden eine Allergie gegen ein anderes Allergen (z.B. Apfel) ausgelöst werden kann.

Je nach Stärke einer Allergie sollten deshalb auch Lebensmittel aus verwandten Familien gemieden werden.

Unter den Allergenen spielen insbesondere Pollen von Bäumen, Gräsern, Kräutern und Getreide eine Rolle bei den Kreuzreaktionen.

Unter den Pollen der Bäume sind die Birken-, Erlen- und Haselpollenallergene zu nennen, die häufig zu einer Kreuzreaktion (aufgrund einer Antigengemeinschaft) gegen Nüsse, Stein- und Kernobst führen. Bei den Beifußpollenallergikern kommt häufig auch eine Allergie gegen unterschiedliche Gemüsearten (Sellerie, Karotte, Fenchel), Gewürze (Pfeffer, Kümmel, Paprika) und Kräuter (u.a. Dill, Petersilie) vor. Gräser- und Getreidepollenallergiker wiederum zeigen oft eine Sensibilisierung gegen Getreide und Hülsenfrüchte. Andere, die eine Latexallergie entwickelt haben, reagieren ebenfalls auf bestimmte Obst- und Gemüsesorten.

⬛ **3.28** Kreuzreaktionen aufgrund der Klassifizierung.

- zwischen Getreide und Gräsern
- innerhalb der Oleaceae (Olive, Liguster, Flieder)
- innerhalb der Compositae (Beifuß, Sonnenblumen, Kamille)
- innerhalb der Prunoideae (Pfirsich, Kirsche, Pflaume, Aprikose)
- zwischen verschiedenen Fischen
- zwischen Latex und verschiedenen Früchten (Kiwi, Avocado, Banane, Kartoffel, Paprika, Kastanie, Buchweizenmehl)

Kreuzreaktionen bei Birke, Erle, Hasel

Definition

Kost, die konsequent alle symptomauslösenden Allergene meidet.

Viele Pollenallergiker zeigen Unverträglichkeitsreaktionen nach dem Verzehr von pflanzlichen Nahrungsmitteln und Gewürzen. Dies geschieht aufgrund einer immunologischen Kreuzreaktion (⬛ 3.2).

◨ 3.29 Botanische Familien und die Zuordnung von pflanzlichen Nahrungsmitteln und die bisher beobachteten Kombinationen der pollenassoziierten Nahrungsmittelallergien bzw. Angabe der häufigsten Symptomauslöser (*kursiv* = häufig Auslöser allergischer Reaktionen).

Familien	Vertreter
Actinidaceae Strahlengriffelgewächse	*Kiwi* [1]
Anacardiaceae (Sumachgewächse)	Cashewnüsse *Mango* Mastix Pistazien
Apiaceae, früher Umbelliferae Doldenblütler	*Anis* (Pimpinella) [2,4] *Dill*[2] Engelwurz *Fenchel* *Karotte* (roh) [1,2] Kerbel *Koriander* [2] *Kümmel* [2] Kreuzkümmel (Cumin) Liebstöckel Pastinake *Petersilie* [2] *Sellerie* [1,2,4]
Arecaceae, früher Palmae Palmgewächse	Kokosnüsse Datteln Palmzucker (Arrak) echtes Sago aus der Sagopalme Toddy (Palmwein)
Asteraceae, früher Compositae Korbblütler	Arnika [2] Artischocke *Beifußblatt* (Würz-, Teezubereitung) [2] Blattsalat Calendula (Ringelblume) Chicorée Chrysanthemen Endivien Huflattich *Kamille* [2] Kopfsalat Lattich (wild) Löwenzahn Pyrethrum (Insektenpulver) *Saflor* (in Safloröl/Leinsamenöl)

⚓ **3.29** (Fortsetzung).

Familien	Vertreter
	Schafgarbe *Sonnenblumen(kerne)* Topinambur (Knollensonnenblume) Wermut [2]
Betulaceae Birkengewächse	*Haselnuss* [1] Hasel(pollen) [1] Erlen(pollen) [1] Birken(pollen) [1]
Brassicaceae, früher Cruciferae Kreuzblütler	Blumenkohl Broccoli Brunnenkresse Chinakohl Grünkohl Kohlrabi Meerrettich Radieschen Raps (in Rapsöl) Rettich Rosenkohl *Senf* [2] Weißkohl Wirsing
Bromeliaceae Ananasgewächse	Ananas
Caricaceae Melonenbaumgewächse	*Papaya*
Chenopodiaceae Gänsefußgewächse	Mangold Mexikanisches Teekraut Rote Rüben Spinat
Cucurbitaceae Kürbisgewächse	Gurke Kürbis *Melone* Zucchini
Ericaceae Heidekrautgewächse	Heidelbeere Moosbeere Preiselbeere

◨ 3.29 (Fortsetzung).

Familien	Vertreter
Leguminosae 1. Fabaceae = Schmetterlings- blütler, früher Papilionaceae 2. Mimosaceae = Mimosen- gewächse 3. Cesalpinaceae	Bockshornklee *Bohne* *Erbse* [3] *Erdnuss* [3] *Guarkernmehl* Gummi arabicum (in Kaugummi) Johannisbrot (Geliermittel/Kakaoersatz) Kichererbse Klee *Linse* [3] Luzerne Mungobohne Sennesblatt *Sojabohnen* [3] Süßholz (Lakritze) Süßholztragant (Wilder Lakritz) Tamarinde (Sauerdattel) Tragant (Stabilisator)
Fagaceae Buchengewächse	Keime des Bockshornklees Edelkastanie/Esskastanien/Maronen
Juglandaceae Walnussgewächse	*Walnüsse* Pekanüsse
Lamiaceae, früher Labiatae Lippenblütler	*Basilikum* Bohnenkraut Krauseminze Lavendel Majoran Melisse Menthol Minze *Oregano* (Dost/wilder Majoran) Pfefferminze [2] Rosmarin Salbei Taubnessel Thymian Ysop (Hysoppus)
Lauraceae Lorbeerbaumgewächse	Avocado Kampfer *Lorbeer* Zimt

⊞ **3.29** (Fortsetzung).

Familien	Vertreter
Lecythidaceae	Paranüsse
Liliaceae Liliengewächse	Aloe *Knoblauch* [4] Lauch, Schnittlauch Spargel *Zwiebel*
Moraceae Maulbeerbaumgewächse	Brotfrucht Feigen Hopfen Maulbeeren
Musaceae Bananengewächse	Banane [3]
Myristicaceae Muskatnussbaumgewächse	Kapern Muskatnuss, -blüte [2,4]
Papaveraceae Mohngewächse	*Mohn(samen)*
Pedaliaceae Pedaliagewächse/Sesam- gewächse	*Sesam(samen)*
Piperaceae Pfeffergewächse	*Pfeffer(körner) grün, schwarz, weiß* [2,4]
Polygonaceae Knöterichgewächse	Buchweizen Rhabarber Sauerampfer
Poaceae, früher Graminae Süßgräser	*Gerste* Gräserpollen [3] Hafer Hirse *Mais* *Malz* (Gerste) Melasse (dunkler Rum) Reis (*ungeschält*/geschält) *Roggen(mehl)* [3] Roggenpollen Rohrzucker *Weizen (mehl)* [3] Weizenpollen

▣ 3.29 (Fortsetzung).

Familien	Vertreter
Rosaceae Rosengewächse	*Apfel* [1] Aprikose* (Persipan wird aus Aprikosen- kernen hergestellt) Brombeeren Erdbeere/Walderdbeere Hagebutte Himbeere *Kirsche* [1] *Mandel* [1] Mispel *Pfirsich* [1] Pflaume/Zwetschge [1] Quitte Weißdorn
Rubiaceae Rötegewächse	Brechwurzel (Ipecacuanha) *Chinin* (Tonic-Water) Kaffee Waldmeister
Rutaceae Rautengewächse	Angostura Bergamotte Mandarine *Orange* Zitrone
Solanaceae Nachtschattengewächse	Aubergine Bilsenkraut Cayennepfeffer *Chili*(schoten) (Caps) Kartoffel [1,2] *Paprika(schoten)* [2,4] Tabak Tomate [2,3]
Sterculiaceae Sterkuliengewächse/Kakao- baumgewächse	Kakao Kolanuss
	Curry (Mischung aus verschiedenen Gewürzen) [2]

[1] häufig beobachtete Birken-Haselpollen-assoziierte Nahrungsmittelallergie
[2] häufig beobachtete Beifußpollen-assoziierte Nahrungsmittelallergie
[3] häufig beobachtete Gräser-/Getreidepollen-assoziierte Nahrungsmittel-
    allergie
[4] Nahrungsmittel, die auch als Gewürz eine hohe allergene Wirkung besitzen

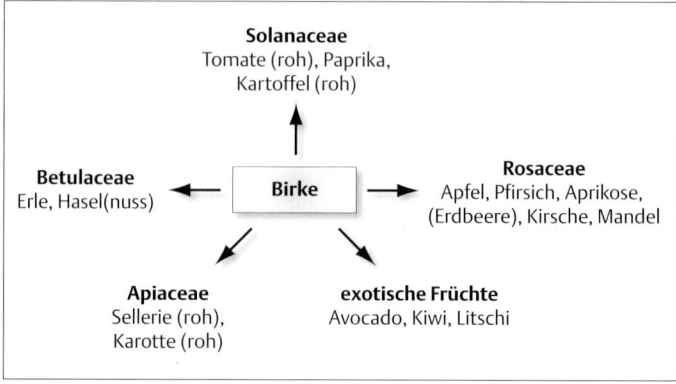

○ **3.2** Birkenpollen-assoziierte Nahrungsmittelallergien (nach Wüthrich).

Indikation

Zu überprüfender Verdacht auf birkenpollenassoziierte Nahrungsmittelallergie bzw. gesicherte birkenpollenassoziierte Nahrungsmittelallergie.

Liegt eine Allergie gegen Birken-, Erlen- und/oder Haselpollen vor, so kann es auch zu einer Allergie gegen Nahrungsmittel kommen.

Nicht selten führt eine Sensibilisierung gegen Vertreter der Familie der Birkengewächse (Betulaceae) zu einer Sensibilisierung gegen Vertreter der Familie der Rosengewächse (Rosaceae). Darum ist es für Patienten wichtig die botanischen Pflanzenfamilien zu kennen, denen das Allergen angehört, das bei ihnen Symptome auslöst.

▦ **3.30** Kreureaktionen zwischen Betulaceae und Rosaceae.

Birkengewächse/Betulaceae	Rosengewächse/Rosaceae
Birkenpollen Erlenpollen Haselpollen Haselnuss*	Apfel, Aprikosen, Brombeeren, Erdbeeren, Hagebutte, Himbeeren, Kirschen, Mandeln, Pfirsiche, Pflaumen, Quitten, Waldbeeren, Weißdorn, Zwetschge

*Nach neueren systematischen Gliederungen wird die Haselnuss in eine eigenen Familie (Corylaceae, Haselnussgewächse) gestellt.

⊞ 3.31 Kreureaktionenen gegen andere Pflanzengruppen.

Nachtschattengewächse Solanaceae	Doldenblütler Apiaceae	Lippenblütler Lamiaceae
Aubergine, Bilsenkraut, Chili (Caps), Kartoffeln, Paprika, Tabak, Tomate	Anis, Dill, Fenchel, Karotte, Kerbel, Koriander, Kümmel, Liebstöckel, Petersilie, Sellerie	Basilikum, Bohnenkraut Krausminze, Lavendel, Majoran, Melisse, Menthol, Minze, Oregano, Pfefferminze, Rosmarin, Salbei, Thymian

Prinzip

- Vollkost/Leichte Vollkost, die alle Nährstoffe, Vitamine und Mineralstoffe abdeckt.
- Alle symptomauslösenden Allergene werden konsequent vermieden. Bei Pollenallergie auf Birke, Erle und Hasel sind meist rohes Kern- und Steinobst, Kiwi, einige Gemüsesorten und Gewürze zu meiden (siehe ⊞ 3.30, ⊞ 3.31).
- Allergologische Anamnese, bei der auch nach bestehenden Unverträglichkeitsreaktionen auf bestimmte Nahrungsmittel gefragt wird. Unter Berücksichtigung der botanischen Zugehörigkeit und der Kreuzallergenität lässt sich über die Analyse des Sensibilisierungsspektrums oft auch eine Vorhersage über unverträgliche Nahrungsmittel machen.
  Anmerkung: Probleme bereiten die versteckten Allergene in fertig zubereiteten Nahrungsmitteln. Bei der pollenassoziierten Nahrungsmittelallergie sind dies u.a. Soja, Erdnuss, Sellerie und Gewürze, die nicht vollständig deklariert sind/deklariert sein müssen.
- Der Patient sollte angehalten werden, sich nicht streng vegetarisch zu ernähren und seine Speisen gewürzarm zuzubereiten.

Kreuzreaktion bei Beifuß (Sellerie-Karotten-Beifuß-Gewürz-Syndrom)

Definition

Kost, die konsequent alle symptomauslösenden Allergene meidet.
Viele Pollenallergiker zeigen Unverträglichkeitsreaktionen nach dem Verzehr von pflanzlichen Nahrungsmitteln und Gewürzen. Dies geschieht aufgrund einer immunologischen Kreuzreaktion.

Indikation

Zu überprüfender Verdacht auf beifußpollenassoziierte Nahrungsmittelallergie bzw. gesicherte beifußpollenassoziierte Nahrungsmittelallergie.

Liegt eine Allergie gegen Birken-, Erlen- und/oder Haselpollen vor, so kann es gleichzeitig auch zu einer Allergie gegen Nahrungsmittel kommen. Nicht selten führt eine Sensibilisierung gegen Vertreter der Familie der Korbblütler (Asteraceae, früher Compositae) zu einer Sensibilisierung gegen Vertreter der Familie der Doldenblütler (Apiaceae, früher Umbelliferae). Darum ist es für Patienten wichtig, die botanischen Pflanzenfamilien zu kennen, denen das Allergen angehört, das bei ihnen Symptome auslöst.

Prinzip

- Vollkost/Leichte Vollkost, die alle Nährstoffe, Vitamine, Mineralstoffe abdeckt
- Alle symptomauslösenden Allergene werden konsequent vermieden.
- Bei Pollenallergie gegen Beifuß sind meist Nahrungsmittel/Pollen der Familie der Korbblütler (Asteraceae) und häufig auch der Familie der Doldenblütler (Apiaceae) zu meiden, da es hier oft zu Sensibilisierungen kommt (siehe ☎ 3.32). Des Weiteren kann es bei einer Pollenallergie gegen Beifuß zu Kreuzreaktionen gegen Nahrungsmittel aus der Familien der Lippenblütler (Lamiaceae), der Kürbisgewächse (Cucurbitaceae), der Pfeffergewächse (Piperaceae) und der Nachtschattengewächse (Solanaceae) kommen (☎ 3.33).
- Erhitzen (Kochen ab 3 Min., Backen, Blanchieren, Pasteurisieren) hilft hier oft schon, die allergene Potenz herabzusetzen.
- Allergologische Anamnese, bei der auch nach bestehenden Unverträglichkeitsreaktionen auf bestimmte Nahrungsmittel gefragt wird. Unter der Berücksichtigung der botanischen Zugehörigkeit und der Kreuzallergenität lässt sich über die Analyse des Sensibilisierungsspektrums oft auf eine Vorhersage für unverträgliche Nahrungsmittel machen.

Anmerkung: Es ist sinnvoll, Nahrungsmittel, die zur Zeit noch keine Symptome verursachen, aber in dieselbe Pflanzenfamilie gehören, weder roh noch in größeren Mengen zu verzehren.

■ 3.32 Kreuzreaktionen zwischen Asteraceae und Apiaceae.

Asteraceae (Compositae) Korbblütler	Apiaceae (Umbelliferae) Doldenblütler
Arnika, Artischocke,Beifuß, Chicorée, Chrysantheme, Echinacin, Endivie, Estragon, Kamille, Kopfsalat, Löwenzahn, Saflor, Scharfgabe, Sonnenblume, Sternanis, Topinambur, Wermut	Anis, Cumin, Dill, Fenchel, Karotte, Kerbel, Kümmel, Liebstöckel, Myrrhe, Pastinake, Sellerie

■ 3.33 Kreuzreaktionen gegen andere Pflanzengruppen.

Lamiaceae Lippenblütler	Cucurbitaceae Kürbisgewächse	Piperaceae Pfeffergewächse	Solanaceae Nachtschattengewächse
Basilikum Bohnenkraut Lavendel Majoran Melisse Menthol Minze Oregano Pfefferminze Rosmarin Salbei Thymian Ysop	Gurke Kürbis Melone	grüner Pfeffer schwarzer Peffer weißer Pfeffer	Aubergine Bilsenkraut Cayennepfeffer Chili, Kartoffel (roh), Paprika Tomate

⊞ **3.34** Hilfe für die Lebensmittelauswahl bei pollenassoziierter Nahrungsmittelallergie (O. Kohl et al 1999).

	Häufige Allergene und/oder Nahrungsmittel mit hoher allergener Potenz	Seltene Allergene und/oder Nahrungsmittel mit geringer allergener Potenz
Getreide und Getreideprodukte	Haferflocken (Vollkorn) Hirse Reis (ungeschält) Roggen/Weizen (Vollkorn, -mehl)	Buchweizen Haferflocken (blütenzart) Reis, geschält Weizenkleie Weißmehlsorten (ohne Schalenanteil) durchgebackenes Misch-/ Bauernbrot Knäckebrot Sauerteigbrot
Gemüse	Hülsenfrüchte (z.B. Sojabohnen, Erdnüsse) Karotten, roh Kartoffeln, roh Knoblauch, roh Paprika, roh Sellerie, roh und gekocht Tomaten, roh	Blattsalate Salatgurke Dosenerbse Dosentomate gekochte Gemüse Aubergine Brokkoli Kartoffeln Kohl (außer Sauerkraut) Kohlrabi Paprika Prinzessbohnen Rote Bete Spargel Spinat Zucchini
Obst	Apfel, roh Kirsche, roh Kiwi, roh Pfirsich, roh frisch gepresste Säfte von Stein- und Kernobst	Brombeeren, frisch oder gekocht Heidelbeeren, frisch oder gekocht Himbeeren, frisch oder gekocht Johannisbeeren, frisch oder gekocht Mandarinen Pampelmuse Quitte Säfte von Beeren

⊞ 3.34 Hilfe für die Lebensmittelauswahl bei pollenassoziierter Nahrungsmittelallergie (O. Kohl et al 1999) (Fortsetzung).

	Häufige Allergene und/oder Nahrungsmittel mit hoher allergener Potenz	Seltene Allergene und/oder Nahrungsmittel mit geringer allergener Potenz
Nüsse, Samen	Haselnuss Mandeln Mohn Paranuss Pistazie Sesam Sonnenblumenkerne Walnuss	Kokos Pekanuss
Kräuter, Gewürze	Dill, frisch Petersilie, frisch Schnittlauch, frisch Paprikapulver, rosenscharf Pfeffer, scharf oder grün Currypulver	Ingwer, frisch oder getrocknet Lorbeerblatt Majoran, getrocknet Muskatnusspulver Nelken (-pulver) Paprikapulver, edelsüß, mitgekocht Pfeffer, weiß und gemahlen, mitgekocht Rosmarin, getrocknet Salbei, getrocknet Thymian, getrocknet Zimtpulver

Literaturempfehlung zu Allergien

Allergologie 11/2000. Sonderheft über Nahrungsmittelallergien, Dustri-Verlag, München. Als Volltext: www.multimedica.de (online-Bibliothek); deutsche Zusammenfassung http://www.dustri.de (Homepage)

Behr-Völtzer, C., N. Hamm, D. Vieluf, J. Ring (Hrsg.). Diät bei Nahrungsmittelallergien und -intoleranzen. München: Urban & Vogel 1999

Thiel, C. Gut leben trotz Nahrungsmittel-Allergie. Stuttgart: Trias 1997

Jäger, L., B. Wüthrich: Nahrungsmittelallergien und- intoleranzen. Ulm, Stuttgart: Gustav Fischer 1998

Auswertungs- und Informationsdienst für Ernährung, Landwirtschaft und Forsten (aid) e.V.: Lebensmittelallergien. 2000

Adressen für Informationen

Arbeitsgemeinschaft Allergiekrankes Kind (AAK) e.V., Bundesverband, Hauptstr. 29, 35745 Herborn, Tel. 02772/9287-0, Fax -48, www.aak.de

Deutscher Allergie- und Asthmabund e.V. (DAAB), Hindenburgstr. 110, 41061 Mönchengladbach, www.daab.de

Deutscher Neurodermitiker Bund e.V., Spaldinstr. 210, 20097 Hamburg, Tel. 040/230810, www.dnb-ev.de

Deutsche Haut- und Allergiehilfe e.V., Gotenstr. 164, 53175 Bonn, Tel. 0228/36791-0, Fax -90

Allergie Dokumentations- und Informationszentrum (ADIZ), Burgstr. 12, 33175 Bad Lippspringe, www.adiz.de

Pollenfluginformationsdienst, Burgstr. 12, 33175 Bad Lippspringe, Tel. 05252/931203

Literatur

Behr-Völtzer, C., M. Hamm, D. Vieluf, J. Ring (Hrsg.): Diät bei Nahrungsmittelallergien und -intoleranzen. Urban & Vogel, München 1999

Besler, M.: Allergien gegen Ei und Eiprodukte. Ernährungs-Umschau. 46 (1999) 252–256

Besler, M.: Auswahl wichtiger Lebensmittelallergene für die Kennzeichnung auf Fertigpackungen. Ernährungs-Umschau. 48 (2001) 8–12

Breuer, K., A. Constien: Nahrungsmittelallergien. VitaMinSpur. 16 (2001) 62–68

Constien, A.: Nahrungsmittelallergien. In: Praxis der Diätetik und Ernährungsberatung. S.-D. Müller (Hrsg.). Stuttgart: Hippokrates 2001

Ehlers, I., B. M. Henz, T. Zuberbier: Diagnostik pseudoallergischer Reaktionen der Haut durch Nahrungsmittel. In: Nahrungsmittel und Allergie. B. Wüthrich (Hrsg.). München-Deisenhofen: Dustri 1996

Ehlers, I., C. Binder, A. Constien, S. Jeß, S. Plank-Habibi, F. Schocker, C. Schwandt, A. Werning: Eliminationsdiäten bei Nahrungsmittelallergie und anderen Unverträglichkeitsreaktionen aus der Sicht des Arbeitskreises „Diätetik in der Allergologie". Allergologie. 23 (2000) 512–516

Eisenbrand, G., H. Aulepp, A. D. Dayan, P. S. Elias, W. Grunow, J. Ring, J. Schlatter (Hrsg.): Deutsche Forschungsgemeinschaft: Nahrungsmittelallergien und nahrungsbedingte Unverträglichkeiten. Weinheim: VCH VerlagsgesellschaftmbH 1996

Elmadfa, I., W. Aign, E. Muskat, D. Fritzsche: Die große GU Nährwert Kalorien Tabelle. Überarb. u. erweit. Neuausgabe. München: Gräfe und Unzer 2001

Heepe, F.: Diätetische Indikationen. 3. voll. überarb. Aufl. Berlin: Springer 1998

Jäger, L., B. Wüthrich: Nahrungsmittelallergien und -intoleranzen. Ulm, Stuttgart: Gustav Fischer 1998

Huttegger, I.: Nahrungsmittelallergien – Symptome und Diagnostik im Kindesalter. Akt. Ernähr.-Med. 26 (2001) 70–74

Kasper, H.: Ernährungsmedizin und Diätetik. 9. Aufl. München: Urban & Fischer 2000

Kohl, O., I. Vieluf, M. Hamm, D. Vieluf, C. Behr-Völtzer, J. Ring: Diät bei pollenassoziierten Nahrungsmittelallergien. In: Diät bei Nahrungsmittelallergien und -intoleranzen. C. Behr-Völtzer, M. Hamm, D. Vieluf, J. Ring (Hrsg.). München: Urban & Vogel 1999

Lückerath, E.: Qualitätsmanagement: Diätetische Therapie und Diätküche. Frankfurt: pmi Verlagsgruppe 1997

Müller, M. J., H. Przyrembel: Ernährungsmedizinische Behandlung. In: Ernährungsmedizinische Praxis: Methoden – Prävention – Behandlung. M. J. Müller (Hrsg.). Berlin: Springer 1998

Niggemann, B., J. Kleine-Tebbe, J. Saloga, J. Sennekamp, I. Vieluf, S. Vieths, T. Werfel, L. Jäger: Standardisierung von oralen Provokationstests bei IgE-vermittelten Nahrungsmittelallergien. Allergologie. 23 (2000) 564–571

Ring, J.: Nahrungsmittelallergie und andere Unverträglichkeitsreaktionen durch Nahrungsmittel. Klin. Wschr. 62 (1984) 795–802

Ring, J.: Pseudoallergische Nahrungsmittel-Unverträglichkeiten durch Konservierungsmittel und Farbstoffe. In: Pädiatrische Allergologie und Immunologie in Klinik und Praxis. U. Wahn, R. Seger, V. Wahn (Hrsg.). 2. völlig neub. und wesentl. erweit. Aufl. Stuttgart: Gustav Fischer 1994

Thiel, C.: Lebensmittelallergien und -intoleranzreaktionen; Z. Ernährungswiss. 30 (1991) 158–173

Thiel, C.: Nahrungsmittelallergie. Internist. 32 (1991) 578–586

Thiel, C.: Gut leben trotz Nahrungsmittel-Allergie. Stuttgart: Trias 1997

Wantke, F., M. Götz, R. Jarisch: Die histaminfreie Diät. Hautarzt. 44 (1993) 512–516

Werfel, T., B. Wedi, J. Kleine-Tebbe, B. Niggemann, J. Saloga, J. Sennekamp, I. Vieluf, S. Vieths, T. Zuberbier, L. Jäger: Vorgehen bei Verdacht auf eine pseudoallergische Reaktion durch Nahrungsmittelinhaltsstoffe. Allergologie. 23 (2000) 572–579

Wüthrich, B. (Hrsg.): Nahrungsmittel und Allergie. München-Deisenhofen: Dustri Verlag 1996

4 Enterale Ernährung

K. Cordes

Vowort

Udo Rabast

Die enterale Ernährung steht seit mehr als 25 Jahren im Interessenbereich des klinisch tätigen, mit Ernährungsfragen befassten Arztes. Er setzt sie stets dann ein, wenn die orale Ernährung mit Mischkost nicht möglich, die parenterale Ernährung aber nicht nötig ist. Sie ist die physiologische, aber auch einfacher zu handhabende und preiswerte Alternative zur parenteralen Ernährung.

Bevor der breite Einsatz im Klinikalltag möglich wurde, waren eine Reihe von konsequenten Entwicklungen erforderlich. So wurden Pumpen und Überleitungssysteme, aber auch fertig-flüssige Kostformen und die perkutane endoskopische Gastrostomie konsequent entwickelt. Nur so konnte sich die enterale Ernährungstherapie, die anfangs als Behelf galt, etablieren.

In jüngster Zeit werden neben den in der Routinetherapie eingesetzten ballaststoffreichen und ballaststoffarmen hochmolekularen Formeldiäten zunehmend krankheitsadaptierte Diäten (so genannte disease adapted diets) angeboten. Der wohl älteste Versuch, eine für das bestehende Krankheitsbild passende Diät zur Verfügung zu stellen, ist die für den Diabetiker konzipierte Formeldiät. Daneben werden die so genannten Pulmo-Diäten, Diäten mit verzweigtkettigen Aminosäuren für bestimmte Lebererkrankungen, Diäten für Patienten mit Niereninsuffizienz und für Patienten mit Tumorleiden angeboten. Viel diskutiert wird die so genannte Immunonutrition, die aufgrund ihrer beigefügten Substanzen (Selen, Arginin, Glutamin, Omega-3-Fettsäuren, Vitamine) bei Patienten im Postaggressionsstoffwechsel Anwendung findet. Dabei soll nicht verschwiegen werden, dass nicht für alle empfohlenen Diäten und ihre Indikationen die Wirksamkeit gesichert ist.

Der vorliegende Buchbeitrag gibt einen guten Überblick über den derzeitigen Stand der enteralen Ernährungstherapie, wobei neben einer ausführlichen Besprechung der einzelnen Produkte und ihrer Indikationen auch auf die Praxis der enteralen Ernährung und die mit ihr verbundenen Komplikationen eingegangen wird.

Einleitung

War noch in den 70er Jahren die parenterale Ernährung Mittelpunkt der klinischen Ernährung, so hat in den vergangenen Jahren die enterale Ernährung immer mehr Einzug in den klinischen Alltag gefunden. Dies ist nicht allein durch die hiermit verbundenen Kosteneinsparungen zu begründen, sondern vielmehr durch die physiologischere und komplikationsärmere Form der Ernährung mit Trink- und Sondennahrungen.

Die im folgenden beschriebenen Grundlagen im Umgang mit bilanzierten Diäten bieten einen Leitfaden für eine erfolgreiche enterale Ernährungstherapie und belegen den erst kürzlich getätigten Ausspruch eines Arztes während seines Vortrages zum Thema Praxis der enteralen Ernährung: „Das Hauptproblem der enteralen Ernährung ist, dass sie so einfach ist."

Was ist eine bilanzierte Diät?

Rechtsgrundlage

War bisher die Diätverordnung Rechtsgrundlage der bilanzierten Diäten, so ist seit 1999 eine neue EU-Richtlinie verabschiedet worden, die seit dem 1.5.2000 in Kraft getreten ist. Für Produkte, die dieser Richtlinie nicht entsprechen, wird der Warenverkehr ab dem 1.11.2001 untersagt.

„Diätetische Lebensmittel für besondere medizinische Zwecke" (auch noch bilanzierte Diäten genannt) werden hier in drei Kategorien eingeteilt:

1. Diätetisch vollständige Lebensmittel mit einer Nährstoff-Standardformulierung, die bei Verwendung nach den Anweisungen des Herstellers die einzige Nahrungsquelle für die Personen darstellen können, für die sie bestimmt sind.

2. Diätetisch vollständige Lebensmittel mit einer für eine bestimmte Krankheit oder Störung oder für bestimmte Beschwerden spezifischen, angepassten Nährstoffformulierung, die bei Verwendung nach den Anweisungen des Herstellers die einzige Nahrungsquelle für die Personen darstellen können, für die sie bestimmt sind.

3. Diätetisch unvollständige Lebensmittel mit einer Standardformulierung oder einer für eine bestimmte Krankheit oder Störung oder für bestimmte Beschwerden spezifischen, angepassten Nährstoffformulierung, die sich nicht für die Verwendung als einzige Nahrungsquelle eignen.

Hier werden Mindest- und Höchstmengen für Vitamine und Mineralstoffe angegeben, bezogen auf die Altersstufen „Säugling" (ein Kind, das noch keine 12 Monate alt ist) und „Nicht-Säugling" (☎ 4.1). Die diätetischen Lebensmittel für besondere medizinische Zwecke der o. g. Kategorien 1 und 2 müssen sich an die vorgegebenen Mindest- und Höchstmengen halten. Produkte der Kategorie 3 dürfen lediglich die Höchstmengen nicht überschreiten.

Vorgaben zur Nährwertrelation Eiweiß : Fett : Kohlenhydrate werden in der EU-Richtlinie nicht gemacht. Auch ist der Gehalt an Ballaststoffen nicht definiert.

Sofern die EU-Richtlinie keinerlei Vorgaben macht, ist die Diätverordnung noch rechtsverbindlich. Beispielsweise muss in bilanzierten Diäten für Diabetiker Stärke und *nicht* Maltodextrin als Energie liefernde Kohlenhydratkomponente enthalten sein.

Erstattungsfähigkeit

Die Erstattungsfähigkeit von Sondennahrung wird geregelt durch den § 31 (Absatz 1, Satz 2) Sozialgesetzbuch 5 in Verbindung mit der Nr. 17.1 in den Arzneimittel-Richtlinien.

Auszug aus den Arzneimittel-Richtlinien vom 31.8.1993, gültig ab 1.1.1994.

Absatz Nr. 17.1 i:

„... zulässig sind Aminosäuremischungen und Eiweißhydrolysate bei angeborenen Enzymmangelkrankheiten, Elementardiäten (Gemische von Nahrungsgrundbausteinen, Vitaminen und Spurenelementen) bei Crohn-Krankheit, Kurzdarmsyndrom, stark Untergewichtigen mit Mukoviszidose, bei Patienten mit chronisch terminaler Niereninsuffizienz unter eiweißarmer Ernährung und bei Patienten mit konsumierenden Erkrankungen (HIV-, Tumorpatienten etc.) sowie medizinisch indizierter Sondennahrung."

Die Erstattungspflicht bei „medizinisch indizierter Sondennahrung" erweitert die aufgeführten speziellen Erkrankungen um eine Vielzahl weiterer Indikationsgebiete. Neben der Sondennahrung fallen die benötigten Hilfsmittel (Überleitgeräte, Verbandsmittel etc.) ebenfalls in die Leistungspflicht der Krankenkassen.

⊟ **4.1** Mindest- und Höchstmengen eines diätetischen Lebensmittels für besondere medizinische Zwecke (bilanzierte Diät), bezogen auf 100 kcal.

	Menge	Säuglinge	Erwachsene
Vitamine:			
A	µg RE	60–180	35–180
D	µg	1–3	0,5–2,5(–3,0)[2]
K	µg	4–20	3,5–20
C	mg	8–25	2,25–22
Thiamin	mg	0,04–0,3	0,06–0,5
Riboflavin	mg	0,06–0,45	0,08–0,5
B_6	mg	0,035–0,3	0,08–0,5
Niacin	mg NE	0,8–3,0	0,9–3,0
Folsäure	µg	4–25	10–50
B_{12}	µg	0,1–0,5	0,07–0,7
Pantothensäure	mg	0,3–2,0	0,15–1,5
Biotin	µg	1,5–20	0,75–7,5
E	mg α-TE	0,5–3,0	0,5–3,0
		pro g mehrfach ungesättigter Fettsäuren, ausgedrückt als Linolsäure, keinesfalls jedoch weniger als 0,5 mg pro 100 verwertbare kcal	pro g mehrfach ungesättigter Fettsäuren, ausgedrückt als Linolsäure, keinesfalls jedoch weniger als 0,5 mg pro 100 verwertbare kcal
Mineralstoffe:			
Natrium	mg	20–60	30–175
Chlorid	mg	50–125	30–175
Kalium	mg	60–145	80–295
Kalzium	mg	50–250	35–175
			50–250[2]
Phosphor[1]	mg	25–90	30–80
Magnesium	mg	5–15	7,5–25
Eisen	mg	0,5–2,0	0,5–2,0
Zink	mg	0,5–2,4	0,5–1,5
Kupfer	µg	20–120	60–500
Jod	µg	5–35	6,5–35
Selen	µg	1,0–3,0	2,5–10
Mangan	mg	0,05–0,2	0,05–0,5
Chrom	µg	bis 10	1,25–15
Molybdän	µg	bis 10	3,5–18
Fluorid	mg	bis 0,2	bis 0,2

[1] Das Kalzium/Phophor-Verhältnis darf nicht weniger als 1,2 und nicht mehr als 2,0 betragen.
[2] Für Erzeugnisse, die für Kinder von 1–10 Jahren bestimmt sind.

Zusammensetzung

Die Hauptnährstoffträger in Trink- und Sondennahrungen sind in ▣ 4.2 aufgeführt. Je nachdem, ob es sich um ein hochmolekulares (nährstoffdefiniertes) oder niedermolekulares (chemischdefiniertes) Substrat handelt, befinden sich die Nährstoffe in nativer (natürlicher) oder abgebauter (vorverdauter) Form.

▣ **4.2** Hauptnährstoffträger in bilanzierten Diäten.

Eiweiß	• Milcheiweiß (Laktalbumin, Kasein)	• Sojaeiweiß
Fett	• Sojaöl • Sonnenblumenöl • Fischöl	• Maiskeimöl • mittelkettige Triglyzeride (MCT)
Kohlenhydrate	• Maltodextrin • Stärke	• Saccharose • Fruktose
Ballaststoffe	• Sojapolysaccharide • Guar • Cellulose	• Hafer • Inulin • Oligofructose

Die meisten Anbieter von industriell hergestellten bilanzierten Diäten halten sich bei der Nährwertrelation an die Ernährungsempfehlungen der DGE bzw. RDA. Im Allgemeinen variiert die Zusammensetzung im Bereich der Standardnahrungen nur geringfügig:

10–20   Energie%   Eiweiß
30–35   Energie%   Fett
50–60   Energie%   Kohlenhydrate

Die Ballaststoffgehalte sind hingegen sehr unterschiedlich und liegen bei 0–30 g in der mittleren Tagesdosis. Die Energiedichte beträgt 0,5 kcal/ml bis 2 kcal/ml. Der Gehalt an Vitaminen, Mineralstoffen und Spurenelementen entspricht in der mittleren Tagesdosis meistens den Empfehlungen der DGE, wobei sich einige Anbieter mehr an der unteren Grenze bewegen und andere die oberen Werte für die wünschenswerte Zufuhr erfüllen.

Allgemeine Anforderungen

Um eine möglichst gute Compliance der Substrate zu gewährleisten und auch eher selten auftretende Unverträglichkeitsreaktionen auszuschließen, sind die in ■ 4.3 zusammengefassten Anforderungen an Trink- und Sondennahrungen zu berücksichtigen.

■ **4.3** Anforderungen an Trink- und Sondennahrungen.

Steriles Produkt	Der meist in seiner Immunabwehr geschwächte Patient reagiert äußerst empfindlich auf verkeimte Nahrung. Für Mikroorganismen und deren Toxine bieten bilanzierte Diäten ein optimales Milieu.
Gute Sonden-gängigkeit	Damit keine Verstopfungsgefahr bei der Verwendung filiformer Sonden besteht.
Physiologische Osmolarität	Zur Vorbeugung von osmotischen Durchfällen sollten Sondennahrungen eine Osmolarität von 300 mosmol/l nicht überschreiten.
Arm an Natrium	Damit das Substrat ebenfalls für Hypertoniker geeignet ist (ca. 50% aller Bluthochdruckpatienten sind natriumsensitiv).
Frei von Laktose	Damit das Substrat ebenfalls für Patienten mit Laktoseintoleranz geeignet ist. Hiervon sind vorwiegend ältere Patienten betroffen.
Frei von Gluten	Damit das Substrat ebenfalls für Patienten mit Zöliakie bzw. Sprue geeignet ist.
Frei von Purin	Damit das Substrat ebenfalls für Patienten mit Gicht geeignet ist.
Frei von Cholesterin	Damit das Substrat ebenfalls für Patienten mit erhöhtem Cholesterinspiegel geeignet ist.

Einsatzgebiete der enteralen Ernährung

Die Voraussetzungen für die enterale Ernährung sind:
- Eine weitgehend normale Funktion des Gastrointestinaltraktes bezüglich Motilität und Resorptionsvermögen,
- keine akuten Organinsuffizienzen sowie
- eine stabile Stoffwechsellage des Patienten.

Der kritisch Kranke mit eingeschränkter gastrointestinaler Funktion kann aber eine minimale enterale Ernährung erhalten.

Indikationen

Generell ist der Einsatz von Trink- und Sondennahrungen indiziert, wenn der Patient nicht ausreichend essen kann, darf oder will (⚏ 4.4).

⚏ **4.4** Hauptindikationsgebiete der enteralen Ernährung.

Indikation	Bedingt durch	
• Appetitlosigkeit	Virusinfektionen Medikamentenkonsum	veränderter Geschmack Übelkeit, Erbrechen
• Bewusstlosigkeit	apallisches Syndrom Schädel-Hirn-Trauma	Apoplex Demenz
• Maldigestion/ Malabsorption	akute Crohn-Krankheit Colitis ulcerosa Strahlenenteritis Kurzdarmsyndrom	Mukoviszidose Zöliakie/Sprue chronische Pankreatitis früh postoperativ
• beeinträchtigte Nahrungspassage	Entzündungen Tumoren Kau- und Schluckstörungen	nach Zahn-Mund- Kiefer-OP Strahlenenteritis Stenosen
• konsumierende Erkrankungen	Tumoren	HIV/AIDS

Kontraindikationen

Ob der Gastrointestinaltrakt effektiv zur Ernährungstherapie eingesetzt werden kann, hängt von der klinischen Situation des Patienten ab. Von vielen Autoren wird grundsätzlich gefordert, dass die Energiezufuhr zumindest teilweise enteral erfolgen sollte, um die Integrität der Darmmukosa zu erhalten und somit der bakteriellen Translokation vorzubeugen.

Absolute Kontraindikationen:
- Ileus
- Dünndarmatonie
- Unstillbares Erbrechen
- Akute gastrointestinale Blutung
- Schock.

Relative Kontraindikationen:
- Aspirationsgefahr → jejunuale Sondenlage
- Akutes Organversagen → minimale enterale Ernährung bei jejunaler Sondenlage.

Praxis der enteralen Ernährung

Sobald die Energie- und Nährstoffversorgung des Patienten mit der üblichen Kost nicht mehr gesichert ist, sollte die enterale Ernährung frühestmöglich Anwendung finden.

- Handelt es sich um Patienten, die aufgrund ihrer Erkrankung appetitlos sind und mit der normalen Krankenhauskost ihren Energie- und Nährstoffbedarf nicht mehr vollständig decken, empfiehlt sich eine **ergänzende Ernährung mit Trinknahrungen**. Denkbar ist hier ebenfalls die **ergänzende Ernährung mit Sondennahrung**. Die Entscheidung für das geeignete Mittel der Wahl sollte in sorgfältiger Absprache mit der jeweiligen Person getroffen werden.
- Die **ausschließliche Ernährung mit Trinknahrungen** wird von den meisten Patienten häufig nur kurzfristig akzeptiert. Auch hier sollte individuell entschieden werden, ob das Legen einer Sonde die Ernährungstherapie dem Patienten erleichtert.
- Erkrankungen, die eine normale Nahrungsaufnahme verhindern (Bewusstlosigkeit, Ösophagustumor etc.), machen eine **ausschließliche Sondenernährung** unumgänglich.
- Eine **minimale enterale Ernährung mit Sondennahrung** zur Vermeidung der bakteriellen Translokation empfiehlt sich bei Patienten, die aufgrund ihrer Diagnose parenteral ernährt werden müssen. Hier wird die bilanzierte Diät nicht als Energie- und Nährstoffsubstrat betrachtet, sondern vielmehr zur Unterstützung des Immunsystems und Aufrechterhaltung der Magen-Darm-Schleimhaut. Diese Art der enteralen Ernährung findet im intensivmedizinischen Bereich immer größere Beachtung.

Zur Sicherung des Gesamttherapieerfolges ist ein guter Ernährungsstatus und somit eine anabole Stoffwechsellage von entscheidender Wichtigkeit. Zahlreiche Studien und Untersuchungen belegen die erhöhte Komplikationsrate und Krankenhausverweildauer mangelernährter Patienten.

Sondensysteme

Sondensysteme unterscheiden sich hinsichtlich ihres Zugangsweges (transnasal oder perkutan) sowie ihrer Sondenlage (gastral, duodenal, jejunal). Bei der Auswahl des geeigneten Zugangweges ist neben den physiologischen Gegebenheiten (Stenosen etc.) vor allem die Ernährungsdauer ein entscheidendes Kriterium (◉ 4.1). Bei Patienten mit größeren abdominalchirurgischen Eingriffen empfiehlt sich die Feinnadel-Katheter-Jejunostomie (FKJ).

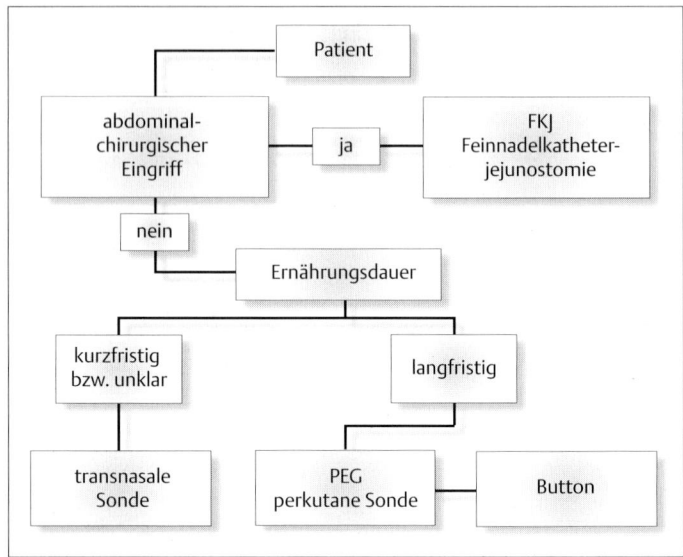

◉ **4.1** Auswahl des geeigneten Zugangsweges.

Sowohl bei den transnasalen als auch bei den perkutanen Sonden besteht die Möglichkeit, das Sondenende gastral, duodenal oder auch jejunal zu platzieren. Bei intakter Magenfunktion ist die Platzierung einer gastralen Sonde vorzuziehen. Patienten mit erhöhtem Aspirationsrisiko (beispielsweise neurologische Patienten), bei gestörter Magenentleerung (diab. Gastroparese, Medikamente, postoperative Patienten) und Störung des Hustenreflexes (komatöse Patienten, starke Sedierung u.a.) profitieren von einer Sondenlage im Dünndarm (optimal hinter dem Treitz-Band). Die Platzierung des Sondenendes in tiefere Darmabschnitte (Jejunum) empfiehlt sich bei Patienten nach größeren abdominalchirurgischen Eingriffen oder bei traumatisierten Patienten mit Motilitätsstörungen des Magen-Darm-Traktes.

Auswahl der geeigneten Trink- und Sondennahrung

So vielfältig die Indikationen der enteralen Ernährung sind, so vielfältig ist ebenfalls das Angebot an industriell gefertigten bilanzierten Trink- und Sondennahrungen. Derzeit sind in Deutschland etwa 100 verschiedene Produkte erhältlich. Für die Auswahl der geeigneten

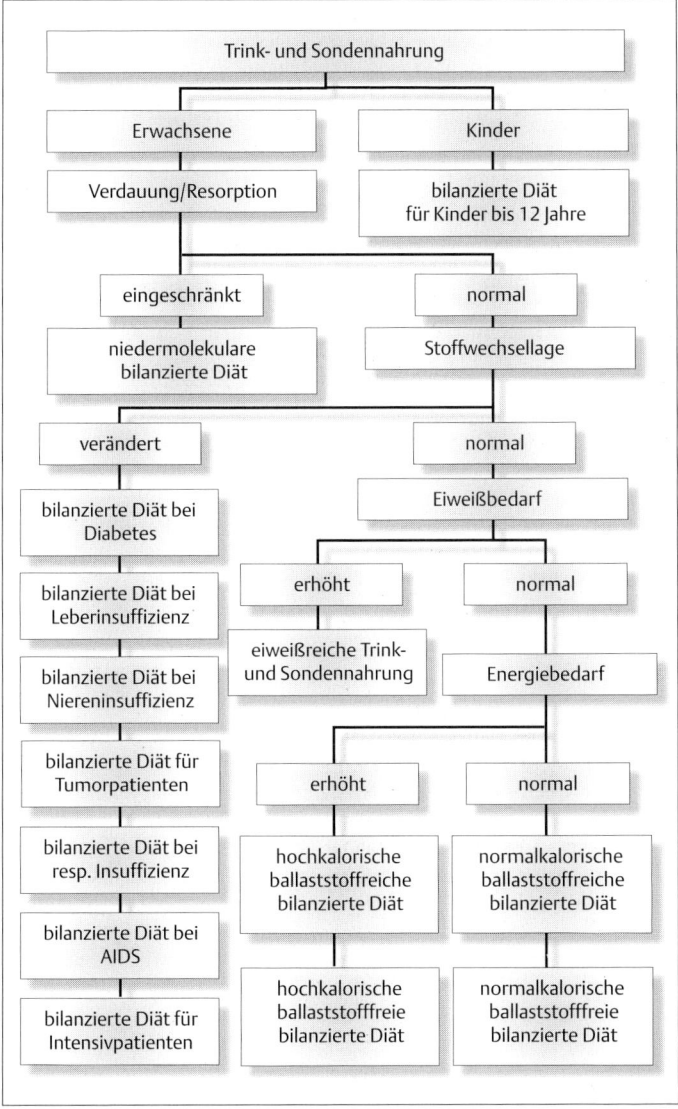

4.2 Entscheidungshilfe bei der Auswahl der geeigneten bilanzierten Diät.

Trink- und Sondennahrung sind vor allem die Krankheit des Patienten, das Alter, die Verdauungs- und Resorptionsleistung sowie die Stoffwechsellage des Patienten ausschlaggebend. Für einen erfolgreichen Verlauf der Ernährungstherapie muss weiterhin festgestellt werden, ob ein erhöhter Eiweiß- oder Energiebedarf besteht und inwieweit Ballaststoffe kontraindiziert sein könnten.

◙ 4.2 bietet eine Entscheidungshilfe bei der Auswahl der geeigneten bilanzierten Diät. Die Zahlen in Klammern verweisen auf ⌨ 4.5 a und 4.5 b (Übersicht: Trink- und Sondennahrungen), in welcher die verschiedenen Produktgruppen den Produktnamen der einzelnen Anbieter zugeordnet sind.

- **Ballaststoffreiche Trink- und Sondennahrungen** (⌨ 4.5 a/b, Pkt. 1 a/b) sind die Standardnahrungen unter den bilanzierten Diäten. Für Patienten mit weitgehend normaler Verdauungsleistung und stabiler Stoffwechsellage sind diese Substrate die geeignete Wahl. Sie entsprechen in ihrer Zusammensetzung bezogen auf die mittlere Tagesdosis im Allgemeinen den Empfehlungen der DGE für die tägliche Zufuhr aller Makro- und Mikronährstoffe. Der Ballaststoffgehalt ist vor allem bei langfristiger enteraler Ernährung für die Verträglichkeit von entscheidender Bedeutung, da Ballaststoffe die Magen-Darm-Motilität normalisieren und regulieren; sie wirken sowohl Obstipation als auch Diarrhö entgegen.

- Das Indikationsgebiet für **ballaststofffreie Trink- und Sondennahrungen** (⌨ 4.5 a/b, Pkt. 2 a/b) ist sehr begrenzt. Im Klinikalltag werden sie jedoch aufgrund ihres günstigen Preises nach wie vor gerne eingesetzt. Ballaststofffreie Trinknahrungen haben außerdem den Vorteil, dass sie ein angenehmeres Mundgefüge bieten. Sie sind weniger viskös als die ballaststoffreichen Varianten und schmecken weniger schwer. Der Einsatz von ballaststofffreien Substraten sollte vorwiegend der Ergänzung ballaststoffreicher Hauptmahlzeiten dienen. Bei Patienten, die sich jahrelang ballaststoffarm ernährt haben, kann ein zu hohes Ballaststoffangebot gerade in den ersten Tagen zu Unverträglichkeitsreaktionen wie Völlegefühl und Flatulenz führen. Hier empfiehlt sich zu Beginn der enteralen Ernährungstherapie, den Einsatz von ballaststofffreien und ballaststoffreichen Varianten zu kombinieren. Langfristig sollte aber auch bei diesen Patienten eine ballaststoffreiche Ernährung (30 g/Tag) angestrebt werden.

- **Trink- und Sondennahrungen für Kinder** (⌨ 4.5 a/b, Pkt. 3) sind an die speziellen Nährstoffbedürfnisse von Klein- und Schulkindern (1–12 Jahre) angepasst. Die industriell gefertigte Produktpalette unterscheidet hier ebenfalls zwischen ballaststoffreichen und -freien

⬛ **4.5 a** Übersicht der industriell gefertigten Sondennahrungen.

		Abbott	Braun	Humana	Fresenius Kabi	Nestlé
1 a	ballaststoffreiche Sondennahrung	Osmolite mit Ballaststoffen Jevity	Nutricomp Standard mit Ballaststoffen	Sonana 500 plus Sonana Diabetes	Fresubin original fibre	Salviplus Sondalis plus Sondalis 0,75 plus
1 b	ballaststoffreiche Trinknahrung	Enrich	Nutricomp Standard Fibre	Sonana 500 plus Sonana Diabetes	Fresubin original fibre Müsli	Salviplus Clinutren Soup
2 a	ballaststofffreie Sondennahrung	Osmolite	Nutricomp Standard	Sonana 500	Fresubin original	Salvimulsin MCT Sondalis Iso Salvimulsin Standard
2 b	ballaststofffreie Trinknahrung	Ensure	Nutricomp Standard	Sonana 500	Fresubin original Drink	Salvimulsin Standard
3	Trink- und Sondennahrung für Kinder	Pediasure plus	–	–	Frebini original fibre Frebini energy fibre Drink	–
4 a	eiweißreiche Trinknahrung	Promote, Prom. mit Ballastst.	Nutricomp intensiv	–	–	Clinutren HP
4 b	eiweißreiche Sondennahrung	Promote, Prom. mit Ballastst.	Nutricomp intensiv	–	Fresubin HP energy Fresubin 1200 complete	Salvimulsin MCT 800 Sondalis HP plus

⊞ 4.5 a Übersicht der industriell gefertigten Sondennahrungen (Fortsetzung).

		Abbott	Braun	Humana	Fresenius Kabi	Nestlé
5 a	hochkalorische ballaststoffreiche Sondennahrung	Jevity Plus	–	–	Fresubin energy fibre	Sondalis HP plus
5 b	hochkalorische ballaststoffreiche Trinknahrung	Enrich Plus Drink Ensure Pudding	–	–	Fresenius energy fibre Drink	–
6 a	hochkalorische ballaststofffreie Trinknahrung	Ensure plus Drink Enlive Ensure plus Fresh	Nutricomp intensiv Nutricomp MCT	–	Fresenius energy Drink	Clinutren 1,5 Salvimulsin MCT 800
6 b	hochkalorische ballaststofffreie Sondennahrung	Ensure plus Osmolite plus	Nutricomp intensiv Nutricomp MCT	Sonana 750 MCT Sonana Pulmo MCT	Fresubin HP energy	Salvimulsin MCT 800 Sondalis Energy
7	Spezialdiäten bei Diabetes	Glucerna	Nutricomp diabetes	Sonana Diabetes	Fresubin diabetes Diaben Diaben Drink	Salvimulsin Diabetes Sondalis Diabetes Clinutren Diabetes
8	Spezialdiäten bei Leberinsuffizienz	–	Nutricomp hepa	–	Fresubin hepa	–
9	Spezialdiäten bei Niereninsuffizienz	Suplena Nepro	–	–	Survimed renal	Salvipeptid nephro
10	Spezialdiät für Tumorpatienten	–	Nutricomp Immun	–	Supportan Supportan Drink	Modulen lipid

⊞ 4.5 a Übersicht der industriell gefertigten Sondennahrungen (Fortsetzung).

		Abbott	Braun	Humana	Fresenius Kabi	Nestlé
11	Spezialdiät bei respiratorischer Insuffizienz	Pulmocare	Nutricomp Intensiv	Sonana Pulmo MCT	Supportan	Modulen lipid
12	Spezialdiät bei AIDS	Advera	Nutricomp Immun	–	Supportan	Peptamen
13	Spezialdiät für Intensivpatienten	Perative	Nutricomp Immun	–	Reconvan Supportan	–
14 a	niedermolekulare Sondennahrung	–	Nutricomp Peptid Nutricomp Immun	–	Survimed OPD	Salvipeptid liquid MCT Peptamen
14 b	niedermolekulare Trinknahrung	–	–	–	Survimed istant Provide Xtra Drink	Salvipeptid liquid MCT Peptamen
15	sonstiges				Thick & Easy	Modulen IBD (Spezialdiät bei Crohn-Krankheit)

⬛ 4.5 b Übersicht der industriell gefertigten Sondennahrungen.

		Novartis	Pfrimmer Nutricia	Rena Care	Nephrologische Präparate Dr. Steudle
1 a	ballaststoffreiche Sondennahrung	Isosource Faser Isosource mix Novasource G.I. Control Novasource Start	Biosorb MultiFibre Nutrison MultiFibre Nutrison L.EN MultiFibre Nutrison L.EN Soya MultiFibre	–	–
1 b	ballaststoffreiche Trinknahrung	Isosource Faser Novasource G.I. Control	–	–	–
2 a	ballaststofffreie Sondennahrung	Isosource Standard	Biosorb Sonde Biosorb MCT Surogat D Nutrison MCT Pre Nutrison Nutrison L.EN Nutrison Standard Nutrison Soya	–	–
2 b	ballaststofffreie Trinknahrung	Isosource Standard Resource Fruit Drink	Biosorb Drink	–	–
3	Trink- und Sondennahrung für Kinder	Isosource Junior	Bioni MultiFibre Nutrini (für Kinder 1–6 J.): Nutrini L. EN, Nutrini L. EN MultiFibre, Nutrini, Nutrini MultiFibre, Nutrini Energy, Nutrini Energy MultiFibre Tentrini (für Kinder 7–12 J.): Tentrini, Tentrini MultiFibre, Tentrini Energy, Tentrini Energy MultiFibre		

🖅 4.5 b Übersicht der industriell gefertigten Sondennahrungen (Fortsetzung).

	Novartis	Pfrimmer Nutricia	Rena Care	Nephromed Präparate Dr. Steudle
4 a eiweißreiche Trinknahrung	Meritene flüssig Resource Protein Drink Resource 2.0	Fortimel	–	–
4 b eiweißreiche Sondennahrung	Isosource Protein	–	–	–
5 a hochkalorische ballaststoffreiche Sondennahrung	Isosource Energy Faser	Biosorb 1500 MultiFibre Nutrison energy Multi Fibre	–	–
5 b hochkalorische ballaststoffreiche Trinknahrung	–	Bioplus	–	–
6 a hochkalorische ballaststofffreie Trinknahrung	Resource Energy Drink Resource Energy Shake- Resource 2.0	Biosorb Energie Scandi Shake Fortifresh	–	–
6 b hochkalorische ballaststofffreie Sondennahrung	Isosource Energie	Biosorb 1500 Nutrison Energy	–	–
7 Spezialdiäten bei Diabetes	Novasource Diabetes	Biosorb Diabetes Nutrison Diabetes Nutrison L.EN Diabetes	–	–
8 Spezialdiäten bei Leber-insuffizienz	–	–	–	–

⊞ **4.5 b** Übersicht der industriell gefertigten Sondennahrungen (Fortsetzung).

		Novartis	Pfrimmer Nutricia	Rena Care	Nephrologische Präparate Dr. Steudle
9	Spezialdiäten bei Niereninsuffizienz	–	Renilon	Renamil Renapro Renergy	Diaprotein
10	Spezialdiät für Tumorpatienten	–	–	–	–
11	Spezialdiät bei respiratorischer Insuffizienz	–	–	–	–
12	Spezialdiät bei AIDS	–	–	–	–
13	Spezialdiät für Intensivpatienten	Impact Oral Impact	Stresson Stresson MultiFibre	–	–
14a	niedermolekulare Sondennahrung	–	Peptisorb	–	–
14b	niedermolekulare Trinknahrung	–	Elemental 028	–	–
15	sonstiges	Novasource Start (glutaminreiche Anfangssondennahrung)	Fortijuce (energiereiche, fettfreie Ergänzungsnahrung)	–	–

sowie normal- und hochkalorischen Varianten. Einige Substrate im pädiatrischen Bereich enthalten einen modifizierten Fettanteil mit mittelkettigen Triglyzeriden (MCT/MKT). Einigen Substraten ist Taurin zugesetzt. Die Trinkvarianten sind außerdem den Geschmacksvorlieben der jüngeren Patienten angepasst, was für den Erfolg der Ernährungstherapie von großer Bedeutung ist.

- **Eiweißreiche Zusatznahrungen** (☎ 4.5 a/b, Pkt. 4 a) sind neben dem erhöhtem Eiweißanteil von bis zu 40 Energie% meist angereichert mit ausgewählten Vitaminen und Mineralstoffen. Sinnvolles Einsatzgebiet dieser Substrate sind geriatrische Patienten. Sie neigen zu einseitiger Ernährung, die vor allem kohlenhydratreich und vitaminarm ist. Eiweißmangel begünstigt die Entstehung von Dekubitus und verzögerter Wundheilung, Komplikationen, die häufig bei geriatrischen Patienten anzutreffen sind. Eiweißreiche Zusatznahrungen sind nicht zur ausschließlichen Ernährung geeignet, sondern lediglich zur Ergänzung, um eine zu niedrige Eiweißaufnahme auszugleichen. Bezüglich des Laktosegehaltes weisen diese Produkte deutliche Unterschiede auf. Einige Substrate enthalten große Laktosemengen, andere sind laktosefrei. Da Laktose bei Vorliegen einer laktasemangelbedingten Laktoseintoleranz (oftmals bei geriatrischen Patienten) zu gastrointestinalen Problemen (insbesondere Diarrhö) führen kann, sollten laktosefreie Substrate ausgewählt werden. Der erhöhte Eiweißbedarf von Dialysepatienten kann mit derartigen Zusatznahrungen ebenfalls gedeckt werden. Wichtig ist jedoch, auf den Elektrolytgehalt des Substrates zu achten. Eine medikamentöse Therapie mit Kationenaustauschern ist bei hohen Kaliumgehalten zu empfehlen. Eiweißreiche und elektrolytreduzierte bilanzierte Diäten sind derzeit für diese Patientengruppe leider noch nicht erhältlich.

- **Eiweißreiche Sondennahrungen** (☎ 4.5 a/b, Pkt. 4 b) mit einem Eiweißgehalt von ca. 20 Energie% sind normal- und hochkalorisch erhältlich. Im Gegensatz zu den eiweißreichen Zusatznahrungen sind diese Substrate zur ausschließlichen Ernährung geeignet und finden im intensivmedizinischen Bereich ihre Indikation. Bedingt durch die katabole Stoffwechsellage dieser Patienten ist eine erhöhte Eiweißzufuhr unbedingt erforderlich. Die hochkalorischen Präparate bieten den Vorteil, dass sie auch bei Flüssigkeitsrestriktion für eine ausreichende Energie- und Nährstoffzufuhr sorgen. Bei den Indikationsgebieten für eiweißreiche Sondennahrungen gibt es fließende Übergänge zu den Spezialdiäten für Intensivpatienten, eine klare Abgrenzung kann hier nicht vorgenommen werden (s.u.).

- **Hochkalorische ballaststoffreiche Trink- und Sondennahrungen** (🎫 4.5 a/b, Pkt. 5 a/b) haben eine Energiedichte von 1,5 kcal/ml und mehr. Sie sind geeignet für Patienten mit einer weitgehend normalen Verdauungsleistung und zusätzlich verordneter Flüssigkeitsrestriktion (Herz-Kreislauf-Insuffizienz). Auch bei generellen Volumen-Toleranz-Problemen (Billroth-OP, Dumping-Syndrom) erleichtern sie die erfolgreiche Ernährungstherapie. Patienten mit einem hohen Energiebedarf sollten hochkalorische Substrate bevorzugt erhalten. Im Bereich der Trinknahrungen bieten sie bei den häufig sehr appetitlosen Patienten den Vorteil, dass in einer Portion 50% mehr Energie und Nährstoffe enthalten sind als bei den normalkalorischen Präparaten.

- **Hochkalorische ballaststofffreie Trink- und Sondennahrungen** (🎫 4.5 a/b, Pkt. 6 a/b) sollten ähnlich wie die normalkalorischen ballaststofffreien Varianten nicht langfristig zur ausschließlichen Ernährung eingesetzt werden, da der Mangel an Ballaststoffen auf Dauer unweigerlich zu Verdauungsstörungen (Obstipation, Diarrhö) führen könnte. Aber auch hier gilt es, den geschmacklichen Aspekt bei den Trinknahrungen zu berücksichtigen.

- **Spezialdiäten bei Diabetes** (🎫 4.5 a/b, Pkt. 7) enthalten eine modifizierte Kohlenhydrat- und/oder Fettkomponente und sind ballaststoffreich. Um Blutzuckerschwankungen zu vermeiden, ist in den meisten Substraten für Diabetiker die leicht resorbierbare Kohlenhydratkomponte Maltodextrin durch Stärke ersetzt. Andere Substrate sind in ihrem Gesamt-Kohlenhydratgehalt reduziert und legen ihr Hauptaugenmerk auf den erhöhten Anteil der einfach ungesättigten Fettsäuren, um den häufig auftretenden Hyperlipidämien der Diabetiker entgegenzuwirken. Wie verschiedene Studien belegen, kann beim Einsatz dieser Spezialdiäten der Insulinbedarf gesenkt und die Blutzuckerspitzen reduziert werden. Ebenfalls zeigen sich positive Veränderung bezüglich der Serum-Triglyzeridwerte.

- **Spezialdiäten bei Leberinsuffizienz** (🎫 4.5 a/b, Pkt. 8) sind mit verzweigtkettigen Aminosäuren angereichert, um das Verhältnis zu den pathologisch angereicherten aromatischen Aminosäurewerten des Patienten auszugleichen. Mit Hilfe derartiger Substrate kann die Bildung falscher Neurotransmitter verzögert und somit der hepatischen Enzephalopathie entgegengewirkt werden. Ein weiteres Merkmal ist der erhöhte Energiegehalt, da viele leberinsuffiziente Patienten bereits mangelernährt in die Klinik eingeliefert werden.

- **Spezialdiäten bei Niereninsuffizienz** (🎫 4.5 a/b, Pkt. 9) sind eiweiß- und elektrolytarm sowie flüssigkeitsreduziert und somit indiziert in der prädialytischen Phase. Die Industrie bietet in diesem Bereich verschiedene Systeme an. Die Produktpalette reicht von Instantprodukten über Baukastensysteme mit separater Eiweiß- und Kohlenhydratkomponente bis hin zu fertigen Flüssignahrungen. Da die Diät im letzten Stadium vor der Dialysebehandlung äußerst schwierig und meist auch sehr einseitig in der Umsetzung ist, helfen die industriell hergestellten Produkte den Diätplan zu erleichtern. Sie sind sowohl als Zwischenmahlzeit als auch zur ausschließlichen Trink- und Sondenernährung geeignet.

● **Spezialdiäten für Tumorpatienten** (▄ 4.5 a/b, Pkt. 10) sind hochkalorisch, fett- sowie eiweißreich und somit der veränderten Stoffwechsellage des onkologischen Patienten angepasst. Zur Unterstützung des Immunsystems sind sie weiterhin angereichert mit Selen, antioxidativen Vitaminen und Provitaminen, Arginin und Fischöl. Der Erfolg dieser Substrate verglichen mit anderen energiereichen Diäten wurde bislang in klinischen Studien jedoch noch nicht belegt.

● **Spezialdiäten bei respiratorischer Insuffizienz** (▄ 4.5 a/b, Pkt. 11) haben das Ziel, die Atemarbeit des Patienten zu reduzieren. Da bei der Verstoffwechselung von Fett weniger Kohlendioxid anfällt als bei der Eiweiß- und Kohlenhydratverbrennung, sind diese Produkte sehr fettreich und kohlenhydratarm. Diese Präparate sind in der Praxis nicht unumstritten, da auch hier, ähnlich wie bei den Spezialdiäten für Tumorpatienten, überzeugende Studien fehlen.

● **Spezialdiäten bei AIDS** (▄ 4.5 a/b, Pkt. 12) sind höher kalorisch, eiweißreich und ausgesprochen fettarm. Zur Unterstützung des Immunsystems sind sie weiterhin angereichert mit Selen und ausgewählten Vitaminen und Mineralstoffen. Leider gilt auch hier, dass Studien, die den Einsatz derartiger Präparate rechtfertigen, noch nicht verfügbar sind.

● **Spezialdiäten für Intensivpatienten** sind ein neues Gebiet im Bereich der Trink- und Sondennahrungen (▄ 4.5 a/b, Pkt. 13). Ihr Nährstoffkonzept beruht hauptsächlich auf den positiven Effekten von Glutamin auf die Darmintegrität. Weiterhin sind die immunmodulierenden Effekte der erhöhten Konzentrationen von Arginin, Selen, ω-3-Fettsäuren und der Vitamine A, E und C sehr viel versprechend. Auch wenn bei Intensivpatienten eine ausschließlich enterale Ernährung meist noch nicht möglich ist, so ist doch die minimale enterale Ernährung zur Erhaltung der Darmintegrität zur Vorbeugung einer bakteriellen Translokation von entscheidender Bedeutung. Zahlreiche Untersuchungen belegen bereits jetzt die positiven Effekte der pharmakologischen Dosierung ausgewählter

Mikronährstoffe. Im Laufe der letzten Jahre haben sich die Nährstoffkonzepte dieser bilanzierten Diäten bereits einige Male geändert. Die Dosierung einzelner Wirkstoffe wird immer wieder modifiziert, um den neuesten wissenschaftlichen Erkenntnissen gerecht zu werden.

● **Niedermolekulare Trink- und Sondennahrungen** (☎ 4.5 a/b, Pkt. 14 a/b) werden bei schweren Verdauungs- und Resorptionsstörungen eingesetzt. Bei diesen Substraten liegen die Nährstoffe (insbesondere Eiweiße/Proteine) in abgebauter (vorverdauter) Form vor. Die Produkte sind in ihrem Fettanteil stark reduziert und enthalten mittelkettige Triglyzeride (MCT/MKT), die im Vergleich zu langkettigen Triglyzeriden (LCT/LKT) auch bei Fettresorptionsstörungen aufgenommen werden können. Die Proteinkomponente ist in Poly-, Oligo- und Dipeptide sowie in freie Aminosäuren hydrolysiert, um die Eiweißresorption auch bei eingeschränkter Enzymtätigkeit zu ermöglichen. Weiterhin enthalten sie leicht verdauliches Maltodextrin und sind immer ballaststofffrei. Somit kann beim Einsatz dieser Nahrungen die Verdauungsleistung von Mund-, Magen- und Pankreasenzymen weitestgehend entfallen und es ist lediglich ein kurzes funktionsfähiges Darmsegment zur Resorption der Nährstoffe erforderlich. Patienten mit Kurzdarmsyndrom oder Crohn-Krankheit in der akuten Phase profitieren von diesen Substraten.

Dosierung

Der Erfolg der Ernährungstherapie zeigt sich in der angestrebten Gewichtskonstanz bzw. -zunahme des Patienten sowie physiologischen Serumgehalten hinsichtlich Vitaminen und Elektrolyten.

Nach Auswahl der geeigneten bilanzierten Diät ist der Energiebedarf des Patienten in Abhängigkeit seines aktuellen Ernährungsstatus, Mobilität und Krankheitsbildes zu bestimmen. Der Energiebedarf berechnet sich wie folgt:

immobil	25–30 kcal/kg Körpergewicht
mobil	30–35 kcal/kg Körpergewicht
Tumor, Verbrennungen etc.	40–50 kcal/kg Körpergewicht

Bei einem normalgewichtigen Patienten ohne Mangelerscheinungen, dessen Erkrankung keinen Einfluss auf den Energiebedarf ausübt, ist vom Ist-Gewicht auszugehen. Handelt es sich hingegen um einen mangelernährten Patienten oder aber ein Krankheitsbild, welches mit einem erhöhten Energiebedarf einhergeht (Verbrennungen, Knochenbrüche, schwere Infektionen, Polytrauma), ist eine erhöhte Energiezufuhr unbedingt erforderlich. Hier ist zu Beginn bei der Berechnung vom Ist-Gewicht auszugehen und die Nährstoffzufuhr erst langsam in Abhängigkeit der Verträglichkeit bezogen auf das Soll-Gewicht zu steigern.

Zur Beurteilung des Ist-Gewichts bzw. zur Bestimmung des Soll-Gewichts ist der Body-Mass-Index (BMI) ein aussagekräftiger Richtwert. Der Broca-Index ist obsolet.

$$BMI = \frac{\text{Körpergewicht in kg}}{(\text{Körperlänge in m})^2}$$

BMI	< 19	Untergewicht
BMI	20–25	Normalgewicht
BMI	> 25	Übergewicht

In Abhängigkeit der Energiedichte der bilanzierten Diät berechnet sich schließlich der tägliche Sondennahrungsbedarf des Patienten.

$$\frac{\text{Sondennahrungs-}}{\text{bedarf (ml)}} = \frac{\text{Energiebedarf (kcal)}}{\text{Energiedichte der bilanzierten Diät (kcal/ml)}}$$

Flüssigkeitszufuhr

Neben der Energie- und Nährstoffbilanzierung muss die Flüssigkeitszufuhr ebenfalls dem individuellen Bedarf angepasst werden. Symptome bei Abnahme des Körperwassers reichen von einer reduzierten Speichelproduktion, Obstipation über Verwirrtheitszustände bis hin zum Tod.

normaler Flüssigkeitsbedarf: 30–40 ml/kg Körpergewicht

Ein erhöhter Bedarf besteht bei Flüssigkeitsverlusten, die durch z.B. Fieber, erhöhte Schweißbildung, Diarrhö, Erbrechen und hohe Blutverluste bedingt sind. Andere Erkrankungen wie chronische Niereninsuffizienz und Herz-Kreislauf-Insuffizienz erfordern eine Flüssigkeitsrestriktion.

Der Wassergehalt in bilanzierten Diäten liegt bei 80–90%. Eine genaue Angabe ist auf dem Etikett zu finden. Im allgemeinen reicht der Flüssigkeitsgehalt nicht aus, um den errechneten Bedarf des Patienten zu decken, und es muss eine Substitution von ca. 1 Liter erfolgen.

$$\text{Flüssigkeitssubstitution} = \text{Flüssigkeitsbedarf} - \frac{\text{Wassergehalt}}{\text{der Sondennahrung}}$$

Aufbauphase

Da der Gastrointestinaltrakt eine Flüssignahrung in den meisten Fällen nicht gewohnt ist, ist ein langsamer Nahrungsaufbau zu Beginn der enteralen Ernährung notwendig. Bei der **kontinuierlichen Ernährung** wird eine Zufuhrrate von 20–25 ml/h am ersten Tag empfohlen. Sofern keine Unverträglichkeitsreaktionen auftreten, kann an den darauf folgenden Tagen die Dosis um jeweils 20–25 ml gesteigert werden (🔳 4.6). Auf diese Weise wird der Patient ab dem 4. Tag meist seinem Energie- und Nährstoffbedarf entsprechend versorgt. Um nächtliche Nahrungspausen zu ermöglichen, sollte die Zufuhrrate 100–125 ml/h betragen.

🔳 **4.6**   Aufbauphase bei kontinuierlicher Ernährung.

Tag	1	2	3	4	5
Zufuhrrate in ml/h	25	50	75	100	125
Zufuhrmenge in ml	500	1000	1500	2000	2000
Dauer in h	20	20	20	20	16
Pause in h	4	4	4	4	8

Treten jedoch Unverträglichkeiten (Diarrhö) auf, muss die Zufuhrrate auf die zuletzt vertragene Rate gesenkt und sollte erst wieder am nächsten Tag vorsichtig gesteigert werden. Einige Patienten reagieren besonders empfindlich auf die neue Ernährungsform und benötigen ein paar Tage länger, um sich hierauf einzustellen. Die kontinuierliche Ernährung ist sowohl bei gastraler, duodenaler als auch bei jejunaler Sondenlage durchführbar.

Eine andere Art des Nahrungsaufbaus ist die **Bolusapplikation** (🔳 4.7), welche ausschließlich bei gastraler Sondenlage möglich ist. Im Unterschied zur kontinuierlichen Ernährung über Stunden wird der Patient hier portionsweise ernährt, mit zwischenzeitlichen Nahrungspausen. Die täglich zugeführte Nahrungsmenge ist jedoch identisch. Auch hier gilt, bei auftretenden Unverträglichkeiten die zuletzt tolerierte Zufuhrmenge beizubehalten und erst am nächsten Tag die Dosis wieder zu erhöhen. Um auch hier eine gute Verträglichkeit zu sichern, sollte die Applikationsgeschwindigkeit eines Boli 15 ml/min nicht überschreiten und Nahrungspausen von mindestens 1–1,5 Std. eingehalten werden.

⊞ 4.7 Aufbauphase bei Bolusapplikation.

Tag	1	2	3	4
Zufuhrrate in ml	5 × 100	10 × 100	7 × 200	8 × 250
Zufuhrmenge in ml	500	1000	1400	2000
Applikations- geschwindigkeit	10–15 ml/min			
Pause	mindestens 1–1,5 h			

Leider beschäftigen sich nur wenige kontrollierte Untersuchungen mit der Frage, welche Verabreichungsform und welches Volumen eines Nahrungsboli gehäuft mit Intoleranzen einhergeht und ob sich metabolische oder ernährungstherapeutische Vorteile aus einer dieser beiden Applikationsformen herleiten lassen.

Meistens wird jedoch bei kontinuierlicher Applikation eine bessere Verträglichkeit beobachtet.

Komplikationen

Die Kenntnis möglicher Komplikationen unter enteraler Ernährung sowie ihre Vermeidung und Behandlung ist Voraussetzung für eine sachgemäße Durchführung der Sondenernährung.

Gastrointestinale Nebenwirkungen, vor allem Diarrhö, stellen das Hauptproblem der enteralen Ernährung dar. Die Ursachen hierfür sind vielfältig und können nicht allein den bilanzierten Diäten zugeschrieben werden.

Aber auch pulmonale Nebenwirkungen wie Aspiration gilt es während der Sondenernährung zu verhindern bzw. frühzeitig zu erkennen und zu beseitigen.

Diarrhö

Wie in ▣ 4.3 dargestellt, kann sowohl die Grunderkrankung, die medikamentöse Therapie oder auch die Sondenernährung selbst Ursache für das Auftreten von Diarrhö sein. Der schnelle Einsatz von Antidiarrhoika ist nicht zu empfehlen. Vielmehr gilt es die Ursache für das Auftreten der Diarrhö abzuklären und bei der Ernährungstherapie zu berücksichtigen.

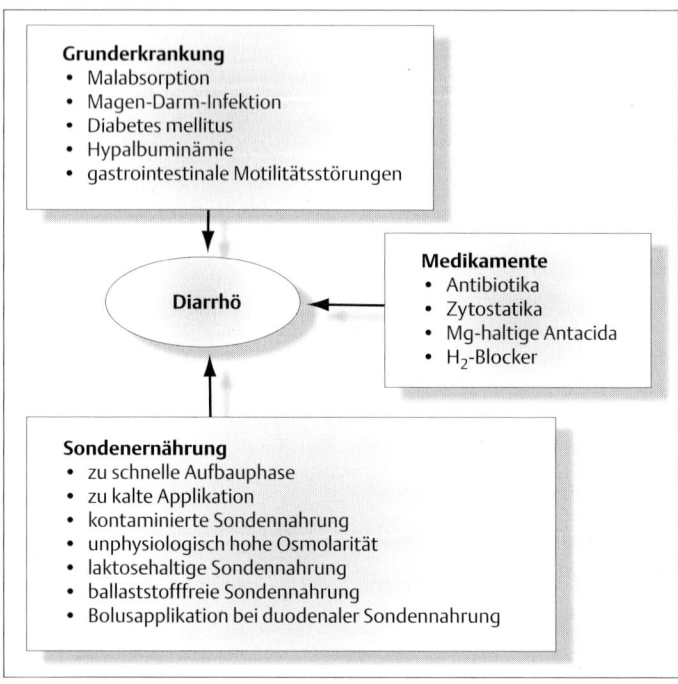

4.3 Ursachen für das Auftreten von Diarrhö.

Grunderkrankung

Chronisch entzündliche Darmerkrankungen (Crohn-Krankheit, Colitis ulcerosa) sowie Kurzdarmsyndrom, Tumorerkrankungen und AIDS/HIV gehen häufig mit einer schweren **Malabsorption** einher und sind somit ein hoher Risikofaktor für das Auftreten von Durchfällen. Bei diesen Patienten kann gerade zu Beginn der enteralen Ernährung der Einsatz von niedermolekularen Substraten in Verbindung mit einer besonders sorgfältig durchgeführten Aufbauphase sehr hilfreich sein. Bei auftretenden Steatorrhöen empfiehlt sich der Einsatz fettarmer bzw. fettmodifizierter (MCT!) bilanzierter Diäten und eine eventuelle Enzymsubstitution. Weiterhin unterstützend wirken in diesem Zusammenhang Hefepilz-Präparate zum Aufbau der Darmflora.

Bei Verdacht auf eine **Magen-Darm-Infektion** ist das Anlegen einer Stuhlkultur unbedingt erforderlich, damit gezielt medikamentös entgegengewirkt werden kann.

Ein schlecht eingestellter **Diabetes mellitus** kann zu Magenentleerungsstörungen führen und somit ebenfalls ursächlich für das Auftreten schwerer Durchfälle sein. Die pumpenassistierte Applikation ballaststoffreicher Spezialdiäten für Diabetiker vereinfacht die Stoffwechselführung dieser Patienten. Oft ist eine jejunale Sondenlage erforderlich.

Katabole und eiweißmangelernährte Patienten mit **Hypalbuminämie** (Serumalbumin < 3,5 mg%) entwickeln häufig schwere Diarrhöen. Bedingt durch den hohen Albuminmangel kommt es zur Ausbildung von Ödemen in der intestinalen Mukosa sowie zu einer verminderten Anzahl der Mikrovilli auf der Darmschleimhaut und somit zu einer gestörten und vor allem stark verminderten Absorptionskapazität. Der weiterhin durch die Hypalbuminämie ausgelöste Enzymmangel verschlechtert die Verdauungsleistung zusätzlich. Ähnlich wie beim Malabsorptionssyndrom ist bei diesen Patienten auf eine besonders langsame und individuell angepasste Zufuhrgeschwindigkeit der bilanzierten Diät zu achten. Bei besonders schweren Fällen sollte eine parenterale Energie- und Nährstoffsubstitution zur schnelleren Verbesserung des Ernährungsstatus durchgeführt werden.

Gastrointestinale Motilitätsstörungen sind bei Intensivpatienten in vielfältiger Form anzutreffen. Schock und Postaggressionszustand beeinträchtigen die Sekretion von enteralen Enzymen und Hormonen und sind somit verantwortlich für das Auftreten von Diarrhö. Eine vielfach verordnete Nahrungskarenz dieser Patienten führt jedoch zu einer weiteren Beeinträchtigung des Gastrointestinaltraktes. Der physiologische Reiz zur Ausschüttung von Enzymen und Hormonen sowie die physiologische Ernährung der Darmschleimhaut über das Lumen würde weiterhin entfallen. Aus diesem Grund sollte auch bei intensivmedizinischen Patienten innerhalb von 12 Stunden nach dem operativen Eingriff oder Trauma mit einer „Tröpfchenernährung" begonnen werden. Voraussetzung für eine adäquate, frühe enterale Ernährung ist auch hier ein langsamer, schrittweiser Aufbau der Immunonutrition.

Medikamentöse Therapie

Bis zu 25% aller mit **Antibiotika** behandelten Patienten leiden unter Diarrhöen. Ein intaktes Magen-Darm-Milieu unterdrückt normalerweise die Vermehrung pathogener Keime und schützt so vor Infektionen. Wird dieses „Ökosystem" jedoch von Antibiotika aus dem Gleichgewicht gebracht, kann es zur Ansiedlung unerwünschter Pilze und anderer Keime (häufig Clostridium difficile) kommen. Die meist milden Verläufe der Diarrhö werden kurz nach dem Absetzen (kann auch protrahiert – bis zu Wochen nach Absetzen – auftreten) des jeweiligen Antibiotikums unterbunden. Je nach Stärke der gastrointestinalen

Nebenwirkung sollte die Indikation für das jeweilige Präparat überprüft werden und bei Möglichkeit evtl. ein anderes Produkt bzw. ein anderer Applikationsweg (parenteral) erwogen werden. Hefepilz-Präparate (Saccharomyces boulardii) können zusätzlich die Inzidenz der Durchfälle senken bzw. ihren Verlauf mildern.

Magnesiumhaltige **Antazida** und **H$_2$-Blocker** gehören ebenfalls zu den Medikamenten, die Durchfall verursachen. Ihre Indikation sollte aus diesem Grunde exakt gestellt werden. Da es während enteraler Ernährung und gastraler Sondenlage ohnehin zu einer Abpufferung der Magensäure kommt, ist die Verordnung derartiger Präparate meist nicht notwendig. Im Rahmen der Medikamentenauswahl sollten unerwünschte Wirkungen auf den Gastrointestinaltrakt unbedingt im voraus berücksichtigt werden. Neben Magnesium begünstigen Medikamentbestandteile wie Sorbit und Xylit ebenfalls Durchfall.

Im Gegensatz zu Antazida sind **Zytostatika** im Rahmen der Therapie unverzichtbar. Häufig wird die Chemotherapie von einer Chemoenteritis und somit von starken Durchfällen begleitet. Abhilfe bzw. Milderung können niedermolekulare bilanzierte Diäten verschaffen, die den Gastrointestinaltrakt nicht noch zusätzlich belasten und bei eingeschränkter Verdauungsleistung resorbiert werden können.

Sondenernährung

Wurden alle krankheits- oder medikamentös bedingten Einflüsse der Diarrhö berücksichtigt, sind Fehler bei der Durchführung der Sondenernährung als Auslöser wahrscheinlich. Durchfälle, die die Sondenernährung betreffen, sind meist durch eine **zu schnelle Applikation** und **unzureichende Aufbauphase** begründet. Aber auch die Wahl eines **ungeeigneten Präparates** für das jeweilige Krankheitsbild ist häufige Fehlerquelle. Eine **zu kalt** verabreichte Nahrung (direkt aus dem Kühlschrank) bewirkt bei vielen Patienten ebenfalls Unverträglichkeitsreaktionen; aus diesem Grund empfiehlt sich Substrate zu applizieren, die Zimmertemperatur haben.

Die derzeit erhältlichen Trink- und Sondennahrungen sind zum größten Teil frei von **Laktose, Gluten** und anderen Inhaltsstoffen, die für Durchfall verantwortlich gemacht werden können. Es empfiehlt sich aber trotzdem, auf die Zutatenliste zu achten. Die **Osmolarität** der bilanzierten Diät sollte max. 300–350 mosmol/l liegen, um osmotische Diarrhöen zu vermeiden. Viele moderne Sondennahrungen enthalten fermentierbare Ballaststoffe, die eine antidiarrhöische Wirkung haben. Im Gegensatz zu den industriell gefertigten Sondennahrungen sind o.g. Inhaltsstoffe jedoch häufig in der selbst hergestellten „**Küchensonde**" enthalten. Neben dem hohen Risiko der **Kontamination** mit unerwünschten Keimen birgt die Küchensonde aufgrund ihrer meist unphysiologisch hohen Osmolarität – die aber durch Verdünnen der Küchensonde sinkt (sonst wären sie nicht verabreichbar) und die Küchensonde zur hypokalorischen Ernährung macht – und nicht bilanzierten Zusammensetzung zahlreiche Probleme bei der enteralen Langzeiternährung und sollte aus diesen Gründen im Klinikalltag keine Anwendung mehr finden. Weiterhin entsprechen Küchensonden in ihrer Zusammensetzung nicht den Anforderungen der EU-Richtlinien, sodass sich die Verabreichung bereits aus rechtlichen Gründen im Krankenhausbereich ausschließt.

Wie bereits beschrieben sind **Ballaststoffe** für die gastrointestinale Verträglichkeit von großer Bedeutung. Ballaststoffe wirken normalisierend und regulierend sowohl bei Diarrhö als auch bei Obstipation. Ihre bakteriellen Abbauprodukte (kurzkettige Fettsäuren) stellen ein wichtiges Energiesubstrat für die Darmschleimhaut dar und verbessern somit ihre Resorptionskapazität. Weiterhin erhöhen sie die Natrium- und Wasserrückresorption im Dickdarm und wirken so Wasserverlusten über den Stuhl entgegen. Langfristig sollte eine tägliche Ballaststoffzufuhr von 30 g angestrebt werden.

Aspiration

Das Eindringen von Sondennahrung bzw. Mageninhalt in die Atemwege kann zu Fieber und Pneumonien führen. Hustenreiz und Atemnot sind erste Anzeichen, die je nach Stärke auch lebensbedrohlich sein können.

Ist eine Fehlplatzierung der Sonde ausgeschlossen (endotracheale Sondenlage bzw. Lage des Sondenendes im Ösophagus), sind hiervon häufig Patienten aus dem intensivmedizinischen Bereich betroffen. Homöostasestörungen wie Hypokaliämie und Hyperglykämie führen zu Magenentleerungsstörungen, die einen gerichteten Nahrungstransport stört. Diese posttraumatische oder auch postoperative Magenatonie kann 3–5 Tage oder länger andauern. Weiterhin gefährdet sind verwirrte, bewusstlose und beatmete Patienten. Selbst bei intubierten Patienten kann eine stille Aspiration erfolgen. Palpation und Auskultation muss bei diesen Risikopatienten mehrmals täglich erfolgen.

Da im Gegensatz zur Magenatonie eine posttraumatische oder postoperative Dünndarmatonie lediglich 1–2 Tage andauert, ist die eleganteste symptomatische Therapie der Aspiration das Anlegen einer Duodenal- oder Jejunalsonde.

Bei gastraler Sondenlage empfiehlt sich die Oberkörperhochlagerung (30°) des Patienten während und 1–2 Stunden nach der Nahrungsgabe. Ebenfalls bewirkt eine zu hohe Osmolarität und ein erhöhter Fettgehalt der Sondennahrung einen längeren Verbleib der Sondennahrung im Magen und sollte deshalb möglichst vermieden werden.

Fazit: Da viele Patienten Zeichen einer Mangelernährung aufweisen, erscheint es sinnvoll, bei allen Patienten den Ernährungsstatus zu erfassen. Mangelernährung birgt ein hohes Risiko für Komplikationen wie geschwächtes Immunsystem, erhöhte Infektanfälligkeit, gestörte Wundheilung und Dekubitus. Bei ausgeprägter Anorexie, Kachexie oder eingeschränkter Nahrungsaufnahme ist aus diesen Gründen eine klinische Ernährung unumgänglich. Dabei sollten die Möglichkeiten der enteralen Ernährung ausgeschöpft und die parenterale Ernährung als letzte Stufe der Ernährungstherapie verstanden werden.

Literatur

Amtsblatt der Europäischen Gemeinschaften L 91 vom 7.4.1999, S. 29

Balogh, B., A. Benzer: Klinisch praktische Probleme der enteralen Ernährung. Akt. Ernähr.-Med. 20 (1995) 84–87 (Sonderheft)

Baltrusch, S., G. Carstens: Enterale Ernährung und bilanzierte Diäten – eine Übersicht. PZ Prisma 3 (1998) 145–156

Barnert, J., M. Wienbeck: Motilitätsstörungen im Verdauungstrakt. Deutsches Ärzteblatt. 93 (1996) 176–185

Bolder, U., M. Elbers, J. Tacke, D. Löhlein: Effekte einer unmittelbar präoperativen Substratzufuhr auf das postoperative Stoffwechselverhalten. Akt. Ernähr.-Med. 20 (1995) 98–103

Daniel, H., H. Bartels, M. Herget: Biochemische Grundlagen der Funktion des intestinalen Epithels und enterale Ernährung. Akt. Ernähr.-Med. 20 (1995) 53–58

Deutsche Gesellschaft für Ernährung (Hrsg.): Empfehlungen für die Nährstoffzufuhr. 5. Überarbeitung. Frankfurt/M: Umschau 1991

Diarrhöen unter Antibiotika. Münch. Med. Wschr. 45 (1992) 75

Eich, A.: Enterale Ernährung – Sondenernährung in der Pflegepraxis. Wiesbaden: Ullstein Medical 1998

Grote, R., S. Zielmann: Gastrointestinale Motilitätsstörungen bei Intensivpatienten. Anaesthesist. 44 (1995) 595–609

Haslbeck, M., R. Stiller, B. Niederreiter: Günstige metabolische Wirkungen einer kohlenhydratmodifizierten, bilanzierten Diät bei Typ-II-Diabetes. Akt. Ernähr.-Med. 20 (1995) 215–220

Leistungen der Kranken- und Pflegeversicherungen bei ambulanten Ernährungs- und i.v. Therapien. Fresenius Home Care 1996

Lübke, H.-J., J. F. Erkenbrecht, M. Wienbeck: Veränderungen der Motilität des Gastrointestinaltraktes während enteraler Ernährung. Z. Gastroenterol. (Suppl. 2) 27 (1989) 23–26

Lübke, H.-J., J. F. Erkenbrecht, G. Strohmeyer: Sondenernährung durch kontinuierliche Zufuhr oder Bolusapplikation? Z. Gastroenterol. (Suppl. August) 23 (1985) 16–25

Lückerath, E., S.-D. Müller: Qualitätsmanagement – Diätetische Therapie und Diätküche. Verein zur Förderung der gesunden Ernährung und Diätetik e.V. (Hrsg.). Frankfurt/M: pmi 1997

Müller, S.-D.: Prinzipienwandel in der diätetischen Therapie des Diabetes mellitus – neue Richtlinien zur Ernährung von Diabetikern. Zeitschrift für Ernährungsforschung. (1999)

Praxis der enteralen Ernährung. Fresenius AG, Bad Homburg

Firmenverzeichnis

Abbott GmbH
Max-Planck-Ring 2
65205 Wiesbaden
☎ 06122/58-2286

Braun Petzold GmbH
Schwarzenberger Weg 73–79
34212 Melsungen
☎ 05661/71-0

Fresenius Kabi Deutschland GmbH
Else-Kröner-Straße 1
61352 Bad Homburg
☎ 06172/68 68 200
Fax 06172/68 68 239
http://www.enterale-ernaeh-rung.de

Humana Milchunion eG
Bielefelder Straße 66
32051 Herford
☎ 05221/181 0
Fax 05221/181 300

Nephrologische Präparate Dr. Volker Steudle
Gießener Straße 115
35440 Linden
☎ 06403/69 45 97
Fax 06403/67 853

Rena Care Nephromed Bartz GmbH
Werrastraße 1a
35625 Hüttenberg
☎ 06403/92 160
Fax 06403/92 16-3
E-mail: nephro@renacare.de oder info@renacare.de

Nestlé Clinical Nutrition GmbH
Prinzregentenstraße 155
81677 München
☎ 089/41 16 0
Fax 089/41 16 690
E-mail: ClinicalNutrition@de.nestle.com

Novartis Nutrition GmbH
Zielstattstr. 40
81366 München
☎ 089/78 77 550
Fax 089/78 77 625

Pfrimmer Nutricia GmbH
Am Weichselgarten 23
91058 Erlangen
☎ 09131/77 82-0
Fax 09131/77 82 10
E-mail: information@nutricia.com
http://www.pfrimmer-nutricia.d

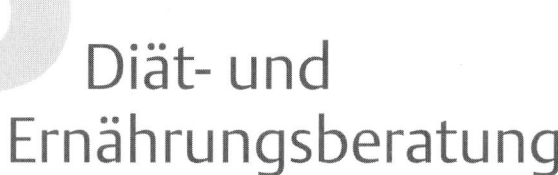

5 Diät- und Ernährungsberatung

Vertrauen ist der Anfang von allem

Georg O. Keller

Das Ernährungsverhalten wird durch eine Vielzahl von Faktoren geprägt, die zumeist nicht das Ergebnis rationaler Überlegungen darstellen. Insofern ist es schwierig, allein durch wissenschaftliche Argumente eine Änderung bisheriger Verhaltensmuster beim Patienten zu erreichen. Forschungen im Bereich der Gesundheitsförderung zeigen, dass erfolgreiche Verhaltensänderungen auf zwei Maßnahmen basieren. Die Information über ein gesundheitsförderndes Verhalten einerseits und die individuelle Motivation im Gespräch andererseits; Informationen alleine sind nicht ausreichend. Voraussetzung für eine erfolgreiche Verhaltensänderung ist ein intensives Vertrauensverhältnis zum Klienten.

Wie lässt sich Vertrauen gezielt aufbauen?

Für den vertrauensbildenden Prozess sind weniger inhaltliche Aspekte relevant als vielmehr die **Person des Beraters.** Fachkräfte neigen aufgrund einer naturwissenschaftlich geprägten Ausbildung zumeist dazu, das Augenmerk in der Beratung übermäßig auf sachliche Inhalte zu richten und diese stark zu betonen. Sympathie und eine vertrauensvolle Atmosphäre bauen sich aber unabhängig davon auf. Nach Untersuchungen von Bandler und Grinder, zwei amerikanischen Psychotherapeuten, existiert eine Reihe von Gesetzmäßigkeiten, die sympathie- und vertrauensfördernd wirken. Die Kernthese der Autoren lautet: Menschen empfinden dann einen Gesprächspartner sympathisch und vertrauensvoll, wenn Ähnlichkeiten und Gemeinsamkeiten bestehen. Diese Gemeinsamkeiten können inhaltlicher Natur sein, gleiche Hobbies, Lieblingslektüre, Musik, Kleidung usw. oder auch formeller Natur. Diesem letzten Aspekt schenken wir zumeist fälschlich die geringere Aufmerksamkeit, obgleich dieser ein erhebliches Potenzial besitzt. Was sind das für formelle, äußerliche Faktoren, die vertrauensfördernd wirken?

Das wichtigste Element ist die Körpersprache. Wenn zwei Menschen ein Gespräch führen, gleichen sich die Körperhaltungen bei gutem Kontakt ständig an. Es findet ein „Tanz in Zeitlupe" statt, wie man anhand von Hochgeschwindigkeits-Videoaufnahmen nachweisen kann. Interessant ist hierbei, dass sich nicht nur die Körperhaltungen synchronisieren, sondern auch der Atemrhythmus (1). Umgekehrt lässt sich feststellen, dass sich bei einer konfliktgeladenen oder oberflächlichen Gesprächsatmosphäre Körperhaltungen, Mimik und Gestik asynchron entwickeln. Die erste Grundregel lautet daher, achten Sie auf die Körper-/Sitzhaltung des Gesprächspartners, die Neigung des Oberkörpers, die Stellung der Beine und Füße. Welche Gestik, welche Mimik kann man beobachten, wie ist der Blickkontakt? Welchen räumlichen Abstand nimmt der Partner zu mir ein? Machen Sie ein einfaches Experiment bei Ihrer nächsten Beratung, achten Sie auf diese nonverbalen Signale und gleichen Sie Ihre Sitzhaltung elegant jener des Gesprächspartners an. Hierzu ein Beispiel von Bertold Ulsamer (2):

Firmenchef Streit hat ein schwieriges Gespräch mit seinem Personalchef Frank vor sich. Streit ist der Ansicht, dass mehr frischer Wind in der Weiterbildung wehen sollte und auch neue verhaltensorientierte Ansätze genutzt werden sollten. Sein Personalchef Frank liebt dagegen mehr einen Stil, bei dem die Teilnehmer mit rauchenden Köpfen und dicken Ordnern aus dem Seminar kommen. Streit weiß, dass Frank sehr empfindlich ist, und möchte ihn nicht vor den Kopf stoßen. Heute fühlt sich Streit dynamisch genug, um das Gespräch zu führen. Als Frank ins Zimmer kommt, sieht Streit, dass Frank angespannt ist und sich steif auf dem Sessel niederlässt. Streit nimmt die Körperhaltung von Frank an und erkennt dabei, dass es Frank wohl nicht besonders gut geht. Deshalb hält er sich zunächst zurück und bremst seinen Schwung. Frank entspannt sich allmählich, weil er merkt, dass er nicht angegriffen wird. Nach und nach kommen beide Gesprächspartner zu einer gelösteren Haltung und zu einem offeneren Gespräch.

Überraschend ist die Erfahrung, dass bewusst eingenommene Körperhaltungen auch ganz bestimmte Emotionen hervorrufen. Durch ein Angleichen der Körperhaltung fällt es daher leichter, sich auf den Gesprächspartner einzustellen, sich in dessen Situation hineinzuversetzen. Offensichtlich bestehen zwischen Körperhaltungen und Gefühlszuständen engere Verbindungen als gemeinhin angenommen. Dass intensive emotionale Situationen in der Folge mit bestimmten Körperhaltungen einhergehen ist eine Alltagsweisheit. Der Sieger eines sportlichen Wettbewerbs nimmt eine andere Körperhaltung ein als ein trauernder, depressiver Mensch. Es ist jedoch erstaunlich, dass sich durch die gezielte Einnahme bestimmter Körperhaltungen auch die Stimmung und das emotionale Erleben ändern.

Die Wirkung Ihrer Worte

Wie groß der Einfluss von Sprechgeschwindigkeit und Rhythmus für die Beziehung zum Gesprächspartner ist, mag Ihnen folgendes Beispiel verdeutlichen, das Sie sicherlich selbst schon einmal ähnlich erlebt haben. Stellen Sie sich eine Stresssituation am Arbeitsplatz vor. Zahlreiche unerledigte Arbeiten häufen sich, die Telefone klingeln unentwegt, ein wichtiger Pressetermin steht vor der Tür und zu allem Übel ist eine Mitarbeiterin erkrankt. Nun werden Sie am Apparat verlangt und eine ältere Patientin erklärt Ihnen mit ruhiger und langsamer Stimme Ihre Wünsche und Fragen. Vielleicht wird Ihnen eine solche Situation unangenehm und nervenaufreibend erscheinen nach dem Motto: „... ist ja schließlich nicht jeder Rentner." Oder aber der umgekehrte Fall, Sie selbst waren einige Wochen im Urlaub und sehen das erste Mal wieder Fernsehen oder hören Radio. Zuweilen bemerkt man dann, wie schnell und hektisch Moderatoren in den Medien sprechen. Wenn Sie selbst schneller sprechen als Ihr Gesprächspartner, so werden die meisten Klienten dies als Signal von Zeitmangel interpretieren, ein vertrauensvolles Beratungsgespräch kommt so nicht zustande. Sprechen Sie wiederum wesentlich langsamer als Ihr Patient, so kann dies zu Ungeduld führen und die Gesprächsatmosphäre stören. Ob wir eine Stimme als schnell oder langsam empfinden, ist von unserer momentanen Verfassung und Stimmung abhängig.

Ähnliches gilt für die Lautstärke. Patienten, die mit lauter, durchdringender Stimme ihre Wünsche äußern, sollte man nicht flüsternd mit ängstlichem Unterton begegnen; umgekehrt empfiehlt es sich nicht, sensible Zeitgenossen schon an der Eingangstüre niederzubrüllen. Als sympathisch empfinden wir in der Regel Menschen, die eine ähnliche Sprechgeschwindigkeit, Lautstärke und einen ähnlichen Sprechrhythmus bevorzugen wie wir selbst. Achten Sie gezielt auf die unterschiedliche stimmliche Bandbreite Ihrer Patienten und passen Sie sich an. Flexibilität ist die wichtigste Voraussetzung für Erfolg.

Hören Sie zu!

Wenn Sie eine vertrauensvolle Gesprächsatmosphäre aufgebaut haben, geht es zunächst einmal darum, eine Bestandsaufnahme vorzunehmen, die Probleme des Patienten zu analysieren, eine Anamnese durchzuführen. Die wichtigsten Gesprächswerkzeuge hierzu sind Zuhören und Fragetechniken. Beginnen wir mit der schwierigsten Kunstfertigkeit, dem Zuhören. Zuhören ist schwieriger als Sprechen, es erfordert Geduld, Konzentration, analytisches Denken und ein Gespür für unausgesprochene Botschaften. Warum sollte man sich also der Mühe unterziehen, eine solchermaßen anspruchsvolle Fähigkeit zu erwerben? Ein

Auszug aus dem Kinderbuch Momo von Michael Ende (3) soll diese Frage beantworten.

Was die kleine Momo konnte wie kein anderer, das war: Zuhören. Das ist doch nichts Besonderes, wird nun vielleicht mancher Leser sagen, zuhören kann doch jeder. Aber das ist ein Irrtum. Wirklich zuhören können nur ganz wenige Menschen. Und so wie Momo sich aufs Zuhören verstand, war es ganz und gar einmalig.

Momo konnte so zuhören, dass dummen Leuten plötzlich sehr gescheite Gedanken kamen. Nicht etwa, weil sie etwas sagte oder fragte, was den anderen auf solche Gedanken brachte, nein, sie saß nur da und hörte einfach zu, mit aller Aufmerksamkeit und aller Anteilnahme. Dabei schaute sie den anderen mit ihren großen, dunklen Augen an, und der betreffende fühlte, wie in ihm auf einmal Gedanken auftauchten, von denen er nie geahnt hatte, dass sie in ihm steckten.

Durch konzentriertes Zuhören fühlen sich Menschen als Persönlichkeit mit den jeweiligen individuellen Problemen angenommen. Wer in einem Beratungsgespräch zuhört statt zu reden, hat die Chance, Wünsche zu erkennen, Hilfestellungen zu geben, Probleme zu lösen oder zumindest Erleichterung zu verschaffen. Wer nicht zuhören kann, bringt sich um die Früchte seiner Arbeit. Voraussetzung für aufmerksames Zuhören ist neben Interesse am Gesprächspartner die notwendige Ruhe und Bereitschaft zu einem Gespräch, ein geeigneter Gesprächsrahmen (Sitzgelegenheit, Besprechungstisch, Vertraulichkeit) und persönliche (nicht nur körperliche) Präsenz. Ganz entschieden kommt es auf Einfühlungsvermögen (Empathie) an. Engagiertes Zuhören ist an sechs Bedingungen geknüpft:

1. an Interesse,
2. an Zuhörbereitschaft,
3. an Zuhörfähigkeit und Geduld,
4. an ungeteilte Präsenz und Konzentration,
5. an die Kompetenz analytischen Denkens,
6. an ein Gespür für Zwischentöne.

Das engagierte Zuhören löst eine ganze Reihe positiver Reaktionen aus: Der Gesprächspartner wird gelöster, reagiert weniger gefühlsbetont; er vermag sich auf das Wesentliche des Gespräches zu konzentrieren; er vermag sich außerdem klarer auszudrücken, da er das sichere Gefühl haben kann, dass der Berater präsent ist, bei der Sache ist und sich ihm zuwendet, sich auf ihn einstellt (4). Untersuchungen auf dem Gebiet der Akupädie (Hörerziehung) weisen als Ergebnis aus, dass oft viel zu früh Interpretation und Wertung seitens des Angesprochenen einsetzen. Verständnis ist nur dann möglich, wenn der Zuhörende bereit ist, erst einmal unvoreingenommen zuzuhören und nicht gleich das eigene Denkraster als Koordinatensystem anzulegen. Passivität bedeutet jedoch nicht, schweigend mit versteinerter Miene unbeweglich den Partner niederzustarren. Ein sich solchermaßen verhaltender Zuhörer erweckt eher den Eindruck, geistig nicht präsent zu sein.

Fragen Sie sich zum Erfolg!

Sie haben als Fachfrau/-mann die Dialogregie im Beratungsgespräch in der Hand. Durch Ihre Fragen steuern Sie den Verlauf des Gespräches wie ein Weichensteller den Weg eines Zuges. Es geht insbesondere darum, die Bedürfnisse, Probleme und Wünsche des Patienten zu erfragen. Das setzt voraus, dass der Berater Fragen stellt und nicht voreilig von falschen Annahmen ausgeht (nach dem Motto: Den Fall kenne ich, das Problem besteht immer darin, dass...). Um diesen Fehler zu vermeiden, ist es erforderlich, den Patienten zu öffnen und Informationen zu sammeln. Die Erkenntnis, dass Fragetechniken wichtiger und unverzichtbarer Bestandteil der Gesprächsführung sind, führt jedoch nicht zu einer konsequenten Anwendung. Wider besseren Wissens neigen viele Fachkräfte in Beratungsgesprächen zu Monologen – reden anstatt zu fragen. Im folgenden werden die zwei für Beratungsgespräche wichtigsten Fragetechniken vorgestellt.

Ja-Nein-Fragen

Ja-Nein-Fragen gehören zu den geschlossenen Fragen, da sie von vorneherein einen Rahmen setzen. Der Befragte kann diesen Rahmen normalerweise nicht verlassen und hat daher als Antwortmöglichkeit nur die vorgegebenen Alternativen „ja" oder „nein". Daher auch die Kategorisierung als *geschlossenen Frage*.
Beispiel:
- „Sind Sie schwanger?"
- „Sind Sie katholisch?"
- „Sind Sie verheiratet?"

Prüfungsfragen gehören oft zu den geschlossenen Fragen. Geschlossene Fragen werden zumeist in Informationsgesprächen eingesetzt, um schnell eine präzise Information zu erhalten. Der andere kann nicht vom Thema abweichen, was ein großer Vorteil im Umgang mit Vielrednern ist. Wenn Sie jedoch überwiegend mit geschlossenen Fragen arbeiten, wirkt das Gespräch schemahaft und bekommt den Charakter einer Fragebogenaktion. Der Gesprächspartner wird nicht ausreichend in seiner Individualität gewürdigt.

Offene Fragen

Im Gegensatz zur geschlossenen Frage kann der Gesprächspartner hierbei nicht nur mit einem Wort bzw. „ja/nein" antworten, sondern muss eine Erklärung oder Begründung abgeben. Es existiert also kein Rahmen, der die möglichen Antworten umfasst. Die offene Frage lässt dem Gesprächspartner daher wesentlich mehr Raum als die geschlossene Frage.

Beispiel:

- „Welches Ziel möchten Sie erreichen?"
- „Welche Möglichkeiten sehen Sie, das Problem zu lösen?"
- „Worin besteht Ihrer Meinung nach das Hauptproblem?"

Offene Fragen dienen dazu„ ... Ihren Klienten aufzuschließen, seine Probleme ausführlich zu schildern"; offene Fragen „veranlassen den Klienten..., nach einer ausführlichen Antwort zu suchen, mit der er auf sein eigenes Erleben eingeht"; offene Fragen „wirken als Aufforderung, ausführlicher auf das Thema einzugehen" (5). Die offene Frage ist zum Einstieg in das Gespräch gut geeignet, wenn komplexe Situationen oder Zusammenhänge erfragt werden sollen, oder aber um ein Gespräch lebendig zu halten. Ungeeignet ist die offene Frage bei Vielrednern, da das Gespräch rasch ausufert.

Erfolgreiche Beratungsgespräche verlangen vom Berater eine Fülle von kommunikativen Fähigkeiten, die wie *Zutaten* in der richtigen *Dosierung* zum richtigen Zeitpunkt eingesetzt werden müssen. Doch trotz aller technischen Empfehlungen dürfen wie beim Kochen auch bei der Beratung zwei Dinge nicht fehlen, Herz *und* Verstand.

Gestaltung von Patientenseminaren

Vorbereitung eines Seminars

Analyse der Zielgruppe

Wesentlich für den Erfolg eines Seminars sind die Erwartungen und Wünsche der Teilnehmer. Die nachfolgenden Fragen sollen Ihnen eine Einstimmung auf die Zielgruppe erleichtern.

- Wie viele Personen werden als Teilnehmer erwartet?
- Sehen sich die Teilnehmer zum ersten Mal oder kennt sich die Gruppe bereits?
- Ist die Gruppe homogen zusammengesetzt (Alter, Geschlecht, Problem, Krankheit, Beruf)?
- Haben die Zuhörer eigene Erfahrungen gesammelt?
- Welche Erwartungen und Wünsche haben die Teilnehmer an das Seminar?

Setzen Sie sich mit dem Veranstalter in Verbindung, um offene Fragen zu klären, da nur so eine Sensibilisierung für die Bedürfnisse der Teilnehmer möglich ist.

Räumlichkeiten

Die äußeren Umstände können zum Gelingen eines Seminars viel beitragen. Sehen Sie sich die Räumlichkeiten daher rechtzeitig an! Überprüfen Sie die folgenden Dinge:

- Größe des Raumes ausreichend?
- Einrichtung (ausreichend Stühle, Tische, sind diese für Gruppenarbeiten umgruppierbar)?
- Temperatur, Belüftungsmöglichkeiten, Störfaktoren, z.B. Lärm aus Nachbarräumen?
- Fenster und Verdunkelungsmöglichkeiten, Beleuchtung?
- Stromversorgung, Geräte (Overhead-Projektor, Leinwand) vorhanden und funktionstüchtig?
  Wer ist Ansprechpartner bei technischen Problemen?
- Flip-charts, Tafeln, Pinnwände und Stifte vorhanden?

Überlassen Sie nichts dem Zufall! Auch wenn Sie genau erklären können, warum Sie selbst unschuldig sind, so lasten die Teilnehmer die Pannen dennoch Ihnen an.

Das Ziel des Seminars

Wer nicht genau weiß, wohin er reisen möchte, muss sich nicht wundern, wenn er woanders ankommt. Legen Sie das Ziel, das Sie mit den Teilnehmern gemeinsam erreichen möchten, daher vorher fest. Verschaffen Sie sich Klarheit über dieses Ziel. Ein Ziel muss die folgenden Anforderungen erfüllen:

- Es muss präzise und positiv formuliert sein,
- tatsächlich erreichbar sein,
- messbar sein,
- plausibel und anderen vermittelbar sein.

Je einfacher und kürzer Ihr Ziel formuliert ist, um so besser.

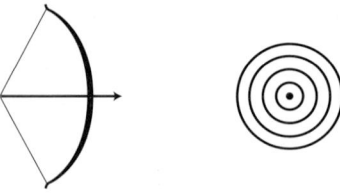

Materialsammlung

Nach den ersten Vorarbeiten geht es nun darum, Informationen für ein Patientenseminar zu sammeln. In der Regel greifen Fachleute in einer solchen Situation auf die Ihnen vertraute Literatur (Lehrbücher, Nachschlagewerke und Fachzeitschriften) zurück und orientieren sich an den dort aufgeführten Themen. Dies bringt oft Schwierigkeiten mit sich, da es sich bei den Teilnehmern um Laien und nicht um Spezialisten handelt. Vorteilhafter ist die Verwendung von Patientenbroschüren, da diese in der Regel schon zielgruppengerecht aufgearbeitet sind. Diese Materialien erhalten Sie bei verschiedenen Informationsdiensten (6).

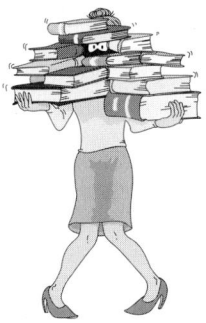

Gliederung und Aufarbeitung des Themas

Der Einstieg

Aufgabe der Einleitung ist es, das Interesse der Zuhörer zu gewinnen. Da dies eine schwierige Aufgabe ist, sollten Sie den Einstieg bis ins I-Tüpfelchen vorbereiten. Die Zuhörer bilden sich über Sie in den ersten zwei Minuten eine Meinung, die nur schwer wieder zu revidieren ist. Begrüßen Sie zunächst die Teilnehmer, nennen Sie Ihren Namen, Ihren **Beruf und vor allem Ihre Beziehung zum Thema**. Warum leiten gerade Sie das Seminar? Haben Sie besondere Erfahrungen mit einem Thema, sind Sie persönlich betroffen? Arbeiten Sie in einer Selbsthilfegruppe mit? Was auch immer Sie bewegt, nennen Sie an dieser Stelle Ihre Motivation!

Danach sollten Sie ein **„Blitzlicht"** abfeuern, das die Aufmerksamkeit bannt. Hierzu bieten sich verschiedene Varianten an, z.B:

- Ein Cartoon, der in Beziehung zu Ihrem Thema steht. Legen Sie eine Sammlung von ausdrucksstarken Cartoons an, indem Sie Tageszeitungen, Fachzeitschriften und Magazine durchsehen. Viele Buchhandlungen bieten darüber hinaus Cartoonsammlungen zu verschiedenen Themen an.

Ein Cartoon, auf Folie präsentiert, eine kleine Geschichte dazu, und Sie haben Ihr Publikum für sich gewonnen. Achten Sie bei der Auswahl aber darauf, dass Sie Ihre Zielgruppe nicht verletzen.

- Erzählen Sie eine Geschichte. Als Aufhänger kann ein aktuelles Ereignis, ein Urlaubserlebnis oder ein Tageszeitungsbericht dienen. Niemand hört Ihnen gerne zu, wenn Sie sachlich neutral und mit wissenschaftlichem Ernst Ihre Themen schwermütig präsentieren. Ein Quäntchen Humor wirkt auf dem Weg zu Ihrem Seminarziel allemal katalytisch. Immer gilt: Humor macht sympathisch und schafft die beste Grundlage für eine gute Beziehung zu Ihren Zuhörern. Humor hat übrigens noch einen weiteren angenehmen Nebeneffekt. Wenn Sie einmal zusammen mit Ihren Zuhörern gelacht haben, ist das Lampenfieber wie weggeblasen.
- Eine dritte Variante für einen Einstieg besteht in der Verwendung von Zitaten oder Stilblüten, die im Zusammenhang zum Thema stehen (7).
- Unternehmen Sie etwas gemeinsam mit den Teilnehmern. Ein Bewegungsübung zum Einstieg lockert auf und steigert die Aufmerksamkeit.

Im Anschluss an das „Blitzlicht" empfiehlt es sich, eine **Vorstellungsrunde** durchzuführen. Die Teilnehmer erhalten von Ihnen zwei oder drei Fragen, die Sie z.B. auf einer Folie notieren. Fragen Sie nach dem *Namen,* den *Erfahrungen mit dem Thema* und nach den *Erwartungen.* Die Vorstellungsrunde hat den Zweck, Scheu, Zurückhaltung und Angst abzubauen und eine offene Gesprächsatmosphäre zu schaffen. Im Anschluss an diese Runde nennen Sie das **Ziel** Ihres Seminars. Notieren Sie das Ziel zusätzlich auf einer Overhead-Folie oder auf einen Flipchart. Am besten ist es, wenn das Ziel für die Teilnehmer das ganze Seminar über sichtbar bleibt.

Danach geben Sie einen **Überblick über das Programm**. Die Programmvorschau sollte nicht mehr als sechs Punkte umfassen. Eine Pro-

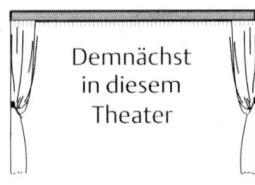

grammvorschau ist nicht identisch mit der Gliederung des Seminars, sie soll vielmehr die Neugierde der Teilnehmer beflügeln. Die Einleitung sollte dann mit einer offenen Frage überleiten in den Hauptteil, z.B.:

- „Welche Erfahrungen haben Sie bisher mit ...?"
- „Wo liegen die Hauptprobleme?"

Hauptteil

Anfänger begehen regelmäßig den Fehler, zu viele Fakten und Informationen in den Hauptteil aufzunehmen. Das Reduzieren von Stoff ist eine Kunst. Es gilt die Maxime: weniger ist mehr! Fassen Sie sich bei theoretischen Ausführungen kurz, denn theoretische Abhandlungen sind in der täglichen Praxis für Ihre Patienten nutzlos. Wenn Sie den Lernstoff reduziert haben, überprüfen Sie die Reihenfolge der verbleibenden Themen. Die einzelnen Abschnitte sollten in einem didaktisch sinnvollen und logischen Zusammenhang stehen. Ihre Gliederung ist dann in Ordnung, wenn Sie „von Bekanntem zu Unbekanntem, vom Einfachen zum Schweren und vom Einzelnen zum Zusammengesetzten" (J. H. Pestalozzi) übergehen. Für den Lernerfolg der Zuhörer ist der rote Faden entscheidend. Versetzen Sie sich in die Rolle eines Seminarteilnehmers. Ist aus dessen Perspektive – mit geringem Vorwissen – der Stoff ohne weiteres verständlich? Damit Ihre Botschaft bei den Zuhörern ankommt, verstanden, akzeptiert und umgesetzt werden kann, ist die Verwendung einer zielgruppengerechten Sprache wichtig. Wie Luther schon erkannte: „Man muss dem Volke aufs Maul schauen." In der Tat ergeben sich im Hinblick auf den Wortschatz gravierende Unterschiede. Wie beim Rundfunk, so müssen auch beim „Mundfunk" Sende- und Empfangsfrequenzen optimal aufeinander abgestimmt sein. Für Sie als Kursleiter bedeutet das, konsequent auf Fremd- und Fachwörter zu verzichten.

Ein weiterer wichtiger Punkt ist der **Zeitrahmen.** Ihr Seminar muss so aufgebaut sein, dass Sie den Zeitrahmen möglichst genau einhalten. Da jede Gruppe unterschiedlich viel Zeit für das eine oder andere Thema benötigt, ist diese Forderung nicht mit einem starren Konzept zu erfüllen. Überlegen Sie sich bei der Gliederung Ihres Themas genau, welche Themen Sie unbedingt besprechen müssen, um das Seminarziel zu erreichen. Dies ist sozusagen Ihr Rumpfseminarprogramm, die Menge der Pflichtmodule. Jedes Pflichtmodul sollte ein Kurzreferat von zwei bis drei Minuten Dauer sein. Diese Impulsreferate werden von Ihnen frontal ohne Unterbrechung wie vorbereitet vorgetragen. Jedes Pflichtmodul sollte mit einer offenen Frage enden, sodass Sie von der Vortragsform in ein Gespräch mit den Teilnehmern wechseln. Nach der

Diskussion bündeln Sie die Ergebnisse und präsentieren Ihr nächstes vorbereitetes Modul.

Als Alternative zur Diskussion können Sie auch Gruppen- oder Einzelübungen einsetzen. Bei einer Einzelübung erhält jeder Seminarteilnehmer eine oder mehrere Aufgaben, am besten in Form von Arbeitspapieren. Der Schwierigkeitsgrad sollte so gewählt werden, dass die ersten Aufgaben von allen Teilnehmern zu lösen sind. Bei einer Gruppenübung teilt man die Teilnehmer in Kleingruppen mit maximal fünf Personen auf. Jede Gruppe erhält einen Arbeitsauftrag, die Ergebnisse stellt ein Sprecher oder die Gruppe gemeinsam vor. Der Arbeitsauftrag kann sich auf den zuvor im Kurzvortrag behandelten Stoff beziehen. Der Referent sollte die Gruppen während der Arbeit abwechselnd betreuen. Gruppenarbeiten sollten Sie aber erst dann einsetzen, wenn bereits eine vertraute Atmosphäre im Seminar aufgebaut ist.

Das Rumpfprogramm sollte so konzipiert sein, dass Sie auf alle Fälle mit dem Zeitrahmen – auch wenn Übungen länger dauern als vorgesehen – auskommen. Planen Sie also genügend Zeitpuffer ein. Für eine 90-minütige Veranstaltung sind erfahrungsgemäß zehn bis 15 vorbereitete jeweils dreiminütige Impulsreferate ausreichend. Die weiteren Themen sollten Sie in Form von selbstständigen thematischen Einheiten aufbereiten, die Sie wie bei einem Baukastensystem bei Bedarf einfügen können, ohne dass das didaktische Konzept leidet. Überprüfen Sie dies bitte vorher. Sie haben so die Möglichkeit, ohne Probleme den Stoff zu verlängern, indem Sie vorbereitete Module mit den Teilnehmern bearbeiten oder bei Bedarf durch Weglassen kürzen.

Insbesondere Anfänger begehen den Fehler, zuviel Stoff in einem Seminar zu behandeln. Hinter diesem Symptom verbirgt sich häufig die Angst, zu früh fertig zu sein, keinen Stoff mehr vorbereitet zu haben und improvisieren zu müssen. Insbesondere bei diesem Problem bietet die flexible Modulkonstruktion Hilfe. Sie werden freier in der Gestaltung, das Seminar wirkt entspannter, lockerer und damit routinierter.

Medieneinsatz

Etwa 85% unseres Wissens stammt aus Informationen, die wir durch Sehen erworben haben. Nur 11% des gespeicherten Wissens haben wir durch Hören aufgenommen (8). Visuelle Hilfsmittel steigern die Aufmerksamkeit der Zuhörer, erlauben, Dinge leichter verständlich darzustellen, und räumen den Teilnehmern die Möglichkeit ein, sich Sachverhalte einzuprägen. Bei Seminaren sollten Sie diesem Umstand Rechnung tragen und die Informationen visuell aufarbeiten. Das bedeutet aber nicht, dass die Medien den Kursleiter ersetzen. Die Kunst besteht darin, die optimale Dosierung für die jeweilige Gruppe zu finden. Zuviel verwirrt und ermüdet, zuwenig bleibt ohne Effekt.

Folien

Overhead-Folien sollten so groß sein, dass die Teilnehmer sie ohne Mühe vom letzten Platz aus lesen können. Dies ist in der Regel dann der Fall, wenn eine Folie aus 2,5 Meter Entfernung ohne Projektor lesbar ist. Bei einem Patientenseminar mit etwa 15 Personen sollte die Schriftgröße auf Overhead-Folien etwa 25–35 Punkt für Überschriften und etwa 20–25 Punkt für den folgenden Text betragen. Beschreiben Sie Folien nicht bis an den äußersten Rand, da Sie diese ansonsten auf dem Projektor hin- und herschieben müssen. Etwa 2 cm Rand sollten Sie einhalten.

Folien lassen sich mit modernen EDV-Systemen problemlos erstellen (Tintenstrahldrucker, Laserdrucker). Selbst mit Schablonen und Klebebuchstaben (nicht mit der Schreibmaschine, da zu klein!) lassen sich akzeptable Ergebnisse erzielen. Achten Sie besonders darauf, dass Sie Ihre Botschaften kreativ in Bilder übersetzen. Vermeiden Sie es, mehr als 15 Wörter auf eine Folie zu schreiben. Folien sollten einfach und übersichtlich gestaltet sein und eine klare Aussage haben. Zur Unterstützung der Aussage sollten Sie Farben verwenden. Farben können verdeutlichen, vereinfachen, das Wesentliche hervorheben. Überlegen Sie sich den Einsatz und die Wahl der Farben daher vorher und begründen Sie vor sich selbst Ihre Wahl.

Lassen Sie nach dem Auflegen einer vorbereiteten Folie jedem Teilnehmer genügend Zeit zum Betrachten (10–20 Sekunden). Beginnen Sie nicht sofort zu reden. Erläutern Sie die Folien und sehen Sie dabei ins Publikum. Sie reden mit und für Ihr Publikum. Stellen Sie sich nicht vor die Projektion, sondern an die vom Plenum aus gesehen linke Seite der Leinwand, damit die Teilnehmer einen freien Blick haben. Die linke Seite ist deshalb zu bevorzugen, da im mitteleuropäischen Kulturraum der Blick zunächst nach links oben wandert, z.B. bei der Betrachtung von Texten.

Was den Umgang mit Folien angeht, so ist vor der allüberall grassierenden Unsitte zu warnen, Folien abzudecken, um so ein Vorausschauen des Auditoriums zu unterbinden, und dann erst nach und nach den Text freizugeben. Jeder Zuschauer muss sich bevormundet fühlen, wenn er wie ein kleines Kind behandelt wird, das bestimmte Sachen noch nicht sehen darf. Dieser so genannte Striptease ist nur dann akzeptabel, wenn der Präsentierende damit eine Pointe erzielen kann – etwa wenn er bei einem Spruch die zweite Zeile abdeckt, um sie dann pointiert aufzudecken.

Statt der Stripteasetechnik sollte der Vortragende Überleger verwenden. Die Grundfolie wird durch darübergelegte Folien ergänzt. Mehr als zwei bis drei Überleger sind allerdings nicht sinnvoll, da es sonst technische Probleme gibt. Probieren Sie Ihre Folien vor dem Seminar im Seminarraum aus, um die Wirkung zu überprüfen und gegebenenfalls noch Korrekturen vornehmen zu können.

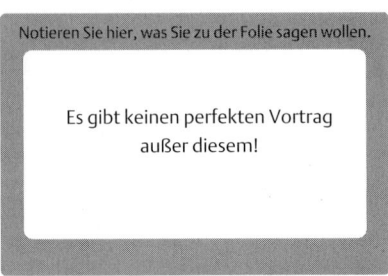

Flip-charts
Flip-charts eignen sich ausgezeichnet, um wichtige Informationen festzuhalten. Sie können das Thema, eine Programmvorschau, Ziele, wichtige Begriffe oder Fragen der Teilnehmer notieren. Für komplexere Zeichnungen ist dieses Medium weniger geeignet, da Sie dann längere Zeit mit dem Rücken zum Plenum stehen und das Ganze oft noch verunglückt. Hilfsweise kann man mit dem Bleistift eine Zeichnung auf dem Flip-chart-Block vorzeichnen und im Seminar mit Filzstiften nachzeichnen. Grundsätzlich gilt: dicke Filzstifte mit eckiger Spitze ver-

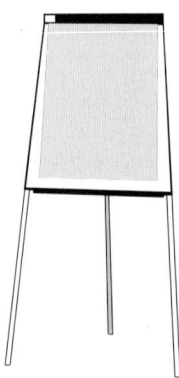

wenden! Eckige Filzschreiber sind gegenüber runden zu bevorzugen, da man mit diesen Stiften die Strichbreite variieren kann. Je schlechter Ihre Handschrift ist, umso breitere Stifte sollten Sie verwenden. Ein häufig zu beobachtender Fehler des Referenten besteht darin, einen intensiven Dialog mit dem Flip-chart zu führen. Wenn Sie eine Zeichnung anfertigen, dann sprechen Sie bitte nicht zum Flip-chart. Unterbrechen Sie lieber den Zeichenvorgang, drehen Sie sich um und sprechen mit den Teilnehmern.

Schluss

Der letzte Eindruck bleibt haften. Legen Sie daher genau wie bei der Einleitung größte Sorgfalt auf die Gestaltung des Seminarendes. Aus der Wahrnehmungspsychologie weiß man, dass ein Mensch das, was er zuletzt wahrnimmt, am besten behält. Für die Gestaltung eines Seminarendes bieten sich verschiedene Varianten an:

- Die einfachste Methode besteht in einer umgekehrten Programmvorschau. Fassen Sie die wichtigsten Ergebnisse in Form von kurzen prägnanten Leitsätzen (erstens…, zweitens…, drittens…) zusammen. Neue Informationen dürfen selbstverständlich in der Zusammenfassung nicht auftauchen.
- Verdichten Sie Ihre Wort zu einem Slogan oder Motto, oder zeigen Sie eine weitere Stilblüte.
- Positionieren Sie am Ende nochmals ein Blitzlicht. Cartoons, historische Bilder oder einfach eine nette Geschichte sind bestens geeignet.

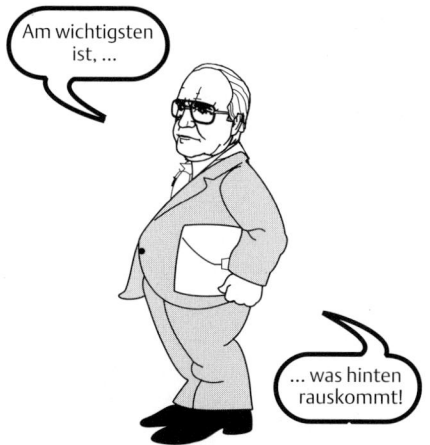

Übrigens:
Wenn Sie den Schluss Ihres Seminars ankündigen, dann haben Sie noch 2 bis 3 Minuten Redezeit, nicht länger. Geradezu sadistisch sind Referenten, die das Ende eines Seminars ankündigen und dann noch einmal von vorne beginnen. Sie hinterlassen einen nachhaltig schlechten Eindruck.

Und noch etwas: Gute Kursleiter fallen nicht vom Himmel. Auch wenn die ersten Seminare nicht optimal verlaufen, lassen Sie sich nicht entmutigen, und lernen Sie aus den Fehlern! Hier hilft nur eins:

Üben, üben, üben!

Literatur

1. Dilts, R., R. Bandler, J. Grinder: Strukturen subjektiver Erfahrung – ihre Erforschung und Veränderung durch NLP. Paderborn: Junfermann 1985, S. 130
2. Ulsamer, B.: Exzellente Kommunikation mit NLP. Erfolgsfaktoren des Neuro-Linguistischen Programmierens für Führungskräfte. Bremen: Gabal 1994, S. 112
3. Ende, M.: Momo oder die seltsame Geschichte von den Zeit-Dieben und von dem Kind, das den Menschen die gestohlene Zeit zurückbrachte. Ein Märchen-Roman. Stuttgart: Thienemanns 1973, S. 1
4. Geisler, L.: Arzt und Patient – Begegnung im Gespräch. Wirklichkeit und Wege. Frankfurt/M: Pharma 1992, S. 43–45
5. Dahmer, H., J. Dahmer: Gesprächsführung. Eine praktische Anleitung. Stuttgart, New York: Thieme 1989, S. 66f
6. Unter den nachfolgenden Adressen können Sie Patientenbroschüren und z.T. Videofilme zu verschiedenen gesundheitlichen Themen bestellen:
   Auswertungs- und Informationsdienst für Ernährung, Landwirtschaft und Forsten (AID) e. V., Friedrich-Ebert-Str. 3, 53177 Bonn
   Deutsche Gesellschaft für Ernährung (DGE) e. V., Feldbergstr. 28, 60323 Frankfurt/M
   Bundeszentrale für gesundheitliche Aufklärung (BZgA), Postfach 910152, 51701 Köln
   Verbraucher-Zentrale Nordrhein-Westfalen e. V., Mintropstr. 27, 40215 Düsseldorf
   Verbraucher-Zentrale Niedersachsen e. V., Georgswall 7, 30159 Hannover
   Nationale Kontakt- und Informationsstelle zur Anregung und Unterstützung von Selbsthilfegruppen, Albrecht-Achilles-Str. 65, 10709 Berlin

7. Uhlenbruck, G.: Wieder Sprüche und Widersprüche. Köln : Deutscher Ärzte-Verlag 1984

Hamm, H.: Tabletten gegen alles. Köln: Deutscher Ärzte-Verlag 1993

Büchmann, G.: Geflügelte Worte. Der klassische Zitatenschatz. Frankfurt, Berlin: Ullstein 1980

Schmidt, L.: Das treffende Zitat zu Politik, Recht und Wirtschaft. Zugespitzte Bemerkungen und Definitionen im Alphabet der Schlagworte. Thun: Ott 1991

Tange, E. G.: No Body is perfect. Frankfurt/M: Eichborn 1992

Ellermann, B.: Jeder siebte Gesunde war krank. Kurioses aus der ärztlichen Praxis. München: Deutscher Taschenbuch Verlag 1995

Hallstatt, M.: Das große Buch der Stilblüten. München: Heyne 1986

8. Boylan, B.: Bring's auf den Punkt! Professionelle Vortragstechnik schnell trainiert. Vom Manuskript zur freien Rede. München: mvg 1991, S. 78

Ernährungspsychologie

Iwer Diedrichsen

Einleitung

Schon bevor es die Ernährungspsychologie gab, befasste sich die Psychologie vereinzelt auf dem Hintergrund unterschiedlicher Theorien mit psychologischen Fragestellungen, die mit Ernährung und Verzehr zusammenhingen. Ernährungspsychologie ist ein junger Zweig der angewandten Psychologie. In den 70er Jahren entwickelten Pudel und Diehl die ersten empirischen und theoretischen Ansätze einer Psychologie des Essens und Trinkens. Diehl gab 1978 einen Überblick über den Stand der sozialwissenschaftlich orientierten Forschung zum menschlichen Ernährungsverhalten. 1990 veröffentlichte Diedrichsen das erste deutschsprachige Lehrbuch der Ernährungspsychologie. 1991 erschien eine Einführung in die Ernährungspsychologie von Pudel und Westenhöfer. Ernährungspsychologie wird bisher nur vereinzelt an deutschen Universitäten angeboten. In Hohenheim wurde zum Wintersemester 1994/95 die erste planmäßige Professur für Ernährungspsychologie (ohne Ausstattung) eingerichtet.

Vertreter gesundheitspolitisch wichtiger Bereiche wie „Public Health" sowie Präventiv- und Sozialmedizin appellieren an Einzelpersonen und Bevölkerungsgruppen, sich gesund zu ernähren. Die **Ernährungsweise** eines Menschen, der in 70 Jahren ungefähr 1400-mal sein Gewicht isst, ist Ausdruck seines **Lebensstils** und beeinflusst die Gesundheit in hohem Maße.

Die Ernährung ist eines der Hauptgebiete der Gesundheitsförderung und Krankheitsverhütung. Unser Wissen über die Bedeutung der Ernährung für die Gesundheit nimmt unablässig zu, doch ist noch viel Forschung über die **Änderung des Ernährungsverhaltens** erforderlich. Die Modifikation von Ernährungsgewohnheiten ist für die Diätberatung eine ständige Herausforderung. Berater/-innen haben verschiedene Beratungstechniken zu lernen, um Diätbedürftigen dabei zu helfen, ihre diätetischen Ziele zu erreichen.

Gegenstand und Definition

Naturwissenschaftlich gesehen ist Ernährung die Zufuhr und Aufnahme der zum Aufbau und zur Erhaltung des Organismus notwendigen Flüssigkeit und festen Nährstoffe (Eiweiß, Fett, Kohlenhydrate, Salze, Vitamine, Spurenstoffe) aus Lebensmitteln pflanzlicher und tierischer Herkunft.

Die Ernährung des Menschen erfüllt jedoch nicht nur **biologische,** sondern auch **psychosoziale Funktionen.** Schwerpunktmäßig untersucht die **Ernährungswissenschaft** biologische und die Ernährungspsychologie psychosoziale Determinanten der Nahrung und Ernährung. Ernährungswissenschaft und **Ernährungsmedizin,** die eng miteinander verbunden sind, formulieren gesichertes Wissen über Ernährung für gesunde und kranke Menschen. Die **Beratungspraxis** muss komplexe Bedingungen des menschlichen Verhaltens und Erlebens berücksichtigen und ist deshalb auf Ernährungspsychologie angewiesen. Zur Zeit werden die Möglichkeiten der Ernährungspsychologie in der Ernährungs- und Diätberatung nur unzureichend genutzt.

Ernährungspsychologie befasst sich mit der Untersuchung und Beeinflussung erwünschten und gestörten ernährungsbezogenen Verhaltens von Individuen, Gruppen oder der gesamten Bevölkerung. Im Mittelpunkt steht die Analyse von Beweggründen für das Essen und Trinken, wie z.B. Gewohnheiten, Einstellungen und Werthaltungen. Ernährungspsychologie versucht, Menschen durch Ernährungserziehung möglichst frühzeitig gesunde Ernährungs- und Essgewohnheiten zu vermitteln, um Wohlbefinden, Leistungsfähigkeit und Lebensfreude durch einen ernährungsbewussten Lebensstil zu fördern und zu erhalten sowie ernährungsmitbedingte Krankheiten zu verhüten.

Ergebnisse und Ziele

Unter Ernährung ist nicht nur ein auf die Nahrungsaufnahme gerichtetes Verhalten zu verstehen, das den **physiologischen Bedarf** optimal decken soll. Die Erforschung des Ernährungsverhaltens gestaltet sich komplexer, weil auch eine Vielzahl von nichtbiologischen Merkmalen die Nahrungsaufnahme beeinflusst. So wirken z.B. psychosoziale, soziokulturelle und ökonomische Faktoren ebenfalls auf ernährungsbezogenes Verhalten ein. Menschliche Aktivitäten im Hinblick auf Nahrung und Ernähren sowie Essen und Trinken sind tradiert und hängen von religiösen, familiären und kulturellen Einflüssen ab. Deshalb kann das individuelle Ernährungsverhalten nicht analysiert werden, ohne die Gesamtsituation des Menschen in seiner sozialen Umwelt zu berücksichtigen.

Der Nährwert der Nahrung lässt sich nicht von ihrer psychologischen Genusskomponente trennen. Denn das Nahrungsbedürfnis zielt nicht nur auf Befriedigung von **Hunger** und **Durst,** sondern in unserer Erlebnisgesellschaft auch auf die Befriedigung von **Appetit** und **Genuss.** Die Genussfähigkeit des Menschen ist neben Wohlbefinden, Lebenszugewandtheit, Selbstverwirklichung, Lebensfreude und Spaß ein wesentliches Kriterium für Gesundheit.

Das Bedürfnis nach Nahrung ist primär eine biologische Notwendigkeit, die der Lebenserhaltung und dem Wachstum dient. Daneben entstehen psychosoziale Antriebe, die im Sozialisierungsprozess erlernt werden. Das Ess- und Trinkverhalten ist kulturspezifisch und wird durch soziales Lernen geprägt. Aufgrund von Lernprozessen erwirbt der Mensch viele Erfahrungen zu seiner ursprünglich biologischen Ausstattung hinzu, die ebenfalls das menschliche Ess- und Trinkverhalten bestimmen.

Erzieher sind sich darin einig, dass **Ernährungserziehung** in Schulen notwendig ist, denn eine gesundheitsgerechte Ernährung bestimmt die Leistungsfähigkeit und den Lernerfolg mit. Ernährung ist ein Anliegen der gesundheitsfördernden Schule und wird in sehr unterschiedlichen Fächern unterrichtet. Erziehungswissenschaftler vertreten teilweise die Ansicht, dass Ernährung eine interdisziplinäre Aufgabe jeder Lehrkraft ist, unabhängig davon, welche Fächer sie unterrichtet. Essen, Trinken und Ernähren sind verbindende und übergreifende Themenbereiche aller Fächer. Deshalb sollte Ernährungserziehung nicht einzelnen Disziplinen zugeordnet werden oder gar ein eigenständiges Fach sein. Neben der Schule vermitteln hauptsächlich Medien gezielt Ernährungsinformationen. So gibt es z.B. zahlreiche Gesundheitsmagazine, die Verbraucher in Ernährungsfragen informieren und aufklären.

Ernährungswissen wird auch durch soziales Lernen weitergegeben. Besonders Kinder ahmen erwünschtes, aber natürlich auch unerwünschtes Ernährungsverhalten ihrer Bezugspersonen nach und erwerben sich auf diese Art Kenntnisse. So werden z.B. Ernährungsgewohnheiten bei der Lebensmittelauswahl und Speisenzubereitung von der Elterngeneration auf Kinder übertragen. Nicht nur die Familie als Bezugsgruppe, sondern auch die Gruppe der Gleichaltrigen vermittelt Ernährungsnormen.

Essen und Trinken ist bei Verbrauchern vorwiegend mit Gefühlen, Ernähren hingegen mit Wissen assoziiert. Konsumenten essen und trinken lieber mit Lust als mit Verstand. Deshalb hat die rationale Informationsvermittlung von Ernährungswissen wenig Erfolg. Sie ist für den Normalverbraucher zu trocken und abstrakt. Es empfiehlt sich daher, Ernährung möglichst über Essen und Trinken zu vermitteln, das gemeinsam gestaltet und erlebt wird, z.B. in der Gemeinschaft von Klassenfahrten oder Kochkursen. Das „learning by doing" ist für die Ernährungserziehung besonders wichtig.

Die Ernährungspsychologie strebt langfristig gesehen danach, psychologische Theorien über das Ernährungsverhalten bzw. das Essen und Trinken zu entwickeln. So interessieren z.B. besonders die psychologischen Faktoren, die den Beginn, die Aufrechterhaltung und die Beendigung der Nahrungsaufnahme lenken. Wenn die Steuerungsmechanismen des Essens und Trinkens hinreichend bekannt sind, kann unerwünschtes Ess- und Trinkverhalten gezielter geändert werden. Schwerpunktmäßig ist die Ernährungspsychologie auf **primäre Prävention** ausgerichtet, denn Gesundheit soll möglichst mit Hilfe präventiver Strategien erhalten und nicht nur durch kurative Maßnahmen wiederhergestellt werden.

Die Änderung des Ernährungsverhaltens

Bei der Prävention und Therapie von Erkrankungen, die ganz oder teilweise aufgrund falscher Ernährungsgewohnheiten entstehen oder bei denen diätetische Maßnahmen ein wichtiger Bestandteil der Therapie sind, steht die Änderung des Ernährungsverhaltens im Zentrum beraterischen Bemühens (Diedrichsen, 1997).

Verhaltensmodifikation meint den gezielten Aufbau von erwünschtem und den Abbau von unerwünschtem Ernährungsverhalten. Um dieses Umlernen zu erreichen, sind bei Klienten in der Diätberatung störende Verhaltensweisen, Kognitionen oder Emotionen zu ändern. Dazu werden vorwiegend Problemlöse- und Handlungstheorien angewendet, die auf Erkenntnissen der modernen Lernpsychologie beruhen.

In der **Diätberatung** geht es nicht nur um Veränderungen an sich, sondern auch um die Aufrechterhaltung und Stabilisierung von Verhaltensmodifikationen sowie um die Übertragung auf neue Situationen. Im Verlauf der Diätberatung werden unterschiedliche Reaktionsmuster, die vom Klienten oder von Beratern/-innen als nicht wünschenswert angesehen werden, durch alternative und effizientere Lösungen ersetzt. Eine Veränderung ernährungsbedingter Probleme erfordert im Allgemeinen den schrittweisen Erwerb neuer Ernährungsmuster. Dieses Neu- und Umlernen verläuft meistens ziemlich mühsam, weil der Klient immer wieder auf automatisierte Verhaltensweisen zurückgreift. Eine Verhaltensmodifikation ist jedoch ohne den Abbau von alten Ernährungsgewohnheiten nicht möglich. Ein erster Schritt in der Diätberatung besteht deshalb darin, gewohnheitsmäßig eingeschliffene Muster im Denken, Fühlen und Handeln zu unterbrechen.

Handlungsorientierte Diätberatung

Handlungsorientierte Diätberatung will Anregung sein und Klienten aktivieren. Sie betont die Eigenaktivität, weil konkrete Lernerfahrungen dazu geeignet sind, realistische Rückmeldungen für alternative Verhaltensweisen zu geben. Veränderung erfolgt vorwiegend durch erfahrungsorientiertes Lernen. Der Klient sollte die konkrete Erfahrung machen, dass alternative Verhaltensweisen für die Erhaltung bzw. Wiederherstellung seiner Gesundheit besser geeignet sind als die bisherigen Reaktionen, die laufend zu Problemen führten. Deshalb sollten Berater/-innen Klienten Gelegenheiten bieten, neue Verhaltensmuster einzuüben und neues Verhalten auch anzuwenden.

Veränderung vollzieht sich hauptsächlich zwischen den einzelnen Beratungsterminen in der natürlichen Lebensumgebung der Klienten (Kanfer, Reinecker & Schmelzer, 2000). Die jeweiligen Beratungssitzungen erfüllen wichtige Funktionen, wie Entwicklung, Planung und Einüben neuer Fertigkeiten. Dabei können konkrete Anleitungen zum Verhaltenstraining nützlich sein. In den Sitzungen werden Rückmeldungen vonseiten der Berater/-innen gegeben. Hier können Fortschritte in der Veränderung erörtert und eventuelle Rückfälle aufgearbeitet werden. In der Diätberatung erfolgt dann eine Planung weiterer konkreter Schritte für den Änderungsprozess.

Berater/-innen geben dem Klienten bei seinen ersten Versuchen der Verhaltensänderung ausreichend Hilfestellung. Im Verlauf der Diätberatung übernimmt dann der Klient schrittweise selbst die Verantwortung für einzelne Übungen, sodass er erzielte Erfolge auch auf eigene Anstrengungen zurückführen kann.

Phasen der Verhaltensänderung

Die Veränderung des Ernährungsverhaltens unterliegt bestimmten Gesetzmäßigkeiten. Ein bekanntes Modell (Prochaska & DiClemente, 1982, 1983) betont vor allem den zeitlichen Verlauf von Änderungsprozessen (◧ 5.1).

Ein Ernährungsproblem ergibt sich aus der beobachtbaren Diskrepanz zwischen dem derzeitigen realen Verhalten und zukünftigen Zielen. Bevor der Klient in den Veränderungsprozess eintritt, ist er sich seines problematischen Ernährungsverhaltens noch nicht bewusst. Auf dem Weg zu einer dauerhaften Verhaltensänderung werden im Regelfall fünf Phasen in der angegebenen Reihenfolge durchlaufen:

1. **Phase der Überlegung:** In dieser Phase beschäftigt sich der Klient mit seinem Problemverhalten, entwickelt Problembewusstsein und stellt Überlegungen zur Veränderung an.
2. **Phase der Entscheidung:** Der Klient geht sich selbst gegenüber eine verbindliche Verpflichtung für eine Veränderung ein.
3. **Phase der Handlung:** Der Klient unternimmt Handlungen zur Veränderung seines Problemverhaltens. Beispielsweise beginnt er mit einem speziellen Änderungsprogramm und setzt so seine Zielvorstellungen in die Tat um.

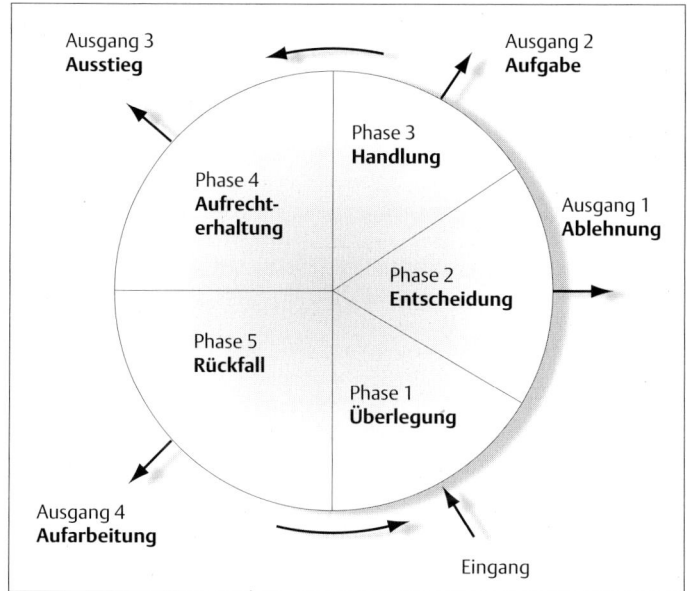

⊙ 5.1 Phasen des Veränderungsprozesses (mod. nach Prochaska & DiClemente, 1982).

4. **Phase der Aufrechterhaltung:** Alternatives, erwünschtes Ernährungsverhalten wird in natürlicher Lebensumgebung angewendet und allmählich stabilisiert.
5. **Phase des Rückfalls:** Es ist mit Rückfällen zu rechnen, die aufzuarbeiten sind, bis zur erfolgreichen, dauerhaften Zielerreichung.

> Änderungen verlaufen im Regelfall nicht reibungslos. Der zirkuläre Verlauf der Verhaltensänderung lässt sich am Bild des „Drehtür-Modells" veranschaulichen: Rein-Raus-Rein-Raus.

Die Motivation zur Veränderung automatisierter Ernährungsmuster baut sich nur selten aufgrund eines einmaligen Durchlaufens dieser Phasen auf, sondern erfordert meistens mehrfache Durchläufe. So macht der Klient in der Diätberatung Fortschritte, stagniert zeitweilig, erlebt Rückschritte und tritt erneut in den Veränderungsprozess ein. Dieser Vorgang lässt sich auch als Spiralmodell denken, das die kontinuierliche Dynamik von Änderungen besonders hervorhebt (Prochaska, DiClemente & Norcross, 1992). Der Klient entwickelt erst in weiteren Durchläufen des Veränderungsprozesses sozusagen auf einer höheren Erfahrungsebene die Bereitschaft zu notwendigen Veränderungen. Das Veränderungsmodell betont, dass sich einzelne Klienten in unterschiedlichen Phasen der Veränderung befinden. Daher müssen sie auch individuell angesprochen werden, um ihnen in die nächste Phase zu verhelfen.

Diätberater- und Ernährungsberater/-innen sollten sich folgende Fragen beantworten:

1. **Bei Klienten ohne Problembewusstsein:** Wie kann ich Informationen so vermitteln, dass die Klienten sich angesprochen fühlen und Problembewusstsein entwickeln?
2. **Bei Klienten mit Problembewusstsein:** Wie kann ich diese Klienten motivieren, ihr Verhalten zu ändern?
3. **Bei Klienten im Prozess der Verhaltensänderung:** Wie kann ich diesen Klienten in diesem Prozess optimal helfen?
4. **Bei Klienten in der Phase der Aufrechterhaltung:** Wie kann ich die Stabilisierung unterstützen, Rückfällen vorbeugen und gegebenenfalls zur Aufarbeitung von Rückfällen beitragen?

> Wenn das Problembewusstsein geweckt ist, geht es um die Entwicklung der Motivation zur Verhaltensänderung. Bereitschaft entsteht meistens dann, wenn Berater/-innen Klienten einen Erfolg versprechenden Weg zur Verhaltensänderung aufzeigen.

Wesentlich für die Verhaltensänderung ist die inhaltliche Festlegung von Beratungszielen. Das gemeinsame Besprechen und Aushandeln von Vereinbarungen dient dazu, Ziele so zu strukturieren, dass Teil- und Zwischenziele möglich sind. Außerdem beinhaltet ein angemessenes Vereinbaren von Beratungszielen auch eine durchdachte Entscheidung für alternative Verhaltensweisen. Aufgabe der Berater/-innen ist es, aufgrund ihrer Fach- und Beratungskompetenz nur solche Ziele mit dem Klienten anzustreben, die sich als angemessen und realisierbar herausgestellt haben. Die Beratungsziele dürfen weder die Kompetenzen von Beratern/-innen noch die Fähigkeiten von Klienten überfordern. Dazu gibt es im Rahmen der Selbstmanagementtherapie konkrete Empfehlungen (Kanfer, Reinecker & Schmelzer, 2000).

Von Klienten geäußerte Vorsätze zur Verhaltensänderung haben in der Phase der Entscheidung den Charakter einer Verpflichtung sich selbst gegenüber. Klienten erklären häufig Berater/-innen nachdrücklich, etwas ändern zu wollen, ohne dass Verhaltensänderungen tatsächlich eintreten. Mit einem festen Vorsatz ist im Allgemeinen dann nicht zu rechnen, wenn der Klient nur kurzfristig unangenehme Auswirkungen des Problemverhaltens zu erdulden hat. Das kann z.B. bei dem Klienten mit Gastroenteritis der Fall sein, der aufgrund von groben Diätfehlern unter lästigen Symptomen leidet. Erfahrene Berater/-innen wissen, dass Klienten zwar verbal Änderungsabsichten äußern, dass die Wahrscheinlichkeit einer tatsächlichen Umsetzung der Vorsätze in konkretes Handeln jedoch ziemlich gering sein kann. Eine Vereinbarung oder eine Absicht wird dann leichter in die Tat umgesetzt, wenn ausgeprägter Leidensdruck und Krankheitseinsicht vorhanden sind.

Bei der Änderung von Ernährungsgewohnheiten kommt der **Rückfallverhütung** eine besondere Bedeutung zu. Es ist deshalb angebracht, Klienten schon während der Beratung auf gefährdende Situationen vorzubereiten. Klienten sollten den Rückfall als ein durchaus normales Ereignis innerhalb des Veränderungsprozesses verstehen und ihn als Herausforderung deuten. Rückfall bedeutet nach dem Drehtür-Modell nicht „Ende", sondern „Neuanfang", der die Wahrscheinlichkeit zur endgültigen Stabilisierung des erwünschten Ernährungsverhaltens erhöht.

Die Mehrzahl der Rückfälle lässt sich auf typische Risikosituationen zurückführen, wie z.B. zwischenmenschliche Konflikte, Angst, Stress oder Depression. Je nachdem, ob Bewältigungsreaktionen für solche Situationen vorliegen, erhöht oder erniedrigt sich die Rückfallwahrscheinlichkeit. Bewährt haben sich folgende rückfallpräventive Bewältigungsstrategien:

- positives, handlungsorientiertes und flexibles Denken,
- sozialkompetentes Verhalten,
- Ablenkungs- und Vermeidungsreaktionen und
- Verfügbarkeit über soziale Unterstützung.

In der Diätberatung sollten entsprechende Risikosituationen frühzeitig erkannt und Verhaltensmöglichkeiten besprochen, durchprobiert und in einem „Notfallplan" festgelegt werden.

Forschungsdefizite und Perspektiven

Wenn Menschen wiederholt versuchen, aufgrund des aktuellen **Schönheitsideals** (junger, sportlicher und schlanker Körper) ihr Körpergewicht durch extreme Diät zu kontrollieren, können daraus Essstörungen (Anorexia nervosa, Bulimia nervosa, „Binge-Eating"-Störung) resultieren, deren Häufigkeit besonders in Industrieländern in den letzten 20 Jahren zugenommen hat. Das ist ein Grund dafür, weshalb der Schwerpunkt der ernährungspsychologischen Forschung seit langem auf dem Gebiet der Essstörungen liegt. Die Hauptaufgabe der Ernährungspsychologie sollte es jedoch sein, zunächst das normale

Essen und Trinken gründlich zu erforschen, um gesundheitsschädliches Ernährungsverhalten wirksamer beeinflussen zu können.

Das Wissen um gesunde Ernährung allein löst noch keine Ernährungsprobleme. Dazu gehört vor allem das **Befolgen von Ernährungsempfehlungen** (Compliance). Zusätzlich zum Ernährungswissen sind besonders Motivationsvariablen und Situationsbedingungen des Ernährungsverhaltens zu erforschen. Dazu bedarf es der Entwicklung interdisziplinärer Kooperationsformen zwischen Ernährungsfachleuten. Vorerst bleibt die grundsätzliche Schwierigkeit bestehen, Menschen zu motivieren, vorhandenes Ernährungswissen im Alltag umzusetzen und einen **gesunden Lebensstil** zu verwirklichen.

Gesundheitsbewusste Menschen verfügen über ein verhältnismäßig gutes Ernährungswissen. Ernährungsthemen sind in Medien aktuell und bei Verbrauchern beliebt. Die Auseinandersetzung mit Ernährungsfragen erweitert gesichertes Ernährungswissen, wie es z.B. von der Deutschen Gesellschaft für Ernährung (DGE) vertreten wird. Das Wissen um eine gesunde Ernährung garantiert jedoch noch nicht, dass Menschen sich auch tatsächlich gesund ernähren. Wie lässt sich sonst die bestehende Diskrepanz zwischen Ernährungswissen und der tatsächlichen Gesundheitssituation in der Bevölkerung (z.B. Übergewicht) erklären? Weite Teile der deutschen Bevölkerung ernähren sich ungesund.

Die Ernährungswissenschaft führt einen einsamen Kampf um die vollwertige Ernährung. Dabei stellt sie den naturwissenschaftlich-medizinischen Begriff des **Nährstoffbedarfs** zu sehr in den Mittelpunkt und unterstellt das Streben des Menschen nach gesund erhaltender Ernährung als Leitmotiv. Es wurde lange nicht gesehen, dass das Ernährungsverhalten auch von ganz anderen, z.B. psychosozialen Motiven, abhängig ist. Essen und Trinken erschöpft sich eben nicht in der Zufuhr von Nährwerten und in körperlicher Sättigung! Zum Essen und Trinken gehören z.B. auch Sinneswahrnehmungen, wie Geruch und Geschmack, sowie das Aussehen der Nahrung. Weitere wichtige Merkmale sind die Esssituation, Kommunikation und die Atmosphäre, die beim Essen herrscht.

Deutsche essen heute vor allem genussorientiert und stellen hohe Qualitätsansprüche an Lebensmittel, besonders was den Geschmack angeht. Nach Aussagen der Deutschen Gesellschaft für Ernährung lassen sich die aktuellen Trends mit folgenden Schlagwörtern charakterisieren: Vollwertig – Convenience – Gourmet. Der Ernährungsstil der „Ernährung 2000" wird gesundheitsbewusst, genussorientiert und unkompliziert sein und die gesundheitsorientierte Ernährung zum Lebensstil werden.

Die moderne Ernährungserziehung setzt besonders auf Pep, Fun und Show. Es sind in letzter Zeit einige Broschüren für Kinder erschienen, die diesen Aspekt besonders berücksichtigen, weil dadurch Gefühle angesprochen werden. Eine so gestaltete Ernährungserziehung sollte möglichst schon im Vorschulalter beginnen und einen Bezug zwischen Erlebniswelt und Ernähren herstellen. Beispielsweise lassen sich Kinder über McDonald's oder über die Comic-Figur Popeye, der bekanntlich regelmäßig Spinat isst, um anderen gegenüber Vorteile zu haben, ziemlich leicht für Ernährungsfragen interessieren.

Die Komplexität der Zusammenhänge auf dem Gebiet der Ernährungspsychologie ermöglicht es zur Zeit noch nicht, detaillierte Aussagen darüber zu machen, wie Nahrung auf Erleben und Verhalten wirkt. Auch über spezifische Auswirkungen alternativer Ernährungsformen gibt es kaum Untersuchungen. Erst ein erheblicher Forschungsaufwand und Wissenszuwachs werden dazu führen, fundierte Theorien über das Essen und Trinken zu entwerfen. Nur die genaue Analyse des menschlichen Essens und Trinkens erlaubt verlässliche Vorhersagen des Ernährungsverhaltens und damit dauerhafte Verhaltensmodifikationen.

Unter den fitness- und leistungsbewussten Menschen verbreitet sich immer stärker die „Fit & Fun"-Ernährung. Lebensmittel dienen nicht nur der Selbsterhaltung, sondern vor allem dem Genuss (Diedrichsen, 1999). Deshalb sollte es – abgesehen von medizinischen Indikationen für spezielle Diäten – für gesunde Menschen keine strengen Ernährungsregeln geben, die von der Mehrheit der Verbraucher doch nicht eingehalten werden. Die Befolgung von Ernährungsempfehlungen dient zweifellos der Prävention von ernährungsmitbedingten Krankheiten, sie lässt sich jedoch nicht erzwingen! Der gesunde Mensch kann – in Maßen – alles essen, wobei sich echter Genuss allerdings nur bei zeitweiligem Verzicht einstellt.

Literatur

Diedrichsen, I.: Ernährungspsychologie. Berlin: Springer 1990

Diedrichsen, I.: Ernährungsberatung. Göttingen: Hogrefe/Verlag für Angewandte Psychologie 1993

Diedrichsen, I. (Hrsg.): Humanernährung. Darmstadt: Steinkopff 1995

Diedrichsen, I.: Zur Verhaltensmodifikation in der ernährungsmedizinischen Beratung. Aktuelle Ernährungsmedizin. 22 (1997) 202–205

Diedrichsen, I.: Genusstraining: Schule des Genießens. Ernährungs-Umschau. 66 (1999) 405–408

Diehl, J. M.: Ernährungspsychologie. 3. Aufl. Eschborn: Fachbuchhandlung für Psychologie 1986

Kanfer, F. H., H. Reinecker, D. Schmelzer: Selbstmanagement-Therapie. 3. Aufl. Berlin: Springer 2000

Logue, A. W.: Die Psychologie des Essens und Trinkens. Heidelberg: Spektrum 1998

Prochaska, J. O., C. C. DiClemente: Transtheoretical therapy: Toward a more integrated model of change. Psychotherapy: Theory, Research and Practice. 19 (1982) 276–288

Prochaska, J. O., C. C. DiClemente: Stages and processes of selfchange of smoking: Toward an integrative model of change. Journal of Consulting and Clinical Psychology. 51 (1983) 390-395

Prochaska, J. O., C. C. DiClemente, J. C. Norcross: In search of how people change. Application to addictive behavior. American Psychologist. 47 (1992) 1102–1114

Pudel, V., J. Westenhöfer: Ernährungspsychologie. 2. Aufl. Göttingen: Hogrefe 1998

Ernährungs- und Diätberatung

Claudia Gölz

Einführung

Über die Bedeutung und Verwendung der Begriffe **Ernährungsberatung** und **Diätberatung** wird in der Literatur und in Fachkreisen kontrovers diskutiert. Zu einem eindeutigeren Verständnis dieses Beitrags findet deshalb zunächst eine Begriffsbestimmung statt.

Im antiken Griechenland hatte das Wort *diaita* die Bedeutung von richtiger, gesunder Lebensweise. Die Römer fassten den Begriff etwas enger und bezogen ihn nur auf die Ernährung. Ursprünglich ging es bei der „Diät" also um die Ernährung im Allgemeinen und nicht wie im heutigen Sprachgebrauch um eine besondere Ernährungsform bei bestimmten Erkrankungen. So, wie wir das Wort Diät heute verstehen, lässt es sich dem Überbegriff Ernährung zuordnen. Folglich stellt auch die Diätberatung eine besondere Form der Ernährungsberatung dar: Die Ernährungsberatung von kranken Menschen. Diätberatung kommt ausschließlich in den Bereichen Intervention und Rehabilitation im Rahmen einer ärztlich verordneten Ernährungstherapie zum Tragen und ist eine auf die entsprechende Krankheit und auf konkrete Handlungsanweisungen fokussierte Beratung. Ernährungsberatung ist hingegen eine Beratungsform, die auch in der Primärprävention und Gesundheitsförderung eingesetzt wird.

Immer mehr Autoren[*] vertreten heute die Ansicht, dass die Ernährungsberatung den Begriff der Diätberatung einschließt (Gölz, 1997; Jahnen, 1998; Kluthe, 1996). Für die Verwendung dieses allgemeingültigen Begriffs spricht nicht nur die etymologische Herleitung von Diät und die nicht eindeutig zu schaffende Abgrenzung von Ernährungs- und Diätberatung, sondern auch die Tatsache, dass das Wort Diät bei den meisten Menschen negative Assoziationen auslöst und mit Verzicht gleichgesetzt wird. Unter dem Gesichtspunkt der Motivationsförderung bietet es sich deshalb gerade auch im therapeutischen Bereich an, von Ernährung, Ernährungstherapie und Ernährungsberatung zu sprechen, statt von Diät, Diättherapie und Diätberatung. Ein solches weitgefasstes Verständnis ermöglicht auch einen umfassende-

---

[*] Die im Text genannten gemischtgeschlechtlichen Personenguppen müssten folgerichtig in der männlichen und weiblichen Schreibweise berücksichtigt werden. Um den Lesefluss jedoch nicht zu beeinträchtigen, wird auf die Ausführung beider Formen verzichtet und dem üblichen Sprachgebrauch Folge geleistet, der in solchen Fällen die männliche Schreibweise vorsieht. Die Verfasserin bittet um Verständnis für diese Vorgehensweise.

ren Einsatz von Methoden und ein partnerschaftliches Verhältnis von Berater und Ratsuchendem.

Abgeleitet aus den oben dargestellten Überlegungen wird in diesem Beitrag ausschließlich der Begriff Ernährungsberatung verwendet und die Ratsuchenden werden folglich als Klienten bezeichnet.

Definition und Ziele von Ernährungsberatung

Im einzigen deutschsprachigen Werk zur Beratungspsychologie wird Beratung folgendermaßen definiert (Dietrich, 1991, S. 2):

„Beratung ist in ihrem Kern jede Form einer intervenierenden und präventiven helfenden Beziehung, in der der Berater mittels sprachlicher Kommunikation und auf der Grundlage anregender und stützender Methoden innerhalb eines vergleichsweise kurzen Zeitraums versucht, bei einem desorientierten, inadäquat belasteten oder entlasteten Klienten einen auf kognitiv-emotionale Einsicht fundierten aktiven Lernprozess in Gang zu bringen, in dessen Verlauf seine Selbsthilfebereitschaft, seine Selbststeuerungsfähigkeit und seine Handlungskompetenz verbessert werden können.“

Spezifiziert man den Beratungsbegriff für den Ernährungsbereich, so ist Beratung als ein helfendes Gespräch zwischen Berater und Klient zu verstehen, in dem Ernährungsempfehlungen und Essverhalten in Einklang gebracht werden sollen (Pudel & Westenhöfer, 1998). Die Bearbeitung individueller ernährungsbezogener Fragestellungen soll zur positiven Veränderung ungünstiger Ernährungsgewohnheiten führen und dazu beitragen, ernährungsbedingte Krankheiten zu verhindern oder zu therapieren. Durch Information und Aufklärung über Ernährungsfragen, aber auch durch die Mobilisierung individueller und sozialer Ressourcen sollte die Ernährungsberatung eine Hilfe zur Selbsthilfe darstellen (Diedrichsen, 1993). Als weitere Merkmale der Ernährungsberatung gelten die freiwillige Inanspruchnahme der Beratungsleistung und die Prämisse der Eigenverantwortlichkeit des Klienten (Pudel & Westenhöfer, 1998).

Leitzmann & Spitzmüller (1995, S. 138) fassen den Begriff Ernährungsberatung in einem Satz treffend zusammen: „Ernährungsberatung ist ein multidisziplinärer Prozess, der die Übertragung von Informationen, die Entwicklung von Motivation und die Modifikation von Ernährungsgewohnheiten beinhaltet.“

George & Cristiani (1990) formulieren folgende Ziele einer Beratung:
- Förderung der Verhaltensmodifikation
- Verbesserung der Bewältigungsfertigkeit
- Steigerung der Entscheidungsfreiheit
- Verbesserung der zwischenmenschlichen Beziehungen
- Förderung des Leistungspotenzials des Klienten.

Abgrenzung von Beratung und Therapie

Eine Therapie wird als Maßnahme zur Heilung beziehungsweise Behandlung einer Krankheit definiert (Pschyrembel, 1998). Die Ernährungstherapie wird als eine mögliche Therapieform neben beispielsweise medikamentöser, operativer und physikalischer Therapie erwähnt.

Wie aus den Definitionen von Beratung und Therapie deutlich hervorgeht, haben die beiden Begriffe eine unterschiedliche Bedeutung. Die Ernährungstherapie ist eine medizinisch indizierte **Maßnahme** – vergleichbar mit der Verordnung eines Medikamentes –, die zur Heilung einer Krankheit beitragen soll; sie ist ausschließlich für kranke Menschen bestimmt. Der Patient soll diese Maßnahme auf Anordnung seines Arztes selbst anwenden beziehungsweise durchführen. Ernährungsberatung ist hingegen als **Angebot** für gesunde oder kranke Menschen zu verstehen, das in Form eines interaktiven Kommunikationsprozesses zwischen Klient und Berater realisiert wird. Ein weiteres Unterscheidungskriterium zwischen Therapie und Beratung ist die Dauer und Häufigkeit der Kontakte: Eine Therapie ist in der Regel ein längerfristigeres Geschehen als eine Beratung.

Ernährungsberatung kann maßgeblich dazu beitragen, dass die verordnete Therapie von den Patienten (besser) durchgeführt werden kann. Die Aufgabe der Beratung besteht darin, den betroffenen Patienten die meist komplexen Inhalte der Ernährungstherapie zu vermitteln. Dies allein würde jedoch dem Anspruch von Beratung nicht gerecht werden und zudem nur bei einer bestimmten Gruppe von Patienten auch zu einer Realisierung der Empfehlungen führen. Viele Patienten erleben die Umsetzung der Ernährungsempfehlungen, die in der Regel die Änderung von gewohnten und lieb gewonnenen Verhaltensweisen erfordert, als problematisch und schwierig. Die entscheidende Aufgabe einer Ernährungsberatung liegt deshalb – gerade im ernährungstherapeutischen Bereich – in einem Angebot von Hilfestellungen bei individuellen Problemen mit der Ernährungsumstellung. Entscheidungsfindung und Prozesse der Problemlösung sollten dabei gefördert sowie motivationalen Elementen besondere Aufmerksamkeit geschenkt werden. Da der Erfolg einer Ernährungstherapie in erster Linie von der

Bereitschaft und den Fähigkeiten der Patienten abhängt, diese Therapieform durchzuführen, ist eine professionelle und methodisch kompetente Ernährungsberatung nahezu Bedingung für einen Therapieerfolg.

Um der Definiton von Beratung gerecht werden zu können, müsste auch im therapeutischen Bereich die Entscheidung für eine Ernährungsberatung freiwillig und ohne Druck erfolgen. Selbst wenn aus ernährungsmedizinischer Perspektive das Ziel einer Therapie in der Umsetzung der empfohlenen Maßnahmen liegen *muss*, sollte den Patienten als mündigen Menschen das Recht auf individuelle Entscheidungsfreiheit zugestanden und eine Nichtteilnahme an einer Beratung oder die Entscheidung, bestimmte Empfehlungen nicht durchführen zu wollen, akzeptiert werden (Schlüter, 1994).

Methoden und Formen der Ernährungsberatung

Kritische Bestandsaufnahme

Auch wenn die inhaltlichen Zielvorstellungen für die Ernährungsberatung vonseiten der Ernährungswissenschaften und der Ernährungsmedizin kommen, ist die Ernährungsberatung primär eine kommunikative und psychologische Aufgabe, für die professionelle Kompetenz in Kommunikations- und Sozialwissenschaften gefordert ist (Pudel, 1994; Weggemann, 1993). So verwundert es auch nicht, dass die Fehler während eines Beratungsgespräches zu 85% auf der Verhaltensseite und nur zu 15% auf der fachlichen Ebene liegen (Loboda, 1994). Obwohl zahlreiche Forschungsergebnisse belegen, dass das Wissen um gesunde Ernährung zwar eine *notwendige*, jedoch keine *hinreichende* Bedingung für eine Verhaltensänderung ist (Allen u. Ries, 1985; Avis et al., 1990; Axelson et al., 1985; Gölz, 1999; Perron u. Endres, 1985; Shepherd u. Stockley, 1987), stößt diese Erkenntnis in der Praxis der Ernährungsberatung auf geringe Resonanz. Theorie und Praxis, Wunsch und Wirklichkeit stimmen hier nicht zwangsläufig überein: Die zur Zeit vorwiegend praktizierte Form der Ernährungsberatung ist nach wie vor rational-kognitiv und durch Informationsvermittlung geprägt; verhaltenswissenschaftliche oder gar affektiv orientierte Beratungsansätze halten nur äußerst langsam Einzug (Leonhäuser, 1992).

Befragungen zum Selbstverständnis von Ernährungsberatern haben gezeigt, dass die kognitiv-informatorische Komponente eindeutig im Vordergrund steht und das subjektive Erleben und die Zufriedenheit der Ratsuchenden nur wenig Aufmerksamkeit erfahren (Pudel, 1991; Vogelsang, 1994; Weisbach, 1989). Es besteht deshalb die Gefahr, dass an den Bedürfnissen der Klienten vorbei beraten wird. Im Einklang zu oben genannten Befragungsergebnissen findet man in der Ernährungsberatung auch heute noch ungeeignete methodische Ansätze, wie zum Beispiel direktive oder monologische Gesprächsführung, das Aussprechen von Verboten statt Empfehlungen, rigide Kontrollmaßnahmen, zu anspruchsvolle Zielsetzungen und mangelnde Vermittlung von Handlungskompetenzen (Agrarsoziale Gesellschaft, 1988; Pudel, 1994). Auch der psychosozialen und ökonomischen Realität der Klienten wird zu wenig Beachtung geschenkt. Beispielsweise werden Partner und Familienangehörige selten eingeladen, am Beratungsgespräch teilzunehmen, obwohl es wissenschaftlich gesichert ist, dass das soziale Umfeld sowohl einen starken Einfluss auf das Gesundheitsverhalten als auch auf das Risikoverhalten ausübt (Schwarzer & Leppin, 1989). Zudem könnte sich ein Berater zunutze machen, dass auch nicht gesundheitsbezogene Motive zu einer zweckmäßigen Handlung führen können (Glanz, 1980). „Wohlfühlen", „Schönheit", „Fitness" oder „Genuss" stellen für viele Menschen unter Umständen stärkere Motive für eine Ernährungsumstellung dar als Gesundheit.

Die aufgeführten Kritikpunkte wirken sich potenziell negativ auf die Compliance der Klienten aus. Unter dem Begriff der Non-Compliance versteht man in der Medizin die mangelnde Bereitschaft von Patienten, an therapeutischen Maßnahmen mitzuwirken (Pschyrembel, 1998). Oftmals übernehmen Ernährungsberater diese eindimensionale und vordergründige Sichtweise, ohne nach den Hintergründen für das nicht erwünschte Verhalten zu fragen. Aus soziologischer und psychologischer Sicht wird die so genannte Non-Compliance weniger als Mangel an gutem Willen betrachtet, sondern vielmehr als Reaktion auf die Störung des Gleichgewichtes sozialer Alltagsbeziehungen, möglichen Selbstwertverlust, Angst und Hilflosigkeit angesichts der geforderten Selbstveränderung. Verständlicherweise können sich bewusste und auch unbewusste Widerstände bilden (Schulte-Cloos, 1988; von Ferber, 1988). Nur wenn die alltäglichen psychosozialen Bedingungen der Ratsuchenden wahrgenommen, ernst genommen und berücksichtigt werden, kann die beratende Person als Verursacher oder Mitverantwortlicher der Non-Compliance ausscheiden.

Die Basis der Beratung: Kommunikation und Psychologie

Ob eine Beratung erfolgreich verläuft, hängt zum großen Teil von der Beziehung zwischen Rat Suchendem und Berater ab. Carl Rogers, ein Vertreter der humanistischen Psychologie, hat in den 50er Jahren einen **personenzentrierten** Ansatz für die Gesprächspsychotherapie entwickelt, der auch Eingang in andere Beratungssituationen gefunden hat (Rogers, 1994). In diesem klientenzentrierten und nondirektiven Gesprächsansatz steht die wechselseitige Interaktion der Personen im Vordergrund. Der Beratungsprozess wird vor allem durch drei Grundhaltungen des Beraters geprägt, die nötig sind, um Zugang zum subjektiven Erleben des Klienten zu bekommen:

- Einfühlendes Verstehen und aktives Zuhören (**Empathie**)
- Nicht an Bedingungen geknüpfte positive Wertschätzung (**Akzeptanz**)
- Echtheit (**Kongruenz**).

Neben dem Beziehungsaspekt ist die Vermittlung von Sachinhalten ein elementarer Bestandteil der Beratungssituation. Die Sachverhalte müssen klar und verständlich vermittelt werden. Die Sprache sollte daher zielgruppenorientiert gestaltet werden, damit sie für Klienten aus allen Bildungsschichten verständlich ist. In vielen Fällen ist es zum Beispiel nötig, in kurzen, verständlichen Sätzen zu sprechen, Fach- und Fremdworte zu vermeiden und nicht zu viele Informationen auf einmal zu vermitteln. Erst wenn es gelingt, dem Rat Suchenden verständlich zu machen, welche Maßnahmen er aus welchen Gründen ergreifen sollte, besteht überhaupt eine Chance, dass die Ernährungsempfehlungen ankommen und in der Folge auch umgesetzt werden können. Da der Mensch von Natur aus ein Kausalitätsbedürfnis hat, empfiehlt es sich, Wirkungs- und Funktionszusammenhänge zu erklären. Vereinfachungen sind dabei ein gutes Mittel, dem Klienten ein gutes Verständnis zu ermöglichen. Das Einbauen von Beispielen, kleinen Anekdoten oder aktuellen Bezügen macht das Zuhören für die Klienten leichter und interessanter und schafft dadurch eine stärkere Motivation.

Bevor die individuellen Schwächen des Ratsuchenden angesprochen werden, sollte der Berater zunächst dessen Stärken in den Vordergrund stellen. Ein professioneller Berater hält sich außerdem mit der Erteilung von Ratschlägen zurück und bringt die Klienten durch gezieltes Fragen dazu, selbst nach geeigneten Problemlösungen zu suchen (Diedrichsen, 1993). Das Gefühl, die Lösung selbst gefunden zu haben, stärkt das Selbstwertgefühl und erleichtert es, den Lösungsansatz in die Praxis umzusetzen. Auch dem menschlichen Bedürfnis nach Bestätigung sollte in einem Beratungsgespräch Rechnung getragen werden (Weisbach, 1995). Der Berater gibt dazu in seinen eigenen Worten wieder, wie die Klientenäußerung bei ihm angekommen ist, ohne diese dabei zu werten („Für Sie ist es also wichtig, dass…"; „Sie haben demnach den Wunsch nach …").

Zusammengefasst stehen zur Optimierung eines Beratungsgespräches folgende Gesprächsmethoden zur Verfügung (Bachmair et al., 1989; Boland, 1993; Hackney & Cormier, 1993):

- Aktives Zuhören
- Nicht festlegende Aufforderungen (Ermutigung zum Sprechen)
- Paraphrasieren/Spiegeln (Wiederholung von Klientenäußerungen)
- Verbalisieren von emotionalen Erlebnisinhalten (Spiegeln von Gefühlsinhalten)
- Feedback
- Selbstmitteilung des Beraters
- Fragen stellen
- Selbstkontrolle des Beraters (Absicht und Wirkung).

Neben dem klientenzentrierten Ansatz von Carl Rogers (1994) werden in der Literatur noch zahlreiche andere Beratungsansätze beschrieben, die sich hinsichtlich ihrer Ziele (konkrete Problemlösung – Selbsterfahrung und Selbstverwirklichung), ihrer Methoden (direktive Gesprächsführung – nondirektive Gesprächsführung) und der Beraterrolle (Sachexperte – Partner) unterscheiden. Die verschiedenen Beratungsrichtungen werden in der Praxis allerdings selten in ihrer ursprünglichen Form angewandt, sondern oftmals als Mischformen eingesetzt (Vogelsang, 1994). Eine pauschale Bewertung der unterschiedlichen Beratungsansätze erscheint nicht sinnvoll, da sich die Vorgehensweise vor allem nach dem Anliegen der Klienten richtet. Interessiert sich zum Beispiel ein Klient, der schon länger eine spezielle Ernährungsform durchführt, für Informationen über neue wissenschaftliche Erkenntnisse, so ist eine rationale Wissensvermittlung in der Regel ausreichend. Weiß ein Klient zwar, was er essen sollte, aber nicht, wie er dieses Wissen in die Praxis umsetzen kann, ist ein lerntheoretischer Ansatz sinnvoller. Wenn sich psychische oder psychosoziale Ursachen hinter einem Ernährungsproblem verbergen, sind solche kognitiven Ansätze allerdings wenig Erfolg versprechend; in diesen Fällen sind affektive Methoden geeigneter. Professionelle Ernährungsberater arbeiten vorwiegend auf der theoretischen Basis der klientenzentrierten Gesprächsführung und beziehen Erkenntnisse aus der Lernpsychologie und Erwachsenenpädagogik mit ein (Weggemann, 1993).

Für eine intensivere Darstellung des Kommunikations- und Beratungsprozesses sowie den dazugehörigen psychologischen Grundlagen sei an dieser Stelle auf weiterführende Literatur verwiesen (Bachmair et al., 1989; Boland, 1993; Dietrich, 1991; Hackney & Cormier, 1993, Schulz von Thun, 1998).

Formen der Ernährungsberatung

Die häufigste Form der Ernährungsberatung ist die **Einzelberatung.** Sie geht auf die klassische Arzt-Patienten-Beziehung zurück. Unter einer Einzelberatung im Ernährungsbereich ist die zielorientierte Interaktion zwischen einem beruflichen Berater und einem Rat suchenden Klienten mit einem Ernährungsproblem oder einer ernährungsrelevanten Fragestellung zu verstehen. In dieser Zweierbeziehung ist der Klient gleichwertiger Partner und wird in allen Phasen der Problemlösung miteinbezogen und zur Mitarbeit aufgefordert. Die vorrangige Aufgabe des Beraters ist es, das Ernährungsproblem zu analysieren und die vorhandenen Ressourcen des Klienten zu aktivieren, um diesem dabei zu helfen, sein Ernährungsproblem selbst lösen zu können. Die Einzelberatung ist besonders gut für Klienten mit sehr komplexen Ernährungsproblemen geeignet sowie für diejenigen, die ihr Problem nur in einer sehr privaten Atmosphäre besprechen möchten. Einzelberatung ist normalerweise kein langfristiger Prozess und nach wenigen Gesprächen abgeschlossen. Die klientenzentrierte Gesprächsführung bildet in der Regel die methodische Basis einer professionellen Einzelberatung im Ernährungsbereich (Weggemann, 1993). Darüber hinaus gelten die in Kapitel „Ernährungspsychologie" besprochenen methodischen Grundlagen.

Auch eine andere Beratungsform, die **Gruppenberatung**, geht auf den personenzentrierten Ansatz von Rogers (1994) zurück. Sie wurde in der Vergangenheit häufig missverstanden und als eine effektive Form der Informationsvermittlung gesehen, die meist im Vortragsstil stattfand. Die eigentliche Funktion der Gruppenberatung liegt jedoch in der Interaktion der Gruppenmitglieder und in der Gruppendynamik. In einer Gruppenberatung sollen im Laufe von mehreren Monaten gezielte Veränderungen des Ernährungsverhaltens durch den Einfluss der Gruppe auf ihre Mitglieder hervorgerufen werden (George & Dustin, 1988). Eine besondere Form der Gruppenberatung ist die **themenzentrierte Interaktion** nach Ruth Cohn (1975). Der Schwerpunkt der themenzentrierten Interaktion liegt im Erlernen und Einüben von Problemlösungsfähigkeiten, unter Berücksichtigung der rationalen und emotionalen Seite des Menschen. Als tragende Bestandteile des Gruppenprozesses werden das Ich (individuelles Erleben des Einzelnen), das Wir (in der Gruppe ablaufende Interaktionen) und das Es (Anlass und Thema der Gruppenberatung) angesehen. Ein zentrales Element der themenzentrierten Interaktion ist die Aufmerksamkeit auf die Gegenwart: Die aktuelle Situation und der gegenwärtige Zeitpunkt (Hier-und-Jetzt-Prinzip) stehen immer im Vordergrund, da die Gegenwart für die Lernerfahrung der Gruppe wichtiger ist, als ein Ereignis der Vergangenheit.

Die Aufgabe des Beraters beziehungsweise Gruppenleiters besteht auch bei der Gruppenberatung in der fachlichen und psychologischen Hilfestellung. Er nimmt gleichzeitig am Gruppengespräch teil und beobachtet, welche Prozesse in der Gruppe ablaufen. An einen Gruppenleiter müssen hohe Anforderungen bezüglich der Kenntnisse und Kompetenzen im Bereich der Gruppenarbeit und der Gruppendynamik gestellt werden, da sonst gravierende Nachteile für die Gruppe entstehen können (Diedrichsen, 1993).

Nach George und Cristiani (1990) hat die Gruppenberatung deutliche Vorteile gegenüber der Einzelberatung: Sie ist effizienter, steht in einem sozialen Kontext, erlaubt den Klienten, neues Verhalten auszuprobieren, befähigt sie, ihre Probleme in ein richtiges Verhältnis zu setzen, lässt gegenseitige Unterstützungssysteme entstehen, fördert die zwischenmenschliche Kommunikationsfähigkeit und gibt die Gelegenheit, Hilfe zu geben und anzunehmen. Einzelberatungen haben hingegen den Vorteil einer sehr privaten Atmosphäre, die es besonders gut ermöglicht, persönliche Probleme zu besprechen. Bei welchen Klienten und zu welchem Zeitpunkt eine Einzelberatung oder eine Gruppenberatung angezeigt ist, kann letztlich nur individuell und zusammen mit dem Klienten entschieden werden. Auch Kombinationen von Einzel- und Gruppenberatungen können im Einzelfall geeignet sein. Weggemann (1993) sieht die Gruppenberatung als flankierende oder ergänzende Maßnahme zur Einzelberatung.

Der idealtypische Verlauf einer Einzelberatung

Der erste Schritt einer Einzelberatung liegt in der **Herstellung des Kontaktes** und dem **Aufbau der Beziehung** zwischen Berater und Rat Suchendem. Der Rat Suchende bringt in dieser Phase sein Anliegen vor, worauf der Berater entscheidet, ob er sich kompetent fühlt, dieses Anliegen mit ihm gemeinsam zu bearbeiten. In dieser Phase soll Vertrauen geschaffen und mögliche Ängste genommen werden. Erst danach kann die eigentliche Beratung beginnen.

Im Folgenden ist der idealtypische Verlauf eines Einzelberatungsgesprächs dargestellt:

- Kontaktaufnahme und Beziehungsaufbau
- Situationsanalyse/Ist-Analyse
- Ist-Soll-Vergleich
- Zielsetzungen
- Analyse bisheriger Lösungsversuche und Erarbeitung neuer Lösungsalternativen
- Entscheidung/Entschluss
- konkreter Handlungsplan

● Gesprächsabschluss
● Evaluierung der Beratung.

In der zweiten Gesprächsphase, der **Situationsanalyse,** schildert der Rat Suchende dem Berater seine konkrete Situation. Das Verhalten wird dabei analysiert und das Problem definiert. Im Rahmen der Situationsanalyse ist es von Bedeutung, dem Rat Suchenden immer wieder ein Feedback zu geben, um sicherzustellen, dass das Gesagte richtig verstanden wurde. Um ein umfassendes Bild zu bekommen, ist es erfahrungsgemäß nötig, dem Klienten Fragen zu stellen (z.B. über die familiäre oder berufliche Situation, den Gesundheitszustand, die körperliche Aktivität, Einstellungen und Meinungen). In der Phase der Ist-Analyse erfolgt auch die Erhebung des Verzehrverhaltens. Welche Methoden hierfür zur Verfügung stehen und welche Vor- und Nachteile hinsichtlich der unterschiedlichen Methoden bestehen, wird von Sichert et al. (1984) ausführlich beschrieben.

Im nächsten Gesprächsabschnitt stellt der Berater aufgrund seiner Fachkenntnisse einen **Ist-Soll-Vergleich** an und erarbeitet zusammen mit dem Klienten ein Grobziel und mehrere Teilziele. Die Vereinbarung von kleinen **Teilzielen** ist dabei von entscheidender Bedeutung für den Beratungserfolg, da diese leichter realisiert werden können und dadurch motivationsfördernd wirken. Unrealistische Ziele, wie zum Beispiel eine drastische Umstellung des Ernährungsverhaltens oder eine Gewichtsabnahme von fünf Kilo in zwei Wochen, sind in der Regel im voraus zum Scheitern verurteilt und hinterlassen bei den Betroffenen eine enorme Frustration.

Im Anschluss an die Zielformulierung sind bisherige Problemlösungsversuche des Klienten zu besprechen, um die Gründe für eventuelle Misserfolge aufdecken zu können. Auf der Basis der bisherigen Versuche der Verhaltensänderung wird nun gemeinsam nach neuen Lösungsmöglichkeiten gesucht. Anschließend muss sich der Rat Suchende dann für den ihm am günstigsten erscheinenden **Lösungsweg** entscheiden. Wenn er sich für die Verwirklichung eines oder mehrerer (Teil-)Ziele entschieden hat, ist es wichtig, einen konkreten **Handlungsplan** zu entwickeln. Die Ideen hierzu sollten primär vom Rat Suchenden selbst kommen.

Zum Ende des Gespräches erfolgt eine kurze **Zusammenfassung** der Ziele und Vereinbarungen. Sofern nicht die rein informatorische Komponente im Vordergrund des Klienteninteresses steht, sollten auf jeden Fall weitere Beratungen angeboten werden. Nur durch mehrmalige Termine können die Motivation zu einer Ernährungsumstellung aufrechterhalten und gefördert, eine Hilfestellung bei auftretenden Problemen gewährleistet und die Erfolge oder Misserfolge erkannt werden.

Um den Erfolg einer Beratung beurteilen zu können, ist eine **Evaluierung** nötig. Erfolgreich war eine Beratung dann, wenn sie zu günstigen, befriedigenden oder zufriedenstellenden Lösungen für alle Beteiligten geführt hat. Zur eigenen Qualitätskontrolle kann der Berater nach Beendigung des Beratungsgespräches ein Gesprächsprotokoll anfertigen. Die Beurteilung der Verhaltensänderung des Klienten kann erst bei der folgenden Beratung stattfinden. Als Methoden stehen hierfür die mündliche oder schriftliche Befragung des Klienten zur Verfügung. In Einzelfällen können auch der Gewichtsverlust oder bestimmte Blutwerte als indirekte Parameter zur Erfolgskontrolle herangezogen werden. Das Thema Qualitätssicherung wird im Abschnitt „Qualitätssicherung in der Ernährungsberatung" noch einmal aufgegriffen.

Da es sich bei einem Beratungsgeschehen um einen dynamischen Prozess handelt, kann es in der Praxis der Ernährungsberatung durchaus sinnvoll sein, die Reihenfolge mancher Schritte dieses idealtypischen Ablaufs zu ändern (z.B. kann die Analyse bisheriger Lösungsversuche auch im Anschluss an die Situationsanalyse erfolgen). Auch können die verschiedenen Prozessphasen in unterschiedlicher Dauer und Intensität bearbeitet werden.

Rahmenbedingungen professioneller Ernährungsberatung

Neben den methodisch-didaktischen Fähigkeiten bilden eine gute Organisation und eine angenehme Atmosphäre günstige Ausgangsbedingungen für ein Erfolg versprechendes Beratungsgespräch. Um eine gute Basis für die Beratung zu schaffen, empfiehlt es sich, Wartezeiten für die Klienten zu vermeiden. Ein Klient, der schon eine dreiviertel Stunde warten musste und unruhig oder vielleicht sogar aggressiv geworden ist, wird der Beratung nicht so aufgeschlossen gegenübertreten wie jemand, der seinen Termin pünktlich wahrnehmen kann. Die Dauer der Beratung sollte nicht nur für den Berater im voraus feststehen, sondern auch dem Klienten mitgeteilt werden. Telefongespräche oder andere Störungen während des Beratungsgespräches lassen sich durch einen Anrufbeantworter beziehungsweise ein entsprechendes Schild an der Tür vermeiden. Auch die Gestaltung des Beratungsraumes hat einen Einfluss auf das Gelingen einer Beratung: Freundliche Bilder, Pflanzen oder ein Blumenstrauß auf dem Beratungstisch tragen dazu bei, dass sich die Klienten (und natürlich auch der Berater) wohlfühlen. Eine Beratungsecke mit bequemen Sitzmöbeln und einem kleinen Tisch schafft eine angenehmere Atmosphäre als ein Schreibtisch, der als Barriere zwischen Berater und Rat

Suchendem steht. Solch eine Abgrenzung dient eher dazu, Distanz zu schaffen und Autorität zu demonstrieren, was dem Wunsch nach einer angenehmen Beratungsatmosphäre diametral entgegensteht.

Zur Stärkung und Förderung der Handlungskompetenz der Klienten sollten im Beratungsraum Anschauungs- und Übungsmaterialien vorhanden sein. Eine Kücheneinrichtung, die das Einüben neuer Verhaltensweisen ermöglicht, macht das Beratungsangebot schließlich komplett.

Die wichtigsten Kriterien für eine erfolgreiche Ernährungsberatung sind noch einmal in ▪ 5.1 zusammengefasst.

▪ **5.1** Kriterien für eine erfolgreiche Ernährungsberatung.

- Gute Organisation
- Einfühlendes Verstehen, aktives Zuhören, Akzeptanz und Echtheit
- Einfache Sprache, wenig Fachbegriffe, kurze Sätze
- Nicht zu viele Informationen auf einmal
- Motivationale Elemente
- Ansprache der kognitiven, emotionalen und affektiven Ebene

Qualitätssicherung in der Ernährungsberatung

Da es in der Vergangenheit versäumt wurde, Ernährungsberatungsleistungen hinreichend zu bewerten und zu beurteilen (= Evaluation), gibt es nur wenig Erkenntnisse über die Qualität und Wirksamkeit von Ernährungsberatung. Sowohl eine Strukturanalyse der Ernährungsberatung in der Bundesrepublik Deutschland als auch vorliegende Daten über das Ernährungsverhalten der deutschen Bevölkerung und die Prävalenz ernährungsbedingter Erkrankungen deuten darauf hin, dass Ernährungsaufklärung, Ernährungsinformation und Ernährungsberatung bisher nicht den gewünschten Effekt nach sich gezogen haben (Agrarsoziale Gesellschaft, 1988; Deutsche Gesellschaft für Ernährung, 1992, 1996; Kübler et al., 1994; Leonhäuser, 1992). Nicht zuletzt machen auch die jüngsten Veränderungen im Gesundheitswesen eine Bewertung der Effizienz und Effektivität der Ernährungsberatung notwendig, um die Qualität von Ernährungsberatungsangeboten und die Professionalität der Ernährungsberater besser beurteilen, sichern und verbessern zu können. Dies ist sowohl unter dem Aspekt der Erhaltung von Arbeitsplätzen von Ernährungsberatern im Angestelltenverhältnis als auch für die Profilierung von freiberuflich tätigen Ernährungsberatern von großer Bedeutung, zumal die Berufsbezeichnung „Ernährungsberater" nach wie vor nicht gesetzlich geschützt ist.

Gute Beratungsleistungen erfordern nicht nur eine entsprechende Aus- und Weiterbildung, fachliche und methodische Kompetenzen, sondern auch die ständige Evaluation der erbrachten Leistung. Vonseiten der Deutschen Gesellschaft für Ernährung sowie der Berufsverbände der Diplom Oecotrophologen (VDOE) und der Diätassistenten (VDD) gibt es seit einigen Jahren Bestrebungen, Qualitätskriterien und Qualitätsstandards zu erstellen, um den Stellenwert der Ernährungsberatung anzuheben, die Wettbewerbsfähigkeit zu steigern und auch die Basis für Abrechnungsmöglichkeiten der Beratungsleistung bereitzustellen. Von der Deutschen Gesellschaft für Ernährung wurden mittlerweile Beratungsstandards und ein Weiterbildungs-Curriculum herausgegeben (Deutsche Gesellschaft für Ernährung, 1998; Leonhäuser u. Oberritter, 1997). Auch der Verband der Diplom Oecotrophologen hat ein Konzept zur Qualitätssicherung der Ernährungsberatung veröffentlicht und vergibt bei entsprechender Qualifikation (Nachweis spezifischer Weiterbildungen und beratungsrelevanter Berufstätigkeit) das Zertifikat „Ernährungsberater/in VDOE" (Verband der Diplom Oecotrophologen, 1998).

Anhand von Beratungs- und Weiterbildungsstandards kann durch die Dokumentation und Evaluation der erbrachten Leistung die Qualität der Ernährungsberatung geprüft und beurteilt werden. Professionelle Berater unterziehen sich im Idealfall zudem einer freiwilligen Kontrollanalyse, einer Supervision, um festzustellen, inwieweit ihre Beratung tatsächlich die zugrunde gelegten Qualitätskriterien erfüllt (Scobel, 1997). Eine Supervision durch einen erfahrenen Ausbilder oder Supervisor, in der Beratungsgespräche besprochen oder beobachtet werden, ist daher ein weiteres Instrument zur Qualitätssicherung der Ernährungsberatung.

Um die Beratungsleistung beurteilen zu können, ist es jedoch nicht ausreichend, diese nur von der Anbieter- oder Expertenseite zu bewerten, da dies den Ratsuchenden völlig außer Acht lassen würde. Zusätzlich sollte deshalb die Meinung der Klienten, zum Beispiel in Form eines Fragebogens oder einer Gruppendiskussion, eingeholt werden.

Qualitätssicherung und Evaluation stoßen im institutionellen Bereich bei den betroffenen Mitarbeitern leider häufig auf Widerstände. Einerseits wird eine Bewertung ihrer Arbeit vorgenommen, wobei eine negative Bewertung nicht ausgeschlossen werden kann, und andererseits sind die Evaluationsergebnisse oftmals mit Veränderungen und Umstrukturierungen verbunden, was ebenfalls eine Abwehrhaltung auslösen kann. Um die Akzeptanz von Evaluationsmaßnahmen zu erhöhen, bietet es sich an, alle Betroffenen an der Planung, Durchführung und Auswertung der Evaluationsmaßnahmen zu beteiligen. Die so entstehende Transparenz kann dazu beitragen, Ängste abzubauen und die Chance von Evaluation und Qualitätssicherung zu erkennen und anzunehmen.

Umfangreichere Ausführungen zum Thema Qualitätssicherung und Evaluation sind bei Günther (1997a, 1997b), Schwartz (1993) und Vogelsang (1996a, 1996b, 1996c) nachzulesen.

Ansätze für einen strukturellen Wandel

Die Prävalenz der ernährungsabhängigen Erkrankungen in der Bundesrepublik Deutschland stellt nach wie vor ein großes Problem für die Gesundheit der Bevölkerung dar (Müller u. Erbersdobler, 1996). Zudem verursachen die ernährungsabhängigen Erkrankungen 30% aller Kosten im Gesundheitswesen (Bundesministerium für Gesundheit, 1993). Über die Notwendigkeit von Ernährungsberatung muss daher nicht diskutiert werden. Da die Ernährungsberatung in der Vergangenheit insgesamt jedoch nicht zu den gewünschten Erfolgen geführt hat (Agrarsoziale Gesellschaft, 1988; Leonhäuser, 1992; Weisbach, 1995), müssen neue Wege in Richtung einer professionelleren und effektiveren Ernährungsberatung beschritten werden. Die Verantwortung hierfür darf allerdings nicht alleine auf der Seite der Berater liegen, sondern muss auch auf politischer, institutioneller und wissenschaftlicher Ebene mitgetragen werden.

Ernährungsberatung wird von Beratern häufig individuumzentriert gesehen. Die sozialen, ökonomischen, institutionellen und umweltbedingten Hintergründe für Ernährungsprobleme oder Krankheiten werden selten mit in die Beratung einbezogen. Das bedeutet einerseits, dass der Rat Suchende künftig stärker in seinem soziokulturellen und systemischen Umfeld wahrgenommen werden muss und andererseits, dass die Ernährungsberatung auch die Aufgabe hat, auf die gesellschaftlichen Rahmenbedingungen einzuwirken. Diedrichsen (1993) schlägt daher vor, dass Ernährungsberater ihr Aufgabenfeld erweitern und zum Beispiel auch Institutionen beraten und dabei als **Consultant** tätig werden.

Neben der personenzentrierten und verhaltenswissenschaftlichen Sichtweise existiert insbesondere im Bereich der Prävention auch ein anderes Denkschema, der so genannte Risikofaktorenansatz. In diesem Ansatz wird der Mensch vornehmlich als Objekt äußerer Einflüsse, denn als eigenverantwortliches und aktiv handelndes Subjekt gesehen (Dlugosch, 1994). Die Aufgabe einer professionellen Ernährungsberatung muss deshalb darin liegen, beide Pole zu vereinen und in die Beratung zu integrieren.

Auf der individuellen Ebene der Ernährungsberater gilt es, die Klienten als mündige Personen in ihrer psychosozialen und kulturellen Umgebung wahrzunehmen, aber auch gesellschaftliche, ökonomische und ökologische Aspekte zu beachten. Die Grundlagen dazu sollten schon in der Ausbildung von Ernährungsberatern durch die intensive Vermittlung von gesellschafts- und verhaltenswissenschaftlichen Theorien, aber auch von methodisch-didaktischen Fertigkeiten geschaffen werden. Die Fort- und Weiterbildungsangebote für Ernährungsberater bedürfen einer ebensolchen Erweiterung. Nicht zuletzt ist es an der Zeit, die Berührungsängste der unterschiedlichen Berufsgruppen wie Oecotrophologen, Diätassistenten, Psychologen, Soziologen und Mediziner im Interesse der Klienten zu überwinden, um dem multidisziplinären Thema Gesundheit und Ernährung besser gerecht werden zu können.

Aber auch auf Seiten der Klienten muss ein Umdenken erfolgen. Die Erwartungshaltung, mit der Rat Suchende an eine Ernährungsberatung herantreten, ist oftmals realitätsfern: Sie erwarten, dass bei einer Beratung etwas mit ihnen geschieht und glauben, der Berater könne ihre Probleme lösen (George u. Cristiani, 1990). Verstärkte Öffentlichkeitsarbeit und eine kurze Klarstellung zu Beginn des Beratungsgespräches können dazu beitragen, unrealistische Ansprüche an eine Ernährungsberatung zu korrigieren, sodass die Beratung auch von den Klienten als eine Hilfe zur Selbsthilfe wahrgenommen werden kann.

Der Wissenschaft kommt schließlich die Aufgabe zu, neue Erkenntnisse über die Bestimmungsgründe des Essverhaltens zu gewinnen und Modelle und Theorien über das Gesundheits- und Ernährungsverhalten wissenschaftlich abzusichern. Insbesondere der in der Bundesrepublik Deutschland noch recht junge Forschungszweig der Gesundheitspsychologie bietet zahlreiche viel versprechende Ansätze zur Erklärung von Gesundheitsverhalten: Verschiedene Variablen, wie beispielsweise Persönlichkeitsmerkmale, die psychosoziale Lebenssituation, die kognitive Bewertung des eigenen Gesundheits- oder Risiko-verhaltens, Änderungsintentionen und subjektiv eingeschätzte Barrieren und Ressourcen, haben sich in diesem Forschungszweig der Psychologie als bedeutend für die Prognose der Änderung von Gesundheitsverhalten herausgestellt (Gölz, 1997, 1999; Schwarzer, 1996, 1997; Schwenkmezger u. Schmidt, 1994). Für den speziellen Bereich des Ernährungsverhaltens müssen diese Erkenntnisse jedoch zum Teil noch wissenschaftlich abgesichert, weiter erforscht und nicht zuletzt auch in die Praxis umgesetzt werden. Schließlich sollte die Praxis der Ernährungsberatung wissenschaftlich begleitet werden, um deren tatsächlichen Nutzen und Erfolg besser einschätzen zu können. Auch auf wissenschaftlichem Sektor ergibt sich aufgrund der fachübergreifenden Fragestellungen die Notwendigkeit einer interdisziplinären Zusammenarbeit.

Die Ernährungsberatung wird in der Zukunft nur dann erfolgreich sein können, wenn es gelingt, die eindimensionale medizinische Betrachtungsweise zu überwinden und verhaltens- und sozialwissenschaftliche Ansätze stärker zu integrieren. Um die Klienten zu einer gesunden Ernährungsweise zu motivieren, muss daher die klassische informations- und wissensvermittelnde Beratung so umstrukturiert werden, dass die Bedürfnisse und das subjektive Wohlbefinden der Klienten im Vordergrund stehen.

Literatur

Agrarsoziale Gesellschaft e. V. (Hrsg.): Strukturanalyse der Ernährungsberatung in der Bundesrepublik Deutschland. AGS Materialsammlung Nr. 179. Göttingen: Druckerei Pachnicke 1988

Allen, C. D., C. P. Ries: Smoking, alcohol and dietary practices during pregnancy: Comparison before and after prenatal education. Journal of the Dietetic Association. 85/5 (1985) 605–606

Avis, N. E., J. B. McKinlay, K. W. Smith: Is cardiovascular risk factor knowledge sufficient to influence behavior? American Journal of Preventive Medicine. 6/3 (1990) 137–144

Axelson, M. L., T. L. Federline, D. Brinberg: A meta-analysis of food- and nutrition-related research. Journal of Nutrition Education. 17/2 (1985) 51–54

Bachmair, S., J. Faber, C. Hennig, R. Kolb, W. Willig: Beraten will gelernt sein. 4. Aufl. München: Psychologie-Verlags-Union 1989

Boland, H.: Grundlagen der Kommunikation in der Beratung. Gießen: Wissenschaftlicher Fachverlag 1993

Bundesministerium für Gesundheit (Hrsg.): Ernährungsabhängige Krankheiten und ihre Kosten. Schriftenreihe des Bundesministeriums für Gesundheit, Bd. 27. Baden-Baden: Nomos 1993

Cohn, R.: Von der Psychoanalyse zur Themenzentrierten Interaktion. 12. Aufl. Stuttgart: Klett 1994

Deutsche Gesellschaft für Ernährung (Hrsg.): Ernährungsbericht 1992. Frankfurt/M: Druckerei Henrich 1992

Deutsche Gesellschaft für Ernährung (Hrsg.): Ernährungsbericht 1996. Frankfurt/M: Druckerei Henrich 1996

Deutsche Gesellschaft für Ernährung: Beratungsstandards. Frankfurt/M 1998

Diedrichsen, I.: Ernährungsberatung. Psychologische Basiskonzepte. Göttingen: Verlag für angewandte Psychologie 1993

Dietrich, G.: Allgemeine Beratungspsychologie. 2. Aufl. Göttingen: Hogrefe 1991

Dlugosch, G. E.: Gesundheitsberatung. In: Lehrbuch der Gesundheits-psychologie. P. Schwenkmezger, L. R. Schmidt (Hrsg.). Stuttgart: Enke 1994, S. 222–233

Ferber, C. von: Bedeutung und Folgen einer Diättherapie für den Patienten aus der Sicht des Medizinsoziologen. Ernährungs-Umschau. (Sonderheft) 35 (1988) 596–599

Glanz, K.: Compliance with dietary regimes: Its magnitude, measurement, and determinants. Preventive Medicine. 9 (1980) 787–804

Gölz, C.: Gesundheitspsychologische Aspekte des Ernährungsverhaltens. Neue Ansätze für die Ernährungsberatung. Lage: Verlag Hans Jakobs 1997

Gölz, C.: Ernährungswissen, Einstellungen und Gesundheitskognitionen als Einflussfaktoren auf das Ernährungsverhalten. aid-Verbraucherdienst. 44/1 (1999) 2–6

George, R. L., T. S. Christiani: Counseling. 3rd. ed. Englewood Cliffs/NJ: Prentice Hall 1990

George, R. L., D. Dustin: Group Counseling: Theory and practice. Englewood Cliffs/NJ: Prentice Hall 1988

Günther, U.: Qualitätsmanagement in der Ernährungsberatung. Überlegungen anhand einer Evaluationsstudie. Frankfurt/M: Verlag für Akademische Schriften 1997a

Günther, U.: Wem nützt Qualitätsmanagement in der Ernährungsberatung? Ein Plädoyer für eine humanistisch orientierte Qualitätssicherung. Ernährungs-Umschau. 44/4 (1997b) 127–135

Hackney, H., L. S. Cormier: Beratungsstrategien – Beratungsziele. 3. Aufl. München: Ernst Reinhard 1993

Jahnen, A.: Ernährungsberatung zwischen Gesundheit und Gesellschaft. Frankfurt/M: Verlag für Akademische Schriften 1998

Kluthe, R.: Ernährungsberatung in der Praxis des niedergelassenen Arztes. Köln: Deutscher Ärzte-Verlag 1996

Kübler, W., H.-J. Anders, W. Heeschen, M. Kohlmeier (Hrsg.): Lebensmittel- und Nährstoffaufnahme Erwachsener in der Bundesrepublik Deutschland. VERA-Schriftenreihe, Bd. 3. 2. Aufl. Niederkleen: Wissenschaftlicher Fachverlag Dr. Fleck 1994

Leitzmann, C., E.-M. Spitzmüller: Ernährungsökologie. In: Humanernährung. I. Diedrichsen (Hrsg.). Darmstadt: Steinkopf 1995, S. 121–152

Leonhäuser, I.-U., H. Oberritter: Weiterbildungs-Curriculum Ernährungsberatung der Deutschen Gesellschaft für Ernährung e. V. Ernährungs-Umschau. 44/5 (1997) 188–190.

Leonhäuser, I.-U.: Ernährung und Ernährungsberatung: Quo vadis? In: AMC (Alfa Metalcraft Corporation) (Hrsg.). X. Symposium Wissenschaft und Ernährungspraxis, 1. Oktober 1992, Bingen (S. 41). Bad Kreuznach: Druckerei Gras & Jung 1992

Loboda, D.: Erfolgreiche Kommunikation in der Beratungspraxis. Ernährungs-Umschau. (Sonderheft) 41 (1994) 85–86

Müller, M. J., H. F. Erbersdobler (Hrsg.): Prävention ernährungsabhängiger Erkrankungen: Was ist gesichert? Stuttgart: Wissenschaftliche Verlagsgesellschaft 1996

Perron, M., J. Endres: Knowledge, attitudes and dietary practices of female athletes. Journal of the American Dietetic Association. 85 (1985) 573–576.

Pschyrembel – Klinisches Wörterbuch. Berlin, New York: De Gruyter 1998

Pudel, V.: Praxis der Ernährungsberatung. 2. Aufl. Berlin: Springer 1991

Pudel, V.: Ernährungsberatung als Risikofaktor für das Ernährungsverhalten? Ernährungs-Umschau. (Sonderheft) 41 (1994) 81–85

Pudel, V., J. Westenhöfer: Ernährungspsychologie. 2. Aufl. Göttingen: Hogrefe 1998

Roche Lexikon Medizin. München, Wien, Baltimore: Urban & Schwarzenberg 1998

Rogers, C. R.: Die nicht-direktive Beratung. Frankfurt/M: Fischer 1994

Schlüter, W.: Ethische Vorüberlegungen zum Sinn (in) der Gesundheitsberatung. Prävention. 4 (1994) 115–116

Schulte-Cloos, C.: Bedeutung und Folgen einer Diättherapie für den Patienten aus der Sicht des Psychologen. Ernährungs-Umschau. (Sonderheft) 35 (1988) 599–601

Schulz von Thun, F.: Miteinander reden 1 – Störungen und Klärungen. Miteinander reden 2 – Stile, Werte und Persönlichkeitsentwicklung. Reinbeck bei Hamburg: Rowohlt 1998

Schwartz, F. W.: Evaluation und Qualitätssicherung im Gesundheitswesen. In: Gesundheitswissenschaften. Handbuch für Lehre, Forschung und Praxis. K. Hurrelmann, U. Laaser (Hrsg.). Weinheim: Beltz 1993, S. 399–420

Schwarzer, R.: Psychologie des Gesundheitsverhaltens. 2. Aufl. Göttingen: Hogrefe 1996

Schwarzer, R.: Gesundheitspsychologie. 2. Aufl. Göttingen: Hogrefe 1997

Schwarzer, R., A. Leppin: Sozialer Rückhalt und Gesundheit. Eine Meta-Analyse. Göttingen: Hogrefe 1989

Schwenkmezger, P., L. R. Schmidt (Hrsg.): Lehrbuch der Gesundheitspsychologie. Stuttgart: Enke 1994

Scobel, W. A.: Was ist Supervision? 4. Aufl. Göttingen: Vandenhoeck & Ruprecht 1997

Shepherd, R., L. Stockley: Nutrition knowledge, attitudes, and fat consumption. Journal of the American Dietetic Association. 87/5 (1987) 615–619

Sichert, W., U. Oltersdorf, U. Winzen, C. Leitzmann: Ernährungs-Erhebungs-Methoden. Methoden zur Charakterisierung der Nahrungsaufnahme des Menschen. Schriftenreihe der Arbeitsgemeinschaft Ernährungsverhalten e. V., Bd. 4. Beiheft der Zeitschrift Ernährungs-Umschau. 31 (1983)

Verband der Diplom Oecotrophologen: Qualitätssicherung in der Ernährungsberatung. VDOE Position. 4 (1998) 8–10

Vogelsang, R.: Beratungsansätze in der Ernährungsberatung – Ergebnisse einer explorativen Studie. AID-Verbraucherdienst. 39/8 (1994) 171–180

Vogelsang, R.: Einführung in das Thema „Evaluation" unter Verwendung von Beispielen aus der Ernährungsaufklärung. Teil 1: Begriffsbestimmungen, Funktion, Einordnung und Ablaufschema einer Evaluation. Ernährungs-Umschau. 43/3 (1996a) 94–98

Vogelsang, R.: Einführung in das Thema „Evaluation" unter Verwendung von Beispielen aus der Ernährungsaufklärung. Teil 2: Evaluierungsansätze. Ernährungs-Umschau. 43/4 (1996b) 129–135

Vogelsang, R.: Einführung in das Thema „Evaluation" unter Verwendung von Beispielen aus der Ernährungsaufklärung. Teil 3: Vergleich von Evaluierungsansätzen im Hinblick auf ihre Anwendung. Ernährungs-Umschau. 43/5 (1996c) 178–181

Weggemann, S.: Gesundheitsorientierte Ernährungsberatung. In: Ernährungsforschung – interdisziplinär, hrsg. von T. Kutsch. Darmstadt: Wissenschaftliche Buchgesellschaft 1993, S. 157–177

Weisbach, C.-R.: Beratung als postmoderne Dienstleistung. Hauswirtschaft und Wissenschaft. 1 (1989) 5–10

Weisbach, C.-R.: Ernährungsberatung in der Arztpraxis, Patientenführung und Compliance. In: Ernährungsmedizin. H.-K. Biesalski, P. Fürst, H. Kasper, R. Kluthe, W. Pölert, C. Puchstein, H. B. Stähelin (Hrsg.). Stuttgart, New York: Thieme 1995

Ernährungssoftware und ihr Einsatz in der Diätetik und Ernährungsberatung

Jürgen Erhardt

Einleitung

In Deutschland hat an den Universitäten der Einsatz der EDV in der Diätetik Anfang der 70er Jahre begonnen, damals noch mit Großrechnerprogrammen, die bald durch PC-gestützte Programme abgelöst wurden. Seitdem gab es eine Vielzahl von Programmen, die für die Berechnung der Nährstoffzufuhr entwickelt wurden. In den letzten Jahren ist eine gewisse Konsolidierung zu beobachten, da sich nur noch Programme unter einer Windows-Oberfläche kommerziell vertreiben lassen. Die Preise dieser Programme beginnen bei 100 Mark und gehen bis zu 10 000 Mark. Was den Einsatz von Computerprogrammen in der Diätetik so interessant macht ist die Tatsache, dass es Nährstofftabellen gibt, die mit der zugeführten Menge an Lebensmitteln verknüpft werden können, um die Nährstoffzufuhr zu berechnen. Eingesetzt werden diese Programme deshalb zum Berechnen der Nährstoffzufuhr, z.B. aus Ernährungsprotokollen, und der Erstellung von Speise- und Diätplänen. Prinzipiell hat sich an diesen Berechnungen seit 30 Jahren nichts geändert. Erhöht hat sich nur die Zahl der Programmfunktionen und die Bedienerfreundlichkeit. Deutliche Verbesserungen gab es auch in der Quantitiät und Qualität der Lebensmitteltabellen. Im Folgenden soll zuerst auf die Lebensmitteltabellen eingegangen werden, da sie die Basis für die Ernährungsprogramme darstellen, und anschließend auf die möglichen Berechnungsmöglichkeiten, die eine moderne Ernährungssoftware bietet.

Lebensmitteltabellen

Für Deutschland gibt es eine Reihe von Lebensmitteltabellen, die letztendlich alle auf den **Nährwerttabellen von Souci, Fachmann und Kraut** beruhen. Die erste Version dieser Nährwerttabellen wurde von Prof. Dr. S. W. Souci, Dr. W. Fachmann und Prof. Dr. H. Kraut 1962 herausgegeben und wird seither von der Deutschen Forschungsanstalt für Lebensmittelchemie in Garching bei München weiterbearbeitet. Die Tabelle ist vom Aufbau, Umfang und Preis wenig für die Praxis geeignet. Zum Beispiel wird die Schwankungsbreite der analysierten Lebensmittel angegeben, die wissenschaftlich interessant sind, aber in normalen Berechnungen nicht berücksichtigt werden kann. Die Lebensmittelauswahl entspricht auch nicht unbedingt den üblichen Verzehrgewohnheiten. Deshalb gibt es mehrere Alternativprodukte. Dazu gehören gedruckte kleinere Tabellenwerke wie die **GU-Nährwert-Kalorien-Tabelle** oder die **Nährwerttabelle von Heseker** und größere Datenbanken wie der **Bundeslebensmittelschlüssel** (BLS), den es nur auf Datenträger gibt. Da sich der BLS in Deutschland als Grundlage für Ernährungprogramme weitgehend durchgesetzt hat, soll auf diesen im folgenden näher eingegangen werden.

Der BLS ist zur Zeit mit 13 046 Lebensmitteleinträgen und jeweils etwa 150 Inhaltsstoffen die größte verfügbare Lebensmitteldatenbank in Deutschland. Erstellt wurde die erste Version des BLS in den Jahren 1982–1984 von der Verzehrskommission des Bundesgesundheitsamtes. Seit Mai 1999 gibt es die Version II.3, die mittlerweile vom Bundesinstitut für gesundheitlichen Verbraucherschutz und Veterinärmedizin (BGVV) herausgegeben wird. Beim BGVV liegen auch die Urheberrechte des BLS und der Anwender geht die Verpflichtung ein, keine Änderungen am BLS vorzunehmen.

Grundlage des BLS sind verschiedene nationale und internationale Nährwerttabellen, Analysenwerte von Firmen und Veröffentlichungen von Bundesforschungsanstalten und Universitäten. Ein wichtiges Kennzeichen des BLS ist, dass unbekannte Werte nicht gleich Null gesetzt werden, sondern durch angenäherte Werte ersetzt werden. Eine Möglichkeit der Schätzung ist, die Durchschnittswerte ähnlicher Lebensmittel zu verwenden und davon Verarbeitungsverluste abzuziehen. Die hierbei entstehenden Fehler sind im Allgemeinen von geringerer Bedeutung als die sonst durchgeführte Nullsetzung von Inhaltsstoffwerten. Für zusammengesetzte und verarbeitete Lebensmittel werden mit Hilfe von Berechnungsverfahren angenäherte Werte ermittelt, da häufig nur die Werte von rohen Lebensmitteln bekannt sind. Ein weiteres Merkmal des BLS ist seine hierarchische Struktur. Jedem Lebensmittel wird ein 7stelliger Code zugewiesen, der Hinweise gibt auf Art und Verarbeitung des Lebensmittels. Durch diese Gliederung wird die Lebensmittelsuche wesentlich erleichtert. Zusätzlich enthalten sind Portionsgrößen, welche die Mengeneingabe wesentlich erleichtern. Bei unbekannter Portionsgröße kann z.B. eine Standardportionsgröße eingesetzt werden.

Problematisch am BLS ist die große Datenmenge, die es schwierig macht, das richtige Lebensmittel zu finden und eine hohe Qualität der Lebensmitteldaten zu erreichen. Manche Softwareprogramme benutzen deshalb nur einen Auszug aus dem BLS mit überprüften Inhaltsstoffwerten.

Problem bei der Verwendung einer Lebensmitteltabelle in einer Ernährungssoftware ist die Tatsache, dass exakte Werte angegeben werden, die aber immer mehr oder weniger ungenau sind. Der Nährstoffgehalt von pflanzlichen Lebensmitteln wird beeinflusst durch Sorte, Anbaugebiet, Witterung, Düngung und Lagerung. Bei tierischen Lebensmitteln gibt es Einflüsse durch Rasse, Fütterung oder Schnittführung. Daneben spielt die Verarbeitung und Zubereitung der Lebensmittel eine wichtige Rolle. Weiterhin beeinflussen Labormethodik, Probenauswahl und Berechnungsverfahren die angegebenen Nährstoffgehalte in Lebensmitteltabellen und Aussagen über die Bioverfügbarkeit können nicht gemacht werden. Neben diesen Problemen bei der Lebensmitteldatenbank kommen noch die Fehler hinzu, die bei der Eingabe von Lebensmitteln gemacht werden, z.B. wenn kein passendes Lebensmittel gefunden wird oder die Rezeptzusammensetzung different ist. Entscheidend ist deshalb immer eine kritische Bewertung durch eine Ernährungsfachkraft. Dann können Nährstoffberechnungen eine wertvolle Hilfe sein.

Programmfunktionen einer modernen Ernährungssoftware

Jede Ernährungssoftware, auch die einfachste, beinhaltet Funktionen, um den Nährstoffgehalt von Lebensmitteln abzufragen oder Listen von Lebensmitteln auf den Nährstoffgehalt zu untersuchen und mit Empfehlungen der DGE zu vergleichen. Unterschiede zeigen sich in der Bedienerfreundlichkeit, der Zahl an Nährstoffen, die berechnet werden, zusätzlichen Angaben wie der Verteilung der Energie auf Eiweiß, Fett und Kohlenhydrate und der grafischen Aufbereitung der Ergebnisse. Wissenschaftliche Programme bieten zudem noch die Möglichkeit, eine Vielzahl von Plänen gemeinsam auszuwerten und die Ergebnisse in eine Statistiksoftware zu exportieren. Eng verknüpft mit dieser Funktion ist die Berechnung der Lebensmittelherkunft, z.B. wenn es um Fragen geht, welche Lebensmittelgruppen in Relation zur Energiezufuhr am meisten zur Kalziumversorgung beitragen. Eine weitere wichtige Funktion ist die Suche von Lebensmitteln. Angefangen von der Suche von Lebensmitteln, die ein oder mehrere Kriterien erfüllen, über Sortierung der Datenbank nach der Nährstoffdichte bis hin zur Berechnung von Lebensmittelmengen, die notwendig sind, um eine bestimmte Menge eines Nährstoffs zuzuführen. Bestimmte Programme sind dabei auch in der Lage, ganze Ernährungspläne auf die Zufuhr an einem oder mehreren Nährstoffen zu optimieren. Im Bereich der Ernährungserhebung gibt es meist immer eine Möglichkeit, Ernährungsprotokolle oder

Food frequencies einzugeben und auszuwerten. Bestimmte Programme erlauben auch die Durchführung komplexerer Ernährungserhebungen wie die Durchführung einer Diet History, d.h. der Erhebung der üblichen Ernährungszufuhr über einen größeren Zeitraum. Damit werden Schwankungen zwischen den Tagen berücksichtigt und der Aufwand für die Untersuchungsperson hält sich in Grenzen, da kein Protokoll geführt werden muss. Die Qualität der ganzen Nährstoffberechnungen basiert letztendlich auf der Qualität der Lebensmitteldatenbank. Möglichkeiten zur Ergänzung der Lebensmitteldatenbank mit zusätzlichen Lebensmitteln oder Rezepten oder die Korrektur von Inhaltsstoffen sind deshalb von großer Bedeutung. Neben den Lebensmitteldaten sind häufig auch allgemeine Ernährungsinformationen zu finden, die für Auswertungen von Bedeutung sind. Besonders interessant sind hier z.B. Informationen zur automatischen Kommentierung von Ernährungsplänen oder lexikonartige Ernährungsinformationen. Hilfreich sind auch Beispielpläne für verschiedene Diäten, wobei sich gute Programme vor allem in der Flexibilität zeigen, individuelle Anpassungen zu ermöglichen. Häufig zu finden sind auch Berechnungen zum Energieverbrauch und der Zeit, die notwendig ist, um eine bestimmte Menge an Gewicht zu verlieren. Diese Berechnungen sind natürlich nie exakt, aber als spielerisches Element bei der Ernährungsberatung z.T. von großem Nutzen. Ergänzt werden manche Programme noch durch Zusatzfunktionen wie Textverarbeitung und Datenbanken. Da die Qualität dieser Module meist nie die einer professionellen Software erreicht, ist eine gute Exportfunktion häufig gleich gut.

Auf dem deutschen Markt verfügbare Programme

Da sich der Softwaremarkt extrem schnell ändert, ist es kaum möglich, eine aktuelle Liste der verfügbaren Programme zu geben. Hilfreicher sind Seiten im Internet, welche die verfügbaren Programme auflisten, mit Links zu den Herstellern und Möglichkeiten zum Kopieren von Demo-Versionen. Eine solche Liste findet sich z.B. an der Universität Hohenheim (http://www.uni-hohenheim.de/~wwwin140/info/info.htm) oder beim Deutschen Agrarinformationsdienst (http://www.dainet.de/dain/foren/ernaehrung/software_index.htm). Eine gute aber mittlerweile veraltete Übersicht bietet das aid Special 9: Nährwertberechnung per PC.

Ausblick

Einige neuere Ansätze im Bereich automatische Kommentierung und Erstellung von Diätplänen wurden schon kurz erwähnt. Komfortable automatische Ernährungsberatungsmodule und der Einsatz von multimedialen Elementen werden in Zukunft wahrscheinlich eine viel wichtigere Rolle spielen. Bisher ist dies nur in Ansätzen vorhanden und für die Praxis noch kaum brauchbar. Bestimmt wird diese Entwicklung vor allem durch das Angebot an Softwareprogrammen, die für die Programmierung dieser Module notwendig sind. Da der Softwaremarkt allerdings einer der dynamischsten Bereiche ist, bleibt es spannend abzuwarten, welche zsätzlichen Möglichkeiten sich in Zukunft im Bereich Ernährungssoftware ergeben werden.

Literatur

beim Verfasser

6

Ernährungsforum

Dekubitalleiden aus ernährungsmedizinischer Sicht

Ines Drewe, Klaudia Pütz, Birgit Junghans, Katrin Raschke, Sven-David Müller

Unter einem Dekubitus (lat. decubitare = darniederliegen) versteht der Mediziner eine durch äußere Druckeinwirkung stattfindende Kompression von Gewebe und Gefäßen mit lokaler Minderdurchblutung (Ischämie). Vor allem sind Haut und Unterhaut betroffen. Der Ischämie folgt die metabolische Azidose (stoffwechselbedingte Übersäuerung), welche die Zellmembranen schädigt, sodass Zellflüssigkeit austritt und das Gewebe geschädigt wird. An herausragenden Knochenvorsprüngen, wie beispielsweise Hüftknochen und Ellenbogen, ist die Druckverteilung (Polsterung) durch das Fettgewebe nur unzureichend. Hier entsteht ein zusätzlicher Druck auf den Muskel, sodass eine Schädigung durchaus in der Tiefe des Gewebes, z.B. am Muskel beginnen kann. In der Tiefe entstehen rasch so genannte Wundtaschen, die weit unter die gesunde Epidermis (Oberhaut) reichen können, weshalb das Aussehen der äußeren Wunde allein nicht für die Diagnosestellung maßgebend ist.

Stark dekubitusgefährdete Körperstellen sind hervorstehende Knochenstellen wie Steißbein, Ellenbogen, Schulterblatt, Wirbelvorsprünge, Hinterkopf, Ohrmuschel, Hüftknochen, Knie, Fußknöchel und Ferse.

Hauptfaktoren der Dekubitusentstehung

Druck x Zeit

Je länger der Druck auf Gewebe und Gefäße anhält, desto größer ist die Gefahr einer Dekubitusentstehung.

Gefährdete Personen

- Personen mit fehlender Mobilität, beispielsweise bettlägerige Personen, die sich selbstständig nicht häufig genug drehen, gedreht oder aus dem Bett mobilisiert werden können, deren Matratze zu hart ist, die aufgrund von Schmerzen nur bestimmte Lagerungen einhalten, Patienten mit einengenden Verbänden (Gips oder ähnliches), Patienten, die im Rollstuhl sitzen

- Patienten mit Lähmungen
- Patienten mit Bewusstseinsstörungen
- Bei kachektischen, untergewichtigen bzw. mangelernährten Patienten (BMI < 19), wenn Knochen und Haut unmittelbar aufeinander liegen
- Adipöse Patienten, da das Fettgewebe schlecht durchblutet wird und der Druck durch das Gewicht erhöht ist
- Stark schwitzende, inkontinente sowie hochfiebernde Patienten durch das Ausmaß an Feuchtigkeit, dem die Haut ausgesetzt ist
- Diabetiker durch die veränderte Stoffwechsellage und oft bestehende Empfindungsstörungen (diabetische Neuropathie)
- Patienten mit unzureichenden Ernährungsgewohnheiten (z.B. wenn der tägliche Bedarf an Makro- und Mikronährstoffen nicht erreicht wird, insbesondere bei Proteinen und Spurenelementen wie Zink, Eisen, Magnesium)
- Personen, deren Stoffwechsellage (und damit die allgemeine Immunabwehr) durch Krankheiten verändert ist (beispielsweise bei Karzinomen, HIV-Infektionen insbesondere im Stadium AIDS).

Dekubitusstadien

Die Dekubitusstadien werden in vier Grade eingeteilt:
- **1. Grad:** Sichtbar ist eine umschriebene Hautrötung, die nach Beseitigung des Drucks nicht verschwindet, die Haut (Epidermis) ist jedoch noch intakt.
- **2. Grad:** Ein Hautdefekt tritt auf (Blasenbildung der Epidermis).
- **3. Grad:** Der Hautdefekt (Wunde) ist in diesem Stadium so groß, dass Sehnen, Bänder und Muskeln sichtbar werden.
- **4. Grad:** In diesem Stadium ist der Haut- und Gewebedefekt (Wunde) noch größer und der Knochen liegt frei.

Dekubitusprophylaxe

In der Kranken- und Altenpflege wird die Prophylaxe meist im Zusammenhang mit Bettlägerigkeit und Bewegungseinschränkungen gesehen, da gerade in diesen Bereichen verschiedene Erkrankungen und Komplikationen wie Dekubitus, Pneumonien, Kontrakturen (Dauerverkürzung oder Streckung eines Muskels unterschiedlicher Ursache) und Thrombosen auftreten.

Bestimmung des Ernährungsstatus des Patienten
Die Dekubitusprophylaxe sollte nicht erst mit Eintritt des 1. Grades der Dekubiteseinteilung beginnen, sondern schon vorher. Wichtigster

Punkt der Prophylaxe ist eine optimale Kost zur Vermeidung der Mangelernährung. Deshalb ist die ausreichende Nahrungszufuhr von größter Bedeutung. Bei Aufnahme in ein Krankenhaus müsste die Anamnese neben der vom einweisenden Arzt gestellten Diagnose den Ernährungsstatus des Patienten gleichwertig berücksichtigen.

Eine Bestimmung des BMI (Body Mass Index; Körpergewicht in Kilogramm durch Körpergröße in Metern zum Quadrat) weist auf den Ernährungszustand hin. Die Werte im Normbereich liegen bei Senioren zwischen 20 und 27. Auch Blutparameter (Albumin- und Präalbuminspiegel, Lymphozyten) geben, wenn auch nur bedingt, Hinweise auf den Ernährungszustand. Der Albuminspiegel stellt einen der besten Indikatoren für eine chronische Mangelernährung dar, da dieses Protein aufgrund seiner langen Halbwertszeit erst verringert ist, wenn die Mangelernährung schon eine gewisse Zeit andauert. Mit dem Albuminmangel korreliert in hohem Maße die Lymphozytenzahl, wobei bei letzterer nicht außer Acht gelassen werden darf, dass viele Faktoren auf sie einwirken (◨ 6.1).

◨ **6.1** Laborparameter zur Beurteilung von Mangelernährung (M. J. Müller).

	Normalgewicht	Mangelernährung 1. Grad	Mangelernährung 2. Grad	Mangelernährung 3. Grad
BMI (kg/m²)	19–25	< 19	< 17	< 16
Serumalbumin (g/l)	> 35	< 35	< 30	< 20
Serumtransferrin (mg%)	> 200	< 200	< 180	< 160
Lymphozyten (μl)	> 1500	< 1500	< 1200	< 800

● **Optimierte Nahrungszufuhr**

Um das Risiko eines Dekubitalleidens zu minimieren, muss die Nahrungszufuhr des Patienten sofort optimiert werden, beispielsweise mit einer enteralen Ernährung mit Trink- bzw. Sondennahrung. Die Eiweißzufuhr sollte mindestens 1,0 Gramm (besser noch 1,2 Gramm) pro Kilogramm Körpergewicht (des Soll-Gewichtes) betragen, denn das Nahrungseiweiß stellt einen Baustein für Haut und Muskulatur dar. Ist der Patient bereits am Rande des Untergewichts (BMI < 20), so muss er schon vor den Behandlungen, Operationen oder Untersuchungen, bei denen längere Nüchternphasen nötig sind, so gut wie möglich mit allen Nähr- und Mineralstoffen versorgt werden. Hier ist es sinnvoll, ergänzend eiweißreiche Zusatznahrung anzubieten. Nimmt der Patient nicht ausreichend Nahrung und Flüssigkeit zu sich, so sollte er nicht – wie leider sehr oft üblich – nur legierte Tütensuppen, Joghurts oder Pudding zu den Mahlzeiten bekommen. Bei dieser Kost kann zwar bei den Übergaben gesagt werden, dass der Patient gegessen hat – mengenmäßig vielleicht sogar recht viel; wenn das Essen dem Patienten gar angereicht werden muss, spart es viel Zeit, verglichen mit dem „langen" Warten auf das endlich gekaute und geschluckte Stückchen Fleisch – doch es nützt dem Patienten nichts.

Neben der bedarfsgerechten Eiweißzufuhr sind auch die Vitamine A und C sowie die Aminosäure (Eiweißbaustein) Arginin und das essenzielle Spurenelement Zink von Bedeutung, da sie die Wundheilungsprozesse durch Verbesserung des Immunsystems und durch Stimulierung der Körperzellsynthese fördern. Der tägliche Zinkbedarf laut D-A-CH liegt zwischen 7 Milligramm (Frauen) und 10 Milligramm (Männer). Zink sollte bei einer Manifestation eines Dekubitalleidens systematisch in Form von Zink-Histidin substituiert werden. Es ist auch möglich, die immunologische Abwehr der Patienten durch spezielle Zusätze und Modifikation von bilanzierten Diäten (Astronautenkost, Enterale Ernährung) zu verbessern. Der Einsatz dieser speziellen Kost in Form von nährstoffdefinierter Trink- und Sondennahrung, beispielsweise Impact oder Stresson, wird als Immunonutrition bezeichnet. Ein wichtiger Aspekt, der gerade bei körperlichen Belastungen wie Karzinomen, nach operativen Eingriffen, Polytraumen (schwere Mehrfachverletzung, die lebensbedrohlich ist), Verbrennungen, Sepsis, schon vorhandene Dekubiti und manifester Mangelernährung zu beachten ist (siehe hierzu auch Kap. 4/Enterale Ernährung in diesem Buch).

● Mobilisation

Ein weiterer wichtiger Faktor ist jegliche Art der Mobilisation. Die Menschen müssen motiviert werden aufzustehen, und das muss – sofern möglich – auch umgesetzt werden. Ist ein Patient streng bettlägerig, so muss ein regelmäßiger Lagerungswechsel stattfinden. Hier ist der Turnus von zwei Stunden meist ausreichend. Bei geringsten Anzeichen von roten Körperstellen muss dieser Turnus umgehend erhöht werden, was leider aus Personalgründen oft zu spät geschieht. Des Weiteren sind bei kachektischen Personen weiche Matratzen und Lagerungshilfsmittel notwendig (eventuell auch Spezialmatratzen wie Luftkissenmatratzen und Auflagen, Wasserbetten etc.). Regelmäßige Krankengymnastik in Form von Bewegungsübungen oder einem Durchbewegen der Gliedmaßen ist obligatorisch.

Mahlzeiten sollten gefährdete Menschen grundsätzlich nicht im Bett zu sich nehmen, sofern Aufstehen möglich ist. Benötigt der Mensch Hilfe und äußert den Wunsch liegen bleiben zu wollen, wird durch das

Liegenlassen dieser Patienten oft Zeit eingespart – mit der Begründung (oder Ausrede vor sich selbst?), die Wünsche des Patienten akzeptieren zu müssen, was bezüglich der Prophylaxe allerdings als fraglich anzusehen ist.

● **Hautpflege**

Bei der täglichen Hygieneversorgung muss die Haut genau beobachtet werden. Liegt eine trockene Haut vor, so sollte sie mit einer gut einziehenden Creme (Wasser-in-Öl-Emulsion) eingecremt werden – wobei angemerkt werden muss, dass viel nicht viel hilft, da die Haut aufweichen kann, was eine weitere Gefährdung nach sich ziehen würde. Hautschutz ist gerade bei inkontinenten Patienten von großer Bedeutung, da die Haut durch Urin und Kot extrem gereizt wird. Es ist auch anzuraten, auf die üblichen Hilfsmittel (Windeln) so weit wie möglich zu verzichten, da sie oft einschnüren und diese „feuchte Kammer" zusätzlich schädigt. Je nach Lagerung kann auch mit einfachen Vorlagen oder Unterlagen gearbeitet werden.

Bei gefährdeten Menschen sollten auf keinen Fall herkömmliche Seifenstücke oder sonstige hautreizende Waschzusätze benutzt werden. Genauso wenig empfehlenswert sind Franzbranntwein oder sonstige Alkoholeinreibungen, da beides die Haut stark austrocknet. Die Durchblutungsförderung durch hyperämisierende Salben und die leichte Massage der gefährdeten Hautpartien wird empfohlen. Die „Eisen- und Fönen-Prophylaxe" hingegen ist kontraindiziert.

Literatur

Anonym. Alarmsignal Hypalbuminämie. Klinik Journal

Biesalski, K., H. Konrad (Hrsg.): Ernährungsmedizin. Stuttgart: Thieme 1995

Dekubitus = Druckgeschwür (2001): http://www.clunes.de/derm-info-ordner/daten/Derm-Info-Ordner-190.htm

Initiative „Chronische Wunden" (Hrsg.): Leitlinie Dekubitus. 3. Aufl. c/o TRIPLAN GmbH, Hohenzollernring 39–41, 50672 Köln

Juchli, J.: Krankenpflege. Stuttgart: Thieme 1987

Müller, M. J.: Ernährungsmedizinische Praxis. Berlin, Heidelberg, New York: Springer 1998

Müller, S.-D. (Hrsg.): Praxis und Diätetik und Ernährungsberatung. Stuttgart: Hippokrates 2001

Pschyrembel. Med. Wörterbuch. Berlin, New York: Walter de Guyter 1998

Volkert, D.: Ernährung im Alter. Wiesbaden: Quelle und Meyer 1997

Dysphagie – ein wachsendes Gesundheitsproblem

Ines Drewe, Klaudia Pütz, Birgit Junghans, Katrin Raschke, Sven-David Müller

Die Fähigkeit zu schlucken ist eine physiologische Funktion, die für den Erhalt des Lebens von wesentlicher Bedeutung ist. Außer der Versorgung des Körpers mit Nahrung besitzen das Schlucken und Essen eine Schlüsselfunktion für die wichtigsten Aspekte des Lebens in der Gesellschaft. Tatsächlich steht Essen für viele symbolische Verbindungen und ist eng mit Liebe, Gemeinschaftsgefühl und dem Miteinanderteilen gekoppelt. Deshalb können sich Schluckbeschwerden und Schluckstörungen (Dysphagie) sehr nachteilig auf das Leben der Menschen auswirken (◰ 6.2).

Schluckstörungen sind keine Seltenheit. Bis zu 7% der Bevölkerung in Deutschland sind davon betroffen. Für Dypsphagiebetroffene birgt jeder Schluckakt die potenzielle Gefahr des Verschluckens. Außer den schweren gesundheitlichen Komplikationen wie schlechte Ernährung und Dehydratation kann Dysphagie noch andere Konsequenzen mit sich bringen. Es kann zur Aspiration (Nahrung, Flüssigkeit oder Speichel gelangt in die Atemwege) kommen, die zur Entwicklung von Lungenentzündung und Brustinfektionen führt und letztlich den Tod bedeuten kann.

◰ **6.2** Bedeutung des Schluckvermögens.

1. Physiologische Komponente
- Lebensgrundlage
- Befriedigung von Hunger und Durst

2. Soziale Komponente
- Abwechslung und Kommunikation
- Gemeinschaftserlebnis mit Familie, Freunden, im Restaurant, im Speisesaal

3. Psychische Komponente
- Genuss, Freude, Lebensqualität

Wie schlucken wir?

Schlucken ist ein komplexer physiologischer Prozess zum Transport von Speichel, Nahrung und Flüssigkeit von der Mundhöhle in den Magen. Die einzelnen differenzierten Phasen des Schluckaktes sind kaum wahrnehmbar, dieser Vorgang verläuft normalerweise mühelos. Das Schlucken ist teils willentlich steuerbar und teils eine komplexe Reflexkette und wird als bewusster Vorgang eingestuft, da man es willentlich einleiten kann. Im Durchschnitt schluckt der Mensch 580- bis 2000-mal pro Tag im Wach- und Schlafzustand, um zu essen, zu trinken und um Schleim und Speichel abzuleiten, die durch die normalen Körperfunktionen produziert werden. Dieser Prozess erfordert eine Koordination von 50 gepaarten Muskelgruppen, 5 Hirnnerven, Kiefergelenk und Zähnen.

Beim normalen Schlucken lassen sich vier Phasen unterscheiden:

- **1. Präorale Phase (Vorbereitungsphase, unter willentlicher Kontrolle)**

Nahrung und Flüssigkeiten werden dem Mund zugeführt. Als Antwortreaktion auf den optischen Reiz, den Geruch und den Geschmack der Nahrung wird Speichel produziert. Die Aktivierung des Schluckzentrums im Hirnstamm erfolgt durch Stimulation von Auge, Nase, Erinnerung, Erfahrung, Hungergefühl und Appetit („Wenn das Wasser im Mund zusammenläuft"). Nahrungsmittel und Getränke werden daraufhin dem offenen Mund zugeführt, der Mund wird durch die Lippen und den Kiefer geschlossen.

- **2. Orale Phase (Kauphase, unter willentlicher Kontrolle)**

Nachdem die Speise im Mund auf das vordere bis mittlere Zungendrittel gebracht ist, wird sie über verschiedene Rezeptoren auf Beschaffenheit, Geruch, Geschmack, Temperatur und Volumen analysiert, das heißt, sie wird als zum Essen geeignet oder ungeeignet identifiziert. In dieser Schluckphase müssen zahlreiche Muskeln zentral angesteuert werden, aber auch die Speichelsekretion wird ausgelöst. Nahrung, die mit Hilfe der Zunge zwischen den Zähnen positioniert wurde, wird zerkaut und mit Speichel vermischt und anschließend zu einem Klumpen geformt (Bolus). Anschließend wird der Nahrungsklumpen von der Zunge in den hinteren Mundbereich und weiter in den Rachen befördert. Die Speichelsekretion ist für die Konsistenzbildung des Bolus und den Weitertransport von Bedeutung. Diese Phase endet mit der Auslösung des Schluckreflexes (◨ 6.1 a).

● **3. Pharyngeale Phase (Rachenphase, automatisch)**

Die pharyngeale Phase ist nicht mehr dem Willen unterworfen. Der Bolus gelangt vom Mund über den Rachen durch eine reflexgesteuerte Bewegungskette in die Speiseröhre (Ösophagus = Muskelröhre, welche die Verbindung zum Magen herstellt). In dieser Phase kommt es zu einem Verschluss des Atemweges durch den Kehlkopf, um zu verhindern, dass Nahrung oder Flüssigkeiten in die Luftröhre gelangen. Sie dauert etwa eine Sekunde (◎ 6.1 b).

● **4. Ösophageale Phase (Speiseröhrenphase, automatisch)**

Der Bolus wandert die Speiseröhre hinunter bis in den Magen. Beim Sitzen in aufrechter Position wird der Transport des Bolus durch die Schwerkraft unterstützt. Die Transitzeit dauert etwa vier bis zwanzig Sekunden (◎ 6.1 c).

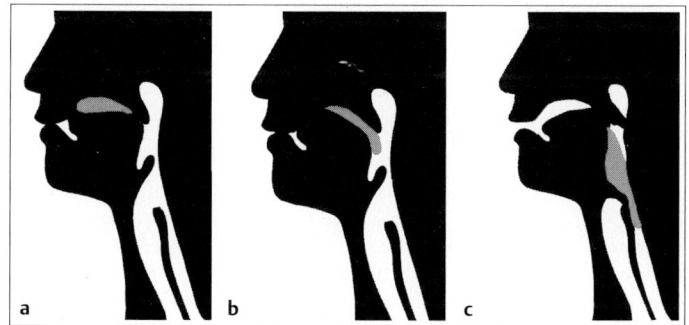

a   **b**   **c**

◎ **6.1**   Der Schluckakt. (a) Orale Phase, (b) Pharyngeale Phase, (c) Ösophageale Phase.

In jeder Phase des Schluckprozesses können Störungen auftreten, die dazu führen, dass es nur zu einer Phase bzw. zu einer bestimmten Phasenkombination kommt.

Was ist Dysphagie?

Dysphagie wird definiert als Schluckstörungen oder Schluckbeschwerden. Von ihr sind Menschen jeden Alters betroffen, insbesondere jedoch ältere Leute. Sie tritt in verschiedenen Graden auf, von leichten Beschwerden bis zur völligen Schluckunfähigkeit. Das Auftreten von Dysphagie wird angegeben mit 33% bei Patienten mit intensiver Pflege (Layne et al., 1989) und mit 66% bei Patienten, die eine langfristige Behandlung benötigen. Außerdem tritt sie häufig bei bestimmten Patientengruppen auf, so beispielsweise bei 30% der Patienten, die einen Schlaganfall erlitten haben.

Leider werden Schluckstörungen in den wenigsten Fällen auch tatsächlich erkannt. Deutschland ist in Sachen Schluckstörungen ein Entwicklungsland. In Frankreich, Großbritannien und den USA ist das anders. Dort ist der Zusammenhang zwischen Schluckstörungen und Altern seit vielen Jahren bekannt. Eine gezielte Hilfe für diese Menschen ist ein wichtiger Beitrag für mehr Lebensqualität im Alter.

Folgen und Komplikationen der Dysphagie

Bei der Versorgung dysphagischer Patienten muss als Grundsatz gelten:

> Sicherstellung der Ernährung und optimaler Schutz der tiefen Atemwege unter Erhalt der größtmöglichen Lebensqualität.

Aspiration und Aspirationspneumonie

Schluckbeschwerden führen häufig dazu, dass Nahrung bzw. Flüssigkeiten auf unkontrollierte Weise in den Rachen und schließlich in die Luftröhre gelangen (Aspiration). Dies kann mit der Entwicklung einer Lungenentzündung einhergehen und für den Tod und die Behinderung von Patienten mit einer ganzen Reihe von medizinischen Krankheitsbildern verantwortlich sein. Zum Beispiel ergab eine Studie, dass eine Lungenentzündung infolge von Aspiration in 20% für den Tod von Schlaganfallpatienten im ersten Jahr nach ihrem Schlaganfall verantwortlich ist; weitere 10 bis 15% der Fälle erliegen in den Folgejahren dieser Infektion (Schmidt, Smimov u. Raybova, 1988).

Die Aspiration stellt in dreifacher Hinsicht eine Gefährdung der Lungenfunktion dar: chemisch, bakteriell und mechanisch. Es kann zur Aspiration von Speichel, Nahrung, Flüssigkeit und Magensaft kommen. Die Aspiration von Nahrung und Flüssigkeiten ist neben der mechanischen Irritation durch die Kontamination von Bakterien und Pilzen gefährlich. Selbst Wasser ist nach der Passage der Mundhöhle und des Rachens entsprechend kontaminiert. Die größte Bedeutung stellt die Magensaftaspiration für die Lungen dar. Sie geht mit einer hohen Letalität einher, bedingt durch die chemische Schädigung der Membranen der Lungenalveolen (🔳 6.3).

Unmittelbar nach Diagnosestellung der Dyphagie muss versucht werden, die Aspiration zu vermeiden oder zu eliminieren. Das sollte durch Modifikation der Ernährung, Änderung des Essverhaltens und der Körperhaltung und Anwendung von Schlucktechniken erreicht werden. Medikamente, die eine Schluckstörung auslösen oder verstärken, müssen gemieden werden, beispielsweise Sedativa, Hypnotika und Neuroleptika. Dies gilt auch für Medikamente, die zur Reduktion der Speichelproduktion und damit zu Mundtrockenheit führen, z.B. Diuretika.

Ist die Aspirationssymptomatik so sehr ausgeprägt, dass Nahrung und Flüssigkeiten nicht mehr oral verabreicht werden dürfen, z.B. bei schweren Lungenkomplikationen, muss die Ernährung parenteral oder enteral über Sonden unter Umgehung der oberen Speisewege erfolgen.

🔲 **6.3** Klinische direkte oder indirekte Anzeichen der Aspiration.

- Gurgelnde Atemgeräusche
- Husten vor, während und nach dem Schlucken
- Verstärkte Schleimbildung, vermehrtes Husten, Räuspern
- Stimmveränderungen: rauhe, gurgelnde Stimme
- Kurzatmigkeit
- Chronisch obstruktive Lungenveränderung

Die für die Aspiration charakteristischen klinischen Zeichen des Hustens beim Schlucken können aufgrund gestörter Sensibilität und/oder Reflexauslösbarkeit fehlen. Es besteht dann die Gefahr, dass der Patient Eingedrungenes nicht mehr hinaus befördern kann und dies in die tieferen Atemwege gelangt.

Mangelernährung und Dehydratation

Häufiges Husten, Kauen und Ausspucken beim Essen kann dazu führen, dass Nahrung aus Mund oder Nase tritt, was erhebliche Beschwerden beim Patienten auslöst. Außerdem ist es den meisten Menschen peinlich. Um dies zu vermeiden, verkürzen an Dysphagie Leidende möglicherweise die Dauer der Mahlzeit oder vermeiden das Essen sogar völlig. Der Ernährungszustand bei Dysphagie wird dann eventuell leicht überschätzt. Somit sind Appetitlosigkeit, Dehydratation, Mangelernährung und Gewichtsverlust ernst zu nehmende potenzielle Folgen der Dysphagie (Elmstahl et al., 1999).

Die Aufnahme dünnflüssiger Substanzen ist bei vielen Patienten am schwersten gestört. Die Aspiration, das Verschlucken mit oder ohne Husten, kann Angstgefühle auslösen und schließlich zur Vermeidung des Trinkens führen. Bei Mangelernährung und Austrocknung (Exsikkose) kann die Ernährung zusätzlich oder ausschließlich parenteral oder enteral über Trink- und Sondennahrung erfolgen.

Folgen der Dysphagie zusammengefasst:

● Aspiration/Aspirationspneumonie → Tod
● Ständige Angst, sich zu verschlucken → Ablehnung der Nahrungs-
  aufnahme
● Dehydratation → Verwirrtheitszustände
● Malnutrition → Gewichtsverlust, geschwächte Immunabwehr, ver-
  zögerte Genesung
● Soziale Isolation → reduzierte Lebensqualität
● In der Pflege → zusätzliche Kosten und mehr Zeitaufwand

Dadurch kommt es bei anfälligen älteren Menschen in der Gemeinschaft, in Pflegeheimen oder in Krankenhäusern zu einem erhöhten
Krankheitsrisiko und einer Schwächung ihres Immunsystems durch
Mangelversorgung an Proteinen/Kalorien, Vitaminen und Mineralstoffen. In vielen Fällen bleiben die frühen Anzeichen der Mangelernährung unentdeckt; als Folge davon verschlechtert sich der allgemeine Gesundheitszustand. Viele ältere Menschen, die an Dysphagie
leiden, sind außerdem von anderen Krankheiten betroffen, deren
klinisches Ergebnis durch den schlechten Ernährungszustand des Patienten negativ beeinflusst werden kann.
Es wird geschätzt, dass Mangelernährung bei 5–10% der älteren Menschen auftritt, die unabhängig leben, und bei 30–85% der älteren Menschen, die auf Hilfe angewiesen sind und in Pflegeheimen und Krankenhäusern leben (Lennard Jones, 1992). Ein schlechter ernährungsbedingter Zustand steht mit vielen anderen großen Gesundheitsrisiken
in Verbindung, wie schlechte Wundheilung, erhöhte Infektionsanfäl-
ligkeit und Störung der geistigen und physischen Funktionen (Ekberg
u. Olsson, 1997) (⊞ 6.4).

⊞ **6.4** Häufigkeit von Schluckstörungen

* 30% der Patienten mit Schlaganfall
* 50% der Patienten mit Parkinson-Krankheit
* 30% der Patienten mit Multipler Sklerose (MS)
* 30–40% der Bewohner von Pflegeheimen
* 25% der Patienten mit Schädelhirntraumen
* 30–35% der Patienten in neurologischen Rehabilitationskliniken
* 12–20% der Patienten in allgemeinen Krankenhäusern

Ursachen der Dysphagie

Schluckstörungen können durch eine Vielzahl von Erkrankungen verursacht werden. In bestimmten Fällen wird die Dysphagie mit chronischen Erkrankungen wie Multipler Sklerose, Krebs, Alzheimer- oder Parkinson-Krankheit in Zusammenhang gebracht. Es gibt Hinweise darauf, dass bei diesen Erkrankungen insbesondere die Dysphagie zu erheblicher Morbidität und Sterblichkeit führt (Bartolome, 1999).

Neurogene Dysphagien sind durch neurologische Erkrankungen bedingt. Sie können durch krankhafte Prozesse auf Ebene des Zentralnervensystems (ZNS), der Hirnnerven, der neuromuskulären Übergangsregion oder der Muskulatur entstehen. Mit 25% ist der Schlaganfall die häufigste Ursache neurogener Dysphagien. Dabei stehen Hirnstamminfarkte an erster Stelle, die zu schweren Schluckstörungen, die oft mit Aspiration einhergehen, führen können. Innerhalb der ersten zwei Wochen nach einem Schlaganfall klagt etwa die Hälfte der Patienten über Dysphagiesymptome.

Auch Lokalisation und Ausmaß einer Schädigung der Gesichts-, Hals- und Speiseröhrenmuskulatur, der Schleimhaut und der Speicheldrüsen können die Nahrungsaufnahme und –zerkleinerung, Bolusformung und –transport beeinflussen. Hierbei handelt es sich um strukturelle Erkrankungen, z.B. Lippen-Kiefer-Gaumen-Spalten, die Schluckstörungen auslösen können. Auch die Wahrnehmung von Geschmacksreizen kann gestört sein.

Dysphagieursachen:
- Neurologisch und psychiatrisch bedingte Schluckstörungen wie z.B. Schlaganfall (CVA), Parkinson-Krankheit, amyotrophe Lateralsklerose (ALS), Alzheimer-Krankheit, Depression, Multiple Sklerose (MS)
- Strukturelle Erkrankungen: Lippen-Kiefer-Gaumen-Spalte, angeborene Defekte oder Gewebserkrankungen, Kopf-, Hals- und Nackentumore, altersbedingte Veränderungen, Traumen: Schuss- und Stichverletzungen, ärztliche Eingriffe als Folge von Intubation und Endoskopien, Einführen von Sonden
- Entzündliche Ursachen: Abszesse, Laryngitis, Tonsillitis, Meningitis
- Muskelerkrankungen: Polymyositis, Myopathie, Muskeldystropie
- Ösophageale Refluxgastritis (Magensäure reizt/beschädigt die Schleimhaut der Speiseröhre)
- Tracheotomie
- Benigne Strikturen
- Infektionen, wie z.B. HIV, AIDS, Candida, Herpes, Poliomyelitis

- Vergiftungen/Verbrennungen, z.B. Verschlucken von Reinigungsmitteln für den Haushalt, Strahlentherapie
- Medikamente, die das ZNS beeinflussen: Sedativa, Neuroleptika, Antiemetika, Antibiotika oder eine Botulinuminfektion.

Zusätzliche Ursachen im Alter:
- Geruchs- und Geschmackssinn lassen nach
- Speichelproduktion nimmt ab
- Muskelkraft sinkt und Schluckreflex verlangsamt sich
- Zahnersatz sitzt nicht richtig und verursacht Schmerzen
- Nebenwirkungen von Krankheiten und/oder Medikamenten

Bis heute ist noch nicht eindeutig geklärt, welche Veränderungen des Schluckvorgangs altersbedingt sind und der Norm entsprechen und welche durch Erkrankungen bedingt sind. Untersuchungen zeigen, dass die Schluckfunktion in der oralen und pharyngealen Phase sowie die Koordination des Schluckens bei älteren Menschen gegenüber jüngeren diskret verändert sein können. Ein wesentlicher Unterschied in der Physiologie des Schluckens bei älteren Menschen scheint in der verspäteten Reflexauslösung zu liegen. Der Beginn der pharyngealen Aktionen, die den Bolus Richtung Speiseröhre transportieren, erfolgt im Vergleich zu Jüngeren signifikant später. Zu den altersbedingten Veränderungen zählen des Weiteren Zahnverlust, Änderung des Lippenschlusses, Absinken des Kiefergelenkes und trockenere Schleimhaut. Die Schleimhauttrockenheit führt zur Verstärkung der Dysphagiesymptomatik, da der Bolustransport durch die mangelnde Gleitfähigkeit verschlechtert ist. Außerdem ist die Elastizität des oberen Speiseröhrenschließmuskels im Alter vermindert. Die meisten Dysphagiepatienten befinden sich in höherem Lebensalter, in welchem das Durstgefühl vermindert und die Flüssigkeitsaufnahme auch bei Gesunden häufig reduziert ist.

Diagnose der Dysphagie

Dysphagien stellen einerseits durch Mangelernährung, Gewichtsverlust und Dehydratation, andererseits durch Aspiration und Aspirationspneumonien eine vitale Bedrohung dar. Deshalb ist eine frühzeitige Diagnose und eine sorgfältige Therapieplanung dringend notwendig.

Spezifische Symptome:
- Steckenbleiben von Nahrung im Hals
- Unfähigkeit, den Schluckakt überhaupt auszulösen
- Schluckreflex weder sichtbar noch tastbar

- Häufiges Verschlucken, Husten, Räuspern und Würgen während des Essens
- Belegte, raue, heisere Stimme
- Störung der Speichelkontrolle
- Nahrung/Speichel läuft aus dem Mund (Sabbern)
- Gurgelnde Geräusche beim Schlucken
- Vermeiden bestimmter Speisen, vorsichtige und sehr langsame Nahrungsaufnahme
- Nahrungsreste verbleiben im Mundraum
- Schmerzen im Hals oder in der Brust
- Eingeschränkte Lebensqualität, sozialer Rückzug, was das Essen in der Öffentlichkeit betrifft.

Unspezifische Symptome:
- Erhöhte Temperatur
- Appetitlosigkeit/Nahrungsverweigerung
- Gewichtsabnahme
- Austrocknung
- Lungenentzündung unklaren Ursprungs.

45% der älteren Leute über 75 Jahre leiden an Dysphagiesymptomen, Schluckproblemen, an Nahrung, die im Hals stecken bleibt oder Brustbeschwerden beim Schlucken. In unterschiedlicher Ausprägung können einzelne oder mehrere Phasen des Schluckvorganges betroffen sein.

Eingangsuntersuchung (Screening)

Bei Verdacht auf eine Schluckstörung führt der Sprachtherapeut oder Logopäde als erste diagnostische Maßnahme eine so genannte klinische Eingangsuntersuchung (Screening) durch. Die diagnostischen Schritte umfassen:
- Anamnese (Grunderkrankung, Symptome, bisherige Behandlung, Ernährungsmodus, Beschwerden beim Essen und Trinken)
- Allgemeine Untersuchung (Prüfung der Hirnleistung, Kommunikationsfähigkeit und Gesamtmotorik)
- Klinische Untersuchung des Rachens (Reflexauslösbarkeit, Husten, Speichelproduktion)
- Klinische Schluckuntersuchung mit Nahrung und Flüssigkeit
- Endoskopische Maßnahmen einschließlich Überprüfung der Schluckfunktion

Die Bewertung der Oralfunktion, der Husten- und Schluckreflexe und des Kehlkopfreflexes kann vom Hausarzt oder von einem Sprachtherapeuten am Krankenbett oder beim Patienten zu Hause vorgenommen werden. Es muss zwischen den verschiedenen Dysphagietypen unterschieden werden, beispielsweise zwischen pharyngeal oder ösophageal, und es müssen mögliche Einflussfaktoren berücksichtigt werden, wie z.B. behandelbare Krankheiten oder eine bereits eingeleitete Behandlung mit Medikamenten. Der Gesundheitsexperte muss bei der Beurteilung des an Dysphagie leidenden Patienten auch nach Anzeichen von lungen- und ernährungstechnischen Komplikationen suchen. Hervorzuheben ist auch, dass der Nachweis eines Rachenreflexes nicht ausreicht, um ein sicheres Schlucken ohne Aspirationsrisiko zu gewährleisten.

Ziel der Eingangsdiagnostik:
- Erkennen der Dysphagie und deren Lokalisation
- Einschätzung des Aspirationsrisikos
- Festlegung der Notwendigkeit differenzialdiagnostischer Untersuchungen
- Allgemeine Einschätzung der Kommunikationsfähigkeit und des Sprachverständnisses
- Beurteilung der Behandlungsindikation
- Entscheidungshilfe für Sofortmaßnahmen wie Essensbegleitung und diätetische Veränderungen.

Gibt es keine offensichtlichen Ursachen oder sind die Schluckstörungen schwerwiegender, sollte der Patient an einen spezialisierten Sprachtherapeuten, Röntgenologen und den entsprechenden Facharzt überwiesen werden.

Untersuchung durch den Spezialisten

Bei der Untersuchung durch den Spezialisten können folgende Hilfsmittel zum Einsatz kommen:
- Verwendung eines flexiblen Laryngoskops, mit dem der hintere Zungenbereich, der Hals und der Kehlkopf untersucht werden können
- Röntgenaufnahmen mit Einnahme von Barium.
- Einnahme von modifiziertem Barium oder Videofluoroskopie, ein per Video aufgezeichnetes radiologisches Verfahren. Damit ist die Untersuchung sämtlicher Phasen des Schluckprozesses durch Verwendung verschiedener Nahrungsmittelkonsistenzen möglich, z.B. flüssige, halbfeste und feste Nahrungsmittel.

- Endoskopie zur Untersuchung des Magen-Darm-Trakts. Sie ergänzt die radiologischen Untersuchungen, besitzt eine hohe Aussagekraft und ist mangels Strahlenbelastung beliebig häufig wiederholbar. Die Endoskopie nimmt einen hohen Stellenwert bei den therapeutischen Entscheidungen im Rahmen der Rehabilitation von Dysphagien ein.
- Die ph-Metrie kommt bei Verdacht auf Refluxkrankheit zum Einsatz.

Behandlung der Dysphagie

Funktionelle Trainingsmethoden sind medikamentösen oder chirurgischen Maßnahmen vorangestellt. Die Therapieplanung und die Durchführung der Behandlung gehören zum Aufgabengebiet des behandelnden Arztes, Logopäden/Sprachtherapeuten, Ergotherapeuten und Diätassistenten. Die medikamentöse Behandlung bezieht sich im Wesentlichen auf die Behandlung der Grunderkrankung, beispielsweise bei Patienten mit Parkinson-Krankheit. Eine pharmakologische Beeinflussung des gestörten Schluckvorganges ist heute nur für die Motilitätsstörungen der Speiseröhre klinisch relevant.

Ziele der chirurgischen Maßnahmen sind die Erleichterung der Boluspassage, die Verhinderung der Aspiration und das Ermöglichen von Sondenernährung. Beispielsweise kann eine Tracheotomie (Speiseröhrenöffnung) und das Einsetzen einer Kanüle zur Verhinderung einer drohenden Aspiration notwendig sein. Eine Beseitigung von Passagehindernissen wie Strikturen (Verengungen) und Narben kann durch Bougieren und Dilatation erfolgen, aber auch durch chirurgische Durchtrennung.

Im Rahmen von Weiterentwicklungen in der Schlucktherapie wurden in den letzten zehn Jahren Haltungsveränderungen und therapeutische Übungen eingeführt, mit denen das Aspirationsrisiko beim Essen begrenzt werden kann. Diese Methoden können zwar wirksam sein, doch sind sie von der ständigen Mitarbeit des Patienten abhängig, jedes Mal also, wenn der Patient schluckt. Viele Patienten mit Schluckstörungen sind älter und/oder haben von ihrer Sinneswahrnehmung her nur eingeschränkte Möglichkeiten. Bei solchen Patienten ist die Änderung der Flüssigkeits- und Nahrungskonsistenz die Therapie der ersten Wahl.

Das Rehabilitationsverfahren umfasst folgende Behandlungskomponenten:

Wiederherstellen oder Verbessern der motorischen und sensomotorischen Funktionen

Hier werden erforderliche Bewegungsmuster trainiert. Die Trainingsschwerpunkte umfassen Stimulationstechniken und motorische Übungen. Es wird versucht, ein physiologisches, annähernd normales Schlucken anzubahnen.

Haltungsmodifikation und spezielle Schlucktechniken

Es handelt sich um Strategien, die das Schlucken erleichtern und/oder eine Aspiration verhindern. Diese Techniken werden während des Schluckens angewendet. Ziel ist es, die Effizienz des Nahrungstransportes zu verbessern und ein sicheres, aspirationsfreies Schlucken zu ermöglichen. Voraussetzung für diese Maßnahmen ist die ausreichende kognitive Fähigkeit des Patienten, da er in der Lage sein muss, die erlernten Strategien im Gedächtnis zu behalten.

Normalerweise wird für die Nahrungsaufnahme auch bei Patienten mit schweren motorischen Beeinträchtigungen die Sitzhaltung angestrebt, da die Schwerkraftverhältnisse den Bolustransport erleichtern. In bestimmten Fällen erweist sich die Liegeposition als vorteilhaft. Bei gastroösophagealem Reflux ist die Liegeposition kontraindiziert. Beim Trinken im Liegen muss ein Strohhalm oder eine Trinkflasche verwendet werden.

Beim Essen wird eine Körperhaltung angestrebt, die Rumpf-, Kopf- und Kieferkontrolle erleichtert und sich positiv auf den Schluckvorgang auswirkt. Die Wirbelsäule sollte gestreckt sein, der Patient sollte gerade sitzen. Wirbelsäule und Oberschenkel sollten im 90°-Winkel zueinander stehen. Auch bettlägerige Patienten sollten zum Essen und Trinken in der Regel die Sitzhaltung einnehmen. Ein Kissen im Rücken kann die Aufrichtung der Wirbelsäule unterstützen, um eine rechtwinkelige Hüftbeugung zu erreichen. Das Aufstützen der Unterarme auf einem höhenverstellbaren Tisch erleichtert die Streckung der Wirbelsäule.

Veränderung der Nahrungskonsistenz

Durch eine Veränderung der Nahrungskonsistenz bezüglich Viskosität und dem Beachten von Geschmacks- und Temperaturreizen kann das Aspirationsrisiko vermindert werden. Das richtige Positionieren der Nahrung auf der Zunge ist beispielsweise bei Sensibilitätsstörungen sehr wichtig. Ess- und Trinkhilfen wie beispielsweise Schiebelöffel oder Flaschen mit besonderen Saugern erleichtern die Nahrungsaufnahme und das Schlucken.

Die Eigenschaften des Bolus beeinflussen den Schluckablauf (⌨ 6.5). Die Fähigkeit, Größe, Form und Konsistenz des Bolus wahrzunehmen, ist eine wichtige Voraussetzung für die muskuläre Antwort. Patienten mit einer gestörten Sensibilität zeigen eine willkürliche Reflexeinleitung, weil der Bolus unzureichend gespürt wird. Oft werden verspätete oder verlängerte orale Reflexeinleitungsphasen beobachtet. Patienten mit schwersten kognitiven Beeinträchtigungen lassen den Speisebolus häufig zu lange im Mundraum liegen, da sie ihn nicht als Nahrung, die geschluckt werden soll, identifizieren.

⌨ **6.5** Bolusspezifische Stimulation.

- **Bolusvolumen:**
  Ein größeres Bolusvolumen erhöht die sensorischen Reize. Nach Einführen des Löffels in den Mund kann ein kurzer Druck auf die Zungenmitte gesetzt werden. Diese Reizung führt zur weiteren Stimulation.

- **Bolusstruktur:**
  Homogen breiige Nahrung weist bedeutend weniger stimulierende Eigenschaften auf als feste Nahrung. Um die Risiken von Aspiration und Verschlucken zu verhindern, verändert man die Konsistenz der Nahrung in eine flüssig-breiige bis breiige Form.

- **Bolusgeschmack:**
  Ein intensiver Geschmack bietet zusätzlich sensorische Reize. Studien zeigen, dass ein saurer Bolus eine Verbesserung der Schluckreflexauslösung bewirkt.

- **Bolustemperatur:**
  Eisgekühlte oder heiße, angedickte Getränke vor oder während des Essens können eine Reflexauslösung deutlich beschleunigen.

Der Schluckakt wird durch ein Zusammenwirken verschiedener Reize ausgelöst. Es sind Faktoren wie beispielsweise Aussehen, Geruch und Geschmack der Nahrung, die einen Schluckreflex und einen vermehrten Speichelfluss auslösen und damit die Motivation zum Essen und Trinken. Während der Mahlzeit wird der Teller so platziert, dass der

Patient die Speise sehen kann. Die Menüauswahl sollte sich, soweit möglich, nach dem Geschmack des Patienten richten.

Man unterscheidet grob die drei Konsistenzkategorien flüssig, breiig und fest. Die Wahl der geeigneten Nahrungskonsistenz richtet sich nach dem individuellen Störungsbild. Für erste Essversuche eignet sich besonders Götterspeise. Fetthaltige Nahrung und fette Flüssigkeiten wie beispielsweise Milchprodukte oder Fleischbrühe sollten gemieden werden, bis der Patient als aspirationsfrei gilt. Bei einer verminderten Speichelproduktion sollten salzige, säurehaltige Speisen bevorzugt werden, da sie den serösen Speichel aktivieren. Schleim bildende Nahrungsmittel wie Milchprodukte, Getreide oder süße Speisen können den Bolustransport bei trockenem Schleim behindern.

Inzwischen werden im Handel für Dysphagiepatienten konzipierte Andickungsmittel angeboten, beispielsweise ThickenUp oder Quick & Dick. Jedoch ist hierbei auf den Kalorien- und Kohlenhydratgehalt zu achten. Bei Diabetikern sind deshalb häufigere Blutzuckerkontrollen für eine gute Blutzuckereinstellung unerlässlich. Andickungsmittel wie Nestargel und Biobin wurden früher eingesetzt. Sie haben den entscheidenden Nachteil, dass sie nachdicken, sodass während des langsamen Essens keine optimale Konsistenz beibehalten werden kann.

Insbesondere bei Patienten, die nur homogen breiige Nahrung essen oder keine vollständige Mahlzeit bewältigen können, sind für eine gezielte und optimale Nährstoffversorgung spezielle Trink- und/oder Zusatznahrungen notwendig. Zur Nahrungsaufnahme unter Umgehung der oberen Luft- und Speisewege ist die Anlage einer perkutanendoskopisch kontrollierten Gastrostomie (PEG) am sinnvollsten. Für aspirationsgefährdete Patienten, bei denen zusätzlich Zeichen einer Refluxsymptomatik des unteren Speiseröhrenschließmuskels besteht, empfiehlt sich das Vorschieben der Sonde bis in den Zwölffingerdarm.

Ess- und Trinkhilfen

- Der Ramsey-feeder eignet sich zum Platzieren der Nahrung oder zum Aktivieren der Saugbewegungen. Durch dosiertes Zusammendrücken der Flasche wird die Nahrung durch den Schlauch geschoben und kann beliebig auf der Zunge plaziert werden.
- Schmale Trinkgefäße lassen sich wegen der Behinderung durch die Nase nicht genügend kippen. Deshalb sind Gefäßdurchmesser vorteilhaft, die etwa dem Abstand zwischen Mund und Nasenwurzel entsprechen. Alternativ kann aus einem Plastikbecher eine Nasenkerbe ausgeschnitten werden, um das Kippen des Gefäßes auch bei stark vorgebeugtem Kopf zu ermöglichen. Weitere Trinkgefäße sind beispielsweise der Dosierbecher oder der Schaukelbecher.

Die folgenden Esshilfen beziehen sich primär auf Störungen der Arm- und Handfunktion. Sie werden als begleitende Unterstützung bei schluckgestörten Patienten mit Beeinträchtigungen der oberen Extremitäten angewendet.

● Der Teller mit erhöhtem Rand erleichtert das Aufnehmen der Nahrung auf Löffel und Gabel und ersetzt dadurch das Schieben mit dem Messer. Dieselbe Funktion erfüllen elastische Tellerränder, die sich mit einer Klemmvorrichtung an jedem beliebigen Teller befestigen lassen.

  Das Essgeschirr wird auf eine rutschfeste Unterlage gestellt und kann dadurch nicht mehr verschoben werden.

● Hilfreiche Veränderungen bei Bestecken sind beispielsweise verstärkte Kunststoffgriffe oder angewinkeltes Besteck. Bei schweren Störungen der Greiffunktion gibt es spezielle Besteckhalter.

  Seit kurzer Zeit im Handel sind Schiebelöffel für Patienten mit Teilresektionen der Zunge, die die Nahrung im Mundraum nicht nach hinten befördern können.

Essensbegleitung

Viele Schluckgestörte benötigen Hilfestellungen für die Nahrungsaufnahme. Diese Essensbegleitung wird in der Regel vom Pflegepersonal oder Ergotherapeuten durchgeführt. Wenn die Möglichkeit besteht, werden auch Angehörige in die Essensbegleitung mit einbezogen.

Wie kann eine optimale Ausgangssituation zum Essen geschaffen werden?

● Ablenkungen durch Radio- oder Fernsehgerät reduzieren.
● Motivation zum Essen durch eine gutaussehende, wohlriechende und -schmeckende Nahrung schaffen.
● Notwendige Hilfsmittel zur Nahrungsaufnahme bereitlegen.
● Auf optimale Körperhaltung achten.
● Vor der Nahrungsaufnahme auf eventuelle Atemgeräusche aufgrund übermäßiger Sekretansammlungen achten.

Was soll während und nach dem Essen beachtet werden?

● Dem Patienten genügend Zeit zum Essen geben. Zu große Schlucke oder Bissen sollen vermieden werden.
● Unterhaltungen während des Essens vermeiden.
● Die nächste Portion erst einnehmen lassen, wenn alle Nahrungsreste im Mund entfernt sind. Den Patienten direkt nach dem Schlucken auffordern, „Ah" zu sagen. Klingt die Stimme gurgelnd, muss gehustet und nochmals leer geschluckt werden.

- Bei Ermüden des Patienten eine Pause einlegen oder die Mahlzeit abbrechen.
- Durch kurzen Druck der Löffelunterseite auf die Zungenmitte können Schluckreize ausgelöst werden.
- Um Refluxprobleme zu verhindern, sollten die Patienten nach dem Essen eine Stunde aufrecht sitzen bleiben und 1–2 Stunden vor dem Zubettgehen keine Nahrung mehr zu sich nehmen.

Ernährungstherapie bei Dysphagie

Die wachsende Besorgnis in den letzten Jahren über das häufige Auftreten von Mangelernährung bei älteren Menschen in Krankenhäusern hat die Aufmerksamkeit auf die wichtige Rolle der Ernährungstherapie bei der Behandlung dieser Patienten gelenkt. Patienten mit Dysphagiesymptomen, die weniger essen und trinken – ganz gleich, ob im Krankenhaus, im Altenheim oder zu Hause – müssen als Personen mit besonders hohem Mangelernährungsrisiko betrachtet und entsprechend behandelt werden.

Hauptziele der Ernährungstherapie
- Hilfe für Patienten beim Schlucken durch Konsistenzänderung der Nahrung (Vermeidung von Aspiration und Verschlucken):
  - → Dünnflüssiges wie Suppen und Getränke andicken,
  - → feste Speisen pürieren bzw. passieren,
  - → auf homogene Konsistenz achten, d.h. keine unterschiedlichen Konsistenzen in einer Speise mischen
- Optimierung des Ernährungszustandes (Vermeidung von Dehydratation und Malnutrition).

Konsistenzänderung der Nahrung

Um die Risiken von Aspiration und Verschlucken zu minimieren werden im Rahmen der Dysphagiebehandlung in der Regel die Konsistenz von Speisen und Getränken geändert. Flüssigkeiten (Suppen, Getränke) müssen verdickt und feste Nahrung muss als Püree oder in weicherer Form zubereitet werden. Eine breiige, halbfeste Konsistenz ist für Betroffene am einfachsten zu schlucken.

Ein weiteres Kriterium der Dysphagiekost ist eine homogene Konsistenz der Nahrung, d.h. beispielsweise keinen Joghurt mit Früchten oder Nudelsuppe verabreichen. Als spezielle diätetische Lebensmittel für die an das Beschwerdebild des Patienten angepasste Konsistenz stehen Quick & Dick von Pfrimmer Nutricia sowie ThickenUp von Novartis Nutrition zur Verfügung. Es wird außerdem empfohlen, die

Mahlzeit mit einem sauren Geschmackszusatz, wie etwa Zitrone, zu servieren, um den Schluckmechanismus auszulösen.

Obwohl man annehmen könnte, dass Wasser und andere Flüssigkeiten von an Dysphagie Leidenden geschluckt werden können, stellen sie in Wirklichkeit ein großes Problem dar, weil sie ungehindert über den Mund in die Luftröhre gelangen können. Nicht leidende Menschen haben einen Hustenreflex, der die Luftröhre schützt. Dieser Reflex kann jedoch bei an Dysphagie Leidenden gestört sein bzw. völlig fehlen. Deshalb ist die Konsistenzänderung von Flüssigkeiten besonders wichtig, um sicherzustellen, dass Dysphagiepatienten einen ausreichenden Wasserhaushalt besitzen. Dieses Ziel lässt sich problemlos durch die Verwendung von Dickungsmitteln (s.o.) erreichen. Führen Veränderungen der Getränke- und Speisenkonsistenz nicht zum Ziel oder ist Schlucken dennoch unmöglich, ist die frühzeitige enterale Ernährung über Sondennahrung angezeigt.

Diätetische Maßnahmen

Wegen der unterschiedlichen Pathomechanismen (krankhaften Veränderungen) lässt sich keine spezielle Diät für Schluckstörungen zusammenstellen. Bestimmte Störungsbilder lassen sich aufgrund der unterschiedlichen Nahrungskonsistenz voneinander unterscheiden.

Phase I: Feinpürierte Kost

Eine feinpürierte Kost beinhaltet Speisen, die sich zu feinem, homogenem Brei verarbeiten lassen.

Geeignete Lebensmittel und Speisen:
Kartoffelpüree aufgeschlagen
Gekochte, feinpürierte Möhren, Sellerie, Schwarzwurzeln, Blumenkohl, Kohlrabi, Zucchini
Gekochte, ohne Schale und Kerne feinpürierte Äpfel, Birnen, Aprikosen, Pfirsiche, Bananen püriert und gesiebt
Götterspeise ohne Fruchtstücke
Püriertes, gesiebtes Kalb-, Hühner- und Schweinefleisch, evtl. mit dicker Soße
Naturjoghurt, aromatisierter Joghurt, aufgeschlagener Quark, Pudding, Mousse.

Nicht geeignete Lebensmittel:
Körnige, faserige oder klebrige Konsistenzen, beispielsweise Teigwaren, Reis
Rohes Gemüse, Spargel, Kohlgemüse, Brechbohnen

Rohe Früchte, Beeren mit Kernen, Erdbeeren, Ananas, Zitrusfrüchte, Rhabarber, Weintrauben
Gemahlene Nüsse
Hülsenfrüchte mit Schalensplittern, Küchenkräuter.

Indikation:
Erste Essversuche bei schwersten bis schweren Störungen des Kauens, der oralen Boluskontrolle, bei verzögerter Reflexauslösung, eingeschränkter pharyngealer Kontraktion sowie eingeschränkter Speisenröhrenöffnung.

> Eine feinpürierte Kost erfüllt nicht die ernährungsphysiologischen Anforderungen zur Energiebedarfsdeckung. Die Nahrung muss bedarfsdeckend durch Sondennahrung ergänzt werden.

Phase II: Pürierte Kost

Eine pürierte Kost definiert Speisen, die sich zu einem Brei verarbeiten oder im Mixer pürieren lassen. Dabei sind je nach Nahrung bereits typische Eigenstrukturen erkennbar. Geeignet ist auch Nahrung aus Phase I.

Geeignete Lebensmittel und Speisen:
Grießbrei, Schmelzflocken, gut ausgequollener Reis- oder Sagobrei, weiche Polenta
Kartoffelpüree
Gekochtes, püriertes Gemüse aus Phase I, zusätzlich Fenchel, Schnittbohnen, Spinat, Wirsing
Gekochtes oder rohes Obst, ohne Schale und Kerne, püriert oder gerieben. Obst aus Phase I, zusätzlich Erdbeeren, Kiwi
Püriertes Kalb-, Hühner-, Schweinefleisch, evtl. mit sämiger Bratensoße vermischt
Milchprodukte aus Phase I, zusätzlich Fruchtjoghurt und Fruchtquark verrührt ohne Stückchen.

Nicht geeignete Lebensmittel:
Körnige, faserige oder klebrige Konsistenzen, beispielsweise Nudeln, Reis
Spargel, Porree, Weißkohl, Rotkohl, Rosenkohl, Grünkohl
Zitrusfrüchte, Pflaumen, Ananas, Rhabarber, Weintrauben, Beeren mit Kernen
Hülsenfrüchte mit Schalensplittern, Küchenkräuter.

Indikation:
Nach erfolgreichen Schluckversuchen der Phase I wird möglichst schnell auf die normal pürierte Kost übergegangen.

> Bei sorgfältiger Auswahl der Lebensmittel und ausreichender Menge kann eine pürierte Kost den Energiebedarf decken.

Phase III: Weiche Kost

Eine weiche Kost definiert Nahrung, die sich mit der Zunge zerdrücken lässt.

Geeignete Lebensmittel und Speisen:
Nahrung aus Phase I und II, zusätzlich Weißbrot, Toastbrot leicht angetoastet, Graubrot ohne Rinde und Körner, gut ausgequollene Nudeln, eingeweichte Weißbrotstücke oder Cornflakes in Tee, Milch oder Kaffee
Kartoffelpüree, weichgekochte Kartoffeln
Weichgekochtes Gemüse, beispielsweise Möhren, Sellerie, Schwarzwurzeln, Blumenkohl, Brokkoli, Zucchini, Gurken, Tomaten ohne Haut und Kerne
Sehr weiches Frischobst, beispielsweise Banane, Erdbeeren, reife Pfirsiche, reife Melone, Fruchtgelee, Pflaumenmus, Marmelade ohne Kerne, eingemachte Früchte ohne Kerne, Grütze mit Früchten
Gehacktes, Kalbsbrät, Hackbraten ohne Kruste, Pasteten, Leberwurst, Teewurst
Kochfische aus weichem Fleisch, ohne Gräten
Milchprodukte aus Phase I und II sowie zusätzlich Schmelzkäse, Frischkäse, Butter, Margarine
Quarkauflauf ohne Kruste, Käsesahnetorte.

Nicht geeignete Lebensmittel:
Grobkörnige, krümelige, faserige oder klebrige Konsistenzen, beispielsweise Brot mit krustiger Rinde, Faden- oder Sternchennudeln
Spargel, Porree, Rosenkohl, Weißkohl, Rotkohl, alle Blattgemüse und -salate, Rhabarber
Ananas, Zitrusfrüchte, Beeren mit Körnern
Trockenes Fleisch (Wild), zähes Fleisch (Rind), Fleisch/Fisch paniert oder scharf gebraten, grob vermahlene Leber- oder Teewurst
Produkte mit vermahlenen Körnern oder hohem Schalenanteil.

Indikation:
Eine weiche Kost eignet sich für Patienten mit mittleren Störungen der oralen Vorbereitungs- und oralen Phase sowie mittelgradigen Beeinträchtigungen der pharyngealen Phase.
Bei ausgewogener Auswahl und Menge deckt eine weiche Kost den Energiebedarf.

Phase IV: Übergangskost

Eine Übergangskost ist eine halbweiche und feste Nahrung, die sich leicht kauen lässt.

Geeignete Lebensmittel und Speisen:
Nahrung aus Phase I–III, zusätzlich Brötchen und Schwarzbrot ohne Körner oder Schrot, Nudeln, Semmelknödel, weichgekochter Reis, Spätzle, Aufläufe ohne Kruste, weiche Kuchen ohne Nüsse, Rosinen, Orangeat oder Zitronat
Gekochte Kartoffeln, schwach geröstete Kartoffeln, Kartoffelklöße, Kartoffelgratin ohne Kruste
Wie I–III, zusätzlich gekochte Rote Bete, Spargel, Pilze, evtl. Blattgemüse und -salate
Wie I–III, zusätzlich alle eingemachten Früchte, evtl. reife Ananas, Zitrusfrüchte, Marmelade
Wie I–III, zusätzlich gedünstetes oder ohne harte Kruste gebratenes, weiches Kalb-, Geflügel- und Schweinefleisch, Wurstaufschnitt ohne Stückchen
Bratfische mit weichem Fleisch, ohne Gräten
Wie I–III, zusätzlich Camembert, Brie, evtl. Schnittkäse.

Nicht geeignete Lebensmittel:
Grobkörnige, krustige, klebrige oder zähe Konsistenzen, beispielsweise Brot mit harter Kruste, Kuchen mit Nussstückchen
Rohe Karotten, Sellerie etc., Beeren mit Körnern
Sehr trockenes Fleisch (Wild), zähes Fleisch (Rind), Fleisch/Fisch paniert oder krustig angebraten
Produkte mit unvermahlenen Körnern oder hohem Schalenanteil.

Indikation:
Leichte Störungen der oralen und/oder pharyngealen Phase.

Phase V: Normalkost

Die letzte Phase entspricht bezüglich der Konsistenzen einer völlig normalen Kost.

Flüssigkeitsstufen

In Abhängigkeit vom individuellen Störungsbild muss die Fließfähigkeit der Suppen und Getränke berücksichtigt werden. Die folgende Einteilung unterscheidet die Konsistenzen cremig, nektarartig und dünnflüssig.

- Cremig: eingedickte, durchgesiebte Cremesuppen, Trinkjoghurt ohne Fruchtstücke
- Nektarartig: Fruchtnektar, Cremesuppen, mit Verdickungsmittel angedickte Getränke
- Dünnflüssig: alle Flüssigkeiten.

Beispiel eines Speise- und Trinkplans bei Dysphagie

- Morgen: Kaffee oder Tee angedickt, Brot, evtl. ohne Rinde, Milchbrei, angedickte Trink- oder Zusatznahrung (Supplemente)
- Zwischenmahlzeit: angedickte Säfte, Milchshakes oder Quarkspeisen, angedickte Trink- oder Zusatznahrung (Supplemente)
- Mittag: Suppe angedickt, Kartoffelpüree, Spinat, Pudding, angedickte Trink- oder Zusatznahrung (Supplemente)
- Nachmittag: Kaffee oder Tee angedickt, weicher Kuchen, angedickte Trink- oder Zusatznahrung (Supplemente)
- Abend: Tee und Suppe angedickt, Brot und Belag nach Wahl, angedickte Trink- oder Zusatznahrung (Supplemente)
- Nacht: Angedickte Säfte, angedickte Trink- oder Zusatznahrung (Supplemente).

Vieles an der heute allgemein vorherrschenden schwierigen, sehr vielschichtigen Arbeitssituation in Alten- und Pflegeheimen wird sich wahrscheinlich nur mit großen Anstrengungen, die in vielen kleinen Teilschritten stattfinden müssen, über einen längeren Zeitraum verbessern lassen. Ein erster Schritt wäre beispielsweise, die Arbeitssituation im Bereich der Einnahme von Speisen und Getränken bei Bewohnern mit Schluckstörungen durch die Bereitstellung eines Andickmittels zu entschärfen. Hier kann die Pflegedienstleitung unter Aufwendung geringster Mittel eine sofortige und wesentliche Verbesserung erzielen und so einen wertvollen und innovativen Beitrag sowohl für das Wohlbefinden der Bewohner eines Hauses als auch für die Motivation ihrer Mitarbeiter leisten.

Probleme und Problemlösungen in der Therapie von Dysphagiepatienten

In den Fällen, in denen ältere Leute, die an Dysphagie leiden, zu Hause oder in Heimen behandelt werden, ist es wichtig, dass sie die Möglichkeit haben, aus einer Reihe verschiedener geeigneter Gerichte zu wählen. Dadurch wird nicht nur der Anreiz zum Essen größer, sondern es wird außerdem ein Beitrag zur ausgewogenen Aufnahme von Nährstoffen geleistet. Nicht zu vergessen ist die Tatsache, dass es leidenden Personen möglicherweise peinlich ist, zusammen mit anderen zu essen, aus Angst davor, zu sabbern, oder dass weitere Probleme offenkundig werden, die mit der Dysphagie in Zusammenhang stehen. Außerdem haben sie möglicherweise Angst, sich zu verschlucken, wenn man sie allein lässt. Deshalb muss ihnen erforderlichenfalls bei den Mahlzeiten spezielle Hilfe angeboten werden. Die richtige Körperhaltung beim Dysphagiepatienten kann beim Schlucken eine große Hilfe sein. Eine entsprechende Beratung darüber bietet der Sprachtherapeut an.

Eine wichtige Aufgabe ist es, ein Bewusstsein für diese weitgehend noch unerkannte Gefahr zu schaffen. Das medizinische Personal (vom Arzt über die Krankenschwester bis zum Altenpfleger) und ernährungsmedizinische Fachkräfte (Diätassistenten und Ernährungswissenschaftler) in Kliniken, Pflegeeinrichtungen und ambulanten Pflegediensten sind dazu aufgerufen, dem Problem Schluckstörungen mehr Aufmerksamkeit zu widmen und den Betroffenen eine entsprechende Therapie zukommen zu lassen. Das Essen-Lernen steht im Mittelpunkt der Therapiesitzungen.

Therapieverfahren zusammenfassend

- Kausale Behandlung → Behandlung der Ursache des Problems (z.B. neuer Zahnersatz, Medikamentenumstellung)
- Kompensatorische Maßnahmen → Diätetische Maßnahmen
- Variiertes Handling → Körper-/Kopfhaltung korrigieren, Schlucktraining mit Logopäden
- Hilfsmittel → z. B. Schnabelbecher.

Tipps für die Speisenreichung

1. Voraussetzung: Vorhandensein eines Schluck- und Hustenreflexes
2. Vorbereitung: Kontrolle von Zahnprothese, Hörgerät und Brille
3. Allgemein zu beachten:
  Abstand zwischen Mund und Essen: ca. 30 Zentimeter
  Aufrechte Körperhaltung gewährleisten

Speisen sehen, riechen, schmecken lassen, um Speichelproduktion und Appetit anzuregen

Zeit lassen zum Kauen und Nachschlucken

Geeignete Speisen und Konsistenz wählen

4. Speisenreichung mit einen Löffel:

Von vorne unten anreichen

Nicht an Zähne stoßen, sonst Beißreflex

Nur wenig auf den Löffel geben

Löffel in die Mitte des Mundes platzieren, vorderes Zungendrittel dabei hinunterdrücken (verhindert die Rückwärtsbewegung der Zunge)

Löffel waagerecht zurückziehen

Vor der nächsten Portion soll der Löffel leer sein

5. Nach dem Essen:

Mundpflege, Entfernung von Speiseresten

Ca. 20 Minuten nach dem Essen aufrecht sitzen

Individuelle Probleme dokumentieren und weitergeben

Literatur

Barer, D. H.: The natural history and functional consequences of dysphagia after hemispheric stroke. J Neurology & Neurosurgery Psychiatry. 52 (1989) 236–241

Bartolome, G. et al.: Schluckstörungen: Diagnostik und Rehabilitation. 2. Aufl. München: Urban & Fischer 1999

Elmstahl, S., M. Bülow, O. Ekbergt, M. Petersson, H. Tegner: Treatment of Dysphagia improves nutritional conditions in stroke patients. Dysphagia. 14 (1999) 61–66

Ekberg, O.: The Role of Radiology in the Evaluation and Treatment of Neurologically-Impaired Patients with Dysphagia. J Neuro Rehab. 4 (1990) 65–73

Ekberg, O., R. Olsson: Radiological evaluation of the pharynx and larynx during swallowing. Oper Tech Otolaryngonglogy. 8/3 (1997) 153–162

Layne, K. et al.: Using the Fleming Index of Dysphagia to establish prevalence. Dysphagia. 4 (1989) 39–42

Lennard Jones, J. E. (Chair person): King Edwards Hospital Fund of London. A positiv approach to nutrition as treatment: Report of a working party chaired by Prof. J. E. Lennard Jones on the role of enteral an parenteral feeding in hospital and at home. London Kings Fund Centre, 1992

Schmidt, E. V., V. E. Smimov, V. S. Raybova: Results of the 7 year prospective study of stroke patients. Stroke. 1 (1988) 942–949

Siebens, H. et al.: Correlates and consequences of eating dependency in institutionalised elderly. J Am Geriatr Soc. 34 (1986) 192–198

Malnutrition – ernährungsmedizinische Bedeutung weltweit und in industrialisierten Ländern

Ines Drewe, Klaudia Pütz, Birgit Junghans, Katrin Raschke, Sven-David Müller

Auf der Erde leiden jüngeren Studien zufolge genauso viele Menschen an Hunger wie an Übergewicht. Derzeit wird die Zahl derer, die weltweit an Unterernährung leiden, auf 1,2 Milliarden Menschen geschätzt. Laut Angaben der Deutschen Welthungerhilfe waren im Zeitraum 1995–97 weltweit rund 825 Millionen Menschen chronisch unterernährt. Davon lebten alleine 790 Millionen, darunter 190 Millionen Kinder, in den so genannten Entwicklungsländern (32% in Afrika, 22% in Asien, 14% in Lateinamerika; Biesalski, 1999). Jeden Tag sterben etwa 24 000 Menschen an den Folgen von Hunger, drei Viertel davon sind Kinder – und das, obwohl es in den meisten Ländern ausreichend Nahrungsmittel gibt! Dank der Steigerung der landwirtschaftlichen Produktion in den letzten Jahrzehnten würde die weltweite Nahrungsproduktion ausreichen, um allen Menschen genügend Essen zur Verfügung zu stellen. Rein rechnerisch gesehen stehen jedem Menschen 2 700 kcal täglich zur Verfügung, während der Mindestbedarf für Erwachsene laut WHO/FAO deutlich darunter bei 2 100 kcal liegt. Die Länder Lateinamerikas zeigen heute einen Aufwärtstrend bei der Verbesserung ihrer Ernährungssituation. Das trifft auch für asiatische Länder zu, allerdings mit Einschränkungen: In bevölkerungsreichen Ländern wie Indonesien, Vietnam oder Indien ist die Situation nach wie vor unbefriedigend, in Afghanistan zeigt sich sogar eine Verschlechterung. Negative Trends zeichnen sich vor allem auf dem afrikanischen Kontinent ab.

In Entwicklungsländern werden jährlich etwa 24 Millionen untergewichtige Kinder geboren, das sind 17% aller dortigen Lebendgeburten. Ein Zusammenhang zwischen fetaler oder frühkindlicher Mangelernährung und chronischen Krankheiten in späteren Lebensjahren konnte in Studien nachgewiesen werden. Bei unterernährt geborenen Kindern bleibt der Intelligenzquotient deutlich hinter dem ausreichend versorgter Kinder zurück und beeinträchtigt wesentlich die spätere Lernfähigkeit.

In unseren Industrienationen spielen dagegen nicht die zu geringe Energieaufnahme, sondern eine einseitige und falsche Ernährung eine bedeutendere Rolle. Kennzeichen für unsere Wohlstandsstaaten sind der Mikronährstoffmangel, aber auch die Mangelernährung aufgrund von Erkrankungen wie beispielsweise Krebs, AIDS, chronischer Niereninsuffizienz, bei der Dialyse (künstliche Niere) und in der Geriatrie.

Begriffsbestimmung

Der Begriff Mangelernährung ist in Standardnachschlagewerken wie dem „Pschyrembel" (258. Auflage) nicht definiert. Der aus dem angloamerikanischen Raum geläufige Begriff *Malnutrition* wird als Sammelbegriff für eine Fehl- oder Mangelernährung bezeichnet. Unterschieden wird hier zwischen quantitativer und qualitativer Mangelernährung und chronisch dyspeptischen Formen, die durch Verdauungsinsuffizienz, beispielsweise bei zystischer Fibrose, entstehen. Im deutschsprachigen Raum werden die Begriffe Unter- und Mangelernährung oft synonym verwendet. Unterernährung stellt jedoch einen quantitativen Begriff dar, während Mangelernährung sowohl als quantitativer als auch als qualitativer Begriff verstanden werden kann, der die unzureichende Versorgung und Verwertung mit einem oder mehreren Nährstoffen bezeichnet.

Der Begriff Malnutrition schließt jede Form von inadäquater Ernährung ein, das heißt Unterernährung, Überernährung oder Imbalancen von Nährstoffen. Während global betrachtet die Mangelernährung ein sozioökonomisches Problem darstellt, stehen in den Industrieländern eher die medizinischen Ursachen im Vordergrund. Bei krankheitsbedingter Anorexie (Appetitlosigkeit, Auszehrung aufgrund verminderter Nahrungsaufnahme) führt die fehlende Einnahme einer geeigneten Kost zu den klassischen Zeichen und Symptomen der Unterernährung, auch wenn die Verfügbarkeit adäquater Nahrungsquellen gegeben ist.

Zur Charakterisierung einer unzureichenden oder unangemessenen Protein- und Energieversorgung des Organismus wird der Begriff **Protein-Energie-Malnutrition (PEM)** verwendet. PEM beschränkt sich nicht nur auf Kinder. Bei Hungersnöten oder verschiedenen Formen der Malabsorption können Erwachsene ebenso betroffen sein. Kinder, die ungenügende Mengen an Proteinen und Kalorien aufnehmen, weisen meist gleichzeitig einen Mangel an lebensnotwendigen Mineralstoffen wie beispielsweise Eisen, Zink, Jod, Kalium, Magnesium, Kalzium und an den Vitaminen A, C, E, D sowie essenziellen Fettsäuren auf, die u. a. für die bei PEM typische Wachstumsverzögerung und vermehrte Anfälligkeit für Krankheiten verantwortlich sind. Eine manifeste PEM tritt in Industrieländern nur äußerst selten auf, doch bei Untergewicht äußern sich die Ernährungsmängel in einer erhöhten Zahl der Krankenhausaufenthalte und der Mortalitätsrate aufgrund von Herz-Kreislauf-Erkrankungen bei Untergewicht.

Es werden nach der klassischen Definition zwei Untergruppen der PEM unterschieden:

Marasmus

Marasmus ist eine schwere Form der PEM, die häufig in Entwicklungsländern bei Säuglingen und Kleinkindern auftritt und durch Muskeldystrophie, Verlust des subkutanen Fettpolsters, verringertes Wachstum und ein stark eingeschränktes Körpergewicht ohne Ödembildung charakterisiert ist. Marasmus ist gekennzeichnet vor allem durch eine ungenügende Energiezufuhr, wogegen die Proteinmenge noch ausreichend sein kann. Beispiele in den reichen Industriestaaten hierfür sind Patienten mit Anorexie, Tumorkachexie oder Patienten mit Malassimiliationssyndrom. Die über längere Zeit unzulängliche Nahrungsversorgung führt zum Abbau aller Energie- und Proteinreserven. Kinder, die unter Marasmus leiden, haben oft greisenhafte eingefallene Gesichtszüge und einen aufgetriebenen Bauch; Körpertemperatur, Blutdruck und Pulsfrequenz sind meist erniedrigt.

Kwashiorkor

Kwashiorkor, der andere Typ der PEM, ist durch eine ungenügende Proteinzufuhr im Verhältnis zur Energie gekennzeichnet. Diese schwere Form der PEM weist in unterschiedlicher Ausprägung folgende charakteristische Merkmale auf: Ödeme, Muskelschwund, verringerte Körpergröße, Haut- und Haarveränderungen, Anämie, Lebervergrößerung, Durchfälle, Apathie, Anorexie und einen schlechten Allgemeinzustand. Das Körpergewicht kann aufgrund von Ödemflüssigkeit erhöht sein, das Ausmaß der Mangelernährung wird bei schweren Fällen erst nach Verlust der Ödeme deutlich sichtbar. Kwashiorkor ist schwieriger zu identifizieren als Marasmus. Man findet ihn in den Industrienationen beispielsweise bei Patienten mit Sepsis, Trauma, Verbrennungen oder Lymphomen.

Häufigkeit der Mangelernährung

Die klinische Bedeutung einer Malnutrition wird nach wie vor unterbewertet. Ein schlechter Ernährungszustand wird gewöhnlich gar nicht oder erst viel zu spät erkannt. Die routinemäßige Erfassung des Ernährungszustandes beispielsweise in Krankenhäusern und Altersheimen ist die Ausnahme.

In Deutschland sind vor allem **Senioren** mangelernährt. Geriatrische Patienten über dem 75. Lebensjahr stellen eine große Gruppe mit hohem Mangelernährungsrisiko dar. Bei Betagten ist Mangelernährung eine der häufigsten und am wenigsten beachteten Krankheiten in Krankenhäusern, Pflegeheimen oder in der häuslichen Pflege. Während „nur" zwischen 4 und 30% der selbstständig zu Hause lebenden „gesunden" Betagten schlechte Ernährungsparameter aufweisen, werden bei bis zu 83% der geriatrischen Patienten in Akut-Krankenhäusern oder Pflegeheimen Zeichen von Mangelernährung gefunden. Mangelernährung ist zu einer der häufigsten und am wenigsten beachteten Krankheiten im Alter geworden.

Mangelernährung ist kein seltenes Problem in den Kliniken oder Pflegeheimen. Eine Mangelernährung ist in Deutschland bei 20–60% aller allgemeinmedizinischen, internistischen oder chirurgischen Patienten bereits zum Zeitpunkt der stationären Aufnahme nachweisbar. Zudem verschlechtert sich häufig der Ernährungszustand bei längeren Krankenhausaufenthalten.

Die Mangelernährung setzt meistens schleichend ein. Ein Teil der Patienten ist bereits bei der Aufnahme in eine Klinik mangelernährt, bei anderen führt der Klinikaufenthalt aufgrund von diagnostischen und therapeutischen Maßnahmen, Schmerzen, Ängsten und anderen Einflüssen zur Mangelernährung. Der Ernährungsstatus bei stationär behandelten Patienten wird schlecht überwacht. Es wurde nachgewiesen, dass manche Patienten, die bei Beginn des Klinikaufenthaltes keine Ernährungsmängel aufwiesen, nach drei Wochen eine signifikante Reduktion von Albumin, Gesamtleukozytenzahl, Trizepshautfaltendicke und Mittelarmumfang zeigten. Diese Patientengruppe hat eine zwei- bis dreifach höhere Komplikationsrate und eine wesentlich längere Krankenhausverweildauer verglichen mit Patienten in einem guten Ernährungszustand. Der Vermeidung von Mangelernährung oder der Verbesserung der Ernährungssituation sowohl bei gesunden Betagten als auch bei geriatrischen Patienten kommt eine hohe Bedeutung zu.

Von allen Patienten haben **Tumorpatienten** am häufigsten Ernährungsprobleme. Ausmaß und Häufigkeit einer Mangelernährung sind je nach Tumortyp und -lokalisation stark unterschiedlich. Besonders davon betroffen sind Patienten mit Tumoren des oberen Gastrointestinaltraktes. Etwa 50% zeigen bereits zum Zeitpunkt der Diagnose Zeichen der Mangelernährung. Bei fortgeschrittener Erkrankung leiden etwa 40% an Appetitlosigkeit, Übelkeit und Erbrechen. Selbst heute sterben in Deutschland immer noch ca. 20% aller Tumorpatienten infolge der Tumorkachexie, der schwersten Form der Mangelernährung. Ein mangelhafter Ernährungszustand verschlechtert die

Prognose der Erkrankung, die Wirksamkeit der spezifischen Tumortherapie, erhöht das Risiko für Komplikationen und vermindert die Lebensqualität und Lebenserwartung der Tumorpatienten. Eine gezielte Ernährungstherapie muss immer einsetzen, wenn eine Mangelernährung bereits vorhanden ist oder, vor allem im Rahmen einer Tumortherapie, droht.

Die Deckung des Energiebedarfs spielt bei der Ernährung der **Patienten mit Dialysebehandlung** (künstliche Niere) eine wichtige Rolle. Viele Patienten befinden sich schon bei Eintritt in das dialytische Stadium aufgrund einer proteinarmen Ernährung im Rahmen einer Nierenschonkost in einem katabolen Stoffwechselzustand. 20% aller Dialysepatienten (2000 gab es in Deutschland rund 57 000 Dialysepatienten) leiden an einem Proteinmangel, der frühzeitig diätetischer Maßnahmen bedarf. Die gezielte ernährungsmedizinische Beratung und Aufklärung der Betroffenen kann bei Patienten mit Dialysebehandlung zu deren Wohlbefinden beitragen und eine Verschlechterung der Krankheitssituation verhindern. Die besondere Problematik bei der praktischen Umsetzung der Ernährungstherapie liegt in der strengen Reduktion der Phosphataufnahme bei einer ausreichenden Protein- und Kalziumzufuhr.

Wegen der Häufigkeit von Mangelernährung und Kachexie bei **HIV-Infizierten** und **AIDS-Patienten** kommt den ernährungsmedizinischen Maßnahmen bei der Behandlung dieser Immunerkrankung eine zentrale Bedeutung zu. In Deutschland sind etwa 50 000 bis 60 000 Menschen HIV-infiziert. Seit 1982 sind über 18 000 Menschen an AIDS, dem Endstadium der immunsystemschädigenden Virusinfektion, erkrankt. Dieses geht mit dem so genannten **Wasting-Syndrom** einher, das durch Gewichtsabnahme von mehr als 10% des Ausgangsgewichts, Durchfälle und/oder Fieber gekennzeichnet ist. Durch die häufig verminderte Nahrungsaufnahme, hervorgerufen durch Appetitlosigkeit, Erbrechen, Schluckstörungen, körperliche Schwäche, Depressionen, Medikamentennebenwirkungen und Infektionen der Mundhöhle kommt es zum Gewichtsverlust. Beträgt dieser mehr als 10% des ursprünglichen Körpergewichts, sollten gezielte Ernährungsmaßnahmen zur Stabilisierung des Gewichts eingeleitet werden.

Ursachen der Mangelernährung

Die Ursachen der Mangel-/Unterernährung sind vielfältig, variieren je nach Krankheitsbild und erfordern ein strukturiertes Vorgehen in der Differenzialdiagnose durch den Arzt. Eine Kluft zwischen Nährstoffaufnahme und Nährstoffbedarf kann auf verschiedene Weise entstehen (Eich, 1998). Neben der unzureichenden Nahrungsaufnahme durch

Nahrungsmangel entsteht eine Mangelernährung auch aufgrund medizinischer Ursachen (Krankheiten). Neben Situationen, in denen der Patient nicht essen kann (Verletzungen etc.), liegen hier Situationen vor, in denen der Betroffene nicht essen will (beispielsweise wegen Übelkeit) oder bestimmte Nahrungsmittel meidet (beispielsweise aufgrund von Allergien).

Ursachen für eine unzureichende Nahrungsaufnahme und -zufuhr

Appetitlosigkeit/Übelkeit:

- Anorexia nervosa, Bulimie
- Schmerzzustände
- Intoxikationen
- Pharmakotherapie
- Strahlentherapie infolge Krebs
- Alkoholismus.

Fehlernährung:

- Pathologisch veränderter Proteinbedarf (Krebs)
- Sozial motiviertes Fasten
- Inadäquate Zufuhr in der Schwangerschaft
- Lebensmittelintoleranzen
- Nahrungsmittelallergien.

Obstruktion im Gastrointestinaltrakt:

- Ösophagusstenosen
- Strumen
- Ösophagus- oder Magenmalignome.

Läsionen im Kopfbereich:

- Traumen
- Chronische Entzündungen im Mund, Rachen, Kiefer.

Psychiatrische Zustände:

- Depressionen
- Demenz
- Altersparanoia.

Andere Ursachen:

- Armut
- Fehlende Sozialisierung
- Postoperative Nahrungskarenz
- Verändertes Geschmacksempfinden

- Kau- und Schluckstörung
- Infektionskrankheiten
- Akute/chronische Krankheiten..

Verschiedene Zustände wie Anorexia nervosa, Krebs, Infektionskrankheiten und entzündliche Prozesse gehen mit einer verminderten Nahrungsaufnahme und Gewichtsverlust einher. Grund dafür ist die psychisch belastende Situation des ständigen Krankseins, ebenso Veränderungen des Geschmacksempfindens und allgemeine Appetitlosigkeit. Insbesondere Tumorpatienten sind von veränderten Geschmackswahrnehmungen betroffen: Es entwickeln sich Ekel und Aversionen gegen bestimmte Lebensmittel. Die Nebenwirkungen von Medikamenten und anderen Therapien (Strahlen- oder Chemotherapie) ziehen Übelkeit und Erbrechen nach sich. Chronische Krankheiten erfordern meistens einen fortlaufenden Medikamentengebrauch, was wiederum negative Auswirkungen auf den Appetit und die Nährstoffverwertung haben kann.

Medizinische Zustände

Sie können sowohl eine unzureichende Verdauung und Resorption, erhöhte Nährstoffverluste als auch einen erhöhten Nährstoffbedarf zur Folge haben. Verschiedene medizinische Zustände gehen mit einer Malnutrition einher. Als Ursache kann eine unzureichende Verdauung und Resorption der Nährstoffe zugrunde liegen.

Malassimilationssyndrome:
- Starke Diarrhöen
- Darmerkrankungen wie Steatorrhöe, Zöliakie, Crohn-Krankheit, Colitis ulcerosa
- Mukoviszidose
- Akute/chronische Laktoseintoleranz
- Cholestase
- Nach Magenoperation.

Erhöhter Nährstoffbedarf:
- Chronisch konsumierende Erkrankungen (Krebs)
- Malignome
- Operationen
- Nikotinabusus.

Eiweißverlustsyndrom:

- Leberzirrhose
- Pilzvergiftung
- Sepsis
- Gastroenteropathien
- Gastroenteritis
- Ulzerative Kolitis
- Magenkarzinom
- Dialyse
- Nephrotisches Syndrom.

Therapien:

- Immunsuppressiva
- Zytostatika
- Strahlentherapie.

Endokrinopathien:

- Hyperthyreose
- Mangel an anabolen/Überwiegen von katabolen Hormonen.

Andere Nährstoffverluste:

- Unstillbares Erbrechen
- Starker Durchfall
- Exsudative Enteropathie
- HIV-Infektion, AIDS
- Verbrennungen
- Dialyse
- Drainagen.

Gastrointestinale Dysfunktion und Malabsorption können zu hohen Nährstoffverlusten über den Magen-Darm-Trakt führen. Die zugeführte Nahrung kann vom Patienten weder ausreichend verdaut noch genügend resorbiert werden, sodass dem Körper die Nährstoffe letztlich nicht zur Verfügung stehen. Zu diesen Erkrankungen gehören u.a. Pankreasinsuffizienz, Mukoviszidose, glutensensitive Enteropathie (Zöliakie) und chronisch entzündliche Darmerkrankungen wie Crohn-Krankheit oder Colitis ulcerosa. Auch unstillbares Erbrechen, starker Durchfall oder exsudative Enteropathie sind mit großen Nährstoffverlusten verbunden. Verbrennungen, Dialyse, Drainagen sind ebenfalls Situationen, bei denen berücksichtigt werden muss, dass eine größere Menge an Nährstoffen verloren gehen kann.

Bei vielen Krankheiten, unter anderem bei Krebsleiden, Alkoholismus, chronisch entzündlichen Darmerkrankungen oder Leberzirrhose droht eine Mangelernährung. Dafür sind jedoch folgende Mechanismen mitverantwortlich: Änderung der Nahrungsaufnahme beispielsweise aufgrund von Schmerzen oder Anorexie, Störungen der Digestion, Absorption und Verstoffwechslung von Nährstoffen, Erzeugung einer katabolen Stoffwechsellage, Erhöhung des Grundumsatzes sowie erhöhte Verluste von Körpersubstanz, z.B. bei eiweißreichen Fistelsekreten.

Angeborene oder erworbene Krankheiten gehen teilweise mit Störungen der Verstoffwechselung von Nährstoffen einher, beispielsweise Mukoviszidose oder Zöliakie. Wenn die daraus resultierenden besonderen Anforderungen an die Ernährung nicht eingehalten werden, können akut bedrohliche Symptome auftreten.

Schwere Ereignisse wie Traumata, Verbrennungen oder große operative Eingriffe bewirken eine tief greifende Veränderung des Stoffwechselgeschehens im Körper. Die Freisetzung von Stresshormonen in dieser Situation verursacht unter anderem den verstärkten Abbau von körpereigenem Eiweiß, sodass hohe Proteinverluste während der posttraumatischen Phase entstehen.

Konsumierende Erkrankungen wie Tumore, Mukoviszidose oder AIDS erhöhen den Nährstoffbedarf des Organismus und erfordern eine entsprechend hochkalorische Ernährung.

Diagnose der Malnutrition

Folgende anamnestische Angaben geben Hinweise auf eine Mangelernährung (▦ 6.6).

▦ **6.6** Anamnestische Angaben und zugrundeliegender Entstehungsmechanismus der Malnutrition.

Anamnestische Angaben	Drohendes oder bestehendes Nährstoffdefizit	Entstehungsmechanismus
Kau- und Schluckstörungen	Prinzipiell alle Makro- und Mikronährstoffe	Ungenügende Zufuhr
Anorexie		
Alkoholismus		
Armut		
Gewichtsverlust		
Schmerzzustände		

⚁ 6.6 Anamnestische Angaben und zugrundeliegender Entstehungsmechanismus der Malnutrition (Fortsetzung).

Anamnestische Angaben	Drohendes oder bestehendes Nährstoffdefizit	Entstehungsmechanismus
Strahlen- oder Chemotherapie		
Verändertes Geschmacksempfinden		
Steatorrhö	Fettlösliche Vitamine, Kalzium	Verminderte Absorption
Akute Diarrhö	Elektrolyte	
Perniziöse Anämie	Vitamin B_{12}, Folsäure	
Alkoholismus	Vitamin B_1	
Operationsfolgen wie Gastrektomie	Vitamin B_{12}, Folsäure	
Chronisch entzündliche Darmerkrankungen	Makro- und Mikronährstoffe	
Alkoholismus	Thiamin, Riboflavin, Folsäure	
Aszites-/Pleurapunktion	Eiweiß	Erhöhte Verluste
Dialyseverfahren	Eiweiß, Zink, wasserlösliche Vitamine	
Nephrotisches Syndrom	Eiweiß, Zink	
Alkoholismus	Magnesium, Zink	
Blutverluste	Eisen	
Diarrhö	Eiweiß, Elektrolyte, Zink	
Leberzirrhose		
Gastroenteritis		
Nikotinabusus	Vitamin A, C, E, Folsäure	Erhöhter Mehrbedarf
Physiologischer Mehrbedarf, z.B. Kindheit, Schwangerschaft usw.	alle Mikro- und Makronährstoffe	
Operationen	Eiweiß, Vitamin C, Zink	
Krebs		
Verbrennungen		
Dialyse		
Drainagen		

Anhand der folgenden Ernährungsparameter lässt sich das Ausmaß der Malnutrition einigermaßen quantitativ erfassen.

Ernährungsstatus

Grundlage aller Untersuchungen ist die Ernährungsanamnese (Erfassung der Ernährungsgewohnheiten), die durch Befragung des Patienten oder der Angehörigen erhoben wird. Die Ernährungsanamnese dient der Feststellung von Ernährungsdefiziten und Mangelernährung als Indikationsstellung für eine ernährungsmedizinische Intervention. Die Erhebung des individuellen Ernährungsstatus von Patienten ist eine Grundvoraussetzung für die Konzeption der weiteren Ernährungstherapie.

Anthropometrische Parameter

Die Anthropometrie ist die „Vermessung" des Körpers nach äußerlichen Merkmalen. Zu den einfachsten Hilfsmitteln gehören Körpergröße, Körpergewicht, Hautfaltendicke, Umfang der Taille, der Hüfte und des Oberarms. Diese „Instrumente" zur Bewertung des Ernährungszustandes sollten routinemäßig angewendet werden, sie gehören zu den einfachsten und praktikabelsten Methoden bei der Erfassung des Ernährungszustandes. Anthropometrische Parameter liefern schnell Hinweise auf einen Mangel, sind allerdings sehr unspezifisch.

Ermittlung von Körpergewicht und Körpergröße

Die Erfassung des Körpergewichts mit einer Waage unter standardisierten Bedingungen ist die wichtigste und am einfachsten zu bestimmende anthropometrische Größe. Das Körpergewicht sollte regelmäßig wöchentlich erfasst und dokumentiert werden. Mögliche Fehlerquellen sind beispielsweise Dehydratation, Ödeme und Aszites, worauf im Rahmen einer ärztlichen Untersuchung geachtet werden sollte, da sie das Gewicht erhöhen und damit einen besseren Gesundheitszustand vortäuschen.

Neben dem Körpergewicht, das alleine bereits Aufschluss über den Ernährungsstatus geben kann, kann zusätzlich mit der Körpergröße auch der **Body Mass Index (BMI)** ermittelt werden (☎ 6.7). Der BMI ist eine gebräuchliche Größe zur Gewichtsklassifikation. Er wird als Quotient aus Körpermasse in Kilogramm und Quadrat der Körpergröße in Metern berechnet (BMI = kg/m^2). Als pathologisch wird ein Gewichtsdefizit von mehr als 20% des größenbezogenen Sollgewichts verstanden (☎ 6.8). Es werden auch die Begriffe Magersucht, Dystrophie oder Kachexie verwendet. Bezogen auf das Untergewicht sind

BMI-Grenzwerte von 20 kg/m^2 und 19 kg/m^2 am gebräuchlichsten. Als Referenzwerte für das Normalgewicht empfiehlt die WHO ohne Rücksicht auf Alter und Geschlecht einen BMI zwischen 20 und 25 kg/m^2. Zahlreiche Studien belegen den Zusammenhang zwischen niedrigem BMI und hoher Krankheitshäufigkeit bzw. geringer Lebenserwartung. Ein BMI unter 20 kg/m^2 bedeutet in vielen Fällen, vor allem bei jungen Erwachsenen, noch kein erhöhtes Gesundheitsrisiko. Schlankwüchsige, hagere Personen werden auch bei voller Leistungsfähigkeit durch einen BMI repräsentiert, der sich von dem muskulöser und untersetzter, ebenfalls völlig gesunder Personen deutlich unterscheidet, vor allem bei Kindern und Jugendlichen. Während in Ländern Zentralafrikas zwischen 10 und 20%, in Indien gar 48% der Erwachsenen einen BMI unter 18,5 kg/m^2 haben, ist in den meisten industrialisierten Ländern Untergewicht aus Gründen mangelhafter Versorgung mit Nahrungsmitteln ziemlich selten: in den USA bei 3,5%, in Frankreich bei 4,9% und selbst in Brasilien nur bei 5,6% der Erwachsenen (Biesalski, 1999).

◼ 6.7 Schema zur Bewertung des Körpergewichts.

• Körpergewicht (morgens, nüchtern, unbekleidet):	_____kg
• Körpergröße (morgens, ohne Schuhe):	_____m
• BMI (Gewicht/Größe^2):	_____kg/m^2

◼ 6.8 Body-Mass-Index und Bewertung.

Unter 18,5	→ Untergewicht
Zwischen 18,5 und 24,9	→ Normalgewicht
Zwischen 25 und 26,9	→ leichtes Übergewicht
Zwischen 27 und 29,9	→ mäßiges Übergewicht (Adipositas I)
Zwischen 30 und 39,9	→ starkes Übergewicht (Adipositas II)
Über 40	→ Fettsucht (Adipositas III)

Zur Beurteilung einer Mangelernährung ist auch die Ermittlung des vor der Erkrankung üblichen individuellen Ausgangsgewichtes entscheidend. Allerdings sind Daten, die aus Patientenbefragungen resultieren, sehr subjektiv gefärbt und nur annähernd realistisch und verwertbar (◼ 6.9).

▣ **6.9** Quantifizierung der Malnutrition anhand der Gewichtsabnahme (Biesalski, 1999).

Malnutritionsgrad Gewichtsabnahme innerhalb	Gewichtsabnahme in % des Ausgangsgewichts signifikant	schwer
1 Woche	1–2	> 2
1 Monat	5	> 5
3 Monate	7,5	> 7,5
Unbestimmte Zeit	10–20	> 20

So ist beispielsweise eine Gewichtsabnahme von mehr als 5% des vorbestehenden Körpergewichts innerhalb eines Monats (bei einem 70 kg schweren Patienten wären das > 3,5 kg) als schwere Malnutrition zu bezeichnen, wenn andere Gründe für die Gewichtsabnahme ausgeschlossen sind. Ausmaß und Dynamik des Gewichtsverlusts sind wichtige Entscheidungskriterien für die Einleitung einer Therapie. Bei einem ungewollten Gewichtsverlust von etwa 2,5% in 2 Wochen, bezogen auf das vorangegangene Körpergewicht, müssen gegebenenfalls medizinische Ursachen vom Arzt kontrolliert werden, bevor mit einer ernährungsmedizinischen Behandlung begonnen wird.

Körperzusammensetzung

Zur Bestimmung der Körperzusammensetzung wird häufig die **bioelektrische Impedanz-Analyse (BIA)** eingesetzt. Dabei wird über zwei Elektroden ein schwacher Wechselstrom durch den Körper geleitet, sodass der Widerstand des Körpers gemessen und dadurch seine Zusammensetzung bestimmt werden kann. Muskeln und Fett setzen dem elektrischen Strom unterschiedliche Widerstände entgegen. Die BIA erlaubt die Abschätzung der fettfreien Körpermasse.

Das Ergebnis der BIA-Untersuchung ist stark abhängig von dem Hydratationszustand und dem Elektrolytstatus des Körpers. Um eine möglichst hohe Aussagekraft zu erzielen ist es günstig, während eines Zeitraums von 12 Stunden vor der Messung keine Nahrung mehr aufzunehmen und 24 Stunden vor der Messung keinen Sport zu treiben. Die Interpretation der ermittelten Daten erfordert genaue Methodenkenntnis und lässt nur eingeschränkt Rückschlüsse auf die klinische Prognose zu, die Ergebnisse unterliegen Schwankungen. Die BIA wird in der Praxis dennoch häufig angewendet, weil sie ein einfach durchführbares, kostengünstiges Verfahren ist, das keine große Belastung für den Patienten darstellt.

Die **Infrarot-Spektrometrie** ist eine weitere in der Praxis angewendete Methode zur Ermittlung des Körperfettstatus. Bei diesem Verfahren werden an einer festgelegten Stelle des Unterarms Infrarotstrahlen durch den Körper geschickt, die von Fett und fettfreier Masse unterschiedlich absorbiert werden.

Methoden wie die **Densitometrie, 40-K Methode,** die **Computertomographie** und **Kernspintomographie** liefern wesentlich zuverlässigere Daten, sind aber aufwändiger und kostenintensiver und finden daher in der Praxis selten Anwendung.

Trizepshautfaltendicke und Oberarmumfang

Als weitere Parameter können die Hautfaltendicke und der Umfang des mittleren Oberarms (Mitte-Oberarm-Zirkumferenz) herangezogen werden. Das Unterhautfettgewebe ist ein repräsentatives Maß für das Körperfett. Zur Körperfettbestimmung kann daher die Dicke der am Trizeps, Thorax und Abdomen abgehobenen Haut mit einem Kaliper gemessen werden. Die durchschnittliche Trizepshautfaltendicke bei Männern liegt bei 12 mm, bei Frauen bei 20 mm. Ab einer Abweichung von mehr als 50% des Normwertes kann man von einer eingeschränkten Fettreserve des Körpers ausgehen.

Der Muskelumfang des Oberarms gibt Aufschluss über die Muskelproteinmasse des Körpers, sie ist eine Kenngröße für die fettfreie Körpermasse. Die Normwerte liegen bei Männern bei 28 cm, bei Frauen bei 21 cm. Auch bei diesen Methoden bestehen große Fehlerquellen bei der Durchführung der Messung, der Interpretation der Daten in Bezug auf Referenzwerte und durch die oben genannten möglichen Änderungen im Fett- und Wasserhaushalt des Körpers (◨ 6.10).

◨ **6.10** Anthropometrische Daten als Maß für den Ernährungszustand (Eich, 1998).

Grad der Mangelernährung	Trizepshautfaltendicke (mm)		Mitte-Oberarm-Umfang (cm)	
	Männer	Frauen	Männer	Frauen
mild	9,5–7	8,5–14	26–25	20–19
mäßig	3,5–5,5	4,5–7,0	21–19	17–14
schwer	< 3	< 4,5	< 17	< 13

Muskelfunktion

Die Bestimmung von Muskelfunktionen wird zwar selten durchgeführt, stellt aber einen aussagekräftigen Parameter für den Ernährungsstatus des Patienten und die klinische Prognose dar. Mit unterschiedlichen Messmethoden können Flexibilität, Muskelkraft, Ausdauer und aerobe Leistungsfähigkeit sowie Herz-Kreislauf- und Lungenfunktion ermittelt werden. Eine Standardisierung dieser Methoden ist bisher nur in Ansätzen erfolgt, ihr Einsatz ist daher noch nicht ausreichend etabliert.

Laborparameter

Zusätzlich zu den anthropometrischen Daten können Laborwerte die Diagnose einer Mangelernährung unterstützen. Laborchemische Methoden erfassen und identifizieren Nährstoffdefizite lange bevor anthropometrische Veränderungen oder klinische Symptome auftreten. Sie sind jedoch teilweise wenig aussagekräftig für die Bestimmung des Ernährungsstatus, und die Interpretation von Laborwerten kann nur in Zusammenhang mit einer Differenzialdiagnose erfolgen. Meist werden als Parameter für den Ernährungsstatus **Serumalbumin** mit einer langen Halbwertszeit und **Präalbumin, Cholinesterase** und/oder **Transferrin** bzw. **Retinolbindendes Protein (RBP)** mit einer kurzen Halbwertszeit zur Beurteilung herangezogen. Je nach Halbwertszeit des bestimmten Proteins zeigen diese Parameter einen kurz-, mittel- oder langfristigen Ernährungsmangel zuverlässig an. Bei der Interpretation der Werte müssen zusätzlich bestehende Erkrankungen in Betracht gezogen werden (⊡ 6.11).

⊡ **6.11** Quantifizierung der Malnutrition anhand von Serumproteinen (Biesalski, 1999).

Malnutritionsgrad	Schweregrad der Malnutrition			
	Norm	Mild	Mäßig	Schwer
Albumin g/l	45–35	35–32	32–28	< 28
Transferrin g/l	3,0–2,5	2,5–1,8	1,8–1,5	< 1,5
Cholinesterase IE/l	2200–6000	?	?	< 1500
Präalbumin mg/l*	300–150	150–120	20–100	< 100
Retinol-Binding-Protein mg/l	26–76	< 20	?	?

?: Werte sind nicht definiert

Serumproteine sind relativ kurzlebig und eignen sich daher als empfindliche Parameter für den Protein- und Aminosäurenstoffwechsel. Der Albuminwert im Blut gilt als wichtiger Ernährungsparameter, dessen Aussagekraft jedoch stark eingeschränkt ist, denn seine Konzentration ist abhängig von der Synthese, von Verlusten, intra- und extravasalem Austausch und kompensatorischer Regulation. Der Wert reagiert zwar sehr empfindlich, aber träge auf eine Protein-Mangelversorgung. In diesem Wert spiegelt sich eine Fehl- oder Mangelernährung über längere Zeit wider, weil dieses Bluteiweiß mit ca. 20 Tagen die längste Halbwertzeit hat.

Mit einer biologischen Halbwertszeit von 8–10 Tagen erlaubt Transferrin eine mittelfristige Beurteilung von Ernährungszustand und Therapieerfolg. Veränderungen sind nach 4–6 Tagen messbar.

Präalbumin und Retinolbindendes Protein sind durch ihre sehr kurzen Halbwertszeiten von 12 Stunden bzw. 2 Tagen für eine kurzfristige Überprüfung des Ernährungszustandes geeignet. Bereits nach zweitägigem Fasten sinkt der Präalbuminwert des Blutes, sodass er eine kurzzeitige Unterversorgung anzeigt. Mit diesem Eiweißparameter kann der Erfolg einer Ernährungstherapie täglich überprüft werden. Eine chronische Mangelernährung kann hiermit allerdings nicht erfasst werden.

Die Bestimmung der **Kreatininausscheidung** und des Kreatinin-Größen-Index über 24 Stunden sind eine Kenngröße für die Muskelmasse. In der Praxis ist die Sammlung des 24-Stunden-Urins jedoch problematisch und die Messungen sind daher häufig fehlerhaft oder nicht möglich.

Zur **Beurteilung des Immunstatus** als Index für eine Mangelernährung und klinische Prognose können die absolute Lymphozytenzahl und kutane Antigenreaktionen bestimmt werden. Diese Werte sind schwer zu beurteilen, weil sie durch Medikamente (Kortikosteroide, Immunsuppressiva, Cimetiden, Warfarin, Aspirin) und durch bestehende Infektionen oder andere Krankheiten beeinflusst werden.

Die Versorgung mit bestimmten Mikronährstoffen wie **Vitaminen, Mineralstoffen** und **Spurenelementen** kann auf biochemischem Weg im Blut kontrolliert werden. Die Messungen sind sehr aufwändig und gehören selten zur Routineuntersuchung des Blutes. Mangelerscheinungen der Mikronährstoffe treten jedoch erst auf, wenn bereits seit längerer Zeit ein subklinischer Mangel besteht. Klinische Zeichen einer schweren Mangelversorgung treten häufig nur in relativ unspezifischen Symptomen beispielsweise als Dermatitis oder Glossitis auf.

Hungerstoffwechsel

Der gesunde Mensch kann eine ein- bis zweimonatige Fastenperiode gut überstehen. Diese Fähigkeit setzt tief greifende Umstellungen des Stoffwechsels voraus. Eine Nahrungskarenz erfordert eine Freisetzung endogener Reserven, um den Energie- und Stickstoffbedarf des Körpers abzudecken. Zunächst werden die Glykogenspeicher aus Leber und Muskelgewebe durch die Glykogenolyse freigesetzt, für die Glukoseversorgung derjenigen Organe, die Glukose als vorrangiges Energiesubstrat benötigen. Da Glykogenspeicher jedoch nur 24–48 Stunden ausreichen, erfolgt die weitere Glukosebildung ausschließlich aus glukoneogenetischen Substraten wie Laktat, Pyruvat, glukogenen Aminosäuren und Glyzerin. Die Energieversorgung des Organismus wird aber bei länger dauerndem Fasten vor allem aus der lipolytischen Mobilisierung und Oxidation der Triglyzeridspeicher sichergestellt.

Mikronährstoffmangelerkrankungen

Ein zu niedriger Bestand einzelner, mehrerer oder aller Nährstoffe beeinflusst die Funktionen des Organismus. Dies betrifft den Körper als Ganzes sowie nur einzelne Organe. Bereits heute weisen mehr als 2 Milliarden Menschen Defizite in der Versorgung mit Mikronährstoffen auf. Inzwischen gelten aber klassische Mangelkrankheiten wie Skorbut oder Beri-Beri hierzulande als Raritäten. Eisenmangelanämie ist die weltweit am weitesten verbreitete Mikronährstoffmangelerkrankung. In Entwicklungsländern sind etwa 55% der Schwangeren, 50% der Kinder, 40% der Frauen und 30% der Männer davon betroffen (Biesalski, 1999). Bei diesen Personen liegt meistens auch ein ausgeprägter Folsäuremangel vor. Auch in den Industriestaaten besteht eine unsichere Bedarfsdeckung für Folsäure in der Schwangerschaft, für Vitamin B_{12} nach Magenresektion (fehlender Intrinsic factor zur Vitamin-B_{12}-Absorption) und bei metabolischem Stress (Eich, 1998). Mangelzustände der wasserlöslichen Vitamine werden häufig verursacht durch eine inadäquate Zufuhr, Rauchen sowie Alkoholabusus. Ein Mangel an Jod und Selen zeigt sich beispielsweise in einer Vergrößerung der Schilddrüse. Mehr als 1 Milliarde Menschen leben in endemischen Jodmangelgebieten. Etwa 200 Millionen Menschen, vorwiegend Frauen, leiden an Kropf (Struma) und seinen Komplikationen. Etwa 900 Millionen Menschen sind nicht ausreichend mit Vitamin A versorgt. Über 100 Millionen Kinder weisen einen unzureichenden Vitamin-A-Status auf und unterliegen zusätzlich einem höheren Infektions- und Mortalitätsrisiko. Nach Schätzungen der UNICEF erblinden aufgrund von Vitamin-A-Mangel jährlich ca. 300 000 Kinder im Vorschulalter. Auch Zinkmangel stellt ein wichtiges Gesundheitsproblem dar. Ein Mangel dieses Spurenelements ist mit Wachstumsverzögerungen, Appetitverlust, Hautveränderungen, Durchfallerkrankungen und Geburtskomplikationen assoziiert. In Ländern mit strengen Wintern und in Ländern, in denen Kleinkinder aus kulturellen Gründen nicht dem Sonnenlicht ausgesetzt werden, tritt Vitamin-D-Mangel noch immer in Form von Rachitis in Erscheinung. Eine häufige ernährungsbedingte Krankheit mit einem Vitamin-D- und Kalziummangel stellt die Osteoporose dar. Nach WHO-Schätzungen lebt eine von drei Frauen, aber nur einer von sechs Männern ab dem 50. Lebensjahr mit dem Risiko, einen osteoporosebedingten Knochenbruch zu erleiden. Bei einem Mangel an Eiweiß, Zink und Vitamin C besteht bei immobilen oder bettlägerigen Personen ein erhöhtes Risiko zur Entwicklung eines Dekubitus.

Folgen und Komplikationen der Mangelernährung

Die Nährstoffaufnahme dient dem Energiebedarf für körperliche Leistungen, für das Körperwachstum, der Bedarfsdeckung für die Erhaltung der Organfunktionen sowie der Differenzierung der Gewebe und Organe. Der Einfluss der Ernährung auf Wohlbefinden, Gesundheit und Genesung ist unbestritten. Das Fehlen von Nährstoffen hat weit reichende Auswirkungen auf die Funktionsfähigkeit und die Heilungsprozesse des Körpers (Eich, 1998). Patienten in einem schlechten Ernährungszustand tragen ein erhöhtes Risiko für Wundheilungsstörungen und infektiöse Komplikationen. Eine Unterversorgung mit Nährstoffen schwächt das Immunsystem und erhöht folglich die Infektgefährdung. Lange Bettlägerigkeit in Verbindung mit Mangelernährung begünstigt die Entstehung von Dekubitalgeschwüren. Nährstoffe werden bei der Heilung zum Wiederaufbau von verletztem Gewebe benötigt. So beeinträchtigt ein Mangel an Protein und Zink die Wundheilung bei Patienten mit Dekubitus. All diese Komplikationen, die durch Mangelernährung entstehen können, erhöhen die Morbidität und die Mortalität und schränken ohne Zweifel die Lebensqualität der Betroffenen ein. Patienten mit Mangelernährung weisen eine 2,6- bis 3,4-fach erhöhte Morbidität auf, das Sterberisiko ist 3,8-fach erhöht. Ernährungsdefizite kranker Patienten wirken sich auch auf die Länge des Krankenhausaufenthalts, die Behandlungsdauer und damit verbunden auf die Höhe der entstehenden Kosten aus.

Konsequenzen der Mangelernährung zusammengefasst:

- Beeinträchtigung der Immunabwehr und erhöhte Infektanfälligkeit
- Verzögerte Rehabilitation nach akuten Erkrankungen

- Muskelschwäche, verminderte Belastbarkeit
- Verringerte Mobilität mit erhöhter Sturzgefahr und Frakturen als Folge
- Entstehung von Wunden und verzögerte Wundheilung, insbesondere bei bettlägerigen Patienten
- Störungen der Organaktivität, Organatrophie
- Erhöhung postoperativer Komplikationsraten
- Vermehrte Krankenhausaufenthalte
- Bei Kindern: Gestörte körperliche und geistige Entwicklung, verzögerte Pubertätsentwicklung
- Erhöhte Wahrscheinlichkeit für koronare Herzerkrankungen im Erwachsenenalter
- Beeinträchtigung des Verlaufs chronischer Erkrankungen
- Reduktion der Therapietoleranz beispielsweise bei Tumorpatienten
- Erhöhung von Mortalität und Morbidität.

Ernährungstherapie zur Behebung der Malnutrition

Eine frühzeitige Ernährungstherapie sichert die ausreichende Nährstoffzufuhr und hat positive Effekte auf den Ernährungszustand sowie den Heilungs- und Therapieverlauf. Das Risiko einer Mangelernährung könnte vermindert werden, wenn der Ernährungszustand der betreffenden Personen durch einfache Screening-Methoden (s. anthropometrische Parameter) routinemäßig erfasst würde. Nach Möglichkeit sollten alle Mangelernährten mit einer ausgewogenen Normal-/Vollkost oder einer energieangereicherten Kost ernährt werden, solange diese den Energie- und Nährstoffbedarf des Patienten sicherstellt und vom Patienten in ausreichender Form aufgenommen und ihre Inhaltsstoffe resorbiert werden können. Die natürliche Nahrungszufuhr sollte möglichst lange beibehalten werden, um das psychische und soziale Wohlbefinden zu erhalten. Kann jedoch eine bedarfsdeckende Nährstoffzufuhr durch die orale Nahrungsaufnahme nicht mehr gesichert werden, ist eine ergänzende oder vollständige Ernährungstherapie mit Trink- oder Sondennahrung notwendig. In manchen Fällen ist eine parenterale Ernährung nötig.

Zur Verbesserung der Ernährungssituation bieten sich folgende Möglichkeiten an, um die Risikofaktoren, die zur Mangelernährung führen, auszuschalten:
- Beobachtung der Essgewohnheiten und des Essverhaltens
- Häufige kleine Mahlzeiten

- Energiereiche Wunschkost
- Spezielle Kost bei Kau- und Schluckstörungen
- Konsequentes Erfassen des Ernährungsstatus
- Qualitätskontrolle der Nahrung (vitamin- und mineralstoffreich)
- Einsatz von Zusatznahrung (Trink- und Sondennahrung)
- Dokumentation der Nahrungsaufnahme
- Regelmäßige Gewichtskontrolle
- Individuelle Betreuung während der Mahlzeiten, falls erforderlich
- Bereitstellen von speziellen Hilfsmitteln zum Essen (beispielsweise Schnabelbecher)
- Schaffung einer angenehmen Atmosphäre sowie eine aufrechte Sitzhaltung.

Künstliche Ernährung

Eine künstliche Ernährung umfasst die enterale und parenterale Ernährung. Ist die Funktion des Magen-Darm-Traktes stark eingeschränkt, kommt eine parenterale Ernährung zum Einsatz. Bei der enteralen Ernährung erfolgt die Ernährung über Trink- oder Sondennahrung. Eine Sondenernährung ist dann indiziert, wenn eine orale Aufnahme überhaupt nicht möglich ist. Der einfachste Zugang ist eine **nasogastrale** (= durch Nase, Rachen und Speiseröhre in den Magen) oder **nasoduodenale** (= durch Nase, Rachen, Speiseröhre und Magen in den Zwölffingerdarm) **Sonde,** die jedoch nur bei kurzfristiger künstlicher Ernährung empfohlen wird. Ist es abzusehen, dass eine Sondenernährung längerfristig erfolgen muss, ist eine **perkutane endoskopisch kontrollierte Gastrostomie** (PEG, durch die Bauchdecke in den Magen) die Methode der Wahl. Die Zufuhr einer Mindestmenge der industriell gefertigten Nahrungen muss gewährleistet sein. Die meisten Diäten decken ab einer Zufuhrmenge von 1500 Milliliter den täglichen Bedarf an Kohlenhydraten, Fetten und Eiweißen, Mineralstoffen und Vitaminen.

Trink- und Sondennahrungen sind bilanzierte Diäten mit einer definierten Zusammensetzung in Bezug auf alle essenziellen Nährstoffe (Fette, Proteine, Kohlenhydrate), Mineralstoffe, Spurenelemente und Vitamine. Sie entsprechen der Diätverordnung und enthalten alle vorgeschriebenen Nähr- und Wirkstoffe in entsprechenden Mengen für eine optimale Versorgung. Daneben gibt es Spezialdiäten, die in ihrer Nährstoffauswahl auf ein bestimmtes Krankheitsbild zugeschnitten sind, beispielsweise für den Einsatz bei Diabetes mellitus, Niereninsuffizienz oder Lebererkrankungen. Es gibt zwei Arten von bilanzierten Diäten: Die **hochmolekularen nährstoffdefinierten Diäten (NDD)** enthalten Nährstoffe in unveränderter Form. Patienten müssen deshalb noch über eine intakte Verdauung und Resorptionsleistung verfügen. **Niedermolekulare chemisch definierte Diäten (CDD)** enthalten Nährstoffe, die bereits aufgespalten sind. Diese Diäten werden nur bei stark eingeschränkter Verdauungsleistung eingesetzt. Ziel der enteralen Ernährung ist die Vermeidung des Hungerzustandes mit den Folgen von Infektionen und Tod, die Behebung manifester und drohender Mangelernährung sowie die Begünstigung für den Verlauf und die Therapie einer Krankheit.

Die enterale Ernährung ist die effektivste und risikoärmste Form der künstlichen Ernährung. Sie bietet gegenüber der parenteralen Ernährung viele medizinische Vorteile und weniger Komplikationen. Eine enterale Ernährung ist heute in vielen Fällen zur Optimierung des Ernährungszustandes die Methode der Wahl. Sie übt zusätzlich eine stärkende Wirkung auf den Magen-Darm-Trakt aus. So schützt sie den Körper beispielsweise vor dem Eindringen von Erregern über den Darm und vermindert so postoperative Infektionen. Durch die tägliche Zufuhr energiereicher Trinknahrung wird beispielsweise die Überlebensrate bei Mukoviszidosepatienten und die Muskelkraft bei Magenkarzinompatienten gesteigert sowie die Rehabilitationszeit bei Patienten mit Schenkelhalsfraktur verkürzt. In der Geriatrie ist der Einsatz von Sondennahrung ein wichtiger Bestandteil sowohl kurz- als auch langfristiger therapeutischer Interventionen bei manifester oder drohender Malnutrition.

Die vielfältigen Darreichungsformen und Applikationsmöglichkeiten der Sondennahrung ermöglichen eine individuelle und adäquate Ernährungsstrategie und erleichtern die Umsetzung im ambulanten und stationären Alltag.

Mangelernährung in der Geriatrie

Der Energie- und Nährstoffbedarf hängt von vielen Faktoren ab, z.B. vom Alter, von der Körpergröße, dem Geschlecht, der körperlichen Aktivität, der Körperzusammensetzung, dem Klima, von vorliegenden Erkrankung und anderem mehr. Der Prozess des Alterns ist von einer verringerten Energiezufuhr begleitet, wobei der Bedarf an Eiweiß, Vitaminen und Mineralstoffen erhöht ist. Die Anforderungen an eine ausgeglichene Ernährung sind zunehmend schwieriger zu erfüllen. Nahezu jeder fünfte unabhängig lebende ältere Mensch nimmt weniger als 1000 Kilokalorien pro Tag zu sich. Personen über 70 Jahre konsumieren im Vergleich zu jüngeren Personen durchschnittlich ein Drittel weniger Kalorien.

Der multifaktorielle Charakter der Unternährung im Alter erfordert ein strukturiertes Vorgehen bei der Differenzialdiagnose. Ein geschärftes

Bewusstsein des Arztes für Ernährungsprobleme und eine prompte Risikobeurteilung sind Voraussetzungen, um Folgeerscheinungen der Unterernährung zu verhindern. Die infolge von Krankheitszuständen entstehende emotional belastende Situation, die mangelnde diätetische Betreuung, die fehlende Berücksichtigung von Vorlieben aber auch die zweifelhafte Qualität der Krankenhauskost führen zu Einbußen in der Nahrungsaufnahme. Malnutrition ist daher die häufigste Co-Morbidität im Alter.

Einer adäquaten Ernährung stehen oft verschiedene Hindernisse im Wege. Körperliche Gebrechen, Armut, Isolation, Zahnprobleme, mangelhafte oder schlecht sitzende Zahnprothesen tragen dazu bei, dass sich alte Menschen nicht ausreichend mit hochwertigen Lebensmitteln versorgen, sie nicht zubereiten oder nicht kauen können. Laut Schätzungen weisen mindestens 80% der Pflegeheiminsassen mehr oder weniger große Zahnverluste auf, ein Drittel leidet an Läsionen der Mundschleimhaut. Nachlassendes Interesse am Leben verschärft darüber hinaus die Situation der Mangelernährung von alten Menschen.

Dysphagie ist ebenfalls ein häufiges Problem bei in Heimen untergebrachten Personen. Die Ursachen können neurologischer, neuromuskulärer oder struktureller Art sein. Auch verordnete Arzneimittel können die Schluckfähigkeit beeinträchtigen.

Auch die Gehirnleistung wird im Alter beeinträchtigt. Sie ist nicht nur von der Energie- und Sauerstoffzufuhr, sondern auch direkt und indirekt von der Versorgung mit Mikronährstoffen abhängig. Symptome wie Vergesslichkeit oder Irritabilität gehören zu einer Reihe von Vitaminmangelzuständen, kognitive Defizite korrelieren daher mit Zeichen der Malnutrition. In Studien konnte beobachtet werden, dass Personen mit einem höheren Plasmagehalt an Vitamin B, Folsäure und Vitamin C verbesserte kognitive Leistungen vollbrachten. Der Einsatz von Vitaminsupplementen hatte einen positiven Einfluss auf mentale Tests.

Kalorienmangel

Betagte essen eine wesentlich kleinere Nahrungsmenge und auch seltener als jüngere Personen. Das führt zum Energiemangel, vor allem in Zeiten eines erhöhten Nahrungsbedarfs wie akuter oder chronischer Krankheit. Die Hauptgründe für die verminderte Nahrungsaufnahme sind eingeschränkte Mobilität, Schwierigkeiten beim Essen, Kauen, Einkaufen und Zubereiten der Mahlzeiten, Armut, Appetitmangel, Vereinsamung und Depression. Eine adäquate Ernährung setzt eine Mindestkalorienzufuhr voraus. Mit der typischerweise geringen Nährstoffdichte der Mahlzeiten kann eine optimale Ernährung kaum erreicht werden. Daher ist es bei eingeschränkter Nahrungszufuhr häufig sinnvoll, über Ergänzungsnahrung die fehlenden Nährstoffe zur Verfügung zu stellen.

Albuminmangel

In mehr als 60% wird bei geriatrischen Patienten mit Malnutrition eine Hypoalbuminämie beobachtet (Seiler, 1999). Krankheit und Appetitmangel halten die katabole Stoffwechsellage aufrecht. Ein Albuminmangel verschlechtert die Immunabwehr Betagter. Er geht mit einer Verminderung der Lymphozytenproliferation und der Zytokinproduktion einher und verschlechtert die Antikörperantwort. Um das dadurch gegebene Infektionsrisiko zu senken, sollte Mangelernährung früh erkannt und behandelt werden.

Vitamin-B_{12}-Mangel

Vitamin-B_{12}-Mangel kommt mit ca. 40% bei betagten Kranken viel häufiger vor als bei jüngeren Menschen. Die Ursachen sind sowohl eine zu geringe Zufuhr, aber auch eine mit dem Alter zunehmend häufiger auftretende reduzierte Vitamin-B_{12}-Absorption.

Mineralstoffmangel

Während niedrige Eisenwerte im Blut bei chronischen Infektionen, Antirheumatikatherapie und bei Multimorbidität beobachtet werden, deutet ein tiefer Blut-Zink-Spiegel auf eine Proteinmalnutrition hin. Tatsächlich weisen 76% der zu Hause lebenden Senioren eine geringe Zinkzufuhr auf. Zink ist ein guter Marker des Ernährungszustandes. Es ist Bestandteil von etwa 100 Enzymen, wobei insbesondere ein Enzym für die Proteinsynthese in der Leber entscheidend ist. Zinkmangel verzögert die Wundheilung, verschlechtert die Immunabwehr, hat Auswirkungen auf Wachstum und Haarwuchs. Sogar der Geruchs- und Geschmackssinn ist ohne Zink nicht funktionsfähig. Die Hauptursachen eines Zinkmangels bei geriatrischen Patienten sind fleischlose Nahrung und der Verzehr von zu kleinen Nahrungsmengen. Zinkdepots im Körper entleeren sich schnell und halten kaum einige Woche ohne erneute Zufuhr über die Nahrung. Bei schwerer Malnutrition sollte Zink in Form eines Zink-Histidin-Präparates substituiert werden.

Literatur

Biesalski, H. K.: Ernährungsmedizin. Stuttgart, New York: Thieme 1999
Eich, A.: Enterale Ernährung. München, Jena: 1998
Seiler, W.: Ernährungsstatus bei kranken Betagten: Z. Gerontol. Geriat. 342 (1999) Suppl. 1.1/7-1/11

Ernährungsmedizin und Diätetik bei chronischer Niereninsuffizienz

Ines Drewe, Klaudia Pütz, Birgit Junghans, Katrin Raschke, Sven-David Müller

Die chronische Niereninsuffizienz ist eine irreversible Erkrankung. Funktionsunfähig gewordenes Nierengewebe ist nicht regenerierbar. Um im Stadium der kompensierten und dekompensierten Retention eine weitere Degeneration von Nierengewebe möglichst lange hinauszuschieben, ist die disziplinierte und konsequente Befolgung einer proteinarmen Ernährungstherapie erforderlich. Im terminalen Stadium der chronischen Niereninsuffizienz ist dagegen eine proteinreiche und gleichzeitig phosphatarme Diät zu befolgen.

Die komplizierten und widersprüchlich erscheinenden Anforderungen überfordern in vielen Fällen die Patienten, ein allgemein schlechter Ernährungsstatus und eine häufig auftretende Malnutrition (Mangelernährung) sind die Folge. Ein guter Ernährungszustand ist aber von essenzieller Bedeutung, um den Patienten eine angemessene Lebensqualität zu ermöglichen. Dieser Artikel will die Bedeutung der einzelnen Nährstoffe und des Ernährungsverhaltens für das Fortschreiten der Erkrankung aufzeigen und Hilfestellung für die Umsetzung einer bedarfsgerechten Diätetik geben.

Theoretische Grundlagen

Physiologie der Niere

Die Niere übt im menschlichen Organismus folgende Aufgaben aus:

- Sie eliminiert Endprodukte von Stoffwechselvorgängen, die sog. harnpflichtigen Substanzen. Es handelt sich insbesondere um stickstoffhaltige Endprodukte des Eiweißstoffwechsels.
- Durch die Regulation der Wasser- und Elektrolytausscheidung wird im Körper ein relativ konstantes Ionenmilieu aufrecht erhalten.
- Der Säure- und Basenhaushalt wird durch entsprechende Ausscheidung durch den Urin reguliert. Die Anpassung der Ausscheidung von H^+ und HCO_3^- an deren Aufnahme und endogene Bildung sorgt für einen konstanten Blut-pH-Wert.
- Durch die innere Sekretion von Gewebehormonen zeichnet sich die Niere als endokrines Organ aus, da sie durch die Freisetzung von Renin ins Blut den arteriellen Blutdruck beeinflusst. Die Freisetzung von Erythropoetin regt indirekt die Bildung von Erythrozyten an.

● Die Niere ist an verschiedenen Intermediärstoffwechselvorgängen im Organismus beteiligt: Neben der Leber ist sie Ort der Glukoneogenese; durch die Bildung von Butyrobetain, einer Vorstufe des Acyl-Carriers Carnitin, ist sie am Fettstoffwechsel beteiligt; sie ist wichtig für die Kalziumhomöostase durch Hydroxilierung von inaktivem Vitamin D in seine aktive Form.

> Die Niere dient der differenzierten Ausscheidung von Stoffen zur Aufrechterhaltung einer konstanten chemischen Zusammensetzung der extrazellulären Flüssigkeit (glomuläre Filtration, tubuläre Sekretion und Resorption) (27).

Durch den rein physikalischen Filtrationsdruck aufgrund der Herzarbeit wird die glomeruläre Filtrationsrate bestimmt. Die Durchlässigkeit der Membran für Plasmabestandteile ist abhängig von deren Molekulargewicht, Ladung und Fettlöslichkeit. Der Übertritt von Substanzen in den sog. **Primärharn** erfolgt passiv und stoffunspezifisch. Kleine Moleküle bis zu einem Molekulargewicht von 5 500 sind frei filtrierbar. Mit steigendem Molekulargewicht wirkt die glomuläre Membran als Sieb. Plasmaalbumine (Molekulargewicht = 69 000) passieren die Membran zu weit weniger als 1%.

> Die **glomuläre Filtrationsrate (GFR)** wird aus dem filtrierten Flüssigkeitsvolumen des Primärharns aller Glomeruli pro Zeiteinheit (ml/min) berechnet.

Als Messgröße für die Leistung der Nieren dient die Clearance. Unter der Clearance versteht man diejenige Plasmamenge, die pro Zeiteinheit von einer bestimmten Substanzmenge befreit wird (25). Die **renale Clearance** ist ein Maß für die exkretorische Nierenleistung und wird durch folgende Formel berechnet:

$$C = V \times (U/P)$$

Dabei bedeuten :
C = Clearance des Stoffes X (ml/min)
U = Konzentration des Stoffes X im Urin (mg/l)
P = Konzentration des Stoffes X im Plasma (mg/l)
V = Harnvolumen pro Minute (ml/min)

Die Clearance kann man auch als Klärwert eines Plasmas von einer bestimmten Substanz pro Zeiteinheit beschreiben (27).

Gesunde Nieren haben eine GFR von etwa 120 ml/min. Davon werden etwa 9,83% als **Endharn** ausgeschieden. Die GFR wird durch den Kreatininwert bestimmt. Kreatinin ist eine Ausscheidungsform von Kreatin und wird von der Niere vollständig glomerulär filtriert. Sie ist direkt proportional zur Muskelmasse und kann zur Bestimmung der GFR verwendet werden. Die täglich durch den Harn ausgeschiedene Menge beträgt bei einem gesunden Menschen 1 bis 1,5 g (27).

Pathophysiologie der Niere

Chronisch geschädigte Nieren weisen eine verringerte glomeruläre Filtrationsrate auf. Der Ausfall des geschädigten Nierengewebes führt zu einer größeren Belastung des noch funktionstüchtigen Gewebes. Die glomeruläre Hypertonie in den Kapillaren führt zu einer progredienten Einschränkung der GFR (4).

Folge der eingeschränkten Nierenfunktion sind:

- Verminderte Ausscheidung harnpflichtiger Substanzen wie Kreatinin, Harnstoff und Harnsäure
- Verminderte Ausscheidung von Salzen und Wasser, Bildung von Ödemen, Begünstigung der arteriellen Hypertonie
- Verminderte Ausscheidung von Säuren
- Verminderte Ausscheidung von wasserlöslichen Mineralstoffen wie Kalium und damit Gefahr von Herzrhythmusstörungen
- Störungen des Kalzium-Phosphat-Haushalts durch die vermehrte Parathormonausschüttung und Ausbildung von Knochenschäden
- Verminderte Bildung von Erythropoetin und dadurch bedingte Blutarmut
- Erhöhte Reninaktivität, renale Hypertonie
- Verminderte Ausscheidung von Medikamenten, Gefahr der Vergiftung.

Durch die Verödung der Restnephrone kommt es schließlich zur Glomerulosklerose, die zu einer verstärkten Belastung der Niere bei der Elimination stickstoffhaltiger Stoffwechselprodukte führt und durch erhöhten arteriellen Blutdruck weiter gefördert wird (4).

Die urämische Intoxikation

Als Urämie bezeichnet man das klinische Endstadium der chronischen Niereninsuffizienz. Durch eine dauerhaft starke Erhöhung der harnpflichtigen Substanzen kommt es zu einer Intoxikation (14). Die urämischen Symptome werden durch die beim Eiweißabbau anfallende

Substanzen wie Guanidinessigsäure, Methylguanidin, Phenolderivate, mittelmolekulare, nicht näher identifizierte Peptide usw. ausgelöst. Bei Nichtbehandlung kommt es zum Tod im Coma uraemicum (27, 17).

▣ 6.12 Stadien der chronischen Niereninsuffizienz (Franz, 1990).

Stadium	GFR (% der Norm)	Retentionswerte Serumkreatinin (μmol/l [mg%])	Klinische Zeichen
volle Kompensation	> 35–50	0–130 (0–1,5)	keine
kompensierte Retention	> 25–35	> 130 (> 1,5)	Azotämie
dekompensierte Retention	< 20–25	> 440 (> 5)	Präurämie
terminale Niereninsuffizienz	< 5	> 880 (> 10)	Urämie

Ursachen chronischer Nierenerkrankungen

Die Ausgangserkrankungen zur Ausbildung einer chronischen Niereninsuffizienz sind in den meisten Fällen folgenden Bereichen zuzuordnen:

- **Glomeruläre Erkrankungen** (chronische Glomerulonephritis, Entzündung der Nierenkörperchen):
  Bei dieser Erkrankungsform sind in der Regel beide Nieren gleichermaßen beteiligt. Sie kann akut auftreten, aber auch zu einer chronischen Entzündung ausreifen. Diese häufig symptomfreie Entzündung geht mit einer erhöhten Ausscheidung von Protein und Erythrozyten über den Urin einher.

- **Interstitielle und tubuläre Erkrankungen** (chronische Pyelonephritis, bakterielle Entzündungen des Nierenbeckens und des benachbarten Nierengewebes):
  Diese Erkrankungsform ist in vielen Fällen einseitig. Die Erkrankungsschübe werden häufig von Schmerzen in der Nierengegend und beim Wasserlassen sowie von Fieber begleitet. Auslöser für diese Erkrankung sind Bakterien. Die chronische Pyelonephritis führt langsamer und in höherem Lebensalter als die chronische Glomerulonephritis zum chronischen Nierenversagen.

- **Hereditäre Erkrankungen** (Zystennieren):
  Diese erbliche Erkrankung führt aufgrund von Flüssigkeitsräumen in den Nieren zur Verdrängung und zum Untergang von gesundem Nierengewebe.
- **Vaskuläre Nephropathien** (arterielle Hypertonie):
  Erhöhter Blutdruck ist fast immer die Folge einer chronischen Nierenerkrankung und begünstigt dadurch den weiteren Untergang des Gewebes. Hypertonie kann aber auch Ursache für eine chronische Nierenerkrankung mit anschließendem Nierenversagen sein.
- **Sekundäre Nierenerkrankungen** (Diabetes mellitus, Nierenfunktionsstörungen bei Drüsen- und Lebererkrankungen):
  Dem Diabetes mellitus kommt in diesem Bereich die größte Bedeutung zu. Er ist mit 35% zur häufigsten Ursache der terminalen Niereninsuffizienz geworden. Die Morbidität und Mortalität im Stadium der intermittierenden Dialysetherapie ist bei Diabetikern höher als bei Nichtdiabetikern. Die häufigste Todesursache liegt letztendlich bei kardiovaskulären Erkrankungen, die lange Zeit vor dem Dialysestadium beginnen und mit zunehmender Niereninsuffizienz fortschreiten. Neuropathien der Augen und Extremitäten sind Begleiterkrankungen, die häufig zu einem erschreckenden Zustand der diabetischen Dialysepatienten führen (21).

Formen der Nierenersatztherapie

Chronisch Nierenkranke im terminalen Stadium bedürfen zur Erhaltung ihres Lebens zwingend einer Nierenersatztherapie. Ziel der Nierenersatztherapie ist es, die urämischen Stoffwechselmetaboliten durch Diät, Diuresesteigerung oder Dialyse zu senken (Detoxifikation), die überflüssige Flüssigkeitsmenge zu entziehen (Dehydrierung), die Plasmaionenkonzentration in den Normbereich zu korrigieren (Osmoregulation) und den Säure- und Basenhaushalt zu normalisieren (Azidosekorrektur) (27).

Für die meisten Patienten beginnt nun das Stadium der intermittierenden Dialysebehandlung. Für einen Großteil bedeutet das Dialysestadium nur einen Übergang bis zur Implantation einer Spenderniere. Heute gibt es in der Bundesrepublik 57 000 Dialysepatienten. Im Jahr 1999 wurden 2 275 Nierentransplantationen durchgeführt, davon 380 dank lebender Organspender (7).

Hämodialyse

Bei dieser Form der extrakorporalen Blutreinigung findet in einem Dialysegerät zwischen dem Blut auf der einen Seite und einem zweiten Medium auf der anderen Seite ein Stoffaustausch statt. Der Stoffaustausch beruht auf den Grundlagen von Diffusion und Osmose. Das Blut des Patienten fließt über einen geeigneten Blutgefäßanschluss (Fistel, Shunt) kontinuierlich in das Dialysegerät und wird dort mit einer Dialyseflüssigkeit in Kontakt gebracht (27). Eine semipermeable Membran dient der Stoffselektion zwischen Blut und Dialysat. Die zu entfernenden Stoffwechselmetaboliten, die sich in dem Zeitraum zwischen den Dialysebehandlungen im Körper angesammelt haben, werden während der in der Regel 5-stündigen Behandlung aus dem Blut entfernt. Durch die hydrostatische Druckdifferenz zwischen Dialysat und Blut findet eine Ultrafiltration des Plasmawassers statt, die zu einem Entzug von Wasser aus dem Blut führt (27). Die Behandlung wird in den meisten Fällen 3-mal wöchentlich durchgeführt.

Hämofiltration

Die Hämofiltration gehört wie die Hämodialyse zu den extrakorporalen Dialyseverfahren. Die Entfernung von harnpflichtigen Substanzen und Wasser erfolgt hierbei durch konvektiven Stofftransport mittels eines hydrostatischen Druckgradienten zwischen Blut- und Filtratseite. Es wird keine Spüllösung eingesetzt, die Funktion der renalen tubulären Rückresorption wird durch Zufuhr einer Ersatzflüssigkeit (Infusion) imitiert. Niedermolekulare Bestandteile werden im Vergleich zur Hämodialyse nur zu etwa 50% eliminiert. Die Elimination mittelmolekularer Substanzen entspricht den Leistungen der Hämodialyse (27).

Peritonealdialyse

Die Peritonealdialyse (CAPD, kontinuierliche ambulante Peritonealdialyse) ist ein intrakorporales Blutreinigungsverfahren. Das Peritoneum (Bauchfell) dient bei dieser Form der Dialyse als semipermeable Membran. 2–3 Liter einer sterilen Spüllösung werden in die Bauchhöhle eingelassen und wirken dort über einen Zeitraum von 4–8 Stunden als Dialysat. Während dieser Zeit erfolgt zwischen dem gut durchbluteten Peritoneum und der Spülflüssigkeit in der Bauchhöhle der Austausch der harnpflichtigen Substanzen (27).

Nierentransplantation

Eine Transplantation stellt für den Dialysepatienten eine Möglichkeit dar, ein von der Dialyse unabhängiges Leben zu führen. Die strengen Ernährungsvorschriften, die für das prädialytische und dialytische Stadium galten, sind nicht mehr relevant. Mit einer gut funktionierenden Niere ist der Patient in der Zusammenstellung seiner Nahrung wieder völlig frei. Bei Transplantationen handelt es sich in den meisten Fällen um postmortale Spenden. Hierbei handelt es sich um hirntote Menschen, die ihr Einverständnis zu einer Organentnahme zu Lebzeiten gegeben haben oder deren Angehörige sich mit einer Organentnahme einverstanden erklärten. In seltenen Fällen kommt eine Lebendspende von einem Familienangehörigen oder einer nahestehenden Person in Frage. Voraussetzung für eine Transplantation ist ein guter Gesundheitszustand des Patienten, eine vollständige Übereinstimmung der Blutgruppen von Spender und Empfänger und eine weitgehende Übereinstimmung von HLA-A, -B und DR-Typisierung (14). Einem kleinen Angebot von Spendernieren steht jedoch eine lange Warteliste mit Transplantationsanwärtern gegenüber.

Messgrößen der Dialysequalität

Um die Qualität der Dialyse zu bestimmen, bietet sich die Bestimmung des Kt/V mit Hilfe des Harnstoffkinetikmodells an, welches die prozentuale Reduktion des Harnstoffs bei einer Dialysesitzung misst (23). Eine regelmäßige Überwachung der Phosphat- und Kaliumkonzentrationen vor und nach der Dialyse ist erforderlich. Der Hydratationszustand des Patienten ist schwer zu ermitteln und beruht auf Erfahrungswerten und Impedanzanalysen. Die Entwicklung des BMI (Body-Mass-Index, Quotient aus dem Körpergewicht in Kilogramm und dem Quadrat der Körpergröße in Metern) über einen mehrjährigen Zeitraum gibt Aufschluss über eine ausreichende Ernährung bezüglich des Energie- und Proteingehalts. Der Plasmaalbumin- sowie der Präalbuminspiegel sind weitere Messgrößen zur Erfassung der Proteinaufnahme und zur Einschätzung des Ernährungszustandes.

Ernährungstherapie bei chronischer Niereninsuffizienz

Ziel der Ernährungstherapie bei Nierenerkrankungen ist die Minimierung von harnpflichtigen Substanzen und Urämietoxinen, das Verhindern einer Malnutrition und dem fortschreitenden Untergang des Nierengewebes entgegen zu wirken (17). Die Ernährungstherapie bei chronischer Niereninsuffizienz ist von essenzieller Bedeutung für einen auf lange Zeit stabilen Gesundheitszustand und eine zufrieden stellende Lebensqualität.

Ernährung im prädialytischen Stadium

Nährstoffbedarf

Der Energiebedarf entspricht dem eines gesunden Menschen und liegt bei 35 kcal/kg Körpergewicht täglich. Unterschiede bestehen jedoch in der Zusammensetzung der Nahrung. Während sich der Gesamtenergiebedarf eines Gesunden zu 55% aus Kohlenhydraten, 30% Fett und 15% Proteinen zusammensetzt, ist die Phase vor Eintritt in die Dialysepflicht durch Eiweißrestriktion gekennzeichnet. Um ein Fortschreiten des Untergangs von noch funktionsfähigem Nierengewebe zu vermeiden und um die Ansammlung von harnpflichtigen Substanzen im Blut zu verhindern, ist es erforderlich, die Proteinaufnahme dem Stadium der Niereninsuffizienz anzupassen (12). ◨ 6.13 zeigt den Proteinbedarf in Abhängigkeit der Serumkreatininwerte.

◨ **6.13** Proteinzufuhr in Abhängigkeit vom Serumkreatinin (nach Quirin u. Kluthe, 1988).

Serumkreatinin (mg/dl)	Proteinzufuhr (mg/kg/Tag)
< 3 beginnende Retention	0,8–1,0
3–6 kompensierte Retention	0,5–0,6
> 6 präterminale Niereninsuffizienz	0,35–0,4

Um trotz der eingeschränkten Proteinzufuhr einen Muskel- und Leberproteinabbau zu verhindern, ist die Auswahl der Proteinlieferanten besonders wichtig. Geeignet sind Proteine mit einer hohen biologischen Wertigkeit, die besonders in tierischem Protein zu finden ist. Aber auch durch eine günstige Kombination pflanzlicher Lebensmittel untereinander oder von pflanzlichen mit tierischen Lebensmitteln kann eine hohe biologische Wertigkeit erzielt werden. Unter der biologischen Wertigkeit versteht man eine starke Übereinstimmung des Aminosäuremusters mit dem körpereigenen Protein. Die Aminosäure, deren Gehalt am wenigsten mit dem Gehalt in der menschlichen Proteinsequenz übereinstimmt, wird als limitierende Aminosäure bezeichnet. Sie bestimmt die biologische Wertigkeit des jeweiligen Proteins. Günstige Kombinationen aus Kartoffeln und Ei, Hülsenfrüchten und Ei, Milch und Weizen sowie Eier und Weizen bieten sich für den Niereninsuffizienten an. Die früher häufig empfohlene klassische „Kartoffel-Ei-Diät", die auf Kluthe und Quirin sowie auf Giovannetti und Maggiore zurückgeht, wird heute abgelehnt, da sie einerseits wegen der hohen Kaliumzufuhr und andererseits wegen der mit der Zubereitung verbundenen hohen Fettzufuhr zu negativen Begleiterscheinungen und schlechter Verträglichkeit führt. Zitat von Professor H. E. Franz (12): *„Vor der Dialyse wurde eine eiweißarme Kost (Kartoffel-Ei-Diät) verabreicht, unter der wegen ungenügender Nahrungsaufnahme (urämische Anorexie) erniedrigte Serumharnstoff- und Kreatininwerte (Muskelschwund) erzielt wurden, was damals als Besserung der Nierenfunktion gedeutet wurde."* Heute wird im Allgemeinen eine selektive Proteindiät empfohlen, die zu zwei Dritteln aus tierischem und zu einem Drittel aus pflanzlichem Protein besteht. Diese Diätform bietet einen größeren Gestaltungsspielraum und mehr Abwechselung für die Patienten (10).

Natrium

Eine Empfehlung für die Natriumaufnahme kann nicht pauschal gegeben werden. Sie ist abhängig vom Hydratationszustand des Patienten. Eine hohe Natriumaufnahme kann zu Wassereinlagerungen führen und eine arterielle Hypertonie fördern. Eine moderate Natriumaufnahme ist daher gefordert. Die durchschnittliche NaCl-Aufnahme in Deutschland liegt mit 7–9 g im angemessenen Bereich. In seltenen Fällen kommt es zu einer Natriumverarmung bei Patienten mit einer Salzniere (Salt loosing kidney) oder durch Durchfälle und Erbrechen, bei denen eine Natriumrestriktion kontraindiziert ist (4, 17).

Flüssigkeit

Zur Vermeidung einer gefährlichen Hyperhydratation empfiehlt die Fachliteratur neben der Natriumaufnahme eine Beschränkung der Flüssigkeitsmenge auf die Restdiurese des Vortages + 500 ml (4, 17). Dies ist jedoch in der Praxis kaum umzusetzen und daher als Empfehlung für den Patienten nicht haltbar. Praxisorientierte Ratgeber sprechen daher von einer Flüssigkeitsmenge von Restdiurese des Vortages + 500 bis 800 ml (11).

Kalium

Der wasserlösliche Mineralstoff kann bei verminderter Ausscheidung zu lebensbedrohlichen Serumkonzentrationen führen. Eine Hyperkaliämie muss durch die konsequente Restriktion der Kaliumaufnahme auf 1500–2000 mg täglich vermieden werden.

Phosphat

Eine Hyperphosphatämie führt zur Störung der Kalzium-Phosphat-Homöostase, da sie mit einer erhöhten Parathormonausscheidung einhergeht und einen Entzug von Kalzium aus den Knochen bewirkt. Eine Phosphataufnahme von täglich 800–1200 mg sollte nicht überschritten werden.

Vitamine

Grundsätzlich ist ein höherer Vitaminbedarf für Patienten im prädialytischen Stadium nicht ausdrücklich begründet. Durch die Kaliumrestriktion ist jedoch der Verzehr von frischem Obst und Gemüse eingeschränkt und eine Supplementierung mit wasserlöslichen Vitaminen empfehlenswert.

Ernährung im dialytischen Stadium

Nährstoffbedarf

Der Eiweißbedarf eines gesunden Menschen liegt bei 0,8 g/kg Körpergewicht (4, 17). Die tatsächliche Aufnahme ist jedoch erhöht und liegt zwischen 1,1 und 1,5 g (26). Während im prädialytischen Stadium auf eine proteinarme Diät geachtet werden musste, ist mit dem Beginn der Dialyse die Umstellung auf eine proteinreiche Diät erforderlich. Die Hämodialyse führt zu einem erhöhten Proteinbedarf. Als Grund für den Proteinkatabolismus wird die metabolische Azidose angesehen (6). An den Dialysetagen wurde selbst bei ausreichender Proteinzufuhr eine negative Stickstoffbilanz festgestellt. Das ist ein Zeichen für den Übergang von Proteinen aus dem Blut in das Dialysat. Dieser Verlust muss durch die Ernährung ausgeglichen werden. Darüber hinaus wird der Proteinkatabolismus von der Gesamtenergieaufnahme beeinflusst. Bei einer Energiezufuhr von 25 kcal/kg/Tag wiesen Patienten mit einer konstanten Proteinzufuhr von 1,13 g/kg Körpergewicht eine negative Stickstoffbilanz auf. Bei einer täglichen Energieaufnahme von 35–45 kcal/kg/Tag war die Stickstoffbilanz neutral. Der tägliche Proteinbedarf von Hämodialysepatienten liegt bei 1,2 g/kg Körpergewicht (8, 17, 6), bei der Peritonealdialyse liegt der Bedarf bei 1,2–1,3 g/kg Körpergewicht (19). Trotz einer täglichen Proteinzufuhr von 1 g/kg Körpergewicht konnte in 50–80% der Fälle eine unter der Norm liegende Transferrinkonzentration im Blut gemessen werden. Erst die Supplementierung mit essenziellen Aminosäuren führte zu einer weitgehenden Normalisierung (17).

Energie

Der Energiebedarf von Dialysepatienten unterscheidet sich nicht von dem gesunder Menschen. Er liegt bei 35 kcal/kg Körpergewicht (6). Die Zusammensetzung der Gesamtenergie sollte der der Normalbevölkerung entsprechen. Nach Empfehlungen der DGE stammt die Gesamtenergie zu 55% aus Kohlenhydraten, 30% Eiweiß und 15% Fett (29).

Die Empfehlungen für die Aufnahme von Natrium, Flüssigkeit, Kalium und Phosphat entsprechen den Grenzwerten im prädialytischen Stadium.

Vitamine

Neben der möglicherweise limitierten Zufuhr an frischem Obst und Gemüse aufgrund des hohen Kaliumgehalts sowie des Verlusts wasserlöslicher Vitamine bei der Dialyse erfordert die ausreichende Vitaminzufuhr eine besondere Beachtung (6). Es ist jedoch zu berücksichtigen, dass bei Dialysepatienten auch eine Hypervitaminose wasserlöslicher Vitamine möglich ist (28). So kann beispielsweise eine zu hohe Vitamin-C-Gabe eine urämische Hyperoxalämie verstärken, zu hohe Spiegel an Vitamin B_6 können neurotoxisch wirken.

Folgen und Komplikationen der Niereninsuffizienz

Überwässerung

Durch die nachlassende Diurese droht dem Patienten eine Überwässerung. Bei zu hoher Flüssigkeitszufuhr tritt Wasser aus der Kapillarstrombahn aus und lagert sich in Form von **Ödemen** im Körper ein. Ödeme in den Beinen finden sich im Endstadium der chronischen Niereninsuffizienz bei vielen Patienten. Schädigungen durch Lungen- und Hirnödeme können sich einstellen (4, 17). Beim Eintritt in das Dialysestadium sind fast alle Patienten überwässert. Die Dialysebehandlung muss dieses Wasser entfernen und in kleinen Schritten das individuelle Trockengewicht jedes Patienten erreichen. Die erlaubte Flüssigkeitsaufnahme im Dialyseintervall richtet sich nach der Restdiurese des Niereninsuffizienten.

Die Regel zur Berechnung der erlaubten Flüssigkeitsmenge lautet:

Trinkmenge = Urinvolumen des Vortags + 500 ml (4, 17).

Für die Praxis gelten die gemäßigteren Werte von Urinvolumen des Vortages + 500 bis 800 ml (11). Zwar wird bei der Dialysebehandlung der Flüssigkeitshaushalt durch Ultrafiltration reguliert, doch führt er zu deutlichen Verlusten an Aminosäuren und Peptiden und stellt für den Patienten einen katabolen Stress dar (12). Aus diesem Grund gilt auch für Dialysepatienten die oben genannte Berechnungsformel für die Trinkmenge.

Hyperkaliämie

Kalium ist ein wasserlöslicher Mineralstoff, der beim gesunden Menschen über die Niere ausgeschieden wird. Bei Niereninsuffizienz ist die Kaliumausscheidung eingeschränkt. Die daraus resultierende Hyperkaliämie ist eine akute, potenziell lebensbedrohliche Komplikation bei Dialysepatienten. Sie führt zu Herzrhythmusstörungen mit in schweren Fällen tödlichem Ausgang. Die Kaliumaufnahme durch die Ernährung sollte nicht mehr als 1500–2000 mg täglich betragen (4, 17, 24). Kaliumreiche Lebensmittel sind Obst und Gemüse, insbesondere Säfte, Trockenobst und Nüsse (4, 10). Auf die Verzehrshäufigkeit und -menge von Kartoffeln muss aufgrund ihrer Bedeutung in unserer Ernährung besonders geachtet werden. Durch geeignete Zubereitung (klein schneiden, wässern über Nacht, in der 10-fachen Menge frischem Wasser kochen und das Wasser entfernen) kann der Kaliumgehalt gesenkt werden (8, 24).

Gestörte Kalzium-Phosphat-Homöostase

Eine Hyperphosphatämie ist von Bedeutung, da sie einen sekundären Hyperparathyreoidismus bewirkt. Die erhöhte Parathormonkonzentration führt zu einer Kalziumfreisetzung aus den Knochen und zu einer Weichteilverkalkung (6). Es werden vermehrt Kalziumhydrogenphosphatkomplexe im Serum gebildet, die sich in inneren Organen, Gefäßen und Weichteilen ablagern (17). Die Hypokalziämie führt wiederum zu einer gesteigerten Sekretion von Parathormon. Beeinträchtigungen des Bewegungsapparates durch die Weichteilverkalkung und erhöhte Neigung zu Frakturen durch renale Osteodystrophie sind die Folge. Um dieser Störung der Kalzium-Phosphat-Homöostase entgegen zu wirken, ist eine Limitierung der Phosphataufnahme durch die Ernährung notwendig. Für Dialysepatienten gilt eine strenge Phosphatrestriktion. Die Aufnahme sollte nicht über 800–1 200 mg/Tag betragen (8). Die Hypokalziämie bedingt häufig eine verminderte Bildung von Vitamin D, das für den Knochenaufbau bedeutend ist. Eine Supplementierung mit Vitamin D ist bei hohem Phosphat- und Parathormon- und niedrigem Kalziumspiegel indiziert (4).

Mangelernährung bei Dialysepatienten

Bei Eintritt in die Dialysepflicht liegt bei vielen Patienten eine Mangelernährung vor. Es gibt verschiedene Indikatoren, die zur Beurteilung des Ernährungsstatus herangezogen werden können. Neben der Berechnung des BMI (Body-Mass-Index) gehören dazu anthropometrische Messungen wie Messung der Hautfaltendicke, des Oberarmumfangs, bioelektrische Impedanzanalyse, Infrarot-Absorptionsmethode, Ultraschallmessungen, Densitometrie, Verdünnungstechniken, 40K-Methode, Computer- und Kernspintomographie, DEXA und biochemische Marker wie Plasmaalbumin und Kreatininwerte (4). ⬛ 6.14 nennt die Indikatoren für eine Mangelernährung bei Hämodialysepatienten.

⬛ **6.14** Indikatoren für eine Mangelernährung bei Hämodialysepatienten (6).

Serumalbumin	< 4,0 g/dl
Cholesterinkonzentration	< 150 mg/dl
Transferrinkonzentration	< 200 mg/dl
Körpergewicht	< 80 % des Normalgewichts
Deutliche Reduktion der anthropometrischen Parameter	
Niedrige prädialytische Serumkreatinin- und Harnstoffkonzentrationen bei Patienten ohne Restnierenfunktion	
IGF-1 Konzentration	< 300 µg/l
PCR	< 0,8 g/kg KG/Tag
Kontinuierlicher Abfall des geschätzten Trockengewichts	
Präalbuminkonzentration	< 29 mg/dl

Durch die immer weiter verbesserte Dialysetechnik ist eine sehr hohe Lebenserwartung selbst im Endstadium der Niereninsuffizienz keine Ausnahme mehr. Mangelernährung bei Dialysepatienten dagegen ist häufig zu beobachten. Besonders Langzeit-Dialysepatienten leiden häufig unter Mangelernährung, bestätigt eine französische Studie aus dem Jahr 2000 (17). Patienten, die seit mehr als 20 Jahre dialysiert wurden, wiesen bei gleicher täglicher Protein- und Energieaufnahme einen schlechteren Ernährungszustand auf als Patienten, die seit durchschnittlich 51 Monaten dialysiert wurden. Die Kreatinin-Clearance von mangelernährten Patienten ist deutlich niedriger als die von Patienten ohne Mangelernährung. Die Mortalitätsrate ist bei Dialysepatienten, die im Status der Mangelernährung die Dialyse begannen, erhöht; das Gleiche gilt für die Wahrscheinlichkeit eines Krankenhausaufenthaltes (16). Der Ernährungsstatus spielt demnach eine bedeutende Rolle für Morbidität und Mortalitätsrisiko bei chronisch Niereninsuffizienten. 48% der chronisch Niereninsuffizienten waren einer schwedischen Studie zu Folge mangelernährt (1). Gründe für eine reduzierte Aufnahme von Eiweiß können die zugrundeliegende Erkrankung, psychische Faktoren und urämische Anorexie sein. Eine niedrige Gesamtenergieaufnahme und ein erhöhter Proteinkatabolismus aufgrund eines minderwertigen Aminosäuremusters, metabolischer Azidose, endokriner Veränderungen wie Insulinresistenz und Hyperparathyreoidismus, Infektionen und Endzündungen, Anämie und körperlicher Inaktivität können ursächlich sein. Die Auswertung der proteinkatabolen Rate (PCR) von 1 380 Patienten ergab, dass 61% der Dialysepatienten weniger als 1 g/kg KG/Tag Protein aufnahmen, 31% weniger als 0,8 g/kg KG/Tag und 7% sogar weniger als 0,6 g/kg KG/Tag.

Problematik der Diätbefolgung

Die Schwierigkeit liegt in dem Bestreben, allen Anforderungen der Ernährungstherapie gerecht zu werden. Eine hohe Proteinaufnahme bei einer gleichzeitig niedrigen Phosphataufnahme ist aufgrund der häufig vorliegenden Vergesellschaftung von Protein und Phosphat schwer durchzuführen. Demnach erfordert die Diät Proteine mit einer hohen biologischen Wertigkeit und vergleichsweise niedrigem Phosphatgehalt. Darüber hinaus müssen häufig phosphatbindende Substanzen eingesetzt werden, um die Serumphosphatkonzentration nicht über 1,8 mmol/Tag ansteigen zu lassen (17).

Neben der Protein-Phosphat-Problematik stellt die Kaliumrestriktion eine Hürde für die Dialysepatienten dar, eine weitere ist die Begrenzung der Trinkmenge. Viele Patienten klagen über großes Durstgefühl, das nach ihrem Empfinden nicht ausreichend gestillt werden darf.

Generell ist die Befolgung der Ernährungsempfehlungen für Niereninsuffiziente sowohl im prädialytischen als auch im dialytischen Stadium nicht einfach. Eine intensive Beschäftigung mit den Vorschriften, detaillierte Kenntnisse über Lebensmittel und deren Inhaltsstoffe und diszipliniertes und konsequentes Essverhalten sind erforderlich, um den Verlauf der Erkrankung durch die Ernährung positiv zu beeinflussen.

Diätetische Therapie bei diabetischer Nephropathie

Kohlenhydrate, Fettsäuren, Phosphor, Eiweiß, Kalium, Flüssigkeit und Kalzium bedürfen bei einer Ernährungstherapie bei diabetischer Niereninsuffizienz besondere Beachtung (18). Neben den Grenzwerten für Phosphat (< 2 mmol/l), Kalium (< 5mmol/l) und einer Wassereinlagerung unter 2,5 l zwischen 2 Dialysetagen muss ein Glykohämoglobin (HbA_{1c})-Wert von < 7,0% eingehalten werden (18, 15).

Die erschwerte Problematik der Ernährungstherapie bei diabetischer Niereninsuffizienz liegt in der häufigen Vergesellschaftung von Kohlenhydraten mit Kalium und Proteinen mit Phosphor, zwei Mikronährstoffen, deren Aufnahme aufgrund der Niereninsuffizienz begrenzt ist. Gleichzeitig ist eine ausreichende Energieversorgung essenziell für den Erfolg der Dialysebehandlung, die Lebenserwartung und -qualität.

Literatur

1. Bergström, J., T. Wang, B. Lindolf: Factors contributing to catabolism in end-stage renal disease patients. Mineral Electrolyte Metabolism 24/1 (1998) 92–101
2. Börstecken, B.: Lebenswert leben trotz Diabetes und Dialyse. In: Diabetes & Dialyse. Stuttgart: Thieme 2000
3. Böttcher, T., S. Engelhard, M. Korterhans: Akute und chronische Niereninsuffizienz. Innere Medizin. F.-H. Netter. Stuttgart: Thieme 2000
4. Bosch, Th.: Nierenerkrankungen. In: Ernährungsmedizin. H.-K. Biesalski (Hrsg.). 2. Aufl. Stuttgart: Thieme 1999
5. Canard, B. et al.: Behandlung der terminalen Niereninsuffizienz. Französischer Dialysestandard der Sociéte Francophone de Dialyse.
6. Cano, N.: Service d' Hepato-Gastroenterologie et Nutrition. Ann Med Interne. 151/7 (2000) 563–574
7. Chazot, C. et al.: Malnutrition in long-term haemodialysis survivers. Nephrology, Dialysis and Transplantation. 16 (2000) 16–69
8. Echterhoff, H., S. Echterhoff: Alles ist erlaubt. Ernährungsatlas für Dialysepatienten. 4. Aufl. Bielefeld:Nephron-Verlag 1998
9. Elmadfa, I., K. Leitzmann: Physiologische Grundlagen der Ernährung. In: Ernährung der Menschen. 3. Aufl. Stuttgart: Eugen Ulmer 1998
10. Faugere, M. C., Malluche, H. H.: Renale Osteopathie. In: Dialyse für Pflegeberufe. Franz, E.-H. 2. Aufl. Stuttgart: Thieme 1996
11. Fiedler, R., W. Rosendahl, B. Osten, H. Schlee, U. Ullmann: Lebensqualität unter Hämodialyse. Nieren- und Hochdruckkrankheiten. 27/2 (1998) 97–102

12. Franz, H. E.: Nephrologie – quo vadis? Dialyse aktuell. 4 (2000) 18–21

13. Grabensee, B.: Geleitwort. In: Diabetes & Dialyse. W. Kleophas. Stuttgart: Thieme 2000

14. Gretz, N., P. Rohmeiss, A. Müller, C. Braun, M. Strauch: Eiweißarme Diät bei Patienten mit chronischer Niereninsuffizienz. Dialyse Journal. 49 (1994) 2–6

15. Hecking, E., M.-L. Götz: Nierenerkrankungen. In: Diättherapie. M.L. Götz, U. Rabast (Hrsg.). 2. Aufl. Stuttgart: Thieme1999

16. Heimburger, O., A. R. Qureshi, W. S. Blaner, L. Berglund, P. Stenvinkel: Hand-grip muscle strength, lean body mass and plasma proteins as markers of nutritional status in patients with chronic renal failure close to start of dialyses therapy. American Journal of Kidney Disease 36/6 (2000) 1214–1225

17. Kasper, H.: Chronische Niereninsuffizienz. Ernährungsmedizin und Diätetik. 9. Aufl. München, Jena: Urban & Fischer 2000

18. Kluthe, R., Quirin, H.: Abwechslungsreiche Diät für Nierenkranke. Stuttgart: Thieme 1998

19. Kurtzmann, N. A.: Clinical Practice Guidelines for Nutrition in Chronical Renal Failure. National Kidney Foundation. American Journal of Kidney Disease. 35/6 (2000) Suppl.

20. Lawson, J. A., R. Lazarus, J. J. Kelly: Prevalence and prognostic significance of malnutrition in chronic renal failure close to start of dialyses therapy. American Journal of Kidney Disease. 36/6 (2000) 1214–1225

21. Lückerath, E.: Diätformen. In: Praxis der Diätetik und Ernährungsberatung. S.-D. Müller (Hrsg.). Stuttgart: Hippokrates 2001

22. Mann, H., K. V. Dakshinamurty, U. Gladziwa, S. Stiller: Quantifizierung der Dialysetherapie mit Hilfe der Harnstoffkinetik. Nephrologisches Jahresgespräch 1991

23. Müller, M. J.: Bioelektrische Impedanzanalyse. Akt. Ernähr.-Med. 25 (2000) 167–169

24. Pirlich, M., N. Luhmann, T. Schütz, M. Planth, H. Lochs: Mangelernährung bei Klinikpatienten. Akt. Ernähr.-Med. 24 (1999) 260–266

25. Pschyrembel Klinisches Wörterbuch. 258. Aufl. Berlin: de Gruyter 1998

26. Referenzwerte für die Nährstoffzufuhr. Deutsche Gesellschaft für Ernährung (DGE) (Hrsg.). 1. Aufl. Frankfurt/M: Umschau 2000

27. Reinhardt, B., V. Steudle, G. Krick: Verfahrenstechnische Aspekte aus Blutreinigungsverfahren. 7. Aufl. Stuttgart: Hans-Eduard Franz 1997

28. Rohmeiss, P., C. Braun, A. Müller, M. Strauch, N. Gretz: Ernährung bei Hämodialysepatienten. Dialyse Journal. 13 (1994) 7–14
29. Stracke, S., F. L. Keller: Fehlen Dialysepatienten wasserlösliche Vitamine? Nieren- und Hochdruckkrankheiten. 29 (2000) 219–226

Hepatologische Diäten

Frank Lammert, Mechthild Wellmeier, Siegfried Matern

Die Leber erfüllt als das zentrale Stoffwechselorgan wichtige Aufgaben im Kohlenhydrat-, Protein- und Lipidstoffwechsel des Menschen. Sie nimmt über den Pfortaderkreislauf die im Verdauungstrakt resorbierten Stoffe zum überwiegenden Teil auf, baut sie ab und gibt sie nach Speicherung oder Metabolisierung wieder an den Kreislauf ab. Dadurch wird der Gesamtorganismus kontinuierlich mit Aminosäuren, Proteinen, Kohlenhydraten und Lipiden versorgt. Daneben ist die Leber das wichtigste Organ der Entgiftung und Exkretion, da sie exogen zugeführte und endogen gebildete, für den Organismus toxische Substanzen durch Biotransformation in wasserlösliche Derivate umwandelt, die über die Galle oder den Urin aus dem Körper eliminiert werden. Im Laufe der letzten 100 Jahre ist jedem der drei Hauptnährstoffe (Kohlenhydrate, Fett, Eiweiß) ein positiver Effekt auf hepatologische Erkrankungen zugeschrieben worden. Heute gilt, dass es – wie für die anderen Organe – keine für alle Patienten mit Lebererkrankungen gültige „Leberschonkost" oder „Lebergallediät" gibt (vgl. S. 2). Vielmehr sollte eine individualisierte, ausführliche, regelmäßige Diätberatung der Patienten mit Lebererkrankungen selbstverständlich sein.

Diät bei Fettleber und Steatohepatitis

Die diätetische Therapie bei einer toxischen Fettleber besteht in der Meidung der auslösenden Noxe. Patienten mit alkoholischer Fettleberhepatitis sind häufig hypermetabol und sollten daher hochkalorisch (Nichteiweißenergie 30–40 kcal/kg/Tag) unter Verwendung von Fett (35–50% der Energiezufuhr) ernährt werden.

Auch bei der nichtalkoholischen Fettleber bzw. Fettleberhepatitis (Non alcoholic steatohepatitis = NASH) ist Alkoholkarenz indiziert, da die überschüssige Energie leicht in Form von Triglyzeriden gespeichert wird. Bei Hypertriglyzeridämie ist eine fettreduzierte Kost angezeigt. Die diätetische Therapie der nichtalkoholischen Steatohepatitis bei Adipositas besteht in einer kalorien-, fett- und kohlenhydratreduzierten Ernährung (Ziel-BMI < 25 kg/m^2). Die Kalorienzufuhr sollte abhängig vom individuellen Bedarf im Bereich von 1 000–1 600 kcal/Tag liegen. Der Fettgehalt der Nahrung sollte 30% (entsprechend 50–80 g/Tag) nicht überschreiten. Dies setzt die drastische Reduktion von Koch- und Streichfett (< 20 g/Tag) voraus sowie die Einschränkung des Verzehrs von fettreichen Nahrungsmitteln wie:

- Fleisch- und Wurstwaren
- Fetter Fisch
- Fetter Käse
- Fette Milchprodukte
- Fette Süßigkeiten
- Nüsse.

Stattdessen sollte dem Patienten eine ballaststoffreiche Diät (vgl. S. 213 ff) empfohlen werden, um eine ausreichende Sättigung bei hypokalorischer, fettreduzierter Ernährung zu gewährleisten. Als Süßungsmittel kann Süßstoff verwendet werden. Zuckeraustauschstoffe und zuckeraustauschstoffhaltige fettreiche Süßigkeiten sind ungeeignet.

Ist die Fettleber durch eine Mangelernährung aufgetreten, besteht die Therapie in einer ausreichenden Proteinzufuhr (> 1 g/kg/Tag) im Rahmen einer hochkalorischen Kost.

Diät bei viraler Hepatitis

Die akute und chronische Virushepatitis sind keiner Ernährungstherapie zugänglich.

> **Wichtig:** Die Patienten sollten nicht an Gewicht abnehmen und eine hochkalorische Ernährung in 5–6 Mahlzeiten aufnehmen.

Diät bei Leberzirrhose

Diät bei kompensierter Leberzirrhose

Die Bedeutung der richtigen Ernährung bei Leberzirrhose wird vielfach unterschätzt. 70% der Patienten mit chronischen Lebererkrankungen zeigen eine Malnutrition. Zirrhosepatienten haben meist eine Muskelatrophie und, falls sich noch kein Aszites ausgebildet hat, Untergewicht. Ursachen für den schlechten Ernährungszustand sind:

- Erhöhter Energiebedarf
- Schlechtere Auswertung der Nährstoffe
- Angst, etwas Falsches zu essen
- Nicht realisierbare Diätvorschriften.

Diätetik bei Leberzirrhose bedeutet nicht eiweißreiche „Quarkmast" oder streng fettarme und geschmacklose „Leberschonkost". Solange die Leberzirrhose kompensiert ist, bedarf es keiner diätetischen Therapie, sondern nur der strikten Alkoholabstinenz. Der Ernährungszustand sollte durch eine ausreichende Kalorienzufuhr verbessert werden, wobei der Eiweißanteil der Nahrung nur bei Patienten mit hepatischer Enzephalopathie beschränkt werden sollte. Leicht adipöse Patienten sollten keine Gewichtsreduktion durchführen.

> **Wichtig:** Bei Leberzirrhose sind sog. Leberschutzpräparate (Kräftigungs- und Aufbaumittel) sowie die ungezielte Vitaminsubstitution unwirksam und können den Patienten sogar gefährden.

Prinzip der Diät bei kompensierter Leberzirrhose:
- Hochkalorische Energiezufuhr 30–35 kcal/kg/Tag als Nichteiweißenergie
- Bedarfsgerechte Proteinzufuhr 1,0–1,5 g/kg/Tag
- Keine Verbotslisten von sog. allgemein schwer verträglichen Nahrungsmitteln
- Meidung von Nahrungsmitteln, die individuell zu Unverträglichkeitserscheinungen (Druck-/Völlegefühl, Schmerzen, Übelkeit, Blähungen, Diarrhöen) führen
- Meidung von Zubereitungsmethoden, die viel Fett benötigen (z.B. Frittieren) oder bei denen viele Röststoffe entstehen (z.B. Grillen) und die daher nicht gut vertragen werden
- Ggf. Ernährungsprotokoll.

Der narbige Umbau des Parenchyms bewirkt eine Leberverhärtung und kann postprandial zu Oberbauchbeschwerden führen. Bei Leberzirrhose ist daher eine leichte Vollkost zu empfehlen (vgl. S. 129 ff) und individuelle Nahrungsmittelunverträglichkeiten zu protokollieren (s. ☎ 2.18).

Bei fortschreitender Zirrhose treten häufig Zink-, Kalzium- und Magnesiummangel auf und sind dann durch Mineralstoffpräparate auszugleichen. Eine optimale Zinkaufnahme ist über Zinkhistidin möglich, dass in tierischen Nahrungsmitteln enthalten ist, während pflanzliche Nahrungsquellen wenig Zink enthalten. Ein Mangel an wasserlöslichen Vitaminen ist insbesondere bei der alkoholischen Zirrhose häufig.

Diät bei dekompensierter Leberzirrhose

Wenn sich Zeichen der dekompensierten Leberzirrhose (hepatische Enzephalopathie, Aszites, Ösophagusvarizen) einstellen, sind besondere diätetische Maßnahmen erforderlich.

Die Ziele der diätetischen Therapie sind:
- Verhinderung oder Besserung der hepatischen Enzephalopathie durch Beschränkung der Eiweißzufuhr
- Ausgleich des erhöhten Kalorienbedarfs
- Ausgleich des Aminosäurenverhältnisses durch eine Vermehrung der verzweigtkettigen Aminosäuren und eine Verminderung der aromatischen Aminosäuren
- Behandlung der Aszites- und Ödembildung durch Natrium- und Flüssigkeitsbegrenzung
- Schutz der Ösophagusvarizen durch eine passierte oder breiige Kost.

Prinzip der Diät bei dekompensierter Leberzirrhose:
- Ausreichende Energiezufuhr (35–45 kcal/kg/Tag)
- Angepasste Eiweißzufuhr (7–10%, 0,4–0,8 g/kg/Tag)
- Ausreichende Fett- und Kohlenhydratzufuhr
- Bevorzugung pflanzlicher Eiweißträger (ovo-lakto-vegetabile Kost)
- Gabe von verzweigtkettigen Aminosäuren (0,25 g/kg/Tag)
- Ballaststofffreie Diät
- Natriumreduzierte Diät (< 6 g/Tag)
- Gabe von Laktulose oder Laktitol
- Bei Bedarf Gabe von Vitaminen, Zink, Magnesium und Kalzium.

Die typische Physiognomie der Zirrhosepatienten im fortgeschrittenen Stadium ist darauf zurückzuführen, dass Energiestoffwechsel und Ernährungsstatus auf dem Niveau eines längeren Hungerzustands liegen. Die Muskulatur der dünnen Extremitäten ist atrophisch, während der Leib durch Aszites aufgetrieben ist. Um Malnutrition und Katabolie zu vermeiden, ist eine Erhöhung der Kalorienzufuhr auf 35–45 kcal/kg/Tag erforderlich. Falls wegen einer hepatischen Enzephalopathie gleichzeitig eine Proteinrestriktion notwendig ist, bedeutet dies eine fett- und kohlenhydratreiche Kost (7–10% Protein, 50–55% Kohlenhydrate, 40–45% Fett). Eine fettreiche Ernährung führt dabei eher zu einer Gewichtszunahme bzw. Gewichtserhaltung als eine kohlenhydratreiche Ernährung. Da Leberzirrhotiker meist erniedrigte Cholesterinspiegel haben, ist die „gute Butter" erlaubt.

Zur Energieanreicherung eignen sich neben Trinknahrungen die folgenden Nahrungsmittel (s. auch S. 177):

- Traubenzucker (Dextropur)
- Maisstärke (Maltodextrin 19; 3,8 kcal/g)
- Sonana Renamil (4,7 kcal/g).

> **Wichtig:** Für Diabetiker sind die o.g. Nahrungsmittel nicht geeignet. Die Blutzuckersteigerung durch Traubenzucker, Maltodextrin und Sonana Renamil ist extrem schnell. Die Produkte dürfen nur unter genauer Blutzuckerkontrolle angewendet werden.

Diät bei hepatischer Enzephalopathie

Es besteht allgemeine Übereinstimmung darüber, dass die hepatische Enzephalopathie durch eine Störung der Neurotransmission und nicht wie früher angenommen durch eine Störung des zerebralen Energiestoffwechsels hervorgerufen wird. Infolge Leberinsuffizienz und Ausbildung portosystemischer Shunts steigt die Konzentration endogener Toxine, welche die neuronale Membranfunktion hemmen, im Blut an. Ammoniak, das als das vorherrschende Neurotoxin bei der hepatischen Enzephalopathie gilt, fällt im Darm beim bakteriellen und mukosalen Abbau von Proteinen an und wird bei Zirrhosepatienten nur eingeschränkt in der Leber entgiftet. Dem Proteingehalt der Nahrung kommt daher bei der Leberzirrhose eine zentrale Bedeutung zu. Um den Anstieg des Ammoniakspiegels und anderer Neurotoxine bei der hepatischen Enzephalopathie und die Gefahr des Komas zu vermeiden, ist eine proteinarme Diät (vgl. S. 175 ff) notwendig. Die Proteinrestriktion ist jedoch nicht unproblematisch, da eine Reduktion der Proteinzufuhr zur Einschleusung von Substanzeiweiß in den Energiestoffwechsel führt (Eiweißdilemma bei Leberzirrhose). Dauerhaft darf die Eiweißzufuhr 0,4 g Protein/kg/Tag nicht unterschreiten.

Liegt eine hepatische Enzephalopathie vor, wird im Allgemeinen eine proteinarme Diät (0,6-0,58 g/kg pro Tag) verordnet (vgl. S. 175). Bessern sich nach einer parenteralen Ernährung im hepatischen Koma (Stadium IV) die Symptome, erhält der Patient zunächst eine streng proteinarme Diät (vgl. S. 177). Die Eiweißzufuhr sollte anfangs nicht mehr als 0,35–0,4 g/kg/Tag betragen. Bei Aszites ist das Trockengewicht als Berechnungsgrundlage maßgeblich. Die Eiweißrestriktion sollte nach 48 Std. durch den Aufbau der Eiweißzufuhr abgelöst werden, wobei alle 3 Tage die Proteinzufuhr um 10 g/Tag gesteigert werden kann. Anhand der Symptome und des Ammoniakspiegels kann eine individuelle Eiweißtoleranz festgestellt werden, die in der Regel bei 40–80 g/Tag liegt.

Im Gegensatz zu den aromatischen Aminosäuren (AAS) Tyrosin, Phenylalanin und Tryptophan sind bei Leberzirrhose die verzweigtkettigen Aminosäuren (VKAS) Valin, Leucin und Isoleucin im Serum vermindert, da sie in extrahepatischen Geweben vermehrt katabolisiert werden. Das molare VKAS/AAS-Verhältnis (Fischer-Index) ist von normalerweise 3–4 auf < 1 erniedrigt. Die hepatische Enzephalopathie wird im Konzept der falschen Neurotransmitter als zerebrale Folge des veränderten Aminosäurenstoffwechsels erklärt. Die erhöhten AAS-Konzentrationen sollen die intrazerebrale Synthese der echten Neurotransmitter Dopamin und Noradrenalin hemmen, während vermehrt die falschen, inaktiven Neurotransmitter Phenylethanolamin und Octopamin, dessen Vorstufe Tyramin sowie der inhibitorische Neurotransmitter Serotonin entstehen.

Nahrungsmittel mit einem hohen VKAS-Anteil sind Milch- und Milchprodukte sowie pflanzliche Lebensmittel. Einen hohen AAS-Anteil haben Fleisch, Fisch und Ei. Die Verträglichkeit von vegetabilen Proteinträgern ist daher bei hepatischer Enzephalopathie deutlich besser als die von tierischen Proteinträgern, und Leberzirrhosepatienten sollte eine ovo-lakto-vegetabile Kost empfohlen werden. Da es aber dennoch schwierig ist, die Zufuhr von VKAS mit der Nahrung entscheidend zu erhöhen und bei einer proteinarmen Diät die Gefahr der Katabolie besteht, werden bei einer Eiweißtoleranz < 0,5 g/kg/Tag zusätzlich VKAS-reiche Aminosäurenmischungen eingesetzt (0,25 g/kg/Tag). Diätetische Lebensmittel und Arzneimittel (z.B. Falkamin Pellets) mit einem hohen Anteil verzweigtkettiger Aminosäuren bedürfen der ärztlichen Verordnung.

> **Wichtig:** Die Gabe eiweißarmer diätetischer Lebensmittel sollte den Patienten nicht dazu verleiten, tierische Proteinträger mit einem hohen Gehalt an AAS, die die hepatische Enzephalopathie unterhalten, vermehrt zu sich zu nehmen.

Eine ballaststoffreiche Diät (vgl. S. 213 ff) hat bei hepatischer Enzephalopathie ebenfalls Vorteile, da sie Neurotoxine im Darm bindet und ihre Bildung durch eine Beschleunigung der Transitzeit die Ammoniakausscheidung fördert und die Ammoniakresorption aus dem Kolon hemmt. Die veganisch orientierte, hyperkalorische Diät bei Leberzirrhose liefert reichlich Ballaststoffe. Da eine ballaststoffreiche Diät eine großzügige Flüssigkeitsaufnahme voraussetzt („Ballaststoffe müssen quellen"), ist sie bei gleichzeitiger Flüssigkeitsbeschränkung wegen Aszites nicht durchführbar.

Einen zentralen Stellenwert bei der Behandlung der hepatischen Enzephalopathie hat die Behandlung mit Laktulose (z. B. Bifiteral, 3–4 x 10–40 ml). Dieses Disaccharid (Galaktofruktose) wird durch Bakterien im Kolon hydrolysiert und zu Milch- und Essigsäure metabolisiert. Es resultieren ein osmotischer Effekt, der die laxierende Wirkung erklärt und die Ammoniakausscheidung fördert, und ein bakteriostatischer Effekt, der die Zahl der Keime und deren Ammoniakproduktion senkt. Durch die Ansäuerung des Koloninhaltes kommt es zu einer verstärkten Diffusion von Ammoniak aus dem Blut in das Kolon, in dem es in protonierter und damit schlecht diffusibler Form vorliegt und ausgeschieden wird. Als Nebenwirkungen können Meteorismus, Übelkeit, Diarrhöen und Hypernatriämie auftreten. Falls eine latente hepatische Enzephalopathie vorliegt (Stadium 0) sollte Laktulose prophylaktisch in einer Dosis eingenommen werden, die zu drei weichen Stühlen pro Tag führt. Ein häufig unterschätztes Problem der Laktulosetherapie ist die mangelnde Compliance aufgrund des süßen Geschmacks der gewöhnlich als Sirup verabreichten Laktulose. Bei gleicher therapeutischer Effektivität zeigen kristalline Laktulosepräparationen (Laktulosegranulate) oder Laktitol (Galaktosidosorbitol = Importal, 3–4 x 10–20 g) eine bessere Akzeptanz. Obwohl Laktulose ein Kohlenhydrat ist, muss es nicht in die BE-Berechnung einbezogen werden.

Diät bei Aszites

Grundsätzlich kann allen Zirrhosepatienten empfohlen werden, weniger Salz zu verwenden, um der Entstehung von Aszites oder Ödemen vorzubeugen. Die Basis bei der Behandlung des Aszites bildet eine natriumarme Diät (vgl. S. 184 ff). Im Krankenhausbereich kann eine natriumarme Kost (< 3 g/Tag) verordnet werden, die den Einsatz von natriumarmen Lebensmitteln und den Einsatz von natriumarmen Spezialprodukten verlangt. Zu Hause ist dauerhaft nur eine natriumreduzierte Kost (< 6 g/Tag) durchführbar. Dabei muss auf alle natriumreichen Nahrungsmittel (Fertiggerichte, Fertigsalate, Fertigsuppen, Gemüsekonserven, Knabberartikel, Suppenwürze, Glutamat, Sojasoße, Brühwürfel, Würzmischungen, Mayonnaise, Senf, Ketchup) und auf das Salzen von Speisen grundsätzlich verzichtet werden. Die Einhaltung einer natriumreduzierten Kost wird erleichtert durch den Einsatz von vorwiegend frischen oder tiefgefrorenen Produkten. Eine Tabelle natriumreicher Nahrungsmittel kann dem „Wegweiser für den Leberkranken mit Richtlinien zur Ernährung" entnommen werden (s. Literatur).

Bei Aszites wird auch die tägliche Trinkmenge auf 0,5–1,5 l beschränkt. Bei einer geringen Trinkmenge sollten nur Mineralwasser (< 100 mg Natrium pro l) oder ungesüßter Tee als Getränke gewählt werden.

> Wichtig: Viele Nahrungsmittel haben einen hohen Wassergehalt (Obst, Gemüse, Suppen, Joghurt, Milch, Pudding). Die tägliche Flüssigkeitsaufnahme sollte genau protokolliert werden.

Diät bei Ösophagusvarizen

Zum Schutz der leicht einreißenden Ösophagusvarizen sollte die Nahrung gut gekaut oder zerkleinert werden. Harte, scharfkantige Nahrungsbestandteile, die die Varizen beschädigen und zu einer Blutung führen können, sollten gemieden werden:

- Chips
- Pommes frites
- Bratkartoffeln
- Grätenreicher Fisch
- Gegrilltes
- Scharf Gebratenes
- Knäckebrot.

Bei extrem gefährdeten oder ausgeprägten Varizen, nach Varizenblutungen oder nach Ligaturtherapie kann auch die Einhaltung einer passierten oder sogar flüssigen Kost notwendig werden. Da eine gleichzeitig eiweiß- und natriumreduzierte und zudem flüssige Kost wenig Akzeptanz findet, bieten sich in dieser Situation leberadaptierte Trink- und Sondennahrungen an (Fresubin hepa oder Nutricomp hepa). Nach Anlage eines Shunts zur Blutungs- oder Aszitesprophylaxe (heute in der Regel ein transjugulärer intrahepatischer portosystemischer Stentshunt = TIPS) ist die Einhaltung einer mäßig proteinarmen Diät (vgl. S. 173 f) wichtig, um ein Ansteigen des Ammoniaks und eine hepatische Enzephalopathie zu vermeiden.

Diät nach Lebertransplantation

Nach der Lebertransplantation unterliegt der Patient nicht mehr denselben Diäteinschränkungen (z.B. geringe Eiweiß- und Flüssigkeitsaufnahme), die galten, als er noch eine schlechte Leberfunktion hatte. Die Kost nach Lebertransplantationen sollte jedoch keimarm und ausgewogen sein. Selbstverständlich gilt ein absolutes Alkoholverbot. Die zur Immunsuppression eingesetzten Medikamente Cyclosporin oder Tacrolimus können eine Hypomagnesiämie induzieren.

> Wichtig: Alles, was nicht gekocht oder geschält werden kann, kann eine Gefährdung darstellen und ist zu meiden! Gründliches Waschen genügt nicht!

Generell ist eine fettarme und kalorienbewusste Kost sinnvoll, sodass der Schwerpunkt bei der Lebensmittelauswahl mengenmäßig bei Vollkornprodukten, gedünstetem Gemüse und schälbarem Obst liegen sollte. Frisches, schimmelfreies Brot ist durch den Backprozess unbedenklich.

Nicht empfehlenswert sind insbesondere:
- Nahrungsmittel, die mit Bakterienkulturen und Schimmelpilzen hergestellt sind wie Edelpilz-, Schimmel- und Weichkäse
- Butterzubereitungen wie Kräuterbutter
- Rohe Eier, Mayonnaise, Tiramisu, Eierlikör, Softeis, offenes Eis
- Nüsse, Müsli, Mandeln, Salami, Mettwurst, Hackfleisch, Tartar, Schalen- und Krustentiere.

> Wichtig: Die keimtötende Wirkung beginnt erst bei 65 °C. Fleisch- und Eigerichte sollten gut durchgegart sein. Das Garen in der Mikrowelle ist daher nicht ausreichend!

Geeignete Zubereitungsmethoden sind:
- Backen
- Grillen
- Druckgaren
- Schmoren
- Frittieren
- Dämpfen
- Dünsten
- Garziehen
- Kochen.

Bei gefrorenem Geflügel ist darauf zu achten, dass das Abtauwasser gut abgespült wird. Holzbrettchen und Holzbesteck sollten nicht verwendet werden, da sie nur schlecht zu reinigen sind. Zubereitete Speisen sollten nicht zu lange warm gehalten oder aufbewahrt werden, da sich die Keimzahl erhöht und Vitamine verloren gehen. Eine Lebensmittelauswahl bei einer keimreduzierten Kost zeigt ☎ 6.15.

⊞ **6.15** Lebensmittelauswahl bei keimreduzierter Kost.

Lebensmittel	Geeignet	Ungeeignet
Getreide, Nährmittel	alle Sorten nur in gegarter Form	Müsli, Kleie Getreideflocken (z.B. Haferflocken) ungegart
Brot- und Backwaren	frisches Brot Knäckebrot, Zwieback, Kekse, Kräcker, Hefegebäck gebackene Kuchen	jedes nicht frische Brot Kuchen mit rohem Obst Kuchen mit Creme- oder Sahnefüllungen
Kartoffeln	Salzkartoffeln, Pellkartoffeln, Püree	Kartoffelsalat mit Mayonnaise
Gemüse, Salate	alle Sorten in gegarter Form Salate aus gut schälbarem Gemüse wie Gurke, Möhre, Kohlrabi, gehäutete Tomaten usw.	Blattsalate abgepackte Mischsalate Trockengemüse nicht schälbares, rohes Gemüse industriell hergestellte Salate
Obst, Nüsse	Kompott, Obstkonserven gut schälbares Obst (z.B. Banane, Melone, Apfel, Birne, Orange) Vorsicht bei Schimmel im Kerngehäuse (Äpfel/Birnen)!	nicht schälbares, rohes Obst (z.B. Kirschen, Pflaumen, Beeren, Weintrauben) Trockenobst frische Nüsse (Paranüsse!), Mandeln angefaultes, verschimmeltes Obst
Fleisch, Fisch	Alle Arten müssen gut durchgegart sein!	rohes, halbrohes Fleisch (z.B. Mett, Tatar, Gehacktes) Rohwürste (z.B. Salami) Schalen- und Krustentiere, daraus hergestellte Salate
Eier	hartgekochte Eier	rohe Eier (daraus hergestellte Desserts) Spiegel- und Rührei Mayonnaise
Milch- und Milchprodukte	pasteurisierte Milch/Joghurt H-Milch, Kondensmilch abgepacktes Eis Sauermilchprodukte natur	Rohmilch, Vorzugsmilch Trinkmolke, Kurmolke Softeis, offenes Eis

⊞ **6.15** Lebensmittelauswahl bei keimreduzierter Kost (Fortsetzung).

Lebensmittel	Geeignet	Ungeeignet
Käse	nur aus pasteurisierter Milch: Hart- und Schnittkäse, Quark, Schichtkäse, Sauermilchkäse, Schmelzkäsezubereitung ohne Zusätze	Rohmilchkäse, Edelpilzkäse, Weichkäse, Käsesalate, Käsezubereitungen
Fett	Butter Pflanzenmargarine, -öle	Butterzubereitungen wie Kräuterbutter
Zucker und Zuckerwaren	Zucker, Traubenzucker, Marmelade, Konfitüre, Gelee, Sirup, Honig, Bonbons, Kaugummi, Schokolade ohne Füllung	nusshaltiger Brotaufstrich angeschimmelte Konfitüre Marzipan, Pralinen, Schokolade mit Nüssen oder Füllungen
Getränke	pasteurisierte Getränke, möglichst frisch getrunken, frisch gepresste Säfte (ohne Schale, einwandfreies Obst)	Eierlikör, Rotwein mit Ei u.Ä.
Zubereitungsarten	Backen, Braten, Druckgaren, Grillen, Schmoren, Frittieren (Gartemperatur: > 100 °C) Dämpfen, Dünsten, Garziehen, Kochen (Gartemperatur: 65–100 °C)	Legieren von Suppen, Soßen usw. mit rohem Ei Garen in der Mikrowelle

Diät bei Gallensteinen

Diätetische Maßnahmen können ausschließlich präventiv wirksam werden, d.h. das Risiko der Bildung von Cholesteringallensteinen vermindern. Es ist nicht möglich, manifeste Gallensteine mit diätetischen Mitteln wieder aufzulösen.

Prinzip einer Diät bei Gallensteinen:
● Gewichtsreduktion bei Adipositas
● Bedarfsgerechte Diät (30 kcal/kg/Tag)
● Fett-/cholesterinarme Diät
● Ballaststoffreiche Diät
● P/S-Quotient von 1–1,5

- 3–5 Mahlzeiten pro Tag
- 1 Glas Milch/Tag bei Schwangerschaft (Anregung der Gallenblasen-kontraktion).

Übergewichtige haben ein erhöhtes Risiko für die Entwicklung von Gallensteinen, da die gesamte Cholesterinbiosynthese des Organismus und die biliäre Cholesterinsekretion parallel zur Zunahme der Gesamt-menge des Körperfetts ansteigen. Die Gewichtsreduktion sollte mög-lichst langfristig und dauerhaft angelegt sein, wobei insbesondere auch eine Steigerung der körperlichen Aktivität sinnvoll ist.

> **Wichtig:** Vermeidung eines forcierten Gewichtsverlusts (> 1% des Körpergewichts/Woche).

Hierbei kommt es zu einer Mobilisierung von Cholesterin aus den Spei-cherformen, zu einer Stimulation der LDL-Rezeptoren der Leber und zu einer verminderten Gallensäurenbiosynthese. Der Jo-Jo-Effekt bei Reduktionskost stellt ebenfalls einen Risikofaktor dar, da durch die wie-derholten kurzfristigen Gewichtsreduktionen jeweils Cholesterin frei-gesetzt und die Gefahr der Steinbildung erhöht wird.

Der präventive Effekt einer ballaststoffreichen Diät (vgl. S. 213 ff) bei Gallensteinen ist gesichert. Die ballaststoffreiche Diät reduziert den enterohepatischen Kreislauf der Gallensäuren und steigert auf diese Weise die hepatische Gallensäurenbiosynthese aus Cholesterin. Es wird angenommen, dass insbesondere auch die bakterielle Bildung der sekundären Gallensäure Desoxycholsäure im Darm vermindert wird. Desoxycholsäure inhibiert die hepatische Gallensäurenbiosynthese und erhöht die biliäre Cholesterinsekretion.

Gut untersucht wurde die Wirkung der Füllstoffe in Weizenkleie, die zu einer signifikanten Senkung des Cholesteringehalts der Gallenflüs-sigkeit führen. Besonders viel wasserlösliche Ballaststoffe sind in Plan-tago-ovata-Samenschalen enthalten (Mucofalk; s. S. 596).

Wahrscheinlich vermindert auch eine Erhöhung des P/S-Quotienten (vgl. S. 51) auf 1–1,5 das Risiko, Cholesteringallensteine zu entwickeln. Es wird daher empfohlen, einen Fettanteil von 30% der Energiezufuhr gleichmäßig auf gesättigte Fettsäuren, einfach ungesättigte Fettsäuren und mehrfach ungesättigte Fettsäuren zu verteilen.

Prophylaxe von Pigmentgallensteinen

Braune Pigmentgallensteine der Gallenblase bestehen aus polymeri-siertem Bilirubin. Bei Erkrankungen des terminalen Ileums (z.B. Crohn-Krankheit) oder Zustand nach Ileumteilresektion kann ein Gallensäurenverlust entstehen. Dieser führt neben einer gesteigerten Oxalsäure-absorption im Kolon und den daraus resultierenden Oxalatnierenstei-nen (vgl. S. 256 ff) auch zu einer erhöhten Bilirubinabsorption und zu Pigmentgallensteinen. Möglicherweise deutet eine deutliche Beeturie (roter Urin nach Verzehr Roter Beete) auf eine gesteigerte Oxalsäure-und Bilirubinabsorption im Kolon hin. Diätetisch kann in dieser Situa-tion zur Prophylaxe von Pigmentgallensteinen eine

- ballaststoffreiche Diät und
- Flüssigkeitszufuhr von 2–2,5 l/Tag

empfohlen werden.

Prophylaxe biliärer Koliken

Das Auftreten biliärer Koliken nach bestimmten Nahrungsmitteln ist von individuellen Gewohnheiten und Empfindlichkeiten abhängig, sodass keine allgemein gültige Verbotsliste erstellt werden kann, son-dern die Unverträglichkeiten (mittels Ernährungstagebuch) individu-ell auszutesten sind.

Folgende Nahrungsmittel verursachen bei Patienten mit Gallensteinen häufig Beschwerden:

- Fette Nahrungsmittel
- Frittierte Nahrungsmittel
- Mayonnaise
- Zwiebeln
- Kohl
- Sauerkraut
- Gurken
- Rettich.

Heftige Kontraktionen der Gallenblase und biliäre Koliken werden häu-figer durch Fette, die bei 37 °C flüssig sind (z.B. Butter) ausgelöst; dage-gen verursachen Fette mit einem höheren Schmelzpunkt (z.B. Platten-fette), die als schwerer verträglich gelten, nur geringere Kontraktionen.

> Wichtig: Kein allgemeines Verbot, sondern Austesten von individuel-len Unverträglichkeiten, d.h. leichte Vollkost (vgl. S. 125 ff).

Diät bei primär biliärer Zirrhose

Die Diät bei primär biliärer Zirrhose folgt denselben Prinzipien wie bei Leberzirrhosen anderer Genese. Bei Steatorrhö als Zeichen des dekom-pensierten Gallensäurenverlusts sollten LKT-Streichfette und -öle durch eine MKT-Diät (vgl. S. 227 ff) ersetzt und fettlösliche Vitamine substituiert werden. Bei Erwachsenen wird die Gabe von Vitamin D und Kalzium empfohlen.

Eisenarme Diät bei Hämochromatose

Vgl. S. 259 f

Kupferarme Diät bei Wilson-Krankheit

Vgl. S. 258 f

Literatur

Lammert, F., S. Matern: Leber. In: Klinische Pathophysiologie. W. Siegenthaler (Hrsg.). Stuttgart: Thieme, 2001, S. 847–876

Leitzmann, M. F., E. B. Rimm, W. C. Willett, D. Spiegelman, F. Goldstein, M. J. Stampfer, G. A. Colditz, E. Giovannuci: Recreational activity and the risk of cholecystectomy in women. N. Engl. J. Med. 341 (1999) 777–784

Maclure K. M., K. C. Hayes, G. A. Colditz, M. J. Stampfer, F. E. Speizer, W. C. Willett. Weight, diet, and the risk of symptomatic gallstones in middle-aged women. N. Engl. J. Med. 321 (1989) 563–569

Müller, S.-D.: Wegweiser für den Leberkranken mit Richtlinien zur Ernährung. 14. Aufl. 2001. Falk Foundation e.V., Leinenweberstraße 5, 79041 Freiburg (kostenlos)

Plauth, M., M. Merli, J. Kondrup, A. Weimann, P. Ferenci, M. J. Müller: ESPEN guidelines for nutrition in liver disease and transplantation. Clin. Nutr. 16 (1997) 43–55

Plauth, M., A. Weimann, E. Holm, M. J. Müller. Leitlinien der GASL zur Ernährung bei Leberkrankheiten und Lebertransplantation. Z. Gastroenterol. 37 (1999) 301–312

Wirkung des wasserlöslichen Ballaststoffs Psyllium (Plantago ovata Samenschalen; Indische Flohsamenschalen) auf die Blutfettwerte

Claudia Soar, Birgit Junghans, Sven-David Müller

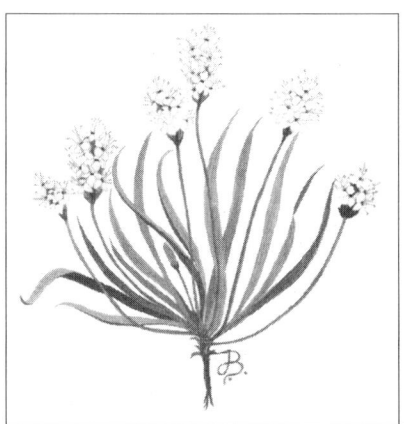

⊡ 6.2 Die Pflanze *Plantago ovata* ist in Indien und Pakistan beheimatet und wird dort auch angebaut. Die einjährigen Gräser werden 10–15 cm hoch und wachsen auf unfruchtbaren und steinigen Böden.

Wissenschaftlichen Untersuchungen zu Folge hat der wasserlösliche Ballaststoff Psyllium eine in ähnlichem Maße senkende Wirkung auf Serumcholesterin und LDL wie einige zur Zeit eingesetzten Pharmaka. Eine zusätzliche Unterstützung der Ernährungstherapie durch Psyllium könnte im Vergleich zu einer allein durch Diät therapierten Fettstoffwechselstörung das Risiko einer Herzerkrankung um mehr als 10% mindern. Bell et al. (1989) untersuchten in einer randomisierten kontrollierten Studie den Effekt von psyllium- und pektinangereicherten Zerealien, z.B. Müsli, auf Hypercholesterinämie. Psyllium, ein natürlicher Quellstoff, stammt von den Schalen der hellen Psylliumsamen (*Plantago ovata* = Indische Flohsamenschalen). Die aus Afrika und Asien stammenden Pflanzen gehören zu der Familie der Wegericharten (Zaragatonas). Es handelt sich um einjährige Gräser mit einer Höhe von 10–15 cm, die auf unfruchtbaren und steinigen Böden gedeihen. Die

Schalen von *Plantago ovata* enthalten lösliche und nichtlösliche Ballaststoffe in einem Verhältnis von 70 : 30. Aus diesem Grund zählt man Psyllium zu den wasserlöslichen Ballaststoffen. Zu der Gruppe der wasserlöslichen Quellstoffe zählen darüber hinaus Pektin, Guar, Kautschuk, Schleimstoffe und bestimmte Hemizellulosen, die durch Wasser aus den Pflanzen und ihren Samen gewonnen werden können. Sie unterscheiden sich von wasserunlöslichen Ballaststoffen (Zellulose, die meisten Hemizellulosen und Lignin), die die Zellwände der Pflanzen bilden. Unter den wasserlöslichen Ballaststoffen ist Psyllium der schmackhafteste. Er wird als aktiver Inhaltsstoff in verschiedenen ballaststoffhaltigen Produkten seit langer Zeit zur Behandlung von Darmerkrankungen verwendet. Im Allgemeinen empfehlen Ärzte, Diätassistenten und Diplom Oecotrophologen Psyllium bei Personen mit Reizdarm, der durch das abwechselnde Auftreten von Obstipation und Diarrhö gekennzeichnet ist. Die Gesamtmenge an Ballaststoffen in *Plantago ovata* ist aus ▦ 6.16 zu entnehmen. Die analytische Methode zur Bestimmung der Gesamtsumme der Ballaststoffe nach der „AOAC" (Association of Official Analytical Chemists), beinhaltet auch die Bestimmung von Lignin und Stärke. In den britischen Ländern ist die am häufigsten gebräuchliche Methode die „Englyst", die die Ballaststoffmenge ohne Lignin und Stärke berechnet und deren Ergebnisse dementsprechend niedriger ausfallen als die der AOAC.

▦ **6.16** Die Gesamtballaststoffmenge von *Plantago ovata* in Prozent.

	Protein	Fett	Methode AOAC	Methode Englyst
Samen	16–17	7	70–86	67
Samenschalen	5–6	2	91–95	93

Frühere Untersuchungen im Rahmen der Entwicklung einer Ernährungstherapie bei Herzerkrankungen fokussierten die Effekte von gesättigten Fettsäuren und der ernährungsbedingten Cholesterinaufnahme auf den Serumcholesterinspiegel. Trowell und Burkitt (1981) dagegen vermuteten, dass Ballaststoffe ebenso eine wichtige und unabhängige Rolle bei der Vorbeugung kardiovaskulärer Erkrankungen spielen könnten. Garvin et al. (1965) zeigte, dass Psyllium als wasserlöslicher Ballaststoff in fünf Fällen, in denen 9,6 g Psyllium/Tag über einen Zeitraum von 5 Wochen zusätzlich zur normalen Ernährungstherapie gegeben wurde, den Gesamtcholesterinspiegel um 9% senken konnte. Der Wirkmechanismus der wasserlöslichen Ballaststoffe, der das

Gesamtcholesterin und den LDL-Cholesterinspiegel senkt, beruht auf der Bildung kurzkettiger Fettsäuren (Essigsäure, Proprionsäure, Buttersäure) durch den bakteriellen Stoffwechsel im Dickdarm. Bedingt durch die Absenkung des Darm-pH-Wertes werden die Gallensäuren unlöslich und deshalb mit dem Stuhl ausgeschieden. Sie entgehen somit der Rückresorption. Um diesen Verlust auszugleichen, wird das LDL-Cholesterin, das der Leber zugeführt wird, zur Gallensäuren-Neosynthese verwendet, wodurch die Serumcholesterinspiegel sinken. Wasserlösliche Ballaststoffe wie beispielsweise aus *Plantago ovata* und verschiedenen Gemüsen können effektiv den Cholesterinspiegel bei gleichzeitig sehr guter Verträglichkeit senken. Die Behandlung mit Pharmaka findet aufgrund der damit verbundenen Sicherheitsaspekte bei einer langfristigen Behandlung nur bei schweren Fällen der Hypercholesterinämie ihren Einsatz.

Verschiedene Studien beschäftigten sich mit der Dosis des Psylliums, der Dauer der Einnahme und der zusätzlichen Ernährung. Die Ernährung sollte sich an der American Heart Association (AHA) orientieren, die folgende Zusammensetzung empfiehlt: 55% der Gesamtenergie aus Kohlenhydraten, 15% aus Proteinen, weniger als 30% aus Fett, davon weniger als 10% aus gesättigten Fettsäuren und weniger als 300 mg Cholesterin pro Tag. Die Aufnahme von Psyllium beträgt 10–15 g/Tag und verteilt sich normalerweise auf 2–3 Einnahmen während der Mahlzeiten. Aus den Ergebnissen der Studien kann die gesicherte Schlussfolgerung gezogen werden, dass Psyllium zur langfristigen Senkung von Serumcholesterinwerten und damit zum Schutz vor Herzerkrankungen geeignet ist. Die Befolgung der Einnahme von wasserlöslichen Ballaststoffen ist ausgezeichnet (> 95%), und ungünstige Begleiterscheinungen sind zu vernachlässigen. Daraus ist ersichtlich, dass die Supplementierung durch wasserlösliche Ballaststoffe zur Therapie bei Hypercholesterinämie in Verbindung mit weiteren gesundheitsunterstützenden Maßnahmen durchführbar ist.

Eine 1999 veröffentlichte Studie von Wolk et al. im Journal of the American Medical Association (JAMA) bestätigte den kardioprotektiven Charakter der zusätzlichen Aufnahme von wasserlöslichen Ballaststoffen (⊟ 6.17).

Die Studie weist eine Senkung des Gesamtcholesterins um 14,8% bei Patienten mit einer täglichen Zufuhr von 3 x 3,4 g Psyllium auf (s. ⊟ 6.18). Es muss berücksichtigt werden, dass diese Patienten ihre übliche Ernährungstherapie mit einer Zusammensetzung von max. 40% Energie in Form von Fett, 40% in Form von Kohlenhydraten und 20% in Form von Proteinen weiter befolgten.

Die Wirkung der Behandlung mit Psylliumsupplementierung zeigen die ⊟ 6.18 u. 6.19.

■ 6.17 Relation zwischen der Aufnahme von wasserlöslichen Ballaststoffen und dem Risiko einer koronaren Herzerkrankung.

	Gr. 1	Gr. 2	Gr. 3	Gr. 4	Gr. 5	p
Aufnahme von diätetischen Ballaststoffen (g/Tag)	11,5	14,3	16,4	18,8	22,9	–
Nicht letaler myokardialer Infarkt						
Anzahl	110	93	81	73	72	
Abnahme des Risikos		20%	32%	43%	43%	< 0,001
Kardiovaskuläre Mortalitätsrate						
Anzahl	38	34	33	34	23	
Abnahme des Risikos		17%	26%	27%	59%	
Summe aller ischämischen Herzerkrankungen						
Anzahl	148	127	114	107	95	
Abnahme des Risikos		19%	31%	39%	47%	<0,001

■ 6.18 Veränderungen der Blutfettwerte veröffentlicht in verschiedenen Studien.

Studie	Zahl der Probanden	Psyllium Menge g/Tag	Diät	Änderungen der Blutfettkonzentration		
				TC	LDL-C	HDL-C
Anderson et al. (1988)	26	10,2	übliche Diät	–14,8*	–20,2*	–6,5
Bell et al. (1989)	76	10,2	AHA-Step1	–4,8*	–8,2*	+3,8*
Levin et al. (1990)	96	10,2	AHA-Step1	–5,6*	–8,6*	–
Jenkins et al. (1997)	32	–	–	–	–12,3*	–
Anderson et al. (2000)	384	10,2	AHA-Step1	–4,0*	–7,0%	keine Änder.

Abkürzungen: TC: Gesamtcholesterin; LDL-C: Cholesterin des Lipoproteins niedriger Dichte; HDL-C: Cholesterin des Lipoproteins hoher Dichte; AHA-Step1: American Heart Association Step 1 (55% der Energie in Form von Kohlenhydraten, 15% der Energie in Form von Proteinen, 30% der Energie in Form von Fett, < 10% der Energie in Form von gesättigten Fettsäuren); * signifikante Veränderung

▣ **6.19** LDL-cholesterinsenkende Wirkung von Psyllium bei hypercholesterin-
ämischen Kindern und Jugendlichen.

Studie	Probanden	Menge des Psylliums g/Tag	Zeitraum	Änderung des LDL-Cholesterins
Williams et al. (1993)	n = 25 5–17 Jahre	6,4	12 Wochen	−16*
Davidson et al. (1996)	n = 25 6–18 Jahre	6,4	6 Wochen	− 7*

* signifikante Veränderung

Wolever et al. (1994) vermutet einen Zusammenhang zwischen der
Wirkung des aufgenommen Psylliums auf die Blutfettwerte und des
Zeitpunkts der Einnahme. Eine mäßige Aufnahme von Psyllium als
Zusatz zu Frühstückszerealien senkte den Cholesterinspiegel bei
hyperlipidämischen Patienten, während eine Aufnahme von Psyllium
zwischen den Mahlzeiten ohne Erfolg blieb. Dies ist auch mit der zuvor
gegebenen Wirkungsweise der Ballaststoffe zu erklären, da die Gallensekretion und die Entleerung der Gallenblase an die Nahrungsaufnahme gekoppelt ist, insbesondere mit der Fettaufnahme in der Nahrung. Psyllium, getrennt von der Mahlzeit eingenommen, wird wahrscheinlich nicht die Gallensekretion stimulieren.

Literatur

Beim Verfasser

Adipositastherapie – medikamentöse Behandlung und chirurgische Maßnahmen

Jochen Schmidt

Epidemiologie

Klassifiziert man Übergewicht entsprechend der WHO anhand des Körpermassenindex BMI (**B**ody **M**ass **I**ndex) (= Körpergewicht [kg]/ Körpergröße^2 [m^2]), so liegen in Deutschland als einem der Spitzenreiter unter den Ländern mit dem höchsten Anteil stark Übergewichtiger an der Gesamtbevölkerung altersabhängig zunehmend 25–45% der Frauen und 50–65% der Männer mit ihrem Körpergewicht im Verhältnis zur Körpergröße oberhalb des Normalbereichs.

Behandlungsindikation

Der Krankheitswert, den die Adipositas aufgrund der mit ihr assoziierten Erkrankungen und des erhöhten relativen Sterblichkeitsrisikos hat, birgt für den Einzelnen oft weit reichende Konsequenzen: Es gibt Schätzungen, nach denen in der Bundesrepublik ca. 75 000 Todesfälle jährlich auf die Adipositas zurückgeführt werden können (☎ 6.20).

Basistherapie

Indikation

BMI ≥ 25 kg/m^2

Prinzip

Die Behandlung des Übergewichts beruht zunächst auf der Einhaltung einer **kalorienbegrenzten Ernährung**, einem **gesünderen Essverhalten** und **mehr körperlicher Bewegung.**

Dabei ergaben verschiedene Untersuchungen, dass Adipöse bei weitem nicht erst ihr Normal- oder gar Idealgewicht erreichen müssen, um einen gesundheitlichen Nutzen zu erzielen. Bereits eine Gewichtsreduktion von 5% des ursprünglichen Körpergewichts ist u.a. verbunden mit einer Zunahme der Insulinempfindlichkeit und einer Abnahme des Blutzuckers und der Insulinkonzentrationen bei Patienten mit Typ-2-Diabetes mellitus, einer Reduktion der Serumspiegel von Gesamt-

⊞ 6.20 Mit der Adipositas häufig assoziierte Krankheiten.

1. Kardiovaskuläres System:	Hypertonie Koronare Herzkrankheit Linksventrikuläre Hypertrophie Herzinsuffizienz Venöse Insuffizienz
2. Metabolische und hormonelle Funktion:	Typ-2-Diabetes mellitus Dyslipidämien Hyperurikämie
3. Gerinnung:	Hyperfibrinogenämie Plasminogen-Aktivator-Inhibitor
4. Respiratorisches System:	Schlaf-Apnoe-Syndrom Pickwick-Syndrom
5. Hepatobiliäres System:	Cholezystolithiasis Fettleber
6. Haut:	Intertrigo Hirsutismus Striae
7. Bewegungsapparat:	Coxarthrose Gonarthrose Fersensporn Sprunggelenksarthrose
8. Neoplasien:	erhöhtes Risiko für Endometrium-, Mamma-, Zervix-, Prostata- und Gallen- blasenkarzinom
9. Sexualfunktion:	reduzierte Fertilität Komplikationen bei Geburt
10. Psychosoziale Probleme:	vermindertes Selbstbewusstsein soziale Isolation, Diskriminierung Partnerprobleme Berufsprobleme
11. Verschiedenes:	erhöhtes Operationsrisiko erschwerte Untersuchungsbedingungen reduzierte Beweglichkeit und Ausdauer

cholesterin, LDL-Cholesterin und Triglyzeriden sowie einem Anstieg des HDL-Cholesterins bei Patienten mit Hyperlipidämie, einer signifikanten Senkung des Blutdrucks bei Patienten mit Hypertonie, einem gesteigerten Selbstwertgefühl sowie einer längeren Lebenserwartung. Da sich im Rahmen der Basistherapie leider immer wieder ein mangelnder längerfristiger Erfolg mit z.T. ausgeprägter erneuter Gewichtszunahme zeigt, ist es notwendig, darüber nachzudenken, ggf. das Therapiekonzept zu erweitern.

Medikamentöse Behandlung

Indikation

Bei Vorliegen weiterer kardiovaskulärer Risikofaktoren und/oder Begleiterkrankungen ab einem BMI $\geq$ 30 kg/m², falls die Basistherapie erfolglos bleibt (frühestens nach 12 Wochen).

Die zunächst u.a. – ausgehend von Amphetamin bzw. Ephedrin - entwickelten Appetitzügler erfüllten die in sie gesetzten Hoffnungen bisher nur zu einem sehr geringen Grad. So nimmt ihre Wirksamkeit bei längerer Anwendung ab, zumindest für die zentral erregenden Substanzen besteht die Gefahr einer Abhängigkeit, und darüber hinaus wurde nach längerer Einnahme von einigen dieser Mittel als besonders schwere Nebenwirkung eine pulmonale Hypertonie mit z.T. tödlichem Ausgang beobachtet.

Seit einiger Zeit stehen nun zur adjuvanten medikamentösen Therapie der Adipositas zwei grundsätzlich neue Substanzen zur Verfügung, der Lipase-Inhibitor Orlistat (Xenical®) sowie das zentral wirksame Sibutramin (Reductil®) (☎ 6.21).

Prinzip

Orlistat (Xenical®)

Orlistat hemmt selektiv die gastrointestinalen Lipasen und wird 3 x täglich mit den Mahlzeiten eingenommen. In klinischen Studien verloren innerhalb eines Jahres mehr als 3/4 der Behandelten über 5% des Ausgangsgewichts und fast die Hälfte sogar über 10%. Nebenwirkungen entstehen durch den erhöhten Fettgehalt des Stuhls, v.a. bei nicht Einhalten des gleichzeitig geforderten Nahrungsfettanteils von max. 30%. Erhöhter Stuhldrang, ölige Schmierflecken, Fettstühle, erhöhte Stuhlfrequenz, Flatulenz, z.T. mit unfreiwilligem Stuhlabgang sowie Stuhlinkontinenz wurden beschrieben.

Sibutramin (Reductil®)

Sibutramin ist ein zentral wirksamer Serotonin-Noradrenalin-Reuptake(= Wiederaufnahme)-Hemmer. Die einmalige tägliche Einnahme ist ausreichend. In klinischen Studien verloren innerhalb eines Jahres bis zu 65% der Behandelten mindestens 5% ihres ursprünglichen Körpergewichts und bis zu 39% sogar mindestens 10%. Nebenwirkungen können vor allem aufgrund noradrenerger Effekte auftreten, so z.B. eine Erhöhung von Blutdruck und Herzfrequenz. Darüber hinaus wurden u.a. Mundtrockenheit, Obstipation sowie Schlafstörungen beobachtet.

▉ **6.21** Wirkungen von Orlistat und Sibutramin.

	Orlistat	Sibutramin
Wirkmechanismus	lokaler Inhibitor der gastrointestinalen Lipasen	zentral wirkender Serotonin-Noradrenalin Reuptake-Inhibitor (SNRI)
Dosierung	3 x 120 mg	1 x 10 bzw. 15 mg
min. 5 % Gewichtsverlust (innerhalb eines Jahres)	77,2%	56 bzw. 65%
min. 10 % Gewichtsverlust (innerhalb eines Jahres)	46,9%	30 bzw. 39%
Nebenwirkungen	erhöhter Stuhldrang ölige Schmierflecken Fettstühle erhöhte Stuhlfrequenz Flatulenz, z.T. mit Stuhlabgang Stuhlinkontinenz	Blutdruck ↑ Herzfrequenz ↑ Tachykardien Palpitationen Mundtrockenheit Obstipation Schlafstörungen

Chirurgische Maßnahmen

Indikation

Bei Vorliegen weiterer kardiovaskulärer Risikofaktoren und/oder Begleiterkrankungen ab einem BMI ≥ 35 kg/m², falls die konservative Therapie erfolglos bleibt.

Adipositaschirurgie ist keine kausale Therapie – auch wenn der Begriff der Operation dem Betroffenen nur allzu leicht suggeriert, mit geringem Aufwand und ohne großen persönlichen Einsatz schnell sein Gewicht verlieren zu können. Sie ist auch keine Alternative zu konservativen Behandlungsmethoden. Adipositaschirurgie ist vielmehr eine wichtige unterstützende Maßnahme, die nach wohlüberlegter Indikationsstellung bei konsequenter Nachbetreuung einen dauerhaften Gewichtsverlust ermöglichen kann. Dabei geht es, wie oben dargestellt, grundsätzlich immer um die Behandlung extremen Übergewichts, bei dem die Erfolgsrate konservativer Maßnahmen besonders schlecht ist.

Prinzip

Standardtherapie ist z.Zt. die Verringerung der Nahrungszufuhr über Eingriffe am Magen. Unterhalb des unteren Ösophagussphinkters wird an der kleinen Kurvatur ein Reservoir gebildet, das nur verzögert über einen engen Kanal in den Restmagen entleert werden kann. Die **vertikale Gastroplastik (VBG) nach Mason** erfordert dabei in der Regel eine Laparotomie. Mit Klammernahtreihen wird ein Reservoir von etwa 20 bis max. 30 ml abgetrennt und der Außendurchmesser des Verbindungskanals zum Restmagen (= Outlet) mit einem Silikonband gesichert. Das sog. **schwedische anpassbare Magenband (Kuzmak-Band)** kann hingegen minimal-invasiv im Rahmen einer Laparoskopie platziert werden, sodass ein Reservoir von ca. 20 ml entsteht. In diesem, ebenfalls aus Silikon bestehenden Band befindet sich ein schlauchartiger Ballon, dessen Füllungszustand über einen Port im subkutanen Fettgewebe reguliert werden kann. So lässt sich der Durchmesser des Outlets und damit auch die Geschwindigkeit der Gewichtsabnahme in gewissen Grenzen steuern.

Direkte Folge der Reservoirbildung ist natürlich zunächst, dass der Übergewichtige gezwungen ist, die Nahrungszufuhr deutlich einzuschränken. Doch auch die Essgewohnheiten müssen sich entscheidend ändern. Ohne längeres, gründliches Kauen droht die Verlegung des Outlets durch größere Speisebrocken. Als positiver Nebeneffekt des Eingriffs tritt andererseits selbst nach geringer Nahrungszufuhr rasch ein Sättigungsgefühl ein, das, möglicherweise durch Dehnungsrezeptoren der Magenwand, vermutlich über neuronale Afferenzen zum Hypothalamus vermittelt wird. Durch die verzögerte Entleerung des Reservoirs hält das Sättigungsgefühl länger an.

Im Rahmen bisheriger Untersuchungen nahmen die Operierten nach vertikaler Gastroplastik (VBG) innerhalb der ersten zwei Jahre im Mittel ca. 40 kg an Gewicht ab. Der Body Mass Index reduzierte sich von durchschnittlich 49 kg/m² auf 33 kg/m². Ca. $^2/_3$ der Behandelten erreichten im Verlauf einen BMI < 35 kg/m², fast $^1/_3$ sogar einen BMI < 30 kg/m². Bei kleinerem Patientenkollektiv und bisher kürzerer Nachbeobachtungsdauer scheinen die Zahlen nach Einbringen des anpassbaren Magenbandes ähnlich.

Dem Nutzen der Operation stehen allerdings auch einige, z.T nicht unerhebliche Risiken gegenüber (⊞ 6.22).

⊞ **6.22** „Nebenwirkungen" der Adipositaschirurgie.

- perioperative Komplikationen, z.B. Wundinfektion, Nahtinsuffizienz, Thrombose und Lungenembolie
- rezidivierendes Erbrechen durch ungenügende Einschränkung der Nahrungszufuhr
- Geruchs- und Geschmacksänderungen, v.a. Fleischprodukte betreffend
- Obstipation
- Bildung sog. Magensteine (Bezoare), möglicherweise mit Verlegung des Outlets
- Outlet-Stenose
- Refluxösophagitis/Gastritis
- Klammerverlust im Bereich der Nahtreihe mit Ausbildung eines zusätzlichen Kanals zum Restmagen
- Infektion, Dislokation oder Penetration des anpassbaren Magenbandes in den Magen

Ein Problem, das beide Eingriffe am Magen mit sich bringen, soll schließlich nicht unerwähnt bleiben – das Problem der Zufuhr „flüssiger Kalorien". Da Flüssigkeiten das Reservoir relativ ungehindert passieren können, sollte der Operierte möglichst kalorienarme bis -freie Getränke zu sich nehmen. Sog. „sweet eaters", die v.a. Softdrinks und Süßigkeiten konsumieren, müssen daher ihr Essverhalten grundlegend ändern, da sie ansonsten das Therapieprinzip umgehen. Es wird empfohlen, in diesem Fall die Operationsindikation besonders kritisch zu hinterfragen und ggf. vom Eingriff Abstand zu nehmen.

Literatur

Neue Wege in der Adipositas-Therapie. Editorial. Ernährungs-Umschau. 45/9 (1998)

Hauner, H.: Erste evidenzbasierte Leitlinie zur Prävention und Behandlung der Adipositas in Deutschland. Diabetes und Stoffwechsel. 8 (1999) 87–90

Heal, D. J. et al.: Sibutramine: a novel anti-obesity drug. A review of the pharmacological evidence to differentiate it from d-amphetamine and d-fenfluramine. International Journal of Obesity. 22 (1998) Suppl. 1, 18–28

Husemann, B.: Die chirurgische Therapie der extremen Adipositas. Dt. Ärztebl. 94/33 (1997) A-2132–2136 (Sonderdruck S. 1–7)

Husemann, B.: Adipositaschirurgie – die erfolgreichste Langzeittherapie? WMW. 17 (1998) 407–412

Husemann, B.: Welcher Stellenwert kommt dem Gastric Banding in der Adipositastherapie zu? Arbeitskreis für Gastroenterologie Münster und Münsterland e.V. Nichtresezierende Eingriffe am Magen (Laparoskopische Fundoplicatio, Gastric Banding, Elektrostimulation). Fortbildungsveranstaltung am 12.03.1999

Lean, M. E. J.: Sibutramine – a review of clinical efficacy. International Journal of Obesity 21 (1997) 30–36

Roche Pharma. Xenical®, Orlistat: Produktmonografie

Stock, M. J.: Sibutramine: a review of the pharmacology of a novel anti-obesity agent. International Journal of Obesity. 21 (1997) Suppl. 1, 25–29

Wechsler, J. G. (Hrsg.): Adipositas: Ursachen und Therapie. Berlin, Wien: Blackwell Wissenschafts-Verlag 1998

Farbe und Färbung von Lebensmitteln

Herbert J. Buckenhüskes

Die Farben sind Thaten des Lichts,
Thaten und Leiden

Johann Wolfgang von Goethe (1749–1832)

Einleitung

Sehen und Hören werden unter dem Begriff der Fernsinne zusammengefasst, da sie zunächst einmal der Orientierung dienen. Optische und akustische, aber auch geruchliche Signale dienen u. a. dazu, Aufmerksamkeit zu erregen, sei es in einem interessierenden, anziehenden Sinne oder aber in warnender, ablehnender Funktion. In Bezug auf Lebensmittel spielt vor allem das Sehen eine Rolle, da es im Normalfall die ersten Sinneswahrnehmungen vermittelt. Diese umfassen die Gesamtheit aller mit dem Auge wahrnehmbaren Merkmale, d.h. Farbe (Helligkeit, Farbton, Sättigung), Form und Struktur.

Die Mehrzahl der Konsumenten fällt die Entscheidung über Akzeptanz oder Ablehnung eines Produktes unter Einbeziehung ästhetischer Gesichtspunkte, weshalb auch für Lebensmittel gilt, dass es für den ersten Eindruck keine zweite Chance gibt. In eher übersättigten als durch Mangelzustände geprägten Gesellschaften spielt daher das äußere Erscheinungsbild eine entscheidende Rolle. Diese wurde auch nicht dadurch widerlegt, dass seit Ende der 70er Jahre Stimmen laut sind, welche die Qualität unserer Lebensmittel generell hinterfragen und welche die Diskussion von der äußeren auf die innere Qualität und damit auf eine ökologisch-gesundheitsbezogene Bewertung lenken wollen. Heute zeigt sich, dass der Farbe der Lebensmittel sowohl auf dem traditionellen wie auch auf dem so genannten alternativen Markt ohne Zweifel eine überragende Rolle zukommt. Farbe löst beim Konsumenten nämlich physiologische und psychologische Erwartungshaltungen aus, die wesentlich durch Erfahrung, Tradition, Erziehung und Umwelt mitbestimmt werden. Häufig anzutreffende bewusste oder unbewusste Assoziationen sind in ☎ 6.23 zusammengefasst. Zur Untermauerung dieser Aussagen sei auf ☎ 6.24 verwiesen, nach der fast 60% der Konsumenten die Farbe als wesentlichstes Charakteristikum zur Beurteilung der Frische von Fleisch benennen.

6.23 Assoziationen zwischen der Farbe und der Qualität von Lebensmitteln.

schöne Farben	= besserer Reifegrad
	= frischeres Produkt
	= fachmännische Zubereitung
kräftige Farben	= hoher Gehalt an qualitätsbestimmenden Inhaltsstoffen
blasse Farben	= verleiten zu negativen Vorurteilen
	= möglicherweise ein höherer Grad an Naturbelassenheit

6.24 Charakteristika, an denen Verbraucher die Frische von Fleisch erkennen.

Farbe	59 %
Geruch	35 %
Aussehen	34 %
Auskunft des Verkäufers	18 %

Diese Bedeutung eines im Grunde ausschließlich äußerlichen Merkmales eines Lebensmittels ist keineswegs überraschend. Seit Goethes Farbenlehre ist zwar die Frage offen, wie und in welchem Maße Farben Auswirkungen auf die Psyche des Menschen besitzen, es ist aber keine Frage, dass sie es tun. Das Phänomen der Farbsymbolik, wonach beispielsweise Weiß die Farbe der Reinheit ist, Schwarz oder Rot dagegen das Böse symbolisieren, beruht sogar darauf, dass Farben ursprünglich als reale Ausstrahlungen göttlicher bzw. dämonischer Mächte angesehen wurden (2). Kein Wunder also, dass Menschen Lieblingsfarben besitzen, dass Psychologen daraus Rückschlüsse auf den Charakter zu schließen versuchen, dass Farben beispielsweise im Lüscher-Test zur Beurteilung der Persönlichkeit herangezogen wer-den, dass Farben im täglichen Leben vielfältige Symbolkraft zugesprochen wird, die zudem vom jeweiligen Kulturkreis beeinflusst wird (**6.25**) oder dass, um wieder auf das Thema dieses Beitrages zurückzukommen, die Farbe eine nicht zu unterschätzende Eigenschaft von Lebensmitteln darstellt. Wie eng Farbe und dadurch verursachte Erwartungshaltungen bei einem Lebensmittel miteinander verbunden sein können, wurde bereits 1958 durch Hall gezeigt, indem er farbverfälschte Sorbets verkosten ließ. In den Versuchen konnte beispielsweise der Limonengeschmack von grün gefärbten Sorbets von 75%, von traubenblau gefärbten aber nur noch von 47% der Testpersonen identifiziert werden. Eine nicht den Erwartungen entsprechende Farbgebung oder die Darrei-

▦ **6.25** Farbempfindungen im Vergleich verschiedener Kulturkreise (1).

Kulturkreis	Rot	Assoziationen bei Farbe		
		Grün	Blau	Gelb
Europa Nordamerika	Gefahr	Sicherheit Umwelt Natur sauer	Autorität Männlichkeit ruhig süß	Vorsicht Feigheit Neid
China	Freude festlicher Anlass			Ehre königlich
Japan	Gefahr Zorn	Jugend Zukunft Energie	Schande Niedertracht	Adel Würde kindisch freudig
Arabische Welt		Fruchtbarkeit Kraft Farbe des Propheten	Tugend Glaube Wahrheit	Glück Wohlstand

chung unter einer farbverfälschenden Beleuchtung kann die Identifizierung des eigentlichen Aromas erschweren oder im Extremfall sogar unmöglich machen, sie kann aber auch den Eindruck erwecken, dass das vorliegende Lebensmittel verdorben ist und dadurch dessen appetitauslösende Wirkung herabsetzen oder ausschalten.

Der Hinweis auf eine farbverfälschende Beleuchtung macht es notwendig, zunächst auf das Phänomen Farbe als solches einzugehen.

Licht und Farbigkeit

Mit dem einleitenden Zitat hatte Goethe nur bedingt Recht, denn weder Licht noch Farbe wären existent, hätte der Mensch keine Rezeptoren, die das Licht empfangen und im Gehirn zu den Empfindungen hell, dunkel oder farbig werden ließen.

Sichtbares Licht und Farbe sind im Prinzip wesensgleich, nämlich elektromagnetische Schwingungsbanden, die aus Strahlung unterschiedlicher Wellenlänge im Bereich $\lambda = 400–800$ nm bestehen. Isaac Newton (1692) war es, der das von der Sonne emittierte weiße Licht mittels eines Glasprismas in sieben Farben zerlegte und damit dessen kontinuierliche spektrale Natur entdeckte. Rund 100 Jahre später fand Thomas Young aufgrund von aus physiologischen Überlegungen angestellten Experimenten, dass sich durch die Mischung von drei Grundfarben alle weiteren Farben einschließlich des Weiß herstellen lassen (14).

Fällt Sonnenlicht auf oder durchstrahlt es einen Körper, so kann es derart verändert werden, dass uns der Körper farbig erscheint. Diese Farbigkeit kann durch teilweise Absorption des eingestrahlten Lichtes oder durch Interferenz, d.h. Beugung oder Streuung an dünnen Schichten verursacht werden. Auf derartigen Interferenzerscheinungen basieren beispielsweise die Farben von Perlmutt, Pfauenfedern und Schmetterlingen (2). Aber auch im Lebensmittelbereich kommen sie vor: Das beste Beispiel dürfte der als „Blauer Duft" bezeichnete Effekt bei frischem Obst und Gemüse sein, der frische Trauben und Zwetschgen hellblau erscheinen lässt. Sobald beispielsweise durch Anfassen der hauchdünne Wachsfilm auf der Oberfläche beschädigt wird, erscheint die darunterliegende Purpurfarbe, aber kein Blau. Möglicherweise sind auch die Regenbogenfarben, die manchmal auf rohen Pökelfleischerzeugnissen (z.B. Schinken, Schinkenspeck) zu sehen sind, auf derartige Interferenzeffekte zurückzuführen (23).

Die größte Bedeutung bei der Entstehung von Farbe kommt zweifellos dem Prinzip der selektiven Absorption von Teilen des eingestrahlten Lichtes durch spezielle Moleküle zu, während der Rest des Lichtes reflektiert oder durchgelassen wird. Durch diese reflektierten oder durchscheinenden, nicht absorbierten Anteile des sichtbaren Lichtes erscheint der Körper dann in der Komplementärfarbe des absorbierten Strahlungsanteiles (◉ 6.3). Die Addition von absorbiertem und reflektiertem bzw. durchgelassenem Licht, d.h. der beiden komplementären Anteile, würde wieder die Farbe Weiß ergeben. Wird das eintreffende Licht völlig reflektiert, erscheint der Körper weiß, wird es dagegen vollständig absorbiert, erscheint er schwarz.

Welche drei Grundfarben nötig sind, um alle anderen Farben mischen zu können, hängt von der Vorgehensweise ab: bei der **additiven Farbmischung** lassen sich mit Grün, Rot und Violett alle Mischfarben einschließlich Weiß darstellen, bei der **subtraktiven** geht man hingegen von Purpur (Magenta), Blau (Cyan) und Gelb aus, die zusammen bei vollständiger Absorption Schwarz ergeben (21).

Das von einem Gegenstand reflektierte oder durchscheinende Licht löst beim Betrachter einen Farbreiz aus, der über die physiologischen Prozesse des Sehens schließlich zur Farbempfindung führt. Als Rezeptoren für die Licht- und Farbwahrnehmung sind in die Netzhaut des Auges (◉ 6.4), die als hochdifferenzierter, vorgeschobener Teil des Gehirns zu betrachten ist, Stäbchen und Zapfen eingebettet (14). Die Stäbchen liegen vornehmlich an der Peripherie der Netzhaut und vermitteln das farblose Dämmerungs- und Dunkelsehen, während die

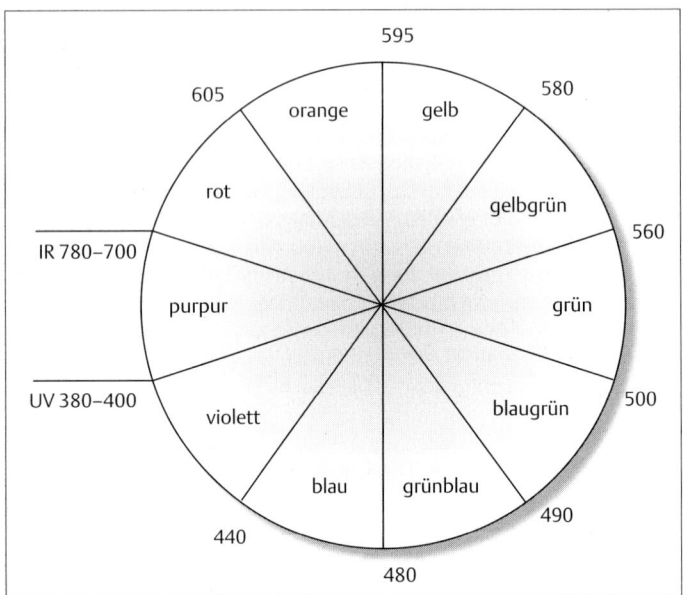

◎ 6.3 Farbenkreis: die gegenüberliegenden Farben sind Komplementärfarben; purpur kommt nicht im Spektrum des weißen Tageslichts vor (2).

Zapfen vorwiegend im Zentrum lokalisiert und für das Tages- und Farbsehen verantwortlich sind. Entsprechend der entscheidend von Young und Helmholtz geprägten **Theorie der Trichromasie** ist davon auszugehen, dass es drei verschiedene Zapfentypen gibt, die unterschiedlich stark auf Rot, Grün und Violett reagieren. Werden alle Zapfentypen in gleichem Maße angeregt, entsteht im Gehirn die Farbempfindung „Unbunt", d.h. Weiß. Für das Auge ist Gelb somit interessanterweise keine Grund-, sondern eine Mischfarbe, die durch gleichzeitige Anregung der rot- und grünempfindlichen Zapfen entsteht.

Der Vollständigkeit halber sei noch auf einige Punkte hingewiesen, die hier jedoch nicht eingehender behandelt werden können:

- Es ist keine Frage, dass auch andere als optische Reize im Gehirn Farbwahrnehmungen auszulösen vermögen, da es ansonsten nicht zu erklären wäre, dass man in Träumen farbige Bilder sehen kann (21).
- Der auf den Beobachter einwirkende Farbreiz ist durch die Messung der Strahlungsdichte des Gesichtsfeldes, d.h. der spektralen Energieverteilung des reflektierten oder durchgelassenen Lichtes, exakt und leicht messbar (7).

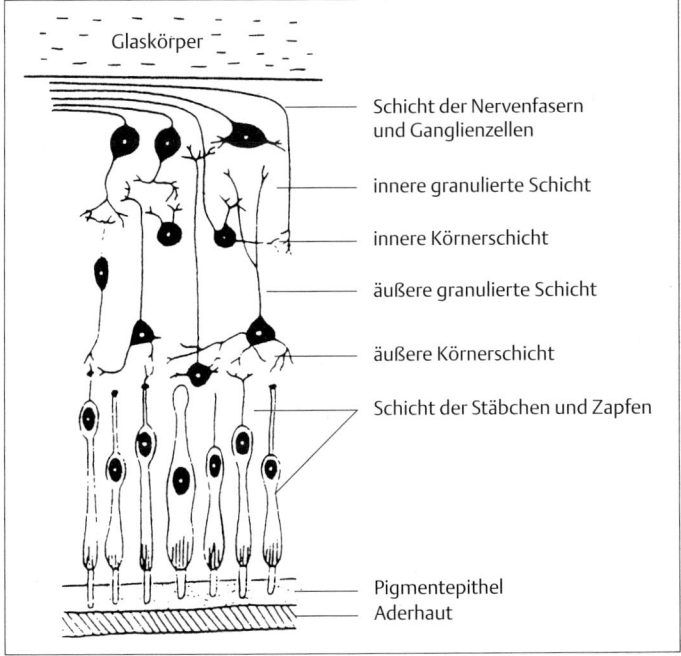

Glaskörper

Schicht der Nervenfasern
und Ganglienzellen

innere granulierte Schicht

innere Körnerschicht

äußere granulierte Schicht

äußere Körnerschicht

Schicht der Stäbchen und Zapfen

Pigmentepithel
Aderhaut

◎ 6.4 Schema der Netzhaut. Die über die Stäbchen und Zapfen rezipierten Lichtimpulse werden mit Hilfe der angeschlossenen Ganglienzellen zu nervalen Reizen (18).

● Wie bereits gezeigt, ist die Farbempfindung ein individuelles Phänomen, das mit den Mitteln der Physik nicht unmittelbar fassbar ist. Die Qualität einer Farbempfindung lässt sich allerdings durch den Farbton und die Sättigung beschreiben, deren Zusammenhang in der CIE-Normfarbtafel, einer genormten Darstellung des Farbendreieckes, wiedergegeben wird.

● Wichtig für farbblinde und farbschwache Menschen ist die Tatsache, dass sich die einzelnen Spektralfarben auch in ihrer Helligkeit unterscheiden – sie ist bei Gelb am größten und nimmt über Grün, Orange und Rot nach Violett hin ab (14).

Farbigkeit von Verbindungen

Grundvoraussetzung für die Farbigkeit einer Verbindung ist deren Fähigkeit, Licht spezifischer Wellenlängen zu absorbieren, sodass dieses im reflektierten Teil des eingestrahlten Spektrums fehlt und diesen dann farbig erscheinen lässt. Als bekannteste Atomgruppen, die spezifisch Licht zu absorbieren vermögen, sind zu nennen:

- Azo-Gruppe (–N=N–): In den Azofarbstoffen sind Elektronendonatoren (z.B. Alkoxy-, Hydroxy-, Alkyl- oder Arylaminogruppen) über die Azo-Gruppe mit Elektronenakzeptoren (z.B. Nitro-, Carboxy- oder Sulfonsäuregruppen) zu konjugierten Systemen verbunden. ◪ 6.5 gibt einen Eindruck davon, wie bei den Azofarbstoffen molekulare Struktur und Farbigkeit zusammenhängen.
- Nitrogruppe (–NO_2): in Verbindung mit einem oder mehreren Benzolringen
- Systeme zahlreicher konjugierter Doppelbindungen, wie beispielsweise in den Karotinoiden.

Physikalischer Hintergrund für die Fähigkeit der Absorption ist das Vorhandensein von π-Elektronen, die nicht lokalisiert sind und gleichzeitig mehr als zwei Atomen angehören. Da diese sich relativ einfach auf ein höheres Energieniveau anheben lassen, sind sie in der Lage, Strahlungsenergie des sichtbaren Lichtes zu absorbieren. Die so aufgenommene Energie kann auf unterschiedliche Weise wieder abgegeben werden: durch Überführung in Wärme, durch photochemische Reaktionen oder durch Emission.

Eine Form der Emission stellt das Phänomen der **Fluoreszenz** dar, bei dem die von bestimmten Farbmitteln (z.B. Xanthenfarbstoffe oder Stilbene) im sichtbaren Bereich des Einstrahlungsspektrums absorbierte Energie zum Teil in Form von Strahlung gleicher oder längerer Wellenlänge wieder abgegeben wird. Chlorophyll zeigt beispielsweise in alkoholischer Lösung eine rote Fluoreszenz und dadurch eine deutliche Eigenfärbung. Im Gegensatz hierzu absorbieren die so genannten optischen Aufheller im unsichtbaren Ultraviolett und fluoreszieren vorwiegend im blauen Spektralbereich, wodurch sie einem Gegenstand ein „weißeres Aussehen" verleihen (21).

Farbe von Lebensmitteln

Ein Gang über eine Messe wie der ANUGA in Köln, dem sog. Weltmarkt für Ernährung, vermittelt ein umfassendes Bild davon, welches Spektrum von Farben und Farbintensitäten unsere Lebensmittel umschreiben. Der Ursprung dieser Farben kann dabei sehr unterschiedlich sein, sodass zwischen folgenden Fällen unterschieden werden muss:

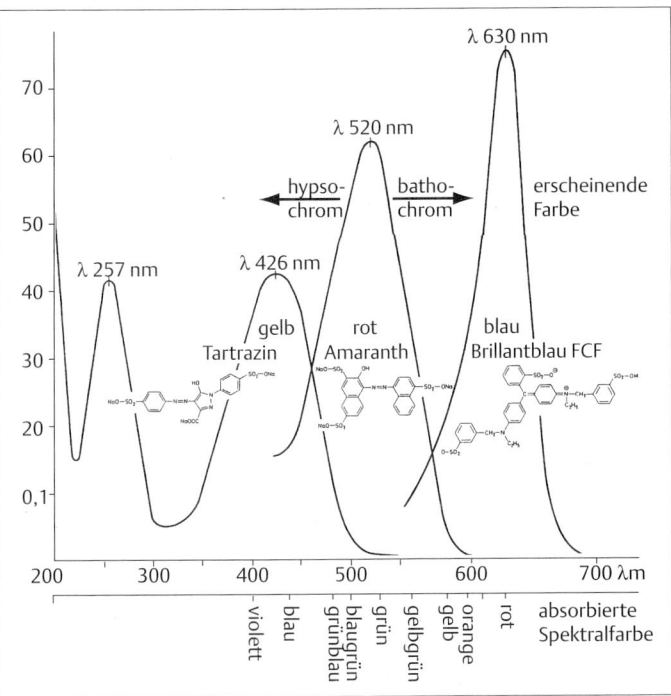

◉ 6.5 Abhängigkeit der Farbigkeit von der chemischen Struktur. Absorptionsspektren von drei, zur Färbung von Lebensmitteln zugelassenen Azofarbstoff-Lösungen (2).

- Die bereits angesprochenen, auf Interferenzerscheinungen beruhenden Strukturfarben spielen bei Lebensmitteln kaum eine Rolle.
- Sowohl pflanzliche wie auch tierische Rohstoffe können natürliche Farbpigmente besitzen, die auch im Endprodukt zur Wirkung kommen. Diese natürlichen Farbstoffe können in drei Hauptgruppen eingeteilt werden:
  - Isoprenoid-Derivate oder Karotinoide,
  - Tetrapyrrol-Derivate, welche die Chlorophylle und die Blut- und Gallenfarbstoffe umfassen und
  - Benzopyran-Derivate mit den Anthocyanen und Flavonoiden sowie denen verwandte Verbindungen;
  - hinzu kommen noch das Riboflavin sowie
  - die Betanine.

- Verschiedene Farbstoffe werden erst während der Lagerung oder Verarbeitung aus im Lebensmittel enthaltenen Vorstufen gebildet, wobei diese Bildung beabsichtigt oder unbeabsichtigt erfolgen kann. Beispiele hierfür sind:
  - Endprodukte der nichtenzymatischen Bräunung sowie der Maillard-Reaktion;
  - Chinone wie das Juglon der Walnuss, die in der Pflanze als schwach farbige Hydrochinone vorliegen und erst durch Luftsauerstoff zu Chinonen oxidiert werden;
  - Oxidation von Phenolen in Oliven, um grüne Früchte dunkel-blau/schwarz zu verfärben;
  - Freisetzung des roten Astaxanthins aus dem blauen Carotino-Protein des Hummers während des Kochens;
  - Umrötung von Fleischprodukten durch Umsetzung von Myoglobin mit Stickoxid zum Nitrosomyoglobin bzw. Nitrosomyochromogen (❑ 6.6);
  - Karamelisierung und Herstellung von Zuckerkulör.
- Bildung von Farbstoffen im Lebensmittel infolge eines mikrobiellen Fermentationsprozesses; als Beispiele sind zu nennen:
  - Herstellung verschiedener Blauschimmelkäse;
  - Herstellung von Angkak, einem rot fermentierten Reis mit Hilfe von *Monascus purpureus* (5).
- Aktive Färbung von Lebensmitteln.

Färbung von Lebensmitteln

Im Zusammenhang mit der Färbung von Lebensmitteln muss auf vier Gesichtspunkte besonders hingewiesen werden:
- die rechtlichen Grundlagen,
- die öffentliche Diskussion,
- die Gründe, die für eine Färbung von Lebensmitteln sprechen und
- die bestehenden Möglichkeiten der Färbung.

Rechtliche Grundlagen

Die rechtlichen Grundlagen für die Färbung von Lebensmitteln sind durch die Richtlinie 94/36/EG des Europäischen Parlaments und des Rates vom 30. Juni 1994 über Farbstoffe, die in Lebensmitteln verwendet werden dürfen (ABl. EG Nr. L 237 S. 13) eindeutig und innerhalb der Europäischen Gemeinschaft einheitlich geregelt. Durch § 3 der Verordnung zur Neuordnung lebensmittelrechtlicher Vorschriften über Zusatzstoffe vom 29. Januar 1998 ist die Richtlinie auch in deutsches Recht umgesetzt worden. Hierin wurde in drei Listen zusammenge-

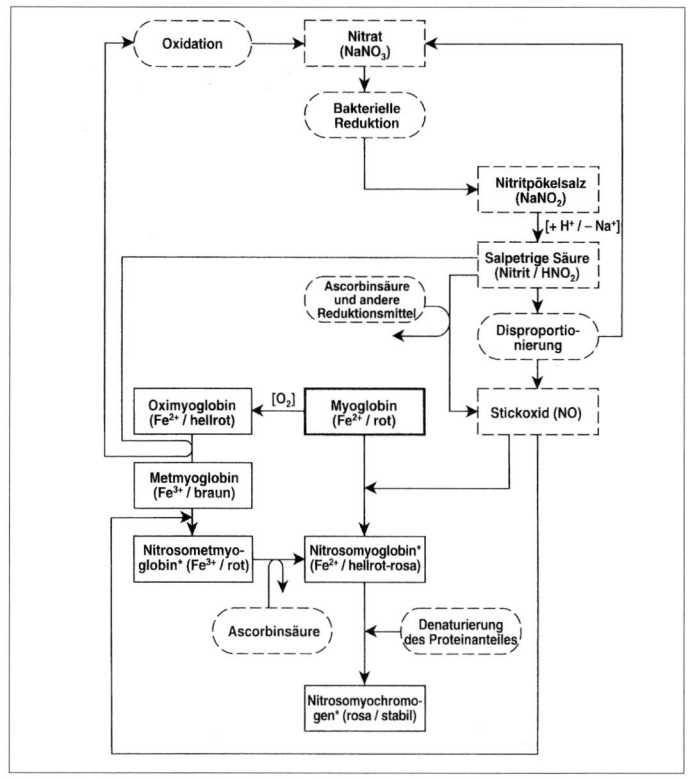

◉ **6.6** Prinzipielle Zusammenhänge bei der Umrötung von Wurstwaren. *anstelle des Begriffes „Nitroso-" wird verschiedentlich auch der Begriff „Stickoxid-" verwendet.

fasst, welche Farbstoffe in welcher Menge in welchen Lebensmitteln eingesetzt werden dürfen:

● Teil A: Farbstoffe, die für Lebensmittel allgemein, ausgenommen bestimmte Lebensmittel, zugelassen sind (alle mit quantum satis)
● Teil B: Farbstoffe, die für bestimmte Lebensmittel zugelassen sind. Soweit in Teil B nichts anderes festgelegt ist, dürfen den genannten Lebensmitteln auch die in Teil A aufgeführten Farbstoffe zugesetzt werden
● Teil C: Lebensmittel, für die nur bestimmte Farbstoffe zugelassen sind.

⛶ 6.26 zeigt, welche Farbstoffe in der EU und damit auch in Deutschland für die Verwendung in Lebensmitteln zugelassen sind.

⛶ **6.26** Zusatzstoffe, die zum Färben von Lebensmitteln oder zum Erzielen von Farbeffekten bei Lebensmitteln zugelassen sind (ZZulV vom 29.01.1998).

E- Nr.	Farbstoff	Farbstoffart	Liste	ADI-Wert* [mg/kg KG/Tag]
E 100	Kurkumin	Dicinnamoylmethanfarbstoff	B	n
E 101	Riboflavin, Riboflavin-5´-Phosphat	Isoalloxazinfarbstoff	A	n
E 102	Tartrazin	Azofarbstoff	B	7,5 (1975)
E 104	Chinolingelb	Chinophthalonfarbstoff	B	10 (1983)
E 110	Gelborange S	Azofarbstoff	B	2,5 (1983)
E 120	Echtes Karmin	Anthrachinonfarbstoff	B	5 (1981)
E 122	Azorubin	Azofarbstoff	B	4 (1983)
E 123	Amaranth	Azofarbstoff	B	0,8 (1983)
E 124	Cochenillerot A	Azofarbstoff	B	4 (1983)
E 127	Erythrosin	Xanthenfarbstoff	B	0,1 (1987)
E 128	Rot 2G	Azofarbstoff	B	0,1 (1977)
E 129	Allurarot AC	Azofarbstoff	B	7 (1987)
E 131	Patentblau V	Triarylmethanfarbstoff	B	15 (1983)
E 132	Indigotin	Indigofarbstoff	B	5 (1983)
E 133	Brilliantblau FCF	Triarylmethanfarbstoff	B	0–10 (1983)
E 140	Chlorophylle, Chlorophylline	Porphyrine	A	n
E 141	kupferhaltige Komplexe der Chlorophylle, kupferhaltige Komplexe der Chlorophylline	Porphyrine	A	0–15 (1975)
E 142	Grün S	Triarylmethanfarbstoff	B	5 (1983)
E 150a	einfaches Zuckerkulör	Melanoidine	A	acceptable (1987)
E 150b	Sulfitlaugen-Zuckerkulör	Melanoidine	A	acceptable (1987)
E 150c	Ammoniak-Zuckerkulör	Melanoidine	A	200 (1987)
E 150d	Ammonsulfit-Zuckerkulör	Melanoidine	A	200 (1987)
E 151	Brilliant-schwarz BN	Azofarbstoff	B	5 (1983)
E 153	Pflanzenkohle	Anorganisches Pigment	A	n

⊞ 6.26 Zusatzstoffe (Fortsetzung).

E- Nr.	Farbstoff	Farbstoffart	Liste	ADI-Wert[*] [mg/kg KG/Tag]
E 154	Braun FK	Azofarbstoff	B	0,15 (1986)
E 155	Braun HT	Azofarbstoff	B	3 (1987)
E 160a	Carotine, gemischte Carotine, Beta-Carotin	Karotinoide	A	5 (1975)
E 160b	Annatto, Bixin, Norbixin	Karotinoid	B	1,5 (Bixin + Norbixin) 2,5 (Annatto-extrakt) (1979)
E 160c	Paprika-extrakt, Capsanthin, Capsorubin	Karotinoide	A	0–5
E 160d	Lycopin	Karotinoid	B	n
E 160e	Beta-apo-8'-Carotinal	Karotinoid	B	5 (1975)
E 160f	Beta-apo-8'-Carotinsäure-Ethylester (C30)	Karotinoid	B	5 (1975)
E 161b	Lutein	Karotinoid; Xanthophyll	B	n
E 161g	Canthaxanthin	Karotinoid; Xanthophyll	B	0–0,05 (1987) n
E 162	Beetenrot	Betalaine	A	n
E 163	Anthocyane	Anthocyanine	A	0–2,5
E 170	Calcium-carbonat	anorganisches Pigment	A	n
E 171	Titandioxid	anorganisches Pigment	A	n
E 172	Eisenoxide und Eisenhydroxide	anorganische Pigmente	A	n
E 173	Aluminium	anorganisches Pigment	B	–
E 174	Silber	anorganisches Pigment	B	–
E 175	Gold	anorganisches Pigment	B	–
E 180	Litholrubin BK	Monoazopigment	B	0–1,5 (1983)

[*] = ADI-Werte gemäß SCF (11); n = nicht spezifiziert

Die öffentliche Diskussion

Obwohl der Farbe von Lebensmitteln sowohl auf dem traditionellen wie auch auf dem alternativen Markt eine überragende Rolle zukommt, stellt das Thema Färbung von Lebensmitteln eine der am intensivsten und gegensätzlichsten geführten Diskussionen rund um die Lebensmittel dar. Im Wesentlichen wird die Auseinandersetzung von drei Standpunkten beherrscht (4):

● Verschiedene Verbraucherschichten vertreten kategorisch die Meinung, dass die Färbung von Lebensmitteln nur dazu dient, den Verbraucher zu täuschen und dass Farbstoffe generell ein nicht kalkulierbares gesundheitliches Risiko darstellen. Sie lehnen eine Färbung ohne Wenn und Aber ab. An dieser Stelle sei eingeschoben, dass die Gegner leider auch auf eine lange Tradition von Gesetzesübertretungen verweisen können: Sowohl organische als auch anorganische Farbpigmente werden bereits seit jeher zur Fälschung von Lebensmitteln missbraucht, d.h. zur Vortäuschung eines frischeren Zustandes oder eines höheren Gehaltes an wertgebenden Inhaltsstoffen. Die in ☐ 6.27 zusammengestellten Beispiele zeigen, dass hierzu auch hochtoxische Substanzen verwendet wurden; entschuldigend muss dabei eingeschränkt werden, dass über deren Toxizität oftmals keine Vorstellungen bestanden.

☐ **6.27** Durch Färben verursachte Verfälschungen von Lebensmitteln.

Farbstoff	Lebensmittel	Zitat
Schwarzes Blei	Nachfärbung gebrauchter Teeblätter	Newsome, 1986
Chromgelb (Bleichromat)	Fenchel	
Chromrot (basisches Bleichromat)	Paprika	Heimann, 1972
Grünspan	Dornen als chinesischer Tee	Newsome, 1986
Kupferarsenit	Nachfärbung gebrauchter Teeblätter	Kläui, 1979
Kupfersalze	Kapern	Gerhardt, 1990
Kupfersulfat	saure Gurken	Newsome, 1986
Mennige (red lead)	Paprika, Gloucester cheese	Heimann, 1972 Newsome, 1986
Zinnober	Käse, Karamellen	Kläui, 1979

- Andere Verbraucher akzeptieren, dass einzelne Lebensmittel gefärbt werden dürfen, doch sollte dies nach ihrer Ansicht ausschließlich mit natürlichen, gegebenenfalls noch mit naturidentischen Farbstoffen geschehen. Synthetische Farbstoffe sind nach ihrer Meinung aus Gründen des vorbeugenden Verbraucherschutzes und insbesondere wegen denkbarer Wechselwirkungen mit anderen Lebensmittelinhaltsstoffen oder Zusatzstoffen zu verbieten.

- Die Lebensmittelwirtschaft vertritt überwiegend die Meinung, dass die Färbung von Lebensmitteln aus den nachfolgend aufgeführten Gründen notwendig ist und dass die Versorgung der Bevölkerung mit qualitativ hochstehenden und gleichbleibenden Produkten nicht ohne Färbung zu bewerkstelligen ist. Aus verschiedenen Gründen sind sie allerdings bestrebt, die künstlichen Farbstoffe durch natürlich in Lebensmitteln vorkommende zu ersetzen, wodurch eine starke Annäherung an den vorherigen Standpunkt erzielt wird.

Gründe für die Färbung von Lebensmitteln

Vor dem Hintergrund dieser divergierenden Vorstellungen sowie der klaren Vorgabe des Gesetzgebers, dass die Färbung von Lebensmitteln nicht zum Ziel haben darf, den Verbraucher über die wahre Qualität eines Lebensmittels zu täuschen, muss die Frage nach den Gründen für die Färbung von Lebensmitteln immer wieder gestellt und neu überdacht werden. Eine derartige Statusdiskussion wurde beispielsweise 1971 vom Amerikanischen Food and Nutrition Board (19) und 1979 vom British Ministry of Agriculture, Fisheries and Food (16) geführt; 1978 fand in Basel ein Symposium statt, auf dem der Frage unter dem Titel „Lebensmittelfärbung – wozu?" nachgegangen wurde (22) und auch in der Fachliteratur meldeten sich immer wieder einzelne Autoren zu diesem Thema zu Wort (z.B. 16, 4, 20). Umfangreich war auch eine große Anfrage der Fraktion der Grünen im Bundestag an die Bundesregierung im Jahre 1986, in der fast 50 Fragen nach Sinn und Zweck der Lebensmittelfärbung gestellt wurden (Drucksache 10/5275 des Deutschen Bundestages vom 1.4.1986). Zusammenfassend scheint die Färbung von Lebensmitteln in folgenden Fällen notwendig beziehungsweise angebracht zu sein:

- Zur Korrektur von Farbverlusten, die infolge von Verarbeitung oder Lagerung auftreten können; z.B. bei Produkten, die einer Hitzebehandlung unterzogen werden

- Zur Erzielung einer gleichbleibenden Farbe bei Produkten, welche aus Rohstoffen wechselnder Qualität und Farbstärke hergestellt werden

- Zur Verstärkung der Farbe von Produkten, die aufgrund ihrer Inhaltsstoffe einen schwächeren Farbton haben als es die Konsumenten

vom Erzeugnis oder Geschmackstyp her erwarten, z.B. Limonaden, Fruchtjoghurts oder Soßen
- Zur Färbung von Produkten, die von Hause aus praktisch farblos oder unansehlich sind, z.B. Hart- und Weichkaramellen, sowie andere Zuckerwaren, Dessertprodukte, Produkte auf Gelatinebasis, Margarine
- Zum Schutz von Aromastoffen und lichtempfindlichen Vitaminen während der Lagerung infolge des so genannten „sunscreen-effect"
- Zur Gewährleistung der Identität eines Produktes während Lagerung und Distribution, z.B. Identifizierung des Herstellungsdatums
- Verwendung als Indikator für einen beginnenden Verderb, z.B. Einsatz von Beetenrot (E 162) bei Heringsalat sowie Tartrazin (E 102) oder Gelborange S (E 110) bei Seelachs in Öl
- Zur Herstellung von modischen „In-Produkten", z.B. Süßwaren, die den Mund verfärben sollen.

Möglichkeiten zur Färbung von Lebensmitteln

Für die Färbung von Lebensmitteln steht heute eine breite Palette von Möglichkeiten zur Verfügung:
- Färbende Lebensmittel, wie beispielsweise Spinat- oder Rote Bete-Saftpulver
- Natürliche Farbstoffe, die ursprünglich in Lebensmitteln vorkommen, z.B. Anthocyane (E 163), Beetenrot (E 162), Paprikaextrakt (E 160c)
- Natürliche Farbstoffe, die ursprünglich nicht in Lebensmitteln vorkommen, z.B. Echtes Karmin oder Cochenille (E 120)
- Reaktionsfarbstoffe, die durch die Behandlung eines Lebensmittels entstehen, z.B. einfaches Zuckerkulör (E 150a)
- Synthetische Farbstoffe und deren Verlackungen, z.B. Tartrazin (E 102), Amaranth (E 123)
- Anorganische Pigmente, z.B. Titandioxid (E 171), Eisenoxide (E 172), Gold (E 175).

Auf welche dieser Färbemöglichkeiten letztlich zurückgegriffen wird, hängt von einer Reihe von Überlegungen ab, wobei insbesondere folgende Punkte von Bedeutung sind:
- Gesetzliche Bestimmungen
- Gewünschter Farbton
- Marketingkonzept
- Zusammensetzung und mögliche Wechselwirkungen mit dem Substrat
- Charakteristika wie Eigengeschmack, Löslichkeit, Wasserdispergierbarkeit und Farbstabilität.

Ausblick

Obwohl heute bereits eine umfangreiche Palette an Farbmitteln für die Verwendung in Lebensmitteln verfügbar ist, besteht für Einzelbereiche weiterhin ein Bedarf für Innovationen, andererseits versucht die Forschung aber auch teilweise grundsätzlich neue Wege zu beschreiten. Interesse besteht vor allem an natürlichen Farbmitteln, die hinsichtlich Temperaturbelastung, pH-Wert, anderen Lebensmittelinhaltsstoffen sowie dem Einfluss von Licht bessere Stabilitäten aufweisen als die bislang bekannten (8). Auch gilt es noch Lücken bezüglich verfügbarer Farben und Farbnuancen zu schließen, wie am Beispiel der Färbung von Würsten eindrucksvoll gezeigt werden kann. Es gibt eine Reihe von Gründen, auch bei verschiedenen Wurstwaren Farbstoffe einsetzen zu wollen, der wichtigste aber ist, das für die Umrötung notwendige Nitritpökelsalz (s. 👁 6.7), das infolge der möglichen Reaktion zu Nitrosaminen im Verdacht steht, an der Entstehung von Krebs beteiligt zu sein, zu ersetzen. In (👁 6.7) sind die mit einem Chromometer gemessenen a*- und b*-Werte von mit unterschiedlichen färbenden Stoffen hergestellten Lyoner-Würsten einen Tag nach deren Produktion dargestellt. Als wesentlichstes Ergebnis kann der Abbildung entnommen

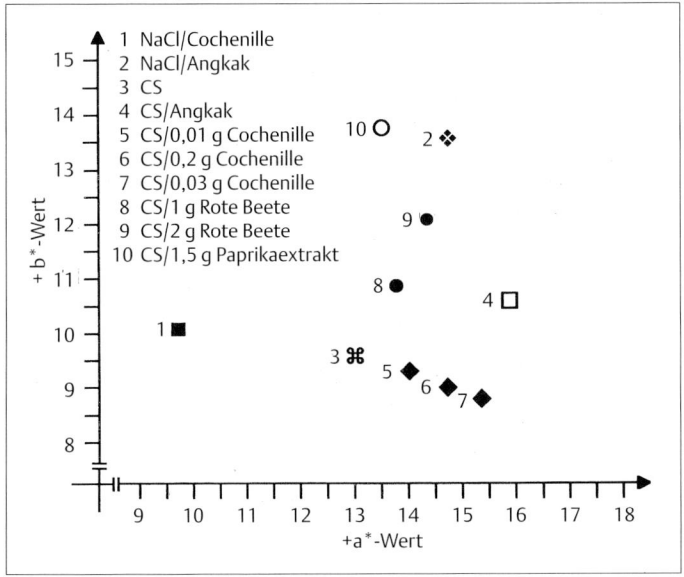

👁 **6.7** a*- und b*-Farbwerte von Lyoner, die mit unterschiedlichen Färbemitteln hergestellt wurde (6).

werden, dass der Einsatz von Paprikapulver und Paprikaextrakten (Oleoresine) ein gelbstichiges Rot, Betenrot und Karmin (Cochenille) dagegen ein blau- bzw. violettstichiges Rot im Vergleich zum traditionell umgeröteten Produkt ergeben. Die bisher geeignetste Möglichkeit, den originalen Rotton möglichst gut zu treffen, besteht in der Verwendung von mit *Monascus purpureus* rot fermentiertem Reis (Angkak), doch ist dieser derzeit in der EU nicht zugelassen.

Das Beispiel Angkak zeigt eine Frage auf, die künftig auch bei anderen Produkten zu diskutieren sein wird: Insbesondere im Fernen Osten, aber auch in Südamerika werden bereits seit langem andere pflanzliche Produkte zum Färben von Lebensmitteln verwendet als bei uns und sie werden dort auch als färbende Lebensmittel angesehen. Beispiele hierfür sind Gardenia- oder Carthamus-Extrakte, Safflor und Gelbbeeren (21). Bei diesen Produkten wird sich im Einzelfall die Frage stellen, ob es sich dabei um Novel Food im Sinne der Verordnung (EG) Nr. 258/97 des Europäischen Parlaments und des Rates vom 27. Januar 1997 über neuartige Lebensmittel und neuartige Lebensmittelzutaten, der so genannten Novel Food-Verordnung (NFV), handelt oder eventuell sogar um Farbstoffe, sprich zulassungsbedürftige Zusatzstoffe.

In die Produktion von natürlichen Farbstoffen hält zunehmend auch die moderne Biotechnologie Einzug, wofür drei Beispiele genannt werden sollen:

- Gentechnische Methoden können dazu eingesetzt werden, die Konzentration von Farbpigmenten in pflanzlichem Material zu erhöhen oder auch die Stabilität der Pigmente zu verbessern, beispielsweise durch vermehrte Esterbild bei den Karotinoiden von Paprika.
- Pflanzliche Zellkulturen werden dahingehend untersucht, ob sie zur In-vitro-Produktion von Farbpigmenten herangezogen werden können; wirtschaftlich verwertbare Verfahren gibt es bisher jedoch noch nicht (z.B. [15]).
- Eine Vielzahl von Mikroorganismen ist dazu befähigt, in ihrem Sekundärmetabolismus Farbpigmente zu bilden – die Beispiele Blauschimmelkäse und Angkak, bei denen die Farbstoffe durch Schimmelpilze gebildet werden, wurden bereits angesprochen. Es ist daher nicht verwunderlich, dass Untersuchungen mit dem Ziel angestellt werden, die zugrundeliegenden Pigmente mit Hilfe von zum Teil immobilisierten Mikroorganismen in kontinuierlich arbeitenden Fermentern großtechnisch herzustellen. Auf diesem Wege könnten sowohl bereits bekannte als auch neue Farbmittel zur Verfügung gestellt werden (z.B. [3]).

Literatur

1. Abraham, H.: Die Färbung von Arzneimitteln. Drogenreport. 13/23 (2000) 21–26.

2. Bertram, B.: Farbstoffe in Lebensmitteln und Arzneimitteln. Eine Farbstoffübersicht mit toxikologischer Bewertung. Stuttgart: Wissenschaftliche Verlagsgesellschaft 1989

3. Bomar, M.T., S.A. Knöpfel: Biotechnische Synthese von Lebensmittelfarbstoffen mit Hilfe von Mikroorganismen. Lebensmittel-Technologie 24/6 (1991) 158–162

4. Buckenhüskes, H.J.: Färbung von Lebensmitteln. Teil I: Grundlagen der Lebensmittelfärbung. Ernährungs-Umschau. 38/19 (1991) 403–406

5. Buckenhüskes, H.J.: Ausgesuchte Zutaten und Zusatzstoffe für die Herstellung von Rohwurst. In: Beiträge zum 2. Stuttgarter Rohwurstforum 1995. H.J. Buckenhüskes (Hrsg.). Stuttgart: Gewürzmüller Publishers 1996, S. 52–76

6. Buckenhüskes, H.J.: Practical experience with the use of angkak red rice in meat products and soya sausages. Proceedings of the 4th International Symposium on Natural Colorants (INF/COL 2000), San Diego, USA, 2–5 April 2000. Hamden, CT/USA: The Hereld Organization 2000, p. 32–42

7. Claussen, U.: Angewandte Fluoreszenz: Weißtöner. Chemie in unserer Zeit 7/5 (1973) 141–147

8. Collins, P., C. Timberlake: Recent Developments of Natural Food Colours. International Food Ingredients 6 (1993) 32–38

9. Deutscher Bundestag, 10. Wahlperiode: Antwort der Bundesregierung auf die Große Anfrage der Fraktion Die Grünen (Drucksache 10/3182): Nutzen und Risiken des Einsatzes synthetischer Lebensmittelfarbstoffe. Drucksache 10/5275 vom 01.04.86.

10. Gerhardt, U.: Gewürze in der Lebensmittelindustrie. Hamburg: Behr's Verlag 1990

11. Glandorf, K. K., P. Kunert, E. Lück.: Loseblattsammlung Handbuch Lebensmittelzusatzstoffe. Hamburg: Behr's Verlag 2000

12. Hall, R. L.: Flavor study approach at McCormick Company, Inc. In: Flavour Research and Food Acceptance. New York: Reihnold Pub. Corp. 1958

13. Heimann, W.: Grundzüge der Lebensmittelchemie. Darmstadt: Steinkopff Verlag 1972

14. Hollwich, F., B. Diekhues: Farben unserer Umwelt. In: Lebensmittelfärbung – wozu? G. Schlierf, G. Brubacher (Hrsg.). Stuttgart: Thieme 1979

15. Ilker, R.: In-Vitro Pigment Production: An Alternative to Color Synthesis. Food Technology. 41/4 (1987) 70–72

16. Kläui, H., O. Isler: Warum und womit färbt man Lebensmittel? Chemie in unserer Zeit. 15/1 (1981) 1–9

17. Kläui, H.: Lebensmittelfarbstoffe heute. In: Lebensmittelfärbung – wozu? G. Schlierf, G. Brubacher (Hrsg.). Stuttgart: Thieme 1979

18. Meyers Handbuch über Mensch, Tier und Pflanze. Mannheim: Bibliographisches Institut 1964

19. Newsome, R. L.: Food Colors. A Scientific Status Summary by the Institute of Food Technologists Expert Panelon Food Safety and Nutrition. Chicago: IFT 1986

20. Otterstätter, G.: Lebensmittelfarbstoffe gestern – heute – morgen. dragoco bericht. 30/3 (1985) 63–74

21. Otterstätter, G.: Die Färbung von Lebensmitteln, Arzneimitteln, Kosmetika. Hamburg: Behr's Verlag 1995

22. Schlierf, G., G. Brubacher (Hrsg.): Lebensmittelfärbung – wozu? Stuttgart: Thieme 1979

23. Streuli, H.: Farben in Lebensmitteln. In: Lebensmittelfärbung – wozu? G. Schlierf, G. Brubacher (Hrsg.). Stuttgart: Thieme 1979

Funktionelle Lebensmittel oder Functional Food

Herbert J. Buckenhüskes

Eure Nahrung soll euer Heilmittel sein.
Eure Heilmittel sollen eure Nahrung sein.
Hippokrates (460–377 v. Chr.)

Einleitung

Das vorstehende Zitat von Hippokrates zeugt davon, dass Lebensmittel traditionell vieldimensionale Produkte sind, deren unterschiedliche Funktionen weit über die der ureigenen Nährstoffversorgung hinausgehen. Sieht man Qualität als die Erfüllung aller ausgesprochenen und nicht ausgesprochenen Verbrauchererwartungen an, so nimmt es nicht Wunder, dass sich diese Funktionen auch in den verschiedenen modernen Definitionen der Qualität von Lebensmitteln wiederspiegeln. ⌷ 6.28 zeigt, von welchen Faktoren die Qualität von Lebensmitteln nach modernem Verständnis mitbestimmt wird.

Vornehmlich die Grundversorgung, den Genuss sowie die Sicherheit der Lebensmittel im Blick, verkündete Pudel (1989), dass der Traum vom Schlaraffenland für die Menschen des ausgehenden 20. Jahrhunderts in den westlichen Industrienationen zur täglichen Realität geworden sei, denn:

- Nie zuvor stand eine derart vielfältige und für nahezu alle Schichten der Bevölkerung erschwingliche Produktpalette von Lebensmitteln zur Verfügung wie heute,
- nie zuvor besaß das Angebot im Durchschnitt einen so hohen Qualitätsstandard wie heute, und
- nie zuvor war die Sicherheit der Lebensmittel durch die Gesetzgebung und die Lebensmittelwissenschaften so gewährleistet wie heute.

⊞ **6.28** Faktoren, die die Qualität von Lebensmitteln bestimmen (nach Bucken-hüskes, 1990). Bei den in Klammern aufgeführten Begriffen handelt es sich um in der Literatur verwendete Synonyme.

Nr.	Qualitätskomponente	Qualitätskriterium
1.0	**Gesundheitswert** (ernährungsphysiologischer und biologischer Wert, Nahrungswert, Nährwert)	Energiegehalt: Kohlenhydrate, Fette, Eiweiße Art und Menge der Inhaltsstoffe: Vitamine, Mineralstoffe, Spurenelemente, Ballaststoffe, sekundäre Pflanzenstoffe Physiologische Eigenschaften: Verdaulichkeit, Sättigungswirkung, Bekömmlichkeit
2.0	**Genusswert** (sensorische Qualität, Güte)	Aussehen: Farbe, Form, Oberflächen-, Gefüge-, Porenbeschaffenheit Geruch, Geschmack Gehalt an Genussstoffen: Koffein, Alkohol Rheologische Eigenschaften: Textur, Zartheit, Saftigkeit, Mehligkeit, Viskosität
3.0	**Toxikologische Unbedenklichkeit**	keine toxischen natürlichen Inhaltsstoffe keine toxischen mikrobiellen Stoffwechsel-produkte keine toxischen anthropogenen Rück-stände
4.0	**Eignungswert** (Nutzwert, Dienstleistungs-wert = Convenience, technisch-physikalische Qualität)	Formale Merkmale: Sortierung nach Art, Größe, Form Funktionale Merkmale: Lagerfähigkeit, küchentechnische und industrielle Verarbeitbarkeit, Convenience Ökonomische Merkmale: Preiswürdig-keit, Arbeitsaufwand, geringer Abfall und Betriebsmittelaufwand
5.1	**Ethische Dimension**	religiöse und weltanschauliche Tabus
5.2	**Soziale Dimension**	Belohnung, Bestrafung
5.3	**Ideeller Wert** (psychologischer Wert)	Prestige, Image, Tierhaltungsform
5.4	**Ökologische Dimension**	Veredelungsverluste, Energieaufwand und Umweltbelastung bei Herstellung und Verpackung, Verweigerung bestimmter Technologien
5.5	**Politische Dimension**	Nahrungsmittelüberschüsse, Nahrungs-mittelhilfen, Unterstützung bzw. Boykott spezieller Systeme, Verweigerung bestimmter Technologien

Eine gesunde und gleichzeitig die sensorischen Sinne mehr als befriedigende Ernährung sollte heute also kein wirkliches Problem mehr sein. Und doch muss festgestellt werden, dass der eingangs zitierte Satz des Hippokrates auch unter modernen Ernährungsvoraussetzungen nur schwer umsetzbar ist, da Ernährungsempfehlungen von vielen Konsumenten schlichtweg nicht akzeptiert werden. Dass Gesundheit und Wohlbefinden in enger Beziehung zu den Ernährungsgewohnheiten stehen, ist weitläufig bekannt (8), es ist aber davon auszugehen, dass nicht alle Konsumenten ihr Ernährungsverhalten und ihre Lebensweise entsprechend umstellen können oder wollen (23). Stehle (1997) schreibt in diesem Zusammenhang: *„Abschließend ist festzustellen, dass das Verbraucherverhalten primär durch Mode, Mythos, Marketing und Skandale beeinflusst wird und weniger durch die Ernährungsberatung. Wir haben es tatsächlich nicht geschafft, durch Aufklärungsmaßnahmen die gewünschte Breitenwirkung zu erzielen. Tatsächlich wissen mehr Menschen als früher über Ernährung Bescheid, ein verändertes Verhalten wird dadurch jedoch nicht erreicht."*

Ein Ausgleich dieses Missstandes wird vielmehr allzu gerne über eine Pille oder über entsprechend aufbereitete Lebensmittel gesucht und akzeptiert (23).

Babylon am Ende des 20. Jahrhunderts

Angesichts dieser Situation kommt seit den 90er Jahren des 20. Jahrhunderts eine Welle von Produkten auf den Markt, die sich zunächst einmal durch einen erheblichen Begriffswirrwarr auszeichnen. Obwohl, wie ◼ 6.29 zeigt, gewisse Unterscheidungsmöglichkeiten bestehen, sind die Begriffe Nutraceuticals, Designer Food, Pharmafood, Foodaceuticals, Healthy Food, Hypernutrious Food oder auch Agromedical Food im Grunde als Synonyme für **„Funktionelle Lebensmittel"** oder **„Functional Food"** zu verstehen. Die Charakteristika gemäß ◼ 6.29 berücksichtigend, wurden die verschiedenen Gruppen oral aufgenommener Produkte in ◪ 6.8 hinsichtlich ihres jeweiligen Beitrages zur kalorischen sowie nutritiven Versorgung des Konsumenten in Beziehung gesetzt.

In Abgrenzung zu den Diätetischen Lebensmitteln sowie den hier besonders interessierenden Funktionellen Lebensmitteln bedarf der Begriff der „Nahrungsergänzungsmittel" einer Erläuterung:

- Nahrungsergänzungsmittel dienen allgemeinen, d.h. nicht besonderen, Ernährungszwecken; sie sind somit keine diätetischen Lebensmittel.
- Sie werden normalerweise in kleinen Mengen zusätzlich zur Nahrung verzehrt.

- Nahrungsergänzungsmittel zeichnen sich dadurch aus, dass sie einen oder mehrere Nährstoffe (außer Proteine und Kohlenhydrate) isoliert oder angereichert oder in einer natürlicherweise so hohen Konzentration enthalten, dass sie die in der täglichen Ernährung vorkommenden Schwankungen der jeweiligen Nährstoffe bis zur Deckung des Tagesbedarfes ergänzen können.

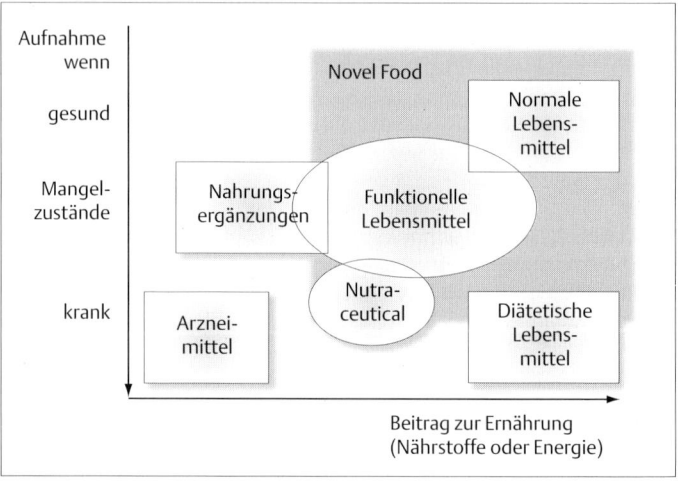

☎ 6.8 Zweckbestimmung verzehrter Stoffe.

Funktionelle Lebensmittel

Nach der mehr generellen Einordnung der Funktionellen Lebensmittel steht die Frage im Raume, wodurch sich diese nun auszeichnen und wie sie ggf. definiert sind. Eindeutig kann diese Frage derzeit nur für Japan beantwortet werden, wo seit 1988 gesetzliche Regelungen für Tokutei Hohenyo Shokuhin, d.h. **F**ood for **s**pecified **h**ealth **u**se, oder abgekürzt FOSHU existieren, die mit den Funktionellen Lebensmitteln gleichgestellt werden. In Japan ist der Begriff „funktionell" ausschließlich unter gesundheitlichen Aspekten zu verstehen, weshalb FOSHU seitens des Ministry of Health and Welfare (MHW) wie folgt definiert wurden:

„Lebensmittel mit besonderem Gesundheitsnutzen oder Funktionelle Lebensmittel sind verarbeitete Lebensmittel, die Bestandteile enthalten, welche zusätzlich zu ihrem Ernährungswert bestimmte Körperfunktionen unterstützen.

▣ **6.29**   Beschreibung verschiedener gesundheitsbezogener Lebensmittelbegriffe (Dürrschmid u. Zenz, 1996).

Eigenschaften	Functional Food	Pharma-food	Designer Food	Food-aceuticals	Nutra-ceuticals
Krankheitstherapie und -prävention	+++	+++	+++	+++	+++
Leistungs-steigerung	+	++	+++	+++	+++
kosmetische Effekte	0	0	+	0	0
Entspannung	0	+	+	+	+
Ersatz von Verlusten	++	++	+++	+++	+++
Lebensmittel	+++	++	++	++	++
isolierter Lebens-mittelinhaltsstoff	+	++	+++	+++	+++
Darreichung als Tablette, Kapsel, Pulver	0	++	++	++	++
rechtlicher Begriff	in Japan als Food for specified health use	0	0	0	0

0   : trifft nicht zu, hat wenig Bedeutung für den Begriff
+   : ist kein wesentliches Element dieses Begriffes, aber implizit enthalten
++ : es ist ein wesentliches Element, aber keine conditio sine qua non

Zur Entscheidung der Frage, ob ein Lebensmittel ein Functional Food ist oder nicht, wurden in Japan drei Bedingungen definiert (17):

- Funktionelle Lebensmittel sind Lebensmittel und keine Kapseln, Tabletten oder Pulver, und sie bestehen aus natürlichen Ingredienzien.
- Funktionelle Lebensmittel können und sollen als Teil der täglichen Nahrung aufgenommen werden.
- Funktionelle Lebensmittel zeichnen sich dadurch aus, dass sie nach der Aufnahme einen definierten Einfluss auf eine spezifische Körperfunktion besitzen; Beispiele hierfür sind:
  - Verbesserung der biologischen Abwehrmechanismen
  - Verhinderung von Krankheiten wie Bluthochdruck und Diabetes sowie Hilfe bei angeborenen Stoffwechselstörungen

- Genesung von bestimmten Krankheiten
- Verbesserung der physischen und mentalen Kondition
- Verzögerung von Alterungsprozessen.

Im Gegensatz zu den klar definierten Bedingungen in Japan sind Funktionelle Lebensmittel in den USA und in Europa weder in der wissenschaftlichen Fachliteratur noch im Rechtswesen eindeutig definiert (12). Die weitestgehende Definition, der sich im Wesentlichen auch die Bundesforschungsanstalt für Ernährung in Deutschland angeschlossen hat, stammt von Goldberg aus dem Jahre 1994 (13):

"Allgemein kann ein Funktionelles Lebensmittel als ein Lebensmittel definiert werden, das einen positiven Einfluss auf die Gesundheit oder das physische oder psychische Wohlbefinden des Konsumenten besitzt, der über den des eigentlichen Ernährungswertes hinausgeht."

Gemäß dieser Formulierung würde der Begriff Funktionelle Lebensmittel alle Lebensmittel umfassen, die nachweislich einen positiven Einfluss auf den Stoffwechsel oder das Wohlbefinden des Konsumenten ausüben, unabhängig von der Frage, ob diese Lebensmittel einem aufwertenden Design unterlagen oder aber in ihrer ursprünglichen, natürlichen Form vorliegen.

Eine eingeschränktere Definition vertritt das Institute of Medicine der National Academy of Science in den USA, nach der gilt (zitiert nach 12):

Funktionelle Lebensmittel sind Lebensmittel, in denen die Konzentration eines oder mehrerer Bestandteile manipuliert wurde, um dadurch dessen Beitrag zu einer gesunden Ernährung zu erhöhen.

Im Gegensatz zu der Ansicht von Goldberg wären hiernach Lebensmittel mit einem von Natur aus hohen Gehalt an gesundheitlich bedeutsamen Inhaltsstoffen nicht als Funktionelle Lebensmittel anzusehen.

In die gleiche Richtung geht auch die Definition der Australia New Zealand Food Authority (zitiert nach 12):

Funktionelle Lebensmittel sind in ihrem Aussehen den konventionellen Lebensmitteln gleich und sie sind dazu bestimmt, als Teil einer normalen Ernährung konsumiert zu werden. Sie wurden derart modifiziert, dass sie physiologische Wirkungen erzielen können, welche über die der Deckung des reinen Nährstoffbedarfes hinausgehen.

Während in Japan, Deutschland und den USA übereinstimmend die Ansicht vertreten wird, dass Funktionelle Lebensmittel letztlich nur Lebensmittel und nicht anderweitige Produkte in Form von Kapseln, Tabletten oder Pulvern sein können, sind beim Verständnis der Wirkungsweise unterschiedliche Auffassungen festzustellen. Während der Begriff in Japan ausschließlich gesundheitsbezogen ist, können Funktionelle Lebensmittel gemäß ⊡ 6.29 nach amerikanischem oder europäischem Verständnis auch physiologische Wirkungen wie Stimmungsmodifikationen oder Leistungsförderung besitzen.

Wie ⊡ 6.30 zeigt, kommt dies besonders im Getränkebereich zum Ausdruck, wo als funktionell angebotene Produkte zumindest in die Gruppen Sports-, Wellness- und Energy- oder Power Drinks unterteilt werden müssen. Marketingmäßig zum Mythos erhobene Energy Drinks mit Zusätzen von Koffein oder koffeinhaltigen Pflanzenextrakten, Taurin, Kreatin, verschiedenen Zucker- sowie Mineralstoffen und Vitaminen sind dabei wahre Umsatzrenner, die aber von Ernährungsphysiologen und Konsumentenschützern äußerst kritisch betrachtet werden (7, 25).

⊡ **6.30**   Functional Drinks (Dürrschmid u. Zenz, 1996; Taschan, 1997).

Bezeichnung	Sport Drinks	Wellness Drinks	Energy Drinks
Zweck	Ersatz von Verlusten	Herstellung von Wohlbefinden	Leistungserhöhung
Einsatz	Sport, Freizeit Arbeit	Entspannung, Freizeit	Sport, Arbeit, Sex
Inhaltsstoffe	Mineralstoffe, Spurenelemente Aminosäuren	Kräuterextrakte, Aromen	Koffein oder Guaraná-, Lapacho- oder Maté-Extrakt, Taurin, Glukonolakton, Kreatin, L-Karnitin, L-Phenylalanin, Vitamine B_1, B_2, B_6, C und E, Zucker

Resümierend bleibt festzustellen, dass eine allgemeinverbindliche Definition des Begriffes „Funktionelle Lebensmittel" unbedingt zu begrüßen wäre.

Am Beispiel des Sauerkrautes soll noch einmal die Komplexität des Themas in seiner ganzen Vielfalt aufgezeigt werden: Durch eine milchsaure Fermentation wird der allgemein schwer verdauliche Weißkohl in ein besser verdaubares Produkt überführt. In Form des Sauerkrautes gilt er wegen seiner speziellen Eigenschaften seit jeher als

„besonders gesundes", d.h. empfehlenswertes Lebensmittel. Bereits im Jahre 1775 hat James Cook mit der großen Copley'schen Medaille die höchste wissenschaftliche Auszeichnung seiner Zeit dafür erhalten, dass er im Sauerkraut ein Mittel gegen den als Pest des Meeres bezeichneten Skorbut auf See gefunden hatte. Aber ist damit bereits die Einstufung von Sauerkraut als Funktionelles Lebensmittel zu begründen – immerhin wäre das Produkt ja bereits verarbeitet? Oder würde dies erst dann gelten, wenn das ohnehin „gesunde" Produkt beispielsweise mit Probiotika angereichert oder gar mit deren Hilfe hergestellt, d.h. fermentiert wurde?

FOSHU in Japan

Lebensmittel, die in Japan mit spezifiziertem Gesundheitsnutzen angeboten werden, müssen in einem speziellen, naturwissenschaftlich fundierten Zulassungsverfahren lizenziert werden, wofür seitens des MHW folgende Richtlinien erlassen wurden (17):

- Das Lebensmittel soll die Ernährung und die Gesundheit verbessern.
- Die ausgewiesenen gesundheitlichen und nutritiven Vorteile des Lebensmittels müssen eine solide wissenschaftliche Basis haben.
- Die angemessene tägliche Zufuhr des Lebensmittels oder Inhaltsstoffes ist durch Mediziner und Ernährungswissenschaftler zu definieren.
- Das Lebensmittel oder der Inhaltsstoff soll eine ausgewogene Ernährung ermöglichen.
- Der Inhaltsstoff soll hinsichtlich seiner physikalischen und chemischen Eigenschaften charakterisiert sein und es müssen analytische Methoden zu seiner qualitativen und quantitativen Bestimmung in der Lebensmittelmatrix vorliegen.
- Der Inhaltsstoff soll den nutritiven Wert des Lebensmittels nicht verringern.
- Das Lebensmittel muss auf normale Art verzehrt werden.
- Das Lebensmittel soll nicht in Form von Tabletten, Kapseln oder Pulvern vorliegen.
- Der Inhaltsstoff soll eine natürliche Verbindung sein.

Aktive Wirkungsprinzipien

Basierend auf dem aktuellen ernährungsphysiologischen Wissen sowie den Ergebnissen von Verzehrsstudien kommen für eine Anreicherung (Substituierung) von Lebensmitteln und damit für die Herstellung von Funktionellen Lebensmitteln vor allem folgende Substanzklassen infrage (7, 17):

- Ballaststoffe (Faserstoffe)
- Oligosaccharide (Inulin, Oligofruktose)
- Vitamine (A, C, E, Folsäure)
- Mehrfach ungesättigte Fettsäuren (n-3-Fettsäuren: α-Linolensäure, Eikosapentaensäure (EPA; $C_{20:5\ n-3}$), Docosahexaensäure (DHA; $C_{22:5\ n-3}$)
- Zuckeralkohole (Xylitol, Sorbitol)
- Antioxidanzien und sekundäre Pflanzenstoffe (Vitamine C und E, Karotinoide, Flavonoide, Polyphenole, Phytoöstrogene, Tannine)
- Mineralstoffe und Spurenelemente (K, Cu, Fe, Se)
- Aminosäuren (Trp, Arg, Gln, Val, Ser, Thr, Met u.a.), Peptide und Proteine (Taurin, Kasomorphine)
- Glukoside
- Alkohole
- Milchsäurebakterien (Probiotika).

Ohne auf Einzelheiten eingehen zu können, sei darauf hingewiesen, dass jegliche Substituierung einer umfassenden Bewertung bedarf, um ungewollte, unter Umständen die Gesundheit negativ beeinflussende Nebeneffekte zu verhindern. Dem wird allgemein schon dadurch entgegengewirkt, dass Functional Food Lebensmittel sind und dass somit normalerweise auch ausreichende Langzeiterfahrung mit den wesentlichen Bestandteilen des Produktes vorliegen.

Im Folgenden soll näher auf den Bereich der so genannten **Probiotika** eingegangen werden, wobei wegen der inhaltlichen Nähe auch die **Präbiotika** angesprochen werden sollen.

Das Konzept der Prä- und Probiotika

Der menschliche Darm beherbergt mehr als 10^{14} Mikroorganismen, die nach Tannock (1995) zumindest 400 verschiedenen Spezies zuzuordnen sind. Obwohl die Zusammensetzung der Darmflora sowohl qualitativ als auch quantitativ großen individuellen Schwankungen unterliegt, können etwa 40 Spezies regelmäßig nachgewiesen werden; die wichtigsten Arten sind in ⊞ 6.31 zusammengefasst. Die Mikroorganismen können für die Funktion unseres Körpers sowie für unser Wohlbefinden unbedingt notwendig, wünschenswert, ohne offensichtliche Bedeutung oder auch schädlich sein. Das Ziel des prä- und probiotischen Konzeptes ist es, die vorhandene Darmflora so zu beeinflussen, dass davon das Wohlbefinden steigernde und/oder die Gesundheit fördernde Effekte für den Körper ausgehen.

▣ 6.31 Zusammensetzung der Fäkalflora (nach Hammes u. Haller, 1998).

Art	Prozentualer Anteil an der Gesamtflora	
	(Moore u. Hoddeman, 1974)	(Finegold et al., 1983)
Bacteroides	30	56
Eubacterium	26	14
Bifidobacterium	11	4
Peptostreptococcus	9	4
Fusobacterium	8	0,1
Ruminococcus	4	9
Clostridium	2	2
Lactobacillus	2	1
Streptococcus	2	6
nicht klassifiziert	2	–
andere	1	1

Dieses Ziel kann auf unterschiedlichen Wegen erreicht werden: einerseits, indem den im Darm befindlichen erwünschten Mikroorganismen selektive Wachstumsvorteile verschafft werden und andererseits dadurch, dass direkt lebende Mikroorganismen mit erwünschten Eigenschaften in den Darm verbracht werden.

Im ersten Falle kommen so genannte **Präbiotika** zum Einsatz. Präbiotika sind spezifische unverdauliche Stoffe, die selektiv Bifidobakterien und möglicherweise auch andere Mikroorganismen in ihrem Wachstum im Darm fördern und dadurch positive gesundheitliche Wirkungen beim Wirt erzielen (3).

Im zweiten Falle soll das Ziel durch die Verabreichung so genannter **Probiotika** erreicht werden. Es gibt eine Vielzahl von Vorschlägen, Probiotika zu definieren, doch soll auf die Entwicklung des Begriffes nur insoweit eingegangen werden, als hier eine der ersten Formulierungen (a) sowie die einer Arbeitsgruppe des Bundesamtes für gesundheitlichen Verbraucherschutz und Veterinärmedizin (BgVV) aus dem Jahre 1999 (b) gegenübergestellt werden:

(a) *Probiotika sind lebende Mikroorganismen, als Futtermittelzusatz, die gesundheitsfördernde Effekte beim Tier ausüben, indem sie das intestinale Gleichgewicht verbessern* (10).

(b) *Probiotika sind definierte lebende Mikroorganismen, die in ausreichender Menge in aktiver Form in den Darm gelangen und hierbei positive gesundheitliche Wirkungen erzielen* (3).

Probiotika können als Bestandteil eines Lebensmittels, aber auch als Nicht-Lebensmittel-Präparation aufgenommen werden. Im letzteren

Falle handelt es sich dann allerdings nicht mehr um ein Funktionelles Lebensmittel, sondern vielmehr um ein Nahrungsergänzungsmittel, wahrscheinlich sogar um ein pharmazeutisches Präparat, das der Arzneimittelgesetzgebung unterliegt.

Der Vergleich der beiden Definitionen zeigt erstens, dass das Konzept der Probiotika ursprünglich im Bereich der Tierernährung verfolgt und erst dann auch auf den Menschen übertragen wurde. Die für die Tierernährung vorgesehenen Probiotika sind im übrigen bereits durch die Richtlinie des Rates 87/153/EWG rechtlich geregelt. Zweitens ist aber auch zu erkennen, dass die ursprüngliche Fokussierung auf die Beeinflussung der Darmmikrobiologie dahingehend geändert wurde, dass Probiotika möglicherweise auch das Wohlbefinden und die Gesundheit positiv beeinflussende Effekte aufweisen können, ohne dabei die etablierte Intestinalflora in ihrer Zusammensetzung zu beeinflussen (15).

Präbiotika

Angesichts der Keimzahlen konkurrierender Mikroorganismen im Darm, der Vielzahl von Eigenschaften, welche Probiotika aufweisen müssen, um letztendlich wirksam werden zu können sowie der technologischen und rechtlichen Fragen bezüglich ihrer Applikation, scheint das Konzept der Präbiotika zunächst Vorzüge gegenüber dem der Probiotika aufzuweisen. Beim ersteren besteht das Hauptproblem darin, geeignete Substanzen zu finden, welche die Kriterien eines Präbiotikums erfüllen. Um einen präbiotischen Effekt erzielen zu können, darf die infrage kommende Substanz nämlich im oberen Teil des Gastrointestinaltraktes weder hydrolysiert noch absorbiert werden. Dagegen muss sie im Kolon als fermentierbares Substrat oder als Wuchsstoff für diejenigen Bakterien zur Verfügung stehen, welche stimuliert werden sollen. Diese Beeinflussung der Darmflora und die daraus resultierende Wirkung auf den Darm soll schließlich zu systemischen Effekten führen, welche die Gesundheit insgesamt zu fördern vermögen (26). Als erwünschte Mikroorganismen gelten derzeit vor allem Laktobazillen, Bifidobakterien und Eubakterien.

Seit 1980 ist bekannt, dass verschiedene Oligosaccharide nach dem Verzehr durch Mensch oder Tier unverdaut den Dickdarm erreichen und dort ein Kohlenhydratsubstrat darstellen, das besonders gut für das Wachstum von Bifidobakterien geeignet ist (19). Da das Wachstum dieser Bakterien im Dickdarm als ausgesprochen vorteilhaft für die Gesundheit angesehen wird, werden diese Oligosaccharide als bifidogene Substanzen oder Bifidofaktoren bezeichnet. Diese Eigenschaften wurden bisher für die Fruktooligosaccharide Inulin und Oligofruktose, einige synthetische galaktosehaltige Oligosaccharide sowie Oligosaccharide aus Sojabohnen nachgewiesen. Nicht zuletzt aus Kostengründen stellen die Fruktooligosaccharide derzeit wohl die wirtschaftlich wichtigsten Präbiotika dar. Inulin wird industriell durch Heißwasserextraktion aus der Chicoréewurzel gewonnen und anschließend teilweise enzymatisch zu kürzeren Ketten abgebaut. Oligofruktose ist auch durch enzymatische Synthese aus Saccharose zugänglich (26).

Inulin ist keine einheitliche Substanz, sondern ein Gemisch unterschiedlich langer, als Fruktooligosaccharide bezeichneter Ketten, die bis zu 60 Fruktoseeinheiten sowie z.T. Glukose als Startmolekül aufweisen können. In den Ketten liegt die Fruktose in der furanoiden Form β-(1-2)-glykosidisch verknüpft vor (26). Die kurzkettige Fraktion mit 2–10 Fruktoseeinheiten pro Molekül wird als Oligofruktose bezeichnet; sie ist wasserlöslich und weist noch einen süßen Geschmack auf. Die β-(1-2)-glykosidische Bindung widersteht weitgehend der Hydrolyse durch die menschlichen Verdauungsenzyme, weshalb die Fruktooligosaccharide auch als Ballaststoffe angesehen werden können.

Untersuchungen haben ergeben, dass bis zu 95% der mit der Nahrung aufgenommenen Fruktooligosaccharide unverdaut den Dickdarm erreichen und dort fast quantitativ mikrobiell zu kurzkettigen Fettsäuren und Kohlendioxid abgebaut werden (27). Der stimulierende Effekt der Fruktooligosaccharide auf die Bifidobakterien dürfte wesentlich, aber nicht alleine darauf zurückzuführen sein, dass Bifidobakterien neben Bacteroides-Stämmen und Eubacteriaceae, aber im Gegensatz zu den meisten anderen Darmbewohnern, über eine β-Fruktosidase (Inulinase oder β-(1,2)-D-Fruktan-Fruktanohydrolase) verfügen, mit der sie die β-(1-2)-glykosidischen Bindungen der Fruktooligosaccharide zu hydrolisieren vermögen.

Limitierend für den Einsatz von Fruktooligosacchariden in Lebensmitteln ist die Tatsache, dass diese in Abhängigkeit von individuellen Schwankungen in unterschiedlich hohen Mengen zu gastrointestinalen Beschwerden wie Völlegefühl, Flatulenz und Meteorismus, bei hohen Mengen auch zu Diarrhö führen können; kurzkettige Oligofruktose wird dabei weitaus besser vertragen als das längerkettige Inulin. Nach de Vrese (1997) werden 10 g, nach anderen Angaben bis zu 15 g (9) Oligofruktose ohne irgendwelche gastrointestinalen Beschwerden vertragen.

Ideal wäre der Einsatz von Prä- und Probiotika in einer derartigen Kombination, dass sich die positiven Wirkungen in synergistischer Weise vereinen würden. Derartige Kombinationen werden als **Synbiotika** bezeichnet, Lebensmittel, in denen sie enthalten sind, als synbiotische Lebensmittel (3).

100 Jahre Probiotika

Fermentierte Lebensmittel, insbesondere aber fermentierte Milchprodukte, gelten schon lange als Mittel zu einem langen Leben und es heißt, dass Yahurth, heute Joghurt, das Geheimnis der über 100-Jährigen auf dem Balkan sei. Der russische Bakteriologe Ilja Metschnikow war der erste, der den in den fermentierten Milchprodukten enthaltenen Milchsäurebakterien gesundheitsfördernde, nämlich dem Alterungsprozess entgegenwirkende Kräfte zusprach. Bereits Ende des 19. Jahrhunderts nahm er an, dass die im menschlichen Darm vorhandenen fäulniserregenden und eiweißabbauenden (putrifizierenden) Bakterien zu einer Selbstvergiftung (Autointoxikation) führen. Nach seiner Ansicht waren die mit den Milchprodukten aufgenommenen zuckervergärenden und Milchsäure bildenden Mikroorganismen dazu in der Lage, dieser Selbstvergiftung entgegenzuwirken (14). Wenngleich heute bekannt ist, dass die im klassischen Joghurt vorkommenden Bakterien die Magen-Darm-Passage nicht zu überleben vermögen, müssen wir anerkennen, dass die Überlegungen Metschnikows die Grundlage für die probiotischen Konzepte bilden.

Jahrzehnte lang wurde der potentiellen Bedeutung der Milchsäurebakterien für Prophylaxe und Therapie keine wesentliche Beachtung geschenkt. Während die so genannte „alternative Szene", z.B. der Reformhausbereich, die Gedanken Metschnikows und anderer Forscher nie aus dem Auge verloren, erwachte das wissenschaftliche Interesse an der Darmflora und ihrer Bedeutung für den Gesamtorganismus erst wieder, als in den 60er Jahren des letzten Jahrhunderts die Bedeutung der Ballaststoffe sowie die der bei derem bakteriellen Abbau im Kolon anfallenden Stoffwechselprodukte bekannt geworden war (18). Bei den Lebensmitteln, die heute als probiotisch angepriesen werden, handelt es sich zumeist um Molkereiprodukte, speziell um Joghurts und joghurtähnliche Erzeugnisse. Daneben wird aber auch für andere Produkte mit probiotischen Mikroorganismen geworben: Frühstückszerealien und Müslis, verschiedene Käse sowie Rohwürste, insbesondere die frische Arten wie Mettwurst oder Rohpolnische.

Milchsäurebakterien als Probiotika

Aufgrund der Arbeiten von Metschnikow und anderen, der Tatsache, dass die Menschen praktisch aller Kulturkreise bereits seit tausenden von Jahren lebende Milchsäurebakterien in mehr oder weniger großer Zahl über die weite Palette von fermentierten Lebensmitteln aufgenommen haben und Milchsäurebakterien nicht zuletzt auch aufgrund dieser langen Tradition allgemein als GRAS (**g**enerally **r**ecognized **a**s **s**afe) angesehen werden, ist es nicht verwunderlich, dass vor allem unter diesen nach Vertretern mit probiotischen Eigenschaften gesucht wurde und wird.

Prinzipiell können probiotische Milchsäurebakterien aus verschiedenen Quellen stammen, doch hat es sich erwiesen, dass solche Stämme besonders stabil sind, die ursprünglich aus dem menschlichen oder tierischen Darm isoliert wurden. ⬛ 6.32 informiert darüber, welche Milchsäurebakterien bisher im menschlichen Darm gefunden wurden. Aufgrund ihrer Herkunft sind sie besonders gut an die Milieubedingungen im Intestinum angepasst, doch vermögen sie sich normalerweise nicht in dem Lebensmittel zu vermehren, mit dem sie aufgenommen werden sollen. Das bedeutet, dass die als probiotisch erkannten Organismen zuerst unter optimalen Bedingungen in Fermentern herangezogen werden müssen, um dann dem Lebensmittel zugegeben werden zu können. Aus traditionellen Fermentationsprodukten isolierte Milchsäurebakterien vermögen dagegen im Lebensmittel zu wachsen, doch ist ihre Durchsetzungskraft im Magen-Darm-Trakt beschränkt. Eine Kolonisierung des Darmes mit derartigen Bakterien konnte bis heute nicht beobachtet werden und normalerweise können sie einige Tage nach dem Absetzen der oralen Zufuhr nicht mehr in den Fäzes nachgewiesen werden.

⬛ **6.32** Milchsäurebakterien, die im menschlichen Darm nachgewiesen wurden (Hammes u. Haller, 1998).

Lactobacillus acidophilus	Bifidobacterium adolescentis
L. animalis	B. angulatum
L. brevis	B. bifidum
L. buchneri	B. breve
L. crispatus	B. catenulatum
L. delbrueckii	B. dentium*
L. fermentum	B. infantis
L. gasseri	B. longum
L. johnsonii	B. pseudocatenulatum
L. paracasei	
L. reuteri	Enterococcus faecalis
L. rhamnosus	E. faecium
L. ruminis	
L. salivarius	

* als pathogen eingestuft

Milchsäurebakterien, die derzeit bereits unter Auslobung probiotischer Eigenschaften in Lebensmitteln eingesetzt werden, sind in ⊞ 6.33 verzeichnet und können in vier Gruppen unterteilt werden (15):

- Bifidobakterien, die nur eine ferne Verwandtschaft zu den klassischen Milchsäurebakterien aufweisen
- *Lactobacillus-acidophilus*-Gruppe; die als Probiotika eingesetzten Spezies *L. acidophilus, L. crispatus* und *L. johnsonii* können mit Hilfe der physiologischen Identifizierungsmethoden praktisch nicht voneinander unterschieden werden
- *Lactobacillus-casei*-Gruppe (*L. rhamnosus* und *L. paracasei*)
- Enterokokken. Da die meisten Enterokokken als opportunistisch pathogen angesehen werden, und wegen ihrer ausgeprägten Fähigkeit, Antibiotikaresistenzgene aufnehmen und an andere, auch weniger verwandte Arten weitergeben zu können, halten es verschiedene Autoren für geboten, generell auf die Verwendung von Enterokokken als Probiotika zu verzichten (1, 4).

⊞ **6.33** Milchsäurebakterien, die als Probiotika in Lebensmitteln eingesetzt werden (Hammes u. Haller, 1998).

Lactobacillus acidophilus	Streptococcus thermophilus*
L. crispatus	
L. delbrueckii subsp. bulgaricus*	Bifidobacterium adolescentis
L. delbrueckii subsp. lactis*	B. animalis
L. helveticus*	B. bifidum
L. johnsonii	B. breve
L. paracasei*	B. infantis
L. reuteri*	B. longum
L. rhamnosus*	
L. salivarius	Enterococcus faecium*
L. lactis	
L. plantarum	

* Aus traditionell fermentierten Lebensmitteln isolierte Spezies

Um Missverständnisse zu vermeiden, sei nachdrücklich auf eines hingewiesen: Eine für einen Mikroorganismus nachgewiesene probiotische Wirkung macht keine Aussage darüber, ob auch andere Vertreter derselben Gruppe oder gar andere Stämme der vorliegenden Spezies ebenfalls über diese Wirkung verfügen. Probiotische Eigenschaften sind vielmehr stammspezifisch und müssen daher in jedem Einzelfall erneut untersucht und nachgewiesen werden. Diese Arbeiten sind aufwändig und teuer, da nach derzeitigem Stand des Wissens keine In-vitro-Untersuchungsmethoden bekannt sind, die eine In-vivo-Untersuchung am Menschen in einer plazebokontrollierten Doppelblindstudie zu ersetzen vermögen, um eine probiotische Wirkung letztlich belegen zu können.

Mikroorganismen sind in Bezug auf ihre physiologischen Leistungen keine konstanten Wesen und so ist bekannt, dass Stoffwechselwege, Pathogenitätsfaktoren sowie andere Eigenschaften von den jeweiligen Umweltbedingungen abhängig sind. Zu den bedeutenden ökologischen Faktoren gehören: Substratangebot, Milieubedingungen, pH-Wert; Redoxpotenzial, a_w-Wert sowie Wechselwirkungen der einzelnen Organismen untereinander (15). Es überrascht daher nicht, dass wohl auch Zusammenhänge zwischen der probiotischen Wirkung und den ökologischen Bedingungen in dem jeweiligen Lebensmittel bestehen, mit dem die Probiotika aufgenommen werden sollen. Das bedeutet, dass eine probiotische Wirkung davon abhängig sein kann, mit welchem Lebensmittel das Probiotikum aufgenommen wird.

Effekte von Probiotika

Bisher war lediglich die Rede davon, dass von oral aufgenommenen Probiotika positive Effekte auf das Wohlbefinden oder die Gesundheit des Menschen ausgehen sollen. Darüber, welche Effekte konkret denkbar sind, liegt in der Literatur eine schier unüberschaubare Zahl von Publikationen vor, bei deren Durchsicht deutlich wird, dass auch unter Experten noch ein breites Spektrum von Meinungen bezüglich der generellen Wirksamkeit von probiotischen Milchsäurebakterien besteht. Nach Sanders (1994) hängen diese Meinungsunterschiede damit zusammen, dass bei der Beurteilung der Forschungsergebnisse unterschiedlich strenge Maßstäbe angelegt werden; bezüglich weiterer Einzelheiten sei auf die entsprechende Spezialliteratur verwiesen.

- Wirkung bei Laktoseintoleranz infolge des Fehlens von Laktase (β-Galaktosidase):
  - Laktasepositive Milchsäurebakterien, die in den Darm gelangen, bauen dort Laktose ab.
  - Milchsäurebakterien, die bei der Magenpassage absterben, werden im Darm lysiert. Die dabei freigesetzte intrazelluläre β-Galaktosidase bewirkt einen Laktoseabbau im Darm.
- Stimulation des Immunsystems (18):
  - Steigerung der Makrophagenaktivität
  - Steigerung der Gamma-Interferon-Synthese in Lymphozyten
- Schutz vor gastrointestinalen Infektionen:
  - *Helicobacter pylori*
  - bakterielle Enteritis (u.a. enteropathogene *Escherichia coli*)
  - virale Enteritis (Rotavirus-induzierte Diarrhö bei Kindern)

- antibiotikaassoziierte Diarrhö (*Clostridium difficile*)
- bestrahlungsinduzierte Diarrhö
- Reisediarrhö

In diesem Zusammenhang diskutierte Schutzmechanismen:

- Barrierefunktion, d.h. kompetitive Verdrängung von Enteropathogenen an Bindungsstellen des Darmepithels
- Bildung antimikrobiell wirksamer Substanzen (u.a. Laktat, Bakteriozine, Wasserstoffperoxid, kurzkettige Fettsäuren)
- erhöhte Darmmotilität
- Immunstimulation
- Verringerung der Besiedelung des Enddarmes mit *Candida albicans*
- Anti-Tumor-Aktivität:
  - Hemmung der Umwandlung von Prokanzerogenen in Karzinogene infolge der Reduktion der Aktivität von β-Glukuronidase, Nitroreduktase, Azoreduktase
  - Stimulation des Immunsystems
  - Bindung von Karzinogenen
- Potentielle Wirkung bei hepatischer Enzephalopathie und Niereninsuffizienz:
  - Reduktion toxischer Proteinabbauprodukte
  - verminderte Resorption von NH_3 infolge einer pH-Verschiebung im Darm
- Erniedrigung der Cholesterin- und Triglyzeridwerte (sehr umstritten)
- Linderung bei Verstopfung infolge einer Erhöhung der Darmmotilität
- Vitaminproduktion (16).

Aufgrund des derzeitigen Wissens kann festgestellt werden, dass mit Hilfe der Probiotika die Zusammensetzung der natürlichen Darmflora reguliert, die Darm- und Stoffwechselfunktionen positiv beeinflusst und die natürlichen Abwehrkräfte des Körpers gestärkt werden können. Damit können Probiotika wesentlich zu einer Verbesserung des allgemeinen Wohlbefindens sowie der Gesundheit beitragen.

Zur Frage der notwendigen Keimzahlen

Angesichts einer Zahl von mehr als 10^{14} Mikroorganismen alleine im menschlichen Dickdarm stellt sich die Frage, in welcher Größenordnung Probiotika denn aufgenommen werden müssen, um die gewünschten Effekte bewirken zu können. Verständlicherweise ist dies auch eine der bedeutenden Fragen für die Organe der Lebensmittelüberwachung, da diese gemäß ihres politischen Auftrages darüber wachen müssen, dass der Verbraucher nicht hintergangen oder übervorteilt wird. Auf der Basis des heutigen Wissens ist die Frage jedoch nicht eindeutig zu beantworten, sodass indirekte Wege der Abschätzung beschritten werden müssen. Hierzu bedarf es einer etwas differenzierteren Betrachtung des Vorkommens von Mikroorganismen im Intestinaltrakt (15):

- **Magen**
  Die Gesamtkeimzahl im Magen wird normalerweise mit weniger als 10^3 KbE/g angegeben, doch kann sie in Abhängigkeit von der Keimzahl der Nahrung kurzfristig auch um 4–5 Größenordnungen höher liegen. Abgesehen von der pathologischen Besiedelung mit *Helicobacter pylori* kann von keiner typischen Magenflora gesprochen werden.

- **Dünndarm**
  Im Dünndarm steigt die Besiedelung von etwa 10^2 KbE/g im Duodenum auf etwa 10^9 KbE/g im terminalen Illeum, dem letzten Abschnitt des Dünndarmes vor dem Übergang in den Dickdarm an. Vorherrschende Mikroorganismen sind Milchsäurebakterien und Enterokokken. Die genannten Daten beziehen sich wiederum auf die angesiedelte Flora und berücksichtigen nicht die Keimlast des passierenden Darminhaltes.

- **Dickdarm**
  Die Besiedelung des Dickdarmes kann an der Zusammensetzung der Fäzes nachvollzogen werden, in dem bis zu 4 x 10^{11} KbE/g aufgefunden werden; die wesentlichen Organismengruppen wurden bereits in ▉ 6.28 vorgestellt.

Die Betrachtung probiotischer Wirkungen ist zumeist auf die Vorgänge im Dickdarm fokussiert. Angesichts der Tatsache, dass der Dünndarm von wesentlicher Bedeutung für die Besiedelung mit pathogenen Keimen sowie für die Körperabwehr ist, sollte dieser zukünftig vermehrt in die probiotischen Überlegungen und Konzepte einbezogen werden. Auf der Grundlage dieser Ausführungen kann festgestellt werden, dass im Extremfall bereits um die 1 000 Keime ausreichen mögen, wenn sich diese an der Mukosa des stark peristaltischen Dünndarmes anheften und dort die gewünschte Wirkung erbringen. Die Anheftung ist eine notwendige Voraussetzung, um den Dünndarm besiedeln und dort auch wachsen und wirksam werden zu können (15).

Ausgehend von der Richtgröße, dass physiologische Leistungen von Mikroorganismen ab etwa 10^6 KbE/g messbar sind, muss für den Dickdarm angenommen werden, dass darin bei einem Inhalt von 1 kg Fäzes wohl um die 10^8 bis 10^9 Keime notwendig sein werden, um eine probiotische Wirkung nachvollziehen zu können. Trotz dieser Annahme gestaltet sich die weitere Schätzung der notwendigen Aufnahme an Keimen als schwierig, da notwendige Informationen wie etwa die

Überlebensrate im oberen Intestinaltrakt oder die Frage, ob sich die Keime im Darm noch vermehren können oder nicht, im Wesentlichen unbekannt und zudem ebenfalls vom jeweiligen Organismus abhängig sind.

Anforderungen an Probiotika

Mikroorganismen, die als Probiotika eingesetzt werden sollen, müssen in verschiedener Hinsicht besonderen Anforderungen gerecht werden:

- Mit der Auslobung probiotischer Eigenschaften wird dem Verbraucher ein zusätzlicher Nutzen des Lebensmittels angepriesen, den er zu honorieren bereit ist, letztlich aber schwer oder auch gar nicht nachprüfen kann, weshalb besondere Anforderungen daran gestellt werden, die ausgelobten Eigenschaften auch zu erbringen.
- Probiotika müssen täglich in hohen Keimzahlen als lebende Mikroorganismen mit der Nahrung aufgenommen werden, wodurch besondere Anforderungen an die gesundheitliche Unbedenklichkeit dieser Organismen zu stellen sind.
- Wie gezeigt werden konnte, können Probiotika auch fermentative Leistungen oder die Funktion einer Schutzkultur erbringen, womit besondere Anforderungen an die technologischen Eigenschaften gestellt werden.

Ausgehend von diesen grundlegenden Anforderungen kann ein Katalog von Eigenschaften aufgestellt werden, den Mikroorganismen erfüllen sollen oder müssen, die als Probiotika eingesetzt werden sollen:

- Probiotische Bakterien müssen nachweislich im Menschen das Wohlbefinden und/oder die Gesundheit positiv beeinflussende Effekte aufweisen.
- Probiotische Bakterien müssen unter den Milieubedingungen des Lebensmittels, mit dem sie verabreicht werden sollen, über den gesamten Zeitraum der deklarierten Mindesthaltbarkeitszeit in ausreichend hohen Keimzahlen überleben.
- Probiotika müssen in ihren Eigenschaften eindeutig definiert sein.
- Es müssen spezifische Nachweismethoden ggf. auf der genotypischen Ebene verfügbar sein, um die Probiotika sowohl im Lebensmittel als auch im Fäzes neben zahlenmäßig bei weitem überwiegenden anderen Organismen eindeutig nachweisen zu können.
- Möglichst weitgehende Resistenz gegenüber der Magensäure.
- Möglichst weitgehende Resistenz gegenüber der Galle.
- Adhäsionsvermögen an die Darmwand (bedingte Anforderung).
- Anaerob oder mikroaerophil.

- Keine Befähigung zur
  - Gallensäuredekonjugation
  - Muzindegradation
  - Hämagglutination.
- Keine Potenz zur Bildung von biogenen Aminen.
- Soweit die eingesetzten Organismen nicht auch Fermentationsleistungen erbringen sollen, sollten sie die sensorischen Eigenschaften des Lebensmittels nicht oder zumindest nicht wesentlich beeinflussen.

Unter Einbeziehung dieser Anforderungen sowie der berechtigten Verbrauchererwartung, mit dem Kauf probiotisch ausgewiesener Lebensmittel auch die zugesicherten Produktmerkmale zu erwerben, sollten nach Sanders (1994) bei der Selektion und Vermarktung neuer probiotischer Mikroorganismenstämme folgende Punkte beachtet werden:

- Möglichkeit, die Kultur kommerziell so herstellen und lagern zu können, dass deren Lebensfähigkeit unter Erhalt der probiotischen Wirkung gesichert ist
- Aufrechterhaltung der Zahl notwendiger lebender Zellen im Lebensmittel bis zum Ende des Mindesthaltbarkeitsdatums
- Akkurate Identifizierung des Keimes einschließlich Genuss und Spezies (dies schließt zunehmend auch die Bestätigung der DNA-Homologie ein) und Dokumentation der Herkunft des Stammes
- Überprüfung des Fermentations- und Flavourprofiles unter den Bedingungen im jeweiligen Lebensmittel
- Klinischer Nachweis des postulierten Gesundheitseffektes für jeden Stamm
- Labormäßige Untersuchung wichtiger physiologischer Parameter wie Laktaseaktivität, Überlebensfähigkeit im Intestinum, In-vivo-Makrophagenstimulation.

Abschließende Bemerkungen

Funktionelle Lebensmittel sind nicht nur aus medizinisch/ernährungsphysiologischer, sondern auch aus ökonomischer Sicht äußerst interessant, da sie dazu beitragen können, die explodierenden Kosten im Gesundheitswesen durch prophylaktische Maßnahmen einzudämmen. Bisher werfen sie allerdings noch eine Reihe von Fragen auf, von denen hier nur einige stellvertretend gestellt werden sollen:

- Welche werblichen Aussagen sind möglich, da eine krankheitsbezogene Werbung bekanntlich nicht zulässig ist?
- Wie sieht es mit Hinweisen auf prophylaktische Wirkungen aus – siehe japanisches Modell?

- Wo liegt die Grenze zwischen einer durch den Kunden erwarteten und einer unzulässigen pharmakologischen Wirkung?
- Wie kann sichergestellt werden, dass es bei kritischen Substanzen nicht zu einer Überversorgung des Konsumenten und damit möglicherweise zu einer ins Gegenteil umschlagenden Wirkung kommt? In diesem Zusammenhang steht auch die Frage an, wie eine ausgelobte Funktionalität am Ende des Haltbarkeitszeitraumes garantiert werden kann, ohne dass anfänglich kritisch zu beurteilende Überdosierungen vorgenommen werden müssen.
- In welchem Rahmen ist der Nachweis der ausgelobten Wirkung zu erbringen?

Obwohl die bisherigen Antworten auf diese Fragen noch äußerst unbefriedigend sind und auch der Gesetzgeber sicherlich noch tätig werden muss, ist der Markt bereits mit einer Vielzahl von Funktionellen Lebensmitteln, und hier insbesondere mit probiotisch ausgewiesenen Produkten, überschwemmt. Die Lebensmittelbranche tut gut daran, sich in diesem Zusammenhang der Humboldt'schen Erkenntnis zu erinnern, dass es nicht die Tatsachen sind, die unser Verhalten entscheiden, sondern die Meinung, die wir über die Tatsachen haben. Dies bedeutet in diesem Zusammenhang vornehmlich, der Kommunikation mit den Kunden den Stellenwert zukommen zu lassen, der ihr gebührt. Welche fatalen Folgen es hat, wenn man die Kommunikation solchen Personen und Gruppierungen überlässt, die sich durch massive politische oder weltanschauliche Eigeninteressen oder aber einen fachlich nicht allzu ausgeprägten Sachverstand hervortun, kann an den mühsamen Diskussionen im Zusammenhang mit der Gentechnik oder der Bestrahlung nachvollzogen werden. Obwohl der Verbraucher sich bereits heute im Stress der Überinformation befindet, bleibt mit Blick auf eine alle Seiten befriedigende Zukunft der Funktionellen Lebensmittel nur der Weg, eine aktive, offene und ehrliche, nachvollziehbare und überprüfbare Diskussion mit dem Verbraucher zu führen.

Literatur

1. Aguirre, M., M. D. Collins: Lactic acid bacteria and human clinical infection. J. Appl. Bacteriol. 75 (1993) 95–107
2. Anonymous: Workshop of the Lactic Acid Bacterial Industrial Platform (LABIP), Frankfurt/M (1995)
3. BgVV (Bundesamt für gesundheitlichen Verbraucherschutz und Veterinärmedizin): Abschlussbericht der Arbeitsgruppe „Probiotische Mikroorganismenkulturen in Lebensmitteln".
http://www.bgvv.de/lebensmittel/files/probiot.pdf (1999)

4. Bradley, D. J., M. M. Huycke, M. S. Gilmore: Virulence of Entero-cocci. Clinical Microbiology Reviews. 7 (1994) 462–478

5. Buckenhüskes, H. J.: Moderne Ernährungsanforderungen und Ernährungstrends – eine Herausforderung für die Lebensmittel-technologie. ZFL. 41/9 (1990) 496–499

6. Buckenhüskes, H. J.: Functions of Sugars in Meat Processing. In: Proceedings of the International Conference on Sugar and Sugar Substitutes in Food Processing and Nutrition. H. Omran, H. J. Buckenhüskes, A. Askar (eds.). 14.–16. October 1997, Suez Canal University, Ismailia/Egypt. pp. 231–246 (1998)

7. Dürrschmid, K., H. Zenz: Funktionelle Lebensmittel. Ernährung/ Nutrition. 20/10 (1996) 528–532

8. Enzmann, F., E. Luttermann-Semmer: Coenzym Q10 – Eine neue Dimension der Nahrungsergänzung – Pro und Contra (Diskussion). VitaMinSpur. 11 (1996) 45–46

9. Feldheim, W.: Persönliche Mitteilung 1998

10. Fuller, R.: Probiotics in man and animal. J. Appl. Bacteriol. 66 (1989) 365–378

11. Goldberg, I. (ed.): Functional Foods – Designer Foods, Pharma-foods, Nutraceuticals. New York: Chapman & Hall 1994

12. Groeneveld, M.: Funktionelle Lebensmittel: Definitionen und lebensmittelrechtliche Situation. Ernährungs-Umschau. 45/5 (1998a) 156–161

13. Groeneveld, M.: Funktionelle Lebensmittel: Dokumentation zur aktuellen wissenschaftlichen Diskussion. Institut für Lebensmit-telwissenschaft und -information GmbH. Bonn 1998b

14. Hammes, W. P.: Probiotische Milchsäurebakterien. Probiotische Milchprodukte – Eine Darstellung wissenschaftlicher Zusammen-hänge. Nestlé Milchprodukte GmbH, Frankfurt 1997

15. Hammes, W. P., D. Haller: Wie sinnvoll ist die Anwendung von Pro-biotika in Fleischwaren? Fleischwirtschaft. 78/4 (1998) 301–306

16. Hammes, W. P., P. S. Tichaczek: The potential of lactic acid bacteria for the production of safe and wholesome food. Z. Lebensm. Unters. Forsch. 198 (1994) 193–201

17. Ichikawa, T.: Functional Foods in Japan. In: Functional Foods – Desi-gner Foods, Pharmafoods, Nutraceuticals. I. Goldberg (ed). New York: Chapman & Hall 1994

18. Kasper, H.: Lebendkeime in fermentierten Milchprodukten – ihre Bedeutung für die Prophylaxe und Therapie. Ernährungs-Umschau 43/2 (1996) 40–45

19. Playne, M. J., R. Crittenden: 1. Commercially available oligosaccha-rides. Bulletin of the IDF. 313 (1996) 10–22

20. Pudel, V.: Lebensmittelqualität und Ernährungsverhalten. In: Lebensmittelqualität: Wissenschaft und Technik. Wissenschaftliche Arbeitstagung „25 Jahre Institut für Forschung und Entwicklung der Maizena Ges.mbH". R. Stute (Hrsg.). Weinheim: VCH Verlagsgesellschaft 1989

21. Sanders, M.E.: Lactic Acid Bacteria as Promotors of Human Health. In: Functional Foods – Designer Foods, Pharmafoods, Nutraceuticals. I. Goldberg (ed.). New York: Chapman & Hall 1994

22. Stehle, P.: Ernährung im Wandel. Trends der letzten Jahrzehnte (1950–2000). aid-Verbraucherdienst. 42/7 (1997) 156–159

23. Stroka, J.: Nahrungsergänzungen: Übersicht rechtlicher Status – Anwendung. aid Verbraucherdienst. 42/9 (1997) 212–216

24. Tannock, G.W.: Normal Microflora. An introduction to microbes inhabiting the human body. New York: Chapman and Hall 1995

25. Taschan, H: Neuartige Getränke – Power-, Energy- und Wellness-Drinks. aid Verbraucherdienst. 42/5 (1997) 104–109

26. de Vrese, M.: Präbiotika. Ernährungs-Umschau. 44/11 (1997) 398–402

27. Wang, X., G. R. Gibson: Effects of the in vitro fermentation of oligofructose and inulin by bacteria growing in the human large intestine. J. Appl. Microbiol. 75 (1993) 373–380

Diagnostik von Spuren- und Mengenelementen

Margarete Rükgauer, Jürgen D. Kruse-Jarres

Materialien zur Bestimmung des Elementstatus

Die Aussagekraft von Werten zur Bestimmung des Körperstatus von Spuren- und Mengenelementen hängt überwiegend von der Art des untersuchten Probenmaterials ab. Als menschliche Untersuchungsmaterialien stehen Serum, Plasma, Vollblut, Blutzellen, Gewebeproben, Urin, Stuhl, Liquor, Speichel, Lymphe, Tränenflüssigkeit, Muttermilch sowie Haare und Nägel zur Verfügung. Zur Bewertung der Versorgungslage muss das biologische Material eine ausreichende diagnostische Spezifität und Sensitivität besitzen und für das zu untersuchende Krankheitsbild relevant sein.

Häufig wird der Versorgungsstatus durch Bestimmung der Elementkonzentration in Serum, Plasma oder Vollblut ermittelt, da dieses Untersuchungsmaterial einfach zu gewinnen und zu verarbeiten ist. Die Konzentration im Blut spiegelt die biochemischen Prozesse der Elemente in den Organen jedoch – im Gegensatz zu vielen anderen klinisch-chemischen Parametern – nur eingeschränkt wider. Ursachen dafür sind homöostatische Mechanismen, die den extrazellulären Gehalt weitgehend konstant halten. Weitere Gründe sind die fehlende Organspezifität der Elemente (es gibt weder Ziel- noch Speicherorgane) und ihre unterschiedlich starke Bindung an verschiedene Proteine. Veränderungen der Blutkonzentrationen können daher zumeist erst dann erkannt werden, wenn bereits erste Mangelzustände auftreten ◉ 6.9. Eine viel versprechende Möglichkeit zur Beurteilung des Versorgungsstatus ist die Analyse des Elementgehalts in peripheren Blutzellen aus dem stoffwechselaktiven Knochenmark: Erste Untersuchungen zeigen z.B. enge Beziehungen zwischen dem Leukozytengehalt und den klinischen Daten bei verschiedenen Krankheitsbildern. Als weitere Untersuchungsmaterialien kommen Gewebezellen in Betracht. Die Probennahme ist jedoch invasiv und ethisch nicht vertretbar. Die Messwerte im Gewebe unterliegen darüber hinaus komplexen Einflüssen, wie der Art der Abnahmetechnik und der histologischen Zusammensetzung der Probe, und sind nur eingeschränkt vergleichbar.

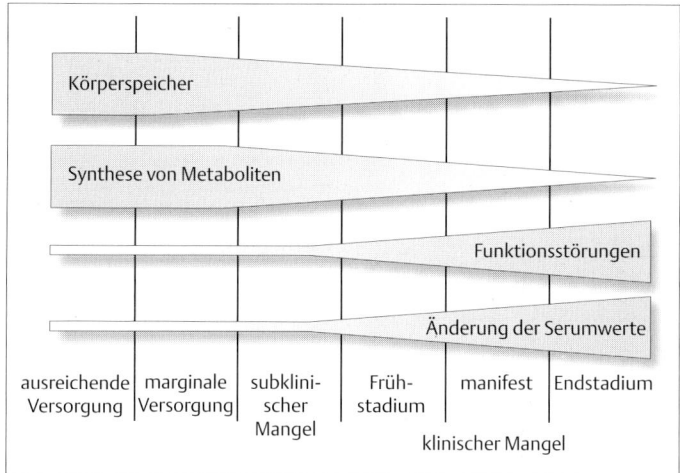

⬤ 6.9 Veränderungen im Organismus in Abhängigkeit vom Spurenelementstatus (mod. nach Brätter et al., 1992).

Der Urin ist zur Diagnose einer Mangelversorgung an essenziellen Elementen ungeeignet, denn Erwachsene im Stoffwechselgleichgewicht speichern keine Kationen über den Bedarf hinaus und die Ausscheidung entspricht damit praktisch der Zufuhr. So kann etwa bei niedriger Exkretion nicht zwischen einer vorbestehenden Unterversorgung und einer verminderten aktuellen Aufnahme an Elementen unterschieden werden. Umgekehrt ist eine hohe Zinkausscheidung mit dem Urin auch bei Zinkmangel möglich. Im Rahmen arbeitsmedizinischer Untersuchungen kann die renale Ausscheidung jedoch auf eine Belastung durch Schwermetalle hinweisen.

Der Elementgehalt in Nägeln und Haaren besitzt bei toxikologischen oder forensischen Fragestellungen eine gewisse Aussagekraft, ist jedoch zur Erkennung des Versorgungsstatus an essenziellen Elementen aufgrund zahlreicher endogener und exogener Störfaktoren nicht verwertbar. Zu Schwierigkeiten bei der Bewertung der Ergebnisse führen Unterschiede in Aufbau und Stoffwechsel des Haars, externe Ablagerungen und Kontaminationen der Probe bei der Probenaufarbeitung (⬛ 6.34). Darüber hinaus fehlen für die Haarmineralanalyse immer noch Referenzmaterialien zur Qualitätskontrolle und allgemein anerkannte Normalbereiche. Die Reproduzierbarkeit der Messwerte ist unbefriedigend, selbst wenn zur Bestimmung des Elementgehalts in Haaren nachweisstarke Verfahren eingesetzt werden.

⊞ **6.34** Einflussfaktoren auf den Gehalt von Mengen- und Spurenelementen in Haaren.

Genetische Faktoren:	Alter, Rasse Haarfarbe Geschlecht
Physiologische Faktoren:	Talg Schweiß
Ökologische Faktoren:	Wohnort, Umfeld, Arbeitsplatz Ort der Entnahme Haarlänge
Kurzfristige Faktoren:	pharmazeutische Präparate Haar- und Körperpflegemittel Färbemittel, Haarspray

Auch Tränenflüssigkeit, Liquor, Speichel oder Muttermilch eignen sich nur eingeschränkt als Biomarker für den Elementstatus. Neben analytischen Schwierigkeiten sind zahlreiche biologische Einflussfaktoren auf den Elementgehalt dieser Materialien bekannt, während eine verlässliche Beziehung zur Versorgungslage nicht nachgewiesen ist. Die Zusammensetzung der Muttermilch ist beispielsweise abhängig vom Ernährungsstatus der Mutter, dem Gewicht von Mutter und Kind, der Stilldauer und dem Milchvolumen.

Mengenelemente

Kalzium

Im Extrazellulärraum befinden sich 1% des Körperbestands an Kalzium; 45% davon sind an Proteine gebunden, 5% an Anionen wie Citrat, Phosphat und Bicarbonat und 50% liegen ionisiert vor. Durch Bestimmung des Gesamtkalzium im Serum können Störungen der Hömöostase erfasst werden. Die Menge an freiem, ionisiertem Kalzium stellt den physiologisch aktiven Anteil im Kalziumstoffwechsel dar und ist ein genauerer Indikator für klinische Fragestellungen. Die Konzentration ist abhängig vom pH-Wert und dem Gehalt an Gesamteiweiß und bei einer Alkalose durch eine stärkere Eiweißbindung vermindert.

Magnesium

Der Körperbestand an Magnesium ist zu 95% intrazellulär lokalisiert. Die extrazelluläre Elementkonzentration korreliert nur unzureichend mit dem Gesamtstatus, kann jedoch mit gewissen Einschränkungen zur

Diagnose der Magnesiumversorgung verwendet werden. Da 25% des Serummagnesium an Albumin gebunden sind, reduzieren niedrige Albuminwerte die Elementkonzentrationen, ohne dass ein Magnesiummangel vorliegt. Eine Pseudohypomagnesiämie muss daher durch Messung des ionisierten Magnesiums oder der Albuminkonzentration ausgeschlossen werden. Der Magnesiumretentionstest ist bei normaler Nierenfunktion der beste Indikator für einen Magnesiummangel. Für diese Untersuchung wird Magnesium intravenös appliziert und die mit dem 24-Stunden-Sammelurin ausgeschiedene Menge zur applizierten Dosis in Beziehung gesetzt.

Essenzielle Spurenelemente

Die Konzentrationen der essenziellen Spurenelemente in Serum oder Plasma unterscheiden sich nicht, im Folgenden wird vereinfachend von Serum gesprochen. Zur Vermeidung einer Kontamination aus dem Abnahmebesteck, z.B. bei Elementen mit niedrigem Körper- und hohem Umweltgehalt (Zn, Cr, Ni), werden kommerzielle metallfreie Systeme verwendet, die Lithiumheparinat enthalten.

Eisen

Die Eisenkonzentration im Serum unterliegt zahlreichen individuellen Einflüssen und erheblichen tagesabhängigen Schwankungen. Bei akuten Entzündungen oder chronischen Erkrankungen ist sie unabhängig vom Körperstatus erniedrigt. Andererseits kann das Serumeisen bereits durch geringfügige Hämolyse deutlich ansteigen. Bessere Parameter sind die Transferrinsättigung und die Ferritinkonzentration im Serum. Die Transferrinsättigung leitet sich ab aus dem Quotienten aus Eisen- und Transferrinkonzentration im Serum. Ist der Eisenstatus niedrig, wird die Synthese von Transferrin, dem Transportprotein des Elements zum Gewebe, gesteigert und umgekehrt. Die Ferritinwerte im Serum korrelieren direkt und quantitativ mit dem mobilisierbaren Speichereisen, die Bestimmung erlaubt somit einen Rückschluss auf die Eisenreserve des Organismus. Die Hämoglobinkonzentration, der Hämatokrit und die Erythrozytenzahl im Vollblut sind bei manifestem Eisenmangel erniedrigt.

Kupfer

Im Blut wird ca. 1% des Körperbestands an Kupfer transportiert, 60% dieser Menge befindet sich im Blutplasma. Die Kupferkonzentrationen im Serum sind wenig aussagekräftig, denn sie sind in weiten Bereichen homöostatisch reguliert. Sie sind bei Frauen, bei Östrogeneinnahme, Schwangerschaft, mit zunehmendem Alter, bei Infektionen und inflammatorischen Prozessen sowie bei Stress erhöht. Aufgrund dieser Einflüsse ist die Kupferkonzentration im Serum als klinisch-chemischer Parameter nicht mehr abrechnungsfähig. Auch die Blutzellen kommen als Indikatoren für die Versorgunglage nicht in Frage, da ein Austausch an Kupfer zwischen den Blutzellen und dem Serum stattfindet. 95% des Plasmakupfers sind an Coeruloplasmin gebunden, das den gleichen Einflussfaktoren wie das Element selbst unterliegt und als Akute-Phase-Protein bei zahlreichen Erkrankungen ansteigt. Die Aktivität der Superoxiddismutase in den Erythrozyten reflektiert die Kupferzufuhr, es gibt jedoch für diese Messgrösse weder ein standardisiertes Testverfahren noch allgemein akzeptierte Referenzwerte.

Die Diagnose des Kupferstatus ist außerordentlich schwierig. Bei gravierenden Störungen im Kupferstoffwechsel, z.B. bei Wilson-Krankheit, Menkes-Syndrom (einer familiären Hypokuprämie und einem Kupfermangel bei Neu- und Frühgeborenen) wird standardmäßig Serum und Urin zur Kupferbestimmung empfohlen. Ein selten auftretender nutritiver Kupfermangel ist von einer eisenrefraktären sideroblastischen mikrozytären Anämie mit Neutropenie begleitet. Eine Bewertung von erhöhten Kupferkonzentrationen im Serum, z.B. bei Frauen unter Hormoneinnahme, ist derzeit nicht möglich. So werden die hohen Serumwerte etwa konträr als pro- oder auch als antioxidatives Potenzial eingestuft.

Selen

Die Selenwerte im Serum und die Aktivität der selenhaltigen Glutathionperoxidase im Plasma sind sensitive Parameter zur Bestimmung der Selenversorgung, denn sie spiegeln die Selenaufnahme wider. Bei höherer diätetischer Zufuhr ist die Aussagekraft der Enzymaktivität eingeschränkt, da ab einer Plasmakonzentration von 1,27 µmol Selen/l das Sättigungsplateau des Enzyms erreicht wird. Der Selengehalt in den Erythrozyten reflektiert die Langzeitversorgung. Er ist jedoch, wie die Serumwerte, kein verlässlicher Indikator für einen verminderten Selenbestand im Gewebe, da Gehirn, endokrine Drüsen und Fortpflanzungsorgane im Mangel bevorzugt versorgt werden. Die Blutkonzentration gibt jedoch nur Aufschluss über die Gesamtmenge an Selen in einer Probe. Durch Spezifikationsanalyse können Informationen über die Verteilung des Elements auf die verschiedenen selenhaltigen Funktionsproteine gewonnen werden.

Zink

Im Vollblut werden etwa 0,1% der Körpermenge an Zink transportiert, 90% davon befinden sich in den Erythrozyten. Die Zinkkonzentration

im Serum ist homöostatisch reguliert und reagiert auf eine eingeschränkte Zufuhr nur wenig. Der Austausch zwischen den zinkhaltigen
Geweben – und damit die Plasmazinkkonzentration – wird beeinflusst
von Geschlecht, Alter, Tagesrhythmik, Protein- und Hormonstatus. Zu
einer Aufnahme von Zink ins Gewebe und einem Abfall im Serum
führen Akute-Phase-Reaktionen, körperliche Belastung, Stress, Infektionen, chronische Erkrankungen, orale Kontrazeptiva, Schwangerschaft und Hypoalbuminämie. Erhöht ist der Serumgehalt durch
Kortikosteroide, Zytokine, venöse Stauung bei der Blutabnahme sowie
nach Nahrungsaufnahme. Bei Fehlernährung und katabolen Kondi-
tionen werden die Serumkonzentrationen durch Freisetzung von Zink
aus dem Muskelgewebe konstant gehalten, während sie bei schneller
Gewebesynthese abfallen. Ein Zinkmangel ist im Serum lange Zeit
nicht erkennbar, da Muskulatur und Knochen reichlich Zink freisetzen
können, wenn sie auch keine eigentlichen Speicherorgane für das Element sind (s. ✆ 6.9).
Funktionelle Indizes, wie die Alkalische Phosphatase oder die Carboxypeptidase im Serum, sind abhängig vom Proteinturnover. Außerdem wird der Zinkbestand in Enzymen bei einem Zinkmangel lange
aufrechterhalten. Der Zinkgehalt in Leukozyten korreliert mit dem
Gehalt in der Skelettmuskulatur, die etwa 60% des Körperzinks enthält.
Darüber hinaus sprechen die Leukozytenwerte auf eine veränderte
Zinkzufuhr an. Sie gelten daher als valide Indikatoren für die Zinkversorgung. Aufgrund der aufwändigen Isolierung der Blutzellen ist die
Methode jedoch nicht optimal. Bei einer „intelligenten Interpretation"
der Zinkkonzentration im Serum unter Berücksichtigung aller persönlichen Einflüsse, der Ernährungsweise und der metabolischen Situation
kann auch der Gehalt im Serum zur Bewertung des Status herangezogen werden.

Anionische Spurenelemente

Jod und Fluor

Etwa 80% des Körperbestands an Jod finden sich in der Schilddrüse. Die
Ausscheidung erfolgt vor allem renal; die eliminierte Jodidmenge im
Urin dient daher als Maß für den Jodstatus. Zwischen der Jodmenge in
der Schilddrüse und der Jodausscheidung im Urin besteht allerdings
nur ein schwach positiver und angedeutet linearer Zusammenhang.
Auch kann aus der renalen Jodexkretion alleine keine Aussage über die
Jodutilisation abgeleitet werden. Bei einem langfristigen Jodmangel ist
das schilddrüsenstimulierende TSH erhöht, die Schilddrüsenhormone
Trijodthyronin und Thyroxin sind vermindert. Umgekehrt kann jedoch

bei veränderten Konzentrationen dieser Parameter nicht zwangsläufig auf einen Jodmangel geschlossen werden.

Der Körperbestand an Fluorid ist zu 95% in der Zahn- und Knochenstruktur lokalisiert. Das Element stimuliert die Osteoblastenaktivität, trotz positiver Wirkungen ist seine Essentialität noch in der Diskussion. Der Fluoridstatus wird mit ionenselektiven Elektroden im Urin (90% der Ausscheidung erfolgt renal) oder im Serum bestimmt.

Weniger häufige Spurenelemente

Chrom, Kobalt, Mangan, Molybdän, Nickel

Die Chromwerte im Blut steigen nach einer Chromsupplementation nicht an und sind daher wenig aussagekräftig für den Körperstatus. Außerdem ist es wegen der hohen Chromkonzentration in der Umwelt im Vergleich zum Körpergehalt kaum möglich, Blutproben kontaminationsfrei abzunehmen und aufzubereiten. Es gibt daher Empfehlungen, den Chromstatus indirekt nach einer 2-monatigen Chromgabe abzuschätzen. Im Falle eines primären Chrommangels sollten sich die Serumwerte von Glukose, Insulin und HbA_{1c} normalisieren, denn die Essentialität des Elements liegt in der Aktivierung der Insulinwirkung. Das beste Untersuchungsmaterial zur Beurteilung des Versorgungsstatus sind möglicherweise die Leukozyten: Erste Ergebnisse zeigen eine enge Beziehung zwischen dem Chromgehalt in diesen Zellen und der Stoffwechseleinstellung von Diabetikern.

Kobalt, Mangan, Molybdän, Nickel kommen ubiquitär in hohen Konzentration vor, die Diagnostik der Versorgungslage befasst sich daher weniger mit einer Mangelsituation als vielmehr mit einer chronischen oder akuten Intoxikation. Als Indikatoren für eine Kobaltexposition sind Urin und Haare aufgrund unüberschaubarer Kontaminationsquellen nicht gut geeignet. Für Mangan wird keine befriedigende Korrelation zwischen der Arbeitsplatzkonzentration und dem Gehalt in Plasma, Urin, Stuhl oder Haaren gefunden. Da die Lunge das Zielorgan des Elements bei inhalativer Exposition ist, stellt die Funktionsprüfung dieses Organs bei Verdacht auf eine toxisch ausgelöste Manganpneumonie ein besseres Maß für eine Belastung dar. Eine Molybdänexposition kann durch den Elementgehalt im Urin, die Coeruloplasminkonzentration im Serum, die Xanthinoxidaseaktivität in Erythrozyten, die Molybdänkonzentration im Serum gefolgt von der Harnsäurekonzentration in Urin und Serum ermittelt werden, wobei die aufgezählten Parameter eine abnehmende Empfindlichkeit für die Belastung zeigen. Ursache für die vermehrte Harnsäurebildung ist eine gesteigerte Aktivität der Xanthinoxidase bei hoher Molybdänzufuhr. Als Probenmaterialien zur Bestimmung des Nickelstatus kommen Urin oder Plasma in Betracht, zum Einsatz von Haaren als Indikatoren fehlen grundlegende Daten. Für die Elemente Kobalt, Mangan, Molybdän und Nickel liegen klassische Untersuchungen zur Evaluierung von Untersuchungsmaterialien als Bioindikatoren nicht vor, etwa das Verhalten der Elementkonzentrationen bei Supplementation oder absichtlich verminderter Zufuhr.

Spurenelemente ohne gesicherte Funktion

Aluminium, Arsen, Blei, Cadmium, Quecksilber, Thallium

Die Elemente Aluminium, Arsen, Blei, Cadmium, Quecksilber, Thallium wurden bislang als „toxische" Spurenelemente bezeichnen. Da jedoch alle Elemente in Abhängigkeit von der zugeführten Dosis giftig sind, wird diese Gruppe besser als „Spurenelemente ohne gesicherte Funktion" charakterisiert. Blei gehört wie Fluor zur Gruppe der „Kandidaten für essenzielle Spurenelemente", weil ihre Essenzialität beim Menschen zwar diskutiert wird, aber nicht erwiesen ist.

Als Messgröße für eine Aluminiumbelastung wird der Elementgehalt im Plasma herangezogen. Die normale alimentäre Aluminiumaufnahme führt zu sehr niedrigen Plasmakonzentrationen, die an der Nachweisgrenze analytischer Methoden liegen. Kontaminationen durch das ubiquitär vorkommende Element bei der Probengewinnung, -lagerung und –verarbeitung sind zu vermeiden, die Blutabnahme sollte z.B. in metallfreien Heparinmonovetten durchgeführt werden. Die Verwendung von Serum ist nicht geeignet, denn es gibt keine metallfreien Systeme zur Probennahme. Außerdem kommt es bei Dialysepatienten, für welche die Aluminiumbestimmung von besonderer Bedeutung ist, in Serumproben vielfach zu einer „Nachgerinnung" von Plasmaproteinen, da die Patienten häufig unter Heparinbehandlung stehen. Eine chronisch hohe Aluminiumzufuhr spiegelt sich auch in den Haaren wider, bei diesem Untersuchungsmaterial ist jedoch die Kontaminationsgefahr besonders hoch.

Arsenbestimmungen in Vollblut und Haaren sind möglich, jedoch im Urin klinisch relevanter: Sie erlauben eine Differenzierung der ausgeschiedenen Menge in organisches und anorganisches Arsen – die eigentlich toxische Form des Elements. Bei der Bewertung der Messwerte ist die Ernährung einige Tage vor der Untersuchung zu berücksichtigen, da nach Fischverzehr im Urin häufig sehr hohe Arsenkonzentrationen ohne pathologische Bedeutung beobachtet werden.

Zur Abklärung einer Bleiexposition sind als Probenmaterialien besonders Vollblut und Urin geeignet. Die Analytik im Serum liefert keine aussagekräftigen Werte, da das Schwermetall vorwiegend an Erythrozyten gebunden wird. Die Halbwertszeit in diesen Zellen beträgt

10–20 Tage. Im Urin lassen sich nach Gabe eines Chelatbildners (Provokationstest) massive Körperdepots erkennen. Da Blei über längere Zeiträume in den Knochen akkumuliert, können chronische Expositionen durch Röntgenspektrometrie der Röhrenknochen ermittelt werden. Haaranalysen sind wegen des hohen Kontaminationsrisikos diagnostisch unbrauchbar.

Indikatoren für eine Cadmiumbelastung sind Vollblut und Urin; allerdings steigen die Urinkonzentrationen erst dann erheblich an, wenn bereits eine cadmiuminduzierte Nierenschädigung angenommen werden muss. Ein hohes Maß an Unsicherheit bei der Bewertung einer Cadmiumexposition ergibt sich durch weit streuende Angaben für den oberen Grenzwert und durch das hohe Kontaminationsrisiko.

Die Quecksilberkonzentrationen im Vollblut sind höher und relevanter als im Plasma, da das Element im Blut vorwiegend an Erythrozyten gebunden wird. Die Spezifizierung der chemischen Form der Belastung kann durch Bestimmung des Verteilungsverhältnisses zwischen Erythrozyten und Plasma abgeschätzt werden: es liegt bei einer Vergiftung durch anorganische Verbindungen bei < 2 und durch organische Verbindungen bei 10–20. Reichlicher Verzehr von Seefisch kann zu Quecksilberkonzentrationen oberhalb des Grenzwerts führen. Die Bestimmung im Speichel nach Kauen von Kaugummi zur Abschätzung der Belastung durch Amalgamfüllungen wird überwiegend als unzuverlässig beurteilt.

Akute und chronische Thalliumintoxikationen lassen sich durch Analysen in Blut, Urin, Fäzes und Haaren (Schädigung von Schweiß- und Talgdrüsen) feststellen. Allerdings wird nach Einnahme von wasserlöslichen Thalliumsalzen das Element sehr schnell eliminiert, sodass häufig niedrige oder normale Werte trotz zurückliegender Vergiftung festgestellt werden. Der Hauptexkretionsweg ist die aktive Sekretion in das Darmlumen, daher erscheint eine Bestimmung des Elements in den Fäzes am aussagekräftigsten.

Normalwerte

Mengenelemente

Die Kalzium- und Magnesiumkonzentrationen im Serum nehmen im Kindesalter bis zum Eintritt der Pubertät zu (■ 6.35). Für die Magnesiumkonzentration im Serum wird als untere Grenze des Normalbereichs ein Wert von 0,75 mmol/l angegeben; nach neueren Studien aus der Präventivmedizin liegt jedoch die wünschenswerte untere Konzentration bei 0,80 mmol/l.

▣ 6.35 Normalwerte für Kalzium und Magnesium (Vertrauensbereich).

Element	Gruppe	Alter (Jahre)	Material	Konzentration mmol/l
Kalzium	Kinder	1–3	Serum	1,96–2,66 [1]
		4–6	Serum	2,17–2,44 [1]
		7–9	Serum	2,19–2,51 [1]
	Erwachsene		Serum	2,20–2,65 [1]
			Plasma	1,12–1,32 [2]
	Frauen		Urin	< 6,2/Tag
	Männer		Urin	< 7,5/Tag
Magnesium	Neugeborene		Serum	0,48–1,05
	Schulkinder		Serum	0,60–0,95
	Frauen		Serum	0,77–1,03
	Männer		Serum	0,73–1,06 [2]
	Erwachsene		Plasma	0,46–0,60 [2]
			Urin	3–5/Tag

[1] Gesamtkalzium
[2] Ionisiertes Element

Essenzielle Spurenelemente

Die Werte für die Eisenkonzentrationen im Serum und die eisenabhängigen Parameter sind alters- und geschlechtsspezifisch: Zum Teil werden unterschiedliche Normalbereiche angegeben; sie liegen bei Frauen niedriger als bei Männern (▣ 6.36). Der Normalbereich für die Transferrinsättigung beträgt bei Erwachsenen 16–45%. Die Ferritinwerte von Säuglingen nehmen im Verlauf des ersten Lebensjahrs stark ab. Die Normalkonzentrationen im Serum werden bei jungen Frauen (20–50 Jahre) mit 11–112 µg Ferritin/l angegeben und bei Seniorinnen (65–90 Jahre) mit 13–651 µg/l, entsprechend bei Männern mit 34–310 µg/l bzw. mit 4–465 µg/l. Der Eisengehalt der Leber beträgt 50–150 mg/kg Frischgewicht, die tägliche Eisenausscheidung liegt bei 0,3–1,3 µmol/l Urin.

Die Kupferkonzentrationen in Vollblut und Serum sind homöostatisch reguliert und werden von zahlreichen individuellen biologischen Faktoren beeinflusst (s. Materialien zur Bestimmung des Elementstatus). Sie liegen bei gesunden Frauen hormonell bedingt höher als bei Männern (▣ 6.36). Die Unterschiede sind nach Einnahme von Östrogenen noch größer und fehlen bei Jugendlichen bis etwa 17 Jahren. Bei Kindern nehmen mit zunehmendem Alter die Kupferkonzentrationen in Vollblut und Serum stark zu, bei Erwachsenen findet sich eine weitere, aber weniger steile, altersabhängige Zunahme. Bei zahlreichen Erkrankungen kommt es zu Verschiebungen von Kupfer zwischen dem Extra- und

Intrazellulärraum. Der Kupfergehalt der Leber beträgt bei gesunden Erwachsenen 2–8 mg/kg Frischgewicht, die Kupferausscheidung mit dem Urin liegt zwischen 0,03 und 0,31 µmol/l täglich.

Der Normalbereich für die Coeruloplasminkonzentration im Serum wird für Erwachsene mit 15–60 mg/dl bzw. 48–192 IU/ml angegeben, er nimmt, wie die Kupferkonzentration, mit zunehmendem Alter zu. Die Aktivität der zink-/kupferhaltigen Superoxiddismutase in Erythrozyten ist altersassoziiert vermindert. Die Bestimmung der Enzymaktivität gehört bisher nicht zu den Routineparametern eines klinischen Laboratoriums. So ist auch das Testverfahren noch nicht standardisiert und es gibt keine einheitlichen Normalbereiche. Referenzangaben verschiedener Laboratorien liegen z.B. bei 2 580–4 840 U/g Hämoglobin oder bei 3 160 ± 847 U/g Hämoglobin.

Der Selenstatus zeigt starke regionale Unterschiede: er hängt von Ernährungsgewohnheiten und dem Selengehalt der Böden ab. Zur Beurteilung der Versorgungslage eines Probanden werden daher möglichst Referenzwerte aus seinem Lebensraum herangezogen (■ 6.36). Die Selenkonzentrationen im Vollblut und Serum von Kindern nehmen mit zunehmendem Alter zu, bis im Erwachsenenalter ein Plateau erreicht wird, und fallen ab etwa dem 60. Lebensjahr wieder ab. Die Aktivität der selenhaltigen Glutathionperoxidase (Mittelwert ± Standardabweichung) liegt bei einem Referenzkollektiv aus dem Raum Stuttgart im Plasma bei 130 ± 21 U/l und in Erythrozyten bei 19,8 ± 4,2 U/mg Hämoglobin, sie zeigt weder Altersabhängigkeit noch geschlechtsspezifische Unterschiede, ist allerdings in hohem Maß von der Selenversorgung abhängig.

Die Zinkkonzentration im Serum kann nur unter Berücksichtigung aller persönlichen Einflüsse sowie der Ernährungsweise und der metabolischen Situation zur Bewertung der Versorgungslage herangezogen werden (s. Materialien zur Bestimmung des Elementstatus). Für Frauen finden sich z.B. im Serum niedrigere Normalbereiche als für Männer (■ 6.36). Die renale Zinkauscheidung pro Tag beträgt bei Erwachsenen 2,8–13,1 µmol/l. Der Zinkgehalt in Leukozyten ist möglicherweise der beste Indikator zur Bestimmung des Zinkstatus, er beträgt bei Erwachsenen etwa das 25-fache der Thrombozyten und der Erythrozyten (Gehalt in polymorph- und mononukleären Leukozyten 0,56 ± 0,38 bzw. 0,57 ± 0,38 µmol/10^9 Zellen).

⊞ 6.36 Normalwerte für Spurenelemente (Vertrauensbereich).

Element	Gruppe	Alter Jahre	Material	Konzentration μmol/l
Eisen	Frauen	25 Jahre	Serum	6,6–29,5
		40 Jahre		4,1–24,0
		60 Jahre		7,0–26,7
	Schwangere	12. SSW		7,6–31,6
		6 Wochen pp.		2,9–26,9
	Männer	25 Jahre		7,2–27,7
		40 Jahre		6,3–30,1
		60 Jahre		7,2–21,5
Kupfer	Kinder	1. Woche	Serum	2,7–7,7
	Frauen			13–24
	Frauen			$16,0 \pm 3,6$[1,2]
	Frauen			$20,4 \pm 6,8$[1,3]
	Männer			11–22
	Erwachsene			< 0,94 / Tag
Selen	Erwachsene		Serum	0,70–1,30[4]
			Serum	0,75–1,43[5]
			Vollblut	0,87–1,71[5]
			Serum	$0,89 \pm 0,18$[1,6]
			Vollblut	$1,00 \pm 0,18$[1,6]
Zink	Kinder		Serum	$11,5 \pm 1,71$
			Vollblut	$93,3 \pm 18,01$
	Frauen		Serum	$12,6 \pm 1,81$
			Vollblut	$86,7 \pm 18,41$
	Männer		Serum	$14,4 \pm 3,31$
			Vollblut	$97,5 \pm 23,01$
	Erwachsene		Serum	11,0–20,0
			Urin	2,3–12,3/Tag

[1] Mittelwert ± Standardabweichung
[2] ohne Hormoneinnahme, Mittelwert ± Standardabweichung
[3] mit Hormoneinnahme, Mittelwert ± Standardabweichung
[4] Deutschland
[5] Dresden
[6] Stuttgart

Anionische Spurenelemente

Die Jodversorgung eines Probanden ist ernährungsbedingt und hängt – sofern er hauptsächlich lokale Agrarprodukte zu sich nimmt – von der Bodenbeschaffenheit seines Lebensraums ab. Etwa 80% der Jodausscheidung erfolgt bei Erwachsenen über die Niere, Stillende scheiden ca. 42% der zugeführten Jodmenge mit dem Urin und ca. 51% mit der

Milch aus. Die renale Jodausscheidung ist abhängig von der Clearance; sie wird daher zumeist im Spontanurin bestimmt und auf die Kreatininkonzentration im Urin bezogen (⊟ 6.37). Bei einer normalen Clearance weist eine tägliche Ausscheidung von weniger als 20 µg auf eine Unterversorgung mit Jod hin.

Da die Niere Hauptausscheidungsorgan für Fluorid ist (90% der Elimination erfolgt renal), finden sich bei eingeschränkter Nierenfunktion erhöhte Konzentrationen nicht nur im Blut, sondern auch in den Organen und Knochen. Im Serum liegen etwa $1/3$ des Elements als anorganische, $2/3$ als organische Verbindung vor (⊟ 6.37).

⊟ **6.37** Normalwerte für Jod und Fluor (Vertrauensbereich).

Element	Gruppe	Material	Konzentration µg/l
Jod	Erwachsene	Serum	40–80
		Urin	1,2 µg/g Kreatinin
		Urin	20–70/Tag
	Frauen	Urin	51 ± 35/Tag [1]
	Männer	Urin	70 ± 55/Tag [1]
	Stillende	Urin	62 ± 37/Tag [1]
Fluor	Erwachsene	Serum	5–20
	Urin		< 500

[1] Mittelwert ± Standardabweichung

Weniger häufige Spurenelemente

Die für Chromkonzentrationen angegebenen Normalwerte in Serum und Vollblut unterscheiden sich erheblich; sie sind abhängig von der Möglichkeit eines Laboratoriums, präanalytische und analytische Kontaminationsquellen zu beherrschen (⊟ 6.38). Da die Werte im Blut die Chromzufuhr nicht reflektieren, sind sie wenig aussagekräftig für den Körperstatus (s. Materialien zur Bestimmung des Elementstatus). Wie Studien zeigen konnten, nehmen mit zunehmendem Alter die Chromgehalte sowohl im Gewebe als auch im Serum ab. Die renale Chromausscheidung liegt unter 13 nmol/l täglich. Den höchsten Chrombestand der Blutzellen weisen die polymorph- und mononukleären Leukozyten auf, sie scheinen sich gut als Indikatoren für den Chromstatus zu eignen. Ihr Gehalt liegt bei 4,8 ± 2,8 bzw. 5,1 ± 3,3 nmol/10^9 Zellen und ist damit um den Faktor 500 höher als in Erythrozyten.

Bei Kindern wird für die Mangankonzentrationen im Serum ein Normalbereich von 3,6–12,7 nmol/l angegeben, die Bereiche für Kobalt,

Mangan, Molybdän und Nickel von Erwachsenen finden sich in ☷ 6.34. Die Literaturangaben für die Konzentrationen in Vollblut, Serum und Urin differieren bei diesen Elementen z.T. deutlich. Für die Obergrenze der täglichen Ausscheidung mit dem Urin werden auch folgende Daten angegeben: Kobalt < 35 nmol/l, Mangan < 142 nmol/l und Nickel < 34 nmol/l. Die Ursachen für diese Unterschiede könnten in einer Kontamination der Proben durch die ubiquitär vorkommenden Elemente oder auch in einer unterschiedlichen Umweltbelastung der untersuchten gesunden Kollektive liegen.

☷ **6.38** Normalwerte für Chrom, Kobalt, Mangan, Molybdän und Nickel (Vertrauensbereich).

Element	Gruppe	Material	Konzentration nmol/l
Chrom	Frauen	Serum	11,1 ± 3,71
		Vollblut	72,3 ± 20,71
	Männer	Serum	11,0 ± 4,41
		Vollblut	74,2 ± 24,91
Kobalt	Erwachsene	Serum	< 10
		Vollblut	8–66
		Urin	< 17
Mangan	Erwachsene	Serum	< 15
		Vollblut	< 191
		Urin	2–27
Molybdän	Erwachsene	Serum	< 20
		Vollblut	10–100
		Urin	104–166
Nickel	Erwachsene	Serum	< 20
		Vollblut	0,8–17,8
		Urin	12–88

Spurenelemente ohne gesicherte Funktion

Eine regelmäßige Kontrolle der Aluminiumkonzentrarionen im Plasma (Serum sollte nicht eingesetzt werden) wird Dialysepatienten empfohlen, um eine Aluminiumbelastung frühzeitig zu erkennen (obere Grenzwerte: ☷ 6.39). Die publizierten Werte für die Cadmiumausscheidung variieren stark. Sie sind abhängig von der Region und der Bestimmungsmethode – selbst bei gleicher Methode unterscheiden sich die oberen Grenzen in der Literatur um den Faktor 3.

⊞ **6.39** Obere Grenzwerte für Spurenelemente ohne gesicherte Funktion: Aluminium, Arsen, Blei, Cadmium, Quecksilber, Thallium.

Element	Gruppe	Material	Konzentration nmol/l
Aluminium	Erwachsene	Plasma	< 200
		Vollblut	< 260
		Urin	< 779
Arsen	Erwachsene	Vollblut	< 160
		Urin	< 412
Blei	Erwachsene	Vollblut	< 480
		Urin	< 0,35
Cadmium	Erwachsene	Vollblut	< 24,2
		Urin	< 60
Quecksilber	Erwachsene	Vollblut	< 36
		Urin	< 23
Thallium	Erwachsene	Vollblut	< 30
		Urin	< 120

Fehlermöglichkeiten der Bestimmungen

Moderne, technisch aufwändige Analysengeräte zur Bestimmung von Spuren- und Mengenelementen besitzen zumeist eine hohe Empfindlichkeit und Präzision. Daher müssen bei der Bewertung der Ergebnisse vor allem die biologischen Einflussfaktoren auf das Probenmaterial sowie die Störfaktoren bei den präanalytischen und analytischen Arbeitsschritten bedacht werden. Diese Einflussmöglichkeiten spielen besonders bei Konzentrationen im Pikomolbereich in der Spurenelementanalytik eine Rolle.

Biologische Einflussfaktoren

Einflüsse auf die Ergebnisse sind in erster Linie durch individuelle biologische Faktoren eines Probanden zu erwarten (⊞ 6.40). Ursache für die Geschlechtsabhängigkeit von Werten, z.B. von höheren Kupfer- und niedrigeren Zinkkonzentrationen im Serum von Frauen, ist die Wirkung von Östrogen. Unter Einnahme von Ovulationshemmern ist die Veränderung noch deutlicher: die Kupferwerte steigen um 84% und die Zinkspiegel fallen um 7% ab im Vergleich zu Frauen ohne Pillenein-

⚏ 6.40 Einfluss auf die Elementkonzentration durch individuelle biologische Faktoren.

Genetische Faktoren:	Geschlecht, Rasse
Langfristige Faktoren:	Alter, Körpergewicht, Körpergröße Wachstum, Schwangerschaft Ernährungszustand Umgebung physische und psychische Belastungen jahreszeitliche Rhythmen
Kurzfristige Faktoren:	Nahrungs- /Flüssigkeitsaufnahme zirkadiane Rhythmen Erkrankungen parenterale Ernährung Medikamenteneinnahme

nahme. Hormonelle Veränderungen bewirken u.a. auch unterschiedliche Werte in der Kindheit und Pubertät sowie im Erwachsenen- und Seniorenalter.

Neben dem Ernährungsstatus muss die Art der Ernährung – etwa die Art des Nahrungsmittels und seine Herkunft – bei der Interpretation von Messwerten berücksichtigt werden. Hohe Quecksilberkonzentrationen finden sich etwa bei Probanden, die viel Fisch aus belastetem Gewässer konsumieren. Der Selen- und der Jodstatus hängt direkt von der Zufuhr ab und damit von der Art der chemischen Verbindung und der Menge des Elements im Boden, von dem die Nahrungsmittel stammen. Mit Selen angereichert wird beispielsweise das Futter von Hühnern und Schweinen im EU-Raum oder der Dünger in Schweden. Zur Bewertung der Versorgungslage eines Probanden an Selen und Jod müssen folglich die entsprechenden lokalen Referenzwerte herangezogen werden. Für einige Elemente wurden Konzentrationsveränderungen während des Tagesverlaufs festgestellt (zirkadiane Schwankungen): so findet sich das Maximum der Zinkkonzentrationen morgens um 8.00 Uhr, das Minimum liegt bei etwa 20.00 Uhr. Neben allen diesen Einflüssen auf die Werte bei gesunden Probanden bewirken zahlreiche Krankheiten veränderte Elementgehalte: So kommt es zu erhöhten Kupferkonzentrationen bei inflammatorischen Prozessen, Parkinson-Krankheit oder Diabetes mellitus, während Infektionen und Gewebsschädigungen mit verminderten Zinkwerten im Serum einhergehen und schwere Leber- und Nierenfunktionsstörungen häufig mit einem verminderten Selenstatus assoziiert sind.

Präanalytische Einflussfaktoren

Unterschiedliche Literaturangaben für die Spurenelementkonzentrationen, mit Differenzen bis zu einer Zehnerpotenz, sind häufig auf verschiedene präanalytische Verfahrensweisen zurückzuführen. Kontaminationen oder Analytverluste können bei allen Arbeitsschritten der Gewinnung, Aufarbeitung und Lagerung des Probenmaterials auftreten (⊞ 6.41).

⊞ **6.41** Einfluss auf die Elementkonzentration durch Probengewinnung, -verarbeitung und -lagerung.

Blutentnahme	Körperposition
	Punktionsart (venös, arteriell, kapillär)
	Technik der Gefäßpunktion
	Länge und Stärke des venösen Staus
	Art der verwendeten Nadel, Schlauchsysteme
	Additiva (wie EDTA, Heparin)
	Kontakt mit Luft bei unverschlossenen Systemen
	Material des Probengefäßes
Urinsammlung	Länge der Sammeldauer
	Vollständigkeit der Sammelmenge
	Zusatz von Stabilisatoren
	Verhinderung von Bakterienwachstum
	Art und Material des Sammelgefäßes
Probenverarbeitung und -lagerung	Zeitdauer bis zur Zentrifugation
	Aufbewahrungstemperatur (Verdunstung, Oxidation)
	Lagerdauer und -art
	Häufigkeit von Einfrieren und Auftauen
	Mischen und Verdünnen mit Reagenzien

Durch die Blutabnahme bei stehenden Probanden finden sich um bis zu 20% niedere Zinkwerte in der Blutprobe als bei liegenden. Eine starke Stauung und Aspiration des Blutes in die Monovette führt zur Hämolyse und zur Freisetzung von Elementen aus Erythrozyten in das Serum. Aus Nadeln zur Gefäßpunktion können während der Blutentnahme Metallionen, z.B. Chromionen, in die Probe übergehen. Verunreinigungen durch Spurenelemente sind außerdem durch kontaminierte Abnahmegefäße und Antikoagulanzien wie EDTA und Heparinat möglich. Daher wird zur Bestimmung von Elementkonzentrationen oft das ohne Gerinnungshemmer gewonnene Serum dem Blutplasma vorgezogen. Zum völlig kontaminationsfreien Arbeiten werden jedoch kommerziell erhältliche spurenelementfreie Punktionsbestecke und

Sicherheitsmonovetten eingesetzt, die Lithiumheparinat enthalten. Wenn die Zellbestandteile der Blutprobe nicht abgetrennt werden, so nimmt z.B. der Zinkgehalt im Serum/Plasma pro Stunde ca. 6% zu. Bei der Verwendung von Glasbehältern kann es zur Freisetzung von Ionen aus den Probengefäßen kommen. Teflon oder Polypropylen ist besser als Gefäßmaterial geeignet als Polyethylen oder Quartz. Neben der Kontamination durch das Gefäßmaterial ist auch eine Adsorption von Elementen in verdünnten Lösungen an die Wand der Probenbehältnisse möglich. Der Verlust wird durch Ansäuern der Probelösungen mit verdünnter Salpetersäure (maximal 0,2%) vermieden. Mit zunehmender Lagerdauer der Probe nimmt die Kontamination oder der Verlust an Elementen zu. Wenn eine längere Lagerzeit unvermeidbar ist, sollten die Lagerbedingungen so gewählt werden, dass der Einfluss auf den Elementgehalt in der Probe möglichst gering bleibt (keine verdünnten Lösungen aufbewahren, gut verschließbare Teflon- oder Polypropylengefässe verwenden, Material bei tiefen Temperaturen einfrieren). Gummistopfen und Hilfsmaterialien (z.B. Pipettenspitzen) sind weitere Kontaminationsquellen. Je niedriger die Konzentration eines Elementes im Untersuchungsmaterial ist, desto stärker beeinflussen Verunreinigungen das Ergebnis. Für solche Elemente wird zur Reinigung ein Spülen von allen Gefäßen mit 1%iger Salpetersäure über Nacht und anschließendem mehrmaligen Waschen mit spurenelementfreiem Wasser empfohlen.

Einflüsse begleitender Maßnahmen

Fehlermöglichkeiten beinhalten neben der Reinheit der verwendeten Reagenzien auch die Herstellung von Gebrauchslösungen sowie die Umgebung des Analysengeräts. Verunreinigungen von Reagenzien oder Verdünnungslösungen (etwa destilliertes Wasser) durch Analyte, beispielsweise Zink, Chrom, Mangan oder Aluminium, können beträchtlich sein. Beim Kauf von Bezugslösungen, Reagenz- und Kontrollmaterialien ist daher auf eine reine, spurenelementfreie Qualität zu achten und beim Arbeiten mit den „Urlösungen bzw. -reagenzien" auf peinliche Sauberkeit und Pipettiergenauigkeit. Geringfügige Verunreinigungen des Arbeitsmaterials durch das zu untersuchende Element können als Reagenzienleerwerte berücksichtigt werden, die Konzentration darf jedoch nur wenige %-Teile der erwarteten Messgröße betragen.

Quellen der Proben- und Reagenzienkontamination sind neben Staub und Rauch in der Umgebung des Geräts auch Kosmetika oder Schweiß, die etwa durch Berührungen der Pipettenspitzen in die Proben gelangen. Bei besonders niedrigen Spurenelementkonzentrationen in der Probe und hohen Werten in der Umgebung kann es nötig werden, unter extrem aufwändigen Reinraumbedingungen zu arbeiten. Zur Herstellung qualitativ hochwertiger Referenzmaterialien, an denen es leider in der Spurenanalytik noch immer mangelt, ist dieses Vorgehen sogar unverzichtbar.

Analytische Einflussfaktoren

Störeinflüsse auf die Messwerte können durch die Analysenmethode selbst entstehen; sie sind abhängig vom verwendeten physikalischen und technischen Verfahren. Bei der Atomabsorptionsspektroskopie, der im klinischen Laboratorium am häufigsten eingesetzten Analysenmethode, lassen sich spektrale und nichtspektrale Interferenzen unterscheiden, die in der Begleitmatrix (Summe der Begleitsubstanzen) der Probe begründet sind.

Spektrale Interferenzen treten bei unvollständiger Differenzierung zwischen der elementspezifischen und der unspezifischen Absorption (Untergrundabsorption) auf. So überlappen sich beispielsweise die Emissionslinie von Zink (213,856 nm) und die Absorptionslinie von Eisen (213,859 nm). Voraussetzung für eine störungsfreie Messung von Elementkonzentrationen ist daher die Elimination von Interferenzen durch die Begleitmatrix. Diese Einflüsse lassen sich mehr oder weniger gut durch Einsatz einer Untergrundkorrektur (Korrektur der unspezifischen Absorption) mit Kontinuumstrahlern oder dem Zeeman-Effekt korrigieren. Eine zusätzliche Möglichkeit, die Signale von Störatomen zu kompensieren, ist die Wahl eines geeigneten Kalibrationsverfahrens. Da die Konzentrationsbestimmungen als relative Messungen durchgeführt werden, sind vergleichbare Messsignale und damit eine korrekte Bezugsfunktion gewährleistet, wenn sich Kalibrationsmaterial, Kontrolle und Probe in der Matrix oder in der zugesetzten Verdünnungs- und Pufferlösung in Ionenstärke und -art nicht unterscheiden.

Nichtspektrale Störungen beeinflussen das Elementsignal direkt und werden nach dem Ort und den Bedingungen, unter denen sie entstehen, unterschieden in Transport-, Verdampfungs-, Verteilungs- und Dampfphasen-Interferenzen. Diese Interferenzen kommen durch physikalische und chemische Eigenschaften der Matrix zustande, wie etwa dem Ausmaß der Oberflächenspannung und der Schaumbildung oder der Viskosität und der Bildung leicht- oder schwerflüchtiger Verbindungen durch Begleitsubstanzen und Störatome. Ein Beispiel für diese Faktoren ist die Störung der Magnesiumbestimmung in der Flammen-Atomabsorptionsspektroskopie durch die Anwesenheit von 100 pg Aluminium/ ml: das Magnesiumsignal wird um 65 % vermindert.

Literatur

Biesalski, H. K., M. M. Berger, P. Brätter, R. Brigelius-Flohe, P. Fürst, J. Köhrle, O. Oster, A. Shenkin, B. Viell, A. Wendel: Kenntnisstand Selen – Ergebnisse des Hohenheimer Konsensusmeetings 1995. Akt Ernähr Med. 22 (1997) 4–31

Brätter, P., W. Forth, W. Fresenius et al.: Mineralstoffe und Spurenelemente. Leitfaden für die ärztliche Praxis. Gütersloh: Bertelsmann Stiftung 1992, S. 99–153

Cornelis, R., B. Heinzow, R. F. M. Herber, J. M. Christensen, O. M. Poulson, E. Sabbioni, D. M. Templeton, Y. Thomassen, M. Vahter, O. Vesterberg: Sample collection guidelines for trace elements in blood and urine. J Trace Elements Med Biol. 10 (1996) 103–127

Dörner, K.: Qualitätssicherung von Spurenelementbestimmungen im klinischen Labor. In: Mineralstoffe und Spurenelemente in der Ernährung der Menschen. P. Brätter, H.-J. Gramm (Hrsg.). Berlin: Blackwell 1991, S. 124–132

Kruse-Jarres, J. D.: Limited usefulness of essential trace element analysis in hair. Am Clin Lab. 19/5 (2000) 8–10

Kruse-Jarres J. D.: Möglichkeiten und Grenzen der Spurenelementbestimmung in biologischem Material. In: Defizite und Überschüsse an Mengen- und Spurenelementen in der Ernährung. 10. Jahrestagung der Gesellschaft für Mineralstoffe und Spurenelemente. M. Anke, D. Meißner (Hrsg.). Leipzig: Harald Schubert 1994, S. 1–15

Milne, D. B.: Copper intake and assessment of copper status. Am J Clin Nutr. 67 (1998) 1041–1045 (Suppl.)

Prasad, A. S.: Zinc and immunity. Mol Cell Biochem. 188 (1998) 63–9

Rükgauer, M.: Methode zur Bestimmung der Spurenelementversorgung. Untersuchung bei Patienten mit Diabetes mellitus. Stuttgart: Ibidem 2000, S. 58–191

Schmitt, Y.: Präanalytische Voraussetzungen bei der Bestimmung von Spurenelementen in biologischen Materialien. Ärztl Lab. 34 (1988) 233–238

Spätling, L., G. Classen, W. R. Külpmann, F. Manz, P. M. Rob, H. G. Schimatschek: Diagnostik des Magnesiummangels. Fortschritte in der Medizin. 118/2 (2000) 49–53

Versieck, J., L. Vanballenberghe: Collection, Transport and Storage of Biological Samples for the Determination of Trace Elements. In: Metals in clinical and analytical chemistry. H. G. Seiler (Hrsg.). New York, Basel, Hong Kong: Marcel Dekker 1994, S. 31–34

Zinkmangel:
Ursachen – Symptome – Therapie

Sven-David Müller

Grenzwertiger Zinkmangel und suboptimale Zinkversorgung sind nicht nur aus Entwicklungsländern bekannt, sondern stellen auch in industrialisierten Ländern ein Problem dar. Risikogruppen, die von einer optimierten Zinkversorgung besonders profitieren würden, sind unter anderem Diabetiker, Allergiker, Neurodermitiker, Psoriasiskranke, Patienten mit chronisch-entzündlichen Erkrankungen, Rekonvaleszente, Sportler, stillende und schwangere Frauen, Senioren sowie Kinder in Wachstumsphasen. Für diese Gruppen kann sich eine ungenügende Zinkversorgung unmittelbar auf den Gesundheitszustand auswirken. Ernährungsmediziner empfehlen daher für Risikogruppen die Supplementation mit Zinkpräparaten. Der Zinkstatus bei Menschen wird in erster Linie von drei Faktoren beeinflusst (45):

- Ausmaß der Zinkzufuhr
- Gesteigerte Zinkverluste oder höherer Zinkbedarf bei bestimmten Erkrankungen
- Gesteigerte Zufuhr von Inhibitoren der Zinkaufnahme mit der Nahrung.

Funktionen von Zink im Organismus

Zink ist an zahlreichen Stoffwechselvorgängen unmittelbar beteiligt (64): Die optimale Funktion vieler Enzyme wie z.B. Hydrolasen, Isomerasen, Lyasen und Oxidoreduktasen ist nur bei einem ausreichenden Zinkstatus gewährleistet. Bis heute sind über 300 verschiedene Enzymsysteme bekannt, für deren Funktionsfähigkeit Zink zumindest zum Teil mit verantwortlich ist. Der Mineralstoff nimmt dabei direkt an der Umsetzung der Substrate teil oder er stabilisiert als Strukturkomponente die Quartärstruktur der Enzyme. Zink ist auch Bestandteil der Enzyme, die für die Ablesung der genetischen Informationen und deren Umsetzung in Proteine verantwortlich sind. Diese Vielzahl von Funktionen ist – neben den Schwierigkeiten bei der analytischen Bestimmung des Zinkstatus – eine Erklärung dafür, weshalb Zinkmangelzustände selten spezifische Symptome zur Folge haben und daher so schwer zu erkennen oder zuzuordnen sind.

Ursachen für Zinkmangel

Vom reinen Mineralstoffgehalt eines Nahrungsmittels kann man keine Rückschlüsse auf dessen Nutzbarkeit als Zinkquelle ziehen. Zahlreiche Lebensmittel enthalten Zink, so neben Fleisch auch Fisch, Obst, Gemüse und Getreide (⬛ 6.42).

⬛ **6.42** Zinkgehalt pro 100 g Lebensmittel.

Fleischprodukte:		Obst und Gemüse:	
Schweineleber	6,3 mg	Haferflocken	4,3
Rinderfilet	4,4 mg	Weizen	4,1 mg
Schweinefilet	1,9 mg	Roggen	3,9 mg
Putenbrust	1,8 mg	Erbsen (getrocknet)	3,5 mg
Huhn	1,0 mg	Nüsse	3 mg
		Spinat	0,6 mg
Fisch:		Broccoli	0,6 mg
Lachs	0,8 mg	Grüne Bohnen	0,3 mg
Forelle	0,5 mg	Bananen	0,2 mg
Milchprodukte:		**Brot:**	
Emmentaler	4,7 mg	Brötchen	1,1 mg
Gouda-Käse	3,9 mg	Toastbrot	0,2 mg
Milch	0,4 mg		

Die Zusammensetzung der Nahrung beeinflusst jedoch die Resorption des Mineralstoffs aus dem Dünndarm, und somit dessen **Bioverfügbarkeit.** So wird Experimenten zufolge aus Fleisch 68% der darin enthaltenen Zinkmenge resorbiert, aus Weizen hingegen lediglich 18%. Generell ist Zink aus pflanzlichen Nahrungsquellen schlecht verfügbar. Verantwortlich für diesen Effekt sind insbesondere Phytate vom Typ des Inositolpenta- bzw. -hexaphosphates. Diese bilden mit Zink im Darm schwerlösliche und daher nicht resorbierbare Zinkphytatkomplexe. Vegetarier nehmen mit der Nahrung pro Tag ca. 2,5 g Phytinsäure auf. Sie sollten daher auf die Notwendigkeit einer Zinksupplementation hingewiesen werden.

Die Zufuhr von Zink kann auch dann ungenügend sein, wenn Analysen der pflanzlichen Kost ausreichende Zinkgehalte andeuten (45). Wenn aufgrund der schlechten Bioverfügbarkeit nur Bruchteile des Zinkgehaltes zur Resorption kommen, kann sich auch bei Ernährung mit scheinbar zinkreichen Lebensmitteln auf Dauer ein Zinkmangel ausprägen (69). Neben den Phytaten behindern auch Oxalat oder Tannine (15) sowie Schwermetalle wie Cadmium (45) die Zinkaufnahme. Allerdings dürfte die Beeinflussung durch Cadmium in der Praxis keine relevante Rolle spielen.

Neben dem bereits erwähnten Zinkmangel aufgrund einer überwiegend oder rein pflanzlichen Ernährung können auch andere Faktoren zu einer verminderten Aufnahme oder erhöhten Ausscheidung von Zink führen und so Zinkmangelsymptome verursachen (▪ 6.43).

▪ **6.43** Mögliche Ursachen für Zinkmangel (nach (64)).

Ernährungsbedingt:	
einseitig vegetarische Ernährung	Komplexierung im Darm durch Phytinsäure, zu geringe Aufnahme
chronischer Alkoholmissbrauch	erhöhte Ausscheidung über die Nieren
Nulldiät	keine Zinkzufuhr, verstärkte Ausscheidung durch Abbau von Muskelmasse
Schwangerschaft und Stillzeit	„Mitversorgung" des Kindes durch die Mutter
sportliche Aktivität	Verluste über den Schweiß
fortgeschrittenes Alter	erhöhter Verbrauch, Fehldiät
Erkrankungs- oder arzneimittelbedingt:	
Tumorerkrankungen, AIDS, schwere Infekte	verstärkte Ausscheidung durch Abbau von Muskelmasse, ggf. zu geringe Zufuhr
Diabetes mellitus	erhöhte Verluste über die Nieren
Leberfunktionsstörungen/ Leberzirrhose	erhöhte Verluste
Nierenfunktionsstörungen	erhöhte Verluste
Crohn-Krankheit, Zöliakie	verminderte Resorption, erhöhte Verluste
entzündliche Hauterkrankungen	erhöhte Verluste durch Hautabschuppung, Zinkmangelsymptom
Allergien	erhöhter Zinkumsatz, Zinkmangelsymptom
Chemo- oder Strahlentherapie	erhöhte Verluste
Therapie mit Kortikoiden oder Einnahme der Pille	erhöhte Verluste durch hormonelle Stoffwechselverschiebungen
Eisenpräparate	Verdrängung von Zink durch Eisen
Amalgamsanierung	Ausscheidung zusammen mit Quecksilber

Gegenseitige Resorptionshemmungen bei Mineralstoffen

In Publikationen wird auf die wechselseitige Resorptionshemmung zwischen Kupfer und Zink sowie Eisen und Zink regelmäßig hingewiesen (23). Die Relevanz dieser Wechselwirkungen ist aber eher zweifelhaft (69). So beobachteten Sullivan et al. (73) im Rahmen ihrer Bioverfügbarkeitsstudie mit Zinksulfat keinerlei Beeinflussung des Kupfer-, Kalzium- und Magnesiumspiegels trotz Verabreichung der relativ hohen Dosis von 50 mg Zinkäquivalenten in einer Einmaldosis. Auch die bei gleichzeitiger Gabe von Eisen und Zink beobachtete Hemmung der Zinkresorption tritt möglicherweise nur unter den artifiziellen Bedingungen des Probandenversuchs auf. Solomons u. Jacob (70) stellten fest, dass hochdosiertes anorganisches Eisen die Zinkaufnahme hemmte, gemessen an der Veränderung des Plasmazinkspiegels innerhalb von vier Stunden nach oraler Einnahme von Zink. Die Untersucher verabfolgten an erwachsene, nüchterne Probanden jeweils 25 mg Zink in Form von Zinksulfat und Eisen in einer Dosis von 25, 50 oder 75 mg. Bereits bei 25 mg Eisen war die Zinkaufnahme signifikant niedriger als bei den Kontrollpersonen. Eisen und Zink können in pharmazeutischen Zubereitungen bedenkenlos gemeinsam eingesetzt werden (45). Auch die Langzeiteinnahme von Eisen- und/oder Zinksupplementen hat keinen negativen Einfluss auf den Versorgungsstatus beider Mineralstoffe (45, 63). Dennoch empfiehlt es sich, die Einnahme von Kupfer- oder Eisensupplementen zeitlich von der von Zinksupplementen zu trennen.

Symptome eines Zinkmangels

Zinkmangelsymptome an Haut, Haar und Nägeln

Ein hoher Prozentsatz der Zinkvorräte im Organismus befindet sich in der Haut und ihren Anhangsgebilden. Dies erklärt, warum Zinkmangel so häufig in Zusammenhang mit dermatologischen Veränderungen gebracht wird. Der Mineralstoff ist als Strukturkomponente am Aufbau verhornter Gewebe beteiligt. Eine Reihe von Symptomen, scheinbar kosmetischen Problemen und Befindlichkeitsstörungen, die neben den körperlichen Beschwerden häufig auch zu erheblichen psychischen Belastungen und einem hohen Leidensdruck führen, gehen zumeist mit einem mehr oder minder ausgeprägten Zinkmangel einher. Beispiele sind:

- Brüchige Haare und Nägel
- Hartnäckige Akne
- Haarausfall bis hin zur Alopezie

- Verschlechterung der Symptomatik bei Psoriasis oder Neurodermitis
- Lokal auftretende, schuppige Hautentzündungen vor allem an Mundwinkeln, Nasenfalte oder hinter dem Ohr
- Entzündungen der Schleimhäute in Mund und Rachen
- Verlangsamte Wundheilung und Neigung zu Hautpilzinfektionen.

Bei Hauterkrankungen, die von einer starken Abschuppung begleitet sind (z.B. Psoriasis und Neurodermitis), kann sich eine Art Teufelskreis ausbilden: Zinkmangel verstärkt die Schuppenbildung, und mit der Hautabschuppung geht dem Organismus weiteres Zink verloren. Den Betroffenen kann eine zusätzliche Zinkgabe in Form arzneilich zugelassener Präparate Erleichterung verschaffen.

Zinkmangel und Immunsystem

Die Wirkung von Zink gegen ständig wiederkehrende Infekte ist bereits seit Jahren dokumentiert und dürfte zu den bekanntesten Effekten von Zink zählen. Die positiven Effekte von Zink bei Erkältungserkrankungen werden offensichtlich über verschiedene Mechanismen vermittelt: Zink besitzt bereits in physiologischer Konzentration antiallergische und antiinflammatorische Effekte, insbesondere durch Hemmung der Histaminfreisetzung aus basophilen Granulozyten (48). Zink hat adstringierende Eigenschaften. Das Spurenelement trägt auf diese Weise zur Bildung einer Koagulationsmembran auf entzündeten Schleimhäuten bei. Möglicherweise wird so die Adhäsion von Viren an die Schleimhäute der Atemwege und das Eindringen in die Zellen erschwert (40). Rhinoviren weisen zudem offensichtlich eine beträchtliche Anzahl von Zinkbindungsstellen auf, die bei Besetzung durch Zink Adhäsion und Eindringen der Viren in die Schleimhäute verhindern (40). Zinksalze hemmen die Replikation von Rhinoviren in vitro in einer Konzentration von 0,1 mmol/l (43).

Der Nutzen einer Zinkzufuhr zur Prophylaxe von Erkältungskrankheiten wird dadurch unterstrichen, dass bei Zinkmangel Schleimhautatrophie und Epithelschäden auftreten, auch an den Schleimhäuten von Gaumen, Mund, Rachen und Nasennebenhöhlen (53, 57, 58, 80, 81). Mehrere klinische Studien untermauern den Einsatz von Zink zur Prophylaxe und Therapie virusbedingter Erkältungen (4, 40, 41, 46, 47, 55, 56). In einer plazebokontrollierten Studie erhielten 100 Angestellte einer Klinik, bei denen sich während der letzten 24 Stunden Erkältungssymptome eingestellt hatten, tagsüber 13,3 mg Zink oder Plazebo. Basierend auf den Evaluierungen der Symptome Husten, Kopfschmerzen, Nasenlaufen, verstopfte Nase, Halsschmerzen, Niesen und Fieber, verkürzte sich die Erkältungsdauer durchschnittlich von 7,6 Tagen auf 4,4 Tage (52).

Ärzte der Universität Detroit, USA, erbrachten den bislang überzeugendsten Beweis, dass die Einnahme von Zink Dauer und Schweregrad einer Erkältung selbst dann drastisch reduziert, wenn die Erkrankung bereits ausgebrochen ist. Sie veröffentlichten die Ergebnisse einer plazebokontrollierten, klinischen Doppelblindstudie an 50 Patienten (60), die je zur Hälfte Plazebo oder Zink (ca. 13 mg alle 2–3 Stunden) erhielten. Die Einnahme begann innerhalb von 24 Stunden nach Einsetzen der Symptome: Niesen, Nasenlaufen, Nasenverstopfung, Rachenentzündung, Halskratzen, Husten, Heiserkeit, Muskelschmerz, Fieber und Kopfschmerzen. Im Vergleich zu den Patienten, die Plazebo erhielten, kam es unter Zinkeinnahme praktisch zu einer Halbierung der Erkrankungsdauer von 8,1 auf 4,5 Tage. Die Hustendauer verkürzte sich von 6,3 auf 3,1 Tage. Auch die Schwere der Symptome verringerte sich hochsignifikant ($p < 0,002$). Zink besitzt direkte Antiviruswirkungen, stärkt die Immunabwehr und hemmt Botenstoffe der Entzündung (sog. Zytokine). Einige frühere Studien scheiterten nach Auffassung der amerikanischen Untersucher bislang daran, dass Zink nicht ausreichend dosiert war und nicht genügend „bioverfügbares" Zink zur Verfügung stand (60).

Allergien und Asthma

Die positiven Effekte von Zink auf das Immunsystem stehen heute außer Frage. Wissenschaftlich seit ca. 20 Jahren dokumentiert (z.B. 21, 25, 26, 32, 33, 48, 49) sind die direkten antiallergischen Effekte von Zink bei Heuschnupfen und Konjunktivitis. Zinkmangel führt zu einer Exaggeration allergischer Krankheiten (21). Unmittelbarer Auslöser allergischer Anfälle bei Kontakt zu einem Allergen ist die Freisetzung von Histamin aus den so genannten Mastzellen. Die Histaminfreisetzung aus humanen Basophilen wird durch Zinkgabe dosisabhängig gehemmt (48). Zink hemmt auch die Degranulation von Basophilen von Patienten mit allergischem Bronchialasthma (9). Die Wirkung von Zink auf Mastzellen, Makrophagen und Neutrophile ist mit der von Cromoglicinsäure vergleichbar – Zink beugt Heuschnupfenanfällen effektiv vor (33, 76, 77).

Zinkmangel ist ein pathognomonischer Mangelzustand bei Allergien (10, 71, 72). So fanden sich bei allergischen Kindern (Asthma, Ekzem) signifikant niedrigere Zinkkonzentrationen im Haar ($p < 0,05$) als bei gesunden Kontrollkindern (19). El Kholy et al. (21) führten eine vergleichende Studie an zwei Gruppen von Kindern im Alter von 2–12 Jahren durch. Die Patienten litten an Bronchialasthma oder allergischer

Dermatitis. Die Kontrollgruppe bestand aus gesunden Kindern. Untersucht wurde die Zinkkonzentration in Serum und Haaren. Die Zinkkonzentrationen der kranken Kinder waren hochsignifikant (p < 0,001) niedriger als die gesunder Kinder. Der Nachweis eines Zinkmangels in Haaren war dabei deutlich sicherer als der aus Blutproben. Dies wird auch durch die Untersuchungen von Di Toro bestätigt (19). Dies kann dazu führen, dass auch ein ausgeprägter Zinkmangel im Augenblick der Testung nicht erkannt wird. Da die übliche Bestimmung nach wie vor die Messung in Blutproben ist, ist verständlich, warum die Diagnose eines Zinkmangels trotz deutlicher klinischer Hinweise und Symptome vielfach noch Schwierigkeiten bereitet. Angesichts der schützenden Effekte von Zink vor allergischen Anfällen empfehlen die Untersucher generell die Einnahme von Zinkpräparaten in ausreichender Dosis.

Bei Kindern mit schwer verlaufender Neurodermitis sind Zinkmangelzustände besonders auffällig (22). Die Serumzinkkonzentration war auch bei Patienten mit Asthma bronchiale signifikant geringer (p < 0,01) als bei Kontrollpersonen (9). Auch Guerrier et al. wiesen Zinkmangel an Kindern mit allergischen Erkrankungen nach (31). Nicht zuletzt bestätigen die Ergebnisse von David et al. (17) und Mongy (51), dass Allergien mit vermindertem Zinkspiegel einhergehen, vor allem bei Kindern mit allergischen Ekzemen. Eine signifikante Absenkung der Serumzinkkonzentrationen bei allergischen Erkrankungen wurde auch von Bor et al. festgestellt (10). Die orale Zinksupplementierung führte bei diesen Patienten zu einer signifikanten klinischen Besserung. Konsistent mit diesen Befunden ist auch die Beobachtung, dass eine Hypozinkämie offensichtlich auch zu einer Aggravierung bestehender allergischer Symptome führt (21).

Die Zugabe von Zink zur antiallergischen Basisformulierung zeigte in einer klinischen Untersuchung sehr gute Effekte bei saisonaler allergischer Konjunktivitis (26). Im Falle des Heuschnupfens verschlechtert Zinkmangel neben den Heuschnupfensymptomen auch die Begleiterscheinungen am Auge, z.B. Hornhaut- oder Bindehautentzündungen. Von den Patienten zeigten 90% eine gute bis sehr gute Besserung der Bindehautentzündung sowie 73,5% eine entsprechende Verbesserung der Heuschnupfensymptomatik. Zink wird als adjuvante medikamentöse Therapie bei allergischen Krankheiten empfohlen (21). Zu dem direkten antiallergischen Effekt von Zink trägt im Komplex Zinkhistidin die antientzündliche und antiallergische Eigenwirkung der Aminosäure bei. Histidin greift steuernd in die Bildung von Serotonin ein, ein Neurotransmitter, der bei allergischen Reaktionen insbesondere an der Entstehung von Juckreiz beteiligt ist (83).

Nachweis von Zinkmangel

Zinkmangel ist mit den Routinemethoden der Laboranalytik in der Praxis kaum nachweisbar (1, 82). Bei extremem Zinkmangel, der z.B. im Zusammenhang mit dem kreisförmigen Haarausfall (Alopezia areata) steht, fallen die Untersuchungsergebnisse eindeutig aus. Schwieriger ist der Nachweis des verbreiteten grenzwertigen Zinkmangels, obwohl auch hier eine zusätzliche Versorgung mit Zink angezeigt wäre. Hier ist der Nachweis mit den heute verfügbaren analytischen Routineverfahren fast nicht möglich. Messungen aus Blut- oder Serumproben geben wegen der schnellen Umverteilung von Zink im Organismus keine aussagekräftigen Werte (35). Sicherer, weil weniger Schwankungen unterworfen, ist die Untersuchung von Gewebeproben. Da dieses Vorgehen aber allenfalls für klinische Studien und nicht für die tägliche therapeutische Praxis geeignet ist, wird bisweilen die Untersuchung von Haarproben empfohlen. Haare enthalten Zink als Bestandteil von Strukturproteinen. Weil Haare keinen Stoffwechsel aufweisen, spiegeln sie ein Bild der Versorgungslage der letzten Wochen wider (50). Allerdings sind auch hier die Schwankungen von Mensch zu Mensch sehr groß, wobei die Ursache dieser Unterschiede noch nicht genau bekannt ist. Bei Verdacht auf Zinkmangel sollte daher der Laboranalytik nicht zuviel Bedeutung zugemessen werden – das Ergebnis ärztlicher Erfahrungsberichte zeigt, dass viele Risikogruppen auch dann von einer guten Zinkversorgung profitieren , wenn die Analysenergebnisse im Einzelfall keinen direkten Hinweis auf einen vorliegenden Zinkmangel ergeben.

Therapie eines Zinkmangels

Zink in Supplementen

Zinksupplemente des Handels enthalten den Mineralstoff zumeist in Form anorganischer Salze oder Komplexe mit organischen Säuren und Aminosäuren. Unter letzteren nimmt der Komplex aus Zink und Histidin eine besondere Stellung ein. Typische Zubereitungsformen sind:

- Zinkoxid
- Zinksulfat
- Zinkgluconat
- Zinkorotat
- Zinkaspartat
- Zinkhistidin.

Aussagekräftige klinische Untersuchungen liegen dabei offensichtlich nur für wenige Zinkformen vor. Insbesondere für den Komplex aus Zink und Histidin wurden im Vergleich zu Zinksulfat relevante Vorteile hinsichtlich der Bioverfügbarkeit klinisch nachgewiesen.

Zinkoxid

Zinkoxid ist in der Dermatologie als Bestandteil externer Zubereitungen bekannt, zum Beispiel in Wund- und Heilsalben. Es ist aber auch als Wirkstoff für die orale Supplementation gebräuchlich, wo es insbesondere in Nahrungsergänzungsmitteln ohne arzneiliche Zulassung zum Einsatz kommt.

Hinsichtlich der Bioverfügbarkeit wurden in tierexperimentellen Studien Vergleiche mit Zinksulfat veröffentlicht (78, 79). Die relative Bioverfügbarkeit von Zinkoxid lag dabei je nach Versuchsbedingungen zwischen 44% und 67%, bezogen auf Zinksulfat. Berücksichtigt man, dass auch Zinksulfat gegenüber Zinkhistidin nur etwa ein Drittel der Verfügbarkeit aufweist, ist Zinkoxid kein zeitgemäßer Arzneistoff für eine reproduzierbare orale Zinksupplementation. Henderson et al. (1995) verglichen an 10 gesunden Probanden die Plasmakonzentrationen von Zink nach einmaliger Gabe von Zink in Form von Zinkoxid und Zinkacetat. Diese Autoren bezeichnen Zinkoxid vor allem bei Patienten mit Störungen der Magensäureproduktion als eine ungeeignete Zinkverbindung (36).

Zinksulfat

Zinksulfat kann für die vergleichende Betrachtung der Bioverfügbarkeit als Referenzpräparat gelten. In einer Reihe von Studien wurde mit diesem Arzneistoff die Abhängigkeit der Zinkresorption von verschiedenen Faktoren untersucht. Ein Faktor, der die Aufnahme von Zinksulfat eindeutig negativ beeinflusst, ist die Einnahme unmittelbar zu den Mahlzeiten. So fanden Keyzer et al. keine erhöhten Serumzinkwerte bei Zufuhr von 50 mg Zinkäquivalenten in Form von Zinksulfat, wenn das Zinkpräparat zum Essen gegeben wurde (42). Dagegen wurde der Serumzinkspiegel im Rahmen verschiedener Untersuchungen bei Nüchterneinnahme der gleichen Zinkdosis deutlich gesteigert (42, 59, 69, 73).

Zinkgluconat

Barrie et al. (8) fanden in einer Probandenstudie an 15 gesunden Freiwilligen bei jeweils 4-wöchiger, doppeltblinder Verabreichung von Zinkgluconat, Zinkpicolinat, Zinkcitrat oder Plazebo lediglich für das Picolinat eine signifikante Erhöhung der Zinkspiegel in den Haaren, im Urin und den Erythrozyten. Anderen Untersuchungen zufolge scheint die Resorption von Zink aus Zinkgluconat mit derjenigen von Zinksulfat vergleichbar zu sein (65). Im Rahmen einer Pharmakokinetikstudie untersuchten Neve et al. (1993) an 10 gesunden Probanden die Serumzinkprofile nach oraler Gabe von 6 Zubereitungsformen von Zinksulfat und Zinkgluconat, jeweils verabreicht in einer 45 mg Zink äquivalenten Dosis (54). Untersucht wurden

- eine wässrige Lösung von Zinksulfat
- Kapseln mit 45 mg Zink in Form von Zinksulfat ohne Hilfsstoffe
- Kapseln mit jeweils 15 mg Zink in Form von Zinksulfat, ohne Hilfsstoffe
- Kapseln mit 45 mg Zink in Form von Zinkgluconat, ohne Hilfsstoffe
- Kapseln mit jeweils 15 mg Zink in Form von Zinkgluconat, mit den Hilfsstoffen Weizenstärke, Lactose, Siliciumdioxid und Magnesiumstearat
- Magensaftresistente Tabletten mit jeweils 15 mg Zink in Form von Zinkgluconat, mit verschiedenen Hilfsstoffen, darunter Sorbitol und Polyethylenglykol.

Den Ergebnissen zufolge könnte die Verteilung der gesamten Zinkdosis auf mehrere Einzeldosen die Gesamtverfügbarkeit von Zink steigern. Offensichtlichen Einfluss hatten auch die Hilfsstoffe: sie verzögerten die Zinkaufnahme. Das schlechteste Ergebnis lieferten die magensaftresistenten Tabletten. Insgesamt stellten die Autoren eine geringfügig bessere Bioverfügbarkeit von Zinkgluconat gegenüber Zinksulfat fest.

Zinkorotat

Orotsäure ist gebräuchlich als Komplexpartner für Mineralstoffe, so zum Beispiel Magnesium, Kalzium, Eisen, Kupfer, Lithium oder Zink. Die Verbindung Orotsäure selbst wurde im Rahmen der Kommission B des ehemaligen Bundesgesundheitsamtes negativ monographiert, vor allem aufgrund des unzureichenden Nachweises der klinischen Wirksamkeit (6). Obwohl Zinkorotat seit Jahren als Mittel zur Zinksupplementation vertrieben wird, scheint die Bioverfügbarkeit vergleichsweise schlecht dokumentiert. Schölmerich et al. (1987) sehen bei dieser Verbindung keinen relevanten Vorteil gegenüber Zinksulfat (65). Andermann und Dietz (1982) untersuchten die Bioverfügbarkeit und Pharmakokinetik von Zinkpanthotenat, Zinksulfat und Zinkorotat nach parenteraler und oraler Gabe am Kaninchen (5). Die Unterschiede in der Bioverfügbarkeit zwischen Zinkpanthotenat und Zinksulfat waren nicht signifikant, beide Formen wurden als bioäquivalent betrachtet. Die Plasmakonzentration von Zinkorotat zeigt nach parenteraler Gabe eine schnellere Distributions- und Eliminationsphase als die der beiden anderen Substanzen, dagegen wurde Zinkorotat im Vergleich mit den beiden anderen Salzen bei oraler Gabe langsamer resorbiert.

Zinkaspartat

Die Verwendung von Zinkaspartat als Zinkquelle geht möglicherweise auf eine ältere tierexperimentelle Arbeit an Kaninchen zurück. Dort wurde eine bessere Resorption von Zinkaspartat im Vergleich zu Zinkchlorid und Zinksulfat festgestellt (44). Im Gegensatz zu diesen Befunden stehen die Versuche von Schwarz und Kirchgessner (1975) an isoliertem Rattendarm. Im Rahmen dieser Versuche wurde gegenüber der Kontrolle keine verbesserte Zinkaufnahme durch Asparaginsäure als Komplexligand nachgewiesen (67). Im Gegensatz dazu erhöhte im gleichen Versuch die Zugabe des Liganden Histidin die Zinkaufnahme um den Faktor 10. Schölmerich et al. (1987) stellten für Zinkasparat keinen signifikanten Vorteil gegenüber Zinksulfat oder gar Zinkhistidin fest (65). Duisterwinkel et al. (1986) kamen ein Jahr zuvor bei einer klinischen Untersuchung der Bioverfügbarkeit eines Handelspräparates mit Zinkaspartat zu einem negativen Urteil: In einer Studie an 7 gesunden Probanden fanden sie bei Gabe von Zinkaspartat in einer Dosis von 50 mg Zinkäquivalenten keine signifikant erhöhten Plasmaspiegel, weder bei Nüchterneinnahme noch bei Einnahme zum Essen (20). Aus ihren Ergebnissen folgerten die Autoren, dass Zink aus Zinkaspartat in magensaftresistenter Zubereitung nicht resorbiert wird. Ein Kontrollversuch mit zerstoßenen Tabletten an einem Probanden erbrachte eine Erhöhung der Plasmazinkkonzentration in der gleichen Größenordnung wie sie auch bei Einnahme von Zinksulfat beobachtet wird. Duisterwinkel et al. vermuten, dass bei magensaftresistentem Überzug der Zerfall der Filmtablette erst nach Passage der Resorptionsfenster für Zink auftritt. Neuere tierexperimentelle oder klinische Studien scheinen nicht veröffentlich worden zu sein, obwohl Zinkaspartat seit Jahren zu den Standardzinkformen für die Zinksupplementation gerechnet wird.

Zinkhistidin

Die Steigerung der Bioverfügbarkeit von Zink durch Komplexierung mit Histidin war Gegenstand einer Vielzahl tierexperimenteller und klinischer Untersuchungen. Sieht man von dem üblichen Referenzpräparat Zinksulfat ab, so kann man Zinkhistidin als die am besten untersuchte moderne Zinkform betrachten. Besonders die resorptionsfördernde Wirkung von Histidin, die physiologische Co-Transportfunktion (3, 14, 38, 68, 74) und die gute Verträglichkeit des Komplexes aus Zink und Histidin wird in der medizinischen Literatur immer wieder herausgestellt. An Aminosäuren gebundes Zink weist eine bessere Bioverfügbarkeit auf als anorganische Zinksalze (14). Dies gilt tierexperimentellen Befunden zufolge insbesondere für Histidin (67). Die WHO weist in einer Studie zur Kinderernährung explizit auf Histidin als resorptionsfördernden Komplexpartner für Zink hin, ebenso das britische Gesundheitsministerium in der Ausarbeitung einer Expertengruppe (23, 27).

Weitere Zinkquellen

Gute Zinkquellen sind zumeist tierische Produkte, zum Beispiel Rindfleisch oder Milchprodukte. Die darin enthaltenen Aminosäuren, insbesondere Methionin, Cystein oder Histidin haben einen deutlich fördernden Einfluss auf die Zinkaufnahme (45). Diese Aminosäuren können Zink auch in Anwesenheit von Phytaten in gelöster, resorbierbarer Form halten – ein Effekt, der auch für Oligopeptide aus Kasein bereits nachgewiesen wurde. Ziel einer pharmakologischen Untersuchung von Schwarz und Kirchgessner aus dem Jahr 1975 war die Messung des Einflusses verschiedener Aminosäuren auf die Aufnahme von Zink aus dem Rattendarm (67). Glycin, Asparaginsäure, Tyrosin, Lysin und Methionin veränderten den intestinalen Zinkdurchtritt im Vergleich zur Kontrolle nicht, Valin, Phenylalanin und Tryptophan nur wenig. Ein leicht verbesserter Zinkdurchtritt wurde für Threonin festgestellt. Dagegen erhöhten Histidin und Cystein den intestinalen Zinkdurchtritt um den Faktor 10 bzw. 14. Auch Wapnir et al. (75) verglichen den Einfluss verschiedener Aminosäuren auf die Zinkresorption der Ratte. Tryptophan, Prolin und Histidin wirkten sich förderlich auf die Zinkresorption aus, dagegen erzielten die Autoren mit Cystein keinen signifikanten Effekt. Insbesondere die essenzielle Aminosäure Histidin weist eine resorptionsfördernde Wirkung für Zink auf (16, 23, 27, 45). Histidin ist ein guter Zinkchelator, und die Eignung als Zinklieferant in Form von Zinkhistidin wurde in klinischen Studien bewiesen. Zinkhistidin ist bei hoher Dosierung renal filtrierbar (86), was eine – beabsichtigte oder versehentliche – Überdosierung mit dieser Zinkform ausschließt. Nicht verwertbare Überschüsse würden renal eliminiert.

Zink liegt im Serum zu einem Drittel fest an α_2-Makroglobulin und zu ca. $^2/_3$ in loser Form an Albumin gebunden vor. Ein kleiner Prozentsatz (ca. 2%) des Zinks im Serum ist an freie Aminosäuren gebunden, unter denen vor allem Histidin und Cystein die physiologischen Transportfähren darstellen (3, 28, 30, 61). Histidin und Cystein sind in der Lage, Zink aus der Albuminbindung zu lösen und so einer Verteilung an die Orte des Bedarfs oder der Ausscheidung überschüssiger Mengen zuzuleiten (34). Histidin und Cystein sind nach Giroux und Henkin (1972) die einzigen physiologisch relevanten Aminosäureliganden für Zink im Plasma (30). Die scheinbar geringe Menge freien Zinks im Plasma ist im Sinne des Massenwirkungsgesetzes von ausschlaggebender Bedeutung für die renale Elimination von Zinküberschüssen (29). Zwei Eliminationsprozesse wurden für Zink nachgewiesen (3, 29): der unspezifische Transport von freien Zinkionen durch ein carriervermitteltes System sowie ein spezifischer Ausscheidungsweg durch einen natriumabhängigen Cotransport, gekoppelt an Histidin oder Cystein. Dieser letztere Eliminationsweg könnte ein Schutzmechanismus des Organismus vor Hyperzinkämien sein, wie sie zum Beispiel bei katabolen Erkrankungen durch Abbau von Muskelmasse auftreten können. Die renale Ausscheidung von überschüssigem Zink wird dabei durch die gleichfalls aus dem Muskel freigesetzten Aminosäuren Cystein und Histidin unterstützt (2, 85).

Wirkungen und Nebenwirkungen der Zinksupplemente

Patienten mit Lebererkrankungen neigen aufgrund der gestörten Verdauungsprozesse zu Zinkmangel. Hier kommt es besonders auf die Verwendung eines gut bioverfügbaren Supplementes an. Schölmerich et al. untersuchten in diesem Zusammenhang an Patienten mit histologisch nachgewiesener Leberzirrhose die Zinkaufnahme aus Zinkhistidin im Vergleich zu gesunden Kontrollprobanden (66). Patienten mit Leberzirrhose resorbieren dabei relevante Mengen von Zinkhistidin, wenn auch – erkrankungsbedingt – weniger als die gesunden Kontrollen. Schölmerich et al. untersuchten weiterhin im Rahmen einer Bioverfügbarkeitsstudie an gesunden Probanden die Unterschiede in der Resorption von Zinkhistidin im Vergleich zu Zinksulfat (65). Gegenüber Zinksulfat steigerte Zinkhistidin die Aufnahme von Zink um 30–40%. Die Gabe von 15 mg Zinkhistidin ergab die gleiche Serumzinkresponse wie die Einnahme von 45 mg Zinksulfat. Nach Gabe von Zinkhistidin beobachteten die Forscher schnelle Umverteilungsprozesse aus dem Plasma in die Gewebe hinein. Da die renale Zinkausscheidung mit 15 mg Zinkhistidin nicht gesteigert wurde, gehen Schölmerich et al. von einer noch besseren Bioverfügbarkeit aus, als es die Werte andeuten. Therapeutisch spiegelt sich der Vorteil der deutlich besseren Verfügbarkeit von Zinkhistidin in einer besseren Verträglichkeit der Zinktherapie: die von Schölmerich et al. gefundene 3-fach überlegene Bioverfügbarkeit von Zinkhistidin gegenüber Zinksulfat macht die Einnahme hoher Dosen anorganischer Zinksalze unnötig. 15 mg Zink in Form von Zinkhistidin entsprechen in ihrem Resorptionsverhalten einer Dosis von 45 mg Zink in Form von Zinksulfat. Um 45 mg Zink in Form von Zinksulfat zuzuführen, ist die Einahme von 200 mg Zinksulfat erforderlich. Bei Einnahme von anorganischen Zinkformen (Zinksulfat und Zinkacetat) in hohen Dosen wurde über Unverträglichkeiten im Gastrointestinaltrakt und Erosionen der Magenschleimhäute als

Nebenwirkung der Therapie berichtet (23, 37). Samman u. Roberts (1987) (62) berichteten über das Auftreten von Übelkeit, Magenkrämpfen, Durchfall und Kopfschmerzen bei 84% gesunder weiblicher Probanden, die sechs Wochen täglich jeweils 150 mg Zinkäquivalente in Form von Zinksulfat eingenommen hatten. Bei einer Reduktion der Zinkzufuhr durch Verabreichung des besser bioverfügbaren Zinkhistidins sind diese Nebenwirkungen nicht zu erwarten.

Tagesdosis für Zink – Zufuhrempfehlung

Die allgemeine Zufuhrempfehlung der WHO und des Deutschen Institutes für Ernährungsmedizin und Diätetik e.V. (DIET) beträgt 12–15 mg Zink pro Tag für Erwachsene und 25 mg in Schwangerschaft und Stillzeit. Bis vor kurzem wurde die gleiche Empfehlung auch von der Deutschen Gesellschaft für Ernährung (DGE) ausgesprochen, die jedoch entgegen den Empfehlungen der WHO sowie der US-amerikanischen Behörden ihre Dosisempfehlung auf 10 mg pro Tag abgesenkt hat. Zu berücksichtigen ist, dass diese Empfehlungen im Prinzip nur für gesunde Menschen gelten – Erkrankungen oder besondere Situationen können teilweise eine deutlich höhere Dosis erfordern. Dies unterscheidet auch die zugelassenen Arzneimittel von einfachen Nahrungsergänzungsmitteln: Nahrungsergänzungsmittel dienen dazu, gesunde Menschen mit dem zu versorgen, was dem üblichen Tagesbedarf entspricht. Die in der Apotheke erhältlichen Präparate sind dagegen spezifisch für die Behandlung von Zinkmangelbeschwerden zugelassen. Sie unterliegen höheren Qualitäts-, Verträglichkeits- und Wirksamkeitsanforderungen und können in der verordneten Tagesdosis auch von den Empfehlungen der DGE abweichen. Die Mehrzahl der Zinkarzneimittel in der Apotheke enthält eine Wirkstoffmenge, die umgerechnet die Dosis von 12–15 mg pro Kapsel oder Tablette enthält. Zum Beispiel entsprechen 94 mg Zinkhistidin oder 41,4 mg Zinksulfat pro Kapsel exakt 15 mg reinem Zink.

Fazit

Zinkmangel ist weiter verbreitet als bisher angenommen. Bei vielen Erkrankungen oder Situationen, deren Zusammenhang mit der Zinkversorgung nicht unmittelbar erkennbar ist, kann eine zusätzliche Zinkgabe dazu beitragen, bestehende Beschwerden zu lindern oder deren Entstehung zu vermeiden. Risikogruppen, die auch dann von einer Zinkgabe profitieren, wenn ein Zinkmangel nicht explizit diagnostiziert wurde, sind z.B.

- Diabetiker
- Schwangere und stillende Frauen

- Patienten mit entzündlichen Erkrankungen
- Allergiker
- Sportler.

Für den therapeutischen Einsatz sollten gut verträgliche und nach AMG zugelassene Zinkarzneimittel zum Einsatz kommen. Komplexe aus Zink mit Aminosäuren zeichnen sich dabei durch eine gute Verträglichkeit und Bioverfügbarkeit aus. Eine zeitgemäße Therapieform mit pharmakologischem Doppelnutzen stellt die Verbindung aus Zink und der essenziellen Aminosäure Histidin dar. Zu den vielfältigen Effekten des Spurenelementes gesellen sich in diesem Komplex ausgeprägt antioxidative Eigenschaften, die Zinkhistidin in der Supplementation von Patienten mit entzündlichen und allergischen Erkrankungen als besonders geeignet erscheinen lassen.

Literatur

Beim Verfasser

Wechselwirkungen von Arzneimitteln mit Nahrungsmitteln

Eugen J. Verspohl

„Dürfen oder müssen wir ein Arzneimittel gleichzeitig oder unabhängig von der Nahrungsaufnahme zu uns nehmen? Beeinträchtigen Nahrungsbestandteile die Wirkungsstärke oder die Pharmakokinetik in irgendeiner Weise, wenn wir einen Arzneistoff gleichzeitig mit der Nahrung zu uns nehmen?"

Bei diesen Fragen handelt es sich im Prinzip um das Problem der Wechselwirkungen. Von Wechselwirkungen zwischen zwei Arzneistoffen spricht man in der Regel dann, wenn die Wirksamkeit eines Arzneistoffs durch gleichzeitige Einnahme eines zweiten Arzneistoffs gesteigert wird oder abnimmt. Hier soll es um die Wechselwirkung zwischen einem Arznei- und einem Nahrungsstoff gehen, die klinisch meist wenig auffallend ist, da es sich in den häufigsten Fällen um eine Abschwächung der Wirksamkeit des Arzneistoffs durch das Nahrungsmittel handelt. Diese Art der Wechselwirkung findet daher weniger Beachtung.

Die Erkenntnisse zu den Wechselwirkungen fanden Eingang in die Zulassungsrichtlinien einzelner Länder.

Theoretisch sind verschiedene Möglichkeiten denkbar, wie Nahrung mit Arzneistoffen im Körper interagieren kann:

1. Nahrungsmittel verzögern die Magenentleerung und Darmpassage, was die Arzneimittelresorption erheblich beeinflussen kann.
2. Nahrungsmittel wirken im Magen-Darm-Trakt direkt auf die Arzneistoffresorption ein, beispielsweise durch Veränderung der Auflösungsgeschwindigkeit und Löslichkeit der Arzneimittel, durch adsorptive oder chemische Bindung der Arzneimittel.
3. Der Metabolismus des Arzneistoffs im Magen-Darm-Kanal oder in der Leber wird beeinflusst (Beeinflussung des First-pass-Effekts).
4. Die Tonizität der Flüssigkeit, in der sich Arzneistoffe auflösen sollen oder gelöst sind, wird verändert.
5. Die Galleproduktion vergrößert sich, die Gallensäurenmenge im Magen-Darm-Kanal nimmt zu (Verbesserung der Löslichkeit lipophiler Arzneistoffe).
6. Die Ausscheidungsgeschwindigkeit bestimmter Arzneistoffe wird verändert.
7. Es besteht eine Interferenz der Nahrungsmittel mit dem pharmakologischen Effekt gleichzeitig verabreichter Arzneimittel.

Bezüglich der Art der Wechselwirkung handelt es sich in den allermeisten Fällen um pharmakokinetische Interaktionen. Es wäre zu erwähnen, dass diese in der Regel weder aus der Struktur des Arzneistoffes an sich noch aufgrund von Analogieschlüssen aus verwandten Strukturen vorhersehbar sind.

In 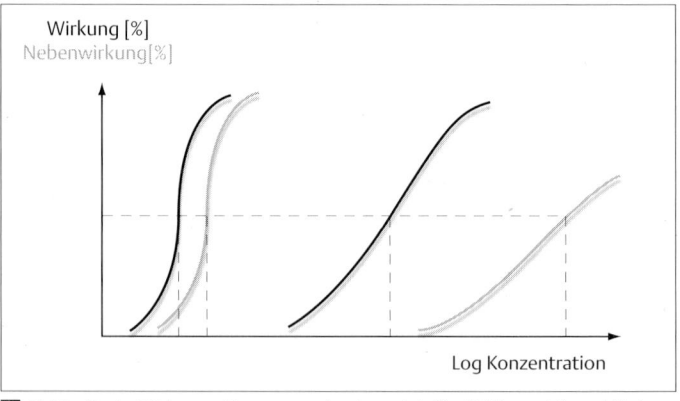 6.10 werden Dosis-Wirkungs-Kurven und Dosis-Nebenwirkungskurven zweier Arzneistoffe halblogarithmisch dargestellt. Die Wirksamkeit, aber auch die Nebenwirkung ist als Prozent der Maximalwirkung auf der Ordinate gegen die Arzneistoff-Konzentration in logarithmischer Form auf der Abszisse eingetragen. Betrachtet man zunächst den linken Teil, fällt auf, dass es sich um eine steile Konzentrations-Wirkungs-Kurve und auch um eine steile Konzentrations-Nebenwirkungs-Kurve handelt. Dieses bedeutet, dass ab einer bestimmten Konzentration die Wirkung und dann auch die Nebenwirkung überproportional stark zunehmen. Auf der rechten Seite der Abbildung hingegen handelt es sich um eine flache Konzentrations-Wirkungs-Kurve und eine flache Konzentrations-Nebenwirkungs-Kurve. Eine Erhöhung der Konzentration des Arzneistoffs führt zu einem geringen Anstieg der Wirkung und nur zu einer geringen Zunahme der Nebenwirkungen der Substanz.

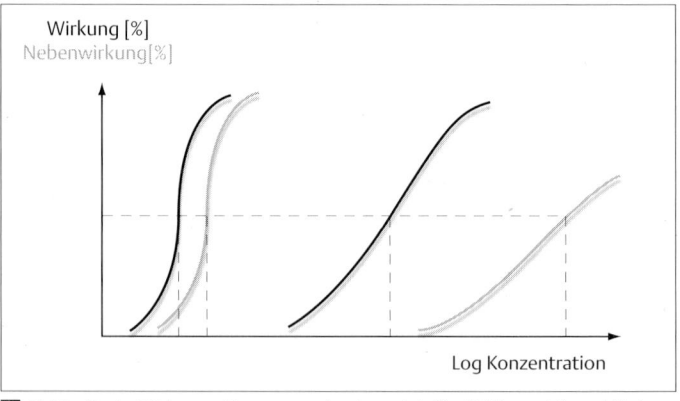

⊙ 6.10 Dosis-Wirkungs-Kurven zweier Arzneistoffe: Wirkung W und Nebenwirkung NW in Abhängigkeit von Dosis bzw. Konzentration.

Problematisch im Hinblick auf Wechselwirkungen sind Arzneistoffe, die das linke Kurvenprofil aufweisen. Nimmt hier die Konzentration aufgrund einer pharmakokinetischen Interaktion z.B. mit Nahrungsmitteln nur minimal zu, so nimmt die Wirkung überproportional stark zu, man kann sogar in den Bereich der Nebenwirkungen kommen.

Anders ist es bei einem Arzneistoff, wie er im rechten Teil der Abbildung dargestellt ist. Eine Interaktion mit Nahrungsmitteln würde bei einem solchen Arzneistoff kaum zu Komplikationen führen, da Wirkungen und Nebenwirkungen bei einer durch den Nahrungsbestandteil beeinflussten Konzentration nur verhältnismäßig gering verändert werden.

Um einen Gesichtspunkt gleich vorwegzunehmen: Für die meisten Arzneistoffe existieren keine Angaben zu Wechselwirkungen mit Nahrungsmitteln. Man kann also in den meisten Fällen davon ausgehen, dass der Arzneistoff ohne Bedenken zur Mahlzeit eingenommen werden kann. Es soll am Ende dieser Ausführungen nicht der Eindruck entstanden sein, dass bei fast jedem Arzneistoff mit Wechselwirkungen mit Nahrungsmitteln zu rechnen ist.

Werden Arzneistoffe bukkal (= lingual = sublingual = perlingual) angewendet, sollten sie niemals zusammen mit Nahrungsmitteln gegeben werden, weil die gleichzeitige Nahrungsaufnahme zum Verschlucken des Medikamentes führen kann. Der Sinn der bukkalen Anwendung besteht jedoch darin, den Arzneistoff zur Resorption auf den Schleimhäuten im Mundbereich zu bringen. So sollten z.B. organische Nitrate (GTN = Nitrolingual-Kapseln und Nitrolingual-Spray, ISDN [Isosorbiddinitrat] = Isoket Spray) niemals zusammen mit Nahrungsmitteln verabreicht werden.

Was ist nun beim Schlucken selbst zu beachten? Ösophagusulzera können dann entstehen, wenn eine Kapsel oder eine Tablette zu lange in der Speiseröhre liegenbleibt. Die Ursache dafür könnte sein, dass zu wenig oder gar keine Flüssigkeit eingenommen wurde oder dass die Einnahme im Liegen erfolgte. ⛶ 6.44 zeigt, welche Arzneistoffe nicht im Liegen, sondern aufrecht und mit Flüssigkeit einzunehmen sind.

⛶ **6.44** Arzneimittel, die nicht im Liegen und mit viel Flüssigkeit einzunehmen sind.

Alprenolol	Aptin®
Mexiletin	Mexitil®
Analgetika (z.B. ASS, Diflunisal)	
NSAR (z.B. Phenylbutazon, Indometacin)	
Tetracyclin	Achromycin®, Supramycin®
Doxycyclin	Vibramycin® (Tabl., Kaps.)
Kaliumsalze (z.B. Kalinor retard P)	
Chloralhydrat	Chloraldurat® (Kaps.)
Clindamycin	Sobelin®
Theophyllin	Theograd®
Zytostatika allgemein	

Grundlagen der Pharmakokinetik

Für das Verständnis der Wechselwirkung von Arzneistoffen mit Nahrungsbestandteilen ist es wichtig, sich einige Grundlagen der Pharmakokinetik und die Physiologie des Magen-Darm-Traktes vor Augen zu führen. ◙ 6.11 zeigt den Zusammenhang zwischen der Pharmakokinetik und der Wirkung einer Substanz. Auf der Ordinate ist die Konzentration mit C bezeichnet, auf der Abszisse die Zeit mit t.

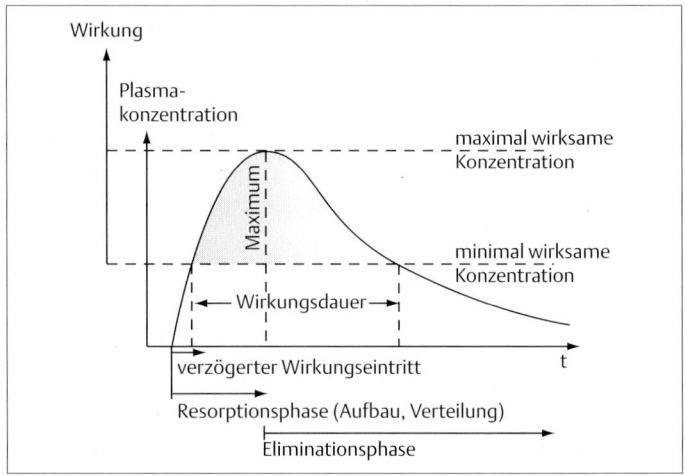

◙ **6.11**   Plasmaspiegel-Wirkungszeit-Profil einer Substanz (W=Wirkung, C=Plasmakonzentration, t=Zeit).

Wird ein Arzneistoff zur Resorption gebracht, nimmt die Konzentration im Blutkompartiment kontinuierlich zu. Zu einer bestimmten Zeit ist die maximal wirksame Konzentration erreicht. Nach diesem Gipfelpunkt fällt die Kurve ab und geht in einen exponentiellen Verlauf über. Ist eine bestimmte minimal wirksame Konzentration erreicht, ist eine Wirkung festzustellen (Skala W). Diese besteht über den gesamten Bereich der Zeit, bei der höhere Konzentrationen als die minimal wirksame Konzentration vorhanden sind. Diese Zeitdauer bezeichnet man auch als Wirkungsdauer.

Das allgemein bekannte Wirk-Zeit-Profil kann durch eine Interaktion in zweierlei Weise verändert werden: Der Kurvenverlauf wird flacher und die AUC geringer (◙ 6.12, links). Als AUC (**a**rea **u**nder the **c**urve) bezeichnet man das Integral dieses Konzentration-Zeit-Verlaufes oder auch die Fläche unter dem Kurvenverlauf. Nach Dost ist sie proportional dem Ausmaß der resorbierten Menge des Arzneistoffs; die Wirkung

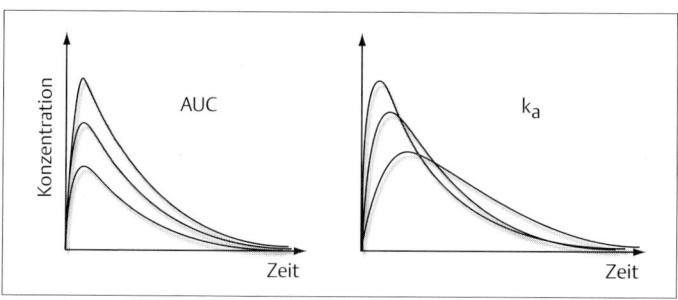

👁 **6.12** Veränderung der AUC (area under the curve) und der k_a (Absorptions-geschwindigkeitskonstante).

ist vermindert. Um eine ganz andere Auswirkung handelt es sich bei der Wechselwirkung, die im rechten Teil der 👁 6.12 gezeigt ist. Hier ist das Maximum des Blutspiegels deutlich nach rechts verlegt, wobei die Flächen unter den Zeitverläufen aber identisch sind.

Will man so etwas in der Apotheke nachprüfen (z.B. die Aussage der Industrie bezüglich des identischen Resorptionsausmaßes zweier Präparate), die Möglichkeit der mathematischen Integration der Kurvenverläufe ist jedoch nicht gegeben, so kann man die Abbildungen mehrfach kopieren, die einzelnen Flächen fein säuberlich ausschneiden, auf die Analysenwaage legen und miteinander vergleichen. Die Flächen unter den drei Konzentration-Zeit-Verläufen im rechten Teil der Abbildung sind identisch. Das bedeutet insgesamt, dass die Absorptionsgeschwindigkeitskonstante k_a abgenommen hat. Das Wirkungsmaximum wird also – wie schon erwähnt – verspätet erreicht.

Die Verringerung der Absorptionsgeschwindigkeitskonstanten, also der Geschwindigkeit, mit der der Arzneistoff resorbiert wird, ist bei der Kurzzeittherapie von großer Bedeutung. Es ist daher zu empfehlen, Barbiturate, die möglichst schnell wirken sollen, nüchtern einzunehmen. Dieses gilt auch für die Azetylsalizylsäure, zumindest wenn sie gegen Kopfschmerzen eingesetzt wird.

Mechanismen der Arzneimittelresorption

Der Durchtritt von Arzneimittelmolekülen durch biologische Membranen ist Voraussetzung für einen therapeutischen Effekt. Nicht nur bei oraler, sondern auch bei parenteraler Verabreichung muss das Arzneimittel durch verschiedene Membranen treten. Die wichtigsten Mechanismen bei der Arzneimittelresorption sind (👁 6.13):

- nichtionische passive Diffusion (wichtigste Form des Membrandurchtritts)

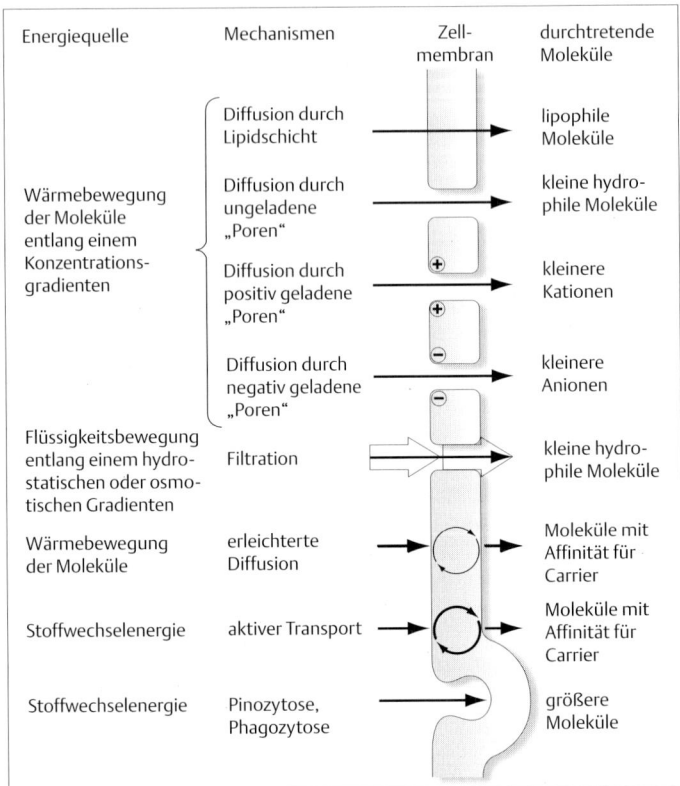

◉ 6.13 Möglichkeiten des Durchtritts von Substanzen durch eine biologische Membran.

- Ionenpaarresorption
- Diffusion durch Poren (kleine Ionen und hydrophile Moleküle)
- Carriervermittelte Diffusion
- Carriervermittelter aktiver Transport
- Pinozytose, Phagozytose und Persorption.

Die passive Diffusion ist für fast alle Arzneimittel der wichtigste Mechanismus des Membrandurchtritts. So diffundieren die im gastrointestinalen Lumen gelösten undissoziierten Substanzen im allgemeinen passiv, also ohne Energieverbrauch, durch die lipophilen Zellmembranen.

Faktoren, die die Arzneimittelresorption beeinflussen

Resorbierte Arzneimittelmenge und Resorptionsgeschwindigkeit hängen von einer Vielzahl von Faktoren ab:

- Physiko-chemische Eigenschaften des Arzneistoffes wie Löslichkeit, Auflösungsgeschwindigkeit, Stabilität sowie lipophile und hydrophile Eigenschaften
- Qualität der Verabreichungsform, die für die Desintegrationszeit bestimmend ist, aber auch für die Auflösung, bei der Teilchengröße, Polymorphie und Hilfsstoffe eine Rolle spielen
- Verabreichungsweise und Verabreichungszeitpunkt
- Interaktionen mit anderen Arzneimitteln und Hilfsstoffen im Magen-Darm-Kanal
- Biochemische Prozesse wie Metabolismus im Magen-Darm-Kanal oder in der Leber (First-pass-Effekt)
- Physiologische Faktoren wie Motilität und Entleerungsgeschwindigkeit im Magen-Darm-Kanal, Magen- und Darmsaftsekretion, pH-Wert, Durchblutung des Magen-Darm-Kanals sowie der zur Resorption verfügbaren Oberfäche im Magen-Darm-Kanal.

Einige dieser Faktoren werden nachfolgend ausführlich besprochen.

Physiko-chemische Eigenschaften des Arzneistoffes

Die Resorption eines Pharmakons wird durch seine physiko-chemischen Eigenschaften bestimmt, besonders von seiner Löslichkeit in wäßrigen (Magen-Darm-Kanal) und lipophilen Phasen (biologische Membran), von der Dissoziation bei verschiedenen pH-Werten im menschlichen Körper (pK_a-Wert), von der chemischen Stabilität des Pharmakons im Magen-Darm-Kanal (Einfluss von pH und Enzymen) sowie von der Molekülgröße. Als Löslichkeitsgrenze, ab der man Resorptionsschwierigkeiten erwarten kann, werden 3 mg/ml angenommen. Unterhalb dieser Löslichkeitsgrenze von 0,3 % ist die Geschwindigkeit der Auflösung der entscheidende Faktor für die Resorption. Die Löslichkeit eines Arzneistoffes kann nicht verändert werden, jedoch kann man durch Verkleinerung von Partikeln (Mikronisierung) die Lösungsgeschwindigkeit erhöhen (◨ 6.45).

Magenentleerungsgeschwindigkeit

Der Magen entleert sich portionsweise durch peristaltische Bewegungen im Antrumbereich bei gleichzeitiger Öffnung des Pylorus (◐ 6.14). Hat eine Portion Speisebrei den Magen verlassen, verschließt sich der

Pylorus wieder. Die Geschwindigkeit der Magenentleerung hängt ab von:

- Zusammensetzung der Nahrung (kohlenhydratreich, fettreich)
- Aufbereitung und Partikelgröße der Nahrung.

▣ 6.45 Verhältnis von Partikelgröße und Oberfläche bei einer Substanz mit einer Dichte von 2,0 g/cm³.

Partikeldurchmesser μm	Spezifische Oberfläche cm²/g
100	300
10	3000
1	30 000

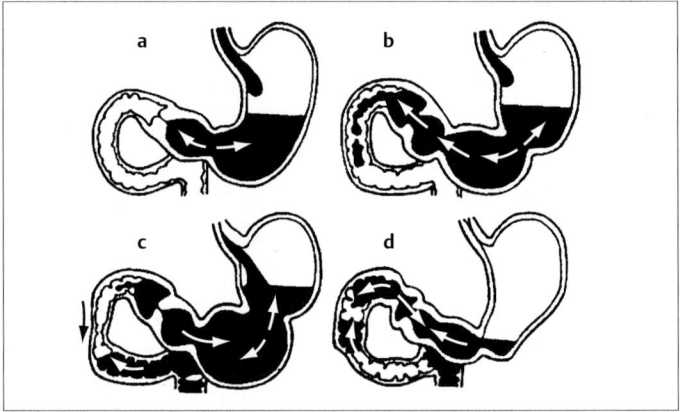

◉ 6.14 Motilität und Entleerung des Magens. a Magenperistaltik während der Füllung; b Öffnung des Pylorus und Entleerung; c Pyloruskontraktion, Peristaltik von Magen und Duodenum; d Spätentleerung.

Temperatur, Kaloriengehalt

Unter dem Einfluss des Parasympathikus wird die Motilität erheblich gesteigert. Die Magenentleerung wird jedoch noch durch eine Reihe weiterer Faktoren beeinflusst. Da viele oral verabreichte Arzneimittel überwiegend im Dünndarm resorbiert werden, ist die Kenntnis dieser Faktoren wichtig. Nicht maßgebend für die Entleerungsgeschwindigkeit ist das ursprüngliche Volumen der Mahlzeit. Flüssige Nahrung entleert der Magen nach einer Reaktion erster Ordnung. Festere Nahrungsbestandteile dagegen verlassen den Magen nach einer Reaktion 0. Ordnung. Für Wasser, das exponentiell entleert wird, wird in der Literatur eine Halbwertszeit von 15 Minuten angegeben. Etwa 30–50% einer festen Mahlzeit werden vom Magen pro Stunde an den Dünndarm abgegeben. Wird die Magenentleerung durch Nahrung verlangsamt, wirkt sich dies auch auf gleichzeitig eingenommene Tabletten, Dragees, Kapseln usw. aus, die häufig zunächst in Bruchteile größer als einige Millimeter zerfallen. Sie werden im Pylorus zusammen mit der Nahrung zurückgehalten. Nur sehr kleine und gelöste Anteile gelangen ohne Verzögerung in den Dünndarm. Es ist also leicht zu verstehen, dass Arzneimittel nüchtern oft viel schneller zum Dünndarm transportiert werden.

Der Magen ist – dieses steht im Widerspruch zur gängigen Meinung – außer für einige wenige Substanzen wie z.B. Ethanol oder auch schwache Säuren (Azetylsalizylsäure, Barbitursäurederivate) kein bedeutendes Resorptionsorgan. Im Gegensatz zum Darm (200 m^2) hat er nur eine resorbierende Oberfläche von 0,1 m^2. Dennoch hat der Magen eine gewisse Bedeutung, weil die Verweildauer der Nahrung und damit auch die des mitgeführten Medikamentes für den Resorptionszeitpunkt entscheidend sein kann. dass die Resorptionsgeschwindigkeit mancher Arzneistoffe tatsächlich vom Übertritt des Arzneistoffs vom Magen in den Darm abhängt, beweist ◙ 6.15. Probanden wurden 20 mg/kg Körpergewicht einer Parazetamollösung verabreicht. Die Parazetamolkonzentration im Blutplasma steigt nach der Einnahme

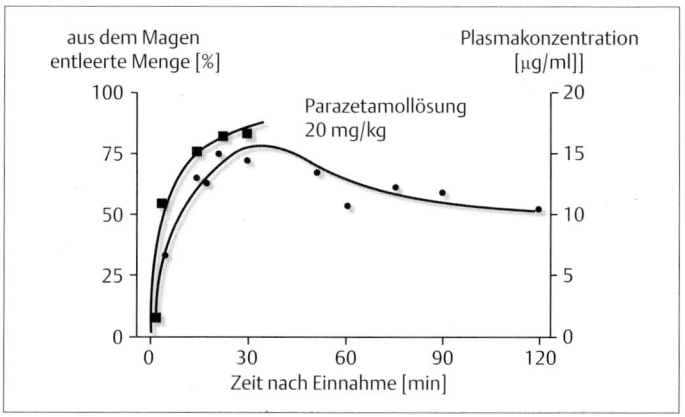

◙ **6.15** Magenentleerungsgeschwindigkeit und Erscheinen des Wirkstoffs im Plasma nach Gabe von 20 mg/kg KG Parazetamol.

kontinuierlich an, erreicht ihr Maximum nach etwa 30 Minuten und fällt dann wieder ab. Parallel dazu verläuft die Magenentleerungskurve, die in Prozent der maximalen Entleerung auf der Ordinate eingetragen ist. Es lässt sich ableiten, dass ein zeitlicher Zusammenhang zwischen dem Anstieg der Parazetamolkonzentration und der Entleerung des Mageninhalts in den Darm besteht. Die Magenentleerungsgeschwindigkeit ist der geschwindigkeitsbestimmende Schritt für das Erscheinen von Parazetamol im Blutplasma. Es wird gesagt, dass die Nahrungsaufnahme die Gesamtresorption des Parazetamols nicht beeinflusst. Jedoch: Bei der nüchternen Einnahme des Parazetamols wird der Arzneistoff eindeutig schneller resorbiert (schnellerer Übertritt in den Darm). Es soll an dieser Stelle nicht unerwähnt bleiben, dass mit Hilfe galenischer Methoden die Möglichkeit besteht, die Beeinflussung der Resorption durch die Magenentleerungsgeschwindigkeit zu umgehen; die Magentransitzeit ist unbedeutend bei solchen Arzneistoffen, die in Mehrfach-Dosisformen gegeben werden. In diesen Fällen sind die Subunits der Arzneiform so klein gewählt (Durchmesser < 1 mm), dass die Teilchen kontinuierlich den Magen auch bei geschlossenem Sphinkter verlassen können. Letztlich ist dann nur die Diffusionsgeschwindigkeit bestimmend. Probleme bezüglich der genügend schnellen Resorbierbarkeit von Arzneistoffen bestehen lediglich bei Einzel-Dosis-Formen. In ⌨ 6.46 sind die Faktoren zusammengefaßt, die die Magenentleerung beeinflussen können.

⌨ **6.46** Beeinflussung der Magenentleerung.

Verlangsamt	Beschleunigt
fettreiche Kost wenig zerkleinerte Nahrung	Liegen auf der rechten Seite eiskalte Getränke

Nahrung

Wie greift nun Nahrung selbst in das pH-Gefüge des Mageninhalts ein? Säurebildende Nahrungsmittel sind Fleisch, Fisch, Eier, Käse, Zerealien, Gebäck, Linsen, Mais, Pflaumen und Preiselbeeren. Basenbildende Nahrungsmittel (laktovegetabile Kost) sind Milch und Milchprodukte (außer Käse), Gemüse (außer Linsen und Mais), Obst (außer Pflaumen und Preiselbeeren). Der normale pH-Wert des Magens liegt bei 1 bis 3. Wird Nahrung eingenommen, kommt es allerdings zu einer Verdünnung des Säureanteils des Mageninhalts, es können pH-Werte von 6 oder 7 auftreten. Je nach Nahrungszusammensetzung kann aber auch die Magensäureproduktion angeregt werden und dadurch nach Nahrungsaufnahme ein verminderter pH-Wert auftreten. Die Schlussfolgerung lautet: Die pH-Werte im Magensaft sind schwer vorhersehbar, geschweige denn überhaupt steuerbar. Es gibt zu diesem Thema nur relativ wenige Untersuchungen, bekannt sind aber Substanzen, die stark pH-abhängig resorbiert werden. Als Beispiel wäre das Theophyllin als Single-unit-Präparat zu nennen. In vitro ist diese Substanz achtmal besser im alkalischen als im sauren Milieu extrahierbar. So ließe sich vielleicht erklären, warum es sehr große individuelle Unterschiede im maximalen Serumspiegel gibt.

Antibiotika

Bezüglich der Wirksamkeit von Antibiotika ist eine schnelle Absorption in der Regel aus folgenden drei Gründen sehr wesentlich:

- Ihr Abbau wird vermindert, weil sie als säure- oder auch als alkalilabile Substanzen nicht so lange im Kontakt mit dem Magensaft stehen.
- Man erreicht einen höheren Blutspiegel und damit einen schnelleren Wirkungseintritt.
- Man verhindert durch kurze Kontaktzeiten mit dem Darm eine Beeinträchtigung der Darmflora. Nebenwirkungen wie Durchfälle sind schwächer ausgeprägt.

Die generelle Empfehlung bezüglich Antibiotika lautet deshalb, dass sie $^1/_2$ bis 1 Stunde vor der Mahlzeit mit viel Wasser eingenommen werden sollten. Diese Empfehlung soll anhand von einigen Beispielen erläutert werden. In ◨ 6.16 sind die Serumspiegel nach der Einnahme

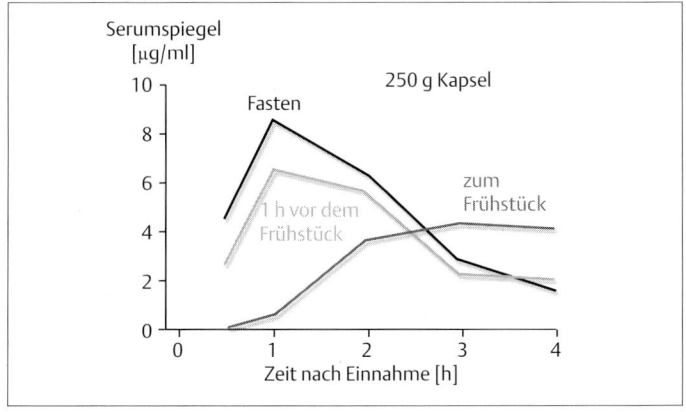

◨ **6.16** Serumspiegel von Dicloxacillin (z.B. Dichlor-Stapenor®) (gefastet, eine Stunde vor dem Frühstück und zum Frühstück).

von Dicloxacillin (Dichlor-Stapenor) in Abhängigkeit von der Zeit dargestellt. Es ist deutlich zu erkennen, dass bei Patienten, die gefastet haben, das Maximum nach einer Stunde erreicht wird. Wird das Medikament eine Stunde vor dem Frühstück eingenommen, wird das Maximum zwar zum gleichen Zeitpunkt erreicht, liegt aber wesentlich niedriger. Wird – und dieses ist falsch – das Medikament zum Frühstück eingenommen, so ist nach einer Stunde kein therapeutischer Wirkspiegel erreicht, das Maximum tritt erst nach etwa drei Stunden auf.

In 🔲 6.17 sind weitere Beispiele für verschiedene Penizilline gezeigt, die bevorzugt nüchtern und mit einem Glas Wasser eingenommen werden sollten. Die Hersteller empfehlen trotzdem (siehe Beipackzettel) teils die Einnahme zur Mahlzeit. Bei dieser Überlegung hat die Vermeidung der Nebenwirkungen Übelkeit und Erbrechen Vorrang vor der Überlegung, dass durch Einnahme zur Mahlzeit das Resorptionsausmaß vermindert ist. Mit anderen Worten: Eine geringere Bioverfügbarkeit wird in Kauf genommen, um die Nebenwirkungen dieser Substanz zu reduzieren. In einem solchen Fall ist man sicherlich besser beraten, wenn man einen Ampizillinester wie z.B. das Bacampicillin (Ambacamp®, Penglobe®) einnimmt. Sie bewirken zwar ebenfalls eine geringe gastrointestinale Irritation, durch gleichzeitige Nahrungsaufnahme aber wird die Resorption, wenn überhaupt, wesentlich geringer negativ beeinflusst.

🔲 **6.47** Penizilline, die nüchtern und mit einem Glas Wasser eingenommen werden sollten.

Amoxicillin	Amoxypen, Clamoxyl
Ampicillin	Dura Ampicillin, Jenampin
Dicloxacillin	Dichlor-Stapenor
Flucloxacillin	Staphylex
Oxacillin	Stapenor
Phenoxymethylpenicillin	Arcasin, Isocillin, Megacillin

Um zu wissenschaftlich verwertbaren Ergebnissen zu kommen, werden Untersuchungen unter kontrollierten Bedingungen durchgeführt. Erforderlich ist, dass ein Standardfrühstück mit exakt gewählter Zusammensetzung von den Probanden eingenommen wird, damit die Ergebnisse des einen Labors mit denen des anderen verglichen werden können. 🔲 6.48 zeigt die Zusammensetzung eines solchen Standardfrühstücks.

⌨ 6.48 Zusammensetzung eines Standardfrühstücks.

- 20% Protein (20 g)
- 45% Kohlehydrate (50 g)
- 35% Fett (17 g)

    1840 kJoule = 440 kcal

Ein weiteres interessantes Beispiel stellt das Erythromycin dar. Dieser Arzneistoff ist im sauren Milieu nicht stabil, sodass man annehmen kann, dass bei gleichzeitiger Nahrungsgabe die Verweilzeit dieses Arzneistoffs im Magen erhöht wird und er möglicherweise längere Zeit einem sauren Milieu ausgesetzt ist. Die Empfehlung lautet deshalb für Erythromycin, dass es eine Stunde vor dem Essen mit viel Wasser gegeben werden soll. Beim Erythromycin-Stearat (Duraerythromycin®-Tabletten) sind die Angaben widersprüchlich. Es gibt aber einige Autoren, die zu der Ansicht gelangt sind, dass dieser Arzneistoff auch zur Mahlzeit gegeben werden kann.

Die genannten Ergebnisse und Empfehlungen für Erythromycin und Erythromycin-Stearat gelten nicht für solche Tabletten oder Dragees, die mit einem magensaftresistenten Überzug versehen sind, wie z.B. das Erycinum® (Erythromycin-Base), oder auch die Filmtabletten, das Erythromycin-Stearat (Erythrocin® 500). Abweichend von Erythromycin-Base und Erythromycin-Stearat muss das Erythromycin-Methylsuccinat beurteilt werden. Bei dieser Substanz ist die Resorption bei gleichzeitiger Einnahme zur Mahlzeit eher verbessert; zu nennende Präparate sind das Duraerythromycin®-Granulat, Erythrocin®-Dosierbriefchen, Erythromycin-ratio-pharm®, Paediathrocin®.

Will man die Ergebnisse zusammenfassen, so kann man relativierend feststellen, dass häufig eine von der Nahrungsaufnahme getrennte Einnahme des Medikamentes sinnvoll ist, dagegen die Einnahme während der Mahlzeiten dann richtig ist, wenn lokale Reizerscheinungen, wie z.B. Erbrechen und Übelkeit, vermieden werden sollen. Bei besonderen galenischen Zubereitungen kann die Einnahme zur Mahlzeit jedoch durchaus zugelassen werden, so z.B. bei magensaftresistenten Überzügen oder bei bestimmten Estern wie beim Erythromycinethyl-Succinat. In ⌨ 6.49 sind Wechselwirkungen von Eisenpräparaten mit bestimmten Nahrungsmitteln aufgeführt. Zu meiden sind Gerbstoffe, die z.B. in Tees enthalten sind, eiweißreiche Nahrung, Oxalate, Milch und Sahne, Alginate, Phytin und verschiedene Ionen wie Phosphate, Magnesium und Kalzium. Alginate sind z.B. enthalten in Gaviscon®, das eine säurebindende Schutzschicht im Magen bildet, aber auch in Eiscremes, Mayonnaise und Marmelade. Alginate, Oxalate und Phytin sind jeweils Komplexbildner. Dieses erklärt eine Interaktion mit Eisen.

In der ⊞ 6.50 werden Mechanismen und Beispiele für Wechselwirkungen bei der Resorption aufgezeigt.

⊞ **6.49** Wechselwirkungen von Nahrungsbestandteilen mit eisenhaltigen Präparaten.

- Gerbstoffe (Tee)
- Eiweißreiche Nahrung
- Oxalate
- Milch, Sahne
- Ionen (PO^{3-}, Mg^{2+}, Ca^{2+})
- Alginate
- Phytin

⊞ **6.50** Beispiele für Mechanismen von Wechselwirkungen zwischen Wirkstoffen bei der Resorption im Gastrointestinaltrakt.

- Veränderung des pH-Werts (meist durch Antazida), als Folge Veränderung der Dissoziation, Löslichkeit und Resorption
- Motilitänderung im Magen und Darm, z.B. Beschleunigung der Magenentleerung durch Propanthelin, narkotische Analgetika
- Komplexbildung von Arzneimitteln mit polyvalenten Kationen von Antazida und Adsorption an bestimmte Antazida, Aktivkohle
- Änderung der Durchblutung in den Gefäßen der Darmwand, Veränderung der Membranpermeabilität oder Schädigung des absorbierenden Epithels
- Konkurrenz um Transportproteine beim Resorptionsprozeß

Schwarztee stellt ein Problem für die Resorption bestimmter Antidepressiva dar (⊞ 6.51). Im Anhang befinden sich weitere Substanzen, die nicht zusammen mit Tee eingenommen werden sollten.

⊞ **6.51** Prozentuale Wirkstoffverluste einzelner Antidepressiva durch Komplexbildung im Schwarztee (Probe A = Wasser, Probe B = Schwarztee).

Wirkstoff	Wirkstoffgehalt	Wirkstoffverlust A/B (mg)
Amitriptylin	62/49	21,0%
Clomipramin	12,2/6,0	50,8%
Desipramin	39,6/24,5	38,1%
Dibenzepin	83,0/69,9	15,8%
Doxepin	40,36/33,72	16,4%

⊞ 6.51 Prozentuale Wirkstoffverluste (Fortsetzung).

Wirkstoff	Wirkstoffgehalt	Wirkstoffverlust A/B (mg)
Imipramin	31,7/10,3	67,5%
Lofepramin	32,16/6,22	80,7%
Maprotilin	135,6/81,8	39,6%
Opipramol	72,2/50,0	30,7%
Trazodon	155,07/109,29	29,5
Trimipramin	46/25	45,6%
Viloxazin	12,6/12,3	2,4%

⊞ 6.52 Arzneistoffe, deren Resorption durch die Nahrungsaufnahme verbessert sein kann.

α-Tocopherol	Labetalol
Albendazol	Lithiumzitrat
Carbamazepin	Mebendazol
Chloroquin	Methoxsalen
Chlorothiazid	5-Methoxypsoralen
Ciclosporin	Metronidazol
Dextropropoxyphen	(langsam freisetzende Tabletten)
Diazepam	Metoprolol
Dicoumarol	Nitrofurantoin
Erythromycinethylsuccinat	Oltipraz
Flubendazol	Phenytoin
Griseofulvin	Propafenon
Halofantrin	Propoxyphen
Hetacillin	Propranolol
Hydralazin	Riboflavin
Hydrochlorothiazid	Spironolacton
Indoprofen	Sulfaperin
Itraconazol	Temafloxacin

Der First-pass-Effekt

Die biologische Verfügbarkeit einer Substanz ist definiert als die Geschwindigkeit und das Ausmaß, mit der diese Substanz nach ihrer Anwendung die systemische Zirkulation erreicht. Die Bioverfügbarkeit ist eine pharmazeutisch beeinflussbare Kenngröße der Substanz. Sie kann z.B. beeinträchtigt sein, wenn diese Substanz einer präsystemischen Metabolisierung unterliegt, die man auch als First-pass-Effekt bezeichnet. Dieser First-pass-Effekt ist seit den Arbeiten von Harris und Riegelman (1969) bekannt, in denen zum ersten Mal Substanzen beschrieben wurden, die eine komplette gastrointestinale Resorption,

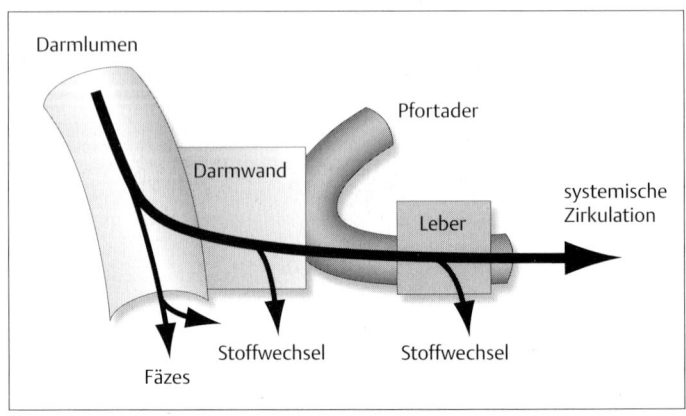

⊙ 6.17 First-pass-Effekt.

aber dennoch eine unvollständige Bioverfügbarkeit aufweisen. In ⊙ 6.17 sind die Verfügbarkeitsverluste aufgrund dieses First-pass-Effekts dargestellt. Unter einem First-pass-Effekt versteht man den Anteil eines Arzneistoffes, der bei der ersten Passage z.B. in der gastrointestinalen Mukosa oder präsystemisch im Blut, und zwar im Bereich der Pfortader, während des Transportes des Arzneistoffs in die Leber zurückgehalten wird. Auch der Abbau der Substanz in der Leber und, was oft nicht berücksichtigt wird, in der Lunge, spielen hier eine Rolle. In weiteren Untersuchungen zeigte sich ein solcher First-pass-Effekt darin (⊙ 6.18), dass die Konzentration des Arzneistoffs nicht linear mit der Dosis anstieg. Es musste erst eine gewisse Schwellendosis (Unwirk-

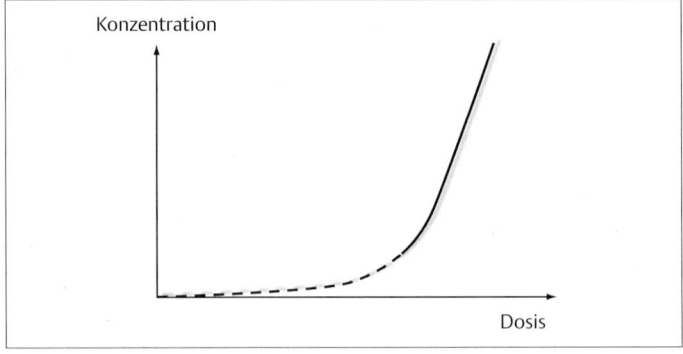

⊙ 6.18 Abhängigkeit der Wirkstoffkonzentration von der Dosis.

samkeit der Substanz) überschritten werden, die dann bei weiterer Erhöhung endlich zu messbaren Konzentrationen in einem Kompartiment führte. Diese Dosis, die zu messbaren Konzentrationen führt, ist in der Abbildung mit durchgezogener Linie eingezeichnet. Sie wird als Durchbruchdosis bezeichnet.

Die Schwierigkeiten beim Einsatz eines Medikamentes mit First-pass-Effekt bestehen darin, dass ab einer bestimmten Dosis plötzlich überproportionale Anstiege in der Konzentration und damit auch in der Wirksamkeit erhalten werden. Viele Arzneistoffe unterliegen einem solchen First-pass-Effekt (⛴ 6.53), vor allem lipophile Basen, wie z.B. das Propranolol, weniger jedoch lipophile Säuren wie z.B. Salizylsäure und Penicillin; einem solchen Effekt unterliegen jedoch die Ester dieser Säuren, z.B. Azetylsalizylsäure und Pivampicillin, nicht.

⛴ **6.53** Arzneimittel, die vor oder während ihrer Resorption, im Gastrointestinaltrakt und/oder in der Leber metabolisiert werden.

Hydrolyse:	Azetylsalizylsäure
	Dexamethasonphosphat
	Methadon
	organische Nitrate
	Pentazocin
	Pethidin
	Propoxyphen
Oxidation:	Alprenolol
	Chlorpromazin
	Imipramin
	Lidocain
	Metoprolol
	Nortriptylin
	Promethazin
	Propranolol
Konjugation:	Isoprenalin
	Östrogene
	Parazetamol
	Salizylamid
Reduktion:	Hydrokortison
	Progesteron
	Testosteron
Decarboxylierung:	Levodopa
	α-Methyldopa

Nur bei einigen der Arzneistoffe, die einem First-pass-Effekt unterliegen, kommt es durch Nahrungsmittel zu einer Beeinflussung dieses
Effektes. Während die gerade erwähnten veresterten sauren Stoffe
bezüglich ihres First-pass-Effektes nicht durch Nahrungsmittel beeinflusst werden, ist der First-pass-Effekt lipophiler Basen deutlich vermindert und somit die Bioverfügbarkeit und die Wirkung z.B. einiger
β-Blocker erhöht. In ❍ 6.19 sind die Plasmakonzentrationen in ng/ml
für Propranolol (Dociton®) und für Metoprolol (Beloc®, Lopresor®) in
Abhängigkeit von der Zeit nach Einnahme des Medikaments gezeigt.
Das Auftreten dieser Substanzen im systemischen Kreislauf ist abhängig von der Nahrungsaufnahme. Zum Frühstück genommen erhält man
bei beiden Substanzen höhere Spiegel, als wenn sie nüchtern eingenommen werden, sodass man daraus schlussfolgern kann, dass die Einnahme mit Nahrung günstiger ist.

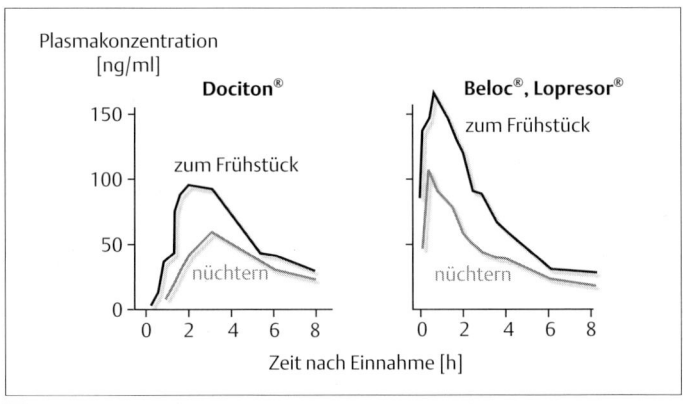

❍ **6.19** Plasmakonzentrationen von Propranolol (Dociton®) (links) und Metoprolol (z.B. Beloc®, Lopresor®) (rechts).

Wie ist dieser Effekt zu erklären? Eine Resorptionssteigerung durch die
Nahrung ist nicht die Ursache, da beide β-Blocker im Zustand des
Fastens bereits komplett resorbiert werden; dies wird durch Befunde
belegt, die zeigen, dass die komplette Menge an ^{14}C-Propranolol bzw.
^{14}C-Metoprolol wiedergefunden wurde. Eine Erhöhung des Tabletten-
zerfalls oder eine erhöhte Substanzlöslichkeit durch die Nahrungsbei-
mischung kann aufgrund von Untersuchungen als Ursache der Interaktion ebenfalls ausgeschlossen werden. Das Metabolitenspektrum ist
nicht verändert, die eingenommene Nahrung hemmt („beschäftigt")
die Leberenzyme, die diese Arzneistoffe abbauen, nicht.

Die derzeitig favorisierte Interpretation besteht darin, dass die Nahrung die postprandiale Leberdurchblutung fördert und dadurch die Aufnahme der Substanz aus dem Portalvenenblut in die Leber und ihr Abbau in der Leber nicht mehr in so hohem Ausmaß erfolgen kann als wenn keine Nahrung gleichzeitig gegeben wird. Wird ein Standardfrühstück gegeben, ist die Bioverfügbarkeit von Metoprolol um 40%, die Bioverfügbarkeit von Propranolol um 50% erhöht. Es ist also festzuhalten, dass die Nahrung den First-pass-Effekt der Substanzen vermindert und damit zu einer Erhöhung der Wirkung beiträgt. Die Schlussfolgerung für die Praxis lautet, dass die Einnahme dieser Medikamente immer zum gleichen Zeitpunkt (gleicher Abstand zur Nahrungsaufnahme) erfolgen sollte, um unkalkulierbare Streuungen hinsichtlich der Wirkungsstärke zu vermeiden. Bei der retardierten Form von Propranolol kommt es nicht zu Wechselwirkungen mit Nahrungsbestandteilen; hieraus kann man schließen, dass akute Propranolol-Konzentrationen im Portalvenenblut eine Voraussetzung für die Wechselwirkung sind.

⊞ 6.54 Beispiele von oralen Arzneimitteln mit ausgeprägtem First-pass-Effekt.

Arzneimittel	Biologische Verfügbarkeit [%]
Antiarrhythmika	
Lidocain	33,6 ± 11,6
Lorcainid	35–65
Verapamil	10–22
Betablocker	
Alprenolol	6,8
Labetalol	19–49
Metoprolol	46
Propranolol	17
Analgetika	
Pentazocin	35–70
Propoxyphen	35
Antidepressiva	
Imipramin	47,3 ± 21,4
Nortriptylin	50,5 ± 4,6
Hypnotika/Sedativa	
Clomethiazol	11,5 ± 7,1

Andere β-Blocker wie z.B. Penbutolol (Betapressin®) und Pindolol (Visken®) werden dagegen nicht beeinflusst, bei letzterem wird höchstens die Resorptionsgeschwindigkeit durch gleichzeitige Nahrungsaufnahme ein wenig erhöht. Atenolol (Tenormin®) und Sotalol (Sotalex®) unterliegen als hydrophile β-Blocker keiner präsystemischen Clearance. Somit kann man insgesamt sagen, dass es drei Sorten von β-Blockern zu unterscheiden gilt:

- Blocker mit präsystemischer Clearance, die einer Beeinflussung hinsichtlich ihrer Wirkungsstärke durch die Nahrungsaufnahme unterliegen,
- Blocker, die einer präsystemischen Clearance unterliegen, die nicht durch Nahrungsaufnahme beeinflussbar ist, und
- Blocker, die überhaupt keine präsystemische Clearance aufweisen.

Weitere Substanzen mit anderen Indikationen, die selbst einem First-pass-Effekt unterliegen, der jedoch nicht durch Nahrung beeinflusst wird, sind Prazosin und Amitriptylin. So genannte Oros-Präparate (orales osmotisches therapeutisches System) werden generell durch gleichzeitige Nahrungsaufnahme in ihrer Wirkungsstärke nicht beeinflusst. Ein Metoprolol-Präparat mit „Zero-Order-Kinetik" (Beloc®) kann mit der Nahrung eingenommen werden. Levodopa unterliegt einem First-pass-Effekt im Bereich des Darmes, ohne dass die Leber daran beteiligt zu sein scheint. Hier nimmt die systemische Bioverfügbarkeit durch gleichzeitige Nahrungsaufnahme ab. Levodopa wird abgebaut. Wird die Verweildauer im Magen durch Nahrung verlängert, wird ein hoher Anteil schon im Magen resorbiert und inaktiviert (Abnahme der Bioverfügbarkeit). Beim Hydralazin (enthalten in Treloc®, Trepress®) ist die AUC durch Nahrungsaufnahme mehr als verdoppelt, die maximal erreichbare Konzentration ist um mehr als 50% höher. Eine Wechselwirkung mit Präparaten, die Hydralazin enthalten, tritt dann nicht auf, wenn es sich um Retard-Präparate handelt.

Enzyminduktion

Insgesamt werden zwei Klassen von Enzyminduktoren (Erhöhung der metabolischen Clearance) unterschieden:

- die Leitsubstanz Phenobarbital und
- polyzyklische Kohlenwasserstoffe.

Polyzyklische Kohlenwasserstoffe werden z.B. beim Grillen von Rindfleisch auf Holzkohle und beim Zigarettenrauchen gebildet. Bei gleicher Dosis von Phenazetin (900 mg) waren die Phenazetinspiegel dann vermindert, wenn die Patienten zur gleichen Zeit offen gegrilltes Rindfleisch zu sich genommen hatten. Die Fläche unter der Kurve (AUC) fiel auf weniger als ein Viertel des Ausgangswertes ab. Dieser Effekt wird durch die Bildung von polyzyklischen Kohlenwasserstoffen erklärt, die einen enzyminduzierenden Effekt haben. Dies ließ sich auch für Barbiturate und Theophyllin zeigen.

Enzyminduktorische Eigenschaften besitzen auch verschiedene Gemüsesorten aus der Familie der Kruziferen wie Kohl, Rosenkohl, Blumenkohl und Weiße Rübe. Ihre biologisch aktiven Inhaltsstoffe (Indole) modifizieren den oxidativen Abbau von Fremdstoffen (Verdopplung des Phenazetinabbaus).

Beim Zigarettenrauchen entstehen ebenfalls polyzyklische Kohlenwasserstoffe (Benzo(a)pyrene, 1,2-Benzanthrazen, 1,2,5,6-Dibenzanthrazene), die alle enzyminduktorische Eigenschaften haben. Auch wenn im Rauch zusätzlich Enzyminhibitoren wie Kohlenmonoxid und Kadmium enthalten sind, so ist deren Wirkung nicht so stark wie die der Enzyminduktoren. In ▆ 6.55 ist gezeigt, bei welchen Pharmaka Zigarettenrauchen deren Blutspiegel und Wirkung vermindern kann. Rauchen modifiziert z.B. die Wirksamkeit von Theophyllin; seine Halbwertszeit wird von sieben auf vier Stunden herabgesetzt, d.h. die Wirkung hält nicht so lange an, die Blutspiegel sind erniedrigt. Gleichzeitig ist die Gesamt-Clearance, bezogen auf die Körperoberfläche von 1,73 m^2, von 45 auf 100 ml/min erhöht. Theophyllin wird hauptsächlich in der Leber metabolisiert (N-Demethylierung und 8-Hydroxilierung durch verschiedene Formen von Zytochrom P_{450}). Stellen Raucher für drei Monate das Rauchen ein, so werden – als wenn der Patient nie geraucht hätte – wieder normale Blutspiegel für Theophyllin erreicht. Im übrigen hat Marihuana bezüglich der Metabolisierungssteigerung von Theophyllin den gleichen Effekt wie das Rauchen.

▆ **6.55** Verminderung der Blutspiegel und der Wirkung von Arzneistoffen durch Zigarettenrauchen.

↓ Blutspiegel	↓ Wirkung
Phenacetin	Diazepam
Theophyllin	Chlordiazepoxid
Imipramin	Chlorpromazin
Pentazocin	Propoxyphen

Grapefruitsaft inhibiert im Gegensatz zu Orangensaft (kein Naringeninglukosid) den Metabolismus verschiedener Pharmaka, zuerst nachgewiesen für Felodipin (Modip®) (▆ 6.56); daran beteiligt ist das Isoenzym CYP 3A4.

⚓ 6.56 Wechselwirkungen von Dihydropyridinen mit Grapefruitsaft.

Substanz	Formulierung	Dosis [mg]	Anstieg [%] AUC	C_{max}
Felodipin	Tablette	5	+106	+70
			+ 99	+203
			+184	+144
	Retardtablette	5	+95	+175
Nifedipin	Kapsel	10	+34	+13
	Retardtablette	20	+103	+94
Nisoldipin	Mantel-Kern-Tablette	20	+98	+306
Nimodipin	Tablette	30	+51	+24
Nitrendipin	Tablette	20	+106	+99

Nahrungszusammensetzung

Es wurden bisher nur Beispiele vorgestellt, bei denen die Wirksamkeit und die Blutspiegel eines Arzneistoffs modifiziert waren durch die gleichzeitige Nahrungsaufnahme. Offensichtlich hat aber auch die qualitative Zusammensetzung der Nahrungsaufnahme eine Bedeutung. Eine hohe Eiweißzufuhr bei isoenergetischer Ernährung steigert den oxidativen Arzneimittelstoffwechsel (Abbau von z.B. Antipyrin und Aminopyrin). Die Theophyllin-Plasmaspiegel können durch eine Diät beeinflusst werden: Die Substanz wird aufgrund ihrer gastrointestinalen Nebenwirkungen gern zur Mahlzeit eingenommen; man muss allerdings wissen, dass bei einer kohlenhydratreichen Nahrung die Blutspiegel eher erhöht sind; so ließ sich eine 33%ige Steigerung der AUC feststellen. Durch eine proteinreiche Ernährung sinkt die Halbwertszeit von sieben bis neun Stunden auf fünf bis sechs Stunden. Hieraus lässt sich nur salopp schließen, dass es offensichtlich bezüglich der Wirksamkeit von einigen Medikamenten einen Unterschied macht, ob man z.B. in den USA im Westen, wo eine proteinreiche Nahrung bevorzugt wird (große Steaks), oder im Osten, wo eher europäisch gegessen wird, lebt.

Theophyllin wird auf dem Markt in retardierter Form angeboten. Solch ein Depot stellt ein kleines Extrakompartiment dar, aus dem mit galenisch vorgegebener Kinetik die Substanz freigesetzt wird, während die wirkstoffspezifische Pharmakokinetik dadurch nicht betroffen ist. Es ist wichtig festzuhalten, dass bei einer solchen retardierten Form von

Theophyllin nach bisheriger Auffassung keine Beeinflussung der Kinetik durch die Nahrung erfolgt. Die Serumkonzentrations-Zeitverläufe sind identisch, ganz gleich, ob das Medikament nüchtern oder zur Mahlzeit eingenommen wird. Deshalb war es sinnvoll, für Theophyllin eine Depotform zu entwickeln. Dem gegenüber steht die Aussage einer kürzlich an die Zeitschrift Lancet gesandten Leserzuschrift. Hier war es zur Vergiftung eines Kindes gekommen, das neben dem Theophyllin-Retard-Präparat Candies eingenommen hatte. Der pH-Wert im Magen war erhöht worden, es löste sich ab pH 7,4 die Umhüllung der Pellets (Perlen), und es kam zu einer besonders schnellen Freisetzung dieser Substanz. Die FDA (Food and Drug Administration) überprüfte die Situation und wollte die „Once-a-day", die Einmal-Theophyllin-Präparate für Asthmatiker vom Markt verbannen.

Eine proteinreiche Nahrung vermindert die Levodopa-Bioverfügbarkeit, der First-pass-Effekt ist erhöht, die Mukosa-Absorption leicht vermindert. Ein kohlenhydratreiches Frühstück vermindert die Parazetamol-Resorption.

Eine Besonderheit bezüglich der Wechselwirkung aufgrund der qualitativen Zusammensetzung von Nahrungsbestandteilen stellt Griseofulvin dar (Fulcin®, Likuden®). Die Griseofulvin-Serumkonzentration ist nach fettreicher Nahrung deutlich erhöht, dieses ist seit 1963 bekannt (◙ 6.20). Die Resorption von Griseofulvin wird durch seine Lösungsgeschwindigkeit begrenzt. Aufgrund des lipophilen Charakters von Griseofulvin ist eine fettreiche Nahrung für das Lösungsverhalten von Vorteil. Weitere Beispiele für eine Resorptionsverbesserung durch Nahrung oder Fett sind Riboflavin und Sulfaperin.

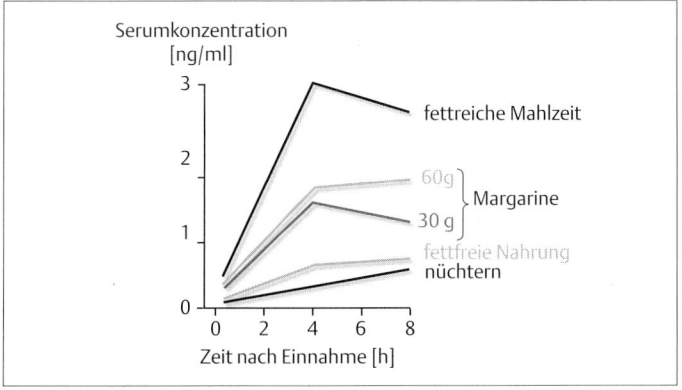

◙ **6.20** Serumkonzentrationen von Griseofulvin (100 mg peroral, Fulcin®, Likuden®) in Abhängigkeit von der gleichzeitig eingenommenen Nahrung.

Milch enthält Fett und Kalzium als interaktionsrelevante Stoffe, ist jedoch bezüglich der Interaktion mit Arzneistoffen relativ unbedeutend. Einige Ausnahmen bestehen allerdings auch hier: Bisacodyl (Dulcolax®), das zur Vermeidung von Magenschleimhautreizungen magensaftresistent dragiert ist, wird durch den durch z.B. Milch ausgelösten alkalisierenden Effekt verfrüht freigesetzt. Zu wenig Substanz erreicht den Dickdarm, den eigentlichen Wirkort von Bisacodyl. Die Empfehlung lautet daher, dass nach dem Trinken von Milch mindestens zwei Stunden bis zur Einnahme von Bisacodyl verstrichen sein müssen.

Interaktion zwischen Milch und Tetrazyklinen

Ein besonderes Kapitel ist sicherlich die Interaktion zwischen Milch und Tetrazyklinen. In ◙ 6.21 ist die Interaktion von 500 mg Tetracyclin-HCl in vitro (künstlicher Magensaft) mit Milchpulver und verschiedenen Mengen Milch beschrieben. Aus der Abbildung wird deutlich, dass die Freisetzung in Abhängigkeit von der Zeit vermindert ist, wenn Milch oder Milchpulver gleichzeitig mit Tetracyclin (Achromycin®, Hostacyclin®) gegeben wird. Dieses Ergebnis lässt sich auf andere Tetrazykline übertragen. Ausnahmen bestehen beim Doxycyclin (Vibramycin®) und Minocyclin (Klinomycin®). Diese beiden Tetrazykline haben offensichtlich eine geringere Affinität zum Kalzium in der Milch. Negativ wirkt sich die gleichzeitige Einnahme von Aluminiumhydroxidgel und Milch aus.

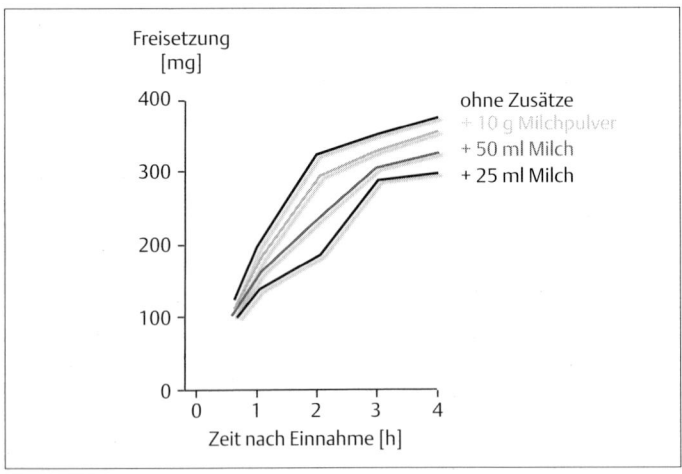

◙ **6.21** In-vitro-Freisetzung von Tetracyclin (500 mg) aus künstlichem Magensaft in Abhängigkeit von der Art des Milchprodukts.

Dennoch sind auch bezüglich der Tetrazykline einige Einschränkungen gegeben: Tritt in seltenen Fällen Übelkeit und Erbrechen auf, so ist es besser, diese Medikamente dennoch zur Mahlzeit zu nehmen und eine Herabsetzung der Bioverfügbarkeit in Kauf zu nehmen. Eine Alternative ist, auf Pharmaka wie Doxycyclin oder Minocyclin überzugehen, die diese Wechselwirkung mit Nahrungsbestandteilen, speziell dem Kalzium (in der Milch), nicht aufweisen. Die Erklärung für die Wechselwirkung kann man aus der Struktur der Tetrazykline ableiten. Das Tetrazyklin-Grundmolekül enthält zahlreiche Hydroxylgruppen, die eine Chelatbildung mit den Kalziumionen eingehen können (Unwirksamkeit der Tetrazykline). Weitere Beispiele für Resorptionsstörungen durch Milch sind Eisensalze, Methotrexat und Natriumfluorid.

Im allgemeinen liegt bei der Resorption von Arzneistoffen eine einfache Diffusion vor. Theoretisch wäre daraus abzuleiten, dass die Resorption bei höherer Konzentration des Arzneistoffs besser ist. In der Praxis jedoch ist es genau umgekehrt. Wird gleichzeitig mit dem Medikament mehr Wasser eingenommen, also eine „Verdünnung" des Medikaments herbeigeführt, so ist die Resorption deutlich verbessert. In ◉ 6.22 soll dies am Beispiel der Azetylsalizylsäure verdeutlicht werden. Gezeigt ist die Plasmakonzentration in µg/ml in Abhängigkeit von der Zeit nach der Einnahme von 650 mg Azetylsalizylsäure. Wird Azetylsalizylsäure mit der Nahrung zugeführt, so werden relativ flache Plasmakonzentrationsprofile erzielt. Gibt man dem Patienten gleichzeitig 25 ml oder 250 ml Wasser, und hat dieser vorher gefastet, erreicht man

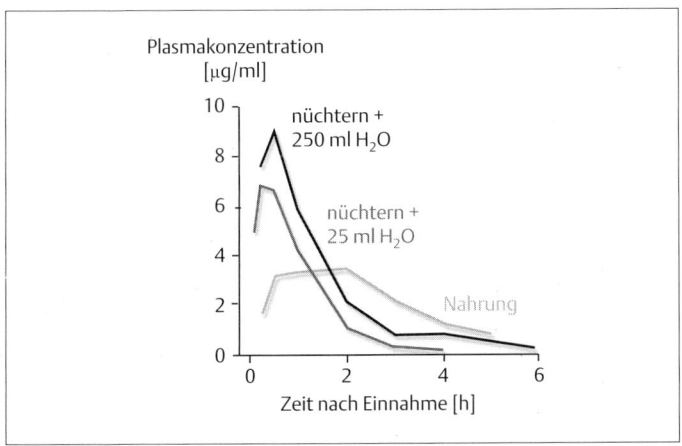

◉ **6.22** Plasmakonzentrationen von Azetylsalizylsäure (650 mg) nach Einnahme mit Wasser und nüchtern.

wesentlich schneller höhere maximale Konzentrationen im Plasma. Für die Akutanwendung der Azetylsalizylsäure gilt somit, dass es am besten ist, diese Substanz in viel Wasser gelöst einzunehmen. Sie gelangt dann relativ schnell in den Darm und kann schnell resorbiert werden. Eingeschränkt wird dies durch die Tatsache, dass die Einnahme auf nüchternen Magen die Möglichkeit von Nebenwirkungen erhöht: Es kommt zu einer Reizung des Magen-Darm-Epithels, einer Hypersekretion von Magensaft und Magensäure mit der Folge von Gastritis, Ulzera und möglicherweise Blutungen. Die gleichzeitige Nahrungsaufnahme vermindert allerdings die Resorption der Azetylsalizylsäure, falls sie in Tablettenform angeboten wird. Diese Beeinträchtigung durch Nahrung ist jedoch weniger ausgeprägt, wird Azetylsalizylsäure in Form von Brausetabletten gegeben: Der pH-Wert wird erhöht, dies wirkt dem Nahrungseffekt, also der verzögerten Magenentleerung, entgegen (○ 6.23).

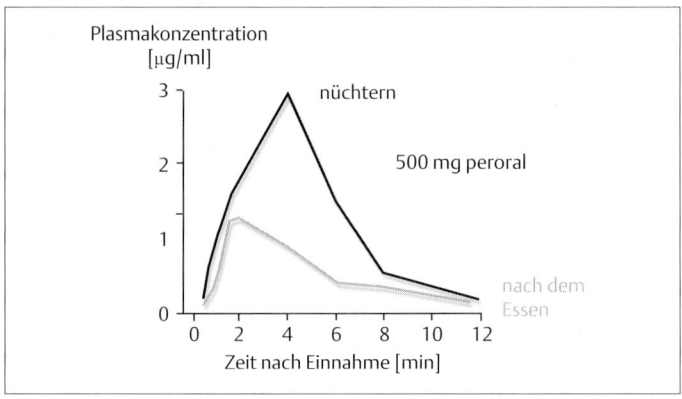

○ **6.23** Plasmakonzentrationen von D-Penicillamin (z.B. Metalcaptase®, Trolovol®) bei nüchterner Einnahme und bei Einnahme nach dem Essen.

In den folgenden Abschnitten sind weitere Extrabeispiele aufgeführt. D-Penicillamin (Metalcaptase®, Trolovol®) wird in nüchternem Zustand besser resorbiert, als wenn es nach dem Essen gegeben wird. Auch Antazida verschlechtern die Resorption des D-Penicillamins.
In ○ 6.24 ist die Wiederfindungsrate von Nitrofurantoin im Harn gezeigt. Die Substanz wurde in Form einer Suspension (mikrokristallin), einer Kapsel (makrokristallin) und in Form verschiedener Arten von Tabletten gegeben. Durch die Einnahme zum Essen ist in allen Fällen als Folge der erhöhten Löslichkeit die Bioverfügbarkeit der Substanz

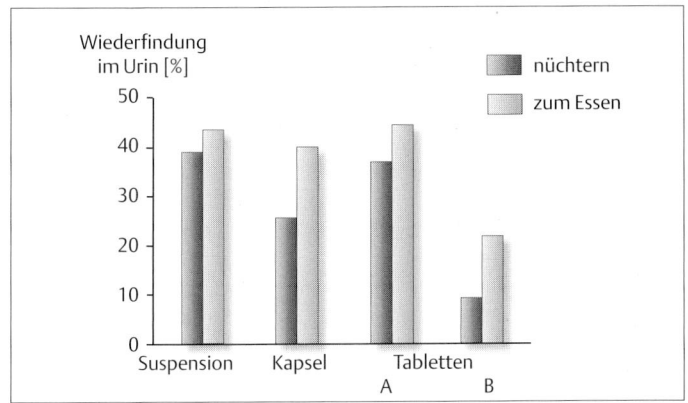

👁 **6.24** Wiederfindungsrate von Nitrofurantoin im Urin bei nüchterner Einnahme und bei Einnahme zum Essen.

erhöht. Nitrofurantoin hat starke Nebenwirkungen wie z.B. Übelkeit. Diese Nebenwirkung ist jedoch geringer, wenn eine lange Passagezeit erreicht wird. Optimal ist es deshalb, dem Patienten die Substanz makrokristallin und gleichzeitig mit Nahrung zu geben.

Im Falle von Spironolakton (Aldactone®) ist anzumerken, dass der gebildete und wirksame Metabolit Canrenon bezüglich seiner Plasmakonzentration deutlich erhöht ist, wenn das Spironolakton zum Frühstück, also nicht nüchtern, gegeben wird (👁 6.25).

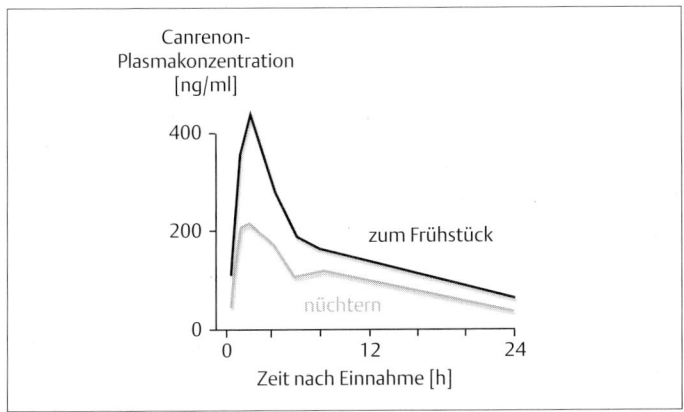

👁 **6.25** Canrenon-Plasmakonzentrationen nach Einnahme von Spironolacton (z.B. Aldactone®) nach nüchterner Einnahme und bei Einnahme zum Frühstück.

Praktische Einnahmehinweise

Arzneistoffe, die deutlich vor den Mahlzeiten eingenommen werden müssen

1. **Alendronsäure** (Fosamax® = Biphosphonat); Osteolyse-Hemmstoff: morgens nüchtern (mind. $1/2$ Std. vor dem Frühstück) mit vollem Glas Leitungswasser, sonst Resorptionsminderung; Einnahme nicht abends und nicht morgens vor dem Aufstehen (Ösophagusreizung).

2. **Bismutsalze** (-carbonat, -nitrat) (Angass®, Dignodenum®), **Bismutsubsalicylat-Steigerwald**: Resorptionserhöhung durch Fruchtsäfte.

3. **Budesonid** (Entocort®) peroral; bei Morbus Crohn: morgens vor dem Frühstück mit reichlich Flüssigkeit.

4. **Cystin** (in Gerontamin® mit Gelatine); bei Wirbelsäulendegeneration: vor dem Frühstück mit kaltem Wasser.

5. **Diclofenac** (Alkoran®, Arthrex®, Benfofen®, Voltaren® u.a.). Achtung: Arthotec® während der Mahlzeit!

6. **Dimercaptopropansulfonsäure, DMPS** (Dimaval®); Antidot, Chelatbildner.

7. **Dipyridamol** (Curantyl®, Persantin®): keine Kombination mit Bohnenkaffee oder Tee.

8. **Eisen(II)-Salze** (Sulfat usw.) (Aktiferrin®, Ce-ferro®, Dreisafer®, Eryfer®, Folicombin®): Resorptionshemmung durch pflanzliche Nahrung (Phytin, Oxalate, Phosphate), Milch, Säfte, Kaffee, starker Tee, Gerbstoffe, Alkohol; komplett d. Mg^{2+}.

9. **Eisen(II)-Kombinationen mit Eisen(III)-Citrat-Komplexen** (Blutquick®): wohl kein Unterschied zu reinen Eisen(II)-Präparaten.

10. **Estramustin** (Cellmustin®, Estracyt®, Multosin®): mindestens 1 Std. vor oder 2 Std. nach den Mahlzeiten.

11. **Lincomycin** (Albiotic®): Resorptionsminderung, wenn nicht 1–2 Std. vor oder nach der Mahlzeit eingenommen.

12. **Mesalazin** (Asacolitin®, Claversal®, Pentasa®, Salofalk®); Antiphlogistikum bei Dickdarmerkrankungen: pH im Stuhl nicht unter 6,5, da dann die Wirkstofffreisetzung verhindert wird.

13. **Naproxen** (Apranax®).

14. **Nitroxolin** (Nitroxolin® mini, -midi, -forte): vor den Mahlzeiten.

15. **Oxytetracyclin** (in Bisolvomycin® zusammen mit Bromhexin): nüchtern oder zwischen Mahlzeiten mit viel Flüssigkeit (Tee oder verdünnte Fruchtsäfte, keine Milch).

16. **D-Penicillamin** (Metalcaptase®, Trisorcin®, Trolovol®).

17. **Phenoxymethylpenicillin** = Penicillin V (Antibiocin®): zum Erreichen einer möglichst hohen Resorptionsquote.
18. **Schöllkraut** (Ardeycholan®); Leber- und Galletherapeutikum: vor den Mahlzeiten mit viel Flüssigkeit.
19. **Siliciumdioxid** (hochdispers) (Sklerosol®); Lipidsenker, Arteriosklerosemittel.
20. **Sucralfat** (Sucrabest®, Sucraphil®, Ulcogant®).
21. **Tetracyclin** (Achromycin®, in Spasmo Toxinal zusammen mit Propoxyphen).
22. **Valproat** (Convulex® [magensaftresistent], Ergenyl®, Leptilan®, Mylproin®, Orfiril®): vor den Mahlzeiten
    Achtung: Convulsofin® Tropfen während oder nach den Mahlzeiten!
23. **Zotepin** (Nipolept®); Neuroleptikum: unzerkaut vor den Mahlzeiten mit viel Flüssigkeit.

Arzneistoffe, die deutlich nach den Mahlzeiten eingenommen werden müssen

1. **Acetylcystein, ACC** (Acemuc®, Acetyst® u.a.); Atemwegserkrankungen.
2. **Aciclovir** (Aciclovir®); Chemotherapeutika.
3. **Alginsäure** (Gaviscon®); Magentherapeutikum.
4. **Allopurinol** einschließlich Kombinationen (Acifugan®, Allomaron®); Gichtmittel.
5. **Ambroxol** (Ambril®, Ambro Puren®, Ambrohexal®, Mucosolvan®); Atemwegserkrankungen.
6. **Aminophyllin** (Euphyllin®, Limptar®, Theophyllamin®).
7. **Azathioprin** (Azamedac®, Imurek®, Imurel®, Zytum®); Immunsuppressivum.
8. **Brennesselwurzel-Trockenextrakt** (Bezoton®).
9. **Bromhexin** auch in Kombinationen (Berotec® solvens, Bisolvon®); Atemwegserkrankungen.
10. **Clomifen** (Clomifen®, Dyneric® u.a.); Antiestrogen.
11. **Cotrimoxazol** (Bactoreduct®, Bactrim® u.a.): Chemotherapeutikum.
12. **Griseofulvin** (Fulcin S®, Gricin®, Griseo®, Likuden® M); Antimykotikum.
13. **Isosorbiddinitrat** (Dignonitrat®, Duranitrat®, Isodinit®, Isoket® u.a.); Koronartherapeutikum.
14. **Meprobamat** (Meprobamat®, Sonya®, Visano®); Psychopharmakon.
15. **Methenamin** (Mandelamine®); Urologikum.
16. **Methotrexat** (Lantarel®, Metex®); Zytostatikum.

17. **Nifedipin** (auch in Kombinationen) (Adalat®, Aprical®, Duranifin® u.a.).
18. **Nystatin** (Adiclair®, Biofanal®, Candio®, Moronal®, Mykundex®, Nystaderm® u.a.)
19. **Sulfametrol** (Lidaprim®); Chemotherapeutikum.
20. **Tamsulosin** (Alna®, Omnic®).
21. **Terfenadin** (Hisfedin®, Fomos®, Logomed®, Teldane®); Antiallergikum.
22. **Theophyllin** (Aerobin®, Afonilum®, Afpred®, Aminophyllin®, Bronchoretard®, Euphyllong®, Myokardon®, Perasthman®, Pulmidur®, Pulmo-Timelets®, Solosin®, Theo v. CT, Theolair®, Unilair®).
23. **Mexiletin** (Mexiletin®, Mexihexal®, Mexitil®); Herzpharmakon.

Arzneistoffe, die nicht gleichzeitig mit Milchprodukten eingenommen werden dürfen (Wirkungsminderung)

1. **Alendronsäure** (Fosamax®); Antagonisten zur Parathormonwirkung/Ca-Stoffwechsel.
2. **Bisacodyl** (Agaroletten®, Dulcolax®).
3. **Bismutsalze** (-karbonat, -nitrat) (Dignodenum®, Angass®, Karaya®).
4. **Chlodronsäure** (Bonefos®, Ostac®); Antagonisten zur Parathormonwirkung/Ca-Stoffwechsel.
5. **Cholecalciferol** plus Fluorid (Fluor-Vigantoletten®).
6. **Dimercaptopropansulfonsäure, DMPS** (Dimaval®); Antidot.
7. **Doxycyclin** und Kombinationen (Ambroxol Al comp®., Doxyhexal®, Vibramycin®).
8. **Eisen(II)-Salze** (Aktiferrin®, Ce-ferro®, Dreisafer®, Eryfer®, Folicombin®).
9. **Estramustin** (Cellmustin®, Estracyt®, Mutosin®).
10. **Etidronsäure** (Didronel®, Diphos®); Antagonisten zur Parathormonwirkung/Ca-Stoffwechsel.
11. **Lactobacillus** (Hylak®); Magen-Darm-Therapeutikum.
12. **Mercatopurin** (Mercap®, Puri Nethol®); Zytostatikum.
13. **Minocyclin** (Akne Puren®, Klinomycin®); Dermatotherapeutikum.
14. **Natriumfluorid** (Kareberon®); bei weiteren Präparaten aber nicht erwähnt trotz bekannter Interaktionen mit Ca-Salzen.
15. **Oxytetracyclin plus Bromhexin** (Bisolvomycin®).
16. **Siliciumdioxid** (Sklerosol®).
17. **Tetracyclin** und Kombinationen (Achromycin®, Spasmo-Toxinal zusammen mit Propoxyphen).

18. **Theophyllin** (Aktiferrin®); ist nicht bei anderen Theophyllin-Präparaten angegeben.
19. **Tiludronsäure** (Skelid®); Antagonisten zur Parathormonwirkung/Ca-Stoffwechsel.

Arzneistoffe, die nicht zusammen mit schwarzem Tee angewendet werden dürfen

1. **Dipyridamol** (Curantyl®, Persantin®); plus ASS (Asasantin®); plus Thiamin (Oxygenabund®).
2. **Eisen(II)-Salze** (Aktiferrin®, Ce-ferro®, Dreisafer®, Eryfer®, Folicombin®).
3. **Haloperidol** (Buteridol®, Duraperidol®, Haldol®).
4. **Theophyllin** (Aktiferrin®, jedoch nicht bei anderen Präparaten).
5. **Triflupromazin** (Psyquil®).

Arzneistoffe, bei denen bei Rauchern eine Dosiserhöhung erforderlich ist

1. **Tetrazepam** (Tetramdura®; bei anderen Präparaten nicht angegeben).
2. **Theophyllin** (Aerobin®, Afonilum®, Afpred®, Aminophyllin®, Bronchoretard®, Euphyllong®, Myokardon®, Perasthman®, Pulmidur®, Pulmo-Timelets®, Solosin®, Theo v. CT, Theolair®, Unilair®).

Arzneistoffe, deren Resorption durch eine fettreiche Mahlzeit verbessert wird (meist Hinweis: … zur Mahlzeit einzunehmen)

1. **Albendazol** (Eskazole®); Anthelmintika.
2. **Danazol** (Danazol®, Winobanin®); Endometriose.
3. **Griseofulvin** (Fulcin® S, Gricin®, Griseo®, Likuden® M); Hautmykosen.
4. **Mebendazol** (Vermox®); Anthelmintika.

Literatur

1. Merkus, G. W. H. M.: Arzneimittel vor, während oder nach der Mahlzeit? Wissenschaftliche Verlagsgesellschaft, Stuttgart 1984 (vergriffen; Neuauflage von Prof. Fricke bald zu erwarten)
2. Verspohl, E. J.: Wechselwirkungen von Arzneimitteln mit Nahrungsmitteln. Pharmazeut. Zeitg. 131/44 (1986) 2725–2734

3. Flodin, N. W.: Micronutrient supplements: toxicity and drug interactions. Progress in food and nutrition science, vol. 14 (1990) 277–331

4. Verspohl, E. J.: Interaktionen zwischen Nahrungsmitteln und Arzneistoffen. Hager Supplement-Band „Waren und Dienste". Springer, Heidelberg 1996

Anhang

VFED- Kurzportrait

Sven-David Müller

Der VFED (Verband für Ernährung und Diätetik) e.V. ist die größte, nicht staatlich geförderte Ernährungsorganisation in Deutschland und wurde am 19. Februar 1992 von Diätassistenten, Diplom Oecotrophologen und Medizinern gegründet. Der VFED vertritt als Fachverband Diätassistenten, Diplom Oecotrophologen, Ernährungswissenschaftler, Apotheker, Mediziner, diätetisch geschulte Köche, Vereine, Verbände und Firmen, die die VFED-Ziele unterstützen. Seine 2 550 Mitglieder (Stand 02/02) führen jährlich 4,5 Millionen Diät- und Ernährungsberatungen durch. Der Verband ist ein eingetragener und gemeinnütziger Verein, der sich ausschließlich über Mitgliederbeiträge und Spenden finanziert. Der Jahresetat liegt bei derzeit 250 000 Euro, der Mitgliederbeitrag für Diätassistenten und Diplom Oecotrophologen beträgt 50 Euro.

Der Vorstand des VFED besteht aus sieben Mitgliedern, die ehrenamtlich tätig sind und von der Mitgliederversammlung für eine dreijährige Amtszeit gewählt werden. Der Vorstand wird durch einen interdisziplinär besetzten 78-köpfigen Wissenschaftlichen Beirat (Sprecherin PD Dr. med. Christine Metzner) beraten und unterstützt und gefördert durch ein prominent und fachkompetent besetztes 28-köpfiges Kuratorium.

Vorrangige Ziele des VFED e.V.

- Förderung der Diätetik, Ernährungsmedizin und Diät- sowie Ernährungsberatung
- Förderung der Zusammenarbeit von Diätassistenten und Diplom Oecotrophologen
- Stärkung der Diätassistenten und Diplom Oecotrophologen
- Fort- und Weiterbildung
- Aufklärung der Bevölkerung über die Notwendigkeit einer prophylaktisch wirksamen gesunden Ernährung sowie einer therapeutischen diätetischen Therapie
- Förderung von wissenschaftlichen Projekten
- Vermittlung aktueller Erkenntnisse aus der Ernährung und Diätetik
- Berufspolitisches Engagement
- Presse- und Öffentlichkeitsarbeit.

Die wichtigsten VFED-Forderungen

- Anerkennung von Diätassistenten und Diplom Oecotrophologen als qualifizierte Ernährungsfachkräfte
- Anerkennung der Diättherapie/Diätberatung als Heilmittel
- Anerkennung der Diätassistenten und Diplom Oecotrophologen als Heilmittelerbringer
- Niederlassungsmöglichkeit und Krankenkassenabrechnungsfähigkeit für Diätassistenten und Diplom Oecotrophologen
- Rechtliche Absicherung der Ernährungsberatung
- Wiederaufnahme der Ernährungsberatung zu den Regelleistungen der gesetzlichen Krankenversicherungen (Primär-, Sekundär- und Tertiärprävention)
- Bedarfsgerechte Stellenzahlen und leistungsgerechte Entlohnung der qualifizierten Ernährungsfachkräfte (Diätassistenten und Diplom Oecotrophologen)
- Verbesserte Fort- und Weiterbildungsmöglichkeiten
- Einführung von Qualitätssicherungsmaßnahmen in der Diät- und Ernährungsberatung.

In Deutschland arbeiten rund 8 500 Diätassistenten und Diplom-Oecotrophologen in den Bereichen Diät- und Ernährungsberatung, davon 4 200 im öffentlichen Dienst. Nur eine geringe Anzahl von Diätassistenten und Diplom Oecotrophologen arbeitet erfolgreich freiberuflich. Von den derzeit 2 550 VFED-Mitgliedern sind 55% Diätassistenten, 25% Diplom Oecotrophologen, 12,5% Mediziner und Apotheker, 7,5% Vereine, Verbände, Krankenhäuser, Krankenkassen, Einzelpersonen und Firmen. Der VFED setzt sich zum Ziel, in fünf Jahren mehr als 5 000 Mitglieder zu haben.

Leistungen und Vorteile für VFED-Mitglieder

- 7-mal jährlich die Mitgliederzeitschrift VFEDaktuell (kostenlos)
- 5-mal jährlich die Fachzeitschrift Ernährung & Medizin (kostenlos)
- 10-mal jährlich die Fachzeitschrift Kochpraxis (kostenlos)
- Kostenlose Stellen-Hotline
- Kostenlose Kollegen-Hotline
- Vergünstigter Bezug von AID-Medien
- Vergünstigter Bezug von Ernährungsberatungssoftware (EBIS)
- Vergünstigter Bezug von Fachzeitschriften
- Kostengünstige Versicherungen
- Zertifizierung zum „Qualifizierten Diät- und Ernährungsberater VFED"

- Vergünstigung beim Erwerb von Broschüren, Bücher und Informationen
- Kostenlose kompetente Beantwortung von Fachfragen
- Kostenlose Teilnahme bei Diätetik-Dialogen und Aachener Diätetik-Fortbildungen (10. Aachener Diätetik-Fortbildung vom 19. bis 22. September 2002 in Aachen)
- Vergünstigungen bei der Teilnahme an Seminaren
- Tag der gesunden Ernährung, 22. April 2002 „Gesundheit können Sie essen und trinken!", Schirmherrin Tagesschausprecherin und TV-Moderatorin Eva Herman
- Arbeitskreise (Tag der gesunden Ernährung, Freiberufliche Tätigkeit, Mangelernährung, Diabetes mellitus), Regionalgruppen (Aachen, Recklinghausen, Darmstadt, Stade, Berlin, Wien und Innsbruck), Gesundheitskampagnen sowie Beauftragte (Internationale Kontakte)
- Berufspolitische Arbeit.

Fortbildung und Weiterbildung sind Zukunftssicherungen

Der VFED veranstaltet jährlich eine dreitägige Fortbildungstagung am Aachener Universitätsklinikum. Die Aachener Diätetik-Fortbildungen gehören zu den teilnehmerstärksten ernährungsmedizinischen Kongressen im deutschsprachigen Raum. Tagungspräsident ist Prof. Dr. Klaus-Dieter Jany (Bundesforschungsanstalt für Ernährung), Ehrentagungspräsident ist Prof. Dr. Walter Feldheim (Humanernährung, Universität Kiel) und Schirmfrau der 10. Aachener Diätetik-Fortbildung ist Bundesgesundheitsministerin Ulla Schmidt (MdB). Der wissenschaftliche Leiter des Vereines ist Dr. oec. troph. Volker Steudle (Linden bei Gießen; www.dr-steudle.de). Zusammen mit Diätassistentin Margret Marlo (geb. Tacke) beantwortet er die Fragen der Mitglieder kostenlos. Wollen Sie auch Mitglied werden und das optimale Preis-Leistungsverhältnis nutzen? Die Beitrittserklärung finden Sie als beigefügte Postkarte.

Tag der gesunden Ernährung

1998 initiierte der Verein zur Förderung der gesunden Ernährung und Diätetik erstmals den „Tag der gesunden Ernährung". Wegen des Erfolgs und der guten Resonanz entschloss sich der VFED-Vorstand, den Tag der gesunden Ernährung jährlich am letzten Montag im April durchzuführen.

Die Diät- und Ernährungsberatung sind Garanten für effektive und kostengünstige Prophylaxe oder Therapie von ernährungsbedingten Krankheiten. Im Sinne der Kostendämpfung fordert der VFED, dass Diät- und Ernährungsberatung zur Therapie Nummer 1 aufsteigen und staatlicherseits stärkere Förderung finden. Mit bundesweit 1 000 Aktionen geben Diätassistenten, Ernährungswissenschaftler und Reformhäuser am Tag der gesunden Ernährung Tips für eine gesunde Ernährung und die Verhinderung ernährungsbedingter Krankheiten. Infolge ernährungsbedingter Krankheiten sterben 64% der Menschen in Deutschland. Diese Zahl zu verringern ist das Ziel des VFED.

Der VFED verfügt über verschiedene Arbeitskreise und Regionalgruppen. Der wissenschaftliche Leiter, der Beirat und das Kuratorium beraten den Vorstand und die Mitglieder. Seit Mai 2000 steht jeden Dienstag von 18.00 bis 20.00 Uhr eine Kollegen-Hotline 02871-49 07 70 zur Verfügung.

Informationen

Verein zur Förderung der gesunden Ernährung und Diätetik (VFED) e.V.
Geschäftsssstelle im St. Franziskus-Krankenhaus
Morillenhang 27
52074 Aachen
Tel.   0241-507300
Fax   0241-507311
E-Mail: info@vfed.de
Internet: www.vfed.de

Wichtige Adressen

Institution	Straße, Ort	Telefon/e-mail
Akademie für Ernährungsmedizin Hannover	Berliner Allee 20 30175 Hannover	0511/3802492
AMC-Akademie für Ernährungsberatung e.V.	Mainzer Straße 312 55411Bingen-Gaulsheim	06721/180450
Amerikanische Gesellschaft für Ernährungswissenschaft American Society for Nutritional Sciences, ASNS), Division of Nutritional Sciences, Cornell University	NY 14853-6301 Ithaca (USA)	001/607-255-2290
ANAD e.V. – Beratungsstelle für Ess-Störungen	Seitzstraße 8 80538 München	089/2423996-0 kontakt@anad-pathways.de
Anonyme Ess-Süchtige Interessengemeinschaft e.V.	Postfach 106206 28062 Bremen	0421/327224
Arbeitsgemeinschaft der Pankreatektomierten e.V. (AdP)	Krefelder Straße 52 41539 Dormagen	02133/42329
Arbeitsgemeinschaft der Verbraucherverbände e.V. (AgV)	Heilsbachstraße 20 53123 Bonn	0228/6489-0 mail@agv.de
Arbeitsgemeinschaft Ernährungsverhalten e.V. (AGEV)	Postfach 100106 83001 Rosenheim	08031/68467 agev@agev-rosenheim.de
Arbeitsgemeinschaft Gestose-Frauen e.V.	Kapellener Straße 67a 47661 Issum	02835/2628 info@gestose-frauen.de
Arbeitskreis Ernährungs- und Vitamin-Information e.V. (evi)	Rembrandtstraße 13 Frankfurt/M.	069/619011
Arbeitskreis für Ernährungsforschung e.V.	Zu den Eichen 7 75378 Bad Liebenzell-Unterlengenhard	07052/3061
Arbeitskreis Jodmangel c/o Praxis Press	Postfach 1541 64505 Groß-Gerau	06152/40021 info@praxis-press.de
Auswertungs- und Informationsdienst für Ernährung, Landwirtschaft und Forsten (aid) e.V.	Friedrich-Ebert-Straße 3 53177 Bonn	0228/8499-0 aid@aid.de

Institution	Straße, Ort	Telefon/e-mail
Beratungszentrum bei Ess-Störungen Dick & Dünn e.V.	Innsbrucker Str. 25 10825 Berlin	030/8544994
Bremer Institut für Präventionsforschung und Sozialmedizin (BIPS)	Grünerstraße 120 28199 Bremen	0421/595960
Bund diabetischer Kinder und Jugendlicher e.V. Diabetes-Zentrum	Hahnbrunner Straße 46 67659 Kaiserslautern	0631/76488 diabeteskl@aol.com
Bund für Lebensmittelrecht und Lebensmittelkunde (BLL) e.V.	Godesberger Allee 142–148 53175 Bonn	0228/819930 bll@bll-online.de
Bundesanstalt für Fleischforschung	E.-C.-Baumann-Str. 20 95326 Kulmbach	09221/8031 baff@compuserve.de
Bundesanstalt für Getreide-, Kartoffel und Fettforschung	Schützenberg 12 32756 Detmold	05231/7410 bagkf@t-online.de
Bundesanstalt für Landwirtschaft und Ernährung	Adickesallee 40 60322 Frankfurt	069/15640 webadmin@ffm. ble.bund400.de
Bundesanstalt für Milchforschung	Hermann-Weigmann-Straße 1 24103 Kiel	0431/6091 bafm@bafm.de
Bundesanstalt für Züchtungsforschung an Kulturpflanzen (BAZ)	Neuer Weg 22/23 6484 Quedlinburg	03946/47-0
Bundesärztekammer	Herbert-Lewin-Straße 1 50931 Köln	0221/40040
Bundesfachverband Ess-Störung e.V.	Kurt-Schumacher-Straße 2 34117 Kassel	0561/713493
Bundesforschungsanstalt für Ernährung (BFE)	Haid-und-Neu-Straße 9 76131 Karlsruhe	0721/66250 al.bfe@bfe.uni-karlsruhe.de
Bundesforschungsanstalt für Viruskrankheiten der Tiere	Boddenblick 5a 17498 Insel Riems bei Greifswald	0383/5170 thomas.c.mettenleiter@rie.bfav.de

Institution	Straße, Ort	Telefon/e-mail
Bundesinstitut für gesundheitlichen Verbraucherschutz u. Veterinärmedizin	Thielallee 88–92 14195 Berlin	030/84120-4300
Bundesinstitut für Infektionskrankheiten und nicht übertragbare Krankheiten Robert-Koch-Institut (RKI)	Nordufer 20 13353 Berlin	030/4547-4
Bundesministerium für Gesundheit	Am Probsthof 78 A 53121 Bonn	0228/9410 poststelle@bmg. bund.de
Bundesministerium für Verbraucherschutz, Ernährung und Landwirtschaft (BMVEL)	Wilhelmstraße 54 10117 Berlin	030/20060 internet@bmvel. bund.de
Bundeszentrale für gesundheitliche Aufklärung	Ostmerheimer Straße 220 51109 Köln	0221/89920 ernaehrung@bzga.de
Centrale Marketing-Gesellschaft der Deutschen Agrarwirtschaft mbH (CMA)	Koblenzer Straße 148 53177 Bonn	0228/8470 info@cma.de
Christian-Albrechts-Universität Kiel, Institut für Humanernährung und Lebensmittelkunde	Düsternbrooker Weg 17 24105 Kiel	0431/597-0
Deutsche Adipositas-Gesellschaft e.V. c/o Prof. Dr. H. Hauner	Auf'm Hennekamp 65 40225 Düsseldorf	0211/3382315 haunder@dfi. uni-duesseldorf.de
Deutsche Akademie für Ernährungsmedizin e.V.	Reichsgrafenstraße 11 79102 Freiburg	0761/78980
Deutsche Diabetes-Gesellschaft e.V.	Bürkle-de-la-Camp-Platz 1 44789 Bochum	0234/930956 deutsche.diabetes-ges.ddg@t-online.de
Deutsche Diabetes-Stiftung Stiftung zur Bekämpfung der Zuckerkrankheit	Unsöldstraße 5 80538 München	089/21096119 info@dds-deutsche-diabetes-stiftung.de
Deutsche Diabetes-Union e.V./Geschäftsstelle	Drosselweg 16 82152 Krailing	089/8571249

Institution	Straße, Ort	Telefon/e-mail
Deutsche Forschungsanstalt für Lebensmittelchemie	Lichtenbergstraße 4 85748 Garching	089/289-14170 webmaster@dfa. leb.chemie.tu-muenchen.de
Deutsche Gesellschaft für Arterioskleroseforschung e.V.	Gmelinstraße 5 72076 Tübingen	07071/293420
Deutsche Gesellschaft für Ernährung (DGE)	Godesberger Allee 18 53175 Bonn	0228/3776-600
Deutsche Gesellschaft für Ernährungsmedizin	Delitzscher Straße 141 04129 Leipzig	0341/909-2200 Arved.Weimann@ sanktgeorg.de
Deutsche Gesellschaft für Fettwissenschaft e.V.	Varrentrappstraße 40–42 60486 Frankfurt/M.	069/7917-529 f.amoneit@gdeh.de
Deutsche Gesellschaft für Verdauungs- und Stoffwechsel-krankheiten	Konstanty-Gutschow-Straße 8 30625 Hannover	0511/532-3305
Deutsche Gesellschaft zur Bekämpfung von Fettstoff-wechselstörungen und ihren Folgekrankheiten e.V. (Lipidliga)	Waldklausenweg 20 81377 München	089/7191001 lipid-liga@ t-online.de
Deutsche Krebshilfe e.V.	Thomas-Mann-Straße 40 53111 Bonn	0228/72990 deutsche@krebs-hilfe.de
Deutsche Morbus Crohn/ Colitis ulcerosa Vereini-gung e.V. – Bundesverband	Paracelsusstraße 15 51375 Leverkusen	0214/87608-0 info@dccv.de
Deutsche Rheuma-Liga e.V.	Rheinallee 69 53173 Bonn	0228/220393
Deutsche Schlaganfall-Stiftung	Carl-Bertelsmann-Straße 256 33335 Gütersloh	05241/97790
Deutsche Zöliakie-Gesellschaft e.V.	Filderhauptstraße 61 70599 Stuttgart	0711/454514 info@dzg-online.de
Deutscher Allergie- und Asthmabund e.V. Bundesgeschäftsstelle	Hindenburgstraße 110 41061 Mönchen-gladbach	02161/814940 info@daab.de

Institution	Straße, Ort	Telefon/e-mail
Deutscher Arbeitskreis für Zahn-heilkunde, Informationsstelle für Kariesprophylaxe	Postfach 1352 64503 Groß-Gerau	
Deutscher Diabetiker Bund e.V. Bundesgeschäftsstelle	Danziger Weg 1 58511 Lüdenscheid	02351/989153 deutscherdiabetiker-bund.bv@t-online.de
Deutscher Diabetiker-Verband e.V.	Hahnbrunner Straße 46 67659 Kaiserslautern	0631/76488 diabeteskl@aol.com
Deutscher Neurodermitiker Bund e.V. (DNB)	Spaldingstraße 210 Haus Hammaburg 20097 Hamburg	040/230810, 040/230894 oder 040/230744
Deutsches Institut für Ernährungsforschung	Arthur-Scheunert-Allee 114–116 14558 Bergholz-Rehbrücke	033200/880
Deutsches Institut für Ernährungsmedizin und Diätetik (D.I.E.T.)	Kurbrunnenstraße 5 52066 Bad Aachen	0241/6080830 www.diet-aachen.de info@vfed.de
Diabetes-Forschungs-institution an der Heinrich-Heine-Universität Düsseldorf	Auf'm Hennekamp 65 40225 Düsseldorf	0211/33821
Diätverband. e.V.	Winkelsweg 2 53175 Bonn	0228/308510 www.diaetverband.de
Ernährungspsychologische Forschungsstelle am Klinikum der Universität Göttingen	Von-Siebold-Straße 5 37075 Göttingen	0551/396741
Europäische Akademie für Ernährungswissenschaften EANS Sekretariat	NL: PO Box 114 NL-3130 AC Vlaardingen CH: Veselgasse 1 CH-4051 Basel	NL: 0031/10/4605160 CH: 0041/61/2673561 info@eans.net
Europäische Föderation der Diätassistenten-Verbände EFAD-Sekretariat	Ziegeleiweg 4 46446 Emmerich	02822/68367 secretariat@efad.org
Europäisches Institut für Lebensmittel- und Ernäh-rungswissenschaften e.V.	Amselweg 7 65239 Hochheim	ugonder@eule.com

Institution	Straße, Ort	Telefon/e-mail
Fachhochschule Albstadt-Sigmaringen, Fachbereich Ernährungs- und Hygienetechnik	Anton-Gürither-Str. 51 72488 Sigmaringen	07571/732-240
Fachhochschule Anhalt, Bernburg-Dessau Köthen, Fachbereich Maschinenbau, Lebensmittel- u. Biotechnologie, Verfahrens- u. Umwelttechnik	Bernburger Str. 52–57 06366 Köthen	03496/67237 u. 03496/67560
Fachhochschule Fulda, Fachbereich Haushalt und Ernährung, Fachbereich Lebensmitteltechnologie	Marquardstr. 35 36012 Fulda	0661/9640-0
Fachhochschule Hamburg, Fachbereich Ernährung und Hauswirtschaft	Winterhuder Weg 29 22085 Hamburg	040/7252(1)-2744
Fachhochschule Münster, Fachbereich Ernährung und Hauswirtschaft	Hüfferstr. 27 48149 Münster	0251/83-5690
Fachhochschule Rheinland-Pfalz/Abteilung Trier, Fachbereich Ernährungs- und Haushaltstechnik	Schneidershof 54208 Trier	0651/8103-1
Forschungsinstitut für Kinderernährung	Heinstück 11 44225 Dortmund	0231/714021 schoech@fke.uni-dortmund.de
Frankfurter Zentrum für Ess-Störungen	Hansaallee 18 60322 Frankfurt/Main	069/550176 fz.ess-stoerungen@t-online.de
Friedrich-Schiller-Universität Jena, Institut für Ernährung und Umwelt	Diornburger Str. 24 07743 Jena	03641/63-(00)7031
Gemeinnützige Eigeninitiative Galactosämie e.V.	Waldstraße 23 67471 Elmstein	
Gesellschaft für Ernährungsphysiologie	Eschborner Landstraße 122 60489 Frankfurt/M.	069/24788-320
Gütegemeinschaft Diätverpflegung e.V.	Moorenstraße 80 40225 Düsseldorf	0211/333985

Institution	Straße, Ort	Telefon/e-mail
Hochschule Niederrhein, Fachbereich Oecotrophologie	Rheydter Straße 277 41065 Mönchen-gladbach	02161/186502
Institut für Arteriosklerose-forschung an der Universität Münster	Domagkstraße 3 48149 Münster	0251/836292
Institut für Ernährungsökonomie und -soziologie	Garbenstraße 13 70599 Stuttgart	0711/455063 (-64)
Institut für Therapieforschung (ITF) „Abnehmen – aber mit Vernunft"	Parzivalstraße 25 80804 München	089/3608040
Internationale Stiftung für Ernährungsforschung und Ernährungsaufklärung	Langmattstraße 1 CH-6343 Rotkreuz	0041/42-642288
Justus-Liebig-Universität Gießen, Institut für Ernährungs-wissenschaft	Goethestraße 55 35390 Gießen	0641/702-1
Modifast/ Optifast-Programm	Novartis Deutschland GmbH Zielstattstraße 40 81379 München	089/78 77 0 www.optifast.de
Mukoviszidose e.V.	Bendenweg 101 53121 Bonn	0228/98780-0
Österreichische Arbeits-gemeinschaft für klinische Ernährung (AKE)	Alser Straße 4 A-1090 Wien	
Österreichische Gesellschaft für Ernährung (ÖGE) – Austrian Nutrition Society	Zaunergasse 1–3 A-1030 Wien	0043/1-714-7193
Rheinische Friedrich-Wilhelms-Universität Bonn, Institut für Ernährungswissenschaft	Endenicher Allee 11–13 53115 Bonn	0228/73(1)-3680
Schweizerische Vereinigung für Ernährung (SVE)	Bernstraße 135 CH-3052 Zöllikofen	0041/31-9112422
Selbsthilfeorganisation für Patienten mit Lactoseintoleranz und Milcheiweißunverträglichkeit	Oeserstraße 65934 Frankfurt/M.	069/387894

Institution	Straße, Ort	Telefon/e-mail
Technische Universität München, Institut für Ernährungswissenschaft	80290 Freising-Weihenstephan	08161/71-3760
Universität Potsdam Ernährungswissenschaft	Am Neuen Palais 10 14469 Potsdam	0331/977-0
Universität Stuttgart-Hohenheim Institut für Biologische Chemie und Ernährungswissenschaft	Garbenstraße 30 70599 Stuttgart	0711/459(0)-2290
Vegetarier-Bund Deutschlands e.V.	Blumenstraße 3 30159 Hannover	0511/3632050
Verband der Deutschen Diabetesberater/innen Deutschland e.V.	Krahkampweg 108 40223 Düsseldorf	
Verband der Diätassistenten – Deutscher Berufsverband e.V. (VDD)	Bismarkstraße 96 40210 Düsseldorf	0211/162175 www.vdd.de
Verband der Dipl. Diätassistentinnen und ernährungs-medizinischen Beraterinnen Österreichs	Zaunergasse 1–3 A-1030 Wien	0043/222-714-7193 oder 7122121
Verband der Diplom-Oecotrophologen (VDOE)	Giershausener Weg 15a 50767 Köln	0221/799343
Verband der Ernährungswissenschaftler Österreichs (VEÖ)	Graf-Starhemberg-Gasse 39/20 A-1040 Wien	0043/222-50428-292
Verband deutscher Mineralbrunnen/Heilbrunnen e.V.	Kennedyallee 28 53175 Bonn	0228/376163
Verband für Ernährung und Diätetik (VFED) e.V.	Morillenhang 27 52074 Aachen	0241/507300 www.vfed.de
Verband für Unabhängige Gesundheitsberatung e.V. Deutschland (UGB)	Keplerstraße 1 35390 Gießen	0641/77785
Vereinigung Getreide-, Markt- und Ernährungsforschung e.V. (GMF)	Kronprinzenstraße 51 53173 Bonn	0228/355010

Internetadressen (Auszug) *

Behörden	Internet-Adresse	E-mail-Adresse
Bundesanstalt für Milchforschung	www.bafm.de	bafm@bafm.de
Bundesanstalt für Getreide-, Kartoffel- und Fettforschung	www.dainet.de/bagk.htm	bagk@t-online.de
Bundesinstitut für gesundheitlichen Verbraucherschutz und Veterinärmedizin	www.bgvv.de	
Bundesministerium für Ernährung, Landwirtschaft und Forsten	www.bml.de	
Bundesministerium für Bildung, Wissenschaft, Forschung und Technologie (BMB+F)	www.bmbf.de	
Bundesministerium für Gesundheit (BMG)	www.bmgesundheit.de	poststelle@bmg.bund.de
Bundesministerium für Verbraucherschutz, Ernährung und Landwirtschaft	www.bmvel.bund.de	internet@bmvel.bund.de
Bundesanstalt für Fleischforschung	www.dainet.de/baff	baff@compuserve.com
Bundesanstalt für Landwirtschaft und Ernährung	www.dainet.de/ble	webadmin@ffm.ble.bund400.de
Bundesforschungsanstalt für Fischerei	www.dainet.de/bfafi	iud@bfa-fisch.de
Bundesforschungsanstalt für Viruskrankheiten der Tiere	www.dainet.de/bfav	thomas.c.mettenleiter@rie.bfav.de
Bundeszentrale für gesundheitliche Aufklärung	www.bzga.de	ernaehrung@bzga.de

* Weitere Internet-Adressen finden sie unter www.vfed.de

Stichwortregister

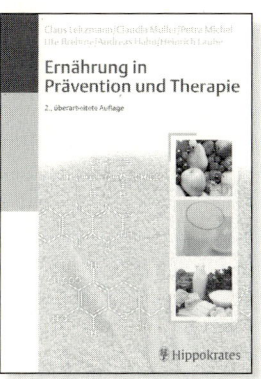
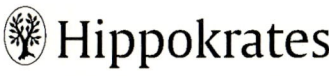

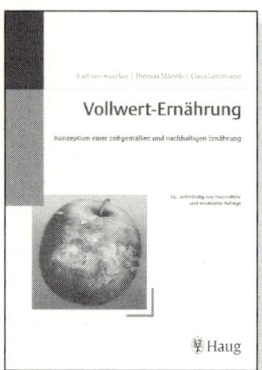
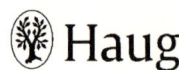